国家卫生和计划生育委员会"十三五"规划教材

全国高等学校教材

U0644068

供康复治疗学专业用

内外科疾病康复学

REHABILITATION OF INTERNAL AND SURGICAL DISEASES

主　编　何成奇　吴　毅

第3版

副主编　吴建贤　刘忠良　张锦明

编委名单　（按姓氏笔画排序）

马跃文	中国医科大学附属第一医院	何成奇	四川大学华西医院
王　红	暨南大学附属第一医院	张锦明	哈尔滨医科大学附属第一医院
王国栋	中国康复研究中心北京博爱医院	陈　健	厦门大学附属中山医院
刘　鹏	中山大学附属第一医院	陈　静	大连医科大学附属第一医院
刘国杰	哈尔滨医科大学附属第二医院	胥方元	西南医科大学附属医院
刘忠良	吉林大学第二医院	黄　峰	佛山科学技术学院附属医院
牟　翔	空军军医大学西京医院	梁　英	山西医科大学汾阳学院
吴　毅	复旦大学附属华山医院	谢　薇	四川大学华西医院
吴建贤	安徽医科大学第二附属医院		

人民卫生出版社

图书在版编目（CIP）数据

内外科疾病康复学 / 何成奇，吴毅主编 . —3 版 . —北京：人民卫生出版社，2018

全国高等学校康复治疗专业第三轮规划教材

ISBN 978-7-117-26601-7

Ⅰ. ①内…　Ⅱ. ①何…②吴…　Ⅲ. ①康复医学 – 高等学校 – 教材　Ⅳ. ①R49

中国版本图书馆 CIP 数据核字（2018）第 098491 号

人卫智网	www.ipmph.com	医学教育、学术、考试、健康，购书智慧智能综合服务平台
人卫官网	www.pmph.com	人卫官方资讯发布平台

内外科疾病康复学
第 3 版

主　　编：何成奇　吴　毅
出版发行：人民卫生出版社（中继线 010-59780011）
地　　址：北京市朝阳区潘家园南里 19 号
邮　　编：100021
E - mail：pmph @ pmph.com
购书热线：010-59787592　010-59787584　010-65264830
印　　刷：人卫印务（北京）有限公司
经　　销：新华书店
开　　本：850×1168　1/16　　印张：35
字　　数：986 千字
版　　次：2008 年 1 月第 1 版　2018 年 3 月第 3 版
　　　　　2023 年 11 月第 3 版第 11 次印刷（总第 22 次印刷）
标准书号：ISBN 978-7-117-26601-7
定　　价：89.00 元
打击盗版举报电话：010-59787491　E-mail：WQ @ pmph.com
（凡属印装质量问题请与本社市场营销中心联系退换）

全国高等学校康复治疗学专业第二轮规划教材于 2013 年出版，共 17 个品种，通过全国院校的广泛使用，在促进学科发展、规范专业教学及保证人才培养质量等方面，都起到了重要作用。

为深入贯彻教育部《国家中长期教育改革和发展规划纲要（2010—2020 年）》和国家卫生和计划生育委员会《国家医药卫生中长期人才发展规划（2011—2020 年）》文件精神，适应我国高等学校康复治疗学专业教育、教学改革与发展的需求，通过对康复治疗学专业第二轮规划教材使用情况和反馈意见的收集整理，经人民卫生出版社与全国高等学校康复治疗学专业第三届教材评审委员会研究决定，于 2017 年启动康复治疗学专业第三轮规划教材的修订工作。

经调研和论证，本轮教材新增《儿童康复学》和《老年康复学》。

康复治疗学专业第三轮规划教材的修订原则如下：

1. **坚持科学、统一的编写原则**　根据教育部培养目标、卫生计生部门行业要求、社会用人需求，在全国进行科学调研的基础上，充分论证本专业人才素质要求、学科体系构成、课程体系设计和教材体系规划后，制定科学、统一的编写原则。

2. **坚持必需、够用的原则**　根据专业培养目标，始终强调本科教材"三基""五性""三特定"的编写要求，进一步调整结构、精炼内容，满足培养康复治疗师的最基本需要。

3. **坚持紧密联系临床的原则**　强调康复理论体系和临床康复技能的培养，使学生毕业后能独立、正确处理与专业相关的康复常见实际问题。

4. **坚持教材创新发展的原则**　本轮教材采用了"融合教材"的编写模式，将纸质教材内容与数字资源内容相结合，教材使用者可以通过移动设备扫描纸质教材中的"二维码"获取更多的教材相关富媒体资源，包括教学课件、自测题、教学案例等。

5. **坚持教材立体化建设的原则**　从第二轮修订开始，尝试编写了服务于教学和考核的配套教材，本轮 19 种理论教材全部编写了配套《学习指导及习题集》，其中 13 种同时编写了配套《实训指导》，供教师授课、学生学习和复习参考。

第三轮康复治疗学专业规划教材适用于本科康复治疗学专业使用，理论教材共 19 种，计划于 2018 年秋季出版发行，全部数字资源内容也将同步上线。

希望全国广大院校在使用过程中提供宝贵意见，为完善教材体系、提高教材质量及第四轮规划教材的修订工作建言献策。

11. 临床疾病概要（第3版）
主编　周　蕾　　副主编　许军英　范慧敏　王　嵘

12. 肌肉骨骼康复学（第3版）
主编　岳寿伟　　副主编　周谋望　马　超

13. 神经康复学（第3版）
主编　倪朝民　　副主编　胡昔权　梁庆成

14. 内外科疾病康复学（第3版）
主编　何成奇　吴　毅　　副主编　吴建贤　刘忠良　张锦明

15. 社区康复学（第2版）
主编　王　刚　　副主编　陈文华　黄国志　巩尊科

16. 临床康复工程学（第2版）
主编　舒　彬

17. 康复心理学（第2版）
主编　李　静　宋为群

18. 儿童康复学
主编　李晓捷　　副主编　唐久来　杜　青

19. 老年康复学
主编　郑洁皎　　副主编　桑德春　孙强三

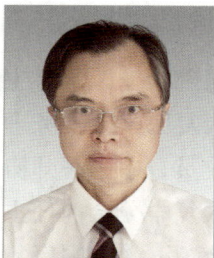

何成奇

医学博士，教授，博导。现任四川大学华西医院康复医学中心主任，华西临床医学院康复医学院院长，康复医学四川省重点实验室主任。领导的学科为国家临床重点专科。专科排名连续四年全国第五、西部第一。先后担任中国康复医学会第五届运动疗法专委会主委，中国医师协会康复医师分会骨科康复专委会副主委，中华医学会物理康复专委会候任主委，四川省学术技术带头人、四川省卫计委首席专家，华西医院一级专家，四川省医学会物理康复专委会候任主委、四川省医师协会康复医师分会会长、成都康复医学会会长。四川省第一个康复专业博导、西部第一个康复专业博士后导师。《中国康复医学杂志》《中华物理医学与康复杂志》等五家期刊编委。

研究方向为骨关节炎、骨质疏松、骨折的物理治疗基础与临床研究。主持国际项目 5 项、国家自然科学基金项目 4 项，863 子课题 2 项、其他项目 11 项。发表第一作者 SCI 收录论文 53 篇、中文统计源期刊论文 223 篇。作为负责人先后获得华夏医学科技一等奖、教育部科技进步二等奖、中国医师奖、中国优秀科技工作者及中国宝钢优秀教师奖、专利 11 项及香港理工大学荣誉教授等。主编出版著作 16 部、副主编 9 部，参编 16 部。

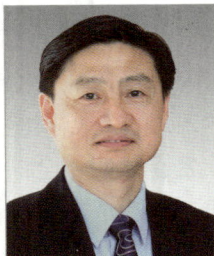

吴　毅

　　教授，博士生导师。现任复旦大学附属华山医院康复医学科主任，复旦大学上海医学院康复医学系主任，中国康复医学会常务理事，中国康复医学会脑血管病康复专委会副主任委员，中国医师协会康复医师分会常委、上海市医学会物理医学与康复学分会前任主任委员。担任《中华物理医学与康复杂志》副总编辑、《中国康复医学杂志》副主编、《康复学报》副主编等。2000年曾在美国华盛顿大学康复医学中心进修学习半年。

　　从事教学工作28年。专业特长是脑卒中患者意识障碍、运动功能障碍、言语功能障碍和吞咽功能障碍的康复治疗研究。曾主持国家自然科学基金项目7项，主持国家科技部"863计划""脑血管病康复治疗新技术开发应用研究"，承担上海市科委临床重点科研项目3项，上海市重要薄弱学科（康复医学专业）建设项目1项和世界健康基金会（HOPE基金会）项目1项。发表学术论文150余篇，被SCI收录30余篇。荣获中国康复医学会科技进步奖一等奖，中华医学科技奖二等奖、教育部科技进步二等奖、上海市科技进步二等奖、三等奖、上海医学科技奖二等奖、三等奖各1项。先后培养博士后3名，博士和硕士研究生30余名，住院医师和专科医师30余名；2017年获中国医师协会颁发的住院医师规范化培训"优秀专业基地主任"荣誉称号，以及上海市"五一"劳动奖章。

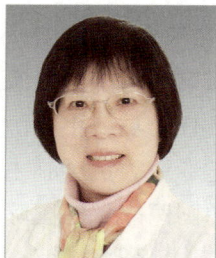

吴建贤

主任医师，教授，博导。现任安徽医科大学第二附属医院康复医学科技术主任，康复医学教研室主任，安医大康复学系副主任，安徽省康复医学质控中心副主任。在康复临床医疗、教学、科研工作39年，安医大一附院康复医学科工作28年，其中受卫生部派往国外从事康复医疗10年，2008年安徽医科大学第二附属医院建院伊始任康复医学科主任。获得"全国医药卫生系统创先争优先进个人；安徽省女教职工先进个人；安徽医科大学最受学生欢迎的教师教学奖、安医大优秀教师；"十佳医师"、"优秀共产党员"等。副主编、参编19部。研究方向神经康复，发表论文87篇，SCI论文5篇。中国康复医学会委员，中国医师协会康复医学分会委员，省体育科学会运动医学会主任委员。

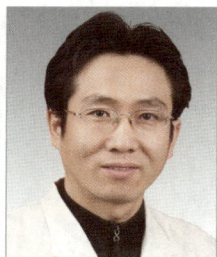

刘忠良

教授、主任医师，硕士研究生导师。现任吉林大学第二医院康复医学科主任，吉林省物理医学与康复学分会主任委员，中国康复医师协会常务委员，中华医学会物理医学与康复学分会委员，中国康复医学会理事等。擅长神经、肌骨、运动损伤、内科等疑难病种的诊治。在神经电生理方面有很深的造诣。主持省、市、校级科研、教学项目16项。获吉林大学医疗成果奖4项、国家级教育成果奖1项、省级教育成果奖2项、获吉林大学教学成果奖5项、吉林省精品课程1门，优秀慕课《绿色康复》在中国大学慕课网等平台上线。主编吉林大学规划教材3部，参编人卫社教材12部，副主编3部，发表学术论文40余篇。

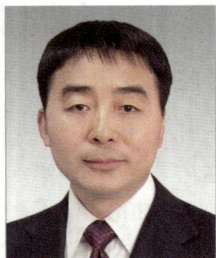

张锦明

　　主任医师，硕士研究生导师。现任哈尔滨医科大学附属第一医院康复医学科主任，黑龙江省医学会物理医学与康复学专业委员会主任委员，中华医学会物理医学与康复学分会委员，中国康复医学会康复评定专业委员会副主任委员，中国康复医学会运动疗法专业委员会常务委员，中国医疗保健国际交流促进会康复医学分会常务委员，哈尔滨工业大学机器人集团特聘教授。

　　专长为颈、腰椎疾病、关节功能障碍、运动损伤的非手术治疗，自行研发的多项专利技术及创新成果，使治疗效果大大提高。近年来利用人工智能技术进行智能康复治疗设备、智能康复辅具的研发并实现成果转化。获国家发明专利 4 项，科技部"十二五"协作课题 1 项，省科研课题 2 项，省级新技术成果一等奖 2 项，二等奖 2 项，发表专业论文 20 余篇，出版规划教材主编 1 部，副主编 1 部，参编 6 部。

在我国，有组织的康复医学活动自 20 世纪 80 年代就已开始，经历了三十多年的风雨征程。以前主要的康复对象以骨骼肌肉和神经系统的部分疾病患者为主，如今，越来越多的医疗单位开展骨骼肌肉和神经系统以外的内外科常见疾病的康复。随着国外心肺康复、癌症和慢性疼痛康复的不断深入和内外科其他常见疾病康复的逐步开展，推动我国内外科疾病康复的教学、临床与科研工作已势在必行。所以，人民卫生出版社组织有关专家在前两版基础上，再次修订了这本《内外科疾病康复学》。

内外科疾病康复是以内外科疾病和损伤引起的功能障碍为中心，以残疾预防为准绳，以康复评定为依据，以康复治疗为手段，以改善和消除内外科疾病引起的身体结构和功能障碍、提高个体的独立生活能力和生活质量、促进患者的社会参与能力、早日回归社会为目标的一门学问，是康复医学的一个重要分支。因此，认真学习本教程，不仅为治疗师和医师在骨科和神经康复以外开辟广阔的康复新天地、推动学科发展，而且对提高内外科常见疾病的临床疗效、缩短治疗时间、防治并发症、改善或恢复患者的身体结构与功能、提高或恢复患者的活动和参与能力、重点实施残疾的二、三级预防以及推动内外科疾病临床康复的深入普及具有十分重要的现实意义和深远的历史意义。

虽然，思路决定出路、细节决定成败，但是，只有思路正确之后，细节才可能决定成败。因此，学习本教程应坚持以下思路：

思路一，坚持一个原则：残疾预防。对已经患有内外科疾病的患者而言，其残损已经发生。所以，治疗师 / 医师的首要原则是做好残疾的二、三级预防。首先，要积极采取二级预防措施，防止残疾的发生；对已经发生了残疾、活动受限的患者，应积极采取三级预防措施，防止发生残障影响患者的职业和社会生活的参与能力。

思路二，抓住三个重点：功能、活动和参与。21 世纪初，WHO 正式发布的"国际功能、残疾和健康分类（ICF）"强调以功能为核心，任何内外科的急、慢性疾病（无论先天性还是后天获得性）及损伤必然导致患者不同程度的身体结构与功能异常、个体活动受限和社会参与受限。因此，治疗师 / 医师在学习本教程时应当以 ICF 为准绳，抓住功能、活动和参与三个重点作为临床思维和工作的根本内容。抓住三个重点应当明确三个细节：明确患者身体结构与功能些损伤与受限的部位和程度；明确患者个体活动（日常生活活动、家务和购物）受限的程度和预后；明确患者参与能力（职业、社会交往、社区活动、休闲娱乐及生活质量等）受限的程度和预后。

思路三，掌握基本方法：评定和康复治疗。主要掌握相关疾病具体的康复评定和康复治疗方法。在学习每一个疾病时，首先必须掌握该病可能引起哪些功能受限、哪些个体活动受限、哪些参与能力受限、采用什么样的评定方法（量表）、有哪种（哪些）康复治疗方法以及如何进行该病的健康教育。因为在临床，只有通过准确的康复评定明确患者的功能与能力受限的准确现状，才有可能制订出正确的方案并通过实施正确的康复计划获得满意的康复治疗效果。掌握基本方法应重点掌握每一个疾病康复治疗的作用、具体方法、适应证和禁忌证，尤其是禁忌证或注意事项。

　　本教材的读者主要是四年制本科康复治疗学专业的学生。康复专科医师，康复专科治疗师，从事康复临床工作的医师、治疗师、护士和其他专业的医师也可参考。

　　此次《内外科疾病康复学》的修订，编者在前两版的基础上，倾听广大使用者的意见与建议，结合目前国内需求，对一些章节进行了删减，增加了重症康复等章节。此次编写时间仓促，错漏与不当之处难免，真诚欢迎各位专家、老师和同仁不吝赐教斧正。不胜感激之至！

何成奇

2017 年 11 月

目录

03
第三章
呼吸系统常见疾病康复

04
第四章
风湿性疾病康复

05
第五章
腹壁及消化系统疾病康复

06
第六章
泌尿生殖系统疾病康复　211

07
第七章
内分泌及代谢系统病症康复

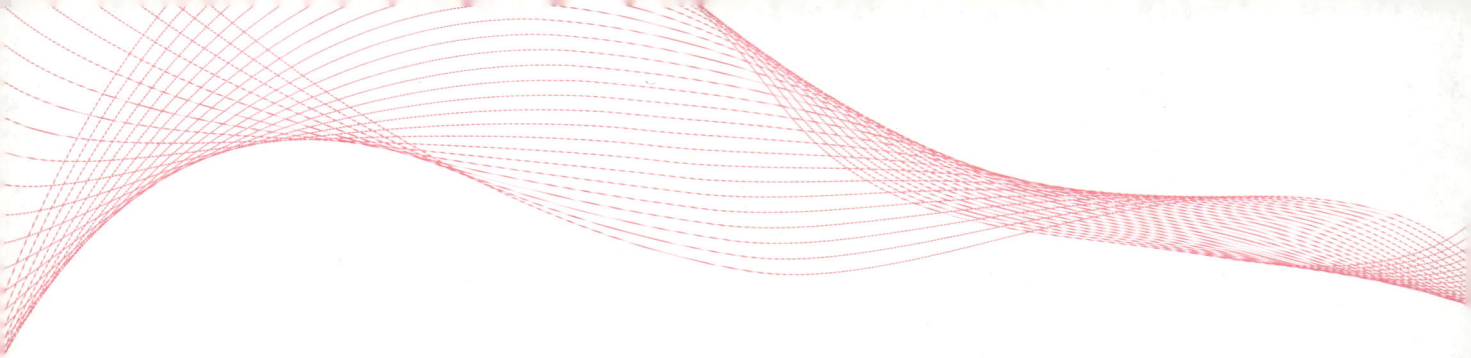

08

第八章
常见恶性肿瘤康复

11
第十一章
皮肤科疾病康复

14

第十四章
急诊康复

15

第十五章
精神心理疾病康复

第一章
概论

内外科疾病康复学是应用康复医学的基本理论和方法研究有关内外科疾病所引起的功能障碍、结构异常、活动和参与受限，结合内外科疾病特点，进行康复评定、康复治疗、残疾预防以及康复教育的一门学问。内外科疾病康复是以内外科疾病引起的功能障碍为中心，以残疾预防为准绳，以康复评定为依据，以康复治疗为手段，以改善和消除内外科疾病引起的功能障碍、结构异常，提高个体的独立生活能力和生活质量，促进患者的社会参与能力、早日回归社会为目标的一门学问，是临床康复的重要组成部分。

目前最常见的内科疾病康复主要有心脏康复、肺康复、糖尿病康复、重症康复、癌症康复及老年康复；外科主要有器官移植术后、骨折、烧伤、化脓性肉芽肿及胆绞痛等。疼痛康复是涉及内外科的一个较为成熟的专科康复。近年来，消化系统疾病、泌尿系统疾病、周围血管疾病、部分感染性疾病，眼、耳、鼻、喉、口腔和皮肤科部分疾病的康复治疗也逐步开展起来。总之，进一步开展骨骼肌肉疾病和神经疾病以外的内外科等常见疾病的康复治疗对提高临床疗效、缩短治疗时间、防治并发症，尤其是对改善或恢复患者的功能与结构、提高或恢复患者的日常生活活动能力和社会参与能力，有效实施残疾的二、三级预防，推动临床康复的深入普及具有十分重要的现实意义和深远的历史意义。

第一节　临床基本知识

1969 年，WHO 对康复的定义为"康复是指综合地和协调地应用医学的、社会的、教育的和职业的措施，对患者进行训练和再训练，使其活动能力达到尽可能高的水平"。1981 年 WHO 给康复下的定义是"康复是指综合协调地应用各种措施，最大限度地恢复和发展病、伤残者的身体、心理、社会、职业、娱乐、教育和周围环境相适应方面的潜能"。

基于上述理念，内外科疾病康复学旨在研究如何应用康复的理念和方法防治内外科疾病所引起的患者的身体功能与结构损伤、个体活动及社会参与能力受限，重点实施残疾的二、三级预防。

一、临床基本原则

内外科疾病的临床康复治疗主要是为了防治内外科疾病引起的患者的身体功能障碍与结构损伤、个体活动及社会参与能力受限，临床应当坚持以下四个原则。

（一）残疾预防

对所有门诊和住院患者应具有高度的残疾预防意识并采取相应的康复措施早期介入。对就诊的所有门诊和住院患者在功能障碍发生前要综合协调地采取各种康复治疗措施，防止残疾与残障的发生，也就是重点做好残疾的二级与三级预防。对于门诊和住院的患者而言，其残损已经发生，所以首先是采取二级预防措施，防止残疾的发生和影响患者个体的日常生活活动；对已经发生了残疾、活动受限的患者，应积极采取三级预防措施，防止发生残障影响患者的职业能力、学习能力和社会参与能力。

在疾病得到控制后所遗留的功能障碍，在不同程度上影响着患者的身、心及社会功能，轻则限制患者进行和参与社会活动，重则生活无法自理，生存质量低下。因此，如何做好内外科疾病的二级预防（预防残疾）和三级预防（预防残障）是其重点。随着广大医务工作者和患者康复意识的不断增强、各级卫生行政主管部门对康复工作的重视以及我国经济和康复医学的发展，内外科疾病的康复作为康复医学的一个重要组成部分，在急救医疗水平发达的当今社会正迅速发展，受到临床医务工作者，特别是康复医学工作者的高度重视。

（二）复原原则

复原原则是指疾病与损伤一旦导致了患者的身体结构与功能损伤，就应当首先采用医疗和康复措施，尽可能使患者异常的结构与障碍的功能复原（restoration）。身体结构异常包括各器官、组织、细胞、分子和基因等的缺损和异常；功能障碍包括生理功能障碍（人的所有生理功能如运动、感知、心理等）、个体活动及社会参与能力受限。复原手段包括康复医学的各种治疗措施和功能恢复训练及药物和手术。

（三）代偿原则

代偿（compensation）分体内代偿和体外代偿。经医疗和康复措施后，患者身体结构与功能、活动与参与能力仍然只有部分恢复，甚至完全不能恢复者，则应坚持代偿原则，采取代偿方法。

1. **体内代偿**　主要包括系统内功能重组和系统间功能重组。系统内功能重组是在同一系统内不同水平上的功能重组和在同一系统同一水平上靠残存功能来代偿，前者如运动系统的高级精细控制部分受累后，通过训练让较低级的粗大运动部分来代偿，后者如股伸肌中某一肌肉受累时，通过训练加强其他残存的股伸肌来代偿。系统间的功能重组就是由另一个在功能上完全不同的系统来代偿。例如通过训练让失明的患者用皮肤触觉接受摄像机转换而来的电刺激代替视觉形象的感知。

2. **体外代偿**　是指附加于身上的和经常与身体接触的代偿。这类代偿有人工植入耳蜗、人工喉等，经常与身体接触的有假肢、自助具、轮椅、拐杖、助行器等。

（四）适应原则

适应（adaptation）包括功能适应、心理适应和环境适应。

1. **功能适应**　是指医师和治疗师应当通过综合协调地应用各种康复措施使患者的功能状态恢复到极限水平以适应其生活、学习和工作的需要。

2. **心理适应**　是指医师和治疗师应当通过康复教育和心理治疗使患者以乐观和积极的心态正确面对自己目前的身体状况和功能状况，勇敢地重新回归家庭和社会。

3. **环境适应**　是指改变患者以外的环境以减轻它们对残障者形成的障碍，这包括从建筑结构上建立方便残疾人在家庭和社会中活动的无障碍设施，建立保障残障者的法律，在观念上改变人们对残疾的不正确看法；在舆论上进行关心爱护和尊重残疾人的宣传等。

上述四条原则的目的就是为了减少残疾和残障，改善患者的生活质量，使患者重返社会。由于社会的发展，医疗和康复技术水平的迅速提高，人们对生活质量也有了更高的要求，康复项目的早期介入对于预防患者可能出现的诸多并发症起到关键作用，从而改善患者的生活质量，生活质量的改善也将有利于患者参与社会生活。

人生活于社会之中，康复的最终目的是通过功能的改善和环境的改造而使人重返社会，参加社会生活，履行社会职责。参加社会生活，履行社会职责应具备下述基本能力：意识清楚，有辨人、辨时、辨向的能力；个人生活能自理；可以行动（借助于工具）；可进行社交活动；有就业能力以求经济上的自立。康复工作就是为了帮助患者上述的各项能力得到补偿或重建，促使患者重新与社会结合。

二、 临床思维模式

康复医学的临床思维模式基于、但绝对不等于临床医学的临床思维模式。康复治疗内外科疾病的康复临床思维模式是以内外科病损导致的功能障碍为核心，以 ICF 为准绳，按照六个临床步骤进行。

第一步，明确临床诊断。首先要在全面了解患者真实病史的前提下，对患者进行系统的体格检查、相关实验室检查及影像学检查，参照相关诊断标准、通过综合分析与鉴别诊断，明确临床诊断（即疾病或者损伤的诊断）。

第二步，进行康复评定。在明确患者的临床诊断的同时，对患者进行系统的康复功能评定，包括身体功能（生理功能与心理功能）、身体结构、活动和参与四个方面进行评定。

第三步，明确康复诊断。根据康复功能评定结果归纳出患者的康复诊断，包括功能障碍、结构异常、活动受限和参与受限四个方面。

第四步，确定康复目标。基于康复诊断，确定合理可行的康复目标，包括原则、近期目标和远期目标。

第五步，确定康复方案。基于康复目标选择具体的康复治疗方法，包括物理治疗、作业治疗、语言治疗、康复辅具、心理治疗及其他治疗等。

第六步，实施康复方案。基于康复方案，实施具体的康复治疗。

以上六步通常由医师完成。

在实施具体的康复治疗前，医师必须就康复目标、具体方案与相关治疗师、护士进行、患者或其家属充分沟通。内外科疾病康复的临床基本程序如下。

康复功能评定通常包括初期康复评定、中期康复评定及末期康复评定。康复评定时医师应当组织相关治疗师和护士参加，必要时邀请患者或其家属参加。

末期康复评定要根据评定结果制订出院后的后续康复方案，或者决定患者出院后是回归家庭、社会，还是到相关疗养或临终关怀机构。

实施康复治疗期间如果病情变化，要适时评定、适时调整康复治疗方案，争取达到预期康复治疗目标。

三、 临床康复重点

WHO 于 21 世纪初正式发布的《国际功能、残疾和健康分类》（ICF）强调以功能为核心，任何内外科的急、慢性疾病（无论先天性还是后天获得性）及损伤必然导致患者不同程度的结构异常、身体功能障碍、个体活动受限和社会参与受限。因此，临床康复应当以 ICF 为准绳，以身体功能、身体结构、活动和参与四个方面作为临床康复重点。

（一）身体功能

身体功能包括生理功能与心理功能。临床康复必须明确该病或者损伤导致了患者哪些生理功能障碍与心理功能障碍，并以此作为临床康复重点。

（二）身体结构

身体结构主要是指解剖结构，也包括微观结构。临床康复必须确定疾病与损伤导致了患者身体结构的何种异常，是损伤、炎症、畸形，还是肢体组织缺失、或者基因突变。

（三）个体活动

确定身体功能障碍与结构异常导致了患者哪些日常生活活动受限，以及与日常生活活动密切相关的家务和购物是否受到影响。

（四）社会参与

确定身体结构异常、功能障碍和个体活动受限：①对患者参与工作学习的能力是否有影响；②对患者参与社区活动的能力是否有影响；③对患者参与社会交往的能力是否有影响；④对患者参与休闲娱乐是否有影响；⑤对患者生活质量是否有影响。

四、康复治疗主治病种

关于康复治疗的病种，前苏联达到 430 余种疾病，其中外科疾病约百种以上，内科疾病和神经精神科疾病各约 60 种以上，妇产科疾病、小儿科疾病以及皮肤科疾病约 30~40 种。据 20 世纪 80 年代初期统计，我国康复治疗的病种已达 260 余种。系统的理论研究和大量的临床实践结果证明各种物理疗法都有比较广泛的治疗适应证，例如：直流电药物离子导入疗法、超短波疗法、紫外线疗法、激光疗法、超声波疗法等常用的物理疗法治疗病种均达百种以上。

（何成奇）

第二节 发展简史

内外科疾病康复的发展历程大致经历了萌芽阶段、形成阶段和发展阶段三个时期。

一、萌芽阶段

20 世纪 40 年代以前是物理疗法用于治疗内外科疾病的萌芽时期。古代世界上许多文明古国普遍重视并积极推行自然物理疗法防治疾病。古希腊、埃及、罗马的早期文献记载了日光浴、热水浴、冷水浴、体操、按摩等防治疾病的方法和效果。古希腊名医、西方医学奠基人希波克拉底（公元前460—前377年）提倡用日光、空气和水等自然因子增强体质、防治疾病，他是国外第一个提出日光疗法的人，并提倡利用体育锻炼、按摩等治疗各种病症，他提出水具有锻炼机体、镇痛、镇静、消散和抗炎等作用。在公元初，罗马帝国的一位自由民 Anthero 在海滩偶然踏在一电鱼上，此后其所患的痛风即痊愈，随后地中海各国，尤其是罗马广泛运用电鱼治疗痛风。印度也是世界上较早提倡利用自然因子、按摩、体育锻炼及气功等防治疾病的国家。上述方法在保证各民族的繁衍生息中发挥了重要作用。

（一）电疗的产生

应用人工物理因子治疗疾病大约是在近 4 个世纪开始的。17 世纪用摩擦生电产生了古老的静电疗法；18 世纪美国科学家富兰克林曾应用来顿瓶放电治疗瘫痪患者；1843 年卡巴特制订了电水浴的应用方法及适应证；18 世纪末有学者提出了用直流电导入药物治疗疾病的设想，19 世纪 40 年代已积累了直流电药物离子导入的临床应用经验，为 20 世纪该疗法进一步研究和应用创造了条件。

1831 年，英国物理学家、化学家法拉第（Faraday）制成了感应电线圈，发明了感应电流，此后即用此电流作用于人体以治疗疾病，即感应电疗法。1863 年苏格兰物理学家麦克斯维在法拉第的工作的基础上总结了 19 世纪中叶以前对电磁现象的研究成果，建立了电磁基本方程，即麦克斯维方程组，明确了电磁过程在空间以一定速度传播，提出电磁场理论，任何电场的变化在其周围空间必然产生磁场，而任何磁场的改变在其周围空间也必然产生电场，他还领导测量了标准电阻、电量的电磁单位和静电单位的比值等。1887 年，德国物理学家赫兹发表了电磁波发生和接收的实验论文，证实电磁场的传播具有波的性质，故又称为电磁波，电磁波的频率单位即以其名——赫兹表示，他还发现了光电效应。以上物理学的重要进展，为物理治疗学的发展奠定了基础。1892 年法国物理学家达松伐（D'Arsonval）发现了高频电流，一些学者即用之进行了生理实验，以后产生了达松伐电疗法——火花电疗法。

进入 20 世纪后，电疗法取得了显著进展，各种新的电疗设备和医用方法不断出现，极大地丰富了现代理疗学内容。1902 年勒杜克（Leduc）最先报道了断续直流的产生方式及其参数，后被命名为勒杜克电流，并用于治疗一些疾病，从而产生了最早的低频电疗法。在高频电疗法方面，20 世纪初发明了中波透热疗法、短波疗法；1929 年超短波开始用于医疗。1947 年微波（厘米波）开始用于医疗。

（二）光疗的产生

人工光疗法的产生和发展比电疗法晚，1890 年乌克兰一工厂的医生艾瓦莱德利用电焊用的电弧光治疗疾病，并最早报道了电弧辐射的治疗作用。1896 年丹麦医生芬森制成了碳棒弧光灯用于治疗，其所提供的治疗方法和经验，推动了光疗的发展，在此前后，利用白炽灯照射治疗疾病也已逐渐开展。

进入 20 世纪后，人工光疗设备的研制取得了很大进展。专用的红外线治疗设备种类增多，产生紫外线的高压汞灯、低压汞灯、低压汞荧光灯设备研制成功，保证了紫外线生物学作用系统深入的研究和紫外线防治应用的广泛开展。

（三）声疗的产生

超声波疗法的产生是现代理疗学发展的重要标志之一。1928 年伍德和罗麦斯用强度较大、频率较高的超声波进行了生物学实验研究。1929 年德国理疗学家波曼应用超声波治疗坐骨神经痛、肌痛等取得了疗效。第二次世界大战后，超声波的实验研究和治疗应用迅速全面发展，在世界上许多国家得到了广泛的应用。因而形成了现代理疗学的重要组成部分之一。

（四）心脏康复的萌芽

急性心肌梗死患者绝对卧床休息是早期医学界遵守的定律。早在 200 多年以前，英国 Hoberden 曾经倡导心绞痛患者的体力活动并叙述过它的好处，但当 Herrick（1912 年）的急性心肌梗死临床报告发表后，Hoberden 的倡导就被人们迅速遗忘。在 20 世纪初，几乎所有的急性心肌梗死患者，至少要绝对卧床休息 6~8 周，人们认为任何体力活动都可增加室壁瘤的发生率，甚至出现心脏破裂，或出现严重心律失常，并有再次发生梗死和猝死的危险。一些活动如爬楼梯，至少也要到病愈一年之后，至于恢复生产性劳动或正常生活，则需要更长时间。

1939 年，Mallory 等关于心肌梗死愈合速度的病理解剖学论文的发表更进一步加强了这种观念。Mallory 等发现坏死心肌梗死瘢痕组织的形成至少需要 6 周，声称"即使患者有最小的心肌梗死，让患者卧床少于三周也是不明智的"。Lewis 也推荐在冠状动脉血栓形成后至少要卧床 6~8 周。在这个时期的急性心肌梗死患者，要由护士昼夜守护，尽量避免活动。患者被告诫要尽量少动，以便减少发生心律失常、心脏停搏、室壁瘤形成或心脏破裂的几率。Jettor 和 White 在 1944 年报道了精神病院中急性心肌梗死患者心脏破裂多于一般医院，认为其差别在于精神病患者无法约束其活动之故。

对此提出怀疑和异议的是美国的 Levine，他早在 20 世纪 40 年代已提倡"坐椅子疗法"。他让患急性心肌梗死后刚刚一天的患者，每天下床坐靠椅 1~2 小时，81 例患者并无并发症，也没有血栓栓塞和肺部感染等发生。他强调坐椅子疗法能使患者提前出院，并提出坐位由于增加周围静脉血池，减少静脉回流，从而使心脏负担减轻。这种学说给急性心肌梗死治疗开辟了一条新路，他被誉为心血管病康复医疗的奠基人。Dock 为了减少血栓栓塞和血管运动神经的不稳定性，他推荐下床坐便桶，而不在床上用便盆解大便，以减少排便时过度用力（Valsalva 动作）。Harrison 认为医生过分地要患者卧床休息，常招致患者患梗死后心脏神经症。

（五）肺康复的出现

历史上有关治疗性呼吸训练的记载可以追溯到 1781 年。从 1940 年到 1950 年，在美国和其他国家已经开始了对肺结核急性期后肺损毁导致的呼吸困难、神经肌肉疾病导致呼吸肌麻痹、急性脊髓灰质炎急性期后的患者进行呼吸康复，所以，最早的肺康复临床实践是从肺结核开始的。

第二次世界大战后，英、美等国家进行了癌症患者康复需要的调查，并逐步建立起癌症康复服务的组织和活动。20 世纪 40 年代产生了电睡眠疗法治疗失眠。

二、 形成阶段

20 世纪 50~70 年代是物理疗法用于治疗内、外科疾病的形成时期。

（一）电疗的形成

20 世纪 50 年代出现了间动电疗法、中频正弦电疗法、干扰电疗法，同期开始研究分米波（电磁波的一种）的生理作用和治疗作用，进而产生了分米波疗法；60 年代出现了超刺激疗法、调制中频正弦电疗法；70 年代出现了经皮电刺激神经疗法等。1956 年脉冲式超短波疗法研究成功，此后又出现了脉冲式微波疗法；20 世纪 60 年代开始研究毫米波的生物学作用，70 年代在前苏联发明和发展了毫米波疗法和毫米波诊断法。目前毫米波疗法已在不少国家得到推广使用。

（二）光疗法的形成

1960 年，美国的麦曼（Maiman）制成了第一台红宝石激光器，激光辐射装置研究成功，是 20 世纪科技发展的一个重大突破。我国于 1961 年 9 月也研制成了红宝石激光器，用于治疗皮肤科疾病和性病。基于各类激光器的研制不断取得进展，激光物理学和激光生物物理学等方面较系统深入的研究，在医学领域迅速用于诊断和治疗，范围不断扩大，成效引人瞩目，并形成了新的交叉专业——激光医学。显然，激光疗法的产生标志着现代理疗学的发展进入了新的历史阶段。

（三）其他疗法的形成

自 20 世纪 50 年代以来，磁疗法、静电疗法、空气离子疗法、水疗法、冷疗法、生物反馈疗法、光化学疗法等从治疗技术到临床应用均取得了进展，特别是既往被认为是理疗禁忌证的恶性肿瘤，在采用物理疗法治疗方面取得了重大突破，采用高频电加热疗法、光敏疗法、高强度磁场疗法、高功率超声聚焦疗法、直流电疗法、冷冻疗法等治疗部分癌症，均获得一定成效。

（四）心肺康复的形成

冠心病的现代康复治疗开始于 20 世纪 50 年代。1951 年，国外学者提出急性心肌梗死后第 1 天即允许床边坐 1~2 个小时，但其他活动仍严格限制。之后心肌梗死后早期活动得到进一步发展，全球更多的研究证实了运动对心脏病的益处和不运动所带来的危害。严格卧床休息虽然在理论上对心脏有益，但绝对卧床休息引起的惊恐不安，却引起相反的结果。Stead 等经心导管证实了高度不安者心搏量增加，心脏负荷增加。日本木村（1956 年）提倡要尽早下床，积极进行运动负荷治疗，但由于日本医界的习惯看法，未被人们重视。在欧洲，由于人们看到早期下床和长期卧床的正反两方面经验，欧美医学界在 20 世纪 60 年代以来，在处理急性心肌梗死问题上，已逐渐有早下床、早活动、早出院的趋势。

鉴于急性心肌梗死康复医疗所取得的进展，世界卫生组织（1964 年）报告中曾建议，无并发症、病情中等程度以下的急性心肌梗死，可以住院 3 周，并在 6 个月内恢复原来工作。

1965 年美国国会通过地方性医疗法案中提出了心脏病、癌症与卒中的康复。同年，美国举行了第一届癌症康复学术会议。后来，RUSK 博士在他所领导的研究所和 Glodwater 纪念医院在纽约联合举行的有关癌症康复会议上提出："永远不要对任何人关门，因为有些患者比所期望的能活得更久些……"。

20 世纪 70 年代以前是肺康复的历史阶段，肺康复的广泛开展是在 1970 年以后。

三、 发展阶段

20 世纪 70 年代以后，西方国家将物理康复疗法较广泛地用于治疗内外科疾病，是内外科常见疾病康复的发展时期。

（一）心脏康复

到 20 世纪 70 年代，急性心肌梗死患者的康复治疗程序基本成熟。到 20 世纪 80 年代康复治疗效果确立。目前美国无并发症的急性心肌梗死患者的住院天数，已由 1970 年的平均 3 周，缩短到 1979 年的平均 2 周。

1988年国外有学者总结4347例冠心病康复治疗的效果。开始康复运动治疗的时间最早为心肌梗死后8周，最迟36周。运动治疗持续时间为6~48个月。康复组总病死率和心血管病死率均低于对照组，效果与康复治疗开始时间或介入形式无关，但与参加康复时间长短成正相关，即参加康复治疗时间愈久，效果愈佳。

1989年有研究者回顾4554例心肌梗死后患者康复治疗效果，发现康复治疗组与对照组3年心血管病死率分别为20%及27%，致死性心肌梗死发生率康复组较对照组低25%，第1年猝死率康复组明显低于对照组，第2、3年仍有有利影响，但非致死性再梗死两组无差异。

1991年中国康复医学会心血管病专业委员会成立，该委员会1992年创办了《心血管康复医学杂志》，先后制定了《中国心肌梗死康复程序参考方案》第1~3版、《心脏分级运动试验结果判定标准》《冠心患者康复危险分层法》，出版了《康复心脏病学》专著，开展急性心肌梗死康复医疗的单位已由2所医院发展到19个省、市的许多医院，成功进行了合并心力衰竭等合并症的急性心肌梗死的康复医疗。心脏康复对防治冠脉介入治疗后的再狭窄作出了宝贵的贡献，研究证明，控制冠心病危险因素可以减少再狭窄。心脏康复在冠心病等的危险因素及衡量病情严重程度、判断预后的指标方面也有丰硕的成果。

（二）肺康复

由于慢性阻塞性肺病患者逐渐增加而使其成为肺康复的主要对象，慢性肺疾病康复是康复医学介入脏器疾病治疗中最早的病种。1970年以后肺康复的概念不断改进，发展得更为具体、更为实际、更能够体现大康复的概念，并由于检查治疗设备的逐步更新使得评价治疗技术不断进步。

1974年美国胸科学会肺康复专委会界定了肺康复的定义，经过近20年的实践，1993年美国国家健康委员会的心、肺、血管专业委员会和新成立的国家医疗康复研究中心组织了30名专家对肺康复的方方面面进行了全面评估，并重新定义："肺康复是对肺疾病患者及家属多维服务的继续，通常由多学科专业医疗人员以团队服务形式进行，其目的在于使患者在社会中获得个人最大的独立自主生活能力和功能"。我国学者对COPD的康复治疗研究取得多项成果，由中日友好医院承担的《肺源性心脏病缓解期康复治疗研究》已通过国家验收。

（三）骨质疏松康复

从1831年法拉第发现了电磁感应定律、1841年Horahorne应用电刺激促进了骨的愈合、20世纪50年代科学家们认识到骨的亚电效应和生物物理技术能干预骨重建，到Brighton等发现电容耦合电场可恢复骨量从而逆转小鼠椎体骨质疏松、1989年Bassett预言脉冲电磁场可能对骨质疏松的治疗产生影响，标志着脉冲电磁场在骨质疏松的应用认识上已经发生了质的突破，此后的15年来应用脉冲电磁场技术治疗骨质疏松逐渐被临床研究者关注和重视。

20世纪80年代后，国内的许多学者也开始相关的实验和临床研究，结果发现脉冲电磁场除了对于骨折延迟愈合具有较好疗效外，还对于骨质疏松症引起的疼痛和骨量丢失具有肯定的效果。笔者的有关实验和临床研究表明脉冲电磁场不仅能阻止骨质疏松患者骨量丢失，有效缓解骨质疏松引起的疼痛，而且能改善运动功能、平衡功能和血液流变性，对股骨头缺血坏死、脊髓型颈椎病和周围神经损伤也有一定的效果。

20世纪80年代以来循证医学又为医学界带来更为科学的临床指导性的证据，因此骨质疏松康复进入进一步发展阶段。

（四）癌症康复

1991 年美国《国家癌症法令》特别强调了癌症的康复。欧美其他国家也都陆续组织了癌症康复医疗机构和学术会议及活动。

（五）中国传统康复

我国是世界上最早应用自然物理因子、体育锻炼等进行保健和医疗的国家之一，所取得的丰富而宝贵的实践经验，为现代物理治疗学的产生和发展创造了重要的基础。我国古代就有利用日光、温泉等天然物理因子治疗疾病的悠久历史。《黄帝内经》中很早就有"行水渍之"、"摩之浴之"的治疗方法，东汉文学家张衡在其所著的《温泉赋》中提出"有疾厉兮，温泉泊焉"，并认为温泉浴可以防衰老、助长寿。秦汉时成书的《神农本草经》将磁石列为能补虚，治周痹风湿、肢节肿痛，除大热烦满，治外聋等。南北朝时期的陶弘景认为磁石有"养肾藏，强骨气，益精除烦，通关节，消痈肿"等治疗作用。唐代孙思邈在《备急千金要方》中写道："磁石捣末缚之，止痛断血"，可治疗金疮出血，该书还介绍了采用日光照射防治佝偻病的方法。明代李时珍在《本草纲目》中曾描述用吸铁石加一些药物制成药膏，敷贴患部，治疗诸般肿毒。目前，我国结合国情，将现代康复与传完康复结合，使传统康复得到发展。

（何成奇）

第三节　作用与地位

内、外科疾病的康复治疗在患者的整个治疗中扮演着重要的角色。人们已经认识到康复医学在神经康复和骨科康复领域的重要位置，但还没有意识到它在内、外科疾病领域的重要地位和作用，尤其是在内、外科疾病的残疾预防、疾病治疗、减副增效和预防并发症等方面的重要作用和地位。

一、作用

由于医学科学技术的进步，抢救存活率显著提高，留有后遗症和功能障碍的患者也随之增多。此外，因疾病慢性化，需要长期治疗的患者也日益增多。目前很多疾病还有年轻化的趋势。病愈后残留的后遗症会使这些家庭主要收入来源的人丧失参加工作的能力，限制他们参与社会活动，进而导致他们及其家庭生活贫困，甚至影响到家庭其他成员的生活、工作、学业，给个人、家庭和社会带来巨大的负面影响。而正确、及时的康复治疗可以针对各种功能及能力受限，采用各种康复手段，最大限度地恢复患者的生活自理能力，损伤较轻、康复治疗及时的患者还可经此重新走上工作岗位。

（一）预防残疾

内、外科康复治疗可以及早评定和治疗患者患病后的功能和能力受限，将患者的功能和能力受限的程度降到最低。

对残损已经发生的门诊和住院的患者，由于在功能障碍发生前已经综合协调地采取了各种康复治疗措施，因而大大降低了残疾的发生率。对已经发生了残疾的患者由于积极采取了三级预防措施，从而显著降低了残障的发生率，最大限度地减少残疾对患者的生活、学习和工作造成的影响。

（二）治疗作用

物理疗法在临床多发病、常见病的治疗中有重要作用，例如治疗急慢性感染性和非感染性炎症、各种劳损、创伤等有显著疗效；骨折经理疗后愈合期可缩短1/3左右；周围神经损伤后，理疗可使其再生速度加快3倍。工伤后及早进行理疗，可加速创伤愈合，减少后遗症。对不同类型的冠状动脉硬化性心脏病、高血压病、低血压病、缺血性脑血管病、慢性呼吸系统疾病、慢性消化系统疾病、骨性关节炎等，合理选择物理疗法可控制病理过程的发展，防止产生严重的不良后果，而且理疗无副作用。此外有些疾病虽然不会危及生命，但经久不愈会给患者的生活和劳动带来极大的不便和痛苦，物理疗法对此往往可以发挥显著的治疗作用。慢性溃疡有的迁延数年、十余年甚至更久，经选用某些种类的光疗、激光治疗、电疗、超声波疗法等综合性的物理疗法，常可以取得显著疗效，直至治愈。

（三）减轻副作用，增强疗效

内外科康复治疗以物理疗法、作业治疗、运动治疗、康复工程技术、心理治疗、饮食调理等疗法作为首选治疗，改变了药物治疗在治疗措施中起主导地位的传统方式，避免和减少了使用药物治疗的种类和剂量，减少甚至完全避免了药物的副作用对人体的伤害，显著增加了临床治疗效果。

（四）防治并发症

内外科康复治疗可以减少多种因长期卧床治疗而引起的并发症，如肺部感染、尿路感染、褥疮、心肺功能下降、肌肉萎缩、肌力肌耐力下降、骨质疏松、骨关节炎及关节挛缩等的发生。

实践证明，内外科康复治疗在合理的时间中开始得越早，患者功能恢复的效果就越好，可以节省治疗时间，减轻患者及国家的经济负担。

二、地位

（一）心肺康复，砥柱中流

尽管内外科康复涉及肺康复和心脏病康复、糖尿病康复、癌症康复、疼痛康复、烧伤康复、骨质疏松症康复、炎症康复，但是占主导地位的主要有心脏病康复和肺康复。

冠心病和高血压的康复在国际上已经得到公认。多中心随机对照研究已经证明，急性心肌梗死后早期运动可以促使患者在住院3~5天后安全出院。绝对卧床的策略已经成为历史。冠状动脉介入治疗和冠脉搭桥手术后的康复价值也得到普遍认可。运动锻炼降低高血压的作用也十分明确。

呼吸康复是慢性呼吸系统疾病患者改善身体健康和生存质量的多方面保健项目。尽管呼吸康复并没有明显提高患者的肺功能，但是，呼吸康复的确能给这些患者带来多方面的益处，包括呼吸困难、运动耐力和健康状态的改善，从而减少急性发作和住院次数，延缓肺源性心脏病的恶化，延长生存时间。

（二）内外并重，媲美主流

虽然目前神经康复和骨科康复是康复领域里的主流，但是内外科疾病康复实际上有着与神经康复和骨科康复同样重要的地位，它们关系到患者的生活质量，在医疗工作中绝对不能厚此薄彼，在有条件的地方要重视开展内外科疾病的康复治疗，时刻以提高人的整体功能、提高人的生存质量为最终目标，提高人的生理、心理和社会生活各方面的能力。内外科疾病康复的作用不亚于神经和骨科康复，它们是整个康复医学中不可缺少的一部分。从整个治疗过程来看，内外科康复学不仅是内外科治疗的延续，同时也应该从疾病的预防开始，参与临床医疗的整个过程，与临床医学、预防医学共同关注患者的整体情况。内外科康复不仅要关心躯体病变，也要关心患者的心理、社会、经济方面，采取专门技术进行综合服务，加速恢复功能。内外科康复要跟进内外科各类疾病的整个治疗过程，在伤病抢救期后，康复科医师就要介入到患者的治疗中，关注患者各项功能和能力的变化，及时开展评定，实施物理治疗、作业治疗和康复护理等。

（何成奇）

第四节　范围与内容

根据 2001 年第 54 届世界卫生大会上通过的《国际功能、残疾与健康分类》（International Classification of Functioning，ICF）对不同层次障碍的分类——残损、活动受限和参与限制，内外科疾病康复学的内容包括促进功能恢复，预防和治疗并发症和继发症；采取适应和代偿的策略提高个体日常生活活动能力和社会参与能力；改善环境，改造公共设施和社会环境，提高个体的社会参与能力。

一、范围

从广义上讲，内外科疾病康复是除骨科康复和神经康复以外的所有疾病的康复，包括内科学、外科学、妇产科学、儿科学、眼科学、耳鼻咽喉科学、皮肤科学和口腔医学中各种可能引起患者功能障碍的疾病和病损，这些疾病和病损引起的功能障碍可以是多种多样的，而且常常与疾病并存或为其后遗症。

由于骨科康复和神经伤病康复在我国发展较早、体系完善、相关专著较多，已经成为康复医学领域里成熟的专科康复，故不包括在内外科疾病康复学之列。由于内外科学是临床医学两大分支，所以，本书主要涉及内外科的三级学科中的常见病症和损伤的康复问题。同时，对眼耳鼻咽喉、皮肤、口腔、肿瘤及疼痛科的常见病症的康复问题也按系统做了介绍。

二、内容

（一）循环系统疾病康复

主要介绍冠心病、原发性高血压、心力衰竭、周围血管疾病、淋巴系统疾病康复治疗及心脏疾病相关手术后的康复。

（二）呼吸系统疾病康复

主要包括慢性阻塞性肺疾病、肺源性心脏病、支气管哮喘、呼吸衰竭、肺纤维化、坠积性肺炎及肺移植术后的康复。

（三）风湿免疫性疾病康复

主要介绍类风湿关节炎、强直性脊柱炎及大骨节病的康复。

（四）消化系统疾病康复

主要介绍慢性胃炎、胃及十二指肠溃疡、肝硬化、肠粘连、便秘和大便潴留、胃肠自主神经功能紊乱、顽固性呃逆、慢性胰腺炎、小肠功能失调及肝移植术后的康复。

（五）泌尿生殖系统疾病康复

主要介绍尿路感染、生殖系统感染、尿失禁与尿潴留、性功能障碍及肾移植术后的康复。

（六）内分泌及代谢系统疾病康复

主要介绍糖尿病、骨质疏松症、肥胖症、痛风、营养不良、甲状腺功能亢进症及甲状腺功能减退症的康复。

（七）恶性肿瘤康复

主要介绍肺癌、乳腺癌、胃癌、肝癌、大肠癌、膀胱癌及骨恶性肿瘤的康复。

（八）感染性疾病康复

主要介绍肺结核、慢性肝炎、尖锐湿疣及艾滋病的康复。

（九）眼科、耳鼻喉科及口腔科疾病康复

主要介绍常见眼科疾病，耳、鼻、咽喉疾病及口腔科常见疾病的康复。

（十）皮肤科疾病康复

主要介绍软组织感染、单纯疱疹、带状疱疹、湿疹、冻疮、银屑病、玫瑰糠疹、斑秃、多汗症、白癜风、瘢痕及褥疮的康复。

（十一）慢性疼痛康复

主要介绍慢性疼痛的病因、评定、治疗和癌痛康复。

（十二）重症康复

主要介绍重症康复的方法、适应证、康复模式，以及心脏衰竭、呼吸衰竭、多器官功能衰竭等重症的康复；介绍重症患者获得性肌无力、吞咽障碍、认知障碍、谵妄等康复；介绍重症患者的气道管理、营养管理以及直肠膀胱管理。

（十三）急诊康复

主要介绍急诊的分类、急诊的康复评定和康复治疗。

（十四）其他疾病康复

主要介绍精神活性物质依赖和分离性障碍的康复。

（何成奇）

第五节 康复病历书写规范

康复医师在书写住院病历时，除了病历书写的一般规范之外，应当体现康复特点，凸显功能康复核心。根据《国际功能、残疾和健康分类》（ICF）的基本要求及华西医院康复医学科的长期实践，我们在临床常规病历的临床诊断和诊疗方案后增加了康复评定、康复诊断、康复目标和康复计划四项。

一、康复评定

（一）一般格式

主持人：
评定时间：
评定地点：
参与人员：

（二）评定内容

根据《国际功能、残疾和健康分类》（ICF）的基本要求，主要评定以下内容。
1. **身体功能**　按照感觉功能、运动功能、平衡功能……心理功能顺序进行评定。
2. **身体结构**　按照身体外观结构、内部结构的顺序进行评定，主要通过影像学。
3. **活动与参与**　主要评估患者日常生活活动能力、社会参与能力是否受限。
4. **个体与环境因素**　主要评估患者个体因素及其环境因素是否有利于患者的功能康复。

（三）评定方法

根据评定内容选择相应的评定方法。

（四）评定结果

医师或治疗师应根据评定的结果进行总结归纳，以确定患者的功能受限情况，为康复诊断（功能障碍或功能受限或临床康复问题）和康复治疗提供依据。

二、康复诊断

康复诊断是指通过康复评定，确定患者有无功能障碍（受限）。根据《国际功能、残疾和健康分类》（ICF）的基本要求，首先应当明确患者有无功能受限、结构异常、活动和参与受限以及个人与环境因素是否有利于功能康复，其中重点突出功能受限与结构异常。

（一）功能障碍

身体功能障碍受限包括身体的生理功能、心理功能。重点突出感觉功能、运动功能、平衡功能、认知功能、言语功能、循环功能、呼吸功能、消化功能及其他功能（如膀胱控制障碍、直肠控制障碍）等九项。

（二）结构异常

包括微观和宏观结构。主要指身体的解剖结构，例如器官、系统、肢体和相关组织。康复临床重点关注以下几方面：①皮肤关节外观颜色与结构；②骨与关节影像学结论；③神经血管影像学结论；④其他影像学异常情况。

（三）活动与参与受限

1. 日常生活活动能力受限　主要描述有无日常生活活动受限情况。

2. 社会参与能力受限　主要描述有无职业受限、家庭职能受限、婚姻职能受限、父母职能受限、休闲娱乐受限、家庭外的社会活动受限及学习受限等情况。

（四）个人与环境因素

1. 个人因素　包括性别、年龄、人种、体质、生活方式、习惯及社会背景等因素。

2. 环境因素　主要指人们居住和生活的物理、社会和态度环境。

三、 康复目标

康复目标包括近期目标和远期目标。

四、 康复方案

按照以下顺序列出。

1. 物理治疗。
2. 作业治疗。
3. 康复辅具。
4. 语言治疗。
5. 心肺康复。
6. 心理康复。
7. 其他治疗　包括药物治疗及传统康复等。
8. 专科康复护理。

思考题

1. 什么是内外科疾病康复学？

2. 进行内外科疾病临床康复治疗的基本原则是什么？

3. 实施内外科疾病康复治疗的临床基本程序是什么？

4. 内外科疾病康复治疗的临床思维方式是什么？

5. 为什么说 Levine 是心血管病康复医疗的奠基人？

6. 康复病历书写的基本规范和基本内容是什么？

（何成奇）

第二章

循环系统常见疾病康复

循环系统疾病是我国目前最严重的健康问题之一，尤其是冠状动脉粥样硬化性心脏病、原发性高血压、慢性充血性心力衰竭、周围血管疾病、淋巴水肿、先天性心脏病等。由于长期患病、反复发作和进行性加重，不仅给患者的循环功能、心理功能、日常生活活动、社会参与能力带来严重影响，还会极大程度地造成患者的生活质量下降，而且给家庭和社会带来沉重的负担。本章主要介绍循环系统常见疾病及心脏移植手术后和心脏起搏器术后的康复。

第一节　冠状动脉粥样硬化性心脏病

冠状动脉粥样硬化性心脏病（coronary atherosclerotic heart disease）是指冠状动脉发生粥样硬化引起血管腔狭窄或闭塞，导致心肌缺血缺氧或坏死而引起的心脏病，简称冠心病（coronary heart disease，CHD），通常被称为冠状动脉疾病或冠状动脉性心脏病。冠心病是现代社会最常见的一种心脏疾病，常表现为胸痛（心绞痛）以及心肌缺血或心肌梗死。近年，提出了急性冠脉综合征（acute coronary syndrome，ACS）的概念并趋于根据发病特点和治疗原则将冠心病分为急性冠脉综合征与慢性冠状动脉疾病两大类。急性冠脉综合征包括不稳定型心绞痛、非 ST 段抬高型心肌梗死、ST 段抬高型心肌梗死，也有将冠心病猝死包括在内的。目前，心血管病死亡占城乡居民总死亡原因的首位，农村为 44.6%，城市为 42.51%。总体上看，城市冠心病死亡率高于农村，男性高于女性。2014 年，中国心血管病（CVD）死亡率仍居疾病死亡构成的首位。冠心病患者出院后 6 个月内死亡、卒中和再住院率高达 25%，4 年累计病死率高达 22.6%，而且死亡患者中有 50% 死于再发心肌梗死。即使存活，30% 的冠心病患者活动受限，30% 的患者无法正常工作，45% 的患者存在焦虑抑郁。心血管病的疾病负担日渐加重，已成为重大的公共卫生问题。随着人民生活水平提高，中国人群低血清胆固醇、低体重指数的优势正在逐渐丧失，而高血压、血脂异常和糖尿病、肥胖、代谢综合征的患病率持续增高，同时吸烟、不合理膳食、体力活动不足等冠心病危险因素仍普遍存在。20 年间全球冠心病死亡人数增加 34.9%，中国增加 120.3%，中国冠心病死亡占全球的 13%；1990 年全球与中国冠心病死亡率分别为 131.3/10 万与 55.7/10 万，2010 年时分别为 105.7/10 万与 70.1/10 万，20 年间全球冠心病死亡率下降 20%，中国上升 31.6%。

全球研究结果显示，促使心血管疾病发病率增加的危险因素有 9 个：血脂异常、吸烟、糖尿病、高血压、腹型肥胖、心理社会应激、饮食结构不良、缺乏体力活动和饮酒。但这 9 个危险因素是可防可控的。通过对这些研究数据进行分析，世界卫生组织推测，全面评估以及干预这些危险因素可以预防 80% 的早期冠心病的发生。因此，作为康复工作者应该对这一疾病的康复及预防有足够的认识和了解。通过对循环系统疾病患者给予心理、生物和社会等多方面长期综合的管理服务和关爱，防治心血管疾病的发生和发展，提高患者生活质量，提高社会复职回归率，全面改善生命预后。

一、 康复评定

对冠心病患者的康复评定包括功能评定（疼痛、心功能、呼吸功能、心理功能）、结构评定、活动评定和参与评定。在康复之前进行的评定除了必须对心肌梗死的严重程度做出判断，以确定适当的心脏康复方法之外，还可以作为康复时监护水平确定和康复疗效观察的依据。本节仅对有关心脏功能各种常见常用评定方法进行介绍，相关的其他心脏康复评定技术请参考《康复功能评定学》的相关章节。

（一）功能评定

1. **疼痛评定**　主要是心绞痛与急性心肌梗死疼痛。疼痛部位的确定一般可应用疼痛示意图，以量化疼痛区域的大小及部位，常用的方法为 45 区体表面积评分法，将人体表面分为 45 个区域（前 22，后 23），每一区域有该区号码。疼痛强度确定可用视觉模拟量表（VAS），0 分为无痛，10 分为最大程度的疼痛，患者自行评分。疼痛特性的评定可用简化 McGill 疼痛问卷。疼痛评定注意治疗前后的对比。评定时注意避免误导患者。

2. **心功能评定**　一般可用纽约心脏病学会心功能分级（NYHA）、6 分钟步行试验、心电图和心脏超声进行心功能的评定。

（1）纽约心脏病学会心功能分级：该分级方法对心脏功能进行初步评定，简便易行，具体分级标准见表 2-1。

表 2-1　NYHA 心功能分级

级别	临床症状
Ⅰ级	患有心脏病，体力活动不受限；一般体力活动不引起疲劳、心悸、呼吸困难及心绞痛
Ⅱ级	患有心脏病，体力活动稍受限；休息时正常，一般体力活动即可引起疲劳、心悸、呼吸困难及心绞痛
Ⅲ级	患有心脏病，体力活动明显受限；休息时正常，但轻体力活动即可引起疲劳、心悸、呼吸困难及心绞痛
Ⅳ级	患有心脏病，体力活动不能；休息时仍有心力衰竭症状或心绞痛，任何体力活动均可使症状加重

（2）6 分钟步行试验：如无设备条件完成运动负荷试验，可酌情使用 6 分钟步行试验作为心肺运动试验的替代方法，该方法已得到美国、欧洲和我国心血管疾病指南的推荐，适合在我国推广使用。

1）场地准备：室内，长 30m 的直顺平坦走廊（如条件限制，至少 25m），做好标记（每 3 米要有标记，折返处应有锥形标志）。

2）物品准备：①抢救备用药品和物品；②操作应用物品（圈数计数器、秒表、椅子、血压计、脉氧仪、工作表等）。

3）患者准备：穿适于行走的鞋子、携带日常步行辅助工具（如手杖）、平时的治疗方案继续、清晨或午后测试前少许进食、开始前 2 小时内避免剧烈活动。

4）操作步骤：为避免日内差异，重复试验应在每日大致相同的时间进行。试验前无需热身。

① 患者至少试验前 10 分钟到达试验地点，于起点附近放置一把椅子，让患者就坐休息，核实病人是否有试验禁忌证。测量血氧饱和度、脉搏、血压，确认衣服和鞋子适于试验。填写记录表的基线部分。

② 让患者站立，指导患者使用 Borg 评分（表 2-2）对自己基础状态下的呼吸困难和疲劳情况作出评分。运动后重新评价呼吸困难和疲劳的级别，要提醒患者运动前所选的级别。

③ 按如下方式指导患者："这个试验的目标是在 6 分钟之内步行尽可能远的距离。您将在这个走

廊上来回步行。6分钟的时间比较长，所以您在步行时要尽力去做。您可能会感到气喘吁吁或筋疲力尽，必要时可以放慢速度、停下来和休息。您可以靠着墙休息，但应争取尽快继续试验"。

"您要围绕锥体来回步行，在绕过锥体时不要犹豫停留。现在我给您做示范，请注意我转身时没有犹豫停留"。

"您自己要一圈一圈地走，步行时和绕过锥体时要轻快"。

"您准备好了吗？我将用计数器来记录您走完的圈数，每次您绕过出发线时都可以听到我按动它发出的嘀嗒声。记住目的是在6分钟内步行尽量远的距离，但不许跑或跳"。

"现在开始，或您准备完毕后开始"。

让患者站在出发线上。试验过程中治疗师也应该站在出发线附近，不要跟着患者步行。患者一开始走就开始计时。步行过程中不要跟任何人交谈，用平缓的语调和声音以及标准用语鼓励患者。要注意观察患者，不要走神而忘记计数圈数。每次患者回到出发线就要按动圈数计数器一次（或在工作表上标记圈数），并让患者看到它。计数时身体动作要夸张一点，如同比赛时使用秒表一样。

第一分钟过后，用平缓的语调告诉患者："您做得很好，还有5分钟。"

当剩余4分钟时，告诉患者："再接再厉，您还有4分钟。"

当剩余3分钟时，告诉患者："很好，已经一半了。"

当剩余2分钟时，告诉患者："加油，您只剩2分钟了。"

当只剩余1分钟时，告诉患者："您做得很好，再走1分钟就结束了。"

不要使用其他鼓励性的语言（或肢体语言）。

如果患者试验过程中停住需要休息，告诉他："您可以靠在墙上，觉得可以了就继续走。"不要停止计时器。如果患者在6分钟之前停下并拒绝再继续（或您判断他们不应该再继续）时，在工作表上记下步行距离、停止时间和过早停止的原因。

当还剩15秒时要对患者说："过一会儿我说停下时您要立刻停在原地，我会过来。"

时间到了要说："停！"然后走到患者身边。如果患者看上去很累要考虑给他们拿椅子。在他们停止的地方做一标识。

6分钟时，通过记录的圈数和最后未完成的一圈的距离算出步行距离，测量运动后即刻心率、血压、血氧饱和度、呼吸困难和疲劳水平的Borg评分并将所有指标记录到工作表中。将圈数计数器归零，计时器调到6分钟。准备好所有必需的设备（圈数计数器、计时器、剪贴板、Borg量表、工作表）并且放到出发点，为下一次试验做好准备。

5）出现以下情况应终止试验：胸痛、不能耐受的呼吸困难、下肢痉挛、步态不稳、大汗及面色苍白。

表2-2　Borg自觉运动强度评定量表

Borg 分级	自觉运动强度	修订的 Borg 分级	自觉运动强度
—	—	0.0	不用力
—	—	0.5	非常非常弱
—	—	1.0	非常弱
—	—	1.5	—
—	—	2.0	弱
6	—	2.5	—
7	非常非常轻	3.0	中等程度
8	—	3.5	—

续表

Borg 分级	自觉运动强度	修订的 Borg 分级	自觉运动强度
9	很轻	4.0	有点强
10	—	4.5	—
11	较轻	5.0	强
12	—	5.5	—
13	较强	6.0	—
14	—	6.5	—
15	强	7.0	非常强
16	—	7.5	—
17	很强	8.0	—
18	—	8.5	—
19	非常非常强	9.0	—
20	—	9.5	—
—	—	10.0	非常非常强
—	—	>10	达到极限

（3）心电图：主要包括心肺运动试验、动态心电图和遥测心电图。

1）心肺运动负荷试验：在 1928 年被 Feil 和 Siegel 最早描述。1952 年，Yu 和 Soffer 描述了至今仍普遍采用的运动诱发心肌缺血的诊断标准。然而，现在流行的运动试验方法应归功于 Bruce。1956 年，他用一个运动平板仪进行试验，并依此制定了功能能力的列线图。此后运动试验领域的研究则集中在确定更精确的诊断标准和发展对试验数据整理分析的规则体系，以便最大限度地提高运动试验诊断的敏感性、特异性和预测冠状动脉性心脏病的准确性。尽管将来会有更新的技术出现，但是作为诊断方法，运动试验仍然将保持它独特的地位，并且在各种应用领域中继续发展。虽然对于冠状动脉性心脏病的诊断来说，运动试验不是最敏感的无创性检查手段，但在监测疾病演变过程和判断治疗效果上，它的可靠性与价效比仍不能被其他的诊断方法所取代。

【心肺运动试验的目的】主要包括功能评价、制订运动方案、修改药物治疗方案、判断预后、提供心理上的支持和手术风险评估等。通常建议正在恢复中的心肌梗死患者进行运动试验，这样做可以使患者提前乐观地出院。静息时不出现的室性心律失常可在运动时诱发。出院时可评价患者对运动的反应，做功能能力及限制因素的确定。在出院前进行运动试验是非常重要的，因为它可以对患者在家中进行运动提供指导，对患者的体力活动提供保障以及确定其合并症的危险性。这为鼓励患者重新获得或提高活动能力以及重返工作岗位提供一种安全的基础。运动试验还可以向家庭和雇主证实心肌梗死对体力活动的影响。在心理上，它可以提高患者的自信，减少其对日常生活的担忧。试验也有助于向患者配偶保证其身体能力。当运动试验表现出色时，对心理上的影响是令人难忘的。运动试验的结果使许多患者受到了鼓舞和增强了信心，从而自己增加活动，并且真正使自己得到了康复。

【运动试验方法】许多器械和设备都可以用于心肺运动试验，常用的方法有运动平板法、功率自行车法和固定踏阶试验。目前较为常用的是运动平板法（美国）和功率自行车法（欧洲）。

运动平板法：因为患者在平台上行走非常接近日常生活中的步行，避免了患者不会骑自行车导致的配合不良影响测试结果；并且涉及较多的下肢肌肉，有利于减轻腿部的疲劳，可避免由此导致的试验过早终止。缺点是设备昂贵，占地面积大，患者易发生危险，不适合用于有平衡障碍的患者，且由于噪声和患者的运动，难以获得良好的 ECG 图像和准确的血压测得值。但通过降低设备的噪声和提高电子血压计的精度，这一问题已得到部分解决。

功率自行车法：该方法由于设备价格低且易于调校，因而普遍受到欢迎。该法的优点有：可用于平衡和视觉功能不良或下肢关节活动受限的患者；测试中由于身体上部运动较小，因而血压测量值较准，ECG 记录亦较好。缺点是：局部的肌肉疲劳（如股四头肌）可导致试验过早终止，妨碍真正运动终点的达到；有些患者不会骑自行车，可能不能保持双脚在脚踏上匀速运动。

坐位踏阶试验：该方法则是最为便宜简单的应激试验方法。其缺点是下肢疲劳；踏阶需有良好的协调能力。但其适用于年老和身体非常虚弱的患者。

【运动试验程序】排除运动试验绝对禁忌证：运动试验应在临床专科医生监督下进行。先要进行包括 12 导联 ECG 在内的全面的医学检查，排除有运动试验绝对禁忌证的患者。运动试验的禁忌证参见表 2-3。

表 2-3　运动试验的禁忌证

绝对禁忌	相对禁忌
• 急性心肌梗死（2 天内）	• 已知左冠状动脉主干狭窄
• 未控制的不稳定型心绞痛	• 中至重度主动脉狭窄，与症状有不确定关系
• 未控制的心律失常，引发血流动力学不稳定	• 心室率未控制的心动过速
• 急性心内膜炎	• 获得性高度或完全性房室传导阻滞
• 有症状的严重主动脉缩窄	• 严重的梗阻性肥厚型心肌病
• 失代偿的心力衰竭	• 近期卒中或短暂脑缺血发作
• 急性肺栓塞、肺梗死或者深静脉血栓	• 难以合作者
• 急性心肌炎或心包炎	• 静息血压 >200/110mmHg
• 急性主动脉夹层	• 尚未纠正的临床问题，如严重贫血、电解质紊乱和甲状腺功能亢进
• 残疾人有安全隐患或者不能全力完成运送试验	

开始运动试验（以平板试验为例）：操作时要注意患者运动风险初步评估，在患者检查前要做好准备，推荐饭后 2~3 小时检查，急救设备准备齐全。运动应从低负荷开始，使患者能充分地适应，然后分阶段逐渐增大负荷量至患者的耐受极限，此即多阶段试验。每一阶段持续 2~3 分钟，以使患者的反应达到稳定的状态。判断患者反应是否达到稳定状态的最简单指标就是其心率的波动范围为 3~4 次 /分。在运动中和运动结束后 5~15 分钟的恢复期内，每分钟均测量如下指标：VO_2、BP、RR、HR、心律（ECG）和自觉运动强度评分（Borg 评分），同时还要观察患者一般情况的变化。

试验终点：在试验之前应告知患者如何完成试验，而不应利用任何试验前估计患者的最大预期心率（MPHR），因为试验前估计的 MPHR 常常产生误导，这与患者服用减慢心率的药物有关。因此在试验中采用 Borg 刻度表查出患者用力的反应（Borg 自觉运动强度评定量表参见表 2-2）。如果没有不良的体征或者症状，可允许患者运动达到最大的用力水平。在亚极量或出院前的运动试验中有下列情况之一应该立即终止。绝对指征：①心电图 ST 段抬高 >1.0mm，但无由于既往心肌梗死产生的病理性 Q 波（AVR，AVL 和 V_1 导联除外）；②随功率递增，血压下降 >10mmHg，同时伴有其他缺血证据；③中至重度心绞痛发作；④中枢神经系统症状（例如共济失调、眩晕、晕厥前兆）；⑤低灌注表现（发绀或苍白）；⑥持续心动过速或其他可能导致运动心排血量异常的心律失常，如Ⅱ度或Ⅲ度房室传导阻滞；⑦存在心电图或血压监测困难；⑧运动试验者要求停止运动。相对指征：①可疑心肌缺血患者心电图 J 点后 60~80msST 段水平压低或下斜型压低 >1mm；②随功率递增，血压下降 >10mmHg，但无其他缺血证据；③进行性胸痛；④出现严重疲乏、气促、喘鸣音，下肢痉挛或跛行；⑤非持续性室性心动过速的心律失常（可能演变为复杂的且影响血流动力学的心律失常），如多源性室性期前收缩、室性期前收缩收缩三联律、室上性快速心律失常、心动过缓；⑥运动中血压过度升高，收缩压

>250mmHg，舒张压 >115mmHg；⑦运动诱发束支传导阻滞，难以与室性心动过速鉴别。

【试验方案】运动平板试验最常用的是 Bruce 运动平板试验方案。该方案容易实施且耗时不长，但对于身体状况较差的患者，其开始时的运动强度明显过高，因而不适用。于是便在此基础上降低了初始运动的强度，使之适合于所有的心脏病患者，此即改良的 Bruce 活动平板实验方案，见表 2-4。

表 2-4　改良 Bruce 活动平板试验方案

阶段	速度（km/h）	速度（%）	时间（分钟）	METs
1	2.7	0	3	2
2	2.7	5	3	3
3	4.0	10	3	5
4	5.5	12	3	7
5	6.8	14	3	10
6	8.0	16	3	13
7	8.8	18	3	16
8	9.6	20	3	19
9		22	3	22

功率自行车试验方案：功率自行车试验现在多采用 3 分钟静息期、3 分钟无负荷热身期、6~10 分钟转速约为 60 转 / 分的斜坡式功率递增期以及 5 分钟无负荷恢复期的试验方案。

坐位踏阶试验方案：该方案实际上是专门为不能耐受前述两种方法的老年患者而设计的。整个试验过程在坐位下进行。试验中，患者坐于直背椅上，前面置一矮凳或几本书作为一个阶梯，两者间的距离以患者伸直下肢可踏于凳或书上为准。试验前，患者双足平放于地面，将一节拍器设定在 120 计数节拍上。当计数 1 时，让患者一侧脚弓踏于凳上；当计数 2 时，该脚放回地面；再计数 1 时，让患者另一侧脚弓踏于凳上；再计数 2 时，该脚放回地面。如此交替反复。这样在 1 分钟内患者可踏凳 60 次。该试验分为四个阶段，前三个阶段的运动方法是一样的，只是矮凳的高度分别是 15、30 和 45cm。第四阶段的矮凳高度仍为 45cm，但却要求患者在伸脚踏凳时向前平伸同侧上肢。

【试验结果解释】根据运动试验的结果，可将患者进行功能分类。这种分类对于确定患者的治疗性运动的水平，判断其预后，帮助其进行娱乐和作业活动的安排均是十分有用的，见表 2-5。

表 2-5　基于 VO_{2max} 值的功能分类

功能分级	VO_{2max}	有氧运动能力
Ⅰ级	≥84%　VO_2peak 预计值	正常
Ⅱ级	60%~83%　VO_2peak 预计值	轻至中度受损
Ⅲ级	40%~59%　VO_2peak 预计值	中至重度受损
Ⅳ级	≤40%　VO_2peak 预计值	重度受损

【注意事项】运动试验结果的解释均应以良好的生理、病理生理、运动学和临床知识为基础，且应考虑患者的年龄、性别、症状和危险因素。

要考虑试验的特异性和敏感性，注意排除假阳性和假阴性。导致运动试验出现假阳性和假阴性结果的因素很多。据报道，运动试验的特异性对男性患者为 80%~90%，对女性患者为 70%，其敏感性为 60%~80%。

注意，患者在运动试验中达到的最大运动量并不表示其可在这一运动量下安全地进行运动。一个患者如要以 8METs（代谢当量）水平较长时间地进行运动，则其最大有效代谢容量必须达到 12METs 的水平方可。这一点是必须向患者交代清楚的。

2）动态心电图：对急性心肌梗死患者的康复活动安排、随访和确定是否恢复工作都有很大的帮助。出院前做动态心电图检测，则可以了解不同活动状态时心率、心律和心肌缺血的动态变化，制订出院后的活动范围。出院后定期监测动态心电图，则可以更深入了解患者生活的一举一动对心脏的影响，及早发现恶性心律失常，及时给予处理。

3）遥测心电图：在急性心肌梗死患者的康复中具有广泛的用途，如：①作为急性心肌梗死监护病房的心电图监测；②康复活动的现场监护；③为某些症状的确诊提供资料；④确定日常生活活动、工作和劳动能力的允许范围；⑤运动试验中的心电监测。

3. 行为类型评定　1974 年 Friedman 和 Rosenman 提出行为类型分型评定的特征是：①A 类型：工作主动、有进取心和雄心、有强烈的时间紧迫感（同一时间总是想做两件以上的事），但是往往缺乏耐心、易激惹、情绪易波动，此行为类型的应激反应较强烈，因此需要将应激处理作为康复的基本内容；②B 类型：平易近人、耐心、充分利用业余时间放松自己、不受时间驱使，无过度竞争性。

4. 呼吸功能评定　详见本书第三章第一节。

5. 心理功能评定　详见教材《康复功能评定学》

（二）结构评定

冠状动脉发生粥样硬化、冠状动脉血管管腔狭窄、严重者发生冠状动脉血管管腔闭塞是冠心病患者结构异常的基本表现。

1. 心绞痛　多数病人出现暂时性心肌缺血引起的 ST 段压低（$\geq 0.1mV$），有时出现 T 波倒置。约有半数病人静息心电图正常，可有陈旧性心肌梗死的改变或非特异性 ST 段和 T 波异常。

2. ST 段抬高性心肌梗死心电图表现特点　①面向坏死区周围心肌损伤的导联上出现 ST 段抬高呈弓背向上型，面向透壁坏死区的导联上出现宽而深的 Q 波（病理性 Q 波），面向损伤区周围心肌缺血的导联上出现 T 波倒置；②在弓背向上坏死区的导联则出现相反的改变，即 R 波增高，ST 段压低和 T 波直立并增高。

3. 非 ST 段抬高的心肌梗死心电图特点　①无病理性 Q 波，有普遍性 ST 段压低（$\geq 0.1mV$），但 aVR 导联（有时还有 V_1 导联）ST 段抬高，或有对称性 T 波倒置，为心内膜心肌梗死所致；②无病理性 Q 波，也无 ST 段变化，仅有 T 波倒置变化。

4. 定位　ST 段抬高性心肌梗死的定位和范围可根据出现特征性改变的导联数来判断：$V_1 \sim V_3$ 导联示前间壁心肌梗死，$V_3 \sim V_5$ 导联示局限前壁心肌梗死，$V_1 \sim V_5$ 导联示广泛前壁心肌梗死，Ⅱ、Ⅲ、aVF 导联示下壁心肌梗死，Ⅰ、aVL 导联示正后壁心肌梗死，Ⅱ、Ⅲ、aVF 导联伴右胸导联（尤其 V_{4R}）ST 段抬高，可作为下壁心肌梗死并发右室梗死的参考指标。

（三）活动评定

可以采用 Barthel 指数等方法对患者的 ADL 进行评定，具体方法详见本套教材《康复功能评定学》。

（四）参与评定

冠心病常常对患者的职业、社会交往、休闲娱乐及生活质量产生不同程度的影响，故有必要进行评定。具体方法详见本套教材《康复功能评定学》。

二、 康复诊断

（一）功能障碍

感觉功能障碍：主要表现为胸痛，疼痛部位在胸骨体上段或中段后疼痛，常放射至左肩、左臂内侧达无名指和小指，或至颈、咽或下颌部，疼痛性质常为压迫、或紧缩性或发闷，也可有烧灼感。

心功能下降：心律失常、心排出量减少甚至心力衰竭。

运动功能障碍：表现为心脏运动耐受能力下降。

心理功能障碍：由于冠心病是终身性疾病，病情反复发作，常产生焦虑、无助等心理障碍。

（二）结构异常

主要表现为冠状动脉粥样硬化、血管管腔狭窄、严重者冠状动脉血管管腔闭塞，ST 段、T 波及 Q 波等异常。

（三）活动受限

在急性发作期患者由于疼痛，日常生活能力受到影响。心功能 I 级和Ⅱ级时，日常生活能力基本不受影响，心功能达到Ⅲ级和Ⅳ级时，日常生活能力明显受限。

（四）社会功能障碍

患者在急性发作期社会参与、社会交往等均有不同程度的受限。对于心功能受损的患者，其社会参与功能受限。

三、 康复治疗

冠心病康复治疗是指综合采用主动积极的身体、心理、行为和社会活动的训练与再训练，帮助患者缓解症状，改善心血管功能，在生理、心理、社会、职业和娱乐等方面达到理想状态，提高生活质量。同时强调积极干预冠心病的危险因素，阻止或延缓疾病的发展过程，减少残疾和减少再发作的危险。为此，心脏康复的措施应该是全面的、综合的，同时又是高度个体化的。根据美国公共卫生署（USPHS）的意见，心脏康复的程序中应包括对患者进行医学评定、指导患者按照运动处方进行运动、患者教育与咨询。

康复治疗近期目标包括：患者身体适应性恢复到足以重新进行一般的日常活动；限制心脏病的生理和心理影响；降低患者心搏骤停或再发心肌梗死的危险及控制心脏病症状。

康复治疗远期目标包括：确定诱发患者心脏病的危险因素并予以处理；稳定甚至逆转患者动脉粥样硬化的过程以及提高患者心理社会能力。

适应证：心脏康复最初仅针对发生了心肌梗死的冠心病患者，经过多年的临床研究，现已对以往认为有高度危险性的患者进行运动治疗的疗效与安全性有了足够的了解，因此心脏康复的对象已大大扩展了。冠心病康复涵盖心肌梗死、心绞痛、隐性冠心病、冠状动脉旁路移植术（CABG）后和冠状动脉腔内成形术（PTCA）后等。冠心病康复治疗措施会影响其周围人群对冠心病风险因素的认识，从而有利于尚未患冠心病的人改变不良的生活方式，达到防止疾病发生的目的。所以从实质上讲，冠心病康复的措施可扩展到尚未发病的人群。

禁忌证：严重残留心绞痛；失代偿性心力衰竭；未控制的心律失常；严重缺血，左心室功能失常，或运动试验中有恶性心律失常；控制不良的高血压；不稳定内科疾病情况，如控制不良的糖尿病、正患发热性疾病等。

（一）物理治疗

尽管冠心病康复治疗应采取综合性康复治疗措施，以限制疾病的进一步发展，恢复、维持和增强患者整体功能及社交与职业能力等，但最基本、最重要的方法是运动疗法，因此在物理治疗中主要介绍运动疗法。然而随着规律运动锻炼的益处已被证实以及新方法、新技术的引进，医疗设备的迅猛、持续的发展，如今制订适宜的运动康复方案变得更加复杂和具有挑战性。如果简单地按照运动疗法的基本原理套用于所有患者，可能产生医患双方均不满意的结果。经验和运动治疗方案的个体化是治疗成功与否的关键，像其他临床技能一样，它不能从基本的教科书中单独学到。运动疗法是冠心病康复的核心部分，应在对患者功能进行完整评定的情况下，进行详尽而周密的安排。

1. 作用机制　临床观察已充分证实了运动疗法的有效性，根据研究，其作用可能是通过以下途径而达到的：

（1）改进患者的生活方式：患者在接受运动指导的同时，亦有机会接受到医生关于饮食、戒烟和正确对待本病等方面建议，因而可促使他们改变上述不良的生活习惯。

（2）抑制病情的发展：运动不能使已发生梗死的心肌逆转，但可以抵消危险因素的作用，抑制病变的扩展。

（3）降低心肌的兴奋性：严重的心律失常往往是冠心病患者死亡的直接原因。因此，降低心肌的兴奋性常可改善患者的预后。已知心肌缺氧、血儿茶酚胺浓度增高和吸烟可导致心肌兴奋性增高，而运动可改善心肌供氧，降低血儿茶酚胺水平和促使患者戒烟。

（4）降低心脏做功量：运动锻炼可使患者心率减慢，血压降低，使心脏后负荷减少。另外，运动还可以使体重减轻和心肌收缩性增强，使心脏射血能力增强，减小其前负荷。这些均可导致心脏做功负荷下降，减少其耗氧量。

（5）改善冠状动脉供氧能力：运动可使心率减慢，心脏舒张期延长，可使冠状动脉的血液流量增加和使左心室的灌注得到改善，这些均可使心肌的供氧增高。

2. 运动治疗原则

（1）超负荷原则：即运动的量要大于患者平常的活动强度。否则就达不到使其功能增强的效果。这可通过调整运动的强度、时间和频率来达到。

（2）特异性原则：每种运动均产生特定的代谢性和生理适应性效果。以等长运动进行的力量训练可使肌力增强，但可能对耐力无影响。有氧训练则可导致耐力增强，而且这种训练包括了大肌群的运动，可改善心血管系统的功能容量。

（3）个体化原则：即每个患者的训练应根据其功能和需要而有所不同。

（4）可逆性原则：即训练产生的良好效果并非可永久保存，在停止运动训练2周后，其功能上的改善会开始减少。停止训练5周后，训练的效果则可能失去一半。因此，运动训练应持之以恒。

3. 运动疗法的程序　尽管心脏康复过程复杂，但运动疗法的基本程序不变，在具体用于每个患者之前，必须遵循这些基本程序。每一运动过程应包括准备活动、训练阶段及恢复期。

（1）准备活动：5~10分钟，通过一系列的低强度有氧运动和动态伸展运动以放松和伸展肌肉，提高关节活动度和心血管的适应性，帮助患者为高强度锻炼阶段做准备。通过逐渐增加肌肉组织的血流量和关节的运动准备来降低运抵损伤的风险。训练阶段中使用的肌肉群应重点活动，另外应鼓励患者平静的呼吸，避免瓦尔萨尔瓦（Valsalva）动作而引发血压升高的反应。

（2）训练阶段：首先需要康复医师与物理治疗师根据患者的健康、体力和心血管功能状态，结合学习、工作、生活环境和运动喜好等个体化特点制订出针对每位患者的个体化运动处方。每一处方内容遵循 FITT-VP 原则，包括运动频率、强度、形式、时间、容量与进阶。训练需按照运动处方执行。

1）运动频率：有氧运动每周 3~5 天，最好每周 7 天；抗阻运动每周应对每个肌群训练 2~3 次，同一肌群练习时间应间隔至少 48 小时；柔韧性运动每周 3~5 次。神经肌肉训练每周 2~3 次。

2）运动强度：在一定范围内随运动强度的增加，运动所获得的心血管健康或体能益处也增加。心血管健康或体能益处的最大运动强度阈值需通过运动负荷试验获得。

常用的确定有氧训练运动强度的方法包括心率储备法、无氧阈法、峰值摄氧量百分数、摄氧量储备百分数、目标心率法、峰值心率法和自我感知劳累程度分级法。其中，前 4 种方法需心电图负荷试验或心肺运动负荷试验获得相关参数。推荐联合应用上述方法，尤其是应结合自我感知劳累程度分级法。

心率储备法：此法不受药物（B 受体阻断药等）的影响，临床上较常用。目标心率 =（最大心率 – 静息心率）× 运动强度 + 静息心率。例如，患者运动时达到的最大心率 160 次 / 分，静息心率 70 次 / 分，选择的运动强度为 60%，则目标心率 =（160–70）×60%+70=124 次 / 分。

无氧阈法：无氧阈水平相当于最大摄氧量的 60% 左右，此水平的运动是冠心病患者最佳运动强度，此参数需通过心肺运动试验或血乳酸阈值获得，需一定设备和熟练的技术人员。

目标心率法：在静息心率的基础上增加 20~30 次 / 分，体能差的增加 20 次 / 分，体能好的增加 30 次 / 分。此方法简单方便，但欠精确。

峰值心率法：目标心率 = 年龄推测的最大心率 × 运动强度，其中，年龄推测的最大心率 =220– 年龄，运动强度为中等至高强度，强度范围为 50%~85%。当无法直接从运动测试中得到更准确的数据时，可用此公式计算运动强度。

自我感知劳累程度分级法：多采用 Borg 评分表，通常建议患者的运动强度在 11~16 分范围内运动。这种方法适用于没有条件接受运动负荷测试，或正在使用 B 受体阻断药治疗，或置入双腔起搏器和频率应答起搏器的患者。对于运动中有心肌缺血的患者，运动靶心率应设定为比诱发心肌缺血的心率少 10 次 / 分。

对于抗阻运动而言，推荐初始运动强度，上肢为一次最大负荷量（即在保持正确的方法且没有疲劳感的情况下，仅 1 次重复能举起的最大重量）的 30%~40%，下肢为一次最大负荷量的 50%~60%，每组 15~20 次，做 3~5 组。通常抗阻运动的最大运动强度不超过一次最大负荷量的 80%（如果无禁忌证，康复早期可开始关节活动范围内的肌肉活动和 1~3kg 重量的抗阻训练，促进患者体能尽快恢复。常规的抗阻训练是指患者能举起 >50% 一次最大负荷量的训练，它要求在经皮冠状动脉介入治疗后至少 3 周，且应在连续 2 周有医学监护的有氧训练之后进行；心肌梗死或冠状动脉旁路移植术后至少 5 周，且应在连续 4 周有医学监护的有氧训练之后进行；冠状动脉旁路移植术后 3 个月内不应进行中到高强度上肢力量训练，以免影响胸骨的稳定性和胸骨伤口的愈合）。

柔韧性训练强度为有牵拉感觉但不觉得疼痛。

3）运动形式：有氧运动包括行走、慢跑、游泳和骑自行车等；抗阻运动包括静力训练和负重等；柔韧性训练包括静态牵拉、柔软体操等；神经肌肉训练包括灵活性、平衡性和本体感觉训练，可选择太极拳、不稳定平面站立等。

4）运动时间：心脏病患者的最佳运动时间为 30~60 分钟 / 日。对于刚发生心血管事件的患者，从 10 分钟 / 日开始，逐渐增加运动时间，最终达到 30~60 分钟 / 日的运动时间。建议至少连续训练 12 周。

5）总量：运动总量是由运动时间、强度、和频率共同决定的。例如，患者无法每周 3 次，每次 5METs 的强度运动 30 分钟，那么根据 450METs- 分钟 / 周运动总量，可以按照每周 6 次，每次 5METs 的强度运动 15 分钟的方案进行。

6）进阶：随着患者运动能力增强，为达最佳运动效果，运动处方需不断调整，建议出院前、出院后 1 个月、出院后 3 个月重复检测患者的心肺运动耐力，根据运动试验结果调整运动处方，以后可每 6~12 个月评估患者的心肺运动耐力。若患者测试结果有改善，可以在频率、强度、时间等方面提高目标。如：每周 3 次提高为每周 4 次；负荷为 40W 提高为负荷 50W；每次 30 分钟提高为每次 40 分钟等。

（3）恢复期（放松期）：运动调整期后随之而来的即为放松期。此期历时大约 3~10 分钟，取决于患者的兴趣、需要及调整期的运动强度。患者应进行低水平、节律性有氧运动，如散步，以使血压、心率恢复至运动前热身水平。在积极的有氧放松期后，还应进行一定范围静态伸展和轻柔的运动，特别是当某些肌群僵硬或者在一定范围内运动受限时。

每次运动性训练应按具体的规程进行，开始时应有热身活动或准备活动，结束时应有整理活动。准备活动从低强度开始，逐渐增至所需要的强度，目的是增加全身关节对运动的适应性，开通各侧支循环通路，防止骨骼肌最大收缩前外周阻力的突然变化。整理活动则逐渐减低活动强度，使肢体中的血液重新分布到其他组织中去，避免静脉回流的突然下降，防止出现运动后低血压甚至晕厥。

（4）运动过量的表现：当有下列情况出现时，表明运动过量，应立即停止运动：

1）疲劳和呼吸困难、胸痛、眩晕、恶心、呕吐、下肢疼痛或不适并不断加重，周围循环功能不良。

2）心电图指征：ST 段偏移 >1mm，严重心律失常。

3）患者要求停止运动。

4. 冠心病心肌梗死后的康复治疗 经典的心肌梗死后患者的急性期康复模式首先是由美国学者 Wenger 描述的。通常将心脏康复分为四个阶段：第一阶段为急性期，从患者入院到出院；第二阶段为恢复期，患者在家训练并且延续第一阶段的训练活动直到心肌梗死瘢痕形成；第三阶段为训练期，始于心肌梗死愈合后，本期特征是患者必须能安全地进行有氧训练；第四阶段为终生的维持期，强调有规律的健身运动和减少危险因素。

第一阶段：急性期（acute stage）。在 Wenger 心脏康复程序中，早期运动非常重要，其基本要点如表 2-6 所示，共有 14 个步骤，其目的是在 14 天的逐步训练中，使患者由卧床到能够登两段楼梯。随着要求缩短住院天数的呼声日益高涨，现已对该程序进行了修订，使之缩短为 5~7 天。经过压缩后的 14 步方案要求患者一旦病情稳定，就应鼓励其下床坐在椅子上，通常是在第 1 或第 2 天（第 1~5 步骤）。第 2 或第 3 天，可开始短距离行走（第 6~9 步骤）。第 4 或第 5 天，开始进行家庭训练项目，爬楼梯并鼓励延长步行时间（第 10~13 步骤）。在第 5 或第 6 天成功完成危险分层的低水平运动耐受性试验后，患者完成家庭康复程序的学习并出院（第 14 步骤）。也可使用 7 步骤方法（表 2-7）。此期应引入与纠正危险因素有关的教育活动，特别是在急性住院期，许多患者已准备好了接受建议。在这一动员过程中，通常应在职业治疗师（OT）或物理治疗师（PT）或护士监护下进行心脏监测。心肌梗死后随活动产生的心率的上升值应保持在基线值的 20 次 / 分之内；收缩压的上升值应保持在基线值的 20mmHg 之内；若收缩压下降达 10mmHg 或者更多，则应对患者的运动进行重新审视并考虑停止运动。第一阶段的主要目标是使患者能做 4METs 的活动，此在出院回家后的大多数日常活动强度范围内。另外，Flores 和 Zohtman 曾介绍了美国 East Orange VA 医疗中心的心脏康复运动方案。该方案以图片显示各种运动动作的方式和节律，并列出了相应的能耗量，较为直观（表 2-6）。

表 2-6　Wenger 心脏康复方案

步骤	活动
1	被动 ROM 训练，ankle pump 运动，介绍整个锻炼方案，自己进食
2	同上，并可坐于床沿
3	主动助力 ROM 训练，直坐于椅子上，轻度娱乐活动，可于床边用马桶
4	增加坐位时间，轻度施加最小阻力活动，患者教育
5	增加中等阻力的轻度活动，不受限制地坐，坐位日常生活活动
6	增加阻力，行走至卫生间，坐位 ADL，长至 1 小时的小组会议
7	步行达 30.5 米，站位热身运动
8	步行增加，下楼梯（而非上楼梯），继续教育
9	运动增加，了解能量保存和节奏性运动技术
10	增加带有轻度重物和行走的运动，开始家庭锻炼方案的教育
11	延长活动时间
12	下两段楼梯，继续增加运动中的阻力
13	继续活动，教育和家庭锻炼方案的教学
14	上、下两段楼梯，完成家庭锻炼方案，能量保存和节奏性运动技术的教学

表 2-7　急性心肌梗死住院期 7 步康复程序

阶段	监护运动	监护病房	
		病房活动	教育、文娱活动
1	床上做四肢各关节的主、被动活动；非睡眠时，教育患者做踝蹦，每小时 1 次	部分活动自理，自己进食，垂腿于床边，使用床边便盆，坐椅子 15 分钟，1~2 次 / 天	介绍监护病房，个人急救和社会救援
2	做四肢关节的主动运动，坐于床边	坐椅子 15~30 分钟，2~3 次 / 天，床上活动完全自理	介绍康复程序，戒烟、需要时给予教育材料，计划转出监护病房
3	热身运动，2.5METs，伸展运动，体操，慢速步行 5m，并返回	随时坐椅子，坐轮椅去病房教室，在病房里行走	介绍正常的心脏解剖和功能，动脉硬化，心肌梗死发生机制
4	关节活动和体操，2.5METs。中速走 23m，并返回。教患者自测脉搏	如果能承受在监护下上下床，走向浴室、病房教室	介绍冠心病危险因素及其控制
5	关节活动和体操，3METs。校正患者自测脉搏。试着下几个台阶。走 92m，2 次 / 天	走到候诊室或电话间。随时在病房走廊里走	介绍饮食卫生和节省体力的方法，介绍简化工作的技巧
6	继续以上活动，下楼（坐电梯返回）。走 153m，2 次 / 天。教做家庭运动	监护下做温热淋浴，去作业治疗室、临床教室	介绍心脏病发作时的处理、药物、运动、手术、对症治疗，回归家庭时的家庭社会调节
7	继续以上活动。上楼。走 153m，2 次 / 天。继续介绍家庭运动。提供院外运动程序	继续以前所有活动	计划出院。提出有关药物、活动、饮食、回归工作、职业、娱乐和程序试验的建议，提供教育资料和药物卡片

第二阶段：恢复期（convalescent phase）。此期中，梗死部位的瘢痕逐渐形成。但如果过度用力，有可能导致心肌梗死区的撕裂、心律失常和猝死。因此，患者的运动强度应局限于已知的安全的靶心率。靶心率可经由第一阶段未出院前的低水平运动耐受试验来确定，该运动测试通常进行到心率达到最大心率的70%或5METs水平。对于40岁或更年长者而言，这通常代表130次/分的最大心率或5METs。对于<40岁者，则相当于140次/分或7METs。可用Borg自觉运动量表中的7级确定最大可耐受运动量。

第三阶段：训练阶段（training phase）。该阶段开始于症状限制性的最高水平的运动耐受性检查之后。该测试所获得的最大心率值用于确定患者有氧训练中的最大运动强度。对低危患者，可安全地进行靶心率为85%最大心率的运动；对于有危及生命的心律失常者或胸痛者，应选用较低的靶心率。对于高危患者，每次提升运动水平时应进行监测。典型的心脏训练方案是每周3次，连续6~8周，每次训练均应包括牵伸、热身、运动和整理四个阶段。

第四阶段：维持阶段（maintenance phase）。运动效应是可逆的。患者停止运动后，其在第三阶段获得的锻炼效果可在几周内消失。因此，从一开始就应告诉患者要坚持锻炼。经过前面的训练后，患者功能往往达到稳定状态，此后，应进行维持性运动，使患者功能保持在这一水平。应注意根据患者的生活方式和兴趣而安排实际的运动项目，以确保患者的依从性。仍以心率、Borg自觉运动强度评定量表等进行运动量的监测手段，避免运动强度过大，一般而言，中等强度的运动应该是每次以靶心率运动30分钟，每周3次，低强度运动则应每周进行5次。

（二）作业治疗

作业治疗的目的就是要帮助患者尽可能地恢复和保持其原来的生活方式（如工作、生活习惯、社交和娱乐）。患者患病后活动能力可能受到不同程度的限制，治疗师要帮助患者适应，对目前生活方式作适当的调整。个人的爱好和习惯也要根据患病后身体的功能状况作相应的调整，如种花、欣赏音乐、跳舞、运动、绘画、散步、旅游等。选择用力强度少，应激程度低、安全可行的活动，不增加心血管的负担。如从爱好庭院种花可以改为种盆景，可以从自己弹奏音乐改为欣赏音乐。长距离散步中间要休息，外出旅游一定要有陪伴。

在作业治疗中，还值得注意的是指导并让患者掌握能量节约技术。能量节约技术涉及各种活动，如让患者坐高脚凳上在厨房做饭或者熨烫衣服，在室内用推车运送物品取代用托盘或者徒手取物；沐浴椅可以减轻在站位沐浴时患者的心血管反应。过头顶的上肢活动易产生较强的心血管反应。洗澡时的水温、室温不宜高，时间不要长。鼓励患者在洗衣、铺床、购物等活动中得到帮助，但给予帮助的量要恰当，既要节约能量又要避免过度依赖，让患者在非应激状态下逐渐恢复活动能力。合理的时间安排是能量节约技术的主要方法之一，能使患者充分安排活动，而不引起疲劳和能量过度消耗。制订每周和每天合理的活动和休息时间表，定期进行调整，可以逐渐增强患者的活动耐力和精力。一天的活动时间安排表见表2-8。

（三）康复辅具

有关康复工程技术在冠心病康复中的应用未见报道，拐杖和轮椅等辅助工具可能具有能量保护和改善生活质量的作用。

（四）心理治疗

目前已广泛呼吁对心脏疾病进行适当的心理支持，这一点已得到普遍关注。临床及前瞻性调查均已证明这一要求的正确性。40%~50%的心肌梗死患者有较高程度的焦虑和恐惧，在一年的随访中，

表 2-8　每天合理的活动和休息时间表

内容		需要时间（小时）
早上	洗脸或洗澡	1
	进早餐	1/2
	休息	1/2~1
	中等水平活动（散步、熨烫、洗碗）	1
	休息	1/2
	准备中、晚饭和进早中餐	1~2
下午	休息	1~2
	活动（散步、购物、待客、拜访）	1~2
晚上	简单的晚餐后跟随休闲活动，在疲劳产生前放松	自定

大约 1/5 的患者仍然有焦虑的情况存在。出院后的前 6 个月内，抑郁症的发生率在 20%~30% 之间，有 3% 的患者尽管功能得到改善，但仍长期存在抑郁。一些证据显示患者的配偶所经历的心理痛苦实际上比处于疾病恢复期的患者更为严重。那些接受了心理干预处理的患者比接受一般护理的患者能更好地应付康复过程遇到的问题并愿意配合各种治疗。

不幸的是，世界范围内的文献显示，在实践中只有相对很少的心理护理机构为患者提供了心理治疗。Sotile 认为心理护理的缺乏应归咎于一种观念的误导，这种观念认为只有经过精神健康职业训练的专业人员才有资格进行心理治疗。最近的研究明确显示，医生或护士在临床工作中或病历讨论会上，对心理问题给予哪怕是很小的关注，也能明显提高患者的心理适应性，缩短住院时间，降低发病率和死亡率。

对于许多个人和家庭，伴发的问题要先于疾病的发作，例如纵向研究和交叉研究都发现心肌梗死常由抑郁、其他精神疾患或严重的婚姻冲突及性功能的减退所引发。恢复过程也会伴发因压力而产生的问题，例如职业、医疗、财政情况，或家庭的困难和生活压力所造成的损耗。另外，恢复期的患者及其配偶发生的与疾病相关的情绪低落也是常见的。

Cassem 和 Hackett 建议对于急性心脏病护理的心理模式已经扩展到提供长期的心理调节：

第一阶段：在调节开始阶段，焦虑为主要问题。在此期间，患者发病前的基础性性格倾向，决定了其临床表现形式。例如，A 型性格可能变得过度竞争或节制，或者可能由羞怯而变得害怕而不知所措。随着患者对康复过程的熟悉，对护理人员的信任以及得到社会的支持，可使这些过度的反应减弱。

第二阶段：在恢复期的第一个月内，身体康复过程具有代表性的做法是鼓励患者并安抚其焦虑的情绪。关于此阶段达到长远恢复乐观的想法有点不切实际。

第三阶段：如果患者的情况不能一直保持同等水平的改善，就会产生抑郁、焦虑和悲观的情绪。

第四阶段：患者及他们的配偶的性格决定表现方式。疾病影响会微妙地塑造出个人和家庭应付疾病的方式。

应牢记心理反应调节过程是循环的而且是非直线性的。这一点很重要。这一事实可以解释恢复期的患者，在心理社会干预之后，症状的发作频率和持续时间为什么仍然保持不一致。

虽然有许多患者在进行临床护理时已经有了固定的个人和家庭妥善处理模式，另外一些人自然对外来干预是能够适应和有良性反应的。基于上述事实，健康护理工作者就更有义务帮助患者形成其个人及人与人之间的调节模式。

四、 功能结局

20 世纪 70 年代末，在美国，65 岁以下无并发症 AMI 患者住院时间已缩短至 2 周，85% 以上的办公室工作人员和机械工人可在病后 7 周复工。重体力劳动者可在病后 13 周复工。目前在美国无并发症的 AMI 患者已提早到 7~10 天出院。65 岁以下在职者复工率在 80% 以上。

冠心病康复除有良好的近期疗效外，其后的维持性康复疗效也被肯定。Olderdge 等对 10 个随机临床实验组 4347 例（对照组 2145 例，康复组 2202 例）的综合结果，严格地采用回顾分析法进行复核报告，结果表明康复组总的死亡率明显地降低了 24%，心血管死亡率也明显地降低了 25%，但非致命的再梗死发生率的降低没有统计学意义。

有研究发现：老年患者的心脏康复能适度改善危险因素状况。3 个月的综合康复后，肥胖指数可有一定程度降低：体重指数（−1%），体内脂肪含量百分数（−6%）；心脏康复确实降低了年老者的发病率，与对照组相比，3 个月和 1 年的再入院率降低（13% 比 29%，$P<0.04$）。观察研究表明，进行心脏康复后的老年患者在以下方面都有明显的改善：VO_{2max}（+13%~+27%），代谢当量（MET，+32%~+43%），踏车时间（+62%）。重要的是，年轻和年老患者的心功能改善情况类似，尤其在年龄特别高的患者（≥75 岁）身上体现得更明显。

在两个未设运动对照组的研究中，经过 3 个月的心脏康复的老年患者，在以下两方面有更明显的进步：最大运动量（+17% 比 +3%，$P<0.001$），踏车时间（+47% 比 −8%，$P<0.001$）。但 VO_{2max} 无明显提高（+16% 比 +7%，P 值无统计学意义）。一个研究组中，有一部分患者继续了 9 个月的锻炼，一年后随访，发现仍存在以上益处。相反，对于另一组只坚持了 3 个月锻炼的患者，这些益处都不明显了。所以，长期锻炼的疗效优于短期。

在精神心理方面，有研究发现，经过 3 个月的心脏康复，抑郁组表现出更大的进步，如运动能力（+27%，$P<0.0001$）、敌意（−36%，$P<0.004$）以及躯体症状（−39%，$P<0.0001$），与非抑郁患者数值相似。在以下各方面，其统计意义更大：焦虑（−53% 比 −25%，$P<0.01$）、抑郁（−57% 比 −7%，$P<0.001$）以及总的生活质量（+32% 比 +16%，$P<0.0001$）。总的说来，抑郁症的发生率降低了 54%。这些结果表明：正如年轻患者，心脏康复以其对身体和精神健康的促进作用独特地使老年抑郁患者受益。

在生活质量方面，心脏康复除增加运动能力外，还可提高患者总的生活质量。在观察研究中，老年心脏康复患者在生活质量方面表现出明显的提高。用医学研究成果简表 -36 评定，包括精神健康（+5%）、精力（+18%）、总体健康（+8%）、疼痛（+20%）、功能（+16%）、健康（+11%）以及生活总质量（+13%）。

国内有关统计数字相对缺乏。

五、 健康教育

冠心病健康教育是非常重要的，这意味着有效地降低患者的复发率、死亡率以及提高生活质量。健康教育最主要的任务就是使患者能够清晰地认识到冠心病的整个发生发展过程、对危险因素进行积极的干预及倡导健康的生活方式。这是减少冠心病总体负担的基石。预防策略应从幼年时代开始，通过健康教育、环境干预或立法减少有害健康行为而使人群总体受益，以促进危险因素的转变。

（一）饮食

国内外大量研究证明，冠心病危险因素中血脂异常对冠状动脉粥样硬化的关系最明确，故低脂饮食对冠心病防治至关重要。

对于高脂血症者，应严格按照饮食调节原则进行 3 个月的饮食治疗，并进行运动锻炼，每个月复查血脂 1 次。如血脂未达到正常指标，可将饮食中总脂肪降至总热量的 20%，饱和脂肪降至 <7% 总热量，胆固醇降至 <5.5mmol/L。75% 的高脂血症者通过饮食疗法和运动锻炼可达到改善血脂的目的。如经过 6 个月仍未达到要求，且血脂水平符合药物开始治疗指标者应开始增加药物治疗。如果血脂水平超过药物治疗开始标准，应立即给予降脂药，并进行上述饮食治疗，使尽快达到治疗目标。

此外冠心病患者还需要注意：不宜多饮可乐型饮料。不宜饮饱，患有严重冠心病的患者，应采取少量多餐的原则，尽量多食易消化食物。忌暴饮暴食，晚餐不宜吃过饱。禁饮烈性酒和吃高脂肪、高胆固醇食物。

（二）戒烟

我国近年发表的几项研究报告的荟萃分析表明，吸烟与冠心病的关系密切，*OR* 值为 2.20，且吸烟与冠心病有明显的剂量 - 效应关系，即吸烟量越大，发生冠心病的危险越大。鉴于冠心病患者吸烟的高危险，有必要提供这类患者在康复阶段进行戒烟干预的一些经验。这些干预必须针对患者（通常是一些年龄较大且需要改变多种有害健康行为习惯的个体）的特征而定。提供多种方案（这些方案往往仅对一小部分患者有号召力）以供选择，并为梗死后自行停止吸烟而后又复吸的大部分患者提供一些较易长期进行的戒断方案，这都是非常重要的。心脏康复的专家在吸烟对身体的危害和戒烟的益处方面达成了共识。估计吸烟的人大约有 30% 死于冠心病。香烟中有许多有毒成分，其中有尼古丁和一氧化碳，可引起多种心血管损害。初发心肌梗死的患者在停止吸烟后的 2~3 年内，其所承受的大部分风险将很大程度得以降低。另一方面，冠心病患者的戒烟可直接使健康受益，并可降低再梗死的危险及使心源性猝死下降 50% 或更多。此外，随着戒烟时间的延长，冠心病死亡率亦随之下降，曾吸烟但戒烟 5 年以上者的风险，接近不吸烟者。冠心病患者戒烟的益处远远多于医疗改善所带来的益处。戒烟有益于心理健康，戒烟者比那些继续吸烟的人更有可能热衷于其他增进健康和疾病预防的行为。然而，吸烟是一种复杂的行为方式，受多种互相作用的易变因素的影响，包括生理因素、个人性格、环境影响甚至其他行为的影响（如饮酒和吸烟）。尽管现在对吸烟的认识和干预措施有几种理论模式，包括消费者信息处理理论、健康信仰模式、改变阶段模式、社会教育理论、以患者为中心的个别辅导模式及行为自我管理模式，但是对于如何帮助患者戒烟和避免复吸，仍是心脏康复的关键和巨大挑战。一致地认为戒烟的干预应该尽早开展，而且应该采取以心脏专科医生为中心的康复小组工作方式。这是因为患者在住院期间处于强迫戒烟的环境之中，吸烟者脱离了通常吸烟的触发因素并由于近期的心脏事件而有更大的戒烟动机。心脏专科医生在康复过程中扮演一个重要的角色，特别是在帮助吸烟患者戒烟时。心脏专科医生通过与患者讨论戒烟的益处及继续吸烟的危险来进行戒烟干预，鼓励和支持患者停止吸烟并保持戒烟。这种简明的干预可在 2~3 分钟内完成。观察和临床试验的证据表明，无论心脏专科医生对患者吸烟干预有多么简略，对患者的吸烟行为也会有很明显的影响。心脏康复中对于戒烟的干预策略通常有：情感或心情状态的干预、尼古丁依赖的处理、尼古丁衰减法、尼古丁替代疗法（表 2-9）、行为方式的管理、刺激因素的控制、增强援助、社会支持。其他的干预方法还包括：行为契约、自我帮助材料、体重控制等。在目前的终生康复观念的指导下，预防复吸、随访联系及帮助复吸者同样在康复过程中被强调和重视。

表 2-9　尼古丁替代疗法

	经皮吸收黏膜		尼古丁口胶		尼古丁鼻腔喷雾
	OTC 黏膜		处方黏膜	OTC 口胶	处方喷雾剂
剂量	15mg	21、14、7mg	22、11mg	2、4mg	10mg/ml
次数	1 片 /16 小时	1 片 /24 小时或 1 片 /16 小时	1 片 /24 小时	1 片 /1~2 小时	1 喷 /1~2 小时 最多 5 喷 / 小时
持续时间	6 周	10 周	6~12 周	12 周	3 个月

注：剂量一栏第二、三、四列中的不同剂量，是指同一商品的不同剂量制剂

（三）生活起居

保持大便通畅，避免精神紧张和情绪激动，避免剧烈的体力劳动。保证良好的睡眠质量。冷暖的温度差会对心脏产生巨大的负担，因此注意防寒防暑。需要用药的患者，按时服用药物。

（四）心理行为

大量事实证明，心理冲突、行为因素与冠心病发病、病情、康复有关，所以心理康复十分重要。心理面貌由认知、情感、意志、行为四方面组成的，心理障碍主要也是这四个方面发生了偏差。一般来说，认知是起点，心理调整首先要从转变患者的认知方面下功夫；行为是归宿，要根本解决患者的心理障碍，就要导之以行；情感和意志是中介，对患者要有积极的情和意，即动之以情，炼之以意，才能使患者的认知迅速转变成行为。心理治疗具体方法有：①心理疏导法；②认知疗法；③暗示疗法；④自我控制疗法；⑤松弛疗法；⑥系统脱敏法；⑦行为矫正疗法；⑧音乐疗法；⑨厌恶疗法等。

（五）其他危险因素的控制

对冠心病的其他危险因素，如糖尿病、肥胖、缺乏体力活动、社会心理因素等也应进行积极地干预，其意义不仅在于减少了其本身对心血管疾病的危害，同时对于改善和控制其他危险因素的危害有很好的协同作用。

虽然目前我国冠心病事件的发病率、病死率仍明显低于西方国家，但亦应清醒地认识到，在西方国家有效推行健康教育之后呈逐步下降之时，我国人群却呈上升之势，如北京地区人群年龄标化的急性冠心病事件发病率 1984—1999 年的年平均增长率男性为 2.3%，女性为 1.6%。因此，在我国广泛开展冠心病的人群防治工作是十分重要的，也是十分必要的。

思考题

1. 冠心病的临床表现和主要功能障碍是什么？
2. 冠心病的康复评定内容有哪些？冠心病心肺运动试验的方案有哪些？
3. 冠心病心肌梗死后的康复治疗分几个阶段？各阶段的特点如何？
4. 冠心病的功能结局如何？包括哪几方面？
5. 冠心病康复教育的主要内容是什么？

（何成奇）

第二节 原发性高血压病

高血压（hypertension）是以体循环动脉收缩压和（或）舒张压的持续增高为主要表现的临床综合征。可分为原发性与继发性两大类。绝大多数患者高血压的病因不明，称之为原发性高血压（primary hypertension），占高血压患者的95%以上。继发性高血压的病因涉及全身各个系统，血压的升高是某些疾病的临床表现之一，血压的升高有明确的病因可循，称之为继发性高血压（secondary hypertension），约占高血压患者的5%。

原发性高血压具体病因及发病机制不明，目前倾向认为它是在一定的遗传背景下由于多种后天因素的影响导致调节正常血压机制的失代偿的多因素疾病。已发现与发病有关的因素为遗传、年龄、性别、饮食、职业与环境、吸烟、饮酒及肥胖。发病机制解释有精神神经学说、肾素-血管紧张素-醛固酮系统平衡失调学说、遗传学说、钠摄入过多学说、胰岛素抵抗、血管内皮功能异常及肾上腺皮质与髓质作用等几个学说。

原发性高血压病理特点：早期表现为心排血量增加及全身小动脉的痉挛，随高血压持续与进展可引起全身小动脉病变，表现为小动脉玻璃样变、中层平滑肌细胞增殖、管壁增厚、管腔狭窄，进而导致重要靶器官如心、脑、肾的损伤。同时，它可促进动脉粥样硬化的形成与发展。

原发性高血压流行病学：高血压患病率因地区、种族、性别、年龄及社会经济状况不同而不同。工业化国家较发展中国家高。我国心血管流行病学多中心合作研究，对我国部分地区十组人群进行了前瞻性研究，随访5年发现，35~59岁高血压发病率男性为3.27%，女性为2.68%。1959年、1979—1980年、1991年我国开展3次全国15岁以上人群的高血压抽样调查，高血压患病率分别为5.1%、7.7%、13.6%，相应的全国估计患病人数则分别为3000万、6000万、9000万，呈明显上升趋势，患病率城市高于农村、北方高于南方。卫生部门的统计资料显示，我国现在有高血压患者1.6亿，而且以每年新增300万人以上的速度增长。

原发性高血压患者除了可引起高血压本身有关的症状以外，长期高血压还可成为多种心血管疾病的重要危险因素，并影响重要脏器如心、脑、肾的功能，最终可导致这些器官的功能衰竭。迄今为止，高血压病仍是心血管疾病死亡的主要原因之一。

一、 康复评定

高血压的康复评定包括病史、体格检查、血压测量与动态血压监测、血尿常规、肾功能、血尿酸、血脂、糖、电解质、心电图、胸部X线、眼底检查、高血压危险度的分层、心理社会评定以及运动试验、核素心血管造影等特殊检查。

原发性高血压（缓进型）多为中年后起病，有家族史者发病年龄可较轻。起病隐匿，病程长，病情发展慢。早期常无症状，偶于体格检查时发现血压升高，少数患者则在发生心、脑、肾等并发症后才被发现。高血压患者可有头痛、头晕、头胀、耳鸣、眼花、健忘、失眠、烦闷、心悸、乏力、四肢麻木等症状，但并不一定与血压水平相关。体检可听到主动脉瓣第二心音亢进、主动脉瓣区收缩期杂音或收缩早期喀喇音。长期持续高血压可有左心室肥厚并可闻及第四心音。原发性高血压（急进型）发病可较急骤，也可发病前有病程不一的缓进型高血压病史，其表现基本与缓进型高血压相似，但症状如头痛等明显，病情严重、发展迅速，视网膜病变和肾功能很快衰竭，也可发生心力衰竭、脑血管意外。

血压持久的升高可有心、脑、肾等靶器官损害：

1. 长期血压升高增加左心室负担，左心室因代偿而逐渐肥厚、扩张，形成高血压心脏病。高血压促进冠状动脉粥样硬化的形成及发展，部分患者可有心绞痛、心肌梗死的表现。

2. 长期高血压可形成小动脉的微动脉瘤，血压骤升时可引起破裂导致脑出血。它也促进脑动脉粥样硬化发生，可引起短暂性脑缺血发作及脑动脉血栓形成。血压极度升高可发生高血压脑病，表现为严重的头痛、恶心、呕吐及不同程度的意识障碍、昏迷或惊厥。

3. 长期持久的血压升高可致进行性肾硬化，并加速肾动脉粥样硬化的发生，可出现蛋白尿、肾功能损害，但肾衰竭少见。

4. 除心、脑、肾血管病变外，严重高血压可促使形成主动脉夹层并破裂。并可导致主动脉瓣与二尖瓣的关闭不全。

（一）功能评定

1. **感觉功能**　长期高血压可导致脑血管病，引起肢体感觉功能障碍。评定方法参见教材《康复功能评定学》。

2. **运动功能**　高血压可产生多种症状，如头晕、头痛等。如患者出现靶器官损害时，还可出现相应症状。有必要对这类患者进行运动功能的评定。评定方法参见教材《康复功能评定学》。

3. **平衡功能**　长期高血压可导致脑血管病，引起肢体运动功能障碍。评定方法参见教材《康复功能评定学》。

4. **心功能**　左心室长期面向高压工作可导致左心室肥厚、扩大，最终导致充血性心力衰竭。高血压可促使冠状动脉粥样硬化的形成及发展并使心肌耗氧量增加，可出现心绞痛、心肌梗死、心力衰竭与猝死。应对患者进行心血管功能的评定。评定方法参见教材《康复功能评定学》。

5. **呼吸功能**　高血压合并充血性心力衰竭、心绞痛、心肌梗死，应进行呼吸功能评定。评定方法参见教材《康复功能评定学》。

6. **心理功能**　高血压患者可出现急躁、抑郁、焦虑等。评定方法参见教材《康复功能评定学》。

（二）结构评定

1. **血压测量与动态血压监测**　高血压诊断有赖于血压的正确测定。血压的测量法可以分为两大类，即直接测量法（又称有创/侵入法）和间接测量法（又称无创/非侵入法）。此外，还有动态血压监测。

（1）直接测量法：被认为是血压测定的金标准。该方式在临床上仅限于在严重休克及大手术患者的血压监测。研究用途主要用于动物实验和某些临床研究。

（2）间接测量法：临床上常用听诊法间接测量肱动脉的收缩压和舒张压。目前仍以规范方法下水银柱血压计测量作为高血压诊断的标准方法，高血压的诊断必须以非药物状态下两次或两次以上非同日多次重复血压测定所得的平均值为依据，偶然测得一次血压增高不能诊断高血压，必须重复和进一步观察。

（3）动态血压监测（ambulatory blood pressure monitoring，ABPM）：一般是指通过随身携带袖珍无创性动态血压检测仪，在不影响日常活动和夜间睡眠的情况下，24小时内自动程控定时测量血压、储存数据供电脑软件采样分析统计血压参数的血压监测方法。动态血压监测是由仪器自动定时测量血压，可每隔 15~30 分钟自动测压（时间间隔可调节），连续 24 小时或更长。

动态血压指标体系包含动态血压水平、血压变异性、血压昼夜节律。监测的指标有：各时点的血压值和 24 小时血压均值，24 小时及每小时的平均收缩压、平均舒张压、平均动脉压、基础血压、血压负荷值（blood pressure load value）指 24 小时内收缩压或舒张压超过正常范围次数的百分比、曲线下面积、血压变异性、血压昼夜节律和血压波动趋势等。动态血压测量提供的其他信息如血压标准差、谷峰比和平滑指数很有临床前景，但目前还停留在研究阶段。

动态血压监测目前尚无统一的正常标准。正常值可参照采用以下正常上限标准：24 小时平均血压值 <130/80mmHg，白昼均值 <135/85mmHg，夜间均值 <125/75mmHg。大于以上标准为高血压标准。

动态血压监测的临床意义和应用：诊断"白大衣性高血压（white coat hypertension）"，即诊所血压升高，而诊所外血压正常。"白大衣性高血压"约占轻型高血压的 1/5，多见于女性、年轻人、体型瘦和病程较短者；判断高血压的严重程度，了解血压的昼夜节律及血压变异性；指导降压治疗和评价降压药物疗效；分析心肌缺血或心律失常诱因；诊断发作性高血压或低血压。

（4）自测血压：可以提供日常生活状态下真实的血压信息，也可提供特殊时点的血压水平及其变化，评价"白大衣性高血压"，对临界高血压的诊断有辅助价值。在家里测得的平均血压高于 135/85mmHg 通常认为是高血压。

2. 眼底检查　有助于了解高血压严重程度，目前采用 Keith-Wagener 眼底分级法，分级标准如下：Ⅰ级，视网膜动脉变细、反光增强；Ⅱ级，视网膜动脉狭窄、动静脉交叉压迫；Ⅲ级，上述血管病变基础上有眼底出血、棉絮状渗出；Ⅳ级，上述基础上出现视神经盘水肿。

3. 心电图检查　为高血压患者的首选检查，常可见左心室肥大劳损。

4. 影像学的检查

（1）胸部 X 线可见主动脉弓迂曲延长、左室增大。

（2）X 线计算机断层摄影术（computer tomography，CT）：对于诊断急性脑血管病如高血压脑出血、蛛网膜下腔出血、脑动脉瘤、脑梗死等有很高的价值，急性出血可考虑作为首选检查。在心血管系统方面，CT 对主动脉夹层有肯定的诊断意义。CT 的血管造影可显示胸主动脉、腹主动脉、肾动脉等全身大血管病变。

（3）磁共振成像（magnetic resonance imaging，MRI）：对于诊断脑梗死的敏感性、特异性均明显高于 CT。但对于脑出血的早期诊断 CT 优于 MRI。

（4）数字减影血管造影（digital subtraction angiography，DSA）：可用于主动脉及其主要分支病变、心脏病变、冠状动脉病变等。

5. 核医学检查

（1）肾动态显像可用于肾血管性高血压的初筛与诊断。

（2）肾上腺显像可用于嗜铬细胞瘤的定性及定位诊断；异位嗜铬细胞瘤的定位诊断；恶性嗜铬细胞瘤转移灶的定位诊断。

（3）心脏显像可用于心肌梗死的诊断；冠心病心肌缺血的诊断；存活心肌的测定；冠状动脉血管重建术后疗效评价；预测心脏事件的发生。

6. 超声检查　二维超声心动图、彩色多普勒血流显像，频谱多普勒以及经食管超声心动图的结合，可探测心脏的解剖结构及直观显示血流动力学改变，并作出定量诊断，已被广泛地用于高血压的诊断与病情的评价。

7. **实验室检查** 血尿常规、肾功能、血尿酸、血脂、糖、电解质等。

8. **高血压病分级、分期与危险度分层的评定**

（1）1999 年世界卫生组织、国际高血压学会（WHO/ISH）确定了新的高血压诊断分级标准，规定收缩压（SBP）≥140mmHg 和（或）舒张压（DBP）≥90mmHg 为高血压，根据血压增高的水平，可将高血压进一步分为 1，2，3 级。中国医师协会高血压专家委员会接受 1999 年世界卫生组织的诊断标准为我国高血压诊治标准（表 2-10）。此外，还可以根据靶器官损害程度进行高血压分期（表 2-11）。

表 2-10　1999 年 WHO/ISH 对血压水平的定义和分类

	收缩压 mmHg	舒张压 mmHg
理想血压	<120	<80
正常血压	<130	<85
正常高限血压	130~139	85~89
1 级高血压	140~159	90~99
亚组：临界高血压	140~149	90~94
2 级高血压	160~179	100~109
3 级高血压	≥180	≥110
单纯性收缩期高血压	≥140	<90
亚组：临界收缩期高血压	140~149	<90

注：当受检者的收缩压和舒张压处在不同的类别时，取较高一个类别

表 2-11　按器官损害程度的高血压分期

分期	主要表现
Ⅰ期	无器质性改变的客观体征
Ⅱ期	至少存在下列器官受累体征之一
	左室肥厚（X 线、心电图、超声心动图证实）
	视网膜动脉普遍或局限性狭窄
	微量蛋白尿、蛋白尿和（或）血浆肌酐浓度轻度升高（106~177μmol/L，或 1.2~2.0mg/dl）
	超声或 X 线检查发现动脉粥样硬化斑块的证据（主动脉、颈动脉、髂动脉或股动脉）
Ⅲ期	器官损害的症状和体征均已经显露
	心脏：心绞痛，心肌梗死，心力衰竭
	脑：脑血管意外，高血压脑病，血管性痴呆
	眼底：视网膜出血和渗出，伴或不伴视神经盘水肿
	肾：血浆肌酐浓度大于 177μmol/L（2.0mg/dl），肾衰竭
	血管：动脉瘤破裂，症状性动脉闭塞性疾病

（2）原发性高血压危险度的分层与降压治疗的效益：原发性高血压的严重程度不仅与血压升高的水平有关，还与患者总的心血管疾病危险因素、心血管疾病及相关疾病、所合并的靶器官损害（TOD）有关（表 2-12~ 表 2-16）。

表 2-12　影响预后即用于危险性分层的心血管疾病危险因素

收缩压和舒张压的水平（1~3 级）
男性 >55 岁
女性 >65 岁
吸烟
血脂异常
［TC>6.24mmol/L（240mg/dl）或 LDL-C>4.16mmol/L（160mg/dl）；或 HDL-C 男性 <1.04mmol/L（40mg/dl）；女性 <1.17mmol/L（45mg/dl）］
早发心血管疾病家族史
（男性 <55 岁，女性 <65 岁）
腹部肥胖
（腰围　男性≥102cm，女性≥88cm）
缺少锻炼

表 2-13　靶器官损害（TOD）

左室肥厚
心电图或超声心动图（LVMI　男性≥125g/m², 女性≥110g/m²）
广泛动脉粥样硬化斑块
肾功能受损，血清肌酐轻度升高
男性 115~133μmol/L，女性 107~124μmol/L
（男性 1.3~1.5mg/dl，女性 1.2~1.4mg/dl）
微量白蛋白尿（20~300mg/d）

表 2-14　心血管疾病及相关疾病

糖尿病
［空腹血糖 >7.0mmol/L（126mg/dl）和（或）餐后血糖 >11.0mmol/L（198mg/dl）］
脑血管病
缺血性卒中
脑出血
短暂性脑缺血发作
心脏病
心肌梗死；心绞痛；冠状动脉血运重建；充血性心力衰竭
肾脏疾病
糖尿病肾病
肾功能不全（血清肌酐　男性 >133μmol/L，女性 >124μmol/L；即男性 >1.5mg/dl，女性 >1.4mg/dl）
蛋白尿（>300mg/24h）
外周血管病
晚期视网膜病变
出血或渗出；视盘水肿

表 2-15　高血压患者危险度分层

其他危险因素和相关病史	血压（mmHg）				
	正常血压	正常高值血压	1 级高血压	2 级高血压	3 级高血压
无其他危险因素	平均危险	平均危险	危险低度增加	危险中度增加	危险高度增加
1~2 个危险因素	危险低度增加	危险低度增加	危险中度增加	危险中度增加	危险极度增加
≥3 个危险因素	危险中度	危险高度	危险高度	危险高度	危险极度
或靶器官损害	增加	增加	增加	增加	增加
或糖尿病	危险高度	危险极度	危险极度	危险极度	危险极度
或心血管疾病	增加	增加	增加	增加	增加

注：危险程度是指流行病学调查研究证实的，每观察 100 例患者 10 年发生心血管疾病的可能性

表 2-16　不同患者的危险度与降压治疗的效益

危险性分层	10 年内心血管事件的绝对危险	降压治疗绝对效益（每治疗 1000 例患者预防心血管事件数）	
		降 10/5mmHg	降 20/10mmHg
低危	<15%	<5	<8
中危	15%~20%	5~7	8~11
高危	20%~30%	7~10	11~17
极高危	>30%	>10	>17

9. 生理功能评定

（1）运动试验：主要用于心血管疾病的康复评定，常用的运动试验有 6 分钟步行试验、踏车运动试验和固定跑台运动试验（详见本章第一节）。对于高血压患者运动试验可以测定耗氧量等气体参数、心血管反应（心电图、血压）、超声心动图等改变，了解患者的功能储量、运动心功能变化，指导康复运动，具有辅助诊断高血压及评价疗效的作用。

运动试验应有心电图、血压监测，其指征为：①≥40 岁的男性；②≥50 岁的女性；③伴有冠心病主要危险的所有人（不限年龄、性别）；④有提示心、肺、代谢疾病的症状、体征、或被确认为这些疾病的患者。无高血压危险因素、轻度高血压患者参加步行运动程序以前不需进行运动试验。对于参加阻力训练者，还需要进行肌肉等长收缩的运动试验。通常是采用 50% 最大握力的握力试验，时间 90 秒，在对侧肢体每隔 30 秒进行血压测定。血压 >180/120mmHg 为高血压反应。

（2）运动试验诊断高血压的标准

1）下肢动态运动试验（活动平板等）：①50% VO_{2max} 运动强度：>180/80mmHg 为轻度高血压，收缩压 >190mmHg 或（和）舒张压 ≥90mmHg 为中度高血压；②极量运动：≥210/80mmHg 为轻度高血压，收缩压 >220mmHg 或（和）舒张压 ≥90mmHg 为中度高血压。

2）握力试验：50% 最大握力的运动强度 ≥180/120mmHg 为轻度高血压，收缩压 >190mmHg 或（和）舒张压 ≥130mmHg 为中度高血压。

（三）活动评定

ADL 侧重于自我照顾、日常活动、家庭劳动及购物等。ADL 评定采用改良巴氏指数评定表。具体评定方法参见教材《康复功能评定学》。

（四）参与评定

长期高血压可引起重要靶器官心、脑、肾的损伤，可影响其职业、社会交往及休闲娱乐。可进行生活质量评定、劳动力评定和职业评定。评定方法参见教材《康复功能评定学》。

二、康复诊断

本病临床主要功能障碍／康复问题表现为以下四个方面。

（一）功能障碍

1. **感觉功能障碍** 高血压可导致脑血管病，可出现肢体感觉功能障碍。
2. **运动功能障碍** 高血压患者可出现活动能力下降、工作效率低下等。随着病情发展，患者出现心、脑、肾、血管等靶器官损害时，还可出现相应症状。
3. **平衡功能障碍** 高血压可导致脑血管病患者出现平衡协调功能障碍。
4. **心理功能障碍** 主要表现为焦虑情绪。

（二）结构异常

早期表现为心排血量增加及全身小动脉的痉挛，随高血压持续与进展可引起全身小动脉病变，进而导致重要靶器官如心、脑、肾的损伤。

（三）日常生活活动受限

1. **基础性日常生活能力受限** 出现心、脑、肾损伤时，可出现活动能力不同程度下降。
2. **工具性日常生活能力受限** 出现心、脑、肾损伤时，可出现准备食物、家居卫生、家居维修、购物、交通工具使用等能力不同程度下降。

（四）社会参与受限

高血压导致心、脑、肾损伤时，患者可出现职业受限、社会交往能力下降、休闲娱乐受限及生存质量下降。

三、康复治疗

高血压的处理不仅要控制血压水平，而且还应改善诸多紊乱因素，以预防或逆转脏器的损害。康复治疗应坚持以药物治疗为基础、运动治疗、物理因子治疗和健康教育并举的综合康复治疗原则；以有效控制血压，降低高血压的病死率、致残率以及提高高血压患者的生活质量为目标。血压处于130~139/85~89mmHg正常高值的人群，指导其改变生活方式，干预其合并的危险因素，密切监测血压，及早预防，避免发展为高血压；高血压且无合并症的患者，治疗目标是将血压至少降至140/90mmHg以下；高血压合并糖尿病或肾病患者，目前主张血压应降至130/80mmHg以下；24小时尿蛋白 >1g 的患者，血压需 <125/75mmHg。

（一）物理治疗

适用于各级高血压患者，构成高血压防治及预防心、脑血管疾病的基础。1级高血压如无糖尿病、靶器官损害即以此为主要治疗方式。2级、3级高血压患者需先将血压控制达标。

1. 物理因子治疗

（1）超短波疗法：患者取坐位或卧位，用小功率超短波治疗仪，选取2个圆形中号电极，置于颈动脉窦的部位，斜对置，间歇2~3cm，剂量Ⅰ°~Ⅱ°，时间10~12分，每日治疗1次，15~20次为1个疗程。

（2）直流电离子导入疗法：患者取卧位，用直流电疗仪，选取1×（300~400）cm² 电极，置于颈肩部，导入镁离子；2个150cm² 电极，置于双小腿腓肠肌部位，导入碘离子，电量15~25mA，时间20~30分钟，每日1次，15~20次为1个疗程。此法适于Ⅱ~Ⅲ期原发性高血压的治疗。

（3）超声波疗法：患者取坐位，应用超声波治疗仪，于领区（C_2~T_4椎旁及肩上部）涂抹接触剂，声头与皮肤紧密接触，连续输出，移动法，剂量0.2~0.4W/cm²，时间6~12分钟，每日1次，12~20次为1个疗程。此法适于Ⅱ期原发性高血压的治疗。

（4）生物反馈疗法（BFT）：患者取舒适体位，松解领扣和紧扣的内衣，用温度生物反馈仪，将温度传感器固定于利手示指或中指末节指腹，打开开关，设定温度阈值，让患者按指导语进行训练，务必使患者全神贯注，放松肢体，体验温热感觉，一般随着放松程度加深，温度指示渐次升高，当被测温度大于设定温度阈值时，便发出"嘀嗒"反馈声。这时可升高设定阈值，提高训练难度。每日训练1次，时间20~60分钟，15~20次为1个疗程。

（5）全身松脂浴、穴位磁场疗法、He-Ne激光穴位照射、穴位共鸣火花电疗法、高压静电疗法、水疗法与磁疗法等，均有一定疗效，可根据患者的病情及设备条件酌情选用。

2. 运动疗法 高血压患者在节律性运动后，血管顺应性增加，休息时血压通常下降。建议缓慢增加体育锻炼。虽然等长运动使收缩压及舒张压都急剧升高，但反复的负重训练也降低血压。以往认为高血压患者禁忌作做阻力训练，因为阻力训练（肌肉的等长收缩）可引起过度的血压反应。近年研究表明中小强度的抗阻运动可以产生良好的降压作用，一般采用循环抗阻训练。此外还可结合太极拳、徒手操及其他的放松训练。

（1）运动处方

1）运动类型：可以采取走步、慢跑、踏车、划船器运动、游泳、登梯运动等运动形式。运动类型的选择取决于病情、体力、运动习惯、环境、监护条件及康复目标。

2）运动强度：应维持在中等程度以下，以运动后不出现过度疲劳或明显不适为宜。高血压患者运动中应注意的是运动的目标是达到靶心率，即：220-年龄=最大心率。最大心率乘以70%为靶心率。若合并其他疾病，难以达到靶心率，不应强求。运动强度指标也可采用自感劳累程度（RPE），通常RPE 12~14级为宜。

3）运动持续时间：热身时间5~10分钟。它可促进肌肉血管扩张。达到处方运动强度的锻炼期应持续30~40分钟，最多可逐渐增至60分钟。恢复期时间为10分钟。

4）运动频率：运动训练应3~4天/周。

（2）适应证：低度危险组高血压患者且对运动无过分血压反应者可参与非药物治疗的运动。对于中、高度危险组、极高危险组且无运动禁忌证的高血压患者，应进行包括降压药、运动治疗的综合康复治疗。

（3）禁忌证：在安静状态下血压大于180/110mmHg或200/100mmHg；有靶器官损害，特别是视网膜、肾脏改变，或左心室明显肥厚，合并不稳定型心绞痛、脑缺血或未控制的充血性心力衰竭；在运动状态及恢复期血压大于 225/100mmHg 或 220/110mmHg，运动引起心绞痛或脑缺血，出现降压药的副作用，低血压、心动过缓、肌肉无力、痉挛及支气管哮喘。

（4）运动锻炼的监护：高血压患者运动锻炼应在监护及指导下进行，应当进行运动的安全教育，特别对于有冠心病、脑梗死合并症的患者。

（二）作业治疗

通过作业治疗可改善患者的心肺生理功能及心理状态，提高患者的自理能力及劳动能力。原发性高血压病具体作业治疗方法包括：①日常生活活动能力训练；②改善运动功能的作业训练；③改善心理状态的作业训练；④适合患者的职业训练及适当的环境改造等；⑤休闲活动的训练与指导等。

（三）心理治疗

长期精神压力和心情抑郁是引起高血压的重要原因之一。大脑皮质的兴奋、抑制平衡失调，导致交感神经活动增强，儿茶酚胺类介质的释放使小动脉收缩并继发引起血管平滑肌增殖肥大，交感神经的兴奋还可促进肾素释放增多，这些均促使高血压的形成并维持高血压状态。因此，高血压患者保持平衡的心理，摆脱不良的心理状态，不但可使抗高血压治疗更为有效，还有助于病变逆转，降低并发症。

（四）其他疗法

1. 西药治疗　利尿剂（包括噻嗪类利尿剂、袢利尿剂、保钾利尿剂三类）、β受体阻断药、钙通道阻滞药、血管紧张素转换酶抑制剂（ACEI）、血管紧张素Ⅱ受体阻断药（ARB）、醛固酮受体阻断药及α受体阻断药等均可选择使用。

2. 中药治疗　根据中医辨证施治的原则，选择合适的方剂或单方、验方治疗。

3. 针灸治疗　取三阴交、阴陵泉、太冲、照海、曲池、合谷、内关等穴。每次选用数穴，交替使用，7~10 天为 1 个疗程。也可使用耳针治疗，主穴为降压穴、心、神门，配穴为皮质下、肾上腺、交感等，每次 2~3 穴，每天 1 次，7~10 天为 1 个疗程。

四、功能结局

（一）身体功能方面

在生理功能方面：大多数高血压患者随血压控制临床症状可改善。
在心理功能方面：大多数高血压患者终身有不同程度的急躁、抑郁、沮丧等心理障碍。

（二）日常生活方面

大多数高血压患者日常生活活动能力无明显或仅轻度受限。伴有心、脑、肾等重要器官的损害的高血压如脑血管意外、心力衰竭、肾衰竭等，可使 ADL 能力及其相关活动明显受限。

（三）社会参与方面

大多数高血压患者职业能力与社会交往能力无明显或仅轻度受限。伴有心、脑、肾等重要器官的损害的高血压如脑血管意外、心力衰竭、肾衰竭等，可出现劳动力与社会交往能力完全减退或丧失。

康复治疗可能改善高血压患者的生理功能、心理功能、社会功能、缓解病情以及提高高血压患者的生活质量，应早期介入。

五、 健康教育

高血压的健康教育包括公众教育、专业医护人员教育和高血压患者教育三个方面，它可以提高高血压的知晓率、治疗率、控制率。

（一）健康教育的分类

1. **公众教育**　用于社会全人群，可利用新闻、媒体等，内容力求通俗易懂、科学。
2. **专业医护人员教育**　加强医护人员的教育使其改变观念，及时更新高血压的相关知识。
3. **高血压患者教育**　主要采用面对面的教育咨询，提高患者的健康知识、技能、自信心和配合治疗的依从性。提高患者的自我管理能力，发挥主观能动性。

（二）高血压患者的饮食起居

1. **低盐**　高盐地区可以先减少到8g/d，然后再降至6g/d以下。这里的食盐量是指烹调用盐和其他食物中所含钠折算成食盐的总量。
2. **减少膳食脂肪，增加优质蛋白质的摄入**　多选用鱼类、禽类及适量瘦肉，少吃动物油、肥肉及动物内脏。
3. **多吃蔬菜、水果**　新鲜的蔬菜、水果是膳食钾的主要来源，尤其是深绿色和红黄色果蔬富含钾、钙、抗氧化维生素和食物纤维，对血压和心血管有保护作用。蔬菜、水果中的维生素C有降低胆固醇、减轻动脉硬化的作用。
4. **戒烟、限酒**　酒精的摄入量与高血压水平及患病率呈成线性相关，高血压患者应戒烟，最好不要饮酒。
5. **控制体重**　体重增高与高血压密切相关，降低高血压患者的体重可改善胰岛素抵抗、糖尿病、高脂血症和左心室肥厚。可采用饮食控制及增加体力活动的方式，必要时可考虑在医师指导下加用减肥药物。
6. 高血压病患者应避免情绪激动，保持适当运动，不要过度劳累，保证充足的睡眠和良好的心态。

（三）劳逸结合，加强运动锻炼

充足良好的睡眠，避免和消除紧张情绪，经常从事一定的体育锻炼如步行、踏车、游泳、慢节奏的交谊舞等有助于血压恢复正常。

（四）医疗体操

高血压的康复治疗方案包括医疗体操，如太极拳、气功、降压舒心操及其他民族形式的拳操。医疗体操有利于高血压患者放松和降压。

（五）预防复发

高血压是一种复杂的多基因多环境因素影响的疾病，也是一种心身疾病，其发生与不健康的生活方式密切相关。健康生活方式是高血压一级预防的关键。通过健康教育，使患者了解更多高血压的相关专业知识，唤起他们的自我保健意识，提高自我保健能力，帮助建立健康行为，改变不良生活方式和生活习惯，有效降低血压，减少并发症，为社会及家庭减轻负担。

思考题

1. 原发性高血压的诊断标准和危险度的分级是什么？
2. 原发性高血压的康复评定内容有哪些？
3. 原发性高血压康复目标是什么？康复治疗方法有哪些？
4. 原发性高血压的功能结局包括哪几方面？具体结局如何？
5. 原发性高血压健康教育的主要内容是什么？

（陈　健）

第三节　周围血管疾病

周围血管疾病种类较多，主要包括周围动脉闭塞症、血管炎、血管痉挛、静脉血栓症、静脉功能不全等。其主要病理改变是狭窄、闭塞、扩张、破裂及静脉瓣膜功能不全导致的肢体感觉异常、形态和色泽改变、结构改变、组织溃疡和坏死。主要的疾病包括动脉硬化性闭塞症、血栓闭塞性脉管炎、末梢血管功能性疾病、原发性下肢静脉曲张及静脉炎和血栓性静脉炎。

一、动脉硬化性闭塞症

动脉硬化性闭塞症（arteriosclerosis obliterans，ASO）是发生在大、中动脉的节段性狭窄或闭塞的全身性血管疾病，涉及腹主动脉及其远侧主干动脉（髂动脉、股动脉、腘动脉）时，引起下肢慢性缺血。该病好发于年龄45岁以上的男性，病因尚未完全清楚，高危因素包括高脂蛋白血症、高血压、糖尿病、高同型半胱氨酸血症、肥胖、吸烟等。主要病理表现为动脉壁增厚、变硬，内膜出现粥样斑块，中膜变性或钙化，继发腔内血栓形成，最终导致管腔狭窄甚至完全闭塞，而血栓或斑块脱落可能造成远侧动脉的栓塞。

ASO 的临床表现与病程进展、动脉狭窄的程度及侧支代偿能力相关，主要表现为患肢发冷、麻木、苍白，间歇性跛行、静息痛及趾或足发生溃疡或坏死等。查体可发现患肢股、腘、胫后及足背动脉搏动减弱或消失，受累肢体出现营养不良性改变。ASO 可导致患肢疼痛、步行受限，严重时可引起肢端坏死，因此早期的诊断及康复干预至关重要。

（一）康复评定

1. 功能评定

（1）疼痛评定：下肢疼痛的评定可以采用 VAS 评分法（视觉模拟评分法）来进行。具体评定参照本套教材《康复功能评定学》相关章节。

动脉硬化性闭塞症临床上可按照 Fontaine 法分为四期：

Ⅰ期：无明显症状，或仅有患肢麻木、发凉等，患肢皮温较低，色泽较苍白，足背和（或）胫后动脉搏动减弱；踝/肱指数<0.9，患肢有局限性动脉狭窄。

Ⅱ期：主要症状为间歇性跛行。根据最大间歇性跛行距离分为：Ⅱa，>200m；Ⅱb，<200m。患肢皮温降低、苍白更明显，可有皮肤干燥、脱屑、趾甲变形、小腿肌萎缩；足背和（或）胫后动脉搏动消失；动脉的狭窄程度与范围较Ⅰ期严重，肢体存活依靠侧支循环代偿。

Ⅲ期：主要症状为静息痛。疼痛剧烈、持续，夜间明显，患者屈膝护足而坐，或辗转不安，或借助肢体下垂以减轻疼痛；Ⅱ期症状加重，趾腹色泽暗红，可伴有肢体远侧水肿；动脉狭窄广泛、严重，侧支循环不能代偿，组织濒临坏死。

Ⅳ期：症状持续加重，患肢静息痛，并出现趾端发黑、干瘪，坏疽或缺血性溃疡；如继发感染，出现发热、烦躁等全身中毒症状；病变动脉完全闭塞，踝/肱指数<0.4；侧支循环已不能维持组织存活。

踝肱指数（ankle-brachial index，ABI）：踝动脉收缩压与同侧肱动脉收缩压的比值，正常1.0。

（2）心理功能评定：可采用汉密尔顿焦虑、抑郁量表评定患者是否存在焦虑和抑郁情绪。具体评定参照本套教材《康复功能评定学》相关章节。

2. 结构评定

（1）血管结构评定：多普勒超声可显示患肢血流强弱及波型、动脉管壁厚度、狭窄程度、有无附壁血栓及测定流速。X线平片可发现病变段动脉的不规则钙化影；动脉造影可显示动脉狭窄或闭塞的部位、范围、侧支及阻塞远侧动脉主干的情况。

（2）受累肢体结构评定：用软尺测量患者双侧肢体的周径，了解有无萎缩或肿胀；以及评估有无肢体坏死和缺失。

3. 活动评定　通过直接观察患者的实际操作能力和间接询问两种方式，对患者包括运动、自理、交流、家务活动和娱乐活动等方面的能力进行评定，从而判断患者活动受限的程度。ADL评定可采用改良Barthel指数评定表。具体方法参照本套教材《康复功能评定学》相关章节。

4. 参与评定　主要是生活质量评定，指人类个体在生理、心理、精神和社会方面的主观感觉和总的满意程度的评定。可采用中文版健康状况调查问卷（SF-36）。此外，对患者进行劳动能力评定和职业评定。具体方法参见本套教材《康复功能评定学》相关章节。

（二）康复诊断

1. 功能障碍　主要表现为患肢疼痛、感觉异常、运动功能障碍（间歇跛行），严重时可引起结构改变（肢端坏死）。由于长期慢性疼痛、活动能力下降，肢端坏死，以及对合并心脑血管疾病的担忧等，常导致出现焦虑及抑郁情绪。

2. 结构异常　表现为病变动脉的不规则钙化影、附壁血栓、脉狭窄或闭塞

3. 日常生活活动受限　疼痛和间歇性跛行可致患者步行能力下降，以及静息痛等均影响日常生活，严重时引起肢端坏死甚至需要截肢，对日常生活能力造成较大影响。

4. 社会参与受限　疼痛、肢体运动能力障碍及焦虑和抑郁情绪可造成不同程度的就业和社会活动受限。

（三）康复治疗

康复治疗的目的是缓解疼痛，延缓和减轻血管病变、改善肢体供血、防止肢体坏死，改善运动功能，以及减少残疾、提高患者生存质量。

1. **物理治疗**　目的是改善组织血供和血氧，减轻和消除水肿，促进受损组织的修复和再生，减轻和消除症状。

超短波/短波疗法：①患部对置法或并置法：无热量至微热量，10~15分钟，每天1次，10~15次为1个疗程；②交感神经节（腰）部位：无热量至微热量，每次12~15分钟，每天1次，12~20次为1个疗程。临床各期均适用，有消炎、镇痛、改善循环，或促使坏死组织干燥、局限化。

紫外线疗法：对病灶局部照射，亚红斑量开始，逐渐增加剂量，1~2天照射1次，5~7次为1个疗程，适用于溃疡，特别是合并感染、化脓时。

磁疗法：采用脉冲磁疗法，两个磁头对置患病区，0.4~0.8T，20分钟，每天1次，15~20次为1个疗程，各期均可使用。

高压氧疗法：改善组织缺氧状况。

压力治疗：利用压力周期性变化，从近端到远端，使外周血管被动地收缩和舒张，从而改善远端肢体血液循环。适用于Ⅰ期、Ⅱ期的患者。

2. **运动疗法**　可以促进侧支循环的建立。

Buerger运动：患者平卧，抬高患肢45°以上，维持1~2分钟，继之患肢下垂2~3分钟，然后平放2分钟，重复运动10~20遍，每天3~4次。

足部运动：足跖屈、背屈、内外旋转，重复运动10分钟，与Buerger运动同时进行。

医疗步行：开始用短距离和慢速度步行，逐步增加距离与速度，以不引起疼痛和跛行为标准，每天尽量多次，可促使侧支循环的建立，增加代偿功能。

功率自行车训练：开始25W，逐渐增加至50W，5~10分钟/次，每天1次。

3. **康复辅具**　部分截肢患者需要安装假肢，或借助轮椅、拐杖等辅助步行。

4. **心理治疗**　心理的支持和疏导帮助患者消除心理障碍，树立起战胜疾病的信心。

5. **其他治疗**

（1）内科治疗：积极干预相关危险因素，包括戒烟、控制血压、糖尿病及血脂异常，鼓励适当运动，防止外伤，对静息痛患者予抬高床头，增加下肢血流，应用抗血小板聚集和扩张血管药物改善血供等。

（2）手术治疗：通过手术或血管腔内治疗方法，重建动脉通路。包括交感神经切除术、经皮腔内血管成形术、动脉内膜剥脱术、动脉旁路术、内膜下血管成形术、激光辅助血管成形术等。

（四）功能结局

1. **身体功能方面**　ASO往往合并有心、脑、肾动脉硬化病变。因此，本症的预后与重要脏器动脉硬化的程度有密切关系。中、晚期患者出现疼痛、运动功能障碍，部分患者截肢等可导致不同程度的焦虑和抑郁情绪。

2. **日常生活方面**　疼痛、肢体运动能力障碍及焦虑和抑郁情绪可影响患者的日常生活。

3. **社会参与方面**　疼痛、肢体运动能力障碍及焦虑和抑郁情绪可造成不同程度的职业和社会参与能力受限。

（五）健康教育

1. **饮食起居**　低盐、低脂饮食，戒烟，控制血压、血糖、血脂、体重，适当运动。

2. **自我锻炼**　指导患者进行Buerger运动、足部运动和医疗步行。

3. **预防复发**　对于伴有心、脑等重要器官的动脉硬化闭塞及高血压、糖尿病、高脂血症等易患因素进行积极的内科治疗，对预防和稳定病情有积极作用。

二、 血栓闭塞性脉管炎

血栓闭塞性脉管炎（thromboangiitis obliterans，TAO）又称 Buerger 病，是一种侵袭四肢中、小动静脉的血管炎性、节段性和反复发作的慢性闭塞性疾病。多见于下肢的足背动脉、胫后动脉、腘动脉或股动脉。该病好发于 20~40 岁男性青壮年，病因尚未明确，目前认为与吸烟、寒冷和潮湿的生活环境、慢性损伤和感染，以及自身免疫功能紊乱等密切相关。TAO 的病理表现为受累动静脉管壁全层的非化脓性炎症改变，管腔逐渐被血栓堵塞，出现神经、肌肉、骨骼等缺血性改变；后期炎症消退、血栓机化，血管再通或侧支循环的形成，症状可减缓，但反复发作。

TAO 起病隐匿、进展缓慢，多次发作后症状逐渐明显和加重，主要表现为患肢怕冷、皮温低、苍白、感觉异常、疼痛及间歇性跛行等，长期的缺血可导致患肢组织的营养障碍，严重者患肢末端可出现缺血性溃疡或坏疽。患肢远侧动脉搏动减弱或消失。患者可在发病前或发病中出现复发性游走性浅静脉。动脉造影可发现患肢中小动脉的多节段狭窄或闭塞，以及形如弹簧的滋养血管沿着闭塞动脉延伸，侧支循环的显影等。

（一）康复评定

1. 功能评定

（1）疼痛评定：下肢疼痛的评定可以采用 VAS 评分法（视觉模拟评分法）来进行。

（2）临床分期：按肢体缺血程度分三期。

局部缺血期：患肢麻木、发凉、畏寒、不适，轻度间歇性跛行，气温低时明显。足背或胫后动脉搏动减弱或消失，足趾皮色正常或稍白，但压迫试验阳性。

营养障碍期：上述症状加重，末梢皮肤苍白明显，间歇性跛行明显，疼痛转为持续性静息痛，夜间更剧烈。患肢皮温降低，足背或胫后动脉搏动消失，压迫或 Buerger 试验阳性。

坏疽期：组织坏疽常从足趾开始，患侧趾端发黑、干瘪、坏疽、溃疡形成，合并感染可出现全身症状。小面积坏疽如无感染，多为干性坏疽；大面积的深层坏疽或感染，多为湿性坏疽。

（3）心理功能评定：可采用汉密尔顿焦虑、抑郁量表进行评定患者是否存在焦虑和抑郁情绪。

2. 结构评定

（1）血管结构评定：周围动脉血管造影中血管闭塞性脉管炎常见表现为狭窄、阻塞、侧支循环形成等。

（2）受累肢体结构评定：用软尺测量患者双侧肢体的周径，了解有无萎缩或肿胀；并评估有无肢体坏死和缺失。

3. 活动评定 ADL 评定可采用改良 Barthel 指数评定表。具体方法参照本套教材《康复功能评定学》相关章节。

4. 参与评定 可采用中文版健康状况调查问卷（SF-36），以及对患者进行劳动能力评定和职业评定。

（二）康复诊断

1. 生理功能障碍 主要表现为疼痛、感觉异常和运动功能受限，步行功能障碍主要表现为间歇性跛行，严重时可引起结构改变（肢端坏死）。

2. 心理功能障碍　长期慢性疼痛及活动能力下降，有出现焦虑及抑郁情绪。

3. 日常生活活动受限　疼痛和间歇性跛行可致患者步行能力下降，影响日常生活，严重时引起肢端坏死甚至需要截肢，对日常生活能力造成较大影响。

4. 社会参与受限　疼痛、肢体运动能力障碍、截肢及焦虑和抑郁情绪可造成不同程度的职业劳动能力减退及社会参与能力受限。

（三）康复治疗

康复治疗的目的是缓解疼痛、预防及减轻血管炎症、改善肢体供血、防止肢体坏死、改善运动功能，以及减少残疾、提高患者生存质量。

1. 物理治疗　早期缓解症状和控制病理改变，晚期可加强侧支循环，促使血栓机化。

超短波/短波疗法：①患部对置法或并置法：无热量至微热量，10~15分钟，每天1次，10~15次为1个疗程；②交感神经节（腰）部位：无热量至微热量，每次12~15分钟，每天1次，12~20次为1个疗程。

紫外线疗法：对病灶局部照射，亚红斑量开始，逐渐增加剂量，1~2天照射1次，5~7次为1个疗程，适用于溃疡，特别是合并感染、化脓时。

氦-氖激光疗法：患肢溃疡及坏死处，或沿患肢受累血管之走行，4~6W，10~15分钟，每天1次，8~15次为1个疗程，适用于各期。

磁疗法：采用脉冲磁疗法，两个磁头对置患病区，0.4~0.8T，20分钟，每天1次，15~20次为1个疗程，各期均可使用。

高压氧疗法：改善组织缺氧状况，每天1次，10次1个疗程。

压力治疗：利用压力周期性变化，从近端到远端，使外周血管被动的收缩和舒张，从而改善远端肢体血液循环。适用于Ⅰ期、Ⅱ期的患者。

2. 运动疗法　可以促进侧支循环的建立，包括Buerger运动、足部运动、医疗步行、监护下的步行训练和功率自行车训练。

监护下的步行训练：每周3次以上，每次大于30分钟，运动强度为步行中有轻到中度疼痛，运动结束后会缓解。临床获益早至4周就出现，6个月后步行能力能有改善。

3. 康复辅具　部分截肢患者需要安装假肢或使用轮椅、拐杖等。

4. 心理治疗　心理的支持和疏导帮助患者消除心理障碍，树立起战胜疾病的信心。

5. 其他治疗

（1）药物治疗：血管扩张药物、低分子右旋糖酐、抗生素、支持疗法、激素（在病变急性发展期可短期使用），以及中医辨证施治。

（2）手术治疗：通过手术或血管腔内治疗方法，重建动脉通路，包括腰交感神经切除术、动脉血栓内膜剥脱术和大网膜移植术等。此外，足部坏疽、溃疡的清创、植皮；对坏死部位的截趾（指）或截肢等处理。

（四）功能结局

1. 身体功能方面　TAO病情呈周期性稳定和发作反复交替，肢端循环逐渐恶化，发生坏疽。部分患者经过上述处理创面经久不愈，少部分患者需截肢。由于疼痛、运动功能障碍，部分患者截肢等可导致不同程度的焦虑和抑郁情绪。

2. 日常生活方面　疼痛、肢体运动能力障碍、截肢及焦虑和抑郁情绪可影响患者的日常生活。

3. 社会参与方面 疼痛、肢体运动能力障碍及焦虑和抑郁情绪可造成不同程度的职业和社会参与能力受限。

（五）健康教育

1. **饮食起居** 戒烟、防止受凉、受潮、感染及外伤。戒烟是预防和治疗脉管炎的一项重要措施，应耐心劝告患者严禁吸烟。勿穿硬鞋袜，以免影响足部血液循环及造成足部损伤。避免局部过热，以免增加组织需氧量，使症状加重。

2. **自我锻炼** 指导患者进行 Buerger 运动、足部运动和监护下步行训练。

3. **预防复发** 该病反复发作，应积极控制发病因素以避免复发。

三、 末梢血管功能性疾病

末梢血管功能性疾病是指各种病因所引起的动静脉舒缩功能紊乱性病变。雷诺综合征、手足发绀症和红斑性肢痛症都属于常见的末梢血管功能性疾病。在血管痉挛性疾病中，以雷诺综合征（Raynaud's syndrome，RS）比较多见。在末梢动脉扩张性疾病中，主要是红斑性肢痛症。

雷诺综合征：指在寒冷刺激、情绪波动以及其他因素影响下导致肢体末梢动脉阵发性痉挛，受累部位程序性地出现苍白、发冷、青紫及疼痛、潮红后复原的典型症状，包括雷诺病和雷诺现象。前者不伴有其他全身系统性疾病，单纯表现为肢体远端的特征性改变；后者伴随其他全身系统性疾病的一组特征性综合征。该病多见于青壮年女性，病因未明，与寒冷刺激、情绪波动、精神紧张、感染、疲劳、性腺功能等有密切关系，本征与交感神经功能紊乱有关。病理改变与病期相关：早期因动脉痉挛造成远端组织暂时性缺血；后期出现动脉内膜增厚，弹性纤维断裂及管腔狭窄和血流减少。继发血栓形成可致管腔闭塞，出现营养障碍性改变，指（趾）端溃疡甚至坏死。一般根据阵发性的病史以及发作时的典型症状可作出诊断，必要时可予冷激发试验，手浸泡于冰水中 20 秒后复温时间延长（大于15 分钟）。

红斑性肢痛症：是一种末梢动脉阵发性扩张和对温度敏感的疾病，好发于青年男性，病因不明，一般认为与血管运动神经功能失调、小动脉极度扩张而导致局部充血有关。该病常由肢端受热和长途步行而诱发，如果皮温超过临界温度（32~36℃），即可出现手足阵发性红、肿、痛、热，多呈对称性，下肢多见，局部常肿胀、多汗，皮肤感觉过敏，畏惧触碰。患者怕热喜凉，常赤脚和将足浸在冷水中，以缓解症状。诊断时可用临界温度试验作为诊断红斑性肢痛症的一个重要方法。

（一）康复评定

1. 功能评定

（1）疼痛评定：发作期肢端疼痛的评定可以采用 VAS 评分法（视觉模拟评分法）来进行。

（2）末梢循环功能评定：雷诺综合征可以采用下述方法诱发动脉痉挛。

冷水试验：用 4℃左右的冷水浸泡患者双手 1 分钟，可诱发皮肤颜色变化并感到手指疼痛，诱发率 75%。此法伴有高血压和心脏病者慎用。

缚臂试验：将血压计袖带缚于上臂，测量血压后从收缩压降低 1.33kPa（10mmHg），维持 5 分钟；释放后观察手指皮色变化情况。此法是利用压力刺激诱发血管痉挛，但诱发率较低。

握拳试验：两手紧握 1.5 分钟，然后上肢屈肘平腰松开双手。此试验可诱发皮色变化，并延迟皮色由苍白恢复正常的时间。

手指低温阻塞激发试验：这是目前诊断雷诺综合征敏感性及特异性最高的一个方法。即在室温21℃下，将一个有两入口，用于冷却的袖带置于患者的近端指骨（通常为右手示指），先测定试验指和对照指的基础动脉压，若与对照指相比，加压前后试验指的收缩压下降超过20%，就可诊断为雷诺综合征。

（3）心理功能评定：可采用汉密尔顿焦虑、抑郁量表进行评定患者是否存在焦虑和抑郁情绪。

2. 结构评定

（1）末梢循环结构评定：可以采用下述方法评估末梢循环结构改变。

甲皱微循环检查：显微镜下观察手指、趾甲皱襞微血管的形态及结构变化。

动脉造影：雷诺综合患者征掌指动脉管腔细小、蛇形弯曲。晚期呈现动脉内膜粗糙、管腔狭窄或阻塞。

（2）肢端结构评定：了解有无肢端肿胀或营养障碍。

3. 活动评定 ADL 评定可采用改良 Barthel 指数评定表。

4. 参与评定 对患者生活质量、劳动能力和职业进行评定。参见本套教材《康复功能评定学》相关章节。

（二）康复诊断

1. 功能障碍 生理功能障碍主要表现为疼痛、感觉异常和循环功能障碍。雷诺综合征患者情绪易于激动，对疾病常有忧虑和恐惧心理，而精神紧张又是诱发此病发作的内在因素。

2. 结构异常 掌指动脉管腔细小、蛇形弯曲。晚期呈现动脉内膜粗糙、管腔狭窄或阻塞。

3. 日常生活活动受限 一般很少影响患者日常生活。

4. 社会参与受限 一般社会参与不受限，部分症状严重的患者社会参与受影响。

（三）康复治疗

1. 雷诺综合征的康复治疗 以综合治疗为主。吸烟者戒烟，予药物减轻精神紧张、改善睡眠，注意防寒保暖，避免接触冰冷物品，减轻或防止末梢动脉痉挛。

（1）物理治疗：主要目的是调整自主神经功能，解除血管痉挛，减轻症状。

超短波/短波疗法：小功率：2个电极并置或对置于颈后两侧（上肢受累）；大功率：两个板状电极，置于腰骶部（下肢受累）的交感神经节段部位。无热量至微热量，8~12分钟，每天1次，15次为1个疗程。

共鸣火花电疗法：用蕈状电极，作用于患部，中等量10~15分钟，每天1次，15次为1个疗程。

电水浴疗法：上肢受累用双手槽，下肢受累用双足槽。在浴槽内加入血管扩张药物，如30%毛冬青液，阴极导入；10%硫酸镁阳极导入，水温38~40℃，20mA，20~30分钟，每天1次，15次为1个疗程。

干扰电疗：将电极放于颈或交感神经节段部位，载波4kHz，调频50~100Hz，20~30分钟，每天1次，15次为1个疗程。

超声波疗法：作用于患肢相应的颈或腰交感神经节段部位，1MHz，移动法1.5~2.0W/cm^2，6~10分钟，每天1次，15次为1个疗程。

红外线疗法：受累肢体照射每次20分钟，每天1次，15次为1个疗程。

（2）作业治疗：为了改善手指的血液循环，可以让患者做一些手部保健操，如握拳、曲、伸手指、双手互相按摩，或做弹琴样练习，每天2~3次，每次10分钟。

（3）心理治疗：对精神过度紧张和有失眠的患者进行疏导和安慰治疗，鼓励患者积极锻炼，提高机体抵抗力。

（4）其他治疗：缓解动脉痉挛的药物，如妥拉唑林、酚妥拉明、硝苯地平等，以及中药疗法。长期内科治疗无效的患者，可考虑行交感神经末梢切除术。对指端末梢溃疡或坏疽的患者予清创，必要时将坏死的指、趾截除。

2. **红斑性肢痛症的康复治疗** 目前尚无满意的治疗方法。药物治疗可以采用阿司匹林、维生素B、马来酸氯苯那敏、阿托品或酚苄明，可延长两足浸入热水的时间。腰交感神经封闭或切除手术对部分患者有一定效果。针刺或穴位注射有调整神经功能和缓解疼痛的作用。若症状严重，疼痛难忍时，可将两足浸入冷水以暂时缓解疼痛。也可试用温水脱敏治疗，即逐渐提高浸足水温，以增加皮肤对温热的适应能力。

（四）功能结局

1. **身体功能方面** 此类疾病功能结局一般良好。少数雷诺综合征患者疾病反复发作，晚期出现动脉内膜粗糙、管腔狭窄或阻塞造成指端缺血坏死，并加重患者焦虑及抑郁。

2. **日常生活活动受限** 一般很少影响患者日常生活，部分症状严重的患者社会参与受影响。

3. **社会参与受限** 一般社会参与不受限，部分症状严重的患者社会参与受影响。

（五）健康教育

1. **饮食起居** 戒烟，调适生活，避免紧张情绪，适当运动、增强体质，冬天注意手足保暖、减少寒冷刺激。

2. **自我锻炼** 指导患者进行适当的体育锻炼，以及手足保健操。

3. **预防复发** 通过宣教让患者了解相关疾病知识，积极控制危险因素以避免复发，避免情绪波动及感染等因素。治疗全身系统性疾病，以免合并雷诺综合征。

四、 原发性下肢静脉曲张

原发性下肢静脉曲张（primary lower extremity varicose veins）指仅涉及隐静脉，浅静脉伸长、迂曲而呈曲张状态的常见的下肢慢性静脉功能不全疾病。静脉壁软弱、静脉瓣膜及浅静脉内压升高是主要致病因素。多见于经常从事站立或负重工作、妊娠或盆腔肿瘤、慢性咳嗽、习惯性便秘等造成腹压增高、下肢血流受阻的人群。该病青春期就可以发病，但一般以中、壮年发病率最高。病变以大隐静脉为多见，左下肢多见，但双下肢可先后发病。主要临床表现为下肢静脉扩张、迂曲，下肢乏力、沉重感。踝部轻度肿胀和足靴区皮肤营养性变化，出现皮肤色素沉着、淤滞性皮炎、湿疹、皮下脂质硬化和溃疡形成。同时曲张的浅静脉因血流缓慢易发生血栓性静脉炎。

（一）康复评定

1. 功能评定

（1）生理功能评定：根据临床表现可分为0~6级。

0级：无可见或可触及的静脉疾病体征。

1级：毛细血管扩张或浅静脉呈网状分布。

2级：静脉曲张。

3 级：下肢水肿。

4 级：静脉疾病所致的皮肤改变（如色素沉着、静脉性湿疹、脂质硬皮病表现）。

5 级：上述改变加已愈合溃疡。

6 级：上述改变加活动性溃疡。

（2）心理功能评定：可采用汉密尔顿焦虑、抑郁量表进行评定患者是否存在焦虑和抑郁情绪。

2. 结构评定 采用超声波检查、无创血管检查、静脉造影、下肢静脉测压等帮助了解静脉和瓣膜位置和功能状态。

也可以采用静脉逆行造影分级法。方法：于腹股沟静脉注入造影剂，视反流情况分五级。

0 级：无造影剂向远侧反流。

Ⅰ 级：少量造影剂反流，但不超过大腿近端。

Ⅱ 级：造影剂反流至腘窝水平。

Ⅲ 级：造影剂反流达小腿。

Ⅳ 级：造影剂反流达踝部。

结果判断：0 级示瓣膜功能正常，Ⅰ~Ⅱ级需结合临床加以判断；Ⅲ~Ⅳ级提示瓣膜功能明显受损。

3. 活动评定 具体方法参照本套教材《康复功能评定学》相关章节。

4. 参与评定 具体方法参照本套教材《康复功能评定学》相关章节。

（二）康复诊断

1. 功能障碍 生理功能障碍根据评定结果叙述。心理功能障碍部分患者有一定抑郁和焦虑情绪。

2. 结构异常 根据评定结果叙述。

3. 日常生活活动受限 一般较少影响患者日常生活。

4. 社会参与受限 一般社会参与不受限，部分症状严重的患者社会参与受影响。

（三）康复治疗

康复治疗的目的为减轻临床症状，延缓和修复疾病病理过程，促进组织修复，提高患者的生活质量。

1. 物理治疗 目的是提高静脉血管张力，促进血液循环，改善症状和功能。

（1）压力治疗：弹力绷带和弹力袜治疗：适用于病变局限、程度较轻而无症状者、妊娠妇女和年老体弱伴有严重器质性疾病不能承受手术或不同意手术治疗者。通过弹力绷带和弹力袜的挤压，减轻下肢静脉淤血，缓解症状，但不能根治。

空气压力治疗：用气囊将患肢包裹，通过对多腔气囊有顺序地反复充放气，促进肢体血液和淋巴循环。压力 8~10kPa，15~20 分钟，每天 1 次，10~20 次为 1 个疗程。

激光治疗法：激光治疗静脉曲张是一项微创治疗下肢静脉曲张的新型技术，是一项手术与物理治疗紧密结合的新技术，但需要一定的技术和设备支持。

（2）按摩疗法：轻手法向心性抚摩，8~10 分钟，每天 1~2 次，15~30 次为 1 个疗程。

（3）运动疗法：利用肌肉关节泵的动力功能，促进下肢静脉回流并降低静脉压。

快速步行：每次 15 分钟，每天 2~4 次。

脚尖步行：患者站立，双腿并拢双手扶椅背，用脚尖支撑身体，再来回走动约 30 步，每天坚持

2~4 次。

交替屈膝抱腿：患者靠墙站立，先左腿屈膝抬起，双手向前抱膝，再右腿屈膝抬起抱膝，两腿交替，各抱 20 次，每天 2~4 次。

2. 作业治疗 可以采用卧位蹬车。躺，双腿抬起做蹬自行车动作。髋、膝、踝关节活动范围尽量大，速度适中，坚持 1~2 分钟后再慢慢放下，每天 2~4 次。

3. 康复辅具 可配穿下肢压力衣，适用于病变局限、程度较轻而无症状者、妊娠妇女和年老体弱伴有严重器质性疾病不能承受手术或不愿意手术治疗者。

4. 心理治疗 心理疏导和加强生活关怀。

5. 其他治疗

（1）药物治疗：主要采用降低毛细血管通透性、改善血液流变学和改善微循环药物等，对减轻症状及促进溃疡愈合均有一定疗效。

（2）注射疗法：采用硬化剂血管内注射，该法仅适用于很小面积的静脉曲张，而且深静脉无淤血者。

（3）手术治疗：这是处理下肢静脉曲张的根本办法，凡是有症状者，只要无手术禁忌证且能耐受手术力均可手术治疗。

（四）功能结局

1. 身体功能方面 原发性下肢静脉曲张早期治疗后症状控制和好转，少数患者并发血栓性静脉炎、溃疡和出血。

2. 日常生活活动受限 一般很少影响患者日常生活。

3. 社会参与受限 一般社会参与不受限，部分症状严重的患者社会参与受影响。

（五）健康教育

1. 饮食起居 长期从事站立工作或强体力劳动者，宜穿弹力袜套保护；肥胖者应该减肥；孕期妇女需避免久站，多休息，腿部按摩；建议穿宽松的衣服，避免紧束的腰带、穿硬质鞋，以免影响足部血液循环及造成足部损伤。

2. 自我锻炼 指导患者进行适当的体育锻炼特别是下肢运动，利用肌肉关节泵的动力功能，促进下肢静脉回流并降低静脉压。

3. 预防复发 积极控制危险因素以避免复发，积极治疗肿瘤、慢性咳嗽以及习惯性便秘等疾病；积极治疗下肢静脉曲张以免产生下肢溃疡等严重并发症。

五、　静脉炎和血栓性静脉炎

静脉炎（phlebitis）是指静脉的炎症反应，常因受伤、感染或静脉注射刺激药物引起，病理表现为静脉管壁及血管周围炎性细胞浸润，易发生静脉血栓；若静脉炎与静脉血栓同时存在，则称为血栓性静脉炎。可发生在全身不同部位，以身体浅部的静脉炎最常见，如贵要静脉、头静脉、大隐静脉、小隐静脉及其属支，特别是曲张的静脉段更多见。主要表现为局部红、肿、热、痛等症状，浅部的静脉炎可触及索状静脉，而深部静脉炎在局部有压痛，但不易触到条索状物。患肢可出现弥漫性肿胀，常伴有体温升高、全身不适、血沉加快等全身症状。如为血栓性静脉炎，通过静脉造影可显示血栓部位，血管超声可通过观察静脉血流而协助诊断。

（一）康复评定

1. **功能评定** 疼痛、运动功能和心理功能评定详见《康复功能评定学》。
2. **结构评定** 视诊可了解患肢有无肿胀、静脉有无曲张，超声波检查了解静脉情况。
3. **活动评定** ADL 评定可采用改良 Barthel 指数评定表。
4. **参与评定** 生活质量、劳动能力评定可参照本套教材《康复功能评定学》相关章节。

（二）康复诊断

1. **功能障碍** 生理功能障碍主要表现为疼痛、肿胀及静脉回流障碍。部分患者出现一定焦虑、抑郁情绪。
2. **结构异常** 可表现为患肢肿胀、静脉曲张等。
3. **日常生活活动受限** 一般很少影响患者日常生活。
4. **社会参与受限** 一般社会参与不受限。

（三）康复治疗

急性期康复治疗以消炎、止痛、消除水肿及改善侧支循环为原则，应卧床、抬高患肢，合并血栓者早期应避免局部剧烈活动，防止血栓脱落引起栓塞；恢复期以促进炎症吸收及血栓机化、血管软化、加强侧支循环、恢复肢体功能为原则。

1. **物理治疗** 具有消炎、止痛、改善局部组织血液循环和运动功能的作用。

超短波 / 短波疗法：患区对置或并置，无热量，每次 8~10 分钟，每天 1 次，共 3~5 次。应用于急性期。

音频电疗法：条状或板状电极，患部并置或对置法，耐受量，每次 20 分钟，每日 1 次，共 15~20 次。应用于恢复期及慢性期。

直流电离子导入疗法：5%~10% 碘化钾或碘化钠溶液阴极透入，患部并置或对置法，电极大小依病变范围而定。电流密度 0.05~0.1mA，每次 15~20 分钟，每天 1 次，共 10~15 次。应用于恢复期及慢性期。

紫外线疗法：患区及受累静脉走行照射，II° 红斑，每次增加 1~2MED，每日或隔日 1 次，共 3~5 次。范围较大可分区照射。对浅层静脉炎急性期有较好的消炎、止痛和改善侧支循环的作用。

红外线疗法：患区照射，距离 30~40 厘米，每次 15~20 分钟，每日 1~2 次。多用于输液引起的浅静脉炎急性期。

氦氖激光疗法：局部照射，每点 5~10 分钟，每日 1 次。用于急性期。

超声波疗法：声头置于硬化的静脉处，用接触移动法，输出功率 0.75~1.25W/cm^2，每次 8~10 分钟，每天 1 次，8~10 次为 1 个疗程。应用于恢复期及慢性期。

磁疗法：敷磁法，每次 10~15 分钟，每日 1 次，治疗次数酌情而定；脉冲电磁疗，患区对置，0.4~0.8T，每次 20 分钟，每天 1~2 次。急性期应用。

2. **心理治疗** 给予心理疏导和安慰。

3. **其他治疗** 卧床休息、抬高患肢，注意营养补充。遵医嘱指导患者应用抗炎药物及镇痛剂，避免使用留置针。

（四）功能结局

1. **身体功能方面** 静脉炎经治疗一般不遗留功能障碍。如血栓性静脉炎栓子脱落可引起栓塞，严重者合并肺栓塞可致命。

2. **日常生活活动受限** 经治疗一般很少影响患者日常生活。

3. **社会参与受限方面** 经治疗一般社会参与不受限。

（五）健康教育

1. **饮食起居** 急性期宜卧床休息，抬高患肢 2~3 天，促进回流；患肢部位予冷敷。

2. **自我锻炼** 指导恢复期及慢性期患者进行适当的体育锻炼特别是下肢运动，利用肌肉关节泵的动力功能，促进下肢静脉回流。

3. **预防复发** 避免长期留置静脉穿刺针，积极治疗下肢静脉曲张。

思考题

1. 试述动脉硬化闭塞症康复评定中的临床分期及各期的主要特点。

2. 动脉硬化闭塞症存在哪些功能障碍？

3. 试述动脉硬化闭塞症运动疗法。

4. 试述血栓闭塞性脉管炎的临床分期。

5. 如何对血栓闭塞性脉管炎患者进行健康教育？

6. 末梢血管功能性疾病的康复评定中冷水试验、握拳试验、缚臂试验和手指低温阻塞激发试验如何操作？如何判断结果？

7. 试述下肢静脉曲张康复评定的临床分级。

8. 试述下肢静脉曲张患者应用弹力绷带和弹力袜进行治疗的适应证。

9. 试述下肢静脉曲张的预防和健康教育。

10. 试述静脉炎患者物理治疗方法。

（刘　鹏）

第四节　淋巴系统疾病

本节主要介绍淋巴系统中的急性淋巴管炎、淋巴结炎及肢体淋巴水肿的康复。

一、急性淋巴管炎、淋巴结炎

急性淋巴管炎、淋巴结炎是致病菌如溶血性链球菌、金黄色葡萄球菌等从损伤的皮肤或黏膜侵入淋巴系统，导致淋巴管和所属淋巴结的急性炎症。多源自于口咽炎症、足癣、皮肤损伤以及各种皮肤、皮下化脓性感染等。主要病理改变是淋巴管壁水肿、增厚，淋巴管周围组织充血、水肿、细胞浸润等。细菌沿淋巴管扩散而侵入所属淋巴结引起急性淋巴结炎。该病起病急，好发于四肢，可见一条或数条"红线"，向近侧延伸，伴肿胀、压痛或发硬，红线延伸到区域淋巴结，所属淋巴结肿大、压痛。炎症加重时肿大淋巴结可粘连成团块状，表皮可发红、发热、疼痛加重，严重者可形成脓肿，甚至溃破流脓，并伴有发热、全身不适、白细胞增多等全身炎症反应。

（一）康复评定

1. 功能评定

（1）生理功能评定

1）疼痛评定：疼痛的评定可以采用 VAS 评分法（视觉分级评定法）来进行。

2）关节活动度的测量：患者可因为疼痛和肿胀引起关节活动度受限。具体的关节活动度的测量参见本套教材《康复功能评定学》相关章节。

（2）心理功能评定：急性淋巴管炎、淋巴结炎对患者心理状态的影响包括抑郁、焦虑等。具体评估方法参见《康复功能评定学》相关章节。

2. 结构评定
急性淋巴管炎患肢可出现肿胀，可用软尺测量肢体不同位点的周长，双侧比较。急性淋巴结炎可触及肿大淋巴结，必要时可予超声进行评估。

3. 活动评定
采用 Barthel 指数等方法对患者的日常活动能力进行评定。

4. 参与评定
对患者社会参与、生活质量的评定包括了生理、心理、社会生活 3 个方面，可采用问卷形式进行，具体方法参见《康复功能评定学》相关章节。

（二）康复诊断

1. 功能障碍
生理功能障碍主要表现为疼痛、受累肢体运动功能障碍。由于疼痛或四肢肿胀甚至皮肤破溃，产生紧张焦虑情绪。

2. 结构异常
急性淋巴管炎患肢可出现肿胀或者患肢周径异常，或可触及肿大淋巴结。

3. 日常生活活动受限
疼痛或肿胀严重时可能会影响患者的日常生活能力。

4. 社会参与受限
炎症症状较轻时不影响患者社会活动和功能。症状严重时可有疼痛和全身不适，暂时出现社会功能受限。

（三）康复治疗

采用抗菌药物治疗和局部物理因子治疗相结合的原则，目的是及时控制感染、减轻症状，缩短病程。

1. 物理治疗
目的主要是控制受累的淋巴管和淋巴结炎症、消肿、止痛。对于已化脓的淋巴结则促其局限、液化，尽早成熟，以利于早日切开引流。对术后伤口可加速愈合。

超短波/短波疗法：患区对置或并置，无热量至微热量，每次 10~15 分钟，每天 1 次，共 5~10 次，可与紫外线照射联合应用。

微波疗法：辐射器照射患病部位，无热量，10~15 分钟，每天 1 次，一般 4~6 次。

直流电药物离子导入疗法：可选用抗生素离子导入，5%~10% 的黄连煎剂阳极导入，10% 的硫酸镁阳极导入。肿大淋巴结局部对置或并置法，电流密度 0.1~0.2mA/cm^2，每次 20~30 分钟，每天 1 次，共 6~12 次。

紫外线疗法：患部或沿受累淋巴管走行照射，可包括周围正常皮肤 1~2 厘米，Ⅰ°～Ⅱ°红斑量开始，每次增加 1~2MED，每日或隔日 1 次，共 3~5 次。范围较大者可分区照射。

激光疗法：氦-氖激光，患部，4~6mW，每次 10~15 分钟，每天 1 次，5~10 次为 1 个疗程。适用于早期及淋巴结炎破溃期。

磁疗法：先采用旋磁法，用双磁头同时作用于感染局部及肿大的淋巴结区，每次 10~15 分钟，每天 1 次，共 6~12 次。再给予局部贴敷 2~3 片各 0.1~0.15T 的磁片，维持 3~5 天。

2. 心理治疗 加强心理疏导和生活关怀。

3. 其他治疗

（1）积极治疗原发病灶，早期给予敏感抗生素控制感染。

（2）局部硫酸镁湿敷，抬高患肢，促进静脉和淋巴回流。

（3）为防止淋巴水肿，必要时患肢给予压力包扎阻止淋巴滞留。

（4）局部感染脓肿予切开引流。

（四）功能结局

功能结局一般良好。

（五）健康教育

1. 饮食起居 加强营养，患病时保持乐观情绪。

2. 自我锻炼 平时注意锻炼，增强体质。

3. 预防复发 积极采用物理治疗和抗菌药物治疗，注意控制原发病灶感染。注意口腔卫生，早期治疗龋齿及手足癣，避免肢体外伤。

二、 肢体淋巴水肿

肢体淋巴水肿是指肢体淋巴管和淋巴结的先天发育缺陷或肿瘤、炎症、创伤等继发引起淋巴回流障碍、淋巴液淤滞的高蛋白性水肿。按病因可分为原发性和继发性两类。原发性淋巴水肿由淋巴管、淋巴结发育异常所致，病因不太明确；临床上多见的是继发性淋巴水肿，外科手术、放射治疗、外伤、感染、丝虫病等是常见病因，而肿瘤转移、复发引起的淋巴水肿可以是肿瘤的首发症状。该病的主要表现为肢体自远端向近侧扩展的慢性进展性无痛性水肿，常伴皮肤苔藓状或橘皮样改变、皮温升高，轻度皮损易出现难以愈合的溃疡，若继发感染可出现局部红肿热痛及全身感染症状。严重水肿者，皮肤增厚、表皮过度角化、皮下组织增生，大量纤维化造成肢体病变组织坚硬如象皮，称为象皮肿。肢体淋巴水肿后期，具有典型的临床表现，诊断并不困难。但在早期，皮肤的结构及形态还没有显著变化时，可以采用诊断性穿刺、淋巴管造影、放射性核素淋巴造影帮助诊断。

（一）康复评定

1. 功能评定

（1）生理功能评定

1）疼痛评定：肢体疼痛评定采用 VAS 评分法。

2）关节活动度测量：患者可因为疼痛和肿胀引起关节活动度受限，用量角尺对受累肢体各关节进行测量。具体测量方法参见教材《康复功能评定学》。

（2）心理功能评定：淋巴水肿导致的肢体形态及功能变化对患者心理状态的影响包括抑郁、焦虑等，其心理功能的评定常采用汉密尔顿焦虑量表（HAMA）、汉密顿抑郁量表（HAMD），具体评定方法参见《康复功能评定学》相关章节。

2. 结构评定

（1）肢体肿胀评定

1）周长测量法：用卷尺测量肢体不同点的周长，双侧对比了解淋巴水肿的发生发展状况，但此方法在临床上应用时具体方法并不统一。如上臂围测量方法：①取 5 点测臂围，以尺骨茎突中点为 0 点，每隔 10cm 为一点，一直到 40cm 处；②对掌指关节水平的周长，腕部、肘关节上下各 20cm、15cm、10cm、5cm 进行臂围测量；③从腕部到肩峰每隔 4cm 测量一次。

2）水置换法：测量淋巴水肿的金标准，将肢体放入有一定量水的桶内（手指到鹰嘴以上 15cm 或者肢体总长度的 80%），根据水面高度变化推测肢体体积。

3）远红外测量技术：利用远红外技术识别肢体的体积，主要由一个可移动的框架，缓慢匀速水平移动，穿过患者前伸的上肢，平行发生远红外线，分析被肢体挡住的阴影部位，得到肢体的体积。

（2）淋巴管及淋巴结结构评定

1）淋巴管造影：包括间接淋巴管造影和直接淋巴管造影：间接法可以间接显示淋巴管结构状况。直接法可以显示淋巴管腔内结构，并通过动态观察，直接反映淋巴管疾病导致的淋巴系统动力学改变。但是由于淋巴管造影剂可能对淋巴管造成损害，所以该方法主要用于淋巴管疾病并不能明确诊断的病例。

2）磁共振成像：因其具有任意方向成像、软组织分辨率高、对液体及管道系统显示较佳且无放射性等特点，在淋巴管疾病诊断方面具有重要价值，但检查过程较烦琐并且需要较长的时间。

3）超声检查：主要用来判断淋巴结肿大以及形态，有助于诊断和鉴别。

4）淋巴核素显像：用于淋巴核素显像的放射性标志物能顺利吸收进入淋巴管。

3. **活动评定** 常用改良的 Barthel 指数对患者日常生活活动能力进行评估。

4. **参与评定** 对患者社会参与、生活质量的评定包括生理、心理、社会生活 3 个方面，可采用问卷形式进行，以及对劳动能力进行评定。

（二）康复诊断

1. **功能障碍** 早期一般没有功能障碍，后期受累肢体可运动功能障碍。疾病后期患者可能出现不同程度心理问题。

2. **日常生活活动受限** 肢体肿胀、运动功能障碍严重时可能会影响患者的日常生活能力。

3. **社会参与受限** 症状较轻时不影响患者社会活动和功能。疾病后期肢体肿胀明显、皮肤破溃甚至象皮肿以及患者焦虑、抑郁情绪可导致就业及社会活动能力受限。

（三）康复治疗

目的是预防淋巴水肿的形成，减轻和消除肢体肿胀，改善肢体循环及功能，预防及治疗肢体感染或丹毒。非手术治疗是目前治疗淋巴水肿的基础，除预防淋巴水肿的形成和治疗轻度淋巴水肿外，也是手术前后的重要辅助治疗措施。

1. **物理治疗** 目的是消炎和消除肢体肿胀，改善局部组织营养的作用。

间歇气压疗法：先应用套筒式加压装置包裹患肢，自肢体远端向近端循序加压，挤压肿胀的肢体，促使水肿消退；然后选择合适的弹力袜、袖或弹力绷带包扎肢体，保持挤压后水肿消退的疗效。

淋巴水肿综合消肿治疗：第一阶段包括：①手法淋巴引流；②多层弹力绷带加压包扎；③治疗性康复锻炼；④皮肤护理；⑤健康教育。按摩的手法先从肢体的近端非水肿部位开始，先近后远以离心方式按摩，逐渐过渡到肢端。上肢按摩适用于摘除腋下淋巴结的乳癌患者，下肢按摩适用于摘除腹股沟部淋巴结的癌症患者。第二阶段即用低张力绷带包扎肢体的维持阶段。

压力治疗：占有举足轻重的地位，手术后应长期佩带弹力套袖和套袜，尽可能根据肢体的尺寸定制，保持一定的压力。治疗后用弹力绷带包扎，夜间松开绷带，抬高患肢。部分患者需要长期使用压力袜或压力袖套。

2. **心理治疗**　进行心理疏导和加强生活关怀。

3. **其他治疗**

（1）日常保护：清水彻底清洗患部，每天至少一次；防止皮肤损害，损害处涂敷抗菌药膏；坚持患肢运动和抬高以助回流；衣物和鞋保持宽松透气。

（2）药物治疗：包括治疗高蛋白水肿的苯吡喃酮类、抗生素类、利尿剂及动脉内注射自体淋巴细胞等。应用透明质酸酶降解细胞外间质增生的纤维成分等，但疗效尚未肯定，有待进一步研究。

（3）手术治疗：淋巴水肿的治疗，目前仍然缺乏理想的根治性方法。因此，采用手术治疗前应首先进行保守治疗，非手术治疗是手术治疗必不可少的重要环节。淋巴水肿的手术方法有三大类：促进淋巴回流；重建淋巴回流通道；切除病变组织。

（四）功能结局

1. **身体功能方面**　目前尚缺乏有效的方法，非手术治疗对预防淋巴水肿的形成和治疗轻度淋巴水肿有一定的疗效，而对于已经形成严重的淋巴水肿则需要手术治疗。但手术治疗仍缺乏根治性意义，复发和淋巴漏等并发症也难以控制。疾病后期，肢体的功能明显受到影响，外观和形象也受到影响，患者可能出现焦虑及抑郁情绪。

2. **日常生活方面**　肢体运动能力障碍、形象受损及焦虑和抑郁情绪可影响患者的日常生活活动。

3. **社会参与方面**　肢体运动能力障碍、形象受损及焦虑和抑郁情绪可造成不同程度的职业和社会参与能力受限。

（五）健康教育

1. **饮食起居**　树立战胜疾病的信心，加强营养及健康饮食，合理作息。

2. **自我锻炼**　指导患者进行肢体运动、医疗体操。

3. **预防复发**　控制感染性疾病，如丝虫病、细菌、真菌的感染；手术、放疗、灼伤和肿瘤切除处理过程中要尽量避免对淋巴组织的损伤和提早采取措施预防；告知患者淋巴水肿的早期征兆以及治疗方法，注意保护患肢，尽量不要受压、禁止提重物、预防患肢受冷或过热，防止意外伤害。

思考题

1. 试述急性淋巴管炎、淋巴结炎物理治疗目的和方法。
2. 试述肢体淋巴水肿的病因和临床表现。
3. 试述肢体淋巴水肿的康复评定。
4. 试述肢体淋巴水肿的物理治疗方法。
5. 对肢体淋巴水肿应如何进行健康教育？

（刘　鹏）

第五节 静脉血栓栓塞

静脉血栓栓塞（venous thromboembolism，VTE）是指血液在静脉内不正常地凝固，使管腔部分或完全阻塞；血栓（主要在下肢深静脉）也可能脱落、进入并栓塞肺动脉，从而导致循环和呼吸功能障碍。因此，VTE 在不同阶段既可表现为深静脉血栓形成（deep venous thrombosis，DVT）或肺栓塞（pulmonary embolism，PE），也可两者同时存在，VTE 是 DVT 和 PE 的统称。VTE 是继冠心病和高血压后第三位最常见的心血管疾病，也是急慢性康复人群发病和死亡的重要原因。未经治疗的近端 DVT 患者发生 PE 的比例是 26%~67%，而 PE 的病死率在 11%~23%，所以 VTE 的治疗非常重要。如果及时治疗，这些数字则可分别降至 5% 和 1%。

VTE 是一种受遗传和环境因素影响的多基因、多因素疾病，血栓形成的基础是 1856 年 Virchow 提出的血管内凝血三要素：血管内膜损伤、血流滞缓和血液高凝状态。绝大多数 VTE 患者都存在可引起血栓形成的上述病理生理改变的危险因素，包括近期住院治疗、近期手术或创伤、恶性肿瘤、制动以及其他情况。这些相关因素对康复患者特别重要，他们往往有几个危险因素存在，而危险因素越多，越易发生 VTE。

急性 DVT 可发生在全身任何部位的静脉。由于重力的作用，下肢血流缓慢，易淤滞，当长期制动时易形成血栓，因此下肢尤其小腿 DVT 最常见，包括下肢近端（腘静脉及以上部位静脉）DVT 和小腿（腘静脉以下部位静脉）DVT 两种类型。前者静脉管腔大，岔路少，血栓大，是急性 PE 血栓的最主要来源，可有患肢疼痛、压痛、肿胀、发绀和浅静脉曲张等表现；后者包括小腿肌肉静脉丛血栓形成，因静脉管腔小，血栓小，病变范围较小，所激发的炎症反应程度较轻，临床症状并不明显，易被忽略，通常感觉小腿部疼痛或胀感，腓肠肌有压痛，足踝部轻度肿胀，若在膝关节伸直位，将足急剧背屈，使腓肠肌与比目鱼肌伸长，可以激发血栓所引起炎症性疼痛，而出现腓肠肌部疼痛，称为 Homans 征阳性。因左髂总静脉受右髂总动脉和骶骨岬的骑跨压迫，使其血液回流受阻，故左下肢 DVT 更多见。急性 PE 症状多种多样，无特异性，其症状轻重不仅取决于栓子机械阻塞肺动脉的程度、发病速度，还与发病前患者的心肺功能状态有关，表现为突然发生的呼吸困难、呼吸急促、心动过速或胸痛、咳嗽、咯血，严重时发生发绀、休克、甚至猝死。

一、 康复评定

（一）功能评定

1. **疼痛评定** 参见教材《康复功能评定学》。

2. **运动功能评定** 参见教材《康复功能评定学》。

3. **心功能评定** 详见本书第二章第一节。

4. **呼吸功能评定** 详见本书第三章第一节。

5. **心理功能评定** 详见教材《康复功能评定学》。

（二）结构评定

1. DVT临床可能性评估　常用的工具是Wells临床预测模型（表2-17）。

表2-17　Wells简化DVT评估临床模型

临床变量	评分
恶性肿瘤进展期（正在化疗或前6个月内或姑息治疗）	1
瘫痪、局部麻痹或近期下肢石膏固定	1
近期卧床大于3天或12周内接受了全麻或局麻下的大手术	1
沿深静脉系统分布的局部压痛	1
腓肠肌、腘窝、大腿肿胀	1
小腿较无症状侧至少肿胀3cm（测量位置在胫骨粗隆下10cm）	1
患侧下肢局限性、凹陷性水肿	1
浅静脉侧支循环（无浅表静脉曲张情况下）	1
既往记录的DVT	1
有与DVT同样可能性的其他诊断	−2
≥2分表示DVT的概率是"有可能"；<2表示概率是不太可能	
对于双腿均出现症状的患者，适用于症状明显的一侧。另外，	
≥3分，DVT的概率高（约为53%）	
1分或2分，概率为中（约为17%）	
0分，概率低（约为5%）	

2. DVT相关影像学检查

（1）静脉多普勒超声：因无创、价廉、可重复，能在床旁进行，可直接观察静脉直径及腔内情况、了解栓塞的大小及其所在部位，可作为下肢DVT的最初筛查和首选检测方法，特别适合于有症状的下肢近端DVT的诊断。

（2）电阻抗体积描记检查：采用各种容积描记仪，测定气囊带阻断股静脉回流后小腿容积增加程度，以及去除阻断后小腿容积减少速率，从而可判断下肢静脉血流速度和通畅度，以确定有无静脉血栓形成。

（3）磁共振静脉造影：使患者不接受电离辐射，能同时显示下腔静脉、盆腔静脉、双下肢深静脉血栓情况，有潜在鉴别急、慢性血栓的功能，对无症状DVT诊断也有帮助。

（4）X线静脉造影：为诊断DVT的"金标准"，能使静脉直接显像，可有效地判断有无血栓，能确定血栓的大小、位置、形态及侧支循环情况。后期行逆行造影，还可了解静脉瓣膜功能情况。但这一检查昂贵、耗时、有创、痛苦大且可重复性低，目前主要用于经无创检查仍不能确诊的高度凝诊DVT者。

（5）核素肺通气灌注扫描：呈肺段分布的肺灌注缺损，并与通气显像不匹配，即至少两个或更多叶段的局部灌注缺损而该部位通气良好或胸部X线片无异常。

3. PE相关影像学检查　包括螺旋CT肺动脉造影、磁共振肺动脉造影等，同时结合X线胸片、心电图和超声心动图检查，进行快速、准确地诊断。

（三）活动评定

详见教材《康复功能评定学》。

（四）参与评定

对患者社会参与、生活质量的评定包括了生理、心理、社会生活 3 个方面，可采用问卷形式进行。

二、 康复诊断

（一）生理功能障碍

1. **感觉功能障碍**　DVT 患者的患肢疼痛比较常见，急性 PE 时也可出现胸痛。

2. **运动功能障碍**　患肢的水肿、静脉性溃疡、长期制动和卧床等引起的肌无力、关节挛缩等都可影响关节活动、步行等运动功能。

3. **心功能障碍**　绝大多数 PE 以下肢静脉疾病开始，通常起始于腓肠静脉的静脉瓣，可向上延伸引起下肢近端 DVT 和 PE，血栓栓子阻塞肺动脉及其分支后，肺动脉压力升高，右心室后负荷增大致右心室扩大和运动幅度降低、右心输出量下降，从而发生急性肺源性心脏病、右心功能不全和休克，甚至心搏骤停。

4. **呼吸功能障碍**　急性肺栓塞可导致通气血流比例失调，肺泡动脉血氧分压差增大、低氧血症、代偿性过度通气（低碳酸血症），甚至呼吸功能不全。

（二）心理功能障碍

VTE 患者由于病情危重，检查治疗费用较为昂贵，尤其 PTS 患者，病程较长，常产生焦虑、无助、烦躁、惊恐等心理障碍。

（三）ADL 能力障碍

由于患肢的水肿、疼痛和关节活动受限，影响患者的日常生活能力。

（四）社会功能障碍

DVT 后遗症期患者的工作能力下降，社会参与、社会交往等均有不同程度的受限。

三、 康复治疗

VTE 的康复治疗主要是针对 DVT 的治疗。DVT 急性期康复治疗具有活血化瘀、促进血管再通、防止血栓形成和脱落的作用；慢性期康复治疗可改善循环、消除肢体肿胀、促进侧支循环建立及改善肢体功能。

（一）物理治疗

适用于周围型及超过 3 天以上的中央型和混合型。急性期消炎、止痛、消肿及促进侧支循环建立；急性期过后（体温正常，肿痛基本消失，患者可下地活动时）及慢性期，可加强侧支循环，促进炎症进一步吸收及血栓机化。注意在血栓机化期，任何强烈的热疗和按摩治疗等均有促使血栓脱落，造成栓塞的危险。

1. **物理因子治疗**　详见第二章第三节"血栓性静脉炎"。

2. 卧床休息和抬高患肢　急性期卧床休息1~2周，切忌按摩挤压肿胀的下肢，以免引起血栓脱落。垫高床脚20~25cm，使下肢高于心脏平面，可改善静脉回流，减轻水肿和疼痛。卧床休息的时间一般10天左右。多饮水，记录出入水量，以防血液黏稠度增加。

3. 运动疗法　卧位患肢等长收缩和等张运动，每天2~3次，每次活动10~20分钟。

4. 酌情鼓励患者下床活动，每天下床活动3~4次，每次活动10~20分钟。活动量逐渐加大，避免久坐、久站和劳累。

（二）作业治疗

主要是压力治疗。外部压力可抵消各种原因所致的静脉压力增高和淤血，达到控制和延缓病情发展，改善局部皮肤营养，减轻水肿，预防溃疡形成或促进溃疡愈合的目的。患者开始下床活动时，需穿弹力袜或用弹力绷带，使用时间因栓塞部位而异。小腿肌肉静脉丛血栓形成使用1~2周；腘静脉血栓形成，使用不超过6周；髂股深静脉血栓形成，可用3~6个月。

（三）康复辅具

部分急性期和恢复期的患者需要使用拐杖或轮椅帮助行走。

（四）心理治疗

患者常产生焦虑、无助、烦躁以及惊恐等心理障碍。主张对患者进行适当的心理治疗。康复医师与治疗师在治疗患者时，应帮助患者树立信心，鼓励患者。

（五）其他治疗

抗凝治疗适用于绝大多数急性VTE，是急性VTE的基础治疗，目前普遍采用抗凝治疗3~6个月。有焦虑和惊恐症状的患者可适当使用镇静剂及小剂量抗焦虑药。

四、　功能结局

（一）肺栓塞（PE）是DVT最常见和最严重的并发症。轻度PE，患者可无任何症状，但严重的PE能致患者猝死。存活患者的大多数急性症状在治疗2周后缓解。然而，存活的急性PE患者再发PE的风险很高。急性PE后肺动脉内血栓未完全溶解或反复发生PE，导致肺循环阻力和压力持续或进行性升高，可形成慢性血栓栓塞性肺动脉高压，此病发病隐匿、缓慢，主要表现为重度肺动脉高压、右心室肥厚和右心功能不全，呈进行性加重。

（二）恢复期多数静脉血栓堵塞的血管能够再通，而静脉再通过程长短不一，一般需要半年至10年。DVT非常重要的后遗症是血栓形成后综合征（PTS），80%有症状的DVT发生在近端（膝以上），PTS的发病率为33%~50%，其中约10%与溃疡有关。PTS的原因是静脉瓣膜破坏导致静脉逆流、静脉高压和水肿。PTS的表现包括站立或活动后出现患肢沉重感、疼痛、抽筋、瘙痒、浅静脉曲张、水肿、淤血改变、小腿皮肤色素沉着、脂性硬皮病、硬结性蜂窝织炎、皮肤湿疹、静脉性溃疡及静脉性跛行等。反复持续出现上述情况时，应注意是否有复发性DVT发生。近端和复发性DVT更可能与PTS的频率和严重程度的增加有关。发生PTS的患者生活质量变差，4个月时预测工作能力下降10%、巨大的生活压力增加5%。PTS的治疗成本约是最初DVT治疗成本的75%。抗凝3~6个月并使用分级压力袜会使PTS的发生率降低37%~70%，即使是近端DVT，在DVT的急性期下床活动也可减少 PTS 的风险。DVT 发生后使用 II 级、30~40mmHg 的长筒压力袜 2 年将有助于减少 PTS 的风险。

五、 健康教育

（一）正确认识疾病

多数患者对 VTE 的严重性及预后不了解，不能及时就诊，延误了治疗。因此有必要加大医学常识宣传，帮助患者认清疾病的本质，以便早期发现和主动配合治疗。

（二）慢性期和后遗症期患者的护理

此期病情稳定，随深静脉的部分再通，继发性深静脉瓣膜功能不全的症状开始出现，如浅静脉曲张和毛细血管扩张等，如果加强护理，可防止后期严重并发症的发生。

（三）预防

VTE 起病隐匿，约 50%~80% 的 DVT 无临床表现，致死性 PE 发生前常无先兆，不仅可以引发致命性的 PE，而且其后遗症对患者的劳动能力及生活质量也有很大的影响。VTE 是医院内非预期死亡的最常见原因之一，可发生在临床许多科室，如骨科、妇产科、血管外科、神经内外科、老年病科、康复医学科和临床各科危重症病房，如果采用规范预防措施，近三分之二的 VTE 是可以预防的。规范医疗行为，识别高危患者，建立合理的立体化 DVT 预防体系，建立以"防"为主和多学科协作观念，是降低 VTE 发生的关键。特别是把 VTE 的预防重点前移到 DVT，可取得防治 PE 釜底抽薪的效果。VTE 的预防主要包括基本预防措施、物理预防措施和药物预防措施。

1. **基本预防措施**　应对患者进行预防 VTE 知识教育，鼓励患者勤翻身、早期功能锻炼、下床活动、做深呼吸及咳嗽动作；手术操作应轻巧、精细，避免损伤静脉内膜，尽可能缩短麻醉及手术时间，规范使用止血带；围术期注意水、电解质平衡，及时补充液体，纠正禁食、灌肠等引起的脱水；对贫血或术中出血多的患者输注新鲜全血或成分输血；术后尽可能不用止血药。

2. **物理预防措施**　可增加静脉血流流速，减少下肢静脉淤血，促使血管内皮纤维蛋白溶解，防止血栓形成，预防 DVT 的发生：

1）间歇性腿部充气压迫法或间歇充气压力泵：在患者手术或卧床时，用充气带绑缚患者小腿，间歇充气压迫小腿肌肉，能使下肢静脉血流速度加快，从而起到预防血栓的作用。此法尤其适合抗凝禁忌的患者，但下肢缺血的患者应慎用。

2）梯度加压性弹力袜：是预防下肢 DVT 最简便和行之有效的方法之一。适用于有轻度血栓形成倾向的患者，或配合其他预防措施，提高预防的有效性，但下肢缺血的患者应慎用。在下肢近端 DVT 诊断后 1 个月时常规使用，至少 2 年，还可以预防 PTS 的发生。

3）静脉足泵。

3. **药物预防**　略。

思考题

1. 静脉血栓栓塞的常见危险因素有哪些？
2. 静脉血栓栓塞的康复评定内容有哪些？

3. 深静脉血栓形成物理治疗的注意事项是什么？

4. 深静脉血栓形成最容易发生的并发症和后遗症是什么？

5. 静脉血栓栓塞的预防包括哪些措施？

（胥方元）

第六节　先天性心脏病

先天性心脏病（congenital heart diseases）是由于胎儿的心脏在母体内发育有缺陷或部分发育停顿所造成的畸形。先天性心脏病的畸形种类很多，所造成的血流动力学影响差别悬殊。有些出生后即不能存活，或短时间内不经过手术治疗也不能存活，这属于儿科的范畴。另有一些先天畸形其血流动力学障碍可自我调节和代偿而可自然存活至成年。引起胎儿心脏发育畸形的病因和发病机制是多方面的：①胎儿发育的环境因素：以子宫内病毒感染最为重要，其中又以风疹病毒感染最为突出，其次为柯萨奇病毒感染，病毒感染影响到心脏发育造成心脏发育畸形；②早产：早产儿患室间隔缺损和动脉导管未闭者较多；③高原环境：高原氧分压低，易导致房间隔缺损；④遗传因素：遗传学的研究认为，多数先天性心脏病是多个基因与环境因素相互作用所形成；⑤其他因素：高龄孕妇（35 岁以上）患法洛四联症婴儿的危险性较大。我国先天性心脏病患病率各地差异较大，按年龄横断面调查，患病率从 1.3‰到 13.8‰，而在围生儿中调查患病率从 6.87‰到 14.39‰。最常见的先天性心脏病主要有房间隔缺损（ASD），室间隔缺损（VSD），法洛氏四联症等。

先天性心脏病临床表现多样，部分先天性心脏病早期可无症状，随年龄增长症状逐渐明显，活动性呼吸困难为主要表现，继之可发生心律失常，如房扑、房颤等。先天性心脏病儿童早期主要表现为活动后胸闷，运动停止、下蹲等，体征上主要为典型的心脏杂音和口唇发绀等。临床上左心衰竭最为常见，单纯右心衰竭较少见，而心全衰者较为多见。晚期约有 15% 的患者因发生重度肺动脉高压出现右向左分流而出现发绀，形成艾森曼格综合征。出现右向左分流后患者心脏功能明显下降，体力下降，活动耐力降低。除了运动能力的下降，还表现为精神心理障碍，如焦虑抑郁等，社会适应能力下降，不愿意参与团体活动等。

一、康复评定

（一）功能评定

1. **生理功能评定**　先天性心脏病患者生理功能主要表现为运动能力的下降，评定方法主要通过超声心动图测定心脏射血分数、心腔大小，6 分钟步行试验测试运动距离，心肺运动试验（CPET）测试患者最大摄氧量、无氧阈值、通气效率，握力试验等来评价患者的功能能力，必要时通过心导管（漂浮导管）测定心排量和携氧能力。

2. **心理功能评定**　应用医院焦虑抑郁量表（HADS）或 SF-36 等量表进行评定。

（二）结构评定

先天性心脏病查体多可发现典型的心脏杂音，晚期主要表现为口唇发绀，营养不良，或畸形等。

X 线片上可无异常征象，也可见肺血增加，心影略向左增大；严重者表现为肺动脉及其主要分支明显扩张，肺野外 1/3 血管影突然减少，心影增大等。超声心动图可确诊先天性心脏病，可以测定缺损大小及部位，并判断心室肥厚、瓣膜结构及心腔大小等。彩色多普勒可显示分流方向，并测量跨隔 / 跨肺动脉瓣压差。心电图可以正常或在 V1 导联出现 rSr 图形，左室肥厚，V5 导联 R 波增高、Q 波深而窄、T 波高尖等，也可同时在 V1 导联出现右室肥厚图形等。

（三）活动评定

主要评定日常生活活动能力，ADL 评定采用改良巴氏指数评定表。具体评定参照教材《康复功能评定学》。

（四）参与评定

主要评定患者的社会参与能力，休闲是否受到影响。具体评定参照教材《康复功能评定学》。

二、康复诊断

（一）生理功能障碍

1. **心脏功能障碍** 主要表现为早期活动后呼吸困难，严重者休息时呼吸困难，乏力，水肿等，超声检查发现心脏扩大，心脏射血分数下降，心排血量降低，血气检查提示携氧能力下降，动脉血氧分压下降等。

2. **呼吸功能障碍** 当患者心功能下降明显时，其呼吸功能也会发生障碍，表现为腹式呼吸减少，胸式呼吸增加，呼吸频率加快等。

3. **运动功能障碍** 由于心功能差，缺乏锻炼后出现四肢大肌群为主的肌肉萎缩，肌力下降，运动能力下降等。

4. **营养不良** 全心功能不全者由于胃肠道及肝脏淤血，可出现食欲下降，营养不良等消化功能的下降。

（二）心理功能障碍

心理功能方面主要表现为焦虑、抑郁和沮丧，先天性心脏病患者焦虑抑郁发生率很高。活动性呼吸困难、发绀不仅影响患者运动耐力，而且影响其心理功能和生活质量，使患者产生焦虑、抑郁和沮丧等心理改变，严重者甚至可以出现自杀倾向。

（三）日常生活活动障碍

先天性心脏病由于呼吸困难、发绀、运动耐力减低可影响患者的进食、穿衣、行走、打扫卫生及购物等日常生活活动能力。先天性心脏病患儿由于焦虑、信息缺乏、功能能力下降等原因，会产生过度保护，不愿参加集体活动，导致其日常生活能力明显下降。

（四）社会参与能力障碍

呼吸困难、运动耐力减低常常会影响患者的生活质量及劳动就业等能力。先天性心脏病患儿的父母很多有过度保护患儿行为，导致患儿体育活动过少，出现社会孤立，活动范围较少等社会参与能力障碍；感知能力和运动发育受损，社会心理发育、自我观念、社会行为、积极性等也受到损害。

三、康复治疗

先天性心脏病康复治疗的目标是提高先天性心脏病患者生存率，提高患者的长期生存质量；使患者恢复到最佳生理、心理和学习工作状态，获得最佳的体力、精神及社会状况的总和，从而使患者尽可能地回归社会，并能自主生活。康复治疗方法主要包括物理治疗、作业治疗、心理治疗及健康教育等。

（一）物理治疗

物理治疗以运动疗法为主，先天性心脏病患者的运动系数明显低于正常人，对于没有或轻微后遗症的患者，不应该限制其体育运动。建议先天性心脏病儿童除必要的体育运动外，有机会应参与更多的体育运动和合适的运动教育项目。运动训练建议可参照表 2-18。

表 2-18　根据目前临床情况的严重性分级进行运动训练的建议

组别	严重程度	运动建议
0	需要外科手术的心脏缺损	不能参加运动
1	没有后遗症（完全矫正）	没有运动限制
2	有轻度后遗症（轻度左向右分流、轻微瓣膜缺损异常、心动图无关紧要的心律失常等）	没有运动限制
3	有临床表现的后遗症（需要抗凝、起搏器植入、抗心律失常治疗等）	不能参加竞技类运动
4	有严重临床表现的后遗症（Fontan 手术、主肺动脉分流术后、有临床症状的心肌病、需抗心衰治疗者）	运动受限，专业指导
5	有极严重的表现（休息时有发绀表现等）	不能参加运动

在开始运动康复训练之前，需全面评估先天性心脏病的严重性和诊断分类，掌握好运动训练的适应证和禁忌证。参加运动训练的禁忌证主要有：①急性心肌炎；②需紧急外科手术的先天性心脏病患者；③明显瓣膜缩窄和（或）伴有心力衰竭 HYHA 分级 Ⅲ / Ⅳ 级（术前）；④严重肺动脉高压；⑤严重的发绀；⑥复杂性心律失常；⑦严重的心肌病、梗阻肥厚性心肌病。

先天性心脏病物理治疗手段有很多，如呼吸训练、坐立训练、站立训练、步行训练、上下楼训练、跑步、自行车、踏车、游泳等训练。最常用的运动训练手段主要为有氧训练：如步行、跑步、游泳、登山、体育舞蹈等。

康复训练过程中需要特别注意：有特殊风险的先天性心脏病儿童应学会避免在运动训练过程中屏住呼吸（Valsalva 动作）。

（二）作业治疗

鼓励先天性心脏病患者根据兴趣参与作业疗法小组。根据先天性心脏病患儿改进的游戏，如扑克、下棋、球类等，可改善患者的感知能力及运动发育受损情况。建议家长参与小组，有助于减少家长对自己孩子体力活动的关注和焦虑，减少过度保护行为，增加患儿的活动参与能力。

（三）康复辅具

先天性心脏病患者一般情况下肢体功能障碍发生少，出现严重心肺功能下降者，可以使用轮椅辅助，减少患者的体力消耗。发生脑血管或肢体动脉栓塞事件，则参照神经康复辅具（如辅助步行器）进行辅助治疗。

（四）心理治疗

心理治疗具有改善或消除先天性心脏病患者抑郁、焦虑心理的作用。根据康复评定中患者焦虑抑郁等评分情况，一般采用心理支持、疏导的治疗方法，必要时使用精神类药物干预。通过鼓励患者正确认识疾病，树立战胜疾病的信心，积极配合治疗，使先天性心脏病患者从支持系统中得到帮助、消除心理障碍。

（五）其他治疗

以往先天性心脏病患者可以通过外科手术矫正，近年来随着介入技术的发展，大部分患者可以通过介入手术治疗。建议尽早接受介入治疗，如房间隔缺损封堵术，室间隔缺损封堵术等，自 1998 年起在全球应用和推广，累计 3 万余例患者的治疗结果表明，此项技术操作简单、安全，并发症少，已成为治疗的首选方法。

其次，中医手段也应用到先天性心脏病的康复中，如太极拳、八段锦、中医气功等手段，可使患者放松身心，起到调整心理作用。也可以选择一些放松精神和心灵的音乐给患者在家里舒缓焦虑的情绪；或者通过微信等现代通讯手段，鼓励患者参与相应的先天性心脏病康复群，也有利于先天性心脏病患者的康复。

四、 功能结局

（一）生理功能方面

先天性心脏病大部分通过介入或外科手术矫正，进行合适的心脏康复训练，可以正常存活并保证正常的生活质量。一些严重的未矫正的畸形，尤其出现左向右分流者，会发展到心力衰竭、艾森曼格综合征、肺动脉血栓形成或栓塞、甚至死亡。

（二）心理功能方面

大多数先天性心脏病患者终身有不同程度的忧郁、焦虑和抑郁等心理障碍，尤其见于未矫正和存在后遗症者。

（三）日常生活方面

经过完全矫正的先天性心脏病患者，日常生活方面结局良好。有并发症或未矫正的先天性心脏病患者大部分出现日常生活能力下降，活动范围减小，活动内容减少，严重者出现穿衣、吃饭困难等。

（四）社会功能方面

先天性心脏病患者社会参与方面影响较大，由于焦虑、过度保护、感知能力和运动体验的缺乏，容易出现社会孤立情况；NYHA 心功能Ⅲ～Ⅳ级的先天性心脏病患者 ADL 能力及其相关活动受限，社会交往受限；随着劳动能力下降或丧失，出现职业受限、甚至无法就业的情况。

五、 健康教育

在治疗的同时让患者了解有关疾病的知识，积极配合治疗尤为重要；其次让患者了解到心脏康复可以改善先天性心脏病的生存率和生活质量。

（一）饮食起居

1. 营造舒适和谐的生活环境　治疗师应指导患者家属尽可能为患者营造一个舒适和谐、充满亲情的生活环境，和睦的家庭氛围与融洽的社会环境，以帮助患者消除恐惧、悲观、焦虑和抑郁情绪，使其重新树立生活信心，加快心脏功能的康复。

2. 饮食调节　当由于恶心、呼吸困难或水肿等症状导致进食减少时则建议少量多餐。出现心衰时应限制钠盐摄入。

（二）自我锻炼

患者可根据自身情况，进行自我锻炼。如气功、太极拳及医疗体操等锻炼。应教会患者数心率，运动中心率不超过休息时心率 +5~10 次 / 分。自感劳累度（RPE）计分不应超过 12 分。

（三）休闲性作业

患者可根据个人兴趣，参加各种娱乐活动，如玩扑克、球类、游戏、下棋等。作业治疗师对患者的娱乐功能进行评定，并指导患者，使其在娱乐活动中达到治疗疾病，促进康复的目的。

（四）药物预防

由于呼吸道感染可能加重心力衰竭，因此对肺炎链球菌和流感的预防可能减少心力衰竭的复发。国内外流感疫苗已经被广泛应用。中医药在我国有已几千年的历史，其"治未病"的思想早已深入人心。近年来常用一些调理气血的中药方剂作为先天性心脏病的辅助治疗，且其有效性已被临床实践所证实。

（五）产前防治

先天性心脏病的产前防治至关重要。早期防治措施包括：易感人群筛查与干预；早期诊治规范的建立与推广；防治措施有效性的评估体系，寻求最佳产前防治方案。

思考题

1. 如何对先天性心脏病进行功能和结构评定？
2. 先天性心脏病生理及心理障碍有哪些？
3. 先天性心脏病的物理治疗手段有哪些？哪些情况不能进行运动训练？
4. 先天性心脏病患者健康教育有哪些？

（王国栋）

第七节　冠状动脉搭桥术后

冠状动脉粥样硬化性心脏病简称冠心病，是由于血脂增高等危险因素致使冠状动脉壁脂质沉积形成粥样硬化斑块，逐步发展为血管狭窄乃至闭塞为特征的疾病。粥样斑块脱落可以造成突然血管闭塞和心肌梗死。冠心病的病理生理核心是心肌血流的供求失去平衡，导致心肌缺氧和代谢障碍。

自 1946 年首次开展乳内动脉心肌植入术以来，各种冠状动脉血管成形术，诸如冠状动脉搭桥术（coronary artery bypass grafting，CABG）或经皮腔内冠脉血管成形术（percutaneous transluminal coronary angioplasty，PTCA），置入或不置入血管内支架，在世界范围得到了广泛应用。这些治疗操作比以前更多地应用于老年和高危患者。所以，在实施二级预防和心脏康复方案时，必须理解这些外科操作的可行性、风险，为接受这些治疗的患者提供适当的术前、术后的医学管理。

CABG 是指当一条或多条冠状动脉阻塞严重或血供严重不足时，进行冠状动脉旁路移植术，也就是在冠状动脉狭窄的近端和远端之间建立一条通道，使血液绕过狭窄部位而到达远端以改善心肌供血，缓解心绞痛，提高生活质量和减少冠心病死亡风险。手术可以在心脏停搏下进行，需要体外循环，也就是传统的冠状动脉搭桥术（on-pump coronary bypass）；也可以在跳动的心脏上进行，即非体外循环冠状动脉搭桥术（off-pump coronary bypass）。目前，国内非体外循环下搭桥术例数已经超过体外循环下搭桥术例数。此外，各种微创冠脉搭桥技术的应用，使冠脉搭桥正成为越来越多的患者选择接受的冠心病治疗方法。

多种血管可以被用来作为冠脉搭桥的桥血管。在 2011 年美国心脏病学会基金会（ACCF）/美国心脏学会（AHA）指南针对冠状动脉搭桥手术提倡使用动脉为桥血管吻合前降支，而左乳内动脉是前降支桥血管的第一选择。其他动脉移植物如右乳内动脉、胃网膜动脉及腹壁下动脉由于分离难度较大，只有少数外科医生常规使用。大隐静脉搭桥手术损伤小些，简单一些。但相比动脉移植物，大隐静脉通畅率较低，存在远期效果不佳的缺点。

对于冠状动脉搭桥术后患者而言，术后早期胸痛并不是心绞痛，很多是由于开胸手术切口疼痛，扩胸活动时伴随骨擦感而引起的。随着时间的推移，桥血管发生狭窄也会出现心绞痛。心绞痛分为稳定型（劳力性）和不稳定型两类。稳定型的特征是发作诱因、程度、性质、缓解特征（去除诱因后症状缓解）恒定。不稳定型心绞痛则不符合上述特征，包括：恶化型劳力性心绞痛、初发劳力性心绞痛、休息时心绞痛、梗死后心绞痛等。CABG 术后患者仍可发生心肌梗死。

术后心房纤颤是 CABG 患者最常见的不良事件，发生率为 20%~50%，发病的风险因素包括：合并周围血管疾病、COPD、瓣膜病、既往心脏手术史、术前房颤、心包炎等。女性和高龄也会使术后房颤发生风险提高。CABG 术后孤立性房颤通常在术后 6 周内就可以恢复窦性心律。

CABG 术后患者胸部可见手术瘢痕，有的瘢痕可出现压痛或增生。糖尿病、切口感染会影响手术切口瘢痕生长、愈合。心脏外科手术患者院内感染的发生率在 10%~20%，输血会提高术后感染的发病率以及相关死亡率。

一、 康复评定

（一）生理功能评定

1. 心功能评定　具体评定参照本书第二章第一节。
2. 肺功能评定　详见本套教材《康复功能评定学》。
3. 认知功能评定　详见本套教材《康复功能评定学》。
4. 运动功能评定　具体评定参照本书第二章第一节。
5. 心电图运动试验　参见本书第二章第一节。值得注意的是，CABG 术后的患者桥血管有发生狭窄的可能性，应在术后六个月时复查心电图运动试验，以评估是否存在劳累性心肌缺血的迹象。

（二）心理功能评定

详见本套教材《康复功能评定学》。

（三）日常生活活动能力评定

ADL 评定采用改良巴氏指数评定表。具体评定参照本套教材《康复功能评定学》。

（四）生存质重评定

对 CABG 的患者生存质量的评定包括了生理、心理、社会生活三个方面，采用问卷形式进行，包括生存质量问卷、健康评价量表等。

二、 康复诊断

冠状动脉搭桥术后患者功能受限表现在以下四个方面。

（一）生理功能障碍

1. 心功能障碍　伴有心力衰竭者可有不同程度的心功能障碍。
2. 运动功能障碍　部分患者会出现肌力降低，运动能力降低。
3. 肺功能障碍　术后出现一过性肺功能损伤。
4. 认知功能障碍　术后出现一过性认知 - 精神障碍。

（二）心理功能障碍

患者因 CABG 手术而表现为恐惧、焦虑、抑郁等心理障碍。

（三）日常生活活动能力受限

CABG 术后早期患者的日常生活能力会受影响，包括洗脸、刷牙、自己进餐和大小便等日常生活活动。

（四）社会参与能力受限

患者因为胸痛、骨擦感及心绞痛发作，运动功能受限及心理功能受限，影响其社会参与、社会交往。

三、 康复治疗

CABG 术后康复治疗是指综合采用主动积极的身体、心理、行为和社会活动的训练，帮助患者缓解症状，改善心血管功能，在生理、心理、社会、职业和娱乐等方面达到理想状态，提高生活质量。

康复治疗近期目标包括：患者身体适应性恢复到足以重新进行一般的日常活动；限制心脏病的生理和心理影响；降低患者心搏骤停或再发心肌梗死的危险及控制心脏病症状。

康复治疗远期目标包括：确定诱发患者心脏病的危险因素并予以处理；稳定甚至逆转患者动脉粥样硬化的过程以及提高患者心理社会能力。

禁忌证：残留严重心绞痛；失代偿性心力衰竭；未控制的心律失常；严重缺血；左心室功能失代偿；或运动试验中有心律失常；控制不良的高血压；不稳定内科疾病情况，如控制不良的糖尿病、正患原因不明的发热性疾病等。

（一）物理因子治疗

术后早期可以应用脉冲短波、超短波、脉冲激光及小剂量冲击波等物理因子治疗促进局部炎症、水肿吸收，减轻局部疼痛，加速胸骨切口愈合。

1. 脉冲短波及超短波　具有改善循环、消炎止痛的作用。脉冲短波方法：电极胸骨水平前后对置，无热量，每次 7 分钟，每日 1 次，20 次为 1 个疗程。超短波方法：取血管部位对置，无热量，每次 7 分钟，每日 1 次，20 次为 1 个疗程。

2. 脉冲激光　具有消炎止痛，促进皮肤切口愈合的作用。方法：胸骨切口或桥血管取材部位照射，500mW，每次 10 分钟，每日 1 次，20 次为 1 个疗程。

3. 冲击波　具有改善局部供血，促进胸骨愈合的作用。方法：胸骨切口处，小剂量，每次 3000 点，每周 1~2 次。

（二）运动疗法

1. CABG 术后患者的康复治疗是从重症监护室（ICU 或 CCU）开始的，术后早期在监护室内患者康复治疗内容包括：

（1）膈肌（腹式）- 缩唇呼吸训练：可以调整患者呼吸模式，减少呼吸运动对胸骨伤口的牵拉，帮助患者恢复因开胸手术而受损的肺通气功能。

（2）气道廓清技术：包括抱胸咳嗽、哈咳技术及排痰技术。对于 CABG 术后患者，主动咳嗽排痰时应在胸前抱持大小合适的小枕头，以防止用力咳嗽时震动牵拉切口影响切口愈合。哈咳技术及排痰技术详见本教材第三章第一节。

（3）外周运动：术后早期患者还可以进行床上手指、手腕、足踝（非取血管侧）、足趾的主动屈伸 - 放松活动，以促进周围静脉回流，避免关节僵硬。

2. 患者回归普通病房后，康复治疗以运动疗法为主，为防止肌肉退化，应鼓励并指导患者尽早进行不引起症状的日常体力活动。

（1）上肢运动：包括上肢伸屈运动、上举及小剂量阻抗运动。上肢运动可以减缓关节僵硬和胸壁肌肉萎缩，减轻肩背部疼痛和胸部压迫感。但是对于开胸术后患者，早期上肢活动必须适量，以避免胸骨牵拉影响术后愈合。术后一个月内应避免上肢推重物及提拉超过 1.5 斤的重物，术后两个月内避免拖、拉重物以及伸手触碰过高或过低的物品。需要警惕胸骨愈合不良的表现，包括：胸骨切口疼痛明显加重，活动中可听到胸骨开裂音及摩擦音，切口处皮肤愈合不佳，出现局部或全身性感染症状或体征。

（2）下肢运动：也有益于CABG术后患者的心脏康复，患者应该逐渐增加运动当量，由卧位、坐位、站立、室内行走逐渐过渡到日常行走甚至步行耐力训练。步行运动时下肢大肌群交替收缩和松弛，有助于血液环流，从而改善心脏功能，同时可有刺激窦房结的作用。运动强度为心率增加不超过静息心率30次/分，或Borg评分11~13分。

（3）抗阻训练：对于病情稳定的患者，可以采用逐渐增加的方式进行弹力带抗阻力训练，主要形式为1~3磅的持重和无重力上举活动。运动中注意事项包括：在心电监护下进行；以大肌群运动为主；缓慢增加阻力，上举时控制动作，尽量伸展肢体；避免过度牵伸及劳损；保证患者发力时呼气，避免Valsalva动作；一旦出现不良症状或体征及时停止运动。

（三）作业治疗

近年来，冠心病患者呈现年轻化趋势，越来越多退休前患者接受冠脉搭桥治疗，因此，冠脉搭桥术后患者回归社会，回归工作问题得到越来越多心脏康复医生的注意。作业治疗是CABG术后患者回归社会的必经途径，以减轻CABG术后患者的症状，促进肢体肌力恢复，改善患者心理功能，提高日常生活自理能力及恢复劳动能力为目标，通过功能性作业日常生活活动能力训练、适合患者能力的职业训练及适当环境改建等来提高患者生活质量。

作业治疗开始前首先需要了解患者基础信息、社会经济情况、心理情绪状态、基础病和用药情况以及过去职业情况。国外一些机构根据职业情况将患者进行分组，从而做到有针对性地训练。分组方法包括：蓝领/白领，种植/养殖/运输/贸易/办公室及教育/工业生产/生活服务/管理，重体力/中等体力/轻体力等。

作业治疗中根据患者职业选择工作中可能经常出现的运动形式，采用逐渐增加负荷强度的治疗方案，由应激程度低、安全可行，不增加心血管负担的活动开始。在回归工作之前需要对患者进行全面的工作能力评价，模拟实际工作或选择其工作MET值对等的运动项目，以确保患者有足够的心肺功能安全、独立地完成工作。

（四）心理治疗

虽然冠脉搭桥是一项有效的冠心病治疗方式，但对患者而言疾病及手术本身是一个重大负性生活事件，等待手术、接受全麻以及开胸手术本身创伤等一系列应激事件常常会加重患者焦虑、抑郁的情绪。针对患者不同时期的心理特点，CABG术后患者需要接受系统的心理治疗。

1. 术前心理治疗　大多数等待手术的患者存在因为害怕日常生活活动增加心脏负担而减少运动或卧床休息的情况。这时的心理干预重点在于帮助患者正确认识疾病，解除患者对手术的自我想象，树立战胜疾病的信心，使其积极配合治疗。

2. 术后早期心理治疗　CABG术后早期患者由于手术本身的创伤严重影响生活质量，此外在ICU/CCU期间周围环境造成的病情危重的心理压力，使患者出现对手术切口可能裂开的重大忧虑和自己随时可能病情加重而濒临死亡的恐惧心理。此时，患者需要接受心理疏导以学习放松心情，减轻患者在监护室内忧虑和恐惧的情绪，要鼓励患者积极面对病情配合治疗，帮助患者树立离开监护室、病情康复的信心。

3. 术后康复期的心理治疗　术后康复期患者的心理情绪逐渐向对自身生活活动能力认知不充分

导致的抑郁转变。多数患者对于手术后生活中自己可以完成的活动及工作存在困惑。这一时期的心理治疗要求除了对患者本人进行心理干预之外，也鼓励患者伴侣和家庭成员、朋友等参与对其干预。充分发挥家庭、社会的作用帮助患者保持积极锻炼、与疾病长期斗争的心态，为患者真正回归家庭、回归社会做好准备。

（五）其他治疗

以综合控制多种危险因素为目的，治疗形式包括：形成健康的生活方式以及合理规范的用药。健康的生活方式包括：戒烟、限酒、遵循健康的饮食模式、保持良好的运动习惯等。对于冠心病患者而言需要长时间应用的药物治疗有：抗血小板聚集、β受体阻断药、血管紧张素转换酶抑制剂（ACEI）和血管紧张素Ⅱ受体拮抗剂（ARB）、他汀类药物等。此外，患者还需要针对原发病给予药物治疗，如原发性高血压者给予降压治疗；发生心力衰竭患者给予强心、利尿、扩血管治疗；心率失常者给与抗心律失常药物治疗。

四、 功能结局

（一）生理功能方面

CABG 术后患者以心力衰竭、死亡为结局。

（二）心理功能方面

CABG 术后患者有不同程度的忧郁、沮丧、焦虑和抑郁等心理障碍。

（三）社会参与能力方面

NYHA 心功能Ⅲ～Ⅳ级 CABG 术后患者 ADL 能力及其相关活动明显受限，社会交往受限，劳动能力下降或丧失、职业受限、生活质量下降。

五、 康复教育

在治疗的同时让患者了解有关 CABG 的知识，积极配合治疗，提高生活质量。

CABG 患者的康复教育包括：

1. 让患者了解什么是 CABG 术，了解 CABG 术后的转归等，让患者消除对疾病的无所谓或对疾病过度关注的态度。

2. 让患者了解 CABG 术所造成的功能受限的表现。

3. 了解 CABG 术后的康复治疗重点。

4. 教育患者在日常生活中，如何避免上肢过度活动。

思考题

1. CABG 术后如何进行康复评定？康复治疗方法有哪些？

2. 对 CABG 术患者应当进行哪些康复教育？

3. CABG 术后的功能结局如何?

（马跃文）

第八节　心脏起搏器术后

心脏起搏器是一种医用电子仪器，它通过发放一定形式的电脉冲，刺激心脏，使之激动和收缩，即模拟正常心脏的冲动形成和传导，以治疗缓慢性心律失常、某些快速性心律失常及心力衰竭。随着电子计算机技术和生物医学工程技术的不断发展，起搏器的功能逐渐完善，新型起搏器不断问世，临床缓慢性心律失常的治疗效果已接近治愈目标。起搏器不仅单纯治疗缓慢性心律失常，而且已经扩展到治疗快速性心律失常及心力衰竭等领域。近年来起搏器的储存功能和分析诊断功能不断完善，对心律失常的诊断和心脏电生理研究起到积极的推动作用。随着起搏器功能及类型的不断增加，其各种功能日趋复杂。为便于医生、技术人员和患者之间的交流，目前通用 1987 年由北美心脏起搏电生理学会与英国心脏起搏和电生理学组专家委员会制定的 NASPE/BPEG 起搏器代码，即 NBG 起搏器代码（表 2-19）。

表 2-19　NBG 起搏器代码（1987 年）

第一位 起搏心腔		第二位 感知心腔		第三位 感知后反应方式		第四位 程控功能		第五位 其他
		O	无	O	无	O	无	略
A	心房	A	心房	I	抑制	P	单向程控	
V	心室	V	心室	T	触发	M	多项程控	
D	心房 + 心室	D	心房 + 心室	D	双重（I+T）	C	遥测	
S	心房或心室	S	心房或心室			R	频率调整	

了解 NBG 起搏器代码的含义十分重要，例如 VVI 代表该起搏器起搏的是心室，感知的是自身心室信号，自身心室信号被感知后抑制起搏器发放一次脉冲。DDD 代表该起搏器起搏的是心房及心室，感知的是自身心房及心室信号，自身心房及心室信号被感知后触发或抑制起搏器在不应期内发放一次脉冲。VVIR 代表该起搏器起搏的是心室，感知的是自身心室信号，自身心室信号被感知后抑制起搏器发放一次脉冲，并且起搏频率可根据患者的需要进行调整，即频率适应性起搏功能（第四位 R 表示）。另外还有 AAIR、VAT、VDD、DDI、DDD 等起搏方式。

临床工作中常根据电极导线置入的部位分为：①单腔起搏器常用的有 AAI 起搏器（电极导线置入右心耳）和 VVI 起搏器（电极导线置入右心室心尖部）：前者根据房率的需要进行心房适时的起搏，属生理性起搏，而后者根据室率的需要进行心室适时的起搏；②双腔起搏器置入两根电极导线，常分别放置在右心耳（心房）和右心室心尖部（右心室），进行房室顺序起搏，属生理性起搏；③三腔起搏器是近年来开始使用的新型起搏器，目前主要分为右房 + 双室三腔起搏器和双房 + 右室三腔起搏器：前者主要适用于某些扩张型心肌病、顽固性心力衰竭协调房室和（或）室间的活动改善心功能，而后者适用于存在房间传导阻滞合并阵发性心房颤动的患者，以预防和治疗心房颤动。

置入心脏起搏器的主要目的是通过不同的起搏方式纠正心率和（或）心律的异常，来提高患者的生活质量，减少病死率。随着置入心脏起搏器患者的不断增多，心脏起搏器术后患者的康复治疗越来越受到关注。

当起搏器电极移位或导线断裂时，心脏起搏器术后患者仍可以表现出原发心脏病的症状。患者可出现不同程度的不适感，严重起搏器依赖患者还可能会重新出现黑矇、眩晕等症状。如果患者发生心律失常、心动过速，则可出现心悸、心绞痛。原有心力衰竭者可出现呼吸困难、咳嗽、咯血、水肿等症状。原有心脏瓣膜病者，可在相应的瓣膜听诊区闻及心脏杂音。除可显示原有基础心脏病的影像学改变外，可见心脏起搏器术后的特征性影像学改变。心脏起搏器术后的特征 X 线表现：在心房和右心室内可见起搏电极导线，并于胸前左或右锁骨下可见起搏器（囊袋）影像。超声心动图可准确地提供各心腔大小变化、室壁厚度及运动状况、心瓣膜结构及心功能情况。心脏起搏器术后心腔内可探及起搏电极导线的声影，并可观察右室起搏电极导线是否影响三尖瓣的闭合，是否有三尖瓣反流。电极导线移位多见于术后一周内，分为明显移位和微脱位两种情况，一旦确诊移位应尽快手术重新调整电极的位置。

一、 康复评定

（一）生理功能评定

1. 心功能评定　具体评定参照本书第二章第一节。
2. 运动功能评定　具体评定参照本书第二章第一节。
3. 心电图运动试验　参见本书第二章第一节。值得注意的是，置入心脏起搏器的患者一般都有严重心动过缓、房室传导阻滞或严重心力衰竭，所以运动中都达不到其预计最大心率，应根据患者的具体情况而定。可采用症状限制性运动试验或者心肺运动试验来评定运动耐量。
4. 肌力评定　肌力测定反映受累关节周围肌肉的状态。肌力评定一般采用徒手肌力测定法，详见本套教材《康复功能评定学》

（二）心理功能评定

参见本套教材《康复功能评定学》。

（三）日常生活活动能力评定

ADL 侧重于自我照顾、日常活动、家庭劳动及购物等。ADL 评定采用改良巴氏指数评定表。具体评定参照本套教材《康复功能评定学》。

（四）生存质量评定

对置入心脏起搏器的患者生存质量的评定包括了生理、心理、社会生活三个方面，采用问卷形式进行，包括生存质量问卷、健康评价量表等。

二、 康复诊断

心脏起搏器术后患者功能障碍表现在以下四个方面。

（一）生理功能障碍

1. **心功能障碍** 可有不同程度的心功能障碍。

2. **运动功能障碍** 置入心脏起搏器一侧上肢活动减少，长此以往会出现肌力降低，严重者会影响肩关节的活动度。

（二）心理功能障碍

患者因置入心脏起搏器而担心起搏器会露出体外，电极导线在体内发生断裂，影响患者心理功能，表现为焦虑、抑郁等。

（三）日常生活活动能力受限

由于过度限制置入心脏起搏器一侧的上肢活动度，久而久之可影响患者的穿衣、个人卫生及购物等日常生活活动能力。

（四）社会参与能力受限

由于过度限制置入心脏起搏器一侧的上肢活动度，运动功能障碍及心里功能障碍影响其社会参与、社会交往。

三、 康复治疗

置入心脏起搏器的患者仍要积极综合治疗原发病，并针对原发病进行康复治疗。康复治疗目标为增加运动耐力，改善心功能、ADL 能力，提高劳动力、促进再就业，提高生活质量。适应证：置入心脏起搏器的患者。但如果出现以下情况应停止康复治疗：①起搏器囊袋感染者；②起搏器电极脱位者；③不能维持每搏输出量；④急性全身性疾病，中度以上的发热；⑤安静休息时收缩压 >220mmHg，或舒张压 >110mmHg；⑥直立性低血压，直立位血压下降≥20mmHg，或运动时血压下降者；⑦严重心律失常；⑧充血性心力衰竭未得到控制者；⑨出现心绞痛、呼吸困难。康复治疗方法主要包括物理治疗、作业治疗、康复工程、心理治疗及健康教育等。

（一）物理治疗

物理治疗以运动疗法为主。运动疗法应注意既不要过度限制置入心脏起搏器一侧的上肢活动，也不要过度活动。尤其肩关节的活动要适度，术后早期肩关节外展不超过 45°，3 个月后肩关节外展不超过 90° 为宜。

1. **运动疗法** 为防止肌肉退化，应鼓励并指导其尽早进行不引起症状的日常体力活动（表2-20）。从卧位、半卧位、坐位、站立到行走，循序渐进地恢复日常体力活动。

步行运动也有益于心脏起搏器术后患者的心脏康复，步行运动时下肢大肌群交替收缩和松弛，有助于血液环流，从而改善心脏功能，同时可有刺激窦房结的作用。中等强度（最大耗氧量的 40%~60%，或最大心率的 55%~70%）的有氧运动较为适合。

2. **按摩** 采用柔和的向心性按摩置入心脏起搏器一侧的上肢及肩关节。

表 2-20　心脏起搏器术后康复程序表

手术后（天数）	康复项目	宣传教育
1	卧床休息	病人介绍心脏康复的情况
2	擦脸，患侧上肢被动活动（由他人按摩上肢并活动肩关节），每日2次，每次3回，主动屈伸腕、肘关节，床上半坐位	向病人解释康复目的及方法
3~4	坐位洗漱进餐，可床边站立、走动，步行上厕所，仍限制患侧肩关节的活动，外展 <45°	向病人介绍心脏起搏器术后的注意事项
5	可室内自由活动，仍限制患侧肩关节的活动，外展 <45°	
6	可户外活动，仍限制患侧肩关节的活动范围，外展 <45°	准备出院

（二）作业治疗

作业治疗以减轻置入心脏起搏器患者的症状，改善肢体肌力、肌耐力，改善患者心理功能，改善日常生活自理能力及恢复劳动能力为目标。通过功能性作业、日常生活活动能力训练、适合患者能力的职业训练及适当环境改建等来提高患者生活质量。

方法：术后早期要加强日常生活活动能力的训练，穿衣的顺序应先穿置入心脏起搏器一侧的上肢，再穿对侧上肢，以避免置入心脏起搏器一侧上肢的过度活动。脱衣的顺序相反，先脱对侧上肢，再脱置入心脏起搏器一侧的上肢，以避免置入心脏起搏器一侧上肢的过度活动。

（三）康复辅具

康复工程在置入心脏起搏器患者中的应用主要涉及辅助具，具有固定止痛、防止肩关节过度外展的作用。术后患者置入心脏起搏器一侧的肩关节使用辅助具固定，限制肩关节过度外展，有利于刀口的愈合；对合并心力衰竭的患者、行走困难的患者使用轮椅改善其步行功能和社会交往能力。

（四）心理治疗

心理治疗具有改善或消除置入心脏起搏器患者忧郁、焦虑心理的作用。适当的心理支持和疏导是置入心脏起搏器患者心理康复的重要内容。要鼓励患者正确认识疾病，树立战胜疾病的信心，积极配合治疗，使置入心脏起搏器患者从心理支持系统中得到帮助、消除心理障碍。

物理治疗师应该通过肌肉放松、作业治疗及中医气功等技术来完成放松训练。选择一些放松精神和心灵的磁带给患者在家里舒缓焦虑的情绪。

（五）其他治疗

针对原发病给予药物治疗，如原发性高血压者给予降压治疗；冠心病给予扩血管、抗血小板等治疗；心力衰竭患者给予强心、利尿、扩血管治疗。

四、功能结局

（一）生理功能方面

置入心脏起搏器患者因心率增加使患者运动能力得到一定程度的改善。但是，随着原发疾病的进一步加重，最终会出现心力衰竭。

（二）心理功能方面

置入心脏起搏器患者有不同程度的忧郁、沮丧、焦虑和抑郁等心理障碍。

（三）社会参与能力方面

置入心脏起搏器患者 ADL 能力及其相关活动有不同程度下降，社会交往能力及劳动能力下降、生活质量下降。

康复的早期介入，可以缓解置入心脏起搏器早期患者的 ADL 能力，延缓心力衰竭的发生，改善患者的生理功能和心理功能。

五、 健康教育

在治疗的同时让患者了解有关心脏起搏器的知识，积极配合治疗，提高生活质量。

（一）饮食起居

1. **营造舒适和谐的生活环境**　患者及其亲属应接受医生的建议，尽可能为患者营造一个舒适和谐、充满亲情的生活环境，和睦的家庭氛围与融洽的社会环境，以帮助患者消除恐惧、悲观、焦虑和抑郁情绪，使其重新树立生活信心，加快心脏功能的康复。

2. **日常活动**　一般起搏器置入术后 2~4 周可恢复正常的生活和工作。术后 2~4 周可做一些不太剧烈的活动，如散步、家务；术后 5~12 周可做一些活动量稍大的活动，如园艺、钓鱼、购物、驾驶汽车等。

（二）自我锻炼

患者可根据自身情况，进行自我锻炼，如气功、太极拳及医疗体操等锻炼。术后 3 个月后，只要体力状况允许还可从事比较剧烈的活动，如跑步、跳舞、外出旅行等，甚至可以参加滑雪比赛。但是应避免打篮球、棒球、乒乓球及游泳等肩关节活动度大的运动。应教会患者数心率，运动中心率不超过休息时心率 20 次 / 分。自感劳累计分不应超过 12 分。

（三）休闲性作业

患者可根据个人兴趣，进行各种娱乐活动，如玩扑克、缝纫、球类、游戏、下棋等。作业治疗师对患者的娱乐功能进行评定，并指导患者，使其在娱乐活动中达到治疗疾病，促进康复的目的。

（四）术后注意事项

1. 教会患者及其家属如何数脉率，若脉率与医生设定的起搏频率不一致，即脉率低于医生设定的起搏频率的误差超过 5 次 / 分，就要告知医生，对起搏器进行详细检查。建议患者外出时随身携带起搏器随访卡，以便意外发生时急救人员能及时了解起搏器情况。

2. 手术伤口愈合良好者，术后 2 周以后可洗澡，但洗澡时应避免用手或毛巾揉擦起搏器部位的皮肤。告知患者及其家属，为了避免起搏导线脱位，置入心脏起搏器后 1 个月内睡眠应采取平卧位，术后 3 个月内，应避免起搏器一侧的上肢剧烈活动，避免高举手臂（以肩关节外展不超过 90° 为宜），避免提取重物。但洗漱、吃饭等日常活动不受影响。

3. 告知患者及其家属，避免到高压电场附近，避免在雷雨天到户外活动，避免用置入心脏起搏器一侧的手拿手机拨打或接听电话。靠近电磁炉（<60cm）、电锯（<30cm）、大型音箱（<15cm）、3瓦以上的对讲机（<30cm）时对起搏器有影响。

4. 告知患者不要用手触摸置入的起搏器，以免引起局部皮肤破溃、感染及起搏器扭摆综合征。

5. 可影响起搏器的医疗行为　在到医院接受检查或治疗前，应先告知医生您装有心脏起搏器。

（1）禁止做高频物理治疗及磁疗。

（2）禁止在起搏器部位使用低频治疗。

（3）禁止接受磁共振检查。

（4）禁止放疗射线直接照射起搏器。

（5）禁止在起搏器上除颤放电，应离开起搏器 10cm 以上。

（6）禁止在起搏器周围做电针灸治疗和电神经刺激。

（7）使用电手术刀或电烙，应远离起搏器 15cm 以上，并建议使用双极方式，行心电监测。

思考题

1. 心脏起搏器术后康复方法有哪些？物理治疗和作业治疗的目标和具体方法是什么？
2. 心脏起搏器术后健康教育的主要内容是什么？

（马跃文）

第九节　心脏介入治疗术后

自 1984 年我国开展首例经皮冠状动脉介入治疗（percutaneous coronary intervention，PCI）迄今已有 30 多年。这 30 多年来，PCI 技术不断发展、成熟，而接受 PCI 手术并从中获益的患者也在不断增多。截至 2013 年，我国每年 PCI 病例数已超过 450 000 例。

冠心病治疗方案的选择需要结合冠状动脉造影的结果、左心室功能、患者的症状和心肌缺血的范围、病变风险评分等因素综合判断。PCI 适用于中等范围以上心肌缺血或有存活心肌的证据，伴有前降支受累的单支或双支血管病变，能达到完全血管重建者；PCI 成功率高、手术风险低、再狭窄发生率低的病变；能够进行完全性血管重建的多支病变；有外科手术禁忌证或外科手术高危，或要接受非心脏外科大手术的患者；急性冠脉综合征，尤其是急性心肌梗死患者。

PCI 技术包括有支架置入术（裸金属支架 / 药物洗脱支架）、单纯球囊扩张术（普通球囊 / 药物涂层球囊）、冠状动脉斑块旋磨术、定向性冠状动脉斑块旋切术、支架内再狭窄放射疗法、切割球囊、远端保护装置和血栓抽吸装置。临床上更多开展的是冠状动脉内支架置入术和单纯球囊扩张术。

PCI 术后患者仍可表现出原有基础心脏病的症状：如果患者冠状动脉血运重建不完全，可出现心悸、心绞痛。原来伴发有心力衰竭者可出现呼吸困难、咳嗽、咯血、水肿等症状。

PCI 术后的患者是适合心脏康复的对象，他们经心脏康复后可以显著增加运动能力，降低血脂水平，显著改善心功能，减少心肌耗氧量，显著减少再狭窄，减少并发症。心脏康复有效的机制可能是运动可显著降低血内皮素水平，提高血一氧化氮、降钙素基因相关肽水平，提高纤溶酶的活性，降低血小板的活性，抑制平滑肌细胞增生，从而扩张冠状动脉，增加运动贮量，减少冠脉血栓形成，减轻或逆转动脉粥样硬化病变。此外，多项研究显示，适当强度的运动训练可以安全有效的促进侧支循环建立。

PCI 术后患者心脏康复主要包括急症 PCI 术后 1 周的康复程序；择期 PCI 术后康复程序和 PCI 后心脏康复及二级预防程序。

一、 康复评定

（一）生理功能评定

1. 心功能评定　具体评定参照本书第二章第一节。

自感劳累分级法（表 2-21）是衡量相对劳累程度的良好指标，在评价持续运动中用力水平时比较可靠，可用来评定耐力训练的运动强度。

表 2-21　自感劳累分级法（RPE）（由 Borg 设计的 20 级分类表）

分级	6	7	8	9	10	11	12	13	14	15	16	17	18	19	20
RPE		非常轻		很轻		有点累		稍累		累		很累		非常累	

2. 运动功能评定　具体评定参照本书第二章第一节。

3. 心电图运动试验　参见本书第二章第一节。值得注意的是，置入冠脉支架的患者有发生再狭窄的可能性，应在术后六个月时进行心电图运动试验，以无创检查及时发现再狭窄的迹象。

（二）心理功能评定

详见本套教材《康复功能评定学》。

（三）日常生活活动能力评定

日常生活活动能力评定采用改良巴氏指数评定表。具体评定参照本套教材《康复功能评定学》。

（四）生存质量评定

对置入冠脉支架的患者生存质量的评定包括了生理、心理、社会生活三个方面，采用问卷形式进行，包括生存质量问卷、健康评价量表等。

二、 康复诊断

（一）生理功能障碍

1. 心功能障碍　伴有心力衰竭者可有不同程度的心功能障碍。

2. 运动功能障碍　部分患者会出现肌力降低，运动能力降低。

（二）心理功能障碍

患者因植入冠状动脉支架而担心支架会移动、断裂，久而久之表现为焦虑、抑郁等心理障碍。

（三）日常生活活动能力受限

患者的日常生活能力一般不受影响。

（四）社会参与能力受限

发生支架内再狭窄的患者因为心绞痛发作，运动功能障碍及心理功能障碍，影响其社会参与、社会交往。

三、 康复治疗

置入冠脉支架的患者仍要积极综合治疗原发病，并针对原发病进行康复治疗。康复治疗目标为增加运动耐力，改善心功能、ADL 能力，提高劳动力、促进再就业、提高生活质量。

择期 PCI 术后因为心肌无急性损害，心功能及运动贮量（体力）无急速下降，住院时间短。手术当日或次日出院患者的康复教育及指导主要在出院后进行。表 2-22 为择期 PCI 术后 1~3 天的康复程序。

（一）物理治疗

物理治疗以运动疗法为主，桡动脉入路 PCI 术后患者几乎手术后即可开始运动训练，但腹股沟穿刺入路患者需等切口完全愈合后才能开始下肢运动。PCI 术后患者的运动处方应该以有氧运动为基础，包括抗阻运动、柔韧性训练等多种形式等运动锻炼。处方的制订掌握总体原则：基于患者全面评估的结果，制订个体化治疗目标，循序渐进地增加运动量。

1. **有氧运动** 可以改善血管内皮功能，增加冠脉及全身血液循环，稳定粥样硬化斑块以提高运动耐量、改善心肺功能。有氧运动还有益于防控冠心病的危险因素，如高血压、血脂异常、糖尿病及肥胖等。常用的有氧运动方式有行走、慢跑、蹬车、游泳、踏阶以及在器械上完成的步行、踏车、划船等。运动强度以 60%~75%HRmax 为靶心率，更加安全，可提高坚持率，达到满意效果。也可采用 Karvonen 法：靶心率 =（症状限制运动试验峰值心率 – 基础心率）× 0.4~0.7+ 基础心率；采用自感劳累分级法 11~15 级（稍轻 ~ 累）。运动持续时间为 30 分钟，逐渐增加时间，最多可达 60 分钟。运动频率 3~5 次 / 周。

2. **抗阻运动** 主要增加心脏的压力负荷，有利于增加心肌血流灌注，同时还可以提高基础代谢率、改善运动耐力、促进钙盐沉积、改善糖脂代谢。其形式多以循环抗阻力量训练为主，根据患者情况选择包括利用自身体重、哑铃或杠铃、健身器及弹力带等不同形式的训练。初始剂量设计：上肢为一次最大负荷量的 30%~40%，下肢为 50%~60%。注意抗组训练前必须完成 5~10 分钟的有氧运动热身，最大运动量不超过 80% 最大负荷量，运动中注意避免 Valsalva 动作。

3. **柔韧性训练** 可以改善关节活动度，缓解肌肉僵硬，释放压力，提高运动安全性。训练形式以牵伸肌群为主，训练原则以缓慢、可控制的方式进行，逐渐扩大活动范围。训练期间正常呼吸，强度以牵伸不引起疼痛为宜。

表 2-22　择期 PCI 术后康复程序（1~3 天）

时间	第一天	第二天	第三天
能量消耗	2~3METs	3~5METs	6~7METs
生活料理	股动脉穿刺者大约需卧床 12 小时，桡动脉穿刺者术后即时可以下床站立及慢步行走	可生活自理，自己进食、洗漱及擦身等活动	6~7METs
步行活动与锻炼	穿刺部位加压包扎 12 小时	股动脉穿刺者下床站立及慢步行走，桡动脉穿刺者可慢走 50~200m 或更多，上、下一层楼	可慢走 200~500m 或更多，上、下二、三层楼
娱乐	病情稳定后允许听收音机	允许会客，谈话，看书报，看电视	
宣传教育	介绍 CCU，解除顾虑	介绍冠心病易患因素（高血压、吸烟等）及不良生活方式的矫正	出院前教育，包括随访事项，脉率等简易运动指标的自测，用药注意事项等
其他注意事项	多饮水	运动时间以 10~30 分钟为宜。运动强度在 RPE11（稍轻）~13（稍累）级，靶心率以休息心率 +20~30 次 / 分为宜	准备出院

注：RPE（自感劳累分级法）；由于穿刺伤口尚未痊愈，一周内应避免穿刺部位关节的大幅度运动，故本程序第 2~3 天的步行距离仅适用于桡动脉穿刺者，对于股动脉穿刺者不宜做下肢大的运动，应代之以上肢运动，如体操等

（二）作业治疗

作业治疗以减轻植入冠脉支架患者的症状，改善肢体肌力，改善患者心理功能，改善日常生活自理能力及恢复劳动能力为目标。通过功能性作业、日常生活活动能力训练、适合患者能力的职业训练及适当环境改建等来提高患者生活质量。个人的爱好和习惯也要根据患病后身体的功能状况作相应的调整，如种花、欣赏音乐、跳舞、运动、绘画、散步、旅游等。选择用力强度少，应激程度低、安全可行的活动，不增加心血管的负担。

（三）心理治疗

心理治疗具有改善或消除冠脉支架术后患者忧郁、焦虑心理的作用。适当的心理支持和疏导是植入冠脉支架后患者心理康复的重要内容。要鼓励患者正确认识疾病，树立战胜疾病的信心，积极配合治疗，使患者从心理支持系统中得到帮助，消除心理障碍。

物理治疗师应该通过肌肉放松、作业治疗及中医气功等技术来完成放松训练。选择一些放松精神的音乐给患者在家里舒缓焦虑的情绪。

（四）其他治疗

针对原发病给予药物治疗，如原发性高血压者给予降压治疗；冠心病给予扩血管、抗血小板聚集等治疗；心力衰竭患者给予强心、利尿、扩血管治疗。

四、　功能结局

（一）生理功能方面

大部分患者能改善心绞痛症状。

（二）心理功能方面

植入冠脉支架患者有不同程度的忧郁、沮丧、焦虑和抑郁等心理障碍。

康复治疗能改善植入冠脉支架患者的生理功能、心理功能、缓解病情以及提高患者的生活质量，起到二级预防作用。

五、 康复教育

PCI 术后二级康复预防程序的要点如下。

（一）教育

教育是康复医学的重要一环，是首项。要让患者了解冠心病的发病原因、危险因素、不良生活方式及其矫正，二级预防的方法、目标。例如戒烟和运动的指导，让患者自觉和疾病做斗争，以收事半功倍之效，其作用已被公认。其重要性怎么强调也不为过，患者自觉和疾病做斗争的积极性和信心很重要，是医务人员无法替代的。患者在 PCI 术后症状消失，常认为疾病"已愈"，故此时的教育对于获得远期疗效非常重要。教育的方法可以是集体授课，小组讨论或一对一咨询解答、交谈。教育资料可以是小册子、书籍、视听产品（录音、录像）等。教育课程的安排和进程因患者和医院的具体情况而异。健康教育内容主要包括心脏的解剖和生理，冠心病的危险因素，吸烟等不良行为对冠状动脉的影响，冠状动脉成形术的原理、并发症及其影响因素，康复治疗的目的和程序等。

（二）心理康复

大量事实表明，心理冲突、行为因素与冠心病发病、病情、康复有关。有报道严重冠脉病变者中 40%~70% 可由严重心理因素诱发心肌缺血，21% 经常发生的致命性心律失常是由情绪因素触发。PCI 术后患者因种种原因，可有焦虑、忧郁等心理障碍。因此，PCI 术后要进行心理调查、咨询，使转为健康心理，减少合并症。

（三）控制血糖

多数文献认为糖尿病是 PCI 术后再狭窄的重要危险因素。2 型糖尿病患者 PCI 术后的预后与血糖控制程度显著相关。其理想控制目标是空腹血糖 ≤6.0mmol/L，餐后 2 小时血糖 ≤8.0mmol/L 或糖化血红蛋白（HbAlc）≤7.0%。控制血糖的方法是饮食疗法、运动、用药。运动可提高肌肉胰岛素受体活性，具有病因治疗意义。运动处方：中等运动强度，即 60%~70% VO_{2max}、70%~75% HRmax；运动持续时间通常是每次 20~30 分钟，每周 3 次，以后增加至每次 30~40 分钟，每周 5 次以上。根据患者自身情况，运动可以采取走步、慢跑、踏车、划船器等形式。运动日的胰岛素用量一般要减少 15%~20%，或更多。上午运动者要减少或撤除上午正规胰岛素的注射，下午运动者要减少上午的中效胰岛素剂量。通常是减少胰岛素剂量的 50%，或增加运动前摄入（预计运动消耗热量 50% 的）碳水化合物。例如预计跑步 30 分钟，需消耗热量 300kcal，则需增加产热 150kcal 的碳水化合物。这类患者运动训练期间除监护心血管病变外还要监护糖尿病的病情变化。口服降糖药者要参照胰岛素的减量，适当减少口服降糖药的用量，以避免出现低血糖。其调节要个体化，根据监测不断调整。通常要求在运动前和运动后 30 分钟、1~6 个小时监测血糖水平，并根据监测情况适当调整碳水化合物的摄入量，胰岛素等降糖药的用量，胰岛素的注射部位（注射运动肌肉部位如臀部，则吸收快等），防止发生低血糖。

（四）调脂

血脂异常是冠心病最重要的危险因素。患者绝大部分有血脂异常，因此 PCI 术后长期调脂很重要。其降脂目标是总胆固醇（TC）<4.68mmol/L，低密度脂蛋白胆固醇 <2.6mmol/L，极高危者降至 1.8mmol/L。运动锻炼和合理饮食是调整血脂结构的重要方法，鼓励增加不饱和脂肪肝摄入，减少饱和脂肪和反式脂肪摄入。

他汀类药物不仅有降脂作用，而且有稳定斑块、改善内皮功能、抗炎等非调脂作用。有报道急性心肌梗死 PCI 术后患者口服辛伐他汀治疗与对照组对比研究，辛伐他汀组的再狭窄率、心源性病死率显著减少。故冠心病患者 PCI 术后应使用他汀类药物，尤其是未达调脂目标者。

（五）控制血压

高血压是心脑血管病及肾脏病的一种独立、强力、持续的危险因素。PCI 术后有高血压的患者必须降压治疗。血压应控制在 140/90mmHg 以下。最好降至 130/80mmHg 以下，有糖尿病、肾脏疾病者应降得更低。

低危者是最适合进行综合康复医疗的对象。运动锻炼无需监护，高血压的康复治疗（非药物治疗）是药物治疗的基础，包括：①教育：是高血压康复治疗的特色之一，是取得疗效的重要保证；②心理调整：心理教育、咨询是高血压康复的重要组成部分；③合理膳食：低盐，钠的摄入 <2.4g/d，氯化钠 <6g/d，食盐的下限是 1.5g/d；适当补钾、补钙；多吃蔬菜和水果，富含水果、蔬菜、低钠饮食可降低收缩压；④戒烟；⑤限制饮酒：啤酒不超过 720ml/d，葡萄酒不超过 240ml/d，可降低收缩压 2~4mmHg（约合酒精 20~30g，女性应减半）；⑥减肥：据 JNC-7（美国《高血压防治指南》第 7 版），控制体重到理想水平（BMI 15.5~24.9），每减轻 10kg 体重可降低收缩压 5~20mmHg；⑦运动疗法：运动可使收缩压/舒张压平均下降 8/5mmHg；⑧药物治疗：血管紧张素转化酶抑制药、血管紧张素受体阻断药不仅有降压作用，还有抗动脉粥样硬化、抗心律失常，改善胰岛素抵抗作用，可预防或逆转左室肥厚。β受体阻断药的作用也是多方面的，不仅有降压作用，还有降低心率、心肌耗氧量、抗心律失常、改善心肌缺血的作用。钙离子拮抗药除降压作用外还有较好的抗动脉硬化、抑制小动脉痉挛的作用，为单纯收缩期高血压老年人首选降压方案。2 级以上高血压患者常需联合应用降压药。

思考题

1. PCI 术后康复方法有哪些？
2. 物理治疗和作业治疗的目标和具体方法是什么？
3. PCI 术后康复教育的主要内容是什么？

（马跃文）

第十节　心脏移植术后

1967 年南非医生 Barnard 进行了首次人类心脏移植（cardiac transplantation）手术，但术后排斥反应未能很好解决。直到 20 世纪 80 年代抑制排斥反应的有效药物问世后，心脏移植才得到广泛开展。

现已公认心脏移植是临床治疗终末期心脏病的唯一有效手段。据美国心肺移植学会年度报表统计，进入20世纪90年代后，世界范围的心脏移植数达到一个平台，每年约为3500例，与心脏供体的来源基本持平。全世界至2012年已实施近10万例心脏移植手术，最长存活时间为31年。我国1978年开始开展心脏移植，1992年以来得到较大范围的开展。至2016年，中国内地心脏移植注册登记例数共计1957例。长期生存方面，阜外医院2004至2015年共完成545例心脏移植，1年、3年、5年、10年生存率分别为93.9%、90.0%、89.2%、75.0%。随着心脏移植患者的不断增多，心脏移植术后患者的康复治疗越来越受到关注。

心脏移植术后表现主要为并发症的表现，主要有：

① 排斥反应：线索有不适、疲倦、焦虑、嗜睡、食欲减退、低热、气促、活动能力下降、心率增快、舒张期奔马律或心包摩擦音。

② 感染：心脏移植术后容易发生各种病原菌的感染，常见的病原菌为葡萄球菌属、肠杆菌属等，还有巨细胞病毒、单纯疱疹病毒、肺囊虫等。

③ 移植心脏冠状动脉血管病：是心脏移植术后长期生存患者的主要致死原因，心脏移植术后第5年的发病率高达50%。与常见的冠状动脉粥样硬化病变不同，主要累及远端血管，造成弥漫性管腔狭窄，侧支循环少见。

④ 肿瘤：心脏移植后肿瘤的发病率会有所增加，为正常人的3倍。

⑤ 呼吸系统病变：心脏移植后可以导致或加重血流动力学障碍，导致肺淤血、肺泡萎陷或不张，从而引起呼吸困难。可形成不正确的呼吸方式，多为胸式呼吸，呼吸浅快而且用力。严重呼吸肌疲劳时，出现错误的腹式呼吸，即吸气时收腹，呼气时鼓腹。

⑥ 神经系统病变：在心脏手术中可能会由于气泡，劈开胸骨时产生的脂肪栓或插入主动脉导管时从主动脉病变脱落的碎片等原因而导致脑栓塞，从而引起相应的神经定位临床表现。

⑦ 视力改变：使用人工心肺机的视力异常发生率为56%~100%，其机制可能是微小栓子游走至视网膜血管，造成栓塞所致。

⑧ 声音改变：手术后前几天，患者常出现说话的音量、速度的改变是正常现象，主要与气管插管所致的声带水肿有关。

⑨ 泌尿系统问题：由于术中或术后一段时间留置导尿管，男性患者可出现尿道狭窄。

⑩ 营养不良：终末期心力衰竭患者大都伴有不同程度的营养不良，再加上心脏移植术后早期不能进食，会加重营养不良的程度。

一、康复评定

（一）生理功能评定

1. 心功能评定 患者进入术后监护室，这是术后最危险的阶段，病情可能随时发生变化，因此应对患者施行24小时连续监护，严密观测心电图、血压、呼吸、电解质及出凝血时间。每天行床旁胸部X线检查。心功能评估方法有：①纽约心脏学会的心功能分级（NYHA）；②超声心动图测定左室射血分数；③床旁有创血流动力学监测直接测定心排量。

2. 运动功能评定 心肺适应能力主要通过6分钟步行试验测定步行距离；心肺运动试验可以全面准确评估心脏移植患者的运动功能能力，可以测定最大摄氧量、无氧阈值、肺功能、通气效率等，但要注意移植患者的心率变异性的不同。

3. **排斥反应的监测** 超声心动图示左室舒张功能减退，左心室重量增加，室间隔及左心室后壁增厚，回声光点增粗、不均，心内膜回声增强和心功能异常；心电图综合 QRS 电压下降 10%~20%；外周血淋巴细胞计数、可溶性白细胞介素 2 受体（SIL-2R）水平增高等变化常是排斥反应的表现。心内膜活组织检查：每次钳取心内膜组织 4~6 块，根据国际心肺移植协会的分级标准判断排斥反应的轻重并可指导排斥反应的治疗。

4. **心理功能评定** 主要通过住院患者焦虑抑郁量表（HADS）或汉密尔顿焦虑抑郁量表等评定移植术后心理功能状态。

5. **营养状态评定** 一般进行身高、体重、肥胖指数〔BMI：体重（kg）/身长^2（m^2）〕的测定，体脂测定等。

（二）结构评定

移植术后定期 X 线检查心影大小，肺部及胸水情况；MR 观察心肌变化情况；心电图观察心律及心肌缺血等情况；心脏彩超观察心脏大小、结构、瓣膜完整性、心肌肥厚等情况。

（三）日常生活活动评定

ADL 评定采用改良巴氏指数评定表评价日常生活活动能力。

（四）参与能力评定

主要进行生活质量评定、劳动力评定和职业评定，以及社会参与能力评定。

二、康复诊断

（一）生理功能障碍

1. **心功能障碍** 心脏移植术后均有不同程度的心功能障碍，主要表现为乏力、呼吸困难，食欲缺乏，胸部 X 线心影增大，超声心动图提示心脏扩大，射血分数下降等。

2. **呼吸功能障碍** 心脏移植术后，由于开胸手术的创伤、胸廓活动受限，尤以双肩关节活动度受限明显，膈肌活动受限，常需用力呼吸而形成不正确的呼吸方式，呼吸浅快而且用力。严重呼吸肌疲劳时，出现错误的腹式呼吸，即吸气时收腹，呼气时鼓腹。

3. **运动功能障碍** 长期患病不活动加之心脏移植术后卧床，可引起全身肌肉萎缩、肌力下降，导致身体运动能力明显下降。

4. **营养障碍** 终末期心力衰竭患者大都伴有不同程度的营养不良，再加上心脏移植术后不能进食，更加重营养不良的程度，甚至出现消瘦、恶病质等表现。

（二）心理功能障碍

主要表现为焦虑、抑郁、恐惧并绝望、无价值和疑病。患者长期患病，受呼吸困难困扰且进行性加重，处于长期卧床或反复住院治疗状态，患者由于长期被局限在病床或室内，几乎与社会隔离，加之对心脏移植手术的不理解与恐惧，使患者产生焦虑、抑郁、悲观甚至绝望等心理改变。

（三）日常生活活动受限

长期患病加上心脏移植使患者身体虚弱，肌肉萎缩，肌力及耐力均降低，关节活动度不同程度的受限，严重影响患者的进食、排便、个人卫生、散步以及购物等日常生活能力。

（四）社会参与能力受限

长期患病加上心脏移植使患者丧失工作能力，心脏移植患者很多不愿意参加社交活动，容易出现社会孤立，家庭环境的过度保护及紧张，更容易与社会生活脱节。

三、康复治疗

心脏移植术后康复治疗的目标为减少并发症的发生、降低并发症的严重程度、延长生存时间、增加运动耐力，改善心功能、ADL 能力，最大限度提高心脏移植患者出院后的生活质量及最大限度地促进患者回归家庭、回归社会。

心脏移植术后患者的治疗包括：术后早期应维持循环功能稳定，预防右心功能衰竭；预防和治疗排斥反应；预防感染；预防肝肾衰竭；预防高血糖、消化性溃疡等综合治疗，同时积极进行康复治疗。因此，应在综合治疗的基础上，积极进行康复治疗。康复治疗适应证为心脏移植手术后，不伴有以下情况者：①心力衰竭；②窦性心动过速，心率 >120 次 / 分；③严重心律失常，尤其室性心律失常；④心电图 ST 段下移 ≥0.2mV 等。当出现以下情况时应停止运动康复：①充血性心力衰竭未得到控制者；②出现心绞痛、呼吸困难；③不能维持每搏输出量；④急性全身性疾病，中度以上的发热；⑤安静休息时收缩压 >220mmHg，或舒张压 >110mmHg；⑥直立性低血压，直立位血压下降 ≥20mmHg，或运动时血压下降者；⑦严重室性心律失常；⑧术后出现气胸、胸腔积液、严重呼吸功能不全（$PaO_2 < 8kPa$）；⑨术后近期出现体、肺静脉栓塞、下肢血栓性静脉炎、下肢水肿者；⑩切口愈合不良、感染或出血，电解质紊乱、肾功能不全者。

康复治疗方法主要包括物理治疗、康复工程、心理治疗、健康教育等。

（一）物理治疗

在患者充分理解的基础上，使其积极配合，逐步进行以下各项训练。

1. **咳嗽训练** 目的是为了促进分泌物排泄和咳痰。方法主要有强制呼气借助法、震动法和叩击法。有条件者可由专业 PT 师进行床旁呼吸排痰训练。适合于术后早期卧床患者。

2. **呼吸机通气下的呼吸训练及坐立训练** 在呼吸机通气下，一边观察胸廓的活动和柔软性，一边进行放松训练、胸廓体操、呼吸借助手法以及体位排痰。进一步努力调整和改善呼吸模式，进行脱机。这时进行四肢和躯干的肌力强化训练以及坐位训练，当患者可以长时间取坐位时，应努力早期离床。

3. **扩胸伸展训练** 具有扩大胸廓和改善肩关节活动范围的作用。训练方法为在 PT 师帮助下双手交叉放在腹前，深吸气时前伸至头上，深呼气时将两手从两侧放下。

4. **呼吸训练** 呼吸方式可分为静态的呼吸运动和配合有躯体动作的呼吸运动。呼吸训练的方式有：

（1）腹式呼吸：增大膈肌的活动范围，进行深而慢的呼吸。腹式呼吸能提高肺的伸缩性。膈肌较薄，活动时耗氧量较小，其活动每增加 1cm，可增加肺通气量 250~300ml。呼吸深而慢，使呼吸频率及每分通气量减少，但一次通气量及肺泡通气量增加；提高了呼吸效能，可纠正过度通气；有利于气体交换，提高动脉血氧饱和度。PT 师可在床旁辅助患者进行腹式呼吸训练，PT 师一手扶患者肩部，另一手搭在患者腹部，配合患者腹式呼吸训练。

（2）缩唇呼吸：由鼻吸气口呼气，呼气时口唇缩成吹哨状，可使支气管内压增高约 0.490kPa（5cmH$_2$O），防止支气管过早萎陷，减少无效腔通气。由于呼气阻力减小使呼吸耗功减少。

对呼吸训练的要求：①全身放松，特别要放松颈部及肩胛带紧张的呼吸辅助肌；②纠正不正确的姿势，如耸肩，胸椎后凸、代偿性腰椎前凸；③加强颈、胸椎间小关节及肩胛部活动；④取各种体位练习腹式呼吸、深慢呼吸、吹哨式呼吸。

5. 体能训练　目标是最大限度地保持或提高现有健康水平，防止长期卧床引起体力活动能力进一步减退及其他制动综合征的发生，预防术后综合征如肺不张、关节僵硬等。采用低负荷运动训练，不做耐力训练。NYHA 心功能 Ⅲ 级者能量消耗限制在 1.5METs（代谢当量）以下。可在床上洗漱、进食、床边大小便、坐在床上或床边进行膈肌呼吸练习及肢体被动运动或简单主动运动。也可以长时间坐在椅子上，做较多的上下肢节律性主动运动或简单的柔软体操。在病房或病区走廊走动，上厕所、去浴室等。

6. 有氧运动训练　若患者耐受良好，可根据心肺运动测试进行有氧训练，如步行或踏车等。开始可以取间歇训练法，并在一天中分次完成，训练中可以吸氧。需要注意的是，在移植心脏中，缺乏摄氧量与心率的线性相关关系。对于此类患者，不能通过常规 Karvonen 公式或摄氧量储备来制订运动方案，而应该通过自感用力度（RPE）来制订运动方案。

（二）康复辅具

1. 轮椅　对行走困难的患者使用轮椅改善其步行功能和社会交往能力。

2. 呼吸训练器　临床上常采用吸气性呼吸训练器进行呼吸锻炼，提高肺活量。要求练习者取站位，由口吸气鼻子呼气。吸气要缓慢，按照训练器指示器的提示流速范围缓慢吸气。采用胸腹式呼吸最大限度吸气和呼气。按照正常人身高、体重设置肺活量目标值。早晚各 1 次，每次练习 10~15 分钟。根据患者体力情况逐渐增加练习次数和时间。该训练可以增加肺活量和呼吸肌力量，促进有效咳嗽和排痰，减少术后肺部感染的发生。

（三）心理治疗

心理治疗具有改善或消除心脏移植术后患者焦虑、抑郁、恐惧甚至绝望等的作用。一般采用心理支持、疏导的治疗方法。要鼓励患者正确认识疾病，树立战胜疾病的信心，积极配合治疗，使心脏移植术后患者从支持系统中得到帮助、消除心理障碍。

心理治疗师可以通过肌肉放松、中医气功等技术来完成放松训练，选择一些放松精神和心灵的音乐给患者在家里舒缓焦虑的情绪。其次，鼓励患者参加一些同病者的社会活动，减少患者的社会孤立感。

（四）其他治疗

1. 排斥反应的预防和治疗　排斥反应在术后 3 个月左右最易发生，免疫药物应及早应用，此后再逐渐将剂量调整至既不过度抑制免疫系统又不产生免疫抑制不足的水平。排斥反应的治疗：超急性排斥反应以急性泵衰竭为突出表现，通常须立即再次行心脏移植。急性排斥反应最为常见，大部分病例由细胞免疫引起，可出现于心脏移植后的任何阶段。应立即给予泼尼松龙冲击疗法，甚至全身淋巴结放疗（2.4~6.4Gy），仍无效应考虑再次心脏移植。急性或慢性血管性排斥反应：目前尚缺乏有效的治疗手段。

2. 感染的预防和治疗　术后将患者置于有层流装置的隔离病房内监护是较为理想的预防措施。严格消毒，严格执行无菌操作技术也是防止感染的必要措施。应定期拍胸片，抽取气管分泌物或其他相应标本做有关细菌学或病毒学方面的检查，及时给予抗感染治疗。

3. 移植心脏冠状动脉血管病的预防和治疗　有研究表明钙离子拮抗剂地尔硫䓬和他汀类药物可预防移植心脏冠状动脉血管病的发生。冠状动脉介入治疗和搭桥手术均无很好的疗效，再次心脏移植是唯一的治疗选择，但 1 年存活率仅 48%。

四、 功能结局

（一）生理功能方面

心脏移植术后患者可因排斥反应再次行心脏移植，另外以心力衰竭、死亡为结局。

（二）心理功能方面

心脏移植术后患者有不同程度的沮丧、焦虑、抑郁甚至绝望等心理障碍。

（三）社会功能方面

心脏移植术后患者 ADL 能力及其相关活动明显受限，加之焦虑和抑郁心理使心脏移植术后患者社会交往受限、劳动能力下降或丧失、职业受限使心脏移植术后患者生活质量严重下降。

五、 健康教育

在治疗的同时向患者宣教，让患者了解有关心脏移植术的知识，积极配合治疗，加快身心的恢复，提高生活质量，更早、更好地回归社会。

（一）饮食起居

1. 营造舒适和谐的生活环境　治疗师应指导患者家属尽可能为患者营造一个舒适和谐、充满亲情的生活环境，和睦的家庭氛围与融洽的社会环境，以帮助患者消除恐惧、悲观失望、焦虑和抑郁情绪，使其重新树立生活信心，加快心脏功能的恢复。

2. 饮食调节　术后可恢复进食时，宜进食清淡易消化的食物，并且少量多餐，逐渐恢复正常饮食。

（二）自我锻炼

患者出院后可根据自身情况，进行自我锻炼。如气功、太极拳及医疗体操等锻炼。应教会患者数心率，运动中心率不超过休息时心率 10 次 / 分。自感劳累计分不应超过 12 分。

（三）休闲性作业

患者可根据个人兴趣，参加各种娱乐活动，如玩扑克、游戏、下棋等。作业治疗师对患者的娱乐功能进行评定，并指导患者，使其在娱乐活动中达到治疗疾病，促进康复的目的。

（四）药物预防

遵照医嘱按时口服免疫药物。预防呼吸道感染。中医药在我国有已几千年的历史，其"治未病"的思想早已深入人心。近年来常用一些调理气血的中药方剂作为辅助治疗，且其有效性已被临床实践所证实。

思考题

1. 了解心脏移植的历史
2. 心脏移植后面对的主要问题是什么？
3. 心脏移植后患者的主要生理功能障碍有哪些？
4. 心脏移植术后早期主要的物理治疗手段有哪些？

（王国栋）

第三章
呼吸系统常见疾病康复

慢性呼吸系统疾病是临床最常见的疾病之一，具有病程长、反复发作和进行性加重的特点。不仅给患者的呼吸功能、心理功能、日常生活活动及工作带来严重影响，而且给家庭、单位和社会带来沉重的负担。本章主要介绍慢性阻塞性肺疾病、肺源性心脏病、支气管哮喘及肺纤维化等疾病及肺移植术后、坠积性肺炎和呼吸衰竭等病症的康复治疗。

第一节　慢性阻塞性肺疾病

《2017慢阻肺诊断、治疗与预防全球倡议（*Global Initiative for Chronic Obstructive Lung Disease*，*GOLD*）》将慢性阻塞性肺疾病（chronic obstructive pulmonary disease，COPD）定义为一种常见的、可以预防和治疗的疾病，以持续呼吸症状和气流受限为特征，通常是由于明显暴露于有毒颗粒或气体引起的气道和（或）肺泡异常所导致。新定义强调了致病因素和呼吸道症状，而炎症仍是COPD的重要致病机制，累及肺的病理性变化并引起全身反应。

气道狭窄、阻塞，肺泡膨胀、失去弹性，肺血管增生、纤维化及肺动脉高压是COPD的主要病理改变。吸烟和吸入有害气体及颗粒引起肺部炎症反应，导致了COPD典型的病理过程。除炎症外，蛋白酶/抗蛋白酶失衡和氧化应激在COPD的发病中也起重要作用。COPD特征性的病理学改变存在于中央气道、外周气道、肺实质和肺的血管系统。COPD的生理学异常表现为黏液过度分泌和纤毛功能障碍、气流受限和过度充气、气体交换障碍、肺动脉高压以及全身性效应。呼气气流受限，是COPD病理生理改变的标志，也是疾病诊断的关键，主要是由气道固定性阻塞及随之发生的气道阻力增加所致。COPD晚期出现的肺动脉高压是COPD重要的心血管并发症，并进而产生慢性肺源性心脏病及右心衰竭，提示预后不良。

在全球范围内，COPD居当前死亡原因的第四位。预计到2020年，全球COPD病死率将从1990年的第4位上升到第3位。在我国，COPD是导致患病和死亡的第二大疾病，2012年的40岁及以上人群COPD患病率为9.9%。无论国内国外，COPD因其患病人数众多，死亡率高，社会经济负担重，已成为一个重要的公共卫生问题。

一、　康复评定

（一）功能评定

1. 呼吸功能

（1）病史：包括职业史、个人生活史、吸烟史、营养状况生活习惯、活动及工作能力、家族史、既往的用药治疗情况、现病史等。

吸烟史：多有长期较大量吸烟史，二手烟也是当前常见致病相关因素。

职业性或环境有害物质接触史：如较长期粉尘、烟雾、有害颗粒或有害气体接触史，例如煤矿工人、木匠等。

家族史：COPD 有家族聚集倾向。

发病年龄及好发季节：多于中年以后发病，症状好发于秋冬寒冷季节，常有反复呼吸道感染及急性加重史。随病情进展，急性加重愈发频繁。

慢性肺源性心脏病史：COPD 后期出现低氧血症和（或）高碳酸血症，可并发慢性肺源性心脏病和右心衰竭。

（2）症状评估：呼吸系统最常见症状即呼吸困难、咳嗽、咳痰、喘息和胸痛。

慢性咳嗽：通常为首发症状，初起咳嗽呈间歇性，晨起较重，以后早晚或整日均有咳嗽，但夜间咳嗽并不显著。少数病例咳嗽不伴咳痰，也有少数病例虽有明显气流受限但无咳嗽症状。闻及油烟等刺激性气体，相比于健康者而言更容易激发咳嗽。

咳痰：咳嗽后通常咳少量白色黏液性痰，部分患者在清晨较多，合并感染时痰量增多，常有脓性痰，痰色加深，可能为黄色或其他颜色。

呼吸困难：这是 COPD 的标志性症状。主要表现为气短或气促，是使患者焦虑不安的主要原因，早期仅于剧烈运动或劳力活动时出现，后逐渐加重，以致日常活动甚至休息时也感气短。

喘息和胸闷：不是 COPD 的特异性症状。部分患者特别是重度患者有喘息；胸部紧闷感通常于劳力后发生，与呼吸费力、肋间肌等容性收缩有关。

其他症状：晚期患者常有体重下降、食欲减退、精神抑郁和（或）焦虑等；合并感染时可咳血痰或咯血；病变累及胸膜时常出现疼痛，胸痛也是心脏疾病常见发病症状，应通过疼痛性质、与呼吸活动的相关性以及结合其他证据，加以鉴别。

（3）肺功能检查：是判断气流受限最客观的指标，且重复性好，对 COPD 的诊断、严重度评价、疾病进展、预后及治疗反应等均有重要意义，是 COPD 诊断的金标准。主要通过第 1 秒用力呼气量（FEV_1）、用力肺活量（FVC）以及一秒率（FEV_1/FVC）来判断。吸入支气管舒张剂后 FEV_1/FVC 的固定比率 <0.70，可确定为不完全可逆的气流受限。呼气峰流速（PEF）及最大呼气流量/容积曲线（MEFV）也可作为气流受限的参考指标，但 COPD 时 PEF 与 FEV_1 的相关性不够强，PEF 有可能低估气流阻塞的程度。气流受限可导致肺过度充气，使肺总量（TLC）、功能残气量（FRC）和残气容积（RV）增高，肺活量（VC）减低。TLC 增加不及 RV 增加的程度大，故残总比（RV/TLC）增高。肺泡隔破坏及肺毛细血管床丧失可使弥散功能受损，一氧化碳弥散量（DLCO）降低，DLCO 与肺泡通气量（VA）之比（DLCO/VA）比单纯 DLCO 更敏感。

支气管舒张试验作为辅助检查有一定价值。该检查有利于鉴别 COPD 与支气管哮喘，可预测患者对支气管舒张剂和吸入皮质激素的治疗反应，了解患者能达到的最佳肺功能状态，与预后有更好的相关性。

做肺功能检查应让患者坐位进行，为了使结果重复性好，要求患者应最大限度地给予配合，操作者需严格按照肺功能检查指南完成操作。

（4）呼吸困难评定：呼吸困难是 COPD 患者呼吸功能障碍最主要的表现，也是影响患者工作、生活质量的最重要因素。因此，对呼吸困难程度评定是评价患者呼吸功能的基本方法。表 3-1 是改良的英国医学研究委员会呼吸困难量表评分（modified Medical Research Council Dyspnea Scale，mMRC），该评分用以评价呼吸困难对患者整体生活状态的影响程度。当我们需要评价患者从事某一项具体活动时的呼吸困难程度，可使用改良的伯格指数（改良 Borg 指数），见表 3-2。

表 3-1　改良的英国医学研究委员会呼吸困难量表评分
（modified Medical Research Council Dyspnea Scale，mMRC）

分级	呼吸困难严重程度
0 级	我仅在费力运动时出现呼吸困难
1 级	我平地快步行走或步行爬小坡时出现气短
2 级	我由于气短，平地行走时比同龄人慢或需要停下来休息
3 级	我在平地行走 100 米左右或数分钟后需要停下来喘气
4 级	我因严重呼吸困难以致不能离开家，穿脱衣服时出现呼吸困难

表 3-2　改良的 Borg 指数

评分	呼吸困难严重程度	评分	呼吸困难严重程度
0	一点也不觉得呼吸困难	5	严重的呼吸困难
0.5	非常非常轻微的呼吸困难，几乎难以察觉	6	
1	非常轻微的呼吸困难	7	非常严重的呼吸困难
2	轻度的呼吸困难	8	
3	中度的呼吸困难	9	非常非常严重的呼吸困难
4	略严重的呼吸困难	10	极度的呼吸困难，达到极限

（5）夜间呼吸评定：COPD 合并夜间睡眠呼吸暂停综合征（sleep apnea syndrome，SAS），低通气与气流受限的负面效应叠加，更容易出现缺氧，尤其大脑缺氧诱发脑血管疾病。对肥胖、打鼾等高危人群可采用睡眠研究的方法对其睡眠深度、气流、胸壁运动频率和深度等进行评定，判断病变性质及严重程度，鉴别其为阻塞性或中枢性抑制性病变。

（6）支气管分泌物清除能力的评定：最好坐位，要求患者咳嗽或辅助（腹部加压等）咳嗽，测定其最大呼气压，如≥0.88kPa（90mmH$_2$O）表示具有咳嗽排痰能力。临床上也常根据患者是否有足够的吸气容量和呼吸流速来判断咳嗽效力，因此有研究推荐使用呼气峰值流速（peak expiratory flow，PEF）作为参考。

（7）呼吸肌力测定（tests of respiratory muscle strength）：呼吸肌是肺通气功能的动力泵，主要由膈肌、肋间肌和腹肌组成。包括最大吸气压（MIP 或 PIMAX），最大呼气压（MEP 或 PEMAX）以及跨膈压的测量。它反映吸气和呼气期间可产生的最大能力，代表全部吸气肌和呼气肌的最大功能，也可作为咳嗽和排痰能力的一个指标。

2. 运动功能评定　运动功能障碍主要表现为肌力、肌耐力减退，肢体运动功能下降、运动减少，而运动减少又使心肺功能适应性下降，进一步加重运动障碍，形成恶性循环。同时，COPD 患者常常继发骨质疏松和骨关节退行性改变，也是引起运动障碍的原因之一。运动是呼吸康复的重要组成部分，通过运动功能的评估，准确了解患者心肺运动耐量以及平衡、协调等运动能力，利于为 COPD 患者制订安全、适量、个体化的运动治疗方案。

（1）平板或功率自行车运动试验：使用运动平板或功率自行车进行极量或症状限制性运动试验，同时测量运动气体代谢数据，获取最大摄氧量（VO$_{2max}$）、最大心率（HR$_{max}$）、最大 METs 值、运动时间等相关量化指标评价患者运动能力。也可通过运动平板或功率自行车运动试验中，患者主观劳累程度分级等半定量指标来评价患者运动能力。

（2）6分钟步行测试（6-minute walk test，6MWT）：对无法耐受平板运动试验等极量或症状限制性运动试验的，但可步行的患者，可进行6分钟步行试验。

试验需要在平坦的地面标出一段30米的直线距离，每1米做标记。测试前告知患者6分钟内尽可能远地走。测试者每分钟末用标准语言指引患者，观察并记录患者可能发生的气促、胸痛等不适情况以及血氧饱和度（SPO_2）、心率（HR）、Borg指数、距离等。测试过程允许患者休息，继续计时直至6分钟结束，记录患者受限原因。研究表明6MWT与心肺运动试验的参数具有良好的相关性，更简单的操作与更大的适用范围使6MWT在临床上的使用更为广泛。6MWT的距离预计值可参考公式218+［5.14×身高（cm）−5.32×年龄］−［1.8×体重（kg）］+［51.31×性别（男=1，女=0）］，测试总距离更适用于患者自身对比。若测试中SPO_2<90%，推荐后续康复治疗的运动训练中使用氧疗。

（3）平衡与协调功能评定：COPD患者中老年人占绝大多数，WHO提出老年群体需常规进行平衡与协调功能评定，可根据患者情况或治疗需求选择Berg平衡量表、功能性伸展测试（functional reach test）或起立步行测试（timed up and go test，TUG）等，详见本系列教材《康复功能评定学》中有关平衡与协调功能评定部分。

（4）关节活动度与肌耐力评定：可使用传统的关节活动的与肌耐力评定方法，因患者多为老年人，评估也更强调功能性评估，所以临床上很少以每个关节或每块肌肉进行评定，更多地结合日常生活活动，常用的大肌群，以及综合性的体能评估方式（例如前文提到的TUG）。

3. **心理功能评定**　沮丧和焦虑是COPD患者最常见的心理障碍，沮丧常出现在中度到重度的COPD患者中。挫败感在健康不良和无能去参加活动的患者中表现为异常的激惹性，使患者变得更悲观并且改变对他人的态度。绝望和自卑常出现在COPD的后期，并且呈进行性增加。但最棘手的COPD患者是成年人，多伴随个性障碍，或有酒精或药物滥用史，使其心理问题更加复杂和顽固。

不少COPD患者因呼吸困难等症状的困扰，对疾病产生恐惧、焦虑、抑郁，精神负担加重。患者因心理因素惧怕出现劳力性气短，不愿意参与体能活动。由于长期处于供氧不足状态，精神紧张、烦躁不安，咯血、胸闷、气短、气促等症状，严重干扰患者的休息、睡眠，反过来又增加了患者体能消耗，造成一种恶性循环，给患者带来极大的心理压力和精神负担。甚至由于长期患病，反复入院，导致抑郁、绝望等不良心理。因此，尽早对COPD患者进行心理功能的评定是非常必要的，例如简易老年抑郁量表（Geriatric Depression Scale，SGD-15），使用该量表可将受试者分为正常、轻度抑郁及重度抑郁，其中6分作为诊断抑郁的临界值。其他心理功能评定方法详见本系列教材《康复功能评定学》中有关心理功能评定部分。

（二）结构评定

气道狭窄、阻塞，肺泡膨胀、失去弹性，肺血管增生、纤维化是COPD结构异常的基本表现。

胸部前后径增大、剑突下胸骨下角（腹上角）增宽等；长期慢性缺氧者可见杵状指；伴心右衰者可见下肢水肿、肝脏长大。

胸部X线可查见肺纹理增加、肺透亮度增加、肋间隙增宽、膈肌低平等，高分辨率CT及薄层高分辨率CT能查见气管壁增厚管腔狭窄。

（三）活动评定

由于呼吸困难和体能下降，多数患者日常生活活动受到程度不同的限制。表现为ADL活动能力减退。同时，患者因心理因素惧怕出现劳力性气短，限制了患者的活动能力，迫使一些患者长期卧床，丧失了日常生活能力。评估 ADL 可选用常见的改良的 Barthel 指数、功能独立性量表（Function Independent Measure，FIM），圣乔治呼吸问卷（St-George Respiratory Questionnaire，SGRQ）等。

也可以根据患者行走、穿衣及家庭劳动等日常活动活动，将呼吸功能障碍患者的日常生活活动能力分为六级：

0 级：虽存在不同程度的肺气肿，但是活动如常人，对日常生活无影响、无气短。

1 级：一般劳动时出现气短。

2 级：平地步行无气短，速度较快或上楼、上坡时，同行的同龄健康人不觉气短而自己感觉气短。

3 级：慢走不到百步即有气短。

4 级：讲话或穿衣等轻微活动时亦有气短。

5 级：安静时出现气短，无法平卧。

（四）参与评定

COPD 患者的社会参与能力常常表现为不同程度的受限。如社会交往、社区活动及休闲活动的参与常常受到部分或全部限制，大多数 COPD 患者职业能力受到不同程度限制，许多患者甚至完全不能参加工作。

参与评定主要进行生活质量评定和职业评定。SF-36 健康调查简表（the MOS item short from health survey，SF-36）是国际上通用的生活质量评价量表，是在 1988 年 Stewartse 研制的医疗结局研究量表（medical outcomes study –short form，MOS SF）的基础上，由美国波士顿健康研究发展而来。1991 年浙江大学医学院社会医学教研室翻译了中文版的 SF-36。它包含了健康相关生活质量的 8 个方面，共 36 个条目，量表及各条目积分越高，则表示健康状况越佳。性生活也是生活质量的一个重要方面，但是它又是一个极其敏感的问题。对于有明显的人与人之间或者家庭冲突的患者，提供社会工作者、心理医生、性专科物理治疗师或者其他的家庭 / 人际关系的顾问都是必要的。

二、 康复诊断

患者主观上希望通过限制活动来减轻症状，造成患者体力和适应能力的进一步下降，日常生活不能自理。活动减少使疾病加重，疾病加重使活动进一步受限，导致恶性循环。与此同时低氧血症、红细胞增多症、肺源性心脏病和充血性心力衰竭等并发症相继发生。因此，认识 COPD 对功能的影响，确定 COPD 患者的功能障碍类型与程度十分重要。

（一）功能障碍

1. **呼吸功能障碍** 主要表现为呼吸困难（气短、气促，或以呼气困难为特征的异常呼吸模式），和（或）病理性呼吸模式形成，和（或）呼吸肌无力，和（或）能耗增加。最严重的呼吸功能障碍是呼吸衰竭。

2. **循环功能障碍** 主要表现在肺循环障碍和全身循环障碍。肺循环障碍以肺泡换气功能障碍或换气功能障加心右衰为特征性表现；全身循环障碍表现为末梢循环差、肢冷、发绀和杵状指等。

3. **运动功能障碍** 主要表现为心肺运动耐量降低、胸廓活动受限、平衡功能障碍；急性期患者更易出现下肢肌耐力减退及平衡功能障碍。

4. 心理功能障碍 主要表现为恐慌、焦虑、抑郁。

（二）结构异常

主要表现为桶状胸、杵状指，肺纹理增加、肺透亮度增加、肋间隙增宽、膈肌低平或者气管壁增厚管及腔狭窄等。

（三）活动受限

主要表现为基础性日常生活活动受限、工具性日常生活活动受限，又或使用 FIM 量表评价为完全依赖等。

（四）社会参与受限

主要表现为生活质量下降、社交活动、职业活动参与受限。

三、 康复治疗

COPD 的整体治疗不能仅限于急性发作期的成功抢救和对症治疗，而应通过循序渐进的康复治疗来缓解症状和改善功能。康复治疗原则包括个体化原则（以 COPD 的不同阶段、不同合并症和全身情况为依据）、整体化原则（不仅针对呼吸功能，而且要结合心脏功能、全身体能、心理功能和环境因素）、严密观察原则（注意运动强度、运动时及运动后反应，严防呼吸性酸中毒和呼吸衰竭）和循序渐进、持之以恒的原则，方可有效而安全。制订康复方案最重要的原则是必须根据患者的具体情况和个体化原则，应充分考虑患者肺疾病类型、严重程度、其他伴随疾病、社会背景、家庭情况、职业情况和教育水平等因素，同时还要注意患者是否有参加康复的积极要求、必要的经济条件以及家庭其他成员的支持。因为患者是康复治疗的中心和关键，决定康复方案成败的是患者对疾病的了解、态度和个人需要达到的目标，康复过程自始至终都需要患者积极参与。COPD 患者康复治疗最重要的目标是改善患者的呼吸功能，尽可能建立生理性呼吸模式，恢复有效的呼吸；清除气道内分泌物，减少引起支气管炎症或刺激的因素，保持呼吸道通畅、卫生；进行积极的呼吸训练和运动训练，充分发掘呼吸功能的潜力，提高 COPD 患者运动和活动耐力。其次是消除呼吸困难对心理功能的影响；通过各种措施，预防和治疗并发症；提高免疫力、预防感冒、减少复发。同时尽可能恢复 COPD 患者的日常生活活动能力；改善其社会交往和社会活动的参与能力；促进回归社会，提高生活质量。康复治疗方法主要包括物理治疗、作业治疗、康复辅具、心理治疗及健康教育等。COPD 康复治疗应当在患者生命体征平稳的条件下进行。以下情况为治疗禁忌：合并严重肺动脉高压；不稳定型心绞痛及近期心梗；充血性心力衰竭；明显肝功能异常；癌症转移；未经处理脊柱及胸背部创伤等。

（一）物理治疗

物理治疗具有缓解患者临床症状、改善呼吸功能、提高机体运动能力及减轻心肺系统负担的作用。主要技术包括气道廓清技术、咳嗽及辅助技术、呼吸训练及运动疗法。

1. 气道廓清技术（airway clearance techniques） 具有促进分泌物排出、减少反复感染、缓解呼吸困难和支气管痉挛及维持呼吸道通畅的作用。

（1）体位引流（postural drainage）：是指通过适当的体位摆放，使患者受累肺段内的支气管尽可能地垂直于地面，利用重力的作用使支气管内的分泌物流向气管，然后通过咳嗽技术排出体外的方法。合理的体位引流可以控制感染，减轻呼吸道阻塞，保持呼吸道通畅。其原则是病变的部位放在高处，引流支气管开口于低处。体位引流的适应证：痰量每天大于 30ml，或痰量中等但其他方法不能排出痰液者。禁忌证：心肌梗死、心功能不全、肺水肿、肺栓塞、胸膜渗出，急性胸部外伤、出血性疾病。体位引流不是适用于所有的患者，在决定采用体位引流治疗之前一定要注意相关的禁忌证。尤其是病情不稳定的患者，一定要慎重。我们可以适当地改良体位，避免头部过多地朝下而引起危险，见表 3-3。

体位引流的时间选择：不允许饭后立即进行体位引流；大量治疗师的体会是，雾化吸入之后进行体位引流是非常合适的，并且能够带来最大的治疗效果；选择在患者休息之前进行体位引流是合适的，因为它可以帮助患者休息和带来良好的睡眠。

治疗的频率：治疗的频率完全根据患者的病理情况和临床症状。如果患者有大量的稠痰，1 天 2~4 次都是可以的，直到肺部保持清洁。如果患者的情况得到改善，那么相应地就应该减少次数。

不需要继续做体位引流的标准：胸部 X 线显示相对地清晰；患者 24~48 小时内不再发热；听诊时呼吸音正常或者接近正常。

表 3-3 体位引流部位与体位

引流部位		患者体位
上叶	肺尖（段）支气管	直立坐位
	后面支气管	
	右面	左侧卧位，与床面水平成 45° 夹角，背后和头部分别垫一个枕头
	左面	右侧卧位，与床面水平成 45° 夹角，用三个枕头将肩部抬高约 30cm
	前面支气管	屈膝仰卧位
舌叶	上段支气管	仰卧位将身体向右侧稍稍倾斜，在左侧从肩到髋部垫一个枕头支持。胸部朝下与
	下段支气管	地面成 15° 夹角
	外侧支气管	仰卧位将身体向左侧稍稍倾斜，在右侧从肩到髋部垫一个枕头支持。胸部朝下与
	内侧支气管	地面成 15° 夹角
中叶	尖（段）支气管	俯卧位在腹下垫一个枕头
	内侧基底支气管	右侧卧位，胸部朝下与地面成 20° 夹角
	前面基底支气管	屈膝仰卧位，胸部朝下与地面成 20° 夹角
下叶	外侧基底支气管	向对侧侧卧，胸部朝下与地面成 20° 夹角
	后面基底支气管	俯卧位在腹下垫一个枕头，胸部朝下与地面成 20° 夹角

除了用体位引流、深呼吸，或者有效的咳嗽能够促进气道的清洁，在体位引流时联合用不同的徒手操作技术能更有效地清洁气道。包括叩拍、振动与摇动。

（2）叩拍（percussion）：治疗师手呈杯状，置于患者胸部，交替地有节律地叩击患者的胸壁。治疗师应该保持肩、肘和腕部松弛和灵活的操作。叩拍应持续一段时间或者直到患者需要改变位置想要咳嗽。这种操作不应该引起疼痛或者不舒适。应该防止刺激敏感的皮肤，可以让患者穿着一件薄的柔软舒适的衣服，或者在裸露的身体上放一条舒适轻薄的毛巾。应该避免在女士的乳房或者是骨突部位做叩拍。

叩拍禁忌证：治疗部位局部皮肤破损；骨折，脊椎融合，严重的骨质疏松；肿瘤区域；肺栓塞；明显的出血倾向；不稳定性心绞痛；严重的胸壁疼痛。叩拍可能出现支气管痉挛等并发症，在操作前后及过程中均应严密监测患者的生命体征。

（3）振动（vibration）：是将两只手直接放在患者胸壁的皮肤上，当患者在呼气的时候给予轻微的压力快速振动。良好的振动操作的获得来自于治疗师从肩到手等长收缩上肢的肌肉。

（4）摇动（shaking）：是在患者呼气时比振动更有力的断断续续的跳动的操作，是治疗师的手成对的大幅度的活动。治疗师拇指扣在一起，将其余手指打开直接放在患者的皮肤上面，手指缠住胸壁。治疗师同时给予适度的压迫和振动。

（5）主动循环呼吸技术（active cycle of breathing techniques，ACBT）：可以有效地帮助清除支气管分泌物，包括呼吸控制（breathing control，BC），胸廓扩张技术（thoracic expansion exercise，TEE），用力哈气技术（forced expiration technique，FET）。三部分可根据具体需求随意排列循环。

（6）呼气正压技术（positive expiratory pressure，PEP）：通过设备产生呼气正压，使气道内产生振荡，加快呼气流速从而达到松动痰液并移除分泌物的目的。常用设备有呼气正压面罩、Flutter、Acapella 等。

（7）活动与运动：既是 COPD 物理治疗的重要组成部分，同时是最简单有效的气道廓清方式，当患者具备主动活动能力，活动与运动优先于其他气道廓清技术。

2. **咳嗽及辅助咳嗽技术**　咳嗽是一种防御性反射，当呼吸道黏膜上的感受器受到微生物性、物理性、化学性刺激时，可引起咳嗽反射。COPD 患者咳嗽机制受到损害，最大呼气流速下降，纤毛活动受损，痰液本身比较黏稠。因此更应该教会患者正确的咳嗽方法。但无效的咳嗽只会增加患者痛苦和消耗体力，加重呼吸困难和支气管痉挛。并不能真正地维持呼吸道通畅。

（1）标准程序：评估患者自主和反射性咳嗽的能力；将患者安置于舒适和放松的位置，然后深吸气和咳嗽。坐位身体向前倾是最佳的咳嗽位置。患者轻微地弯曲颈部更容易咳嗽；教会患者控制性地膈式呼吸，建立深吸气；示范急剧的、深的、连续两声咳嗽；示范运用适当的肌肉产生咳嗽（腹肌收缩）。使患者将手放在腹部然后连续呵气 3 次，感觉腹肌收缩。使患者连续发 "K" 的音，绷紧声带，关闭声门，并且收紧腹肌；当患者联合做这些动作的时候，指导患者深吸气，但是放松，然后发出急剧的两声咳嗽；假如吸气和腹部肌肉很弱的话，如果有需要可以使用腹带或者舌咽反射训练。据研究，此时排出的气流速度可达 112km/h，如此高速的气流，有利于将气管内的分泌物带出体外。在直立坐位时，咳嗽产生的气流速度最高，因而最有效。

（2）辅助咳嗽技术：主要适用于腹部肌肉无力，不能引起有效咳嗽的患者。操作程序：让患者仰卧于硬板床上或坐在有靠背的轮椅上，面对治疗师，治疗师的手置于患者的肋骨下角处，嘱患者深吸气，并尽量屏住呼吸，当其准备咳嗽时，治疗师的手向上向里用力推帮助患者快速呼气，引起咳嗽。如痰液过多可配合吸痰器吸引。

（3）哈咳技术：深吸气，快速强力收缩腹肌并使劲将气呼出，呼气时配合发出 "哈"、"哈" 的声音。此技术可以减轻疲劳，减少诱发支气管痉挛，提高咳嗽、咳痰的有效性。

3. **呼吸训练（breathing training）**　具有促进膈肌呼吸、减少呼吸频率、提高呼吸效率、协调呼吸肌运动、减少呼吸肌及辅助呼吸肌耗氧量、改善气促症状的作用。进行呼吸训练的目的是使患者建立生理性呼吸模式，恢复有效的腹式呼吸。全身性的有氧训练无疑可改善呼吸肌的力量和耐力，但针对性的专项训练更为有效。呼吸肌的训练原理与其他骨骼肌相似，主要通过施加一定的负荷来使其收缩力增强。方法：

（1）体位的摆放：很多 COPD 的患者都曾经或者正在遭遇呼吸困难（气短或气促）的困扰，尤其是患者在运动之后或者精神紧张的情况下尤其明显。当患者正常的呼吸模式受到干扰，那么气短也就随之发生。教会患者自我进行呼吸控制和体位的摆放将有利于改善患者这一症状。可以在患者坐、走、上下楼梯或者完成工作的时候进行。大部分患者能够清楚地意识到在活动中发生呼吸困难的前期症状。在轻微地出现呼吸困难的时候就要告诉患者立即停止目前正在执行的动作，并且使用呼吸控制和缩唇呼吸来防止呼吸困难的进一步加重。使患者处于轻松的位置，通常是将身体前倾。如果有必要，应该使用支气管扩张剂。使患者使用呼吸控制技术来降低呼吸频率，并使用缩唇呼吸来避免呼气时候的过度用力。在使用缩唇呼吸之后，应该建立有效的腹式呼吸模式，避免使用辅助呼吸肌。然后使患者继续保持在这个姿势继续放松和控制呼吸，恢复良好的呼吸模式。

（2）膈肌呼吸训练（diaphragmatic breathing）：又称为腹式呼吸训练（abdominal breathing），是正常的也是最有效的呼吸方式。腹式呼吸训练，就是通过增加膈肌活动范围以提高肺的伸缩性来增加通气量，膈肌每增加 1cm，可增加肺通气量 250~300ml，同时使浅快呼吸逐渐变为深慢呼吸。膈肌较薄，活动时耗氧不多，又减少了辅助呼吸肌不必要的使用，因而呼吸效率提高，呼吸困难缓解。COPD 患者由于其病理变化，横膈被明显压低，活动受到严重限制。此时患者代偿性地使用胸式呼吸来代替，甚至动用辅助呼吸肌进行呼吸，形成浅而快的异常的呼吸模式。因此应教会患者自觉地使用膈肌呼吸这种更为有效的呼吸方式。提高其呼吸效率，降低耗氧量。

标准化操作程序：①将患者安置于舒适和放松的位置，使患者可利用重力帮助膈肌的运动，比如 Semi-Flower's position，即仰卧位，抬高床头 30°~45°；②如果在治疗之初，发现患者最初的呼吸模式在吸气的时候运用了辅助吸气肌，要教会患者如何放松这些肌肉（比如可以采用肩部的环转运动和耸肩动作来放松）；③治疗师将手放在患者的前肋角下缘的腹直肌上，要求患者用鼻缓慢地深吸气，保持肩部的放松和上胸的平静，允许腹抬高，然后告诉患者通过控制性的缓慢呼气排尽气体；④要求患者练习 3~4 次上述动作，然后休息，不允许患者过度通气；⑤假如患者在吸气时运用膈式呼吸非常困难，通过用鼻嗅的动作成功地完成吸气，这个动作也能易化膈肌；⑥学会怎么样进行自我管理这套程序，让患者将他或她的手放在前肋角下缘，感受腹部的运动，患者的手将在吸气时抬起，呼气时下降，通过放在腹部的手，患者也能感受到腹肌的收缩，这样也有利于患者控制性的呼气和咳嗽；⑦当患者理解和掌握了运用膈式呼吸来控制呼吸，保持肩部的放松，然后练习在不同位置（仰卧位、坐位、站位）以及在活动中（走和爬楼梯）的膈式呼吸。

（3）缩唇呼吸练习（pursed-lip breathing，PLB）：缩唇呼吸，是指在呼气时缩紧嘴唇，如同吹笛时一样，使气体缓慢均匀地从两唇之间缓缓吹出。这种方法可增加呼气时支气管内压，防止小气道过早塌陷，有利于肺泡内气体的排出。减慢呼吸速率，增加潮气量。缩唇呼吸应在自然呼气时而非用力呼吸的情况使用。该方法可延缓或防止气道的塌陷，改善肺部换气功能。其方法是：将患者安置于舒适放松的位置。向患者解释在呼吸的时候应该放松，不要引起腹部肌肉的收缩。将治疗师的手放在患者的腹部上面，感觉患者的腹部肌肉是否收缩。要求患者深而慢地吸气，然后缩唇将气体缓慢地呼出。用鼻吸气，用口呼气。

（4）深慢呼吸训练：这一呼吸有助于减少解剖无效腔的影响而提高肺泡的通气量，因此对 COPD 患者康复是有利的。每次训练前，先设置呼吸节律，可用节拍器帮助。随着训练次数增加，所设置的节律逐渐减慢，适当延长呼气过程，使呼气更加完善，减少肺泡内的残气量。

4. 运动训练　具有改善呼吸肌和辅助呼吸肌功能、改善心肺功能和整体体能、减轻呼吸困难症状和改善精神状态的作用。运动训练是肺部康复的基础。大量的临床研究证明：运动训练是提高 COPD 患者日常生活能力最有效的物理治疗手段。在执行运动训练之前和整个运动训练中，一定要反复地评估患者的情况，一定要与临床呼吸专科医师合作建立完美的临床治疗，包括使用支气管扩张治疗、长期氧疗及对并发疾病的治疗。还应强调的是 COPD 患者的评估中包括最大心肺功能训练的测试，其目的是评估运动训练的安全性，评估限制运动训练的因素及制订合理的运动训练处方。

运动训练应有一份完整、合理、有效和安全的 COPD 患者的运动训练处方，应该包括运动训练时间（times/duration）、频率（frequency）、强度（intensity）和类型（type）四个方面，美国运动医学会（American College of Sports Medicine，ACSM）2014年版指南推荐见表3-4。

表3-4　COPD运动处方

类型	频率	强度	时间/数量	项目类型
有氧训练	3~5次/周	Borg4~6	间歇式，几分钟起步	步行、功率自行车
抗阻训练	≥2天/周	60%~70% 1RM 或 Borg5~6	10~15个	针对大肌群，弹力带训练
柔韧性训练	≥2天/周	拉紧或轻微不适感	每个动作保持30~60s	缓慢拉伸目标肌群
吸气肌训练	4~5次/周	最大吸气压的30%	15分钟/组×2组/天	吸气抗阻训练、临界负荷训练和自主过度通气训练

备注：RM，repetition maximum

（二）作业治疗

作业治疗以减轻患者临床症状，改善机体运动能力，减轻心肺负担，提高呼吸功能，减轻精神压力，改善日常生活自理能力及恢复工作能力为目标。通过日常活动能力训练、适合患者能力的职业训练、有效的能量保护技术及适当环境改建等来使患者减少住院天数，最终摆脱病痛的折磨，提高生活质量，早日重返家庭和社会，并延长患者寿命和降低死亡率。

1. 提高运动能力的作业治疗　有针对性地选择能提高全身耐力和肌肉耐力的作业活动，改善心肺功能，恢复活动能力。这是作业治疗和物理治疗都必须涉及的部分。

2. 提高日常生活活动能力的作业治疗　患者往往因呼吸问题和精神紧张，而不能独立完成日常生活自理。日常生活活动能力的训练正是为此而设计。

（1）有效呼吸作业：学会日常活动中的有效呼吸，练习主要是教会患者如何将正常呼吸模式与日常生活协调起来，如何正确运用呼吸，增强呼吸信心，避免生活中的呼吸困难。

练习要求：身体屈曲时呼气，伸展时吸气；用力时呼气而放松时吸气；上下楼梯或爬坡时，先吸气再迈步，以"吸—呼—呼"对应"停—走—走"；如果要将物品放在较高的地方，则先拿好物体同时吸气，然后边呼气边将物体放在所需位置。一些一次呼吸无法完成的活动，则可分多次进行，必须牢记吸气时肢体相对静止，边呼气边活动。例如，让患者模拟开/关门动作，要求患者站在门边，先吸气并握住门把，然后边呼气将门拉/推上，练习多次至自然为止。

（2）自我放松作业：学会日常活动中的自我放松。多数患者由于长期呼吸功能障碍和精神紧张导致全身肌肉紧张。放松训练有助于阻断精神紧张和肌肉紧张所致的呼吸短促的恶性循环，减少机体能量的消耗，改善缺氧状态，抬高呼吸效率。放松治疗有两个含义：一个是指导患者学会在进行各项日常活动时，身体无关肌群的放松；另一个是选择可以让患者全身肌肉放松、调节精神紧张、转移注意力的作业治疗活动。

常用的方法有：缓慢、深长地呼吸；坐位或行进中双上肢前后自然摆动，有利于上肢和躯干肌肉放松；园艺治疗中的养殖花草；在树林、草地上悠闲地散步；养鱼、养鸟活动及音乐疗法都可以达到调整情绪，放松肌肉的作用；传统医学静松功，坐位或立位放松法。

学会在各种活动中的放松，教会患者日常活动、教务活动、职业劳动、社交活动中的放松方法，注意选择合适、舒适的体位，让患者头、颈、肩、背和肢体位置适当、有依托，减少这些肌肉长时间紧张。在日常生活活动中可以一边听音乐一边进行活动，活动安排有计划，保证充裕的时间。在完成某项作业活动时，要充分放松那些不用的肌肉，以保存自己的体力和能力。

对于不容易掌握松弛的患者，可先教会其充分收缩待放松的肌肉，然后，让紧张的肌肉松弛，以达到放松的目的。头颈、躯干、肢体的缓慢摆动，轻缓地按摩、牵拉也有助于肌肉的放松。

（3）能量节省技术：学会日常活动中的能量保存，强调节能技术的运用，可以减少日常生活活动中的能量消耗，使体能运用更有效，增强患者生活独立性，减少对他人的依赖。先对活动进行计划安排，包括活动节奏的快慢程度，活动强度的轻重交替，活动中间的休息等，这些都是节省体力、避免不必要氧耗的有效手段。像坐着比站着省力，经常用的东西放在随手可拿到的地方，避免不必要的弯腰、转身、举臂、前伸，如果有必要可借助棍子、叉子等辅助用具拿取物品，提较重的东西尽量用推车，而推比拉省力，活动时动作要连贯缓慢，有一定的休息间隙。教会患者如何保存体能，用最省力的方法独立完成日常生活活动。指导患者养成良好的姿势习惯，运用适当的躯体力学原理完成诸如举、搬、接、推、拉、梳头、洗澡等基本生活动作；必要时学会利用各种辅助设备完成生活活动。合理安排活动的时间、频率及程序，保证既完成活动又不过分疲劳。具体原则包括：

活动或做事前先将准备工作做好，所需物品和资料放在开始就要用的地方，如有可能尽量选择左右活动，避免前后活动。

坐位比站位省力，尽量选择坐位处理事情。

日常生活用品应放在随手可及的地方，避免不必要的弯腰、伸手。

移动物品时用双手且靠近身体，搬动笨重物体用推车，用手推比拉省力。

活动要连贯并缓慢进行，活动要经常休息，轻重事情交替进行。

动作过程中缩唇并缓慢呼气。如坐位穿鞋，应先将鞋拿起，再把同侧的脚放在另侧大腿上，穿鞋系带；另一只脚同对侧。而不要弯腰低头在地上穿鞋。

3. 职业训练 康复治疗的最终目的，是让患者回归家庭，重返社会。职业治疗就是患者重返工作岗位的前期准备。可以模拟患者从前的工作岗位和工作环境，在治疗师的指导下进行工作操作。如果患者已经不适合以前的职业，治疗师可以根据患者的兴趣，选择一些患者可以胜任的工作加以练习熟悉，并向有关部门提出建议。

4. 环境改造 为了增强患者生活独立的信心，减少对他人的依赖，治疗师应该提供有患者功能状况的信息，必要时通过家庭、周围环境的改造，使患者可以发挥更大的潜能，完成生活的独立。

（三）康复辅具

COPD 患者主要通过康复辅具节省能量、改善活动能力以及携带通气支持设备。常用的有电动轮椅、可以放置氧气瓶/氧气袋的助行器、鞋拔等，使用合适的康复辅具，能够显著改善 COPD 患者的运动耐量，提高生活质量。

（四）心理治疗

COPD 患者普遍存在焦虑、沮丧和其他心理健康障碍。流行病学的报道有接近 45% COPD 患者存在心理障碍。而从临床现状看，对老年 COPD 患者的心理治疗普遍不被重视。同时，因为害怕副作用、上瘾及出于花费的考虑或者服用太多药物的挫折感，许多年老患者拒绝服用抗焦虑药或抗抑郁药物。实践表明，通过积极的心理干预能够有效地缩短物理治疗的疗程和提高物理治疗的效果，帮助患者减少不良的情绪和促进适应社会环境。物理治疗师应该给患者提供一些认知压力症状和解决压力的方法。必要时心理医生介入。

（五）其他治疗

COPD 的西药治疗是康复治疗的基础，稳定期用药主要有长效 β_2 受体激动剂、长效抗胆碱能药物、吸入性糖皮质激素，应该根据患者病情的严重程度、急性加重的风险、共病情况、副作用、经济能力与药物装置使用情况来确定药物使用策略。外科手术治疗方面，COPD 中较为局限性的肺气肿可考虑行肺减容术，终末期 COPD 患者可考虑肺移植手术，其中美国胸外科协会和国际心肺移植协会联合制定的肺移植受体选择标准为：合适年龄（心肺移植 55 岁、单肺移植 65 岁、双肺移植 60 岁）；临床和生理功能上的严重疾病；药物治疗无效或者缺乏；预期寿命有限；理想的营养状态；社会心理状态和控制情绪能力满意。入选标准还是较为严格，再者手术技术难度大、术后并发症风险高、供体有限、手术费用高，导致目前接受肺移植手术的患者是极少数的。

四、 功能结局

生理功能方面：COPD 患者以呼吸困难进行性加重为结局，绝大多数最终死于呼吸衰竭、循环衰竭和并发症。

心理功能方面：大多数 COPD 患者终身有不同程度的忧郁、沮丧、焦虑和绝望等心理障碍。

日常生活方面：基础性日常生活活动相关的清洁、如厕、穿衣、移动，以及工具性日常生活活动相关的购物、打扫、交通等均受到影响，随着疾病进展，逐步丧失独立能力。

社会参与方面：社会交往受限、职业受限及生活质量下降通常将伴随 COPD 患者终身。

康复治疗能改善 COPD 患者的生理功能、心理功能、ADL 能力和社会功能，减少 COPD 急性加重频率、延缓病情进展速度以及提高 COPD 患者的生活质量，应及时介入并持之以恒。

五、 健康教育

（一）饮食起居

1. **营养与肥胖**　COPD 患者的身体成分异常的治疗基于以下几方面：发病率和死亡率的高度流行和相关性；肺功能康复中运动训练时高热量需求，可能加重失常；增加运动训练的益处。虽然在 COPD 中导致体重丢失和肌肉萎缩的病因复杂而且现在并没有统一的解释，但是不同的生理和药理的干预已经用于治疗脂肪量（fat mass，FM）和非脂肪量（free fat mass，FFM）的消耗。大部分治疗的周期是 2 到 3 个月。

身体成分异常是 COPD 患者普遍存在的情况。Zanotti（2003）的一项研究报告中指出约有 32%~63% 的 COPD 患者存在体重减轻。肌肉无力在体重不足的 COPD 患者中比较常见。身体成分的物理治疗评估通过计算体重指数（body mass index，BMI）最容易完成。BMI 定义是体重（kg）数除以身高（m）的平方。以 BMI 为基础，COPD 患者可分为体重不足（<18.5kg/m²），正常体重（18.5~24.9kg/m²），体重过重（25.0~29.0kg/m²）和肥胖（≥30.0kg/m²）。近期体重丢失（过去的 6 个月里丢失大于 10% 或者过去的一个月里丢失大于 5%）能够很好地预测慢性肺疾病的发病率和死亡率。然而，体重或者 BMI 的测量，不能准确地反映这些患者身体成分的变化。体重可以分为脂肪量和非脂肪量。FFM 由身体细胞质量（器官、肌肉、骨骼）和水组成。FFM 的测量可以估计身体细胞质量。FFM 的丢失，是 COPD 患者相关的恶病质的特征性表现。确定 FFM 的方法有：皮褶厚度、人体测量学、生物阻抗分析、双能 X 线吸收测定法（dual energy x-ray absorptiometry，DEXA）等。虽然 FFM 的减少常与体重丢失联系在一起，但是 FFM 的丢失也可以出现在体重稳定的患者中。FFM 的丢失常表明肌纤维选择性萎缩，特别是Ⅱ型纤维。在过去的 20 年中，几个研究已经定义和量化

FFM 的损耗。物理治疗评估中可以基于去脂体重指数（FFM index，FFMI）等于 FFM/ 体重 ^{2} 来考虑损耗，男性低于 16，女性低于 15 是有意义的。在欧洲的研究中，使用这些参数发现 35% 的来自肺部康复的 COPD 患者和 15% 出院的 COPD 患者出现了 FFM 指数的降低，证明了其在慢性肺疾病中的高流行性。用 12 分钟行走测试或者 VO_{2max} 测试 COPD 患者，发现 FFM 减少的患者比 FFM 正常的患者的运动耐力要低。另外，周围肌肉力量也是降低的，因为肌力直接与肌肉的横截面积成正比。在研究中发现每 kg 肢体 FFM 产生的力在 COPD 患者和对照组中是相近的，支持了肌肉质量的丢失是肢体无力的主要决定因素。虽然一部分肌肉无力的出现毫无疑问地归于胸廓形状和过度充气的变化导致的生物力学缺陷，但 COPD 患者中肌力的削弱与 FFM 的减少也有联系。体重不足的 COPD 患者比正常体重的患者有明显的健康相关生活质量（health-related quality of life，HRQL）的减弱。因为正常体重的 COPD 患者和低 FFM 的患者比正常 FFM 的低体重患者有更多的 HRQL 的削弱，身体成分失常是 HRQL 的重要预测指标，而不是体重减少。

（1）热量的补充：对 COPD 的患者是特别重要的。因为一些患者可能存在不自觉的体重丢失和（或）在运动中机械性功效的减少。适当的蛋白摄入可刺激蛋白合成以保持和储存 FFM。在以下几种情况应该给予热量的补充：BMI<21，最近 6 个月内不自觉的体重丢失 10% 或者 1 个月内丢失 5%，或者 FFM 的损耗。营养补充应该包括对患者饮食习惯和能量浓度补充的管理。口服液体饮食补充能保持能量平衡和增加体重不足的 COPD 患者的体重。但是这些早期的研究没有计算脂肪组织和 FFM 的比率，而且大多数出院患者单独的营养补充并没有明显地增加体重。这样的结果可能受以下几个因素影响：自动的食物摄入，日常饮食中和活动模式中的营养补充没有得到最好的执行，营养补充中蛋白的大小和营养素的成分，以及全身性的炎症消耗。把这些因素考虑进去，通过整合的营养干涉策略应用到全面的康复过程中去，可能有更大的促进。Gosselink R（2000）的研究报告显示：营养补充结合指导下的运动训练可以增加体重不足的 COPD 患者的体重和 FFM。这份研究明确指出联合的干涉可以导致 FFM 和脂肪组织的增加比率是 2：1。

（2）生理性介入：力量训练可以通过胰岛素生长因子 I（IGF-1）或者 IGF-1 信号的靶器官来刺激蛋白质合成以选择性的增加 FFM。在正常身体成分 COPD 的患者，8 周的整个身体的运动训练适当地增加了 FFM 从而导致体重增加，而脂肪趋向减少。对正常体重的 COPD 患者，经过 12 周的有氧训练结合力量训练，通过计算机 X 线断层扫描仪测量，两侧大腿中段肌肉横截面有所增加。然而，BMI 并没有变化。BMI 的不同反应与不同组间的饮食摄入不同有关系。

（3）药物的介入：几种药物性康复策略已经应用到对 COPD 患者的干预，药物干预的好处在于可以减少体重，增加 FFM。合成的类固醇已经被广泛研究，可以作为单独治疗，也可以结合其他肺功能康复。一般来说，治疗周期是 2~6 个月，合成类固醇可以通过以下几个机制提高肺功能康复的结果：直接或间接地作用于 IGF-1 系统刺激蛋白质合成；筒箭毒碱基因的调节；抗糖皮质激素作用和红细胞生成作用。

低剂量合成类固醇的干预方式可以采用肌内注射或者口服，一般没有明显的副作用。低睾丸激素水平的男性患者，服用睾丸激素导致肌肉块的增加。生长激素是系统的 IGF-1 有效的刺激剂，可以改善在参与肺功能康复过程中的一小部分体重不足的 COPD 患者偏瘦的身体成分。身体成分的适当改善和运动性能的提高有相关性。然而，这个治疗比较昂贵并且有一定的副作用，比如水盐潴留、糖代谢减弱。促孕剂醋酸甲地黄酮已经表明可以增加食欲、体重和刺激慢性虚弱条件下的通气量，比如获得性免疫缺陷综合征（acquired immune deficiency syndrome，AIDS）和癌症。给体重不足的 COPD 患者使用 8 周和安慰剂治疗比较后发现有 2.5kg 的体重差别，但是这个体重的改变主要是脂肪组织。

（4）对肥胖患者的特殊考虑：与肥胖有关的呼吸系统问题可能引起做功的增加和呼吸时氧耗的

增加，以及运动耐力的消耗、残疾和生活质量的缺失。呼吸性功能的明显异常可单独因为肥胖引起，甚至在潜在的肺实质疾病和限制性胸廓疾病的不足中存在。与肥胖有关的呼吸问题包括低肺容量的呼吸性机制，呼吸系统顺应性的降低，增加下气道阻力，以及呼吸模式和呼吸驱动的改变。"轻度肥胖"的人也比同年龄预期的血氧水平不足，是由于肺底的扩张不足。

肺功能康复是致力于与肥胖有关的呼吸性疾病和肥胖导致功能受限的患者的需求。特殊的治疗包括营养指导，限制热量的饮食计划，鼓励减肥和身体支持。虽然没有确定关于肺功能康复后获得大量体重减少的目标，但是肥胖患者的全面的康复可以导致体重减少和提高功能状态和生活质量。

2. 养成良好的生活习惯　COPD良好生活习惯的宗旨为远离有害刺激物，坚持规范使用药物，改善呼吸功能，提高生活质量。具体措施应包括戒烟戒酒、规律的活动与运动、健康饮食、保证充足的休息与睡眠、保持乐观积极的心态。

（二）家庭氧疗

氧疗可以改善患者症状，提高工作效率，增加运动强度，扩大活动范围。有研究证实每天≥15小时氧疗能提高严重低氧血症且合并慢性呼吸衰竭的COPD患者的生存率。教会患者氧气的正确和安全使用。在氧气使用过程中主要应防止火灾及爆炸，在吸氧过程中禁止吸烟。氧疗适用于那些经过临床抗感染、祛痰和支气管扩张剂等治疗，动脉血氧分压（PaO_2）仍在7.33kPa以下者，应进行家庭氧疗。而对于那些伴有继发性红细胞增多症或顽固性心右衰的COPD患者可适当放宽氧疗指征。

为防止高浓度吸氧对通气的抑制作用，应采用低流量吸氧。持续给氧气，流量<1L/min；夜间给氧，流量<3L/min；运动时给氧气，流量<5L/min。氧浓缩器可以将空气中氧气浓缩，使用方便，是当前家庭式制氧机的工作原理。液氧贮器将氧气在超低温下以液态保存，故体积小，重量也轻，可以随身携带，为其优点。

（三）自我锻炼

1. 纠正不良姿势　注意日常活动中的身体姿势，长期的呼吸肌以及辅助呼吸肌的紧张及胸廓钙化不仅使患者含胸驼背，姿势不良，且影响正常呼吸。纠正不良姿势的练习如下：

增加胸廓活动：患者坐位，双手叉腰，吸气，躯干向一侧屈，同时呼气，还原吸气，躯干再向另一侧屈并呼气，再还原，如躯干向一侧屈时另侧的上肢能同时上举，则效果更好。

挺胸、牵张胸大肌：吸气挺胸，呼气含胸耸肩。

肩带活动：坐位或立位，吸气并两臂上举，呼气同时弯腰屈髋双手下伸触地。

纠正驼背：立于墙角，面向墙壁，两臂外展90°、屈肘90°，双手分别置于两侧墙上，双脚静止而身体向前移动并挺胸。也可双手持体操棒置于颈后部，双手与肩同宽以牵伸胸大肌、挺胸。以上练习每个持续5~10秒或更长些，每组5~10个，每天2~3次。

2. 运动训练　可参照前文的ACSM运动处方继续进行家庭训练，康复治疗师在为患者制订运动处方时应特别注意运动的安全性、趣味性、可行性以及可进阶性，鼓励患者充分发掘个人爱好习惯，选择并坚持适合自身的长期运动训练方案。并建议患者每4~6周康复门诊随访，重新评估运动能力，及时调整运动处方。

（四）医疗体操

医疗体操也是自我锻炼的选择之一，常见的有各式呼吸操，也推荐患者使用中国传统保健方法，例如八段锦、五禽戏、太极拳等。八段锦简单易行，古人喻其为"锦"，意为动作舒展优美，如锦缎般优美、柔顺，共为八段，每段一个动作，故名为"八段锦"。整套动作柔和连绵，滑利流畅，有松有紧，动静相兼，气机流畅，骨正筋柔。五禽戏，是通过模仿虎，鹿，熊，猿，鸟（鹤）五种动物的动作，以保健强身的一种气功功法。

（五）生活防护和预防复发

在健康教育中，患者需要掌握以下基本知识，这是预防和控制这类疾病的重要环节。包括：认识正常呼吸道的解剖结构和呼吸肌的功能；认识呼吸在人体中的重要作用；掌握正常的呼吸方式和呼吸节律，注意保持呼吸道清洁卫生；认识吸烟的危害。让患者了解有关疾病的知识，是控制疾病、延缓疾病发展的重要手段。患者应该了解所患疾病的基本知识，包括药物的治疗作用、用法及副作用，以便患者自我照顾。花粉、飞沫、灰尘、清洁剂、烟雾、寒冷等，都是不良刺激因素，会影响病情。指导患者掌握正常的呼吸方式和养成良好的呼吸习惯，管理好自己的呼吸道。呼吸系统疾患的患者由于呼吸道抵抗力很弱，极易患感冒，而继发感染会导致症状加重，可采用防感冒按摩、冷水洗脸、食醋熏蒸、体质训练等方法预防感冒，减少发病的可能。保持所处环境的空气清新和通畅，戒烟和避免被动吸烟，也有助于减少呼吸道分泌物，降低感染的危险性。积极治疗呼吸系统疾病，控制炎症，减少疾病的反复发作。

以下是防感冒按摩操（金豫和周士枋教授方法），已经得到较普遍的应用，基本方法是：

按揉迎香穴：迎香穴属于手阳明大肠经，位于鼻翼外缘沟。用两手中指指腹紧按迎香穴，作顺、反时钟方向按摩各16~32次。

擦鼻两侧：两手拇指根部掌面的大鱼际肌或两侧拇指近节互相对搓摩擦致热，自鼻根部印堂穴开始沿鼻两侧下擦至迎香穴。可两手同时，也可一上一下进行。各擦16~32次。

按太渊穴：太渊穴属于手太阴肺经，位于腕桡侧横纹头即桡侧腕屈肌腱的外侧、拇长展肌腱的内侧。用拇指指腹紧按穴位作顺、反时针方向按摩各16次，左、右侧交替进行。

浴面拉耳：主要为摩擦脸面和耳部。两手掌互搓致热，两手掌紧贴前额前发际，自上向下擦至下颌部，然后沿下颌分擦至两耳，用拇、示指夹住耳垂部，轻轻向外拉（也称双凤展翅），约2~3次，再沿耳向上擦至两侧颞部，回至前额部，重复16次。最后两手掌窝成环状，掩盖鼻孔，呼吸10次。

捏风池穴：风池属少阳胆经，位于枕骨下发际，胸锁乳突肌和斜方肌止点之间的凹陷处。用两拇指指腹紧按该穴，其他各指分别置于头顶部，作顺、逆时钟方向按摩各16次，或用一手的拇、示指分别按两侧的风池穴，按捏16次。得气感为局部酸、胀、热明显。然后，用手掌在颈项部左右按摩16次。

思考题

1. 熟悉COPD的临床特点。
2. COPD的康复评定内容有哪些？呼吸功能评定的方法有哪些？如何操作？
3. COPD的康复诊断有哪些？
4. COPD康复治疗方法有哪些？物理治疗和作业治疗的目标和具体方法是什么？
5. COPD的功能结局包括哪几方面？具体结局如何？
6. COPD健康教育的主要内容是什么？

（何成奇）

第二节 肺源性心脏病

慢性肺源性心脏病（chronic pulmonary heart disease）是因肺组织、肺动脉血管或胸廓的慢性病变而导致肺组织结构和功能异常，引起肺血管阻力增加，肺动脉压力增高，使右心扩张、肥大，伴或不伴右心衰竭的心脏病。我国肺源性心脏病的患病率90年代大于15岁人群中发病率约为0.672%。肺源性心脏病的患病率存在地区的差异，北方地区患病率高于南方地区，农村高于城市，并随年龄增高而增加。吸烟者比不吸烟者患病率明显增多，男女无明显差异。

肺源性心脏病的发病机制有些还不很清楚。但先决条件是肺的功能和结构的不可逆性改变，发生反复的肺部感染和低氧血症。导致一系列的体液因子和肺血管的变化，使肺血管阻力增加．肺动脉血管的结构重构，产生肺动脉高压。肺循环阻力增加，右心发挥其代偿功能，以克服肺动脉压升高的阻力而发生右心室肥大。肺动脉高压早期，右心室尚能代偿，舒张末期压力仍正常。随着病情的进展，特别是急性加重期，肺动脉压持续升高且严重，超过右心室的负荷，右心失代偿．右心排血量下降，右心室收缩末期残留血量增加，舒张末压增高，促使右心室扩大和右心室功能衰竭。

一、康复评定

（一）功能评定

1. 肺功能的评定　包括通气功能和换气功能的评定。

（1）肺通气功能测定：包括静态肺容量测定、动态肺容量测定。分述如下：静态肺容量：临床常用的静态肺容量测定内容有肺活量（VC），残气量（RV），功能残气量（FRC）和肺总量（TLC）。

肺活量：最大吸气后，再作一次最大呼气的气量。正常值：男3470ml左右，女2440ml左右。肺活量降低20%以上为异常。

残气量：最大呼气后仍残留在肺内不能再呼出的气量。残气量随年龄而增加。正常值：男1530ml左右，女1020ml左右。

功能残气量：平静呼气末遗留在肺内的气量。相当于残气量＋补呼气量，正常值：男2600ml左右，女1580ml左右。

肺总量：深吸气后，肺内所含气体总量。相当于肺活量＋残气量。正常值：男5020ml左右，女3460ml左右。

肺源性心脏病患者的静态肺容量测定中，其残气量增加，残气量占肺总量的百分比>40%，功能残气量也增加。

动态肺容量：是以用力呼出肺活量为基础，来测定单位时间的呼气流速，能较好地反映气道阻力。

用力呼出肺活量（FEVC）：尽力吸气后，再用力最快呼气，直至完全呼尽，其总的呼气量即为FEVC。时间肺活量是指分别计算第1秒末、第2秒末和第3秒末的呼气量，即1秒钟用力呼气量，2秒钟用力呼气量，3秒钟用力呼气量。将1秒量、2秒量、3秒量的绝对值与FEVC相比则为1秒率、2秒率、3秒率，正常值分别为83%、96%、99%。患者在早期，肺活量可以是正常的，而时间肺活量会降低，1 秒率 <60%。相对于肺活量，时间肺活量能更好地反映小气道的问题。

最大中期呼气量（MEF）与最大中期呼出流速（MMEF）：MEF 是把用力呼出肺活量的呼出曲线分成四段，舍去第一和第四段，取中间两段的量，即为最大中期呼气量。MEF 排除了受试者的主观因素，更为敏感。MMEF 是以 MEF 与相应时间的关系来计算：

$$MMEF = \frac{MEF}{METs}$$

用力呼出中期 50% 肺活量所需的时间称为 METs。MMEF 正常值：男（4.48 ± 0.183）L/S，女（3.24 ± 0.1）L/S。由于排除主观意志的影响，此法比时间肺活量更敏感，气道阻力的反映更确切。

最大通气量（MVV 或 MVC）：在单位时间内（每分钟）用最大速度和幅度进行呼吸，吸入或呼出的气量。正常值：男 104L，女 82L。降低 20% 以上为异常。

最大呼气流速 - 容量曲线，（简称流速 - 容量曲线）：在尽力吸气后，再用力最快呼气，直至完全呼尽的过程中，连续测定不同流量下的肺容量和相应的压力改变，以此绘图，得到的曲线称为流速 - 容量曲线。其特点是在不同肺容量下，压力、流速的关系存在差别。在此曲线上可任意选择肺容量中的某一容量，来确定在此容量时产生某一流速所需的压力。流速 - 容量曲线在临床上多应用于小气道疾病的检查。不同的肺部疾患，流速 - 容量曲线表现有不同：①慢性阻塞性肺疾患，各阶段流速与最大流速都降低；曲线的降支突向容量轴，病情愈重，弯曲愈明显；肺活量减少；②早期小气道病：与慢阻肺图形基本相似，但改变程度较轻，肺活量无明显改变；③限制性通气障碍：表现为流速 - 容量曲线高耸，各阶段流速增高，肺活量减少，曲线倾斜度增大。

闭合气量（CV）：是测定从小气道闭合开始到最大呼气末为止的时间段内的气量。闭合气量增高，表示气道早闭。原因是小气道的阻塞和肺弹性回缩力的降低。

（2）换气功能测定

1）肺泡通气量（有效通气量）：肺泡通气量 =（潮气量 – 无效腔气量）× 呼吸频率。正常值：4200ml/min 左右。>5000ml/min 表示通气过度，<2000ml/min 表示通气不足。无效腔气量是指有通气作用，但不与肺血管中的血流进行气体交换的部分气体。呼吸频率高，潮气量小，无效腔气量大，则肺泡通气量减少。故深缓呼吸比浅快呼吸所取得肺泡通气量多，换气效能高。

2）通气与血流比率：肺泡内的气体与肺泡周围毛细血管的血流进行气体交换时，要求要有足够的通气及充分的血流量。如仅有通气无血流，则为无效腔样通气。有血流无通气，则无气体交换，相当于动静脉分流。

$$通气与血流比率 = \frac{每分钟肺泡通气量}{每分钟肺脏血流量}$$

正常值 =4000ml/5000ml=0.8。

通气与血流比率失调对 O_2 和 CO_2 交换的影响在程度上是不相等的。原因在于 O_2 与 CO_2 的动静脉分压差悬殊（分别为 60mmHg 和 6mmHg），两者的解离曲线也不同。通气与血流比率失调往往只是缺 O_2，没有或仅有轻微的 CO_2 潴留。

3）弥散功能：以肺泡膜两侧气体分压相差 1mmHg 时单位时间（分钟）内通过的气体量，即弥散量来表示，衡量气体透过肺泡膜的能力。其大小与下列因素有关：气体在肺泡中和毛细血管血液中的压力差值、肺泡面积、肺泡膜厚度、气体分子量及气体在液体中的溶解度。CO_2 的弥散能力是 O_2 的 21 倍，故弥散功能障碍主要影响 O_2 的吸收。

2. 呼吸功能障碍程度评定 主观呼吸功能障碍程度评定根据气促程度进行分级：

（1）自觉气短、气急分级

1）Ⅰ级：无气短、气急。

2）Ⅱ级：稍感气短、气急。

3）Ⅲ级：轻度气短、气急。

4）Ⅳ级：明显气短、气急。

5）Ⅴ级：气短、气急严重，不能耐受。

（2）呼吸功能改善或恶化时以下列标准评分。

-4：非常明显改善。

-3：明显改善

-2：中等改善。

-1：轻度改善。

0：不变。

+1：轻度加重。

+2：中等加重。

+3：明显加重。

+4：非常明显加重。

3. **运动功能评定** 通过运动试验，可评估心肺功能和运动能力。

（1）活动平板或功率自行车运动试验：通过活动平板或功率自行车运动试验，进行运动实验获得最大吸氧量、最大心率、最大 METs 值及运动时间等相关量化指标评定患者运动能力（详见本章第二节）。也通过活动平板或功率自行车运动试验中患者主观劳累程度分级（Borg 计分）等半定量指标来评定患者运动能力。

（2）6 分钟或 12 分钟行走距离测定：测定患者在规定时间内在平地行走的距离（详见本章第一节）。规定时间内行走距离越短心肺功能越差。

4. **心理功能评定** 参见《康复功能评定学》相关章节。

（二）结构评定

在原有肺、胸疾病的各种症状和体征外逐步出现的肺、心功能衰竭以及其他器官损害的征象是肺源性心脏病结构异常的基本表现。

X 线线除肺、胸原发疾病的特征外，有肺动脉高压征，如右下肺动脉干扩张，其横径≥15mm；其横径与气管横径之比≥1.07；肺动脉段明显突出或其高度≥3mm；右心室肥大征。

心电图表现为右心室肥大的改变，如电轴右偏，额面平均电轴≥+90°，重度顺钟向转位，Rvl+Sv5≥1.05mV 及肺型 P 波。

超声心动图检查可见右心室流出道内径（≥30mm），右心室内径（≥20mm），右心室前壁的厚度，左、右心室内径的比值（<2），右肺动脉内径或肺动脉干及右心房肥大等。

（三）活动评定

呼吸功能障碍患者的日常生活活动能力的评定常采用六级分法：

0 级：虽存在不同程度的肺气肿，但是活动如常人，对日常生活无影响、无气短。

1 级：一般劳动时出现气短。

2 级：平地步行无气短，速度较快或上楼、上坡时，同行的同龄健康人不觉气短而自己感觉气短。

3级：慢走不到百步即有气短。

4级：讲话或穿衣等轻微活动时亦有气短。

5级：安静时出现气短，无法平卧。

（四）参与评定

主要进行生活质量评定和职业评定。方法参见《康复功能评定学》相关章节。

二、 康复诊断

认识肺源性心脏病对功能的影响，确定肺源性心脏病患者的功能障碍与程度十分重要。

（一）功能障碍

1. **呼吸功能障碍** 主要表现为呼吸困难，病理性呼吸模式形成，最严重的呼吸功能障碍是呼吸衰竭。

肺源性心脏病患者原发疾病导致了小气道狭窄、肺泡弹性下降、肺动脉高压及肺血管毁损、胸廓活动受限等，使患者在呼吸过程中的有效通气量与换气量降低、残气量增加，临床上患者表现为运动后气促、气急、呼吸困难或出现缺氧症状等，给患者带来极大的痛苦。

病理性呼吸模式：肺源性心脏病患者呼吸方式多表现为浅快的胸式呼吸模式，膈肌运动很少。这种呼吸模式使肺有效通气量减少，患者为了弥补，即便在安静状态下也动用辅助呼吸肌参与呼吸，形成了病理性呼吸模式。病理性呼吸模式使患者不能进行有效的通气，同时，由于这些肌群在活动时增加耗氧量，使呼吸本身所消耗的氧量增加，加重患者的缺氧状态。

2. **心功能障碍** 主要表现为肺泡换气功能障碍或换气功能障碍加心右衰为特征性表现。

3. **运动功能障碍** 主要表现为肌力及运动耐力下降。患者因为惧怕劳力性呼吸困难，活动减少，导致肌力与运动耐力下降，肌力与运动耐力下降使患者在同样运动时氧利用减少，需氧量增加，加重呼吸困难，形成恶性循环。

4. **心理功能受限** 主要表现为：

（1）恐惧和焦虑：长期患病，患者日常生活活动与社会参与受限，导致患者出现恐惧与焦虑。

（2）疑病和敏感：由于疾病迁延不愈、反复发作，使患者产生疑虑，患者表现为一种不相信是自己患的病，另一种则认为自己的病情比医生说得更严重，多在病情缓解期出现。

（3）过度依赖与行为退化：肺源性心脏病患者多为老年人，对疾病发作、病情危重程度，患者完全处于被动状态，缺乏主见和信心，要求更多的关心和同情，并且事事都依赖别人去做，导致依赖心理增强，行为退化。

（4）患者角色减退或缺失：患者对疾病不在乎心理（自持心理）和久病成医心理，任意活动或滥用药物，依从性差。

（二）结构异常

除原有心肺疾病的结构异常外，主要表现为右下肺动脉干扩张、右心室增大，右心房肥厚等。

（三）活动受限

由于呼吸功能、心功能与运动功能受限，大多数患者日常生活活动能力减退。严重患者可能长期卧床，生活不能自理。

（四）参与受限

患者社会参与、社会交往常常受到部分或全部限制，大多数患者职业参与能力受限，甚至完全不能参加工作。

三、 康复治疗

肺源性心脏病的康复治疗主要在缓解期。康复原则是以综合治疗为主，最大限度改善患者的功能。康复目标是尽可能恢复有效的腹式呼吸，并改善呼吸功能；清除支气管腔内分泌物，减少引起支气管炎症或刺激的因素，保持呼吸道卫生；采取多种措施，减少和治疗并发症；提高心功能和全身体力，尽可能地恢复活动能力。其适应证包括所有病情稳定的肺源性心脏病患者，禁忌证主要包括心力衰竭、不稳定型心绞痛、明显肝功能异常、脊柱及胸背部创伤等。康复治疗措施包括物理治疗、作业治疗、心理治疗与康复教育。

（一）物理治疗

主要包括物理因子治疗、气道廓清技术（有效的咳嗽训练与体位引流）、呼吸训练及运动训练。详细操作请参见本章第一节。

（二）作业治疗

作业治疗以减轻患者临床症状、改善机体运动能力、减轻心肺负担、提高呼吸功能、减轻精神压力、改善日常生活自理能力及恢复工作能力为目标。通过日常活动能力训练、适合患者能力的职业训练、有效的能量保护技术及适当环境改建等来实现使患者减少住院天数，最终摆脱病痛的折磨，提高生活质量，早日重返家庭和社会，并延长患者寿命和降低死亡率。肺源性心脏病患者的作业治疗包括提高运动能力的作业治疗、提高日常生活活动能力的作业治疗、环境改造、职业前作业治疗，请参见本章第一节。

（三）心理治疗

1. 建立良好的医患关系，加强心理沟通　医护人员沉着、冷静，言行上表示信心，取得患者的信任，有助于患者主动配合治疗。

2. 对患者要具有同情心　依赖心理增强的患者，急需得到亲人照料与医护人员的关怀，医护人员的关怀同情，确可减轻或消除痛苦。

3. 对有自持心理的患者，应加强健康教育，提高他们对疾病的认识，更好地发挥患者对治疗的主观积极性。

4. 发现患者角色减退或缺如时，则耐心向患者说明逐渐增加活动量的重要性，以争取患者合作，保证他们安全与顺利康复。发现行为减退或角色过度时，则恰当地向其介绍病情，鼓励其循序渐进地活动，并讲明不活动的危害。同时应言语亲切、态度和蔼，使其感到自己的活动是在监护下进行的，绝对安全。

四、 功能结局

生理功能方面：肺源性心脏病患者以进行性加重的呼吸困难为结局，绝大多数最终死于呼吸衰竭、循环衰竭和并发症。

心理功能方面：大多数患者终身有不同程度的抑郁、疑病、焦虑、过度依赖等心理障碍。

社会功能方面：ADL能力与社会参与受限，生活质量下降通常将伴随肺源性心脏病患者终身。

合理的康复治疗后可达到减少用药量、缩短住院日；减少气短、气促症状；减轻精神症状如压抑、紧张等；提高运动耐力、日常生活自理能力和恢复工作的可能性；增加对疾病的认识，从而自觉采取预防措施，提高控制症状能力。最终能提高生活质量，减少因呼吸功能恶化所导致的死亡率。

五、 健康教育

在治疗的同时让患者了解所患疾病的基本知识，以便患者自我照顾。包括：

（一）强调戒烟

烟雾使黏膜上皮纤毛发生粘连、倒伏、脱失，使支气管杯状细胞增生，分泌物增多，呼吸道的防御功能下降，是引起肺部感染的重要原因。因此，必须戒烟，包括避免被动吸烟。

（二）防感冒

肺源性心脏病患者易患感冒，继发细菌感染后常使支气管炎症状加重。防感冒操的应用可以帮助患者，详细操作请参见本章第一节。

（三）家庭氧疗

每天持续低流量长时间（16小时以上）的吸氧可以改善患者的临床症状，增加心肺适应性，提高患者的生存质量和存活率。应教育患者正确使用氧疗机及氧疗的方法。

（四）其他

1. 强调咳嗽排痰的重要性，如每天痰量超过30ml，宜进行体位排痰。
2. 药物治疗应根据医嘱进行，而不是自以为是，或对药物产生依赖。
3. 加强患者及家属对氧疗重要性的认知。
4. 认识肺心病与慢性支气管炎和肺气肿的关系，以及康复治疗的必要性。

思考题

1. 熟悉肺源性心脏病的临床特点
2. 肺源性心脏病的康复评定内容有哪些？
3. 肺源性心脏病的康复诊断有哪些？
4. 肺源性心脏病的康复治疗方法有哪些？物理治疗和作业治疗的目标和具体方法是什么？

（谢 薇）

第三节　支气管哮喘

支气管哮喘（bronchial asthma）是由嗜酸性粒细胞、肥大细胞和T淋巴细胞等多种炎症细胞参与的气道慢性炎症。这种炎症使易感者对各种激发因子具有气道高反应性，并引起气道缩窄。临床上表现反复发作性的喘息、呼气性呼吸困难、咳嗽、胸闷等症状，常在夜间和（或）清晨发作、加剧，常常出现广泛多变的可逆性气流受限，多数患者可自行或经治疗后缓解。

本病病因不十分清楚，大多认为是一种多基因遗传病，受遗传和环境因素的双重影响。哮喘的发病机制不完全清楚。多数人认为哮喘与变态反应、气道炎症、气道高反应性及神经等因素相互作用有关。目前，哮喘发病机制的观点是一种涉及气道壁的特定性的慢性炎症过程，它可引起气流受限和反应性增高，从而当对不同的刺激物反应时气道更加狭窄。气道炎症的典型特点是呼吸道黏膜及管腔中活性的嗜酸性粒细胞、肥大细胞、T淋巴细胞数目增加和基底膜网质层增厚、上皮下纤维增生。这种变化甚至在没有哮喘症状时仍然存在。

支气管哮喘的流行病学：全球约有1.6亿患者，各国患病率1%~13%不等，我国的患病率1%~4%。本病可发生于任何年龄，但半数以上在12岁前起病。在哮喘患儿中，约有70%起病于3岁前。一般认为儿童发病率高于成人，成人男女患病率大致相同，约40%的患者有家族史，发达国家高于发展中国家，城市高于农村。哮喘是一种对患者及其家庭和社会都有明显影响的慢性疾病。

一、康复评定

康复评定包括病史采集和体检，血液及痰液检查、肺功能测定、动脉血气分析、胸部X线检查、特异性变应原的检测、肺活量与用力肺活量检查、运动功能评定、呼吸肌力测定、日常生活活动能力评定、心理功能评定。

（一）功能评定

1. 肺活量与用力肺活量检查

（1）肺活量（vital capacity，VC）：是在深吸气后，缓慢而完全地呼出的最大空气量。可利用肺活量计测定。其正常变异较大（可超过 ±20%），但由于简便易行，且其数值随限制性呼吸系统疾病严重程度而下降，所以仍是最有价值的测定方法之一。

（2）用力肺活量（forced vital capacity，FVC）：用力肺活量是在深吸气后利用最快速度强力呼气的一种试验。通常用一简单的呼吸计测定呼气流量。对于气道阻塞患者VC会明显高于FVC。

2. 肺功能检查（pulmonary functional test）　哮喘发作时，有关呼气流速的各项指标均显著下降，第一秒用力呼气容量（FEV_1）、FEV_1/用力肺活量（FVC）%、最大呼气中期流速（MMEF）、25%与50%肺活量时的最大呼气流量（$MEF_{25\%}$与$MEF_{50\%}$）以及呼气流量峰值（PEF）等均减少。由于气体阻滞和肺泡过度膨胀，结果残气量（RV）、功能残气量（FRC）及RV/TLC比值增大。中度与重度哮喘，吸入气体在肺内分布严重不均，通气/血流比率失调，生理无效腔和生理静-动脉分流增加，导致PaO_2降低，但$PaCO_2$正常或稍减低。在临床缓解期的部分哮喘患者中，可有闭合容量（CV）/肺活量（VC）%、闭合气量（CC）/TLC%、中期流速（MMEF）和Vmax50%的异常。

3. **运动功能评定**（evaluation of exercise ability）　运动试验可评估支气管哮喘患者的心肺功能和运动能力，为患者制订安全、适量、个体化的运动治疗方案。

（1）恒定运动负荷法：是指在恒定代谢状态下测定受试者的心肺功能。在 6 分钟或 12 分钟步行时间内监测心率、摄氧量，是呼吸疾患康复中最常用的评定运动功能的方法。

（2）运动负荷递增法：按一定的运动方案，每间隔一定时间增加一定负荷量，根据终止条件结束运动。终止条件有极限运动试验和次极限运动试验，监测心率、呼吸率、血压、ECG、VO_2、PaO_2、$PaCO_2$、SaO_2、呼吸商等，从肺功能数据中评估最大运动时耐受能力。

（3）耐力运动试验：分别于训练计划开始前和完成时，用运动耐力的标准测量进行评估，如在步行器或固定自行车上用次最大负荷（由开始的渐进练习试验测得）测定耐力。常选用最大负荷的 75%~80% 作为固定负荷，并记录其速度与时间。

运动功能评定测试中，停止试验的指征：重度气短；血氧分压下降超过 2.67kPa 或血氧分压小于 7.33kPa；二氧化碳分压上升超过 1.33kPa 或二氧化碳分压分压大于 8.66kPa；出现心肌缺血或心率失常的症状与体征；疲劳；收缩压上升超过 2.67kPa 或收缩压大于 33.3kPa，或在增加负荷时血压反而下降；达到最大通气量。

4. **呼吸肌力测定**（tests of respiratory muscle strength）　包括最大呼气压力（MEP 或 PEMAX），最大吸气压力（MIP 或 PIMAX）以及跨膈压的测量。它反映呼气与吸气期间可产生的最大能力，代表全部吸气肌和呼气肌的最大功能，也可作为咳嗽与排痰能力的一个指标。

5. **心理功能评定**　哮喘可影响儿童的心理发育，包括自尊心。对成人而言，由于哮喘影响他们的工作、生活、学习，也产生心理问题。对哮喘患者进行心理功能评定，了解其心理状态，有利于哮喘患者的康复治疗。评定方法参见教材《康复功能评定学》。

（二）结构评定

1. **影像学检查**　胸部 X 线检查在缓解期多无明显异常；早期在哮喘发作时可见两肺透亮度增加，呈过度充气状态。如并发呼吸道感染，可见肺纹理增加及炎症性浸润阴影。同时要注意肺不张、气胸或纵隔气肿等并发症的存在。

2. **特异性变应原的检测**　可用放射性变应原吸附试验（RAST）测定特异性 IgE，过敏性哮喘患者血清 IgE 可较正常人高 2~6 倍。在缓解期检查可判断变应原，但应防止发生过敏反应。

（三）活动评定

日常生活活动能力反映了人们在家庭和在社区的最基本的能力，哮喘的患者往往有日常生活活动方面的障碍。评定的范围包括运动、自理、交流、家务活动等方面。评定方法参见教材《康复功能评定学》。

（四）参与评定

哮喘急性发作期及控制不佳的哮喘患者对日常工作及日常生活都会发生影响，可导致误工、误学，影响患者的社会交往及休闲娱乐。评定方法参见教材《康复功能评定学》。

二、康复诊断

本病临床主要功能障碍 / 康复问题表现为以下四个方面。

（一）功能障碍

1. 运动功能障碍 支气管哮喘可出现反复发作的喘息，气促、胸闷和（或）咳嗽等症状导致患者运动能力的下降。

2. 心理功能障碍 哮喘发作时主要表现为紧张与焦虑。

（二）结构异常

胸部 X 线检查在缓解期多无明显异常；早期在哮喘发作时可见两肺透亮度增加，呈过度充气状态。如并发呼吸道感染，可见肺纹理增加及炎症性浸润阴影。同时要注意肺不张、气胸或纵隔气肿等并发症的存在。

（三）日常生活活动受限

哮喘急性发作期及控制不佳的哮喘患者往往在日常生活活动方面可出现活动能力不同程度下降。

（四）社会参与受限

哮喘急性发作期及控制不佳的哮喘患者可出现职业受限、休闲娱乐受限、社会交往能力下降及生存质量下降。

三、康复治疗

哮喘的治疗应以综合治疗为基础，药物治疗为主，积极实施康复治疗。除采取药物、康复治疗外，应积极寻找引起哮喘发作的变应原或其他非特异刺激因素。康复治疗以改善心肺功能，提高其对运动和活动的耐力，增加 ADL 能力，提高劳动力，提高生活质量为目标。康复治疗方法主要包括物理治疗、作业治疗、心理治疗、健康教育等。适应于支气管哮喘的患者。

（一）物理治疗

1. 急性发作期的物理治疗

（1）穴位感应电疗法：患者取舒适体位，使用感应电疗仪，手柄电极，取穴大椎、肺俞、膈俞，配穴天突、太渊、丰隆或足三里，中等强度刺激，以引起向下传导感为宜，治疗时间 2~10 分钟 / 穴，但一次总治疗时间不宜超过 15~20 分钟。

（2）直流电离子导入疗法

1）穴位离子倒入：用直流电疗仪，4 个点状电极，于太渊、曲池穴导入 1/1000 肾上腺素，另一极 150cm^2 置于肩胛间，电量 2~6mA，时间 15~20 分，15~20 次为 1 个疗程。对于高血压患者，宜改用 2% 氨茶碱导入。

2）气管部位离子导入：用直流电疗仪，患者取卧位，2 个 300cm^2 电极，一极置于颈部导入 10%CaCl$_2$；另一极置于胸前部，电量 15~20mA，时间 10~20 分，15~20 次为 1 个疗程。

3）节段反射治疗：用直流电疗仪，取 2 个 150cm^2 电极，置于双上臂外侧，导入 Br$^-$，连接阴极；另一极 300cm^2 置于肩胛间，导入 10% 普鲁卡因，接阳极，电量 15~20mA，时间 10~20 分，15~20 次为 1 个疗程。

2. 非急性发作期的物理治疗

（1）超声雾化吸入疗法：用超声雾化吸入治疗仪，吸入支气管扩张剂药液，每次吸入 15~30 分，每日 1~2 次。痰液黏稠，不易咳出者，可加用 α- 糜蛋白酶。

（2）超短波疗法：肾上腺部位治疗用双肾区并置，无热量，15~20 分钟，每天一次，10~15 次为 1个疗程。气管部位治疗用前后对置，无热量或微热量，15~20 分钟，每天一次，10~15 次为 1 个疗程。

（3）超声波疗法：颈动脉窦疗法：用超声波治疗仪，频率 800~1000kHz，声头面积约 10cm^2，作用于颈动脉窦表面投影区，采用羊毛脂为基质的普鲁卡因药膏做接触剂，连续输出，声强 0.2~0.5W/cm^2，每侧 3 分钟，每日治疗一次，10~12 次为 1 个疗程。也可采用适于穴位治疗的超声波治疗仪，声头面积约 5cm^2，涂抹液体石蜡接触剂，取穴大椎、肺俞、中府、天突、膻中、合谷，分两组交替治疗，固定法，声强 0.5~0.75W/cm^2，治疗时间 5 分钟 / 穴，每日 1 次，10~15 次为 1 个疗程。

（4）紫外线疗法

1）全身紫外线照射：先测量生物剂量，患者取卧位，裸露全身后，分 2 野或 4 野，按缓慢或基本图表进行照射，隔日一次，每年进行 2 个疗程。

2）胸廓紫外线照射：将胸廓部分为前胸、后背、左右侧区，每次照射 1 区，从 2~3MED 开始，每次递增 1/2MED，各区轮流照射，每区照射 5~6 次。

3）穴位紫外线照射：用白布制的洞巾，或将白纸剪成直径 1.5~2cm 小孔，按中医辨证论治理论取穴，如：大椎、肺俞、膈俞、膻中、膏肓、天突、定喘等。剂量从 1.5~2MED 开始，照射 1 次，每次增加 1MED，以引起穴区适度红斑反应为宜。

4）足底部紫外线照射：患者取俯卧位，裸露足底，用紫外线治疗灯直接照射，剂量从 20~50MED，每日照射 1 次，1~3 次见效。

3. 运动疗法

（1）呼吸训练：是通过各种呼吸运动和治疗技术来重建正常的呼吸模式，增强呼吸肌功能，改善肺通气，减轻呼吸困难，提高肺功能的训练方式。

1）腹式呼吸训练：以训练腹式呼吸、强调膈肌运动为主的训练方法。以改善异常呼吸模式，有效减少辅助呼吸肌的使用，达到改善呼吸效率，降低呼吸能耗的目的。

2）抗阻呼气训练：在呼气时施加阻力的呼吸训练方法。以适当增加气道阻力，减轻或防止病变部位小气道在呼气时过早闭合，从而达到改善通气和换气，减少肺内残气量的目的。

3）深呼吸训练：胸式深呼吸训练，目的是增加肺容量，使胸腔充分扩张。

4）排痰训练：通过体位引流，胸部叩击、震颤及咳嗽训练促进患者肺部痰液排出的方法。

5）呼吸肌训练：为改善呼吸肌力量和耐力，缓解呼吸困难而进行的呼吸训练方法。可进行增强吸气机训练和（或）增强腹肌肌力训练。

（2）全身性锻炼：适当的运动训练可增强体质，改善呼吸困难，增强呼吸困难的耐受力。锻炼方法有户外步行、慢跑、游泳、踏车、爬山、上下楼梯、做呼吸操、太极拳、气功等。运动试验可提供运动强度的指导。一般采用中等强度即 50%~80% 最大运动能力（最大摄氧量）或 60%~90% 最大心率，每次运动持续 15~60 分左右，每周训练 3 次以上，运动方式多为四肢肌群（上、下肢大肌群）、周期性（即肢体往返式运动，如走、跑等）的动力性运动。

（二）作业治疗

通过作业治疗可改善患者的心肺功能及心理状态，提高患者的自理能力及劳动能力。

1. 作业治疗方法　根据病情，主要选择 ADL 作业（如家务劳动训练）、职业技能训练等。每日 1 次，每次每个设计项目 20~40 分钟，每周 5 次，连续 4 周。

2. 能量节省技术　患者在日常生活中要采用能量节省技术，避免不必要的耗氧和呼吸负担。能量节约技术主要包括：①物品摆放有序化；②活动程序合理化：按照特定工作或生活任务的规律，确定最合理的流程或程序，以减少不必要的重复劳动；③操作动作简化：尽量采用坐位，并减少不必要的伸手、弯腰等动作；④劳动工具化：搬动物品或劳动时尽量采用推车或其他省力的工具；⑤活动省力化：例如为了消除重力影响，尽可能采取推、拉等活动，而不采用提、托等活动。

（三）心理治疗

心理治疗有利于患者克服自卑、沮丧、焦虑的心理。通常可采用支持性心理治疗及认知疗法，通过对患者的鼓励、安慰与疏导使患者正视其所患的疾病，渡过心理危机。

（四）其他治疗

1. **脱离变应原**　部分患者能找到引起哮喘发作的变应原或其他非特异刺激因素，应立即使患者脱离变应原的接触。这是治疗哮喘最有效的方法。

2. **药物治疗**

（1）支气管舒张药：①β_2肾上腺素受体激动剂（简称β_2受体激动剂）：可分为短效β_2受体激动剂，包括沙丁胺醇、特布他林、非诺特罗，以及长效β_2受体激动剂，包括丙卡特罗、沙美特罗、班布特罗；②茶碱类：氨茶碱可分为口服及静脉用药两种；③抗胆碱药：吸入抗胆碱药有异丙托溴铵。

（2）抗炎药：包括糖皮质激素、色甘酸钠。

① 糖皮质激素：可分为吸入、口服、静脉用药。吸入剂：有两种，倍氯米松、氟替卡松、布地奈德。口服剂：有泼尼松（强的松）、泼尼松龙（强的松龙）。静脉用药：有琥珀酸氢化可的松、地塞米松、甲泼尼龙（甲基强的松龙）。

② 色甘酸钠。

（3）白三烯调节剂：有扎鲁司特和孟鲁司特。

四、 功能结局

（一）身体功能方面

在生理功能方面：个体差异及治疗方案的正确与否影响支气管哮喘患者的预后。轻症易恢复，儿童哮喘通过积极而规范的治疗，临床控制率可达95%；病情重，气道反应性增高明显，或伴有其他过敏性疾病不易控制。本病可发展为COPD、肺源性心脏病（参见COPD、肺源性心脏病、慢性充血性心力衰竭）。

在心理功能方面：控制不良的支气管哮喘患者有不同程度的忧郁、沮丧和自卑等心理障碍。

（二）日常生活方面

支气管哮喘患者ADL能力及其相关活动可不受限或轻度受限，但本病如发展为COPD、肺源性心脏病，则患者ADL能力及其相关活动明显受限。

（三）社会参与方面

支气管哮喘患者社会参与方面可不受限或轻度受限，但本病肺功能明显受损，则社会参与能力及其相关活动明显受限；劳动能力下降或丧失，职业受限。

康复治疗可能改善支气管哮喘患者的生理功能、心理功能、社会功能、缓解病情以及提高支气管哮喘患者的生活质量，应早期介入。

五、健康教育

教育是哮喘管理中一个主要部分。哮喘的教育分为卫生保健专业人员的教育、患者的教育和其他对哮喘患者有影响的人的教育三个方面。

（一）饮食起居

注意改变不良生活习惯。在哮喘防治过程中注意培养患者良好的饮食习惯，调整患者的饮食结构，如减少动物食品的摄入，控制脂肪含量的摄取，避免人工配制的含气饮料及刺激性食品的食用，增加蔬菜和水果的摄入，清淡饮食等。同时对有特异质的患者应积极明确诱发哮喘的特异性食物，正确指导患者及其家长识别和避免诱发因素，以减少哮喘的发作。

（二）自我锻炼

支气管哮喘是一个难以控制的疾病，运动疗法是一个有益的治疗方法，可使哮喘症状达到较好的控制，有助于改善肺功能情况。运动项目包括呼吸运动、散步、慢跑、游泳、24 式简化太极拳、有氧舞蹈等有氧健身项目。

（三）医疗体操

支气管哮喘患者综合治疗中，物理疗法占重要地位。该疗法可有效改善肺通气，气体交换和血流动力学，以及增强呼吸肌。借助于医疗体操（特别是呼吸体操）、胸廓按摩治疗等，可恢复正常呼吸型，改善膈肌的功能并能减少病理性呼吸肌紧张度升高。

（四）预防复发

支气管哮喘患者应保持居住环境清洁干净，无尘无烟，枕头、床单、窗帘应及时清洗，不接触尘螨、猫狗等动物的皮垢、霉菌、油漆、花粉、飞蛾等过敏原，居室内禁放花草、羽毛制品、地毯等，忌食诱发哮喘的食物，避免过度的情绪反应和过度体育运动。谨慎使用解热镇痛剂、含碘造影剂、β受体阻断药、镇静剂等可能诱发哮喘发作的药物。

思考题

1. 支气管哮喘的临床特点和主要功能障碍是什么？
2. 支气管哮喘的康复评定内容有哪些？
3. 支气管哮喘康复方法有哪些？物理治疗和作业治疗的目标和具体方法是什么？
4. 支气管哮喘健康教育的主要内容是什么？

（陈　健）

第四节　坠积性肺炎

坠积性肺炎是各种原因如脑卒中、骨折、脑损伤等导致患者长期卧床而形成的较常见呼吸道并发症，并且多见于老年患者，危害较大，是导致老年患者死亡的主要原因之一，具有对常用抗生素不敏感，治疗效果欠佳的特点。

坠积性肺炎发生的原因及发病机制：①长期卧床：一方面患者长期卧床可导致肺淤血、水肿，从而有利于细菌的生长与繁殖，同时长期卧床使患者体位相对固定，胸廓、横膈运动受限，支气管分泌物随重力流入肺底，细菌生长繁殖而产生坠积性肺炎；②高龄：患者多为老年，机体抵抗力相对较低，呼吸器官老化，支气管黏膜运动功能低下，呼吸道清除及预防功能降低，咳嗽反射和气管纤毛功能减退，腺体增生，分泌物增多及排痰功能低下导致痰液坠积于肺内；③意识障碍：患者多因脑血管疾病而处于昏迷或意识不清状态，咳嗽反射受到抑制，同时可能出现呼吸肌麻痹和呼吸运动减弱，呼吸道黏膜上皮细胞的纤毛运动功能减弱，呼吸道分泌物排出不畅造成呼吸道分泌物坠积形成肺炎；④很多患者存在糖尿病或吸烟史，均使患者抵抗力下降，当人体抵抗力下降时，一些条件致病菌或致病能力较弱的细菌便开始发挥其致病作用，导致本病的发生，造成本病不易治愈或反复发作。

坠积性肺炎属于细菌感染性疾病，多为混合感染，以革兰阴性菌为主。临床症状以发热、咳嗽和咳痰为主，尤以咳痰不利，痰液黏稠而致呛咳发生为其主要特点。早期肺部听诊可于双肺底闻及湿啰音，随着病情发展，部分患者由于支气管黏膜水肿，痰液堵塞，出现喘息，肺部可听到哮鸣音及干、湿啰音。实验室检查一般为白细胞增多，中性粒细胞比例增高；痰菌检查和痰培养阳性；肺部 X 线检查可见片状模糊阴影，以两肺底部较为密集。

一、　康复评定

（一）生理功能评定

1. 认知功能障碍评定　参见本套教材《康复功能评定学》。
2. 吞咽功能障碍评定　参见本套教材《康复功能评定学》。
3. 运动功能评定　肌力及关节活动度采用 MMT 和 ROM 方法参见本套教材《康复功能评定学》。

（二）心理功能评定

参见本套教材《康复功能评定学》。

（三）日常生活活动能力评定

参见本章第一节或本套教材《康复功能评定学》。

（四）生存质量评定

对生存质量的评定包括了生理、心理、社会生活 3 个方面，采用问卷形式进行，方法参见本套教材《康复功能评定学》。

二、 康复诊断

（一）生理功能障碍

1. **意识障碍** 脑血管病患者部分存在不同程度的意识障碍。
2. **吞咽障碍** 脑血管病患者部分伴有一定程度的吞咽障碍，在进食、水时出现呛咳。
3. **运动功能障碍** 长期卧床患者导致的机体"失用"，出现全身肌肉萎缩，肌力下降，不同程度的关节活动度受限。
4. **营养障碍** 长期卧床患者胃肠蠕动减弱，可出现消化不良，多伴有骨质疏松等。

（二）心理功能障碍

一方面存在原发病相关心理改变，如脑血管病本身就可能引起一定的心理问题；另一方面由于患者长期卧床，失去活动的独立性，几乎与社会隔离，生活不能自理，给家庭和社会带来一定的负担，造成患者心理压力很大，情绪低落。此外，患者在社会和家庭的地位也随之改变，同时对疾病的治疗抱以悲观、失望情绪，使患者产生焦虑、恐惧、抑郁甚至绝望等心理改变。

（三）日常生活活动受限

长期患病卧床使患者身体虚弱，肌肉萎缩，肌力及耐力均下降，关节活动度不同程度的受限，严重影响患者的进食、排泄、个人卫生以及外出等日常生活能力。

（四）社会参与能力受限

坠积性肺炎患者由于长期患病，原发疾病的不完全可治愈性，反复的住院治疗等，可影响患者的生活质量，可能使患者丧失工作能力，最终会失去工作，影响其社会参与、社会交往。

康复治疗可能改善坠积性肺炎患者的生理功能、心理功能、社会功能、缓解病情以及提高坠积性肺炎患者的生活质量，应早期介入。

三、 康复治疗

坠积性肺炎主要是由于患者长期卧床，呼吸道不畅合并感染所致，它的发生和预后与护理工作质量直接相关。因此，治疗应以综合防治措施为原则，除采取药物对症和康复治疗外，还应考虑到改善医院环境，呼吸治疗器械的消毒和加大护理力度等综合预防措施。康复治疗目标是控制感染风险，促进有效排痰，改善呼吸功能和肢体运动功能，提高 ADL 能力和生活质量，最大限度地促进患者回归家庭、社会。康复治疗方法主要包括物理治疗、康复工程、心理治疗及健康教育等。适应证有脑出血、脑梗死、高位截瘫患者、老年骨折患者以及其他长期卧床患者。

（一）物理治疗

1. **物理因子治疗** 具有消炎、改善循环和加强机体免疫力的作用，包括超短波疗法、紫外线疗法及超声雾化吸入疗法，具体方法见本章第一节。

2. **胸部物理治疗** 具有预防肺不张，促进分泌物的排出，改善不规则的呼吸模式，减少呼吸做功的作用。

（1）呼吸训练：可增加膈肌力量，减少气道阻力或无效腔，增加肺泡通气量，提高潮气量，主要有膈肌（腹式）-缩唇呼吸，具体方法见本章第一节。

（2）变换体位与体位引流：体位与排痰有直接关系，如长时间采取一种体位，可使肺下部淤血，分泌物滞留而引起感染。在患者病情允许情况下，尽可能尝试半卧位及坐位，避免长时间平躺。卧床患者至少每2小时翻身1次，使痰液在重力作用下流入大的气道排出，具体方法见本章第一节。

（3）叩击震动法：翻身与体位引流需配合叩击与震动法，使分泌物松动、脱落而排出，具体方法见本章第一节。

（4）咳嗽训练：咳嗽是一种清除肺内痰液的反应性防卫动作，为了达到促进分泌物排泄和咳痰的目的，要指导患者进行有效咳嗽训练，具体方法见本章第一节。

3. **运动疗法** 主要进行床旁关节活动度（主动或被动）和肌力训练。

（二）康复辅具

康复工程在坠积性肺炎的应用主要涉及辅具。方法：对行走困难的患者使用轮椅或助行器等改善其步行功能和社会交往能力。

（三）心理治疗

适当的心理支持是坠积性肺炎患者心理康复的重要的内容，一般采用心理支持、疏导的治疗方法，要鼓励患者正确认识疾病，树立战胜疾病的信心，积极配合治疗，使患者得到帮助、消除心理障碍。

物理治疗师应该通过肌肉放松、中医气功等技术来完成放松训练，可选择一些放松精神和心灵的磁带给患者听以舒缓焦虑的情绪。

（四）其他治疗

应同时进行口腔护理、吸氧、吸痰，湿化气道，清洁空气等，还有支气管肺泡灌洗术及气道冲洗吸痰法等治疗方法。如果患者有吞咽障碍，应及时给予鼻饲，以免进食引起误吸或呛咳，导致病情加重。

四、 功能结局

（一）在生理功能方面

坠积性肺炎部分患者以败血症、毒血症、呼吸窘迫、肺源性心脏病为结局。相当一部分老年患者最终以死亡为结局。

（二）在心理功能方面

可有不同程度的焦虑、恐惧、抑郁甚至绝望等心理障碍。

（三）在社会功能方面

长期卧床使患者ADL能力、社会交往能力及劳动能力下降或丧失，职业受限、长期住院导致经济紧张使坠积性肺炎患者生活质量严重下降。

五、 健康教育

对于长期卧床反复多次发作坠积性肺炎，并长时间应用多种抗生素治疗的患者，具有对常用抗生素不敏感、治疗效果欠佳的特点，关键在于早发现、早治疗，以改善预后，防止发生更为严重的并发症。因此，在治疗的同时让患者及家属了解有关疾病的知识，积极参与配合治疗尤为重要。坠积性肺炎患者的康复教育包括：

（一）饮食起居

家属需要为长期卧床的患者提供营养均衡、富含纤维素、易于消化的饮食。长期卧床患者应当适当增加进水量，每日进水应不少于 1500ml（伴有心力衰竭患者除外）。

（二）自我锻炼

患者可根据自身情况，进行自我锻炼。如卧位气功等锻炼。

（三）休闲性作业

作业治疗师对患者的娱乐功能进行评定，并指导患者进行一些娱乐活动，使其在娱乐活动中达到治疗疾病，促进康复的目的。

（四）预防

综合预防至关重要，提高患者及家属的预防意识，经常协助患者翻身，避免长时间平卧，尽早下床活动，同时加大护理力度，才有可能从根本上预防坠积性肺炎的发生。

思考题

1. 坠积性肺炎的临床特点和主要功能障碍是什么？
2. 坠积性肺炎的康复评定内容有哪些？
3. 坠积性肺炎康复方法有哪些？
4. 坠积性肺炎的功能结局包括哪几方面？具体结局如何？
5. 坠积性肺炎健康教育的主要内容是什么？

（马跃文）

第五节 肺纤维化

特发性肺纤维化（idiopathic pulmonary fibrosis，IPF）是一种原因不明、以弥漫性肺泡炎和肺泡结构紊乱最终导致肺间质纤维化为特征的疾病。本病多在 40~50 岁发病，男性稍多于女性，按病程有急性、亚急性和慢性之分。约 15% 的 IPF 病例呈急性经过，常因上呼吸道感染就诊而发现，进行性呼吸困难加重，多于 6 个月内死于呼吸循环衰竭。绝大多数 IPF 为慢性型，平均生存时间也只有 3.2

年。本病预后不良，早期病例即使对激素治疗有反应，目前的证据也表明激素并不能延长患者的生存时间。

IPF 临床主要表现为劳力性呼吸困难并进行性加重，呼吸浅快，可有鼻翼扇动和辅助呼吸肌参与呼吸，但大多没有端坐呼吸。早期无咳嗽，以后可有干咳或少量黏液痰。易有继发感染，出现黏液脓性痰或脓痰，偶见血痰。全身症状可有消瘦、乏力、食欲缺乏、关节酸痛等，一般比较少见。急性型可有发热。常见体征有：发绀，胸廓扩张和膈肌活动度降低；双肺中下部可闻及吸气末细小爆裂音或 Velcro 啰音，具有一定特征性；杵状指或趾；终末期出现呼吸衰竭和右心衰竭的相应体征

胸片显示双肺弥漫的网格状或网格小结节状浸润影，以双下肺和外周（胸膜下）明显，通常伴有肺容积减少，个别早期患者的胸片可能基本正常或呈磨玻璃样变化。随着病变的进展，可出现直径多在 3~15mm 大小的多发性囊状透光影（蜂窝肺）。高分辨 CT（HRCT）有利于发现早期病变，如肺内呈现不规则线条网格样改变，伴有囊性小气腔形成，较早在胸膜下出现，小气腔互相连接可形成胸膜下线等。IPF 的典型肺功能检查表现为进行性限制性通气功能障碍、肺容量缩小、肺顺应性降低和弥散量降低。目前主张临床放射和病理结合的诊治模式。

一、 康复评定

（一）生理功能评定

1. **呼吸困难评定**　具体评定参照本章第一节。
2. **肺功能评定**　具体评定参照本章第一节。
3. **运动功能评定**　具体评定参照本章第一节或本套教材《康复功能评定学》。

（二）心理功能评定

参见本套教材《康复功能评定学》。

（三）日常生活活动能力评定

可以采用 Barthel 指数、Katz 指数等方法。详见本套教材《康复功能评定学》。

（四）生存质量评定

对生存质量的评定包括了生理、心理、社会生活 3 个方面，采用问卷形式进行，包括生存质量问卷、健康评价量表等。

二、 康复诊断

肺纤维化患者功能障碍表现在以下四个方面：

（一）生理功能障碍

1. **呼吸困难**　有不同程度的劳力性呼吸困难。
2. **运动功能障碍**　肺纤维化出现劳力性呼吸困难迫使患者减少活动，可使患者体力明显下降，

影响运动能力。

（二）心理功能障碍

一方面疾病本身所致的痛苦及药物的不良反应会给患者造成压力；另一方面对预后及死亡的恐惧、社会及家庭角色的转变以及由此带来的经济上不堪重负等均可能给患者造成精神压力。

（三）日常生活活动受限

由于劳力性呼吸困难，患者的日常生活活动会受到不同程度的影响。

（四）社会参与能力受限

随着患者病情不断进展，最终会影响患者的生活质量、劳动、就业和社会交往等能力。

三、 康复治疗

肺纤维化发生发展比较快，目前吡菲尼酮和尼达尼布对部分病人有一定疗效。对 IPF 患者而言，一方面靠药物治疗，另一方面要靠患者自身的抵抗力、充分调动自身的抗病潜能与之抗争。对于急性 IPF 患者，康复治疗目标是提高患者心理素质、减轻呼吸困难，尽可能地延长患者的生存期。对于慢性 IPF 患者，康复治疗目标是延缓肺功能损失，改善肌力，提高 ADL 能力，最大限度地促进患者回归社会并为患者争取尽可能多的时间等待肺源，为将要进行的肺移植手术做准备。康复治疗方法主要包括物理治疗、作业治疗、心理治疗及健康教育等。

（一）物理治疗

1. **肺部物理治疗** 进行胸部物理治疗可以促进分泌物的排出，改善不规则的呼吸模式，减少呼吸做功，具体治疗方法见本章第一节。

2. **运动训练** 具体治疗方法见本章第一节。由于 IPF 患者在运动前已经存在低氧血症，因此只要运动中血氧饱和度没有出现持续下降，即使血氧饱和度 <90% 也应该继续运动。对严重缺氧的患者，可指导在持续吸氧的状态下进行适当的锻炼。

3. **家庭氧疗** 是在家庭内就可以进行的一种氧气疗法，是肺纤维化所致呼吸衰竭患者能够回归家庭、社会，维持病情所不可欠缺的一种治疗方法。目前已经明确，采用长期家庭氧疗可以改善患者的症状如气急、气短等，并能提高活动能力和活动耐力，减少失健的影响，甚至可以产生健化效应（conditioning effect），从而改善患者的生活质量。方法：3~4L/min，原则上是 24 小时持续吸氧，如果患者有一定的运动能力，可主要以夜间吸氧为主，持续吸氧 12 小时以上。

（二）作业治疗

根据病情，主要选择功能性作业活动、ADL 作业、职业治疗及环境改造。ADL 训练：每日 1 次，每次设计项目 20 分钟，每周 5 次，连续 4 周。

（三）心理治疗

IPF 呈进行性加重，治疗费用大，临床症状痛苦，尤其是急性加重期，严重的呼吸困难使患者有一种濒死感，给患者心理上造成了巨大的压力，容易产生悲观失望的情绪，甚至对家庭有负罪感，缺乏生活的信心，这些不良情绪均影响了 IPF 的治疗效果，降低了 IPF 患者的生存质量。

对于轻度患者可通过交流、诱导、启发、激励等心理支持，帮助患者树立信心，变被动为主动。对于存在严重心理障碍的患者，应采用专业的心理治疗。通过认真地解释，列举成功病例，有利于消除医患之间的隔阂，提高病人战胜疾病的信心，使患者配合治疗，提高治疗效果，从而达到延长病人寿命的目的。

心理干预的方式包括一对一心理疏导和发挥家庭、社会支持性心理干预。心理疏导主要是尽可能多与患者交谈一些美好的事物，分散和转移其对自身疾病的注意力。根据患者的爱好、心理特点和文化程度，鼓励其开展各种不同的文体活动，让患者聆听舒缓的轻音乐或看电视、读报纸，使其情绪稳定下来。发挥家庭、社会支持主要针对患者的家庭成员进行，耐心向家属进行卫生宣教，做好家属的思想工作，让家属了解肺纤维化的症状、体征、治疗和预后等信息，争取家属全力支持和配合，鼓励家属多探视，多给患者提供及时的情感、经济以及心理上的支持。

（四）其他治疗

药物治疗多采用糖皮质激素（如泼尼松）或联合应用细胞毒药物（如环磷酰胺、硫唑嘌呤），其剂量和疗程视患者病情而定。当肺功能严重不全、低氧血症迅速恶化，但不伴有严重的心、肝、肾病变，年龄小于 60 岁者，可考虑进行肺移植。肺移植是目前唯一能改善 IPF 患者生活质量和延长生存期的治疗手段，可减少 75% 的死亡危险。

四、 功能结局

（一）生理功能方面

肺纤维化患者以呼吸衰竭、肺源性心脏病、死亡为结局。

（二）心理功能方面

可有不同程度的消极、恐惧、悲观、抑郁等心理障碍。

（三）社会功能方面

IPF 患者 ADL 能力及其相关活动明显受限，悲观、抑郁心理和活动能力的下降使 IPF 患者社会交往受限；劳动能力下降或丧失、职业受限、经济负担的加重使 IPF 患者生活质量严重下降。

五、 健康教育

IPF 患者的肺康复是一项长期的工作，对患者进行合理而有效的教育与指导非常重要。通过健康教育与管理既可以提高患者及相关人员对 IPF 的认识和自身处理疾病的能力，也可以提高患者对肺康复及其他治疗的依从性，减少反复加重的次数，从而达到提高生活质量的最终目的。IPF 患者的康复教育包括：

（一）饮食起居

要求房间安静，空气清新、湿润、流通，避免烟雾、香水、空气清新剂等带有浓烈刺激性气味，也要避免吸入过冷、过干、过湿的空气。房间里不宜铺设地毯、地板膜，也不要放置花草。被褥、枕头不宜用羽毛或陈旧棉絮等易引起过敏的物品填充，而且要经常晒、勤换洗。远离外源性过敏原，如：宠物饲养者、木材（红杉尘、软木加工）、水源（热水管道、空调，湿化器，桑拿浴）以及农业杀虫剂或除臭剂等。饮食应清淡，不冷不热，细嚼慢咽，少食多餐，忌烟酒。

（二）自我锻炼

患者可根据自身情况，进行自我锻炼，如气功、太极拳、体操等锻炼。

（三）休闲性作业

作业治疗师对患者的娱乐功能进行评定，并指导患者进行一些娱乐活动，使其在娱乐活动中达到治疗疾病，促进康复的目的。

（四）预防

综合预防至关重要，保持轻松、乐观的态度。IPF 的患者应该保持开朗的精神状态，避免精神紧张和情绪波动；工作及家务要量力而行，不能操劳过度；注意防寒保暖，防止感冒；适当做胸部按摩，恢复功能锻炼等以寻求最佳早期防治方案。

思考题

1. IPF 的临床特点和主要功能障碍是什么？
2. IPF 的康复评定内容有哪些？
3. IPF 康复方法有哪些？
4. IPF 的功能结局包括哪几方面？具体结局如何？
5. IPF 健康教育的主要内容是什么？

（马跃文）

第六节　肺移植术后

肺移植（lung transplantation）是指把患有严重肺疾病患者的肺切除一侧或双侧，移植上因其他原因死亡者的健康肺，是现在治疗终末期病变（指双侧肺都有严重的、目前内外科方法均无法治愈的病变）的最后唯一有效的方法。截至 2014 年 6 月，国际心肺移植协会登记的成人肺移植已累计 51 440 例，并且年手术量稳步攀升。2015 年全年，我国共完成肺移植手术 149 例，肺移植已经成为终末期肺病确切的、成熟的治疗方法。

近年来，我国许多肺移植中心相继成立了包括胸外科、呼吸科、麻醉科、ICU 监护、康复医师和护理等组成的肺移植团队，围术期的管理更加科学，使我国肺移植的术后存活率较前有了较大的提高。2015 年国内报道的肺移植受者术后 1、3、5 年累计生存率分别为 78.1%、61.1% 和 48.4%，已经接近国际先进水平。肺移植 90 天内导致患者死亡的主要原因是感染和阻塞性支气管炎。

肺移植术前主要为原发病终末期的临床表现，共性的主要表现为慢性呼吸衰竭的临床表现，常见呼吸困难、发绀等，同时还伴有一些精神神经症状和循环系统的表现。术后主要为并发症的表现，术后常见并发症为排斥反应、感染、肺移植支气管吻合口瘘。

系列 X 线胸片动态观察是临床诊断肺排斥反应的重要方法。胸片上出现浸润病灶，不能用肺不张（纤维支气管镜吸痰及灌洗后胸片阴影无改变）及肺部感染解释时，可诊断为肺急性排斥反应。肺移植术后并发肺部感染的细菌多是难治的条件致病菌及真菌，实验室检查一般为白细胞增多，中性粒细胞比例增高。

一、 康复评定

（一）生理功能评定

1. **呼吸困难评定**　具体评定参照本书第三章第一、二节。
2. **营养状态评定**　一般进行身高、体重、肥胖指数〔BMI= 体重（kg）/ 身高 ^{2}（m^2）〕的测定。
3. **运动功能评定**　肌力及关节活动度采用 MMT 和 ROM 方法。运动耐力一般采用简易的 6 分钟步行距离试验（6MWT）方法，参见本书第三章第一节。
4. **肺功能评定**　由于手术后可以部分改善患者的肺功能，因此，应在手术前、后进行肺功能评定。参见本书第三章第一、二节。

（二）心理功能评定

参见本套教材《康复功能评定学》。

（三）日常生活活动能力评定

ADL 侧重于自我照顾、日常活动、家庭劳动及购物等。ADL 评定采用改良巴氏指数评定表。具体评定参照本套教材《康复功能评定学》。

（四）生存质量评定

主要进行生活质量评定、劳动力评定和职业评定。方法参见本套教材《康复功能评定学》。

二、 康复诊断

（一）生理功能障碍

1. **呼吸困难**　终末期肺病患者都有严重的呼吸困难。
2. **运动功能障碍**　长期患病加之开胸手术的创伤，患者都存在不同程度的胸廓活动受限，尤以双肩关节活动度受限明显，以及长期不活动及制动引起的全身肌肉萎缩、肌力下降。
3. **营养障碍**　终末期肺病患者大都伴有不同程度的营养不良，COPD 患者多伴有骨质疏松症。

（二）心理功能障碍

患者长期患病，受呼吸困难困扰且进行性加重，大部分生涯处于长期家庭氧疗状态或反复住院抢救治疗；患者由于长期使自己局限在病床或室内，几乎与社会隔离。同时对疾病的治疗报以悲观、失望情绪，加之对肺移植手术的不了解和恐惧，以及手术的高额医疗费用等使患者产生悲观、焦虑、恐惧、抑郁甚至绝望等心理改变。

（三）日常生活活动能力受限

严重的呼吸困难以及便携式吸氧装置的短缺使患者不敢活动，不敢甚至不能外出。长期患病使患者身体虚弱，肌肉萎缩，肌力及耐力均降低，关节活动度不同程度地受限，严重影响患者的进食、排泄、个人卫生以及散步、购物等日常生活能力。

（四）社会参与能力受限

长期患病，病情的进行性加重，反复的住院治疗等使患者在病情进展的不同时期丧失工作能力，最终会影响患者的生活质量、劳动、就业和社会交往等能力。

三、 康复治疗

肺移植患者以综合治疗为基础，积极实施康复治疗。康复治疗目标是：术前主要以提高患者心理素质、减少对移植的恐惧、纠正营养不良、进行呼吸功能训练、提高患者对手术的耐受性及掌握对术后出现一些情况的应对方法为目标；术后以减少并发症的发生、降低并发症的严重程度、延长生存时间、尽可能地重返家庭和社会、最大限度地提高肺移植患者出院后的生活质量为目标。康复治疗方法主要包括物理治疗、作业治疗、心理治疗等。

康复治疗适应证是肺移植手术围术期患者，包括准备接受肺移植手术的终末期肺病患者以及进行了肺移植手术的术后患者。

（一）物理治疗

物理治疗以重建腹式呼吸、促进呼吸道分泌物排出、减少肺部感染、改善全身耐力、提高机体免疫力为目标。

1. **物理因子治疗**　具有消炎止痛、抗痉挛、利于排痰、保护黏膜功能的作用，主要有超短波、雾化吸入疗法等，具体方法见本章第一节。

2. **呼吸康复**　手术前后进行呼吸康复可以预防肺不张，促进分泌物的排出，改善不规则的呼吸模式，减少呼吸做功。在患者充分理解的基础上，使其容易配合，术前就开始以下内容的训练指导。

（1）气道廓清技术：目的是为了促进分泌物排出、减少反复感染。方法：主要有有效咳嗽、哈咳技术、体位引流、震颤和背部叩击。具体方法见本章第一节。

（2）扩胸伸展训练：具有扩大胸廓和改善肩关节活动范围的作用。包括了侧向颈部牵伸、颈部旋转、胸廓伸展、肩部水平内收牵伸、肱三头肌拉伸、肩外展拉伸等动作。

（3）呼吸训练：可以建立生理性呼吸模式，提高呼吸效率，改善气短、胸闷的症状，主要形式有放松呼吸、膈肌（腹式）-缩唇呼吸和延长呼气，具体方法见本章第一节。

（4）呼吸肌训练：大多数研究认为呼吸肌训练可以提高呼吸肌的肌力，最常用的是在控制好呼吸模式和呼吸次数状态下的腹垫法和利用呼吸训练器具强化呼吸肌法。方法：在上腹部放上 0.5~3kg 的沙袋，进行膈肌抗阻训练。呼吸训练器具分为吸气肌训练器和呼气肌训练器。吸气肌训练器在患者吸气时施加抵抗，具有增加吸气肌抵抗的构造，吸气时气流量可通过视觉的反馈观察，从而提高患者训练依从性；呼气肌训练器特点为机械性地增加无效腔，具有在呼气时施加抵抗的构造。

（5）呼吸机通气下的呼吸训练：在呼吸机通气下，一边观察胸廓的活动和柔软性，一边进行放松训练、胸廓体操、呼吸借助手法以及体位排痰。进一步努力调整和改善呼吸模式，进行脱机。同时进行四肢和躯干的肌力强化训练，当患者可以长时间坐位时应努力早期离床。

3．**运动疗法**　可以明显提高活动能力和身体耐受性，减轻日常生活中气急等症状的产生，改善生活质量，对肺移植患者在对手术的耐受性和术后康复方面大有帮助。

由于肺功能差，运动的时间及强度要逐渐增加，运动时要监测血氧、心率，严密观察病情变化。根据患者病情运动训练主要包括有氧运动、力量训练、平衡训练和耐力训练。有氧运动形式包括快步走、慢跑、蹬车等。力量训练包括上肢力量训练和下肢力量训练，上肢力量训练主要有肱二头阻抗训练、压肩训练、推墙训练、压凳训练等；下肢力量训练主要有坐站交替训练、下蹲训练、压腿训练、踏阶训练和弓步训练等。平衡训练包括器械平衡和平衡训练仪的方式。耐力训练包括登山、长跑等。

术后除上述训练之外还应注意增加术侧肩关节活动训练：术后早期宜鼓励术侧肩关节做 ROM 活动，如果活动不够充分则应该进行助力 ROM 活动。需要注意的是任何活动不应该使疼痛加重。每日 1~2 次，每次 20~30 分钟，每周 3~5 次，连续 8~12 周。

（二）作业治疗

作业治疗以减轻肺移植患者呼吸困难症状，增加受累关节活动度，增强整体肌力和心肺功能，改善患者心理功能、日常生活自理能力及恢复劳动能力为目标。对于尚具有工作潜能的患者应评价其工作能力，进行工作任务分析和适应性改造并提供模拟工作环境，为重返工作岗位作准备。对于不能重新工作的患者，可培养其兴趣爱好，增加休闲活动的内容。通过功能性作业、日常活动能力训练、适合患者能力的职业训练及适当环境改建等来提高患者生活质量，早日重返家庭和社会。方法：根据病情，主要选择功能性作业活动、ADL 作业、职业治疗及环境改造。ADL 训练：每日 1 次，每次每个设计项目 20 分钟，每周 5 次，连续 4~8 周。

（三）心理治疗

心理治疗具有改善或消除肺移植患者悲观、焦虑、恐惧、抑郁甚至绝望心理的作用。不管是个体的或者组织的形式，要鼓励患者正确认识疾病，树立战胜疾病的信心，积极配合治疗。使患者认识到肺移植手术虽有风险，但这是目前治疗终末期肺病唯一有效的方法。通过心理治疗使肺移植患者能够从支持系统中得到帮助、消除心理障碍。

物理治疗师应该给患者提供一些认知压力症状和解决压力的方法。通过肌肉放松、作业治疗等技术来完成放松训练。选择一些放松精神和心灵的磁带给患者在家里舒缓焦虑的情绪。

（四）其他治疗

肺移植免疫抑制治疗采用环孢霉素、硫唑嘌呤和糖皮质激素等方案。他克莫司（FK506）和麦考酚吗乙酯（MMF）这些药物在临床应用日益广泛。

四、 功能结局

（一）在生理功能方面

肺移植患者以细支气管炎及细菌或真菌感染、巨细胞病毒感染、冠状动脉病变等进行性加重最终以死亡为结局。

（二）在心理功能方面

大多数肺移植患者终身有不同程度焦虑、抑郁、恐惧甚至绝望等心理障碍。

（三）社会参与能力方面

肺移植手术的打击，术后长期乃至终身的抗排斥治疗以致高额的医疗费用，使患者的社会交往受限；劳动能力下降或丧失、职业受限使肺移植患者生活质量下降。

康复治疗可能改善肺移植患者的生理功能、心理功能、社会功能，缓解病情以及提高患者的生活质量，应早期介入。但肺移植手术作为一种具有相当风险的尖端外科手术技术，也是医学领域中典型的跨学科研究项目，在我国起步较晚，其康复治疗经验国际上也很不足，有待进一步完善。

五、 健康教育

虽然肺移植是一种具有相当风险的尖端外科手术，但这也是目前治疗终末期肺病唯一有效的方法。因此，在严格按照手术适应证筛选的基础上，对于决定接受肺移植手术的患者，手术前让患者了解一些有关国内外肺移植的进展情况及成功率，坚定患者对手术的信心，积极参与配合手术前后的治疗尤为重要。肺移植患者的康复教育包括：

（一）手术前与手术相关的知识教育

包括对所患疾病的认识，需要做的医学检查注意事项；术后可能使用呼吸机辅助呼吸带来的咽部不适、异物感、恶心、口干、交流障碍、活动受限等不适；事先沟通好如何与医护人员交流，告之患者不可自行拔出气管插管、胸腔闭式引流管、留置的胃管及导尿管等，为患者能够顺利度过术后重症监护期做好准备。

（二）手术前行为训练

为防止手术后肺不张，尽快恢复肺功能，术后增加肺活动和肺部物理治疗，是肺部恢复极为重要的一个护理环节，术前即指导患者进行缩唇 - 腹式呼吸训练，教会患者如何有效咳嗽，如何有效将痰液咳出以减少肺部感染的机会，学会如何在床上排便、排尿等，直到患者能够完成上述动作。

（三）术后康复指导

1. 饮食起居

（1）治疗师应指导患者家属尽可能为患者营造一个舒适和谐、充满亲情的生活环境，和睦的家庭氛围与融洽的社会环境，以帮助患者消除恐惧、悲观、失望、焦虑和抑郁情绪，使其重新树立生活信心，加快肺功能的恢复。

（2）饮食调节：术后可恢复进食时，宜进食清淡易消化的食物，并且少量多餐，逐渐以高蛋白、高热量、高维生素饮食为主。

2. 自我锻炼　患者出院后可根据自身情况，进行自我锻炼。如步行、太极拳及医疗体操等锻炼。应教会患者数心率，运动中心率不超过休息时心率 5~10 次 / 分。自感劳累计分不应超过 12 分。

3. 休闲性作业　作业治疗师对患者的娱乐功能进行评定，并指导患者参加各种娱乐活动，如玩扑克、游戏、下棋等，使其在娱乐活动中达到治疗疾病，促进康复的目的。

4. 药物预防　合理用药，坚持按医嘱服用抗感染、抗病毒、抗排斥的药物，熟悉各种药物的剂量、用法和注意事项，向患者及家属交代可能出现的不适，以便患者自我照顾，必要时及时就医。应遵照医嘱按时口服免疫药物，逐渐调整剂量至既不过度抑制免疫系统又不产生免疫抑制不足的水平。中医药在我国有已几千年的历史，其"治未病"的思想早已深入人心。近年来常用一些调理气血的中药方剂作为辅助治疗，且其有效性已被临床实践所证实。

（四）定期复查

向患者及家属告知，对于器官移植手术，其成功率及手术后期生存率的关键问题是定期复查和抗排斥药物的使用。这样医生能够及时观察了解手术后的病情变化，尤其是有关抗排斥治疗的效果，以决定下一阶段的治疗方案。

（五）保持良好的心理状态

器官移植作为多学科系统的综合研究课题，患者的心理因素也往往较为重要，而肺移植的排斥反应较其他器官更为明显，并使患者出现一些临床症状，伴发不同程度的心理反应，如悲观、焦虑、恐惧、反感、厌恶治疗等表现。一个有准备、有计划、有针对性的健康教育，可消除其紧张、恐惧、忧虑情绪，使患者在术前、术后都能保持良好的心理状态。

思考题

1. 肺移植的临床特点和主要功能障碍是什么？
2. 肺移植的康复评定内容有哪些？
3. 肺移植康复方法有哪些？物理治疗和作业治疗的目标和具体方法是什么？
4. 肺移植健康教育的主要内容是什么？

（马跃文）

第四章
风湿性疾病康复

风湿性疾病是一大类以累及关节及关节周围组织的疾病，包括类风湿性关节炎、强直性脊柱炎、大骨节病等。在综合治疗的基础上，积极进行康复治疗和健康教育，能有效改善患者的生理、心理、社会功能，提高生活质量，促使患者回归家庭和社会。

第一节　类风湿性关节炎

类风湿性关节炎是一种累及周围小关节为主的多系统炎症性的自身免疫性疾病。其特征性的症状为对称性、周围性多个关节的慢性炎症。类风湿性关节炎多见于成人，在任何年龄均可发病，高发年龄为 35~50 岁，占 80%，成年女性的发病率大约为男性的 3 倍。在我国，患病率为 0.32%~0.36%，欧美白人患病率为 1% 左右。类风湿性关节炎的病因目前尚不明确，一般认为与某些病毒、支原体、细菌感染后引起的自身免疫有关，但尚未证实确切的感染因子。同时，该疾病表现出一定的遗传倾向。类风湿性关节炎的病理基础改变是滑膜炎。在急性期，滑膜表现为渗出性和细胞浸润性；在慢性期，滑膜表现为增生肥厚，形成许多绒毛样突起，突向关节腔内或侵入到软骨和软骨下的骨质。

一、康复评定

（一）功能评定

1. **临床活动性的评定**　类风湿性关节炎是否在活动期，参照以下指标：晨僵持续 1 小时以上；6 个关节以上有压痛或活动时有疼痛；3 个以上关节有肿胀；发热 1 周以上，体温高于 37.5℃；握力，男 <25kPa，女 <19kPa；血沉 >27mm/h；类风湿因子测定 1：40 以上（免疫乳胶法）。以上指标中，前 5 项中有 3 项及后 2 项中 1 项为阳性可确定为活动期。

2. **疾病分期与功能分类**　共分为四期，如表 4-1 所述。

表 4-1　类风湿性关节炎疾病分期

	X 线片	功能活动
Ⅰ期（早期）	无骨破坏或有少量的骨质疏松	与健康人无区别，关节活动完全正常
Ⅱ期（中期）	①有骨质疏松和（或）轻度软骨破坏 ②附近肌肉萎缩 ③无关节变形 ④可有关节外病变出现（结节、滑膜炎等）	关节活动受限少，可做一般活动

续表

	X 线片	功能活动
Ⅲ期（晚期）	①X线片可见骨质疏松，有软骨和骨的破坏 ②关节变形，但无纤维性或骨性强直 ③大范围的肌萎缩 ④有关节外的病变	患者的一般作业能力和生活能力都非常困难
Ⅳ期（末期）	①纤维或骨性强直 ②其他同Ⅲ期	生活几乎完全不能自理或卧床，须利用辅助器具帮助行走

3. 疼痛评定　关节疼痛的评定可以采用 VAS 评分法（视觉分级评定法）来进行。0 分为无痛，10 分为最大程度的疼痛，患者自行评分。疼痛评定注意治疗前后的对比。评定时注意避免误导患者。

4. 关节活动度的测量　是类风湿性关节炎功能评定的重要方面。类风湿性关节炎患者在疾病早期可因为关节疼痛、关节周围软组织痉挛或挛缩引起关节活动度受限，后期可因为关节的纤维性或骨性强直引起。关节活动度反映了关节挛缩、粘连、畸形的程度。具体的关节活动度的测量参见相关书籍。

类风湿性关节炎患者进行关节活动度的评定可以了解患者的日常生活活动是否受到影响以及对患者的预后进行评估，从而帮助康复医师制订康复方案。

5. 肌力评定　反映受累关节周围肌肉的状态。类风湿性关节炎患者的肌力评定一般采用徒手肌力测定法。对手的肌力测定一般采用握力计法。测定时要注意规范化。治疗前后的肌力测定最好由同一治疗师来进行。在关节有明显疼痛、肿胀或关节活动度明显受限、关节明显畸形时不进行肌力测定。

6. 步态评定　下肢关节受累的患者会出现异常步态，包括疼痛步态、肌无力步态、关节挛缩步态等。疼痛步态主要表现为患肢的支撑相缩短，健肢摆动速度加快，步长缩小。肌无力步态：如股四头肌无力时，患肢在支撑相不能充分伸膝，需以手扶膝帮助，同时身体前倾。关节活动受限步态：髋关节活动受限步态表现为步幅减小，步态拘谨；关节挛缩步态：如踝关节挛缩，患肢出现马蹄足，行走时患肢在摆动相过度屈髋屈膝以替代屈踝不能或出现类似偏瘫患者的画圈步态；膝关节挛缩多为屈曲挛缩，患者步态表现为短肢步态。

7. 心理功能评定　RA 患者由于病情反复、功能受损重，常产生焦虑、无助、绝望、依赖等心理障碍，其心理评估可用相应心理量表进行，详细方法参见《康复功能评定学》。

（二）结构评定

1. 视诊　可发现 RA 患者受累关节的肿胀和畸形。

2. 影像学检查　常规 X 线检查，尤其是手的 X 线片检查可以看到关节间隙狭窄，关节虫蚀样破坏，骨质疏松，关节纤维或骨性强直。

（三）活动评定

类风湿性关节炎患者功能障碍的评定可采用功能病损信号评定法（SOFI 评定法）、Fries 功能障碍调查表等方法。

1. Fries 功能障碍调查表　该表共有 8 个大项目：穿衣打扮、起立、进食、步行、梳洗、上肢上举、手的功能、活动。每项里有若干小项目，患者能无困难完成为 0 分，有困难完成为 1 分，需要帮助为 2 分，不能完成为 3 分。分值越高，功能受限越严重。

2. SOFI 评定表　包括手功能、上肢功能、下肢功能测定 3 个大项，每项有 3~4 个具体完成活动，能完成为 0 分，部分完成为 1 分，不能完成为 2 分。总分越高，病损程度越重（表 4-2）。

表 4-2　SOFI 评定表

部位	方法	评分
手	1. 能握住直径 6cm（女性）或 8cm（男性）的管子，手指与手掌均能紧贴管壁；	0 分
	手指能紧贴管壁，手掌不能；	1 分
	仅能用 1~4 个手指抓住；	2 分
	2. 手指能握紧铅笔；	0 分
	手指能握紧直径 2.5cm 的管子；	1 分
	手指不能紧握物体；	2 分
	3. 拇、示指能对指并成圆形；	0 分
	拇、示指能对指并成半圆形；	1 分
	拇、示指不能对指；	2 分
	4. 拇指可对掌并达到小指掌指关节处；	0 分
	拇指可对掌并达到示指掌指关节处；	1 分
	拇指不能对掌达到示指掌指关节处；	2 分
上肢	1. 肩外展 90° 时屈肘，手能触及颈部棘突；	0 分
	肩外展 <90° 时屈肘，手能触及颈部棘突；	1 分
	不能完成以上动作；	2 分
	2. 肘屈曲 90°，前臂处于正中位并旋后时整个手背能平放在桌面；	0 分
	肘屈曲 90°，前臂处于正中位并旋后时第 4~5 掌指关节能平放在桌面；	1 分
	不能完成上述动作；	2 分
	3. 肘关节伸直可达 180°；	0 分
	肘关节不能完全伸直，≤5°；	1 分
	肘关节不能完全伸直 >15°	2 分
下肢	1. 坐位时足跟能放在对侧膝上；	0 分
	坐位时足跟能放在对侧小腿中部；	1 分
	不能完成上述动作；	2 分
	2. 膝关节伸直达 180°；	0 分
	膝关节不能完全伸直，≤10°；	1 分
	膝关节不能完全伸直 >10°；	2 分
	3. 单侧赤足站立在一下方垫有直径 40cm 圆柱体的木板上，能使木板倾斜并使木板侧缘触地；	0 分
	能使木板倾斜，但不能使木板侧缘触地，距离 <20cm；	1 分
	不能完成上述动作；	2 分
	4. 能完成起踵动作且无疼痛；	0 分
	能完成起踵动作但有疼痛；	1 分
	不能完成上述动作	2 分

3. 其他的 ADL 评定　可以采用 Barthel 指数、Katz 指数、PULSES 评定、FIM 评定等方法。

（四）参与评定

生存质量与社会参与的评定包括了生理、心理、社会生活 3 个方面，采用问卷形式进行。包括生存质量问卷、健康评价量表等。

二、　康复诊断

类风湿性关节炎患者功能受限障碍表现在以下四个方面：

（一）功能障碍

类风湿性关节炎患者生理功能障碍主要表现为疼痛和运动功能障碍。

1. **疼痛** 类风湿性关节炎患者最早出现的症状多为关节的疼痛，疼痛时轻时重，多为对称性，以小关节为主，少数患者可累及大关节及脊柱。疼痛时可伴有晨僵及关节的肿胀。

2. **运动功能障碍** 类风湿性关节炎患者因为关节疼痛、畸形，导致患者运动功能障碍。较晚期患者出现关节畸形，如腕关节，多表现为掌侧半脱位；手指的畸形多为"天鹅颈畸形"与"纽扣花畸形"，前者是近端指间关节过伸和远端指间关节屈曲所致，后者是近端指间关节的屈曲和远端指间关节的过伸；膝、肘多固定在屈位，肩、髋关节受累时各方向活动均可受限。除四肢关节外，颞颌关节及颈椎也易累及。颞颌关节受累时可表现为张口疼痛或受限，颈椎受累时患者出现颈痛和活动受限，有半脱位时可出现脊髓受压症状。关节的畸形可以严重影响病人的正常活动，甚至生活不能自理。

3. **其他** 类风湿性关节炎可继发骨质疏松，严重者出现胸椎的压缩性骨折，导致胸廓变形，影响肺功能。此外，患者由于疼痛，关节畸形使运动减少，影响心肺适应性，最终致心肺功能障碍。

4. **心理功能障碍** 患者常产生焦虑、无助、绝望、依赖等心理障碍。

（二）结构异常

类风湿性关节炎结构异常主要表现在受累关节的肿胀和畸形。

关节肿胀：与不同程度的滑膜增生变厚和滑膜积液有关，关节肿胀时可伴有皮温增高，但表皮很少发红。关节肿胀同样多为对称性，常见于近端指间关节、掌指关节、腕关节、膝关节等。

关节畸形：多出现于较晚期的患者。慢性晚期患者因为关节周围的韧带、腱鞘及关节被膜的破坏，疾病本身对肌肉的侵犯或失用造成关节周围肌肉的萎缩、肌力减弱、肌力的不平衡以及患者关节活动时用力的不同，以及晚期患者关节软骨和软骨下骨质的破坏、关节纤维性或骨性强直，出现关节的不同畸形。

受累关节的X线片可见关节间隙狭窄，关节虫蚀样破坏，骨质疏松，关节纤维或骨性强直。

（三）活动受限

类风湿性关节炎患者由于疼痛和关节畸形，运动功能障碍，影响患者的日常生活能力，严重者生活不能自理。

（四）参与受限

类风湿性关节炎患者社会参与、社会交往等均有不同程度的受限。

三、 康复治疗

类风湿性关节炎是一种致残率高的慢性疾病。其治疗目标是镇痛、维持受累关节的正常功能、维持患部周围肌肉的正常肌力、保护关节免受进一步器质性破坏或畸形的外加损伤。治疗原则是解除疼痛、控制炎症、保持良好的全身状态、预防或改善功能障碍。在疾病的不同时期，康复的重点是不一样的。急性期康复治疗的重点是关节休息，尽可能使关节处于接近功能位的舒适位置上，以减轻疼痛、控制炎症、避免关节负重；亚急性期以维持关节活动度，进行适当的主动和被动运动，以不加重疼痛为度；慢性期以预防和矫正畸形为主，可以通过体力训练，增加关节活动度和增强肌力等手段来实现。康复治疗的方法包括物理治疗、作业治疗、心理治疗、康复工程等多方面。

（一）物理治疗

1. **温热疗法**　热疗能改善局部血液循环，加速炎症消退，缓解肌肉痉挛。温热疗法对类风湿性关节炎的晨起肢体僵硬也有效。可分为全身应用和局部应用。

全身温热疗法主要方法有温泉浴、热水温浴、哈巴德水槽浴、全身热泥浴、全身或半身热泥湿布等。全身热疗传入的热度较大，对全身的影响也较大。对于衰弱、体温 >38℃、疾病急性期、出血倾向明显、贫血严重、非代偿性心脏病等病患慎用。

局部热疗主要方法有蜡疗、中药熏药等。

目前认为，关节内部温度一般在 30℃左右，低于人体体温。关节温度升高至 35~36℃时，可激活关节内的软骨降解酶，破坏关节软骨。因此，在急性期禁用。

2. **冷疗**　可以镇痛、缓解肌肉痉挛、降低肌张力、减少炎性渗出、抑制滑膜中的胶原酶活性等。冷疗方式有冷泉、冷水浴、冰、冰袋、氯乙烷、液氮冷冻喷雾等。冷疗在急性期使用较多。

3. **电疗**　包括直流电离子导入、低中频脉冲电治疗、高频脉冲电治疗。

直流电离子导入适用于浅表的小关节，可用 2%~2.5% 的水杨酸（阴极）、蜂毒（阳极）、0.1% 的草乌（阳极）、0.02% 的组胺（阳极）、消炎痛（阴极）等导入。

中低频脉冲电治疗可以提高痛阈，缓解疼痛，防治肌肉萎缩。包括经皮电刺激、干扰电治疗、正弦调制中频电治疗等。

高频脉冲电治疗：可以改善局部血液循环，消炎，镇痛，降低肌张力。高频脉冲电治疗可在组织深部产热，故宜用无热量。

4. **光疗**　急性期可用紫外线照射。在穴位处应用激光照射治疗等。

5. **运动治疗**　包括关节被动活动、主动助力活动、关节主动活动、等长肌肉收缩、等张肌肉收缩、抗阻力活动、肌耐力训练、牵引训练等。

关节被动活动：在急性期，为防止关节活动度受限，关节挛缩，应对关节进行被动活动，动作要轻柔，并避免可能导致关节畸形被动加重的活动，活动频率每日 2~3 次即可。

关节主动运动：对病变关节进行主动活动时，应在关节能承受的疼痛范围内进行。运动初始会有轻微疼痛，但坚持运动会改善血液循环而消除局部淤血，多数能收到良好的止痛效果。运动量因人而异。如果训练后疼痛和疲劳持续 1~2 小时，意味着运动量过大，应慎重。患者过于虚弱或关节活动度受限时，可采用关节主动助力运动。

肌力的训练：RA 患者可因疼痛而不坚持活动，继而导致失用性肌萎缩和肌力下降，可做肌肉的等长收缩和抗阻力的主动运动等。

在急性期，制动的关节周围肌肉应做等长肌肉收缩，防止肌萎缩。等长收缩的强度、频率随病情好转可逐步增加，但前提是不加重关节的疼痛。

在慢性期，在关节炎症稳定后，为增加肌力，可进行等张肌力训练。包括应用高阻力低重复法（Delorme 法）：负荷逐渐增加至最大负荷量；恒定负荷重复法（Delateur 法）：采用恒定负荷量，重复训练，直至肌肉疲劳。

肌耐力训练：在慢性期关节炎症消退后进行。

牵引训练：关节在急性炎症期不适宜。在慢性期，关节周围肌肉、肌腱、关节囊有挛缩时，可应用关节牵引。行关节牵引时可导致关节酸痛，但不应产生肌肉痉挛。关节牵引训练之前可使用热疗，效果更佳。

（二）作业治疗

对类风湿性关节炎患者，自我的残存功能评价较低，且病变在四肢，日常生活能力受损，应进行作业治疗和使用自助器以使病者独立完成日常生活所需的动作。

在炎症稳定后，开始进行作业训练。主要是进行维持日常生活活动的训练。包括进食、梳洗、更衣、写字、一些家务劳动等的训练。在训练中，强调：

1. **减少用力**　家居使用的器皿应轻便，例如使用塑料餐具；应用购物车或小型推车搬运物品；避免长时间站立，在坐位进行较长时间的家务活动，如择菜等；避免蹲位大便，使用坐便器。

2. **避免一种姿势保持时间过长**　一种姿势保持时间超过10分钟后，应变换姿势或做相应的牵伸活动。

3. **避免小关节用力，尽量使用较大的关节来替代小关节的活动**　女性最好使用肩挎包而不是用手拎包；洗浴时用手将毛巾挤压而非拧干；使用开瓶器拧开瓶盖，避免手指扭动的动作；双手握住水杯喝水而非用一只手抓住水杯柄饮水；起身时，用手掌支撑体重。

在作业治疗中，对患者强调对日常生活活动困难的患者，可使用自助器改善。例如：应用长柄取物器，穿衣棒、穿鞋棒、粗柄食具等。

下肢作业应包括站立、行走、蹲下、上下阶梯等，上肢作业包括矫正和预防关节畸形的作业。在进行作业治疗时要避免任何可能加重关节畸形的作业。

（三）康复辅具

矫形器的使用对类风湿性关节炎患者是必要的。

在急性期，矫形器的使用目的是固定病变关节于功能位，慢性期，矫形器主要应用于畸形的预防和矫正。

上肢常用矫形器有依托性手夹板（制动腕、手指）；功能性腕夹板（防止腕关节屈曲）；腕关节尺偏夹板（防止腕关节尺侧偏）；鹅颈矫形器（防止近端指间关节过伸）等。

下肢常用矫形器有踝足矫形器；Swedish 膝架（控制膝关节不稳定）；各种矫形鞋（治疗足内外翻、足弓塌陷等）；跖骨垫（避免跖趾关节的负重，减轻疼痛）等。

（四）心理治疗

患者由于病情反复、功能受损重，患者常产生焦虑、无助、绝望等心理障碍。RA 患者应进行适当的心理治疗。康复医师与治疗师在治疗患者时，应帮助患者树立信心，鼓励患者。

（五）其他治疗

1. **内科药物治疗**　治疗类风湿关节炎的药物大致有两大类。第一类为非特异性的对症治疗药，包括肾上腺糖皮质激素及非甾体类抗炎镇痛药如吲哚美辛、丙酸衍生物（如布洛芬、萘普生）、吡罗昔康等。第二类药为改变病情或慢作用药，包括金制剂、青霉胺、雷公藤、免疫抑制剂、左旋咪唑、氯喹等。药物治疗应及早与规范化用药。

2. **外科手术治疗**　对使用矫形器也无法矫正或功能明显受限的患者，可进行外科手术治疗。

（1）滑膜切除术：适用于髋、膝关节无溃损的较年轻病人。

（2）软组织松懈术：适用于幼年类风湿关节炎多关节受累患者和有挛缩畸形倾向患者。

（3）截骨术：用来矫正颈椎及胸腰椎、脊柱屈曲畸形，对四肢非功能位强直亦可采用。

（4）关节置换术：用于上、下肢各关节受累者。

（六）康复护理

类风湿性关节炎患者在急性期，加强护理很重要。

1. 体位护理 对类风湿性关节炎患者的治疗，安静制动很重要。分为全身和局部制动。急性期尤其需要全身制动，类风湿性关节炎患者急性期应卧床休息。卧床休息 3 周以上会导致失用性肌萎缩、体力下降、骨质疏松、心肺功能降低等，因此，务求在短时期内控制病情。同时，卧床休息时要注意良好的体位，避免畸形和残疾的发生：应要求患者低枕卧位，床垫不能过软以防双髋屈曲畸形、膝关节在伸直位，踝关节处于中立位，肩关节外展略前屈、肘关节屈曲，前臂旋前 30° 左右，腕背屈 10° 左右。

局部病变关节的制动：局部病变关节为防止畸形发生，采用夹板或支具制动，使之处于功能位。四肢主要关节的功能位如下：

髋关节：伸直位，无旋转。

膝关节：屈曲 15° 左右。

踝关节：背屈 90°，无内外翻。

肩关节：外展 60°，屈曲 45°，无内外旋。

肘关节：屈曲 90° 左右，前臂无旋前旋后。

腕关节：背伸 40° 左右，轻度尺侧偏。

掌指关节与指间关节：略屈曲，屈曲度从示指到小指渐增。

拇指：外展对掌，虎口张开。

即使是急性期，所谓的安静制动也并非是"完全不动"，必须要保证适当的运动，即"安静和运动的动态平衡"。

2. 心理护理 了解患者是否存在焦虑、抑郁等心理，对情绪急躁，求愈心切的患者要加以安慰。向患者进行类风湿性关节炎的教育。缓解患者因对疾病认识不足而产生的焦虑等不良情绪。

3. 生活护理 类风湿性关节炎患疼痛和关节活动受限，患者日常生活活动能力受到影响，患者需要需要帮助与指导。对制动患者，或运动功能受限严重而制动患者，要预防褥疮。对下肢功能严重受限者，强调防止跌倒、骨折。

四、 功能结局

类风湿性关节炎患者大约有 10% 在短暂发作后可以自行缓解，不留后遗症。有大约 15% 的患者在极短的 1~2 年内病情进展迅速，发展到关节与骨的明显破坏。而大多数患者表现为发作与缓解交替，最终出现轻重不等的关节畸形与功能受限。康复的早期介入，可以缓解急性期的症状，延缓关节畸形的发生，改善患者的功能。

五、 康复教育

类风湿性关节炎患者的康复教育包括：

1. 让患者了解什么是类风湿性关节炎，了解类风湿性关节炎的发病特点与临床症状特点、类风湿性关节炎的高致残率及其转归等，让患者消除对疾病的无所谓或对疾病过度关注的态度。

2. 让患者了解类风湿性关节炎所造成的功能受限的表现。

3. 了解类风湿性关节炎急性期与缓解期的治疗重点。

4. 教育患者在日常生活中，如何避免加重关节畸形的活动。

思考题

1. DRA 的关节症状有哪些？
2. DRA 何时开始康复治疗？治疗方法有哪些？
3. DRA 不同时期的治疗重点有何不同？
4. DRA 的康复评定包括哪些方面？
5. DRA 的康复教育包括哪些？

（谢　薇）

第二节　强直性脊柱炎

强直性脊柱炎（ankylosing spondylitis，AS）是一种以中轴关节（脊椎和骶髂关节）受累为主的、自身免疫介导的慢性炎症性疾病，可累及外周关节和内脏。AS 病因迄今未明，一般认为与遗传、感染、内分泌及外伤、过敏、寒冷潮湿气候等因素相关。其患病率与种族、地区、性别、年龄等密切相关，我国 AS 患病率约为 0.25%，20% 左右患者有家族聚集患病现象。流行病学提示该病与 HLA-B27 强相关，约 90% 患者 HLA-B27 阳性。发病年龄多在 10~40 岁，20~30 岁为高峰。男性较女性多见，国外报道男性和女性患者之比为 9∶1，国内报道为 10.6∶1。该病的特征性病理变化为关节囊、肌腱、韧带附着点炎症，多见于骶髂关节、椎间盘、椎体周围韧带、跟腱、跖筋膜、胸肋连接等部位。

该病多起病缓慢而隐匿。早期症状常为腰骶部、下腰部或臀部疼痛或不适、晨僵等，症状在夜间休息或久坐时较重，活动后减轻。典型临床表现为：腰背痛、晨僵、腰椎各方向活动受限和胸廓活动度减少，随着病情进展，整个脊柱可自下而上发生强直。部分患者以外周关节受累为首发症状，常表现为非对称性下肢大关节如髋、膝、踝关节炎症，症状反复发作与缓解。髋关节受累者表现为关节局部或腹股沟区疼痛、活动受限，晚期可出现关节强直。此外，由于附着点炎症可表现为足跟、足底及脊柱旁、髂嵴和坐骨结节等部位疼痛。关节外症状包括眼葡萄膜炎、虹膜炎、间质性肺炎、升主动脉和主动脉瓣膜病变及心脏传导系统失常等。晚期病例常伴有严重的骨质疏松，易发生骨折，部分脊椎骨折移位严重的患者可致脊髓损伤。

AS 实验室检查 90% 左右患者 HLA-B27 阳性；RF 阴性，活动期可有血沉、C 反应蛋白、免疫球蛋白（尤其是 IgA）升高。影像学检查对强直性脊柱炎具有诊断意义。骨盆 X 线检查可对骶髂关节病变进行分级；脊柱 X 线片除观察有无韧带钙化、"竹节样"改变、骨质疏松等。CT 检查和 MRI 检查能发现骶髂关节早期变化，有利于早期诊断。

强直性脊柱炎的诊断标准：常用 1984 年的修订纽约分类标准。其内容包括：

（1）临床标准：①腰痛、晨僵 3 个月以上，活动改善，休息无改善；②腰椎额状面和矢状面活动受限；③胸廓活动度低于相应年龄、性别正常人。

（2）放射学标准：骶髂关节炎双侧≥Ⅱ级或单侧Ⅲ或单级骶髂关节炎。

（3）诊断：①肯定 AS：符合放射学标准和 1 项（及以上）临床标准者；②可能 AS：符合 3 项临床标准，或符合放射学标准而不伴任何临床标准者。

一、康复评定

（一）功能评定

1. 疼痛评定

（1）疼痛评定：AS 患者腰背痛或外周受累关节疼痛可采用目测类比评分法（VAS）进行评定，具体评定参见《康复功能评定学》。

（2）夜间痛评定：0 分——总体上无疼痛；1 分——有时有疼痛；2 分——经常疼痛或断断续续疼痛，通常影响睡眠；3 分——夜间持续疼痛，明显干扰睡眠。

（3）脊柱痛评定：0 分——严格的触诊和叩诊无疼痛；1 分——触诊和叩诊或活动时有轻度疼痛；2 分——触诊和叩诊或活动时有中度疼痛；3 分——轻度触诊和叩诊或活动时有疼痛，并有中度到重度的活动受限，4 分——轻度触诊和叩诊时及脊柱基本不动时也有不能耐受的疼痛。

2. 运动功能评定

主要评定脊柱活动度、受累关节的活动度。同时应注意观察有无肌肉萎缩，必要时应用徒手肌力检查法评定肌力。但当肢体关节有明显畸形、疼痛的患者不宜测定肌力。此外，记录下晨僵的持续时间等。

（1）脊柱活动度的评定：常用的方法包括：①借助方盘量角器，测量颈段、胸腰段脊柱前屈、后伸及左右侧曲的度数；②Schober 试验（腰椎活动度试验）：患者直立，在背部正中线与髂嵴水平交叉点向上 10cm、向下 5cm 各做一标记，然后令患者在保持双膝伸直时尽量弯腰前屈，测量两点间的距离，正常可增加 4~8cm，不足 4cm 说明腰椎前屈受限；③枕 - 墙距：测量颈、胸椎后凸度程度，患者直立，足跟、臀部紧靠墙面，测定枕部与墙面距离，正常中立位枕部与墙的距离为 0，而颈椎活动受限和（或）胸椎后凸畸形者该间隙增大；④指 - 地距离（脊柱前屈活动度评定）：患者直立，膝关节伸直，向前用力弯腰以中指触地，测量中指尖与地面距离，正常为 0~10cm，距离越大说明脊柱前屈功能障碍越严重，应注意髋关节病变将影响结果；⑤脊柱的后伸活动度：患者取俯卧位，两手撑地，保持骨盆接触地面，尽力上抬上身，测定胸骨上缘与地面的垂直距离。

（2）关节活动度（ROM）检查：强直性脊柱炎常可累及髋关节和膝关节，出现关节疼痛、僵硬、活动受限，可用通用量角器进行 ROM 检查。具体评定参照本套教材《康复功能评定学》。

（3）胸廓活动度：通过测量胸廓呼吸活动差来了解胸廓的活动。在相当于第 4 肋间水平（女性乳房下缘）测定患者深呼气和深吸气时胸围的差值，正常时此值不低于 2.5cm。

3. 步态分析

下肢关节受累时出现疼痛、关节挛缩畸形，常会引起步态异常，可表现为疼痛步态、短腿步态等。此外，下肢肌无力也可导致异常步态。具体评定参照本套教材《康复功能评定学》。

4. 呼吸功能评定

患者胸廓活动度受限，可致限制性通气障碍和呼吸功能降低，合并肺胸膜病变也可影响呼吸功能。可进行肺功能检查等，必要时查血氧含量及血氧饱和度。

5. 专项评定量表

包括 Bath 强直性脊柱炎疾病活动性指数、Bath 强直性脊柱炎计量指数、Bath 强直性脊柱炎功能性指数等。

（1）Bath 强直性脊柱炎疾病活动性指数（Bath ankylosing spondylitis Disease Activity index，BASDAI）：以 10cm 长线段上进行目测类比法评定，分别对六个项目进行评分，指数总分为 0~50 分，

总分除以项目数转化为 0~10 分的最终得分。问题包括:

1）您所经历的疲劳、劳累的整体水平处于?

2）您因强直性脊柱炎所致颈、腰或髋部疼痛、肿胀的整体水平处于?

3）除外颈腰髋之外，其他关节疼痛、肿胀的整体水平处于?

4）触压产生疼痛不适的总体水平处于?

5）清晨醒来晨僵的整体水平处于?

6）晨僵的持续时间?

（2）Bath 强直性脊柱炎计量指数（Bath ankylosing spondylitis metrology index，BASMI）：主要对强直性脊柱炎患者的运动功能进行计量性评定（表 4-3）。

表 4-3　BASMI（Bath 强直性脊柱炎计量指数）

评分	0	1	2
耳屏至墙距离	<15cm	15~30cm	>30cm
腰椎屈曲	大于 4cm	2~4cm	<2cm
颈椎旋转	>70°	20°~70°	<20°
腰椎侧屈	>10cm	5~10cm	<5cm
踝间距	>100cm	70~100cm	<70cm

6. 心理功能评定　AS 患者心理问题主要包括抑郁、焦虑、消沉、悲观等，其心理功能的评定常采用 Zung 焦虑自评量表（SAS）和抑郁自评量表（SDS），具体方法参见《康复功能评定学》相关章节。

（二）结构评定

1. 视诊　可发现晚期 AS 患者躯体畸形，其中驼背畸形最为常见。

2. 影像学检查

（1）常规 X 线检查

1）骨盆正位片：观察骶髂关节、髋关节、坐骨、耻骨联合等部位的病变。根据 X 线片改变，可将骶髂关节病变分为 0~Ⅳ级：0 级为正常；Ⅰ级为可疑；Ⅱ级为轻度异常，表现为局限性的侵蚀、硬化，关节间隙无改变；Ⅲ级为重度骶髂关节炎，出现关节侵蚀、间隙变窄或部分融合；Ⅳ级为重度异常，关节间隙消失。

2）脊柱正侧位片：腰椎是脊柱最早受累部位，主要观察"亮角征"、椎体方形变、韧带钙化、脊柱"竹节样"变，以及脊柱生理曲度改变等。

（2）CT 检查：CT 分辨率高，能发现骶髂关节轻微的变化，有利于早期诊断；可应用 CT 对骶髂关节病变进行分级。脊柱 CT 检查观察有无韧带钙化、早期椎体炎、椎体和关节突不全骨折等。

（3）MRI 检查：骶髂关节和脊柱 MRI 检查能显示关节和骨质的水肿、脂肪变等急慢性炎症改变，因此能够比 CT 更早期发现骶髂关节炎。此外，观察脊柱周围韧带硬化、骨赘形成、骨质破坏、关节强直等结构改变。

（三）活动评定

通过直接观察患者的实际操作能力和间接询问两种方式，对患者包括运动、自理、交流、家务活动和娱乐活动等方面的能力进行评定，从而判断患者活动受限的程度。ADL 评定可采用改良 Barthel

指数评定表和功能独立测量量表（functional independent measurement，FIM）。

巴氏强直性脊柱炎功能指数（Bath ankylosing spondylitis functional index，BASFI）量表。该评定法共包括 10 个问题，前 8 个问题评定患者日常生活的功能性活动，后 2 个问题则估价患者处理日常生活活动的能力。对强直性脊柱炎患者的功能性活动进行量化性评定。每一问题采用水平 10cm 目测类比评分，见附录 1。

（四）参与评定

主要对 AS 患者进行生活质量评定、劳动能力评定和职业评定。具体方法参见本套教材《康复功能评定学》相关章节。

二、 康复诊断

（一）生理功能障碍

1. **疼痛** 早期症状主要为腰痛，疼痛可向下肢放射，其特点为晨起、静止休息后明显，行走、活动后减轻，夜间腰痛可影响睡眠。胸椎受累时患者感胸背及胸肋关节疼痛。病变波及颈椎后，可出现颈椎疼痛，神经根受累则出现肩臂手放射性疼痛和麻木。

2. **感觉功能** 脊柱病变严重可以使脊神经根受压而出现肢体相应的部位的感觉障碍，如麻木、感觉减退、感觉过敏等。

3. **运动障碍** 主要为腰部僵硬，晨起明显，行走或活动后可减轻。如果病情不断进展，整个脊柱可发生自下而上的强直。此外，病变累及胸椎和胸肋关节将影响呼吸时胸廓运动，累及四肢可导外周关节活动受限，累及心肺则导致整体运动能力下降。

4. **畸形** 最常见的畸形为驼背。如果髋关节强直、挛缩，膝关节代偿性屈曲，患者可见鸭步状态。还有不少患者髋、膝关节屈曲强直，再加上颈椎屈曲和驼背畸形，可呈现一种固定的特殊姿势，称为"乞讨姿势"。

5. **心肺功能** 病变累及胸椎和胸肋关节将影响呼吸时胸廓运动，以及心肺受累等均可致心肺功能下降。此外，患者因为疼痛或关节活动受限，导致运动减少，亦使心肺适应性下降。

（二）心理功能障碍

AS 患者常伴有夜间痛，影响睡眠，加之病情反复持久，畸形、功能受限等，影响日常生活及工作，易引起焦虑、抑郁、绝望、无助等不良情绪。

（三）日常生活活动受限

脊柱关节的疼痛、僵硬、畸形以及合并的心肺功能障碍等都将不同程度地影响 AS 患者的日常生活活动，但日常生活一般都能自理。当患者下肢关节受累尤其髋关节受累时，可出现行走困难，转移能力受限制，可能需要拄拐；当下蹲、弯腰、站立有困难时，如厕也会出现障碍。弯腰困难时，穿鞋袜等日常活动会受到影响。病变累及上肢时，可能会影响进食、穿衣、梳头等，严重时可能需要自助具帮助。

（四）社会参与受限

因疼痛、畸形、活动受限等对患者的运动功能、心理功能和生活自理等产生影响，工作、学习和社会交往均受不同程度的影响，其生活质量也会相应降低。

三、 康复治疗

AS 康复治疗的目的是使患者对自身所患疾病形成正确的认识，从而采取积极的态度面对疾病；通过多种手段控制炎症，减轻疼痛，延缓病情进展，保持并改善关节功能；尽量减少畸形，保持并改善机体的功能状态，使病人最大程度地独立生活和工作，保证心理健康，提高生活质量和适应社会的能力。

（一）物理治疗

AS 物理治疗的主要作用在于减轻症状、维持关节活动度、防治畸形。

1. 物理因子治疗　在本病的治疗应用中，常用的物理因子治疗方法有：

（1）短波和超短波疗法：对炎症的控制有良好治疗作用。多采用板状电极，患处对置或并置，微热或温热量，每次 15 分钟。如患处红、肿、热、痛明显，则采用无热量，每次 10 分钟，每天一次，一般 7~14 天为 1 个疗程。

（2）微波治疗：可以改善局部血液循环，局部镇痛，促进炎症的消散，采用非接触式辐射器，与体表距离为 10cm，功率 10~20W，每次 10~15 分钟，每天 1 次，5~10 次为 1 个疗程。

（3）低、中频电疗法：包括音频电疗法、调制中频电、干扰电疗法和经皮神经电刺激疗法（TENS）等方法，以减轻疼痛、促进炎症消散、松解粘连，并有利于骨骼肌锻炼等。采用板状铅板电极或粘贴电极于患处对置或并置，剂量为耐受量，每次治疗 20~30 分钟，每天 1 次，15~20 次为 1 个疗程。

（4）紫外线疗法：照射脊柱、关节局部照射以起到消炎镇痛作用。3~5MED，每日或隔日 1 次，3~5 次为 1 个疗程。

（5）红外线：利用红外线的温热作用，以增加病变部位的循环，消除局部的水肿及炎症，有助于临床症状的缓解。多采用患处局部垂直照射，灯距 50cm，温热量，每次 20~30 分钟。

（6）蜡疗：可以增加病变部位的血液循环，消除局部的水肿及炎症，缓解疼痛、僵硬等临床症状。常用蜡饼法，每次 30~40 分钟。脊柱部位治疗患者宜俯卧位，有利于防治脊柱后凸畸形。

（7）脊柱旋磁、局部磁片治疗，减轻疼痛及炎症。

（8）水疗法：利用水具有比热大导热性强的特点，通过温热作用促进局部血液循环，减轻疼痛等，另一方面在水中可以进行适当的运动训练，利用水的浮力，在水中进行康复训练，这比在地面上进行更加轻便，效果更好。常用的水疗法有全身气泡浴和涡流浴，脊柱病变广泛或病变累及多个关节的患者可选择全身水浴或矿泉浴。方法包括：①全身气泡浴：患者仰卧于浴盆中，浴水面过患者乳头为宜，以减少水的机械压力压迫胸部影响心脏功能，浴水温度 36~38℃，室温 22~23℃，治疗时间 10~20 分钟，每日或隔日 1 次，15~20 次为 1 个疗程；②涡流浴：根据病变部位或数目选择合适的涡流浴装置，槽内注入 2/3 水量，水温 37~42℃之间，治疗过程中患者应感觉舒适、无疲劳。每次 15~20 分钟，每日或隔日 1 次，15~20 次为 1 个疗程。

2. 运动疗法　目的为维持脊柱的生理曲度、防止畸形；保持良好的胸廓活动度，避免影响呼吸功能；防止因为肢体的失用而引起肌肉萎缩和骨质疏松。应根据患者具体情况选择合适锻炼方法，进行长期、适当而有规律地锻炼，运动量需循序渐进增加，避免运动过量。

（1）姿势疗法：日常生活中正确的卧、坐、立、行姿势，对于防治脊柱及躯干大关节的畸形有着药物、理疗等无法替代的作用，应予以重视。包括：

1）睡眠姿势：宜睡硬板床，仰卧位优于侧卧位，不垫高枕，定期俯卧有利于畸形的预防和矫正。仰卧时，可将一枕头放在膝下，以减轻脊柱所受张力；侧卧时，将一只枕头夹在双膝间，以免髋部过分向前滑动，并将一只长枕头靠在胸前；俯卧位时，用一只软垫放在两脚下，另一只放在腹部下，使脊柱保持直线。

2）坐姿：宜坐硬靠背椅上，上身挺直收腹，尽可能向后靠紧椅背，将重心放于臀部和大腿上方。大腿与地面平行，膝部与大腿在同一水平面或略低，小腿与脚成直角，两腿不要交叉，以避免脊柱扭曲。腰背部挺直，可在腰部垫一个长方形软垫，肩部朝后下方放松，头部挺直，下颌略内收，眼睛平视前方。避免坐矮凳或沙发，以免长时间处于弯腰姿势。

3）站姿：日常生活中保持躯体挺直，站立时下颌微收，肩部自然放松，腹部内收，髋膝踝关节取自然位。行走时应尽量保持挺胸、收腹和双眼平视前方。

（2）脊柱功能训练：目的是保持脊柱的灵活性及正确的姿势，避免出现畸形。颈段和腰段脊柱的前屈、后伸、左右侧屈及左右旋转等各方向的运动训练以改善脊柱的活动度；脊柱姿势改善和防止畸形以后伸运动为主，如举臂挺腰、屈腿挺腰、仰头挺胸、俯卧后伸、半身俯卧撑、"船型"运动、背墙站立和伏地挺胸撑起运动等，也可指导病人坚持俯卧，或适当做俯卧撑、斜撑，利用自身体重矫正脊柱畸形。

（3）四肢关节 ROM 训练：主要包括髋关节、肩关节、膝关节的主动训练。可指导病人长期坚持做爬行锻炼，床上仰卧位或扶持其他固定物做伸屈髋、膝关节运动，以及训练髋伸肌和外旋肌，以保持髋关节功能。此外，在主动运动的同时也可以结合关节持续被动练习器（CPM）对病变关节进行训练。

（4）维持胸廓活动度的运动：用于增加胸廓活动度、防止僵直、增加肺活量、改善呼吸功能。具体主要有旋肩呼吸运动、扩胸运动、呼吸训练等，以规律性的呼吸训练和上背部伸展体操相结合，进行深呼吸练习，随着呼吸节律做扩胸运动，如双臂外展扩胸或双臂上举扩胸时吸气，还原时呼气。

（5）肌力训练：训练躯干肌特别是腰背部肌肉的力量，有助于维持脊柱的正常曲度，避免畸形。此外，四肢肌力训练也不可忽视。如外周关节受累不显著，下肢肌力训练可应用活动平板的心血管训练程序，躯干和上肢肌力可用划船器等设备进行训练。

（6）耐力训练：周期性、节律性的有氧运动有助于改善机体的耐力和心肺功能，防治畸形及提高整体运动能力，从而提高日常生活能力。AS 患者多采用中等强度的运动，一般取 50%~70% 年龄预计最大心率（220- 年龄）为靶心率。游泳是比较适合强直性脊柱炎患者的一项综合全面的项目。游泳运动可将心、肺与四肢、脊柱功能训练等有机结合起来，同时由于浮力的作用，有利于肢体最大限度地运动，还能引起脊柱的运动伸展。此外，在水中进行运动阻力较小，可以减少疼痛，水的机械按摩作用有助于血液和淋巴回流，有利于减轻水肿，提高神经的兴奋性。但运动时应注意水温，以免因关节受凉而加重炎症，造成疾病的反复。

（7）多模式运动疗法：主要包括有氧运动、伸展运动和呼吸运动。该疗法总共运动 50 分钟，分别是 15 分钟的热身运动（包括 10 分钟的台阶运动和 5 分钟的伸展练习）、20 分钟的低张力踏步有氧运动及 15 分钟的降温运动（包括 10 分钟的扩胸运动和 5 分钟的伸展运动）。可使患者胸廓活动度、颌胸距、脊柱前屈活动度、枕墙距、肺活量及劳动能力明显的改善。

（8）关节松动技术：根据各关节疼痛和活动受限程度不同，选择适当的手法和分级。

（二）作业治疗

本病晚期由于关节挛缩畸形，活动度受限，可影响患者日常生活活动，需进行 ADL 训练。对部分脊柱强直和髋关节功能障碍的患者，应训练其穿脱衣裤、行走、下蹲、弯腰、上厕所及上下楼梯等日常活动，以改善关节功能，减少畸形的发生。在日常生活活动中患者应尽量保持脊柱的功能位，使用倾斜式工作台，使双眼与操作面平行，避免脊柱的屈曲。当患者出现下蹲、弯腰困难从而引起如厕困难时，应注意对环境的改造，可将蹲式便器改为坐式，甚至需将坐便器垫高。

（三）康复辅具

脊柱强直或髋、膝关节功能障碍的 AS 患者可使用长把鞋拔、拾物器等辅助器具协助完成日常活动。支具和矫形器的使用，可使关节得到固定和休息、预防和矫正变形、限制异常运动、防止残疾发生。脊柱矫形器可固定脊柱、减轻病变椎体的负担、矫正脊柱发育过程中的畸形，但长期使用会引起腰背肌肉进一步萎缩、无力、骨质疏松和胸廓活动受限加重，故需慎用。

（四）心理治疗

及时恰当的心理治疗可以帮助患者正确认识 AS 的性质及特点，消除患者的心理障碍，树立起战胜疾病的信心。AS 患者常用的心理干预措施包括：疾病知识的教育；心理的支持和疏导；自我放松的技术；心理应激的处理以及心理咨询等。

（五）其他治疗

1. **内科治疗**　目的是镇痛、消炎，缓解晨僵及改善关节活动度，控制炎症活动和病变的进展。主要为非甾体抗炎药（NSAID）、控制病情抗风湿药（DMARD）、糖皮质激素和肿瘤坏死因子拮抗剂等。对于有疲劳、失眠、抑郁患者，必要时可加用抗抑郁药治疗。AS 患者常伴有骨质疏松，应注意补钙及维生素 D 的摄取。

2. **外科治疗**　用于髋关节僵直和脊柱晚期畸形病人的矫形，应注意手术时机的选择。

3. **中国传统治疗**　推拿按摩、中药内服治疗、针灸治疗、小针刀治疗、中药熏蒸及外敷治疗。

四、 功能结局

（一）生体功能方面

多数 AS 患者的早期疼痛及关节运动功能受限经过治疗将局限在骶髂关节和部分椎间关节，仅少数严重患者发生脊柱完全强直。此时疼痛一般消失，而关节强直畸形将伴随终身，严重者需手术矫治。多数 AS 患者伴有不同程度的抑郁、焦虑、自卑等心理障碍。

（二）日常生活方面

早期疼痛明显，晚期由于脊柱强直、关节挛缩畸形，可影响患者日常生活活动，但一般能生活自理。

（三）社会参与方面

疼痛、运动障碍、畸形及心理问题会不同程度地影响患者生活质量、社会活动和就业能力。

五、 健康教育

（一）饮食起居

注意避免受凉及潮湿，加强营养，急性炎症期需注意休息，选择适合的卧具、座椅，培养良好的生活情趣，保持愉悦乐观的情绪。

（二）自我锻炼

注意保持良好的姿势，进行自我锻炼如游泳等，医疗体操包括脊柱、四肢关节活动、呼吸运动、肌力训练和有氧运动等。

（三）预防复发

对患者进行有关疾病知识的教育，指导患者正确用药，控制病情进展，及时发现有发症，以便及时调整治疗方案；嘱患者定期复诊随访。

附录 1　Bath 强直性脊柱炎功能性指数量表（BASFI 量表）

请根据您在近 1 周的情况，在表示下列活动能力的每一条横线上标出反映您能力水平的位置。

注意：辅助物为一系列帮助您完成活动和运动的装置

1. 无帮助或借助辅助物（如穿袜器）穿上您的袜子或裤子

　　容易 _____ 不能

2. 在无辅助物的条件下可向前弯腰拾起地面上的钢笔

　　容易 _____ 不能

3. 无帮助或借助辅助物（如上肢辅助用具）可够及较高橱柜的隔板

　　容易 _____ 不能

4. 不用手或其他帮助可以从无扶手椅上站起

　　容易 _____ 不能

5. 无帮助下从仰卧位起床

　　容易 _____ 不能

6. 无支持下站立 10 分钟且无不适

　　容易 _____ 不能

7. 不用手杖或助行器一步一个台阶登 12~15 个台阶

　　容易 _____ 不能

8. 不转动身体侧视肩部

　　容易 _____ 不能

9. 完成机体需要的活动（如运动疗法的训练、园艺或运动等）

　　容易 _____ 不能

10. 在家中或工作场所可全日活动

　　容易 _____ 不能

评定方法：每一问题采用水平 10cm 目测类比评分（VAS），VAS 没有区别标记，起点为轻易做到（0 分），终点标为完全做不到（10 分），10 个问题评分的均值作为 BASFI 分，分值越高障碍越明显。

思考题

1. 强直性脊柱炎的定义及主要功能障碍是什么？如何进行评定？
2. 强直性脊柱炎脊柱活动度的专项评定有哪些？如何进行？
3. 强直性脊柱炎康复治疗的目标和方法有哪些？
4. 强直性脊柱炎运动疗法包括哪些措施？
5. 对强直性脊柱炎患者进行健康教育的包括哪些内容？
6. 如何使用 BASFI 量表对患者进行评定？

（刘　鹏）

第三节　大骨节病

　　大骨节病（Kashin-Beck disease，KBD）是一种以关节软骨和骺软骨坏死为主要改变的地方性变形性骨关节病。本病常呈对称性、多发性侵犯软骨内成骨型骨骼，导致软骨内成骨障碍、管状骨变短而继发变形性骨关节病。发病以 15 岁以下儿童为主，临床以关节疼痛、增粗变形、肌肉萎缩、运动障碍为特点。KBD 具体病因及发病机制不明，可能是由特殊环境、生物性致病因子以及遗传因素共同作用的结果。

　　KBD 病理特点为：①关节损害从四肢向脊柱发展，损害的靶器官是发育中的软骨内化骨型骨骼的软骨，软骨细胞损害早于基质；②软骨细胞终末分化障碍，软骨表层细胞的"去分化"或调控异常，Ⅱ型胶原合成减少，新合成Ⅰ型、Ⅲ型胶原中层软骨细胞过度凋亡；③坏死的软骨细胞主要分布在软骨深层，邻近软骨内的血管渠，相当于肥大软骨细胞层，但也有在增殖层与肥大软骨细胞上层的移行带间；软骨细胞坏死的严重程度与软骨细胞分化成熟层的方向相反。

　　KBD 是对健康危害最严重的地方病之一，病区分布呈相对的地方性流行。病区总人口 4100 万，患者达 100 余万。病区主要分布在我国 14 个省、市、自治区，青藏高原及周边地区，特别是四川省阿坝地区是目前我国大骨节病活跃病区之一，具有流行时间长、分布范围广、患者及新发患者多、残疾程度严重等明显特点。目前全国有 102.52 万大骨节病患者，其中绝大部分为青壮年劳动人群，但由于大骨节病病因及发病机制尚不十分清楚，X 线检查对亚临床期和早期骺软骨、关节软骨病理改变不敏感，无法进行有效的早期诊断与干预，而中后期患者已经继发了不可逆的骨关节病和关节畸形等，因而严重影响患者的生活和劳动能力，使患者的劳动能力普遍降低，生活能力减弱，因病致贫、因病返贫现象严重，日益成为影响病区经济发展的公共卫生问题之一。

一、康复评定

（一）功能评定

1. 疼痛评定　采用简式 MPQ 疼痛问卷量表（表 4-4），每周 1 次。

表 4-4　简式 MPQ 疼痛问卷量表

A. 疼痛分级指数（PRI）
I. 得分数：

	无痛	轻痛	中等	极痛
1. 跳痛（throbbing）	0＿＿	1＿＿	2＿＿	3＿＿
2. 射穿样痛（shooting）	0＿＿	1＿＿	2＿＿	3＿＿
3. 戳穿样痛（stabbing）	0＿＿	1＿＿	2＿＿	3＿＿
4. 锐痛（sharp）	0＿＿	1＿＿	2＿＿	3＿＿
5. 箍紧样痛（cramping）	0＿＿	1＿＿	2＿＿	3＿＿
6. 咬痛（gnawing）	0＿＿	1＿＿	2＿＿	3＿＿
7. 烧灼痛（hot-burning）	0＿＿	1＿＿	2＿＿	3＿＿
8. 酸痛（aching）	0＿＿	1＿＿	2＿＿	3＿＿
9. 沉重痛（heavy）	0＿＿	1＿＿	2＿＿	3＿＿
10. 触痛（tender）	0＿＿	1＿＿	2＿＿	3＿＿
11. 劈开样痛（splitting）	0＿＿	1＿＿	2＿＿	3＿＿

以上 11 项相加，得疼痛感觉方面总分（S）＿＿

	无痛	轻痛	中等	极痛
12. 耗竭样（tiring-exhausting）	0＿＿	1＿＿	2＿＿	3＿＿
13. 受病困样（sicking）	0＿＿	1＿＿	2＿＿	3＿＿
14. 害怕样（fearful）	0＿＿	1＿＿	2＿＿	3＿＿
15. 受惩罚样（punishing-cruel）	0＿＿	1＿＿	2＿＿	3＿＿

以上 4 项相加，得疼痛情感方面总分（A）＿＿
以上二项相加（S+A）＝总分（T）＿＿

II. 选词数 NWC：

选词数（NWC）：＿＿＿＿

B. 目测疼痛评分法（VAS）：

长 100mm。定某一点得 1~100 中的某一分值

无痛　　　　　　　　　　　　　　　　　　　　　极痛

C. 现在疼痛状况（PPI）：
0 无痛（no pain）　　　　　　　　　　　　＿＿＿＿
1 轻痛（mild）　　　　　　　　　　　　　＿＿＿＿
2 难受（discomforting）　　　　　　　　　＿＿＿＿
3 苦难（distressing）　　　　　　　　　　　＿＿＿＿
4 可怕（horrible）　　　　　　　　　　　　＿＿＿＿
5 极痛（excruciating）　　　　　　　　　　＿＿＿＿
从 A、B、C 三项总计分为：S＿＿＿　A＿＿＿　T＿＿＿　VAS＿＿＿　PPI＿＿＿

注：S：感觉方面总分；A：情感方面总分；T：总分；VAS：目测疼痛评分法；PPI：现在疼痛状况

2. 运动功能评定　采用 MMT 和 ROM 方法。具体评定参照本套教材《康复功能评定学》第五章、第六章和第八章。

3. 心理功能评定　参见本套教材《康复功能评定学》。

（二）结构评定

KBD 常常有肉眼所见的肢体畸形及骨关节的影像学改变，所以结构评定非常重要。当 KBD 出现影像学改变时，表明病变部位已经有明显的组织结构改变。X 片是目前诊断 KBD 的主要手段。X 线可以显示 KBD 患者关节间隙、骨关节面、关节软骨、骺软骨和骺板软骨的组织学改变。CT 能清楚显示关节面的硬化、凹陷及骨端的囊变及缺损，对 KBD 的诊断是有利的补充。MRI 对 KBD 分期及预后很有帮助，可清晰显示骨骺的形态，对结构较复杂组织，如脊柱等病变具有较大帮助。

（三）活动评定

ADL 侧重于自我照顾、日常活动、家庭劳动及购物等。ADL 评定采用改良巴氏指数评定表。具体评定参照本套教材《康复功能评定学》。

（四）参与评定

主要进行生活质量评定和职业评定。方法参见本套教材《康复功能评定学》。

此外，KBD 患者的功能评定亦可采用《山地藏区成年 KBD 患者功能量表》（Function Scale for Mountainous Adult Tibetans with Kashin-Beck Disease，FSMAT-KBD）进行评定。

该量表特异针对四川藏区成年 KBD 患者的生活和劳作习惯、文化背景以及病变对患者多关节受累的影响而制定，针对性较强，全面评估了患者的全身的功能状况。FSMAT-KBD 共 12 个条目，每个条目根据功能情况由高到低分为 4 个等级，量表总分为 12~48 分，分值越高表示功能越好（表 4-5）。

表 4-5　山地藏区成年 KBD 患者功能量表（FSMAT-KBD）

	能完成无困难	能完成稍困难	能完成很困难	不能完成
穿衣	4	3	2	1
洗脸	4	3	2	1
做饭	4	3	2	1
进食	4	3	2	1
捡牛粪	4	3	2	1
搬重物（10kg）	4	3	2	1
盘腿坐	4	3	2	1
深蹲	4	3	2	1
坐位起立	4	3	2	1
上下独木梯	4	3	2	1
行走距离	4（≥1000 米）	3（500 米左右）	2（<200 米）	1（不能行走）
行走辅助工具	4（双拐）	3（单拐）	2（单手杖）	1（不用）

二、　康复诊断

（一）功能障碍

1. **疼痛**　早期大骨节病患者以手、腕、踝、膝关节疼痛为主。

2. **运动功能障碍** 早期大骨节病患者有手、腕或踝、膝关节活动度轻度受限，Ⅰ～Ⅲ度大骨节病患者均不同程度存在手、腕或踝、膝等关节活动度受限及肌肉萎缩及肌力下降。

3. **心理功能障碍** 主要表现为沮丧、抑郁甚者绝望。疼痛不仅影响患者心理功能和生活质量，而且影响相关关节运动功能；关节活动受限和肢体畸形影响患者生活能力及劳动与就业，使患者产生忧郁、沮丧甚至绝望等心理改变。

（二）结构异常

肢体畸形。早期大骨节病患者有对称性手指末节屈曲畸形、指节下垂，Ⅰ～Ⅲ度大骨节病患者均不同程度存在短指（趾）或短肢畸形和矮小畸形。X线显示骺板软骨多发锯齿状凹陷、凹陷底部不同程度硬化，骺线锯齿状不整，关节间隙明显变窄、关节面可见凹凸不平、局限性吸收，骨端凹陷、硬化，或者刺状增生，跟骨短，距骨扁。CT能清楚显示关节面的硬化、凹陷及骨端的囊变及缺损，尤其是对深部关节、脊椎关节有无椎管狭窄和关节内是否积液能更清晰地显示。

（三）活动受限

疼痛、运动功能障碍和肢体畸形严重影响患者的进食、穿衣、行走、个人卫生及购物等日常生活能力。

（四）参与受限

手指畸形、运动功能障碍及短指（趾）或短肢畸形、身材矮小畸形最终会影响患者的劳动就业能力、社会交往及休闲娱乐等能力，从而严重影响患者的生活质量。

三、康复治疗

原则：在综合治疗的基础上，积极进行康复治疗。综合治疗是指在采取药物治疗、康复治疗或手术治疗的同时，还应考虑调整产业结构、改善膳食构成、补硒、移民搬迁等综合预防措施。康复治疗是基础、是贯穿治疗全过程的基本方法。

目标：止痛，改善关节ROM，改善肌力、肌耐力，改善ADL能力，提高劳动力，促进再就业，提高生活质量及最大限度地促进患者回归社会。

康复治疗方法主要包括物理治疗、作业治疗、心理治疗、矫形器的应用及健康教育等；康复治疗适应于KBD早期、Ⅰ度、Ⅱ度及Ⅲ度的患者。

（一）物理治疗

物理治疗以改善循环、消炎止痛、防治关节软骨破坏、改善关节活动度和预防关节畸形为目标。

1. **物理因子治疗** 具有消炎止痛、改善循环和防治关节软骨破坏的作用。方法：

超短波疗法：具有改善循环、消炎止痛的作用。方法：并置于病灶关节两侧，微热量，15分钟，每日1次，10次为1个疗程。

调制中频电疗法：具有改善循环、消炎止痛、锻炼骨骼肌的作用。方法：将电极置于病灶关节痛点，强度以患者能耐受为度。每次20分钟，每日1次，15次为1个疗程。

偏振红外光疗法：具有显著的改善循环和止痛的作用。方法：病灶部位照射。每部位、每次15~20分钟，每日1次，10次为1个疗程。

脉冲电磁场（pulse electromagnetic fields，PEMFs）技术：具有显著的止痛、改善骨代谢和阻止骨量丢失、改善血液微循环和防治骨关节退变的作用。方法：全身或病灶部位治疗。每次 40 分钟，每日 1 次，10 次为 1 个疗程，一般治疗 3 个疗程。

2. 关节松动技术　具有止痛和改善关节活动范围的作用，适用于 KBD 引起的疼痛和关节活动受限。方法：在病变部位实施手法操作。每部位、每次 20 分钟，每日 1~2 次，10 次为 1 个疗程。用于治疗因疼痛引起的关节活动受限。注意：操作中手法要平稳，有节奏，持续 30~60 秒。不同的松动速度产生的效应不同，小范围、快速度可抑制疼痛；大范围、慢速度可缓解紧缩。治疗疼痛时，用Ⅰ、Ⅱ级手法，手法操作应达到痛点，但不超过痛点；治疗僵硬时，手法应超过僵硬点。Ⅲ级用于治疗关节疼痛并伴有僵硬；Ⅳ级用于治疗关节因周围组织粘连、挛缩而引起的关节活动受限。

3. 运动疗法　具有减轻 KBD 患者疼痛症状、维持和改善受累关节活动度、改善受累肢体肌力及整体耐力的作用。方法：根据病情选择主动等张运动、等长运动（在关节活动受限处进行）、抗阻运动、被动运动和有氧耐力运动。如早期和Ⅰ度 KBD 患者，多选用主动等张和等长运动，以维持关节活动度和缓解疼痛。Ⅱ度和Ⅲ度 KBD 患者多选用被动运动、主动等长运动（一般选择在关节活动受限处进行）、渐进抗阻运动（一般选择受累肢体）和有氧耐力运动项目以改善关节活动范围、肌力、肌耐力和整体体能。每日 1~3 次，每次 20 分钟，每周 3~7 次，连续 4 周。

其他物理疗法如石蜡疗法、药物外敷外搽、冷疗、针灸疗法可酌情选用。

（二）作业治疗

作业治疗以减轻 KDB 患者疼痛症状，改善受累关节活动度，改善受累肢体肌力、肌耐力和心肺功能，改善患者心理功能，改善日常生活自理能力及恢复劳动能力为目标。通过功能性作业、日常活动能力训练、适合患者能力的职业训练及适当环境改建等来提高患者生活质量，早日重返家庭和社会。

方法：根据病情，主要选择功能性作业活动、ADL 作业、职业治疗及环境改造。ADL 训练：每日 1 次，每次每个设计项目 20 分钟，每周 5 次，连续 4 周。

（三）康复辅具

康复辅具在 KDB 中的应用主要涉及矫形器和辅助具，具有固定止痛、防止和矫正畸形的作用。方法：对可能发生畸形的手指及其他肢体度身定制矫形器、选择拐杖和轮椅，至少穿戴或使用 6 个月甚至终身。对早期 KDB 患者使用矫形器可以固定止痛和防止手指末节屈曲畸形；对Ⅰ度和Ⅲ度 KDB 患者使用矫形器可以防止矫正曲畸和防治畸形加重；对下肢疼痛、行走困难的 KDB 患者使用拐杖或轮椅改善其步行功能和社会交往能力。

（四）心理治疗

心理治疗具有改善或消除 KDB 患者忧郁、焦虑、绝望和自卑心理的作用。一般采用心理支持、疏导的治疗方法。适当的心理支持是 KDB 心理康复的最重要的内容。不管是个体的或者组织的形式，要鼓励患者正确认识疾病，树立战胜疾病的信心，积极配合治疗，使 KDB 患者从支持系统中得到帮助，消除心理障碍，解决他们关心的问题。

物理治疗师应该给患者提供一些认知压力症状和解决压力的方法。通过肌肉放松、作业治疗及中医气功等技术来完成放松训练。选择一些放松精神和心灵的磁带给患者在家里舒缓焦虑的情绪。

（五）其他治疗

药物治疗可以选用非甾体类消炎止痛药、透明质酸钠（临床证明其半年有效率为 93.62%，1 年有效率为 89.82%。能有效缓解大骨节病肢体关节功能障碍和关节疼痛，提高劳动力，且安全无任何副作用）；生物黏弹物填充疗法是目前国内外推荐的一种改善症状性骨关节病的新概念疗法，有条件者可考虑使用。对关节畸形严重、临床症状保守治疗无效者可考虑手术治疗，如关节镜下关节清理术、关节软骨修复、关节功能重建及截骨术等可能有效，术后关节功能可能会得到改善。

四、 功能结局

（一）生理功能方面

KBD 患者以关节疼痛畸形、短指（趾）畸形、受累关节功能受限且进行性加重并伴随终身为结局；但 KBD 与死亡可能不存在因果关系。

（二）心理功能方面

大多数 KBD 患者终身有不同程度的忧郁、沮丧和自卑等心理障碍。

（三）社会参与能力方面

Ⅱ度和Ⅲ度 KBD 患者 ADL 能力及其相关活动明显受限，自卑心理和肢体功能障碍使 KBD 患者社会交往受限；劳动能力下降或丧失、职业受限、无经济来源使 KBD 患者生活质量严重下降，因病致贫，因病返贫。

康复治疗可能改善 KBD 患者的生理功能、心理功能、社会功能，缓解病情以及提高 KBD 患者的生活质量，应早期介入。

五、 健康教育

由于 KBD 的治疗尚无公认的有效方法，因此，在治疗的同时让患者了解有关疾病的知识，积极参与配合治疗尤为重要。

（一）掌握自我防治方法

KBD 的病因、临床表现、危害、防治要点；药物的治疗作用和用法及副作用，以便患者自我照顾；康复治疗的方法和具体要求，以便患者自我训练；提高居民的文化素质，使之自觉放弃旧的、落后的生产方式、生活习惯；提高学龄儿童的入学率，杜绝文盲。

（二）综合预防

消灭 KBD 不是一朝一夕的事，不可能一蹴而就，只有将防治措施与发展生产、提高生活水平紧密结合，增强病区群众的自我保健意识，改变有害于健康的饮食和生活习惯，自觉主动地同疾病做斗争，才有可能从根本上预防大骨节病发生。

（三）建立健全基层防病专业队伍

地方病防治是一项长期的任务，必须有基层防治人员的指导、监督、监测、宣传、教育、示范。故宜培训一批具有责任心、认真负责的基层专业人员，重点培训 KBD 病因、监测方法和防治策略的实施等方面的知识。

（四）早期防治

KBD 早期防治至关重要。早期防治措施包括：易感人群筛查与干预；早期诊治规范的建立与推广；防治措施有效性的评估体系，寻求最佳早期防治方案。

（五）建立保障机制

建立适当的保障机制，为 KBD 患者提供医疗救助、劳动就业机会，实行最低生活保障政策，落实配套措施，有针对性地开展工作。

思考题

1. KBD 的临床特点和主要功能障碍是什么？
2. KBD 的康复评定内容有哪些？简式 MPQ 疼痛问卷量表的特点是什么？
3. KBD 康复方法有哪些？物理治疗和作业治疗的目标和具体方法是什么？
4. KBD 的功能结局包括哪几方面？具体结局如何？
5. KBD 健康教育的主要内容是什么？

（何成奇）

第五章
腹壁及消化系统疾病康复

腹壁及消化系统疾病是一组常见病、多发病。在综合治疗的基础上，积极进行康复治疗和健康教育，能改善患者的生理功能、心理功能和社会功能，提高生活质量，促使患者早日回归社会。本章主要介绍慢性胃炎、胃及十二指肠溃疡、肝硬化、肠粘连、便秘、功能性胃肠病、顽固性呃逆、慢性胰腺炎、吸收不良综合征、炎症性肠病、腹外疝、腹膜炎、胆道疾病、肝移植术后、痔、腹部微创术后等疾病的康复治疗。

第一节 慢性胃炎

胃炎（gastritis）是胃黏膜对胃内各种刺激因素的炎症反应，生理性炎症是胃黏膜屏障的组成部分之一，但当炎症使胃黏膜屏障及胃腺结构受损，则可出现中上腹疼痛、消化不良、上消化道出血甚至癌变；慢性胃炎（chronic gastritis）系指由多种原因引起的胃黏膜慢性炎症和（或）腺体萎缩性病变。胃黏膜呈非糜烂性的炎性改变，如黏膜色泽不均、颗粒状增殖及黏膜皱襞异常等；组织学以显著炎性细胞浸润、上皮增殖异常、胃腺萎缩及瘢痕形成等为特点。幽门螺杆菌（Hp）感染是慢性胃炎最常见的病因，另外，长期服用损伤胃黏膜药物、十二指肠液反流、口鼻咽部慢性感染灶、酗酒、长期饮用浓茶或咖啡、胃黏膜营养因子缺乏，胃部深度 X 线照射等也可导致胃炎。

慢性胃炎临床症状无特异性，可有中上腹不适、饱胀、隐痛、烧灼痛，疼痛无节律性，一般饭后为重，也常有食欲缺乏、嗳气、反酸、恶心等消化不良症状。部分患者可无临床症状。合并恶性贫血者可出现贫血貌、全身衰弱、乏力、精神淡漠，而消化道症状较少。体征多不明显，有时上腹有轻压痛。胃镜及组织学检查是慢性胃炎诊断的关键。临床症状程度和慢性胃炎组织学之间没有明显联系。病因诊断通过了解病史外，可进行实验室检测：Hp 检测、胃酸分泌功能测定、血清抗壁细胞抗体、内因子抗体及维生素 B_{12} 水平测定。

一、 康复评定

（一）功能评定

1. **胃液分泌功能检查** 萎缩性胃炎时空腹血清胃泌素明显升高，而胃液中胃酸分泌缺乏。
2. **疼痛评定** 参见教材《康复功能评定学》。
3. **运动功能评定** 肌力采用 MMT 方法。具体评定参见教材《康复功能评定学》。
4. **心理功能评定** 参见教材《康复功能评定学》。

（二）结构评定

胃镜下慢性浅表性胃炎可见点、片状或条状红斑和黏膜粗糙不平以及出血点/斑；慢性萎缩性胃炎可见黏膜呈颗粒状、黏膜血管显露、色泽灰暗、皱襞细小。

（三）活动评定

ADL 评定采用改良巴氏指数评定表，具体评定参见教材《康复功能评定学》。

（四）参与评定

主要进行生活质量评定、劳动力评定和职业评定，方法参见教材《康复功能评定学》。

二、 康复诊断

（一）生理功能障碍

1. 消化吸收功能障碍　可出现营养不良。
2. 感觉功能障碍　以上腹痛为主。
3. 运动功能障碍　一般不影响运动功能，若出现恶性贫血会使患者肌力下降。

（二）心理功能障碍

慢性胃炎迁延不愈，尤其是出现恶性贫血会影响患者的心理功能，出现焦虑、抑郁。

（三）ADL 能力障碍

一般患者其日常生活活动不会受限。如果出现恶性贫血可影响患者的正常进食和行走等日常生活能力。

（四）社会功能障碍

如果出现恶性贫血、肌力下降，最终会影响患者的生活质量、劳动、就业和社会交往等能力。

三、 康复治疗

对无症状或症状轻微的慢性胃炎患者，可不用药物治疗，只给予物理因子治疗、有氧运动和饮食调节即可治愈。伴恶性贫血的慢性胃炎患者需药物治疗，如补充维生素 B_{12}。康复治疗目标为消除幽门螺杆菌、改善胃的分泌功能、胃动力、ADL 能力、工作能力，提高生活质量。

（一）物理治疗

1. 物理因子治疗　目的在于促进胃的血液循环、调节胃黏膜的分泌功能、消炎解痉止痛。

（1）超短波疗法：电极置于上腹部和背部相应脊髓节段（$T_{6\sim12}$），距离 3~4cm，剂量温热量，每次 15 分钟，每日 1 次，8~12 次为 1 个疗程。适于胃酸分泌少，胃酸低的患者。

（2）调制中频电疗法：将两个电极胃区前后对置，强度以患者能耐受为度。每次 20 分钟，每日

1 次，15 次为 1 个疗程。适于有上腹痛的慢性胃炎患者。

（3）紫外线疗法：分别对胃区和 $T_{5~7}$ 节段进行紫外线照射，剂量 2~3MED 开始，每次增加 1/2~1MED，隔日照射 1 次，7~8 次为 1 个疗程。适于胃酸分泌功能低下的患者。

（4）直流电及直流电离子导入疗法：直流电离子导入疗法适用于胃酸高、胃酸分泌亢进、胃痛症状较重的患者；直流电疗法适用于胃酸缺乏者。

普鲁卡因导入：先让患者口服 0.1%~0.2% 普鲁卡因溶液 200~300ml，阳极置于胃区，另一极置于背部的相应节段（$T_{6~9}$），电流强度 10~20mA，时间 15~20 分，每日 1 次，12~18 次为 1 个疗程。

阿托品导入：方法同普鲁卡因导入法，阿托品每次用量为 3~5mg。

直流电疗法：电极大小、部位、电流强度、时间及疗程同上述直流电离子导入疗法，但胃区电极接阴极。

（5）间动电疗法：用 2 个电极，置于胃区及背部的相应节段，电流强度 15~20mA，时间 15~20 分钟，每日 1 次，15~20 次为 1 个疗程。胃液分泌多用密波，分泌少用疏波；上腹痛选疏密波，萎缩性胃炎加间升波。

（6）其他：红外线、石蜡疗法等，适用于胃酸增高型慢性胃炎。

2. 运动疗法　具有减轻慢性胃炎患者消化不良症状、维持和改善胃蠕动功能、改善机体整体耐力的作用。根据病情选择有氧耐力运动项目，如步行、跑步、游泳、太极拳、医疗体操、球类等，以改善肌力、肌耐力和整体体能。每日 1 次，每次 20~30 分钟，每周 3~5 次，连续 4 周或长期运动。

（二）作业治疗

作业治疗师先对患者的娱乐功能进行评定，然后根据患者个人兴趣，指导进行各种休闲性作业活动，如玩扑克、缝纫、游戏、下棋等，使其在娱乐活动中达到愉悦身心，治疗疾病，促进康复的目的。

（三）康复辅具

慢性胃炎患者一般不需要康复辅具。

（四）心理治疗

心理治疗具有改善或消除慢性胃炎患者忧郁、焦虑和抑郁心理的作用。一般采用心理支持、疏导的治疗方法，使慢性胃炎患者得到帮助，消除心理障碍。

（五）其他治疗

Hp 相关性胃炎需进行根除 Hp 的药物治疗。

四、 功能结局

慢性萎缩性胃炎患者可伴有不同程度的忧郁、焦虑和抑郁等心理障碍，出现营养不良、贫血时，还可发生 ADL 能力及其相关活动受限、社会交往受限和劳动能力下降，导致生活质量下降。康复治疗可能改善慢性胃炎患者的生理功能、心理功能、社会功能，提高其生活质量，应早期介入。

五、 健康教育

（一）营造舒适和谐的生活环境

患者及其亲属应接受医生的建议，尽可能为患者营造一个舒适和谐、充满亲情的生活环境，和睦的家庭氛围与融洽的社会环境，以帮助患者消除焦虑和抑郁情绪，使其保持良好的心理状态，重新树立生活信心，加快康复。

（二）慢性胃炎患者应了解有关疾病的知识，注意饮食调节，食物应多样化，避免偏食，注意补充多种营养物质；不要长期饮用浓茶、烈酒、咖啡，避免进食过热、过冷的粗糙食物、浓烈或辛辣食物，以免胃黏膜损伤。避免长期大量服用阿司匹林、吲哚美辛等非甾体类抗炎镇痛药，以保护黏膜屏障，预防慢性胃炎的发生。

（三）患者可根据自身情况，进行适当的自我锻炼，如跑步、游泳、气功、太极拳、医疗体操、球类等锻炼。

思考题

1. 慢性胃炎的康复评定有哪些内容？
2. 慢性胃炎的康复治疗方法有哪些？物理因子治疗的目的和具体方法是什么？
3. 慢性胃炎健康教育的主要内容是什么？

（胥方元）

第二节　胃及十二指肠溃疡

消化性溃疡（peptic ulcer，PU）指胃肠道黏膜被自身消化而形成的溃疡，可发生于食管、胃、十二指肠、胃-空肠吻合口附近以及含有胃黏膜的 Meckel 憩室。其中胃溃疡（gastric ulcer，GU）和十二指肠溃疡（duodenal ulcer，DU），是消化性溃疡中最为常见的类型。其发病机制是胃酸、胃蛋白酶的侵袭作用与黏膜的防御能力间失去平衡，胃酸对黏膜产生自我消化。

消化性溃疡是全球性常见病、多发病，估计约 10% 的人一生中患过此病，可发生于任何阶段。十二指肠溃疡多见于青壮年，而胃溃疡则多见于中老年，前者发病高峰一般比后者早 10 年。临床上十二指肠球部溃疡与胃溃疡发生率比值约 3∶1，二者均好发于男性。胃及十二指肠溃疡主要症状为上腹痛或不适，慢性病程，呈周期性发作，疼痛有与进食相关的节律性，十二指肠溃疡多为饥饿痛，胃溃疡疼痛多为餐后痛。

一、 康复评定

（一）功能评定

1. **胃液分泌功能检查**　胃溃疡患者多伴有多灶萎缩性胃炎，因而基础酸排量（BAO）及五肽胃泌素刺激的最大酸排量（MAO）多数正常或偏低，而十二指肠溃疡患者胃体黏膜受损轻微仍能保持旺盛的分泌胃酸功能，因而 BAO 和 MAO 往往增高。

2. **疼痛评定** 参见教材《康复功能评定学》。

3. **运动功能评定** 参见教材《康复功能评定学》。

4. **心理功能评定** 参见教材《康复功能评定学》。

（二）结构评定

1. **胃镜与组织学检查** 胃镜是胃及十二指肠溃疡诊断的首选方法，可同时取活体组织行病理和幽门螺杆菌检查，确定病变部位及分期，鉴别良恶性，评价治疗效果，对合并出血的患者进行止血治疗。

2. **X 线钡餐检查** 溃疡的直接 X 线征象为龛影，间接征象为局部压痛、胃大弯侧痉挛性切迹、十二指肠球部激惹及球部畸形等。

（三）活动评定

参见教材《康复功能评定学》。

（四）参与评定

对患者社会参与、生活质量的评定包括了生理、心理、社会生活 3 个方面，可采用问卷形式进行。

二、 康复诊断

（一）生理功能障碍

1. **感觉功能障碍** 以上腹部疼痛为主。

2. **运动功能障碍** 一般不影响运动功能。

（二）心理功能障碍

主要表现为焦虑、抑郁、沮丧等。

（三）ADL 功能障碍

一般患者其日常生活活动不会受限。如果出现出血、穿孔可严重影响患者的进食、穿衣、行走、个人卫生及购物等日常生活能力。

（四）社会功能障碍

如果出现出血、穿孔会影响患者的生活质量、劳动、就业和社会交往等能力。

三、 康复治疗

消化性溃疡的康复治疗目标是调节中枢及自主神经系统功能，改善胃及十二指肠血液循环，消除痉挛和水肿，调节胃及十二指肠分泌功能，缓解症状，促进溃疡愈合，改善 ADL 能力，提高生活质量。

（一）物理治疗

1. 物理因子治疗 具有消炎止痛、改善循环和防治消化不良的作用。但出现以下情况者为治疗禁忌证：①伴有出血者；②伴有穿孔者；③伴有幽门梗阻者。

（1）中频电疗法：①正弦调制中频电疗法：两个电极胃区前后对置，选用交调和变调波，调制频率 100Hz，调制深度 75%，每个波群治疗 10 分钟，每日 1 次，12 次为 1 个疗程；②干扰电疗法：4 个电极交叉置于腹部和背部 T_{6-7} 区，频率 50~100Hz 和 90~100Hz，每日 1 次，12 次为 1 个疗程。

（2）超声波疗法：治疗前先让患者饮用温开水 400~500ml，患者取坐位或卧位，移动法，强度 1.0~2.0W/cm^2，分别在胃区和脊柱（T_{5-10}）两侧皮肤各治疗 8~12 分钟，每日 1 次，15~20 次为 1 个疗程。

（3）直流电离子导入法：

1）鼻黏膜反射疗法：将浸湿的 2.5% 维生素 B_1 溶液的小棉条，轻轻塞入患者的鼻前庭，棉条末端置于口唇上方（皮肤上垫块小胶皮），用一铅板电极与阳极连接；另一极置于枕部接阴极。电流强度 0.5~3mA，每次 15~25 分钟，每日 1 次，15~20 次为 1 个疗程。适用于消化性溃疡早期或有出血的患者。

2）颈交感神经节反射疗法：用电极浸湿 2% 普鲁卡因溶液，置于喉结两侧颈交感神经节处，与阳极相接；另一极置于肩胛间，与阴极相接，电流强度 3~5mA，时间 15~30 分钟，每日 1 次，15~18 次为 1 个疗程。

（4）超短波疗法：用五官超短波治疗仪，电极置于喉结两侧颈交感神经节处，微热量，每次 8~10 分钟，每日 1 次，15 次为 1 个疗程。

（5）其他：温度生物反馈疗法、电睡眠疗法等也可消除大脑皮质的兴奋灶，反射性地调节胃肠活动功能。

2. 运动疗法 具有减轻胃及十二指肠溃疡患者消化不良症状、维持和改善胃蠕动功能、改善机体整体耐力的作用。根据病情选择有氧运动项目，如步行、跑步、游泳、太极拳等，以改善肌力、肌耐力和整体体能。每日 1 次，每次 20~30 分钟，每周 3~5 次，连续 4 周或长期运动。

（二）作业治疗

根据胃及十二指肠溃疡患者个人兴趣，进行各种休闲性作业活动，详见本章第一节。

（三）康复辅具

行走受限的患者，可使用拐杖等助行器。

（四）心理治疗

消化性溃疡属于典型的心身疾病范畴，心理 - 社会因素对发病起着重要作用，心理治疗具有改善或消除消化性溃疡患者忧郁、焦虑和抑郁心理的作用。一般采用心理支持、疏导的治疗方法。要鼓励患者正确认识疾病，树立战胜疾病的信心，积极配合治疗，使患者从心理支持系统中得到帮助，消除心理障碍。

（五）其他治疗

在溃疡活动期，症状较重时，应卧床休息几天乃至 1~2 周。根据患者病情，进行必要的规范疗程的药物治疗和维持治疗。

四、 功能结局

消化性溃疡治愈停药后复发率甚高，并发症发生率较高，自然病程长达 8~10 年。胃、十二指肠溃疡患者可发生出血、穿孔、幽门梗阻甚至癌变。严重胃、十二指肠溃疡患者可有不同程度的忧郁、沮丧、焦虑和抑郁等心理障碍；伴有出血、穿孔患者 ADL 能力及其相关活动可受限，社会交往受限，劳动能力和职业受限、生活质量下降。康复治疗可改善胃、十二指肠溃疡患者的生理功能、心理功能、社会功能，提高患者的生活质量，应早期介入。

五、 健康教育

在治疗的同时让患者在舒适和谐的生活环境中，了解有关疾病的知识，积极对患者进行有关饮食起居、自我锻炼和药物预防等健康教育，详见本章第一节。

思考题

1. 慢性胃及十二指肠溃疡的康复治疗方法有哪些？物理治疗的目标和具体方法是什么？
2. 慢性胃及十二指肠溃疡健康教育的主要内容是什么？

（胥方元）

第三节 肝 硬 化

肝硬化（hepatic cirrhosis，HC）是由一种或多种原因引起的、以肝组织弥漫性纤维化、假小叶和再生结节为组织学特征的进行性慢性肝病。在我国大多数为肝炎后肝硬化，少部分为酒精性肝硬化和血吸虫性肝硬化；在欧美国家，酒精性肝硬化占全部肝硬化的 50%~90%。病理组织学上有广泛的肝细胞坏死、残存肝细胞结节性再生、结缔组织增生与纤维隔形成，导致肝小叶结构破坏和假小叶形成，肝脏逐渐变形、变硬而发展为肝硬化。早期无明显症状，后期因肝脏变形硬化、肝小叶结构和血液循环途径显著改变，临床以门静脉高压和肝功能减退为特征，常并发上消化道出血、肝性脑病、继发感染等而死亡。

一、 康复评定

（一）功能评定

1. **肝功能评定** 肝功能失代偿期时转氨酶常有轻、中度增高，一般以 ALT（GPT）增高较显著，肝细胞严重坏死时则 AST（GOT）活力常高于 ALT，胆固醇亦常低于正常。血清总蛋白正常、降低或增高，但白蛋白降低、球蛋白增高，在血清蛋白电泳中，白蛋白减少，γ- 球蛋白增高。Child-Pugh 分级标准是一种临床上常用的用以对肝硬化患者的肝脏储备功能进行量化评估的分级标准，参见教材

《外科学》。

    2. **疼痛评定**　参见教材《康复功能评定学》。

    3. **运动功能评定**　参见教材《康复功能评定学》。

    4. **心理功能评定**　参见教材《康复功能评定学》。

（二）结构评定

    1. **腹部超声**　可显示肝脾脏大小、外形改变。有门/脾静脉增宽、腹腔积液等，提示肝功能失代偿。

    2. **X线钡餐检查**　食管静脉曲张时X线钡餐检查显示虫蚀样或蚯蚓状充盈缺损，纵行黏膜皱襞增宽，胃底静脉曲张时可见菊花样充盈缺损。

    3. **CT、MRI检查**　肝脏各叶比例失常，密度降低，呈结节样改变，肝门增宽、脾大、腹水。

    4. **胃镜**　确定有无食管胃底静脉曲张，阳性率较钡餐X线检查为高，可了解静脉曲张的程度，并对其出血的风险性进行评估。食管胃底静脉曲张是诊断门静脉高压的最可靠指标，在并发上消化道出血时，急诊胃镜检查可判明出血部位和病因，并进行止血治疗。

    5. **肝穿刺活组织检查**　若发现有假小叶形成，可诊断为肝硬化。

    6. **腹腔镜检查**　可直接观察肝外形、表面、色泽、边缘和脾脏改变，直视下对病变明显处作穿刺活组织检查，对鉴别诊断很有帮助。

（三）活动评定

参见教材《康复功能评定学》。

（四）参与评定

参见教材《康复功能评定学》。

二、康复诊断

（一）生理功能障碍

    1. **感觉功能障碍**　主要表现为上腹部隐痛。

    2. **运动功能障碍**　肝硬化早期一般无运动功能障碍，晚期由于代谢变化、呼吸和循环异常，可出现肌肉萎缩、肌力下降。

（二）心理功能障碍

肝硬化患者从疑诊时开始，到确诊后、治疗前后都可能发生剧烈的心理变化和心理反应过程，出现震惊、恐惧、否认、淡漠、抑郁、焦虑及悲伤情绪。病情恶化、治疗后出现严重副作用或出现严重并发症时，患者的心理状况可能随之出现明显的波动和恶化，甚至绝望。

（三）ADL能力障碍

一般患者其日常生活活动不会受限。如果出现黄疸、出血、脾大、侧支循环的建立和开放、腹腔积液等可严重影响患者的进食、穿衣、行走、个人卫生及购物等日常生活能力。

（四）社会功能障碍

肝硬化早期一般不会影响患者的生活质量、劳动、就业和社会交往等能力；但是随着肝硬化病情加重，最终会影响患者的生活质量、劳动、就业和社会交往等能力；更严重者不能回归家庭及社会而需住院治疗。

三、 康复治疗

肝硬化的康复治疗目标是改善肝循环，增加运动能力，改善 ADL 能力，提高生活质量，最大限度地促进患者回归社会。肝硬化代偿期的患者可进行运动治疗，但肝硬化失代偿期患者应禁止运动治疗，须绝对卧床休息。

（一）物理治疗

1. **超短波疗法**　有助于改善肝脏的血流，促进胆汁分泌。每次 15 分钟，每天 1 次，15 次为 1 个疗程。

2. **运动疗法**　具有改善肝硬化代偿期患者机体整体耐力的作用。根据病情选择有氧运动项目以改善肌力和整体体能，如散步、太极拳、保健操等。具体运动量要根据患者的病情而定，目前尚无统一标准。肝硬化失代偿期患者应禁止运动，须绝对卧床休息。

（二）作业治疗

肝功能代偿期的患者可根据个人兴趣，给予休闲性作业治疗，如玩扑克、缝纫、钓鱼、下棋等各种娱乐活动。作业治疗师对患者的娱乐功能进行评定，并指导患者，使其在娱乐活动中达到治疗疾病、促进康复的目的。肝硬化失代偿期患者应禁止竞争性娱乐活动。

（三）康复辅具

康复工程在肝硬化中的应用主要涉及辅具，对行走困难的患者使用轮椅改善其步行功能和社会交往能力。

（四）心理治疗

心理治疗具有改善或消除肝硬化患者震惊、恐惧、否认、淡漠、抑郁、焦虑、悲伤情绪及绝望的作用。一般采用心理支持、疏导的治疗方法，鼓励患者正确认识疾病，树立战胜疾病的信心，积极配合治疗，使肝硬化患者从支持系统中得到帮助、消除心理障碍。

（五）其他治疗

肝硬化是因组织结构紊乱而致肝功能障碍。目前尚无根治办法。主要在于早期发现和阻止病程进展。肝移植的开展已明显改善了肝硬化患者的预后。

四、 功能结局

肝硬化患者往往因引起并发症而死亡，上消化道出血为肝硬化最常见的并发症，而肝性脑病是肝硬化最常见的死亡原因。肝硬化的预后与病因、肝功能代偿程度及并发症有关。患者可有不同程度的忧郁、沮丧、焦虑和抑郁，甚至绝望等心理障碍。严重肝硬化患者 ADL 能力及其相关活动明显受限，社会交往受限，劳动能力下降或丧失、职业受限、生活质量下降，甚至不能回归家庭及社会。康复治疗可改善肝硬化患者的生理功能、心理功能、社会功能，缓解病情以及提高患者的生活质量，应早期介入。

五、 健康教育

1. 在治疗的同时让患者了解有关疾病的知识，积极配合治疗尤为重要。营造舒适和谐的生活环境，以帮助患者消除焦虑和抑郁情绪，使其重新树立生活信心，促进肝功能恢复。

2. 饮食应以高蛋白质、高热量、维生素丰富而易消化的食物为宜。有食管 - 胃底静脉曲张者，避免进食坚硬、粗糙的食物；有腹腔积液者，应进食少钠盐或无钠盐食物；有肝性脑病先兆时应严格限制蛋白质食物。

3. 肝功能代偿期的患者可根据自身情况，进行适当的自我锻炼，如步行、气功、太极拳、医疗体操等锻炼。肝硬化失代偿期患者应禁止运动，须绝对卧床休息。

4. 肝硬化的早期防治至关重要。早期防治措施包括：易感人群筛查与干预（注射乙肝疫苗）；在我国以病毒性肝炎所致的肝硬化最为常见，早期诊治病毒性肝炎意义重大。

思考题

1. 肝硬化的康复治疗方法有哪些？
2. 肝硬化健康教育的主要内容是什么？

（胥方元）

第四节 肠 粘 连

肠粘连是指由于各种原因引起的肠管与肠管之间、肠管与腹膜之间、肠管与腹腔内脏器之间发生的不正常黏附。肠粘连的患病率尚无确切统计数据，但腹部手术后引发肠粘连占总粘连患者数的90%以上。临床上对肠粘连无特效治疗方法，物理因子等康复治疗方法可取得一定疗效。

肠粘连患者多有腹腔手术、创伤或感染的病史，临床表现为腹痛、腹胀、恶心呕吐、食欲缺乏、便秘，亦有下腹坠痛，下腰痛，走路或活动后加重，严重者可引起肠梗阻。腹部有轻压痛，或在牵提病变区腹壁时，患者有牵扯性疼痛，肠鸣音减弱或消失。

一、 康复评定

（一）功能评定

1. **疼痛评定**　参见教材《康复功能评定学》。

2. **运动功能评定** 参见教材《康复功能评定学》。
3. **心理功能评定** 参见教材《康复功能评定学》。

（二）结构评定

X线检查通常无明显异常，病情严重时X线检查可显示肠道积气和积液。

（三）活动评定

参见教材《康复功能评定学》。

（四）参与评定

参见教材《康复功能评定学》。

二、 康复诊断

（一）生理功能障碍

1. **感觉功能障碍** 以腹痛为主。
2. **运动功能障碍** 肠粘连患者一般不影响运动功能。

（二）心理功能障碍

主要表现为焦虑、抑郁，可影响患者的生活质量。

（三）ADL能力障碍

肠粘连患者一般不影响日常生活活动，但发生肠梗阻时日常生活活动就会受到影响。

（四）社会功能障碍

影响患者的生活质量，但劳动和就业能力、社会交往能力一般不受限。

三、 康复治疗

腹腔脏器手术后或腹腔感染治愈后应尽早开始康复治疗，以防止或减轻肠粘连的形成。康复治疗目标为减轻肠粘连症状、改善消化功能，提高生活质量。

（一）物理治疗

物理治疗有改善局部血液循环，促使炎症、渗出物的吸收，使粘连的纤维组织软化，增加肠蠕动，调整内脏功能，缓解腹胀、疼痛等症状的作用。但出现肠梗阻时应停止物理治疗。

1. **物理因子治疗**

（1）超短波疗法：电极置于腹痛部和背部相应脊髓节段，微热量，15~20分钟，每日1次，15~20次为1个疗程。常与音频电疗法配合应用效果较好。

（2）音频电疗法：电极并置于粘连处，电极面积视粘连部位大小而定，电流强度为耐受量，每次 20~30 分钟，每日 1 次，15~20 次为 1 个疗程。

（3）碘离子导入疗法：电极置于粘连处，衬垫上加 5%~10% 的碘化钾溶液，一极接阴极，另一极置于其相对的部位，接阳极。电流强度 10~20mA，每次 20 分钟，每日 1 次，15~20 次为 1 个疗程。

（4）磁疗：常用磁场强度为 0.2~0.3T，每次 20~30 分钟，每日 1 次，15~20 次为 1 个疗程。

（5）超声波疗法：采用接触移动法，强度 0.5~1.2W/cm^2，每次 8~12 分钟，每日 1 次，15~20 次为 1 个疗程。

（6）石蜡疗法：患部蜡饼法或蜡垫法，每次 30~60 分钟，每日 1 次，15~20 次为 1 个疗程。

2. **运动治疗**　腹部手术后尽早下床活动，配合腹部按摩、呼吸运动训练、腹肌锻炼、下肢活动有利于预防粘连的形成，并改善消化功能。

（二）作业治疗

肠粘连的患者可根据个人兴趣，给予休闲性作业治疗，如玩扑克、缝纫、钓鱼、下棋等，使其在娱乐活动中达到治疗疾病、促进康复的目的。

（三）康复辅具

肠粘连的患者一般不涉及康复辅具的使用。

（四）心理治疗

心理治疗可改善或消除肠粘连患者忧郁、焦虑心理，消除患者心理障碍。

（五）其他治疗

伴肠梗阻经保守治疗无效者，应考虑手术治疗。

四、　功能结局

部分肠粘连患者治疗不彻底可发展为肠梗阻。患者可有不同程度的忧郁、焦虑和抑郁等心理障碍。患者 ADL 能力及其相关活动不受限，劳动能力和职业不受限，但是可使患者生活质量下降。康复治疗可改善肠粘连患者的生理功能、心理功能、社会功能，提高患者的生活质量，应早期介入。

五、　健康教育

1. 肠粘连患者应避免进食坚硬、粗糙的食物，伴有肠梗阻时应禁食。

2. 接受腹腔手术的患者应尽早下床活动可预防肠粘连的发生。肠粘连患者可根据自身情况，进行自我锻炼，伴有肠梗阻患者应禁止运动，应绝对卧床休息。

思考题

1. 肠粘连的康复治疗方法有哪些？

2. 肠粘连健康教育的主要内容是什么？

（胥方元）

第五节 便 秘

便秘（constipation）是指由结肠功能紊乱引起，有以下主诉和病史即可诊断：每周大便少于 3 次或两次排便间隔大于 48 小时；粪便干结和（或）排便困难。便秘在女性较男性更为常见，特别是卧床老年人。引起便秘的常见病因与病理：①对肠道的刺激不足，如食量不足、食物过于精细、饮水少、食物中含纤维素等机械性或化学性刺激物不足；②排便动力缺乏，如肠道平滑肌、肛提肌、腹壁肌迟缓无力；③直肠排便反射迟钝或丧失，如经常对正常便意忽视，没养成定时排便习惯，日久排便反射就迟钝或丧失，引起习惯性便秘；④老年人结肠平滑肌较无力，肠蠕动减弱，结肠黏液分泌减少，不利于润滑大便等；⑤多种药物可引起便秘，如抗胆碱药、钙通道阻滞药、抗抑郁药、麻醉药（吗啡类）等可引起肠应激下降；⑥生活规律改变：如外出旅游、住院、突发事件影响，都可能导致排便规律改变；⑦社会心理因素：人际关系紧张、心情长期处于压抑状态，导致自主神经功能紊乱。

便秘的主要并发症有便块嵌塞引起的梗阻、结肠溃疡、尿潴留等。主要症状为粪便干结、排便费力。排便时可有左腹疼挛性痛和下坠感。另外还可有食欲减退、嗳气、恶心、腹痛、腹胀、疲乏无力、头痛、头昏等。体检时，常在降结肠和乙状结肠部位触及粪块和痉挛的肠段。直肠指检有助于发现坚硬粪块堵塞，还可发现直肠癌、痔疮、肛门括约肌痉挛或松弛等。

一、康复评定

（一）功能评定

1. **疼痛评定** 腹痛的评定采用视觉分级评定法（visual analogues scale， VAS）来进行。
2. **心理功能评定** 参见本套教材《康复功能评定学》相关内容。

（二）结构评定

便常规及隐血检查可发现器质性胃肠道疾病所致便秘。胃肠 X 线钡餐检查对了解胃肠运动功能有参考价值。正常时，钡剂在 12~18 小时内可到达结肠脾曲，24~72 小时内应全部从结肠排出。直肠镜、乙状结肠镜及结肠镜等内镜检查可直接观察黏膜是否存在疾病，并可做活组织检查以明确病变性质。肛门直肠测压和肛门括约肌肌电图检查对便秘的诊断和分型有重要意义。

（三）活动评定

可以采用改良 Barthel 指数评定表等方法对患者的日常生活活动能力进行评定。具体参照本套教材《康复功能评定学》

（四）参与评定

主要进行生活质量评定和职业能力评定。方法参见教材《康复功能评定学》。

二、 康复诊断

（一）功能障碍

1. **疼痛**　可有不同程度的腹痛。
2. **运动功能障碍**　一般无运动功能障碍。
3. **心理功能障碍**　主要表现为沮丧、焦虑、抑郁等心理改变。

（二）结构异常

胃肠钡餐造影检查对了解胃肠运动功能有参考价值，便秘时可有排空延迟。钡剂灌肠及结肠镜检查可排除器质性病变如肿瘤或狭窄。直肠肛管测压可排除骨盆底肌肉功能障碍。

（三）活动受限

患者日常生活活动一般无受限。

（四）参与受限

如果出现贫血，可能会对患者的生活质量有影响，但是劳动、就业和社会交往等能力一般不受影响。

三、 康复治疗

便秘的治疗宜采用综合措施和整体治疗，同时积极进行康复治疗以改善排便或恢复正常的排便。康复治疗目标为调节自主神经功能及肠道功能，提高平滑肌张力，促进肠蠕动，恢复排便功能。康复治疗方法主要包括物理治疗、心理治疗及健康教育等。

（一）物理治疗

1. **物理因子治疗**　具有调节自主神经功能，促进肠蠕动，恢复正常排便戒律的作用。方法：

干扰电疗法：患者取卧位或坐位，用干扰电疗仪，取 4 个小杯状电极或 4 个 $60cm^2$ 电极，分别置于降结肠及乙状结肠部位进行治疗。电极放置方法：一种是于降结肠部位电极交叉放置：左下腹上部 - 左骶部；左下腹下部 - 左腰部。另一种是于乙状结肠部电极交叉放置：左下腹外下方 - 骶部中央；耻骨联合外上方 - 下腰左侧。差频 0~5Hz 治疗 10 分钟；0~100Hz 治疗 10 分钟，每日治疗 1 次，15~25 次为 1 个疗程。

间动电疗法：患者取卧位，用间动电疗仪治疗：

① 穴位间动电疗法：用 4 个直径 2~3cm 圆形电极，一组取穴肾俞为阴极、大肠俞为阳极；另一组取穴照海为阴极、支沟为阳极；先用密波，后用起伏波。每组治疗 8~10 分钟，每日治疗 1 次，12~15 次为 1 个疗程。

② 反射区间动电疗法：第一步是脊髓反射区治疗：用两个手柄圆形电极，从 $T_{5~12}$ 脊柱两旁，逐节进行阶段反射性治疗，通密波间动电流以降低交感神经兴奋性，每点治疗 2 分钟。第二步是腹腔神经丛区治疗：用一个板状电极（$60cm^2$）置于 $T_{5~9}$ 脊柱部为阳极，另一小圆形电极（$4cm^2$）置于剑突

下方为阴极，通密波治疗 5~10 分钟。第三步是结肠区治疗：用 7cm×15cm 板状电极置于腰部为阳极，另一移动电极为阴极于腹部沿升结肠、横结肠、降结肠，分三区移动治疗，每区各用间升波或起伏波 5 分钟。以上三个步骤顺序进行，每日治疗 1 次，12~18 次为 1 个疗程。

音频电疗法：音频电治疗仪，频率 2000Hz，50cm^2 电极两个，置于脐两侧，电流强度以局部有明显的跳动感为宜，20~30 分钟，每日治疗 1 次，10 次为 1 个疗程。

低频脉冲疗法：2 个 200~250cm 电极置于下腹（阴极）和腰骶区（阳极），用三角波，波宽 200~300 毫秒，前沿斜度 200~300 毫秒，后沿斜度 100~200 毫秒，频率 0.5Hz，电流强度以能引起腹部肌肉收缩而患者能够耐受为度，20~30 分钟，每日治疗 1~2 次，15~20 次为 1 个疗程。也可用手动断续点状电极，沿结肠区逐点移行治疗，辅电极 50cm^2 置腰骶部，电量以能引起腹部肌肉收缩而患者能够耐受为度，5~10 分钟，每日治疗 1~2 次，15~20 次为 1 个疗程。

超声波疗法：800kHz 连续输出的超声波，声头在脊柱 T_0 至 L_4 两旁移动，1~1.2W/cm^2，8~10 分钟；在腹部沿降结肠，乙状结肠，移动法，1~2W/cm^2，6~10 分钟，每日治疗 1 次，15~20 次为 1 个疗程。

旋磁疗法：将旋磁磁头中心放在支沟、天枢、足三里穴位上，每穴 5 分钟，然后用磁片贴在上述穴位上，每日治疗 1 次，5~10 次为 1 个疗程。

水疗法：①用温水 10~20℃ 的水坐浴 10 分钟，再用水温 15~20℃ 和 40~45℃ 的冷热水交替冲洗腹部各 30~60 秒，重复 4~5 次，此法用于腹肌与肛提肌无力的患者；②矿泉水疗法：用饮水净化矿化装置，将自来水通过净化器、微量元素容器形成的矿泉水，水温 25℃，晨起空腹饮 250~500ml，午、晚餐前各饮 250ml，晚睡前饮 250~500ml，30 天为 1 个疗程；③用 37~38℃ 的温水全身浸浴 10 分钟，然后坐起，用水温 15~20℃ 和 40~45℃ 的冷热水交替冲洗腹部各 30~60 秒，重复 4~5 次，再用温水全身浸浴 10 分钟。每日或隔日治疗 1 次，10~15 次为 1 个疗程。有心血管疾病者慎用。

2. 腹部按摩 患者取仰卧位，屈膝、暴露腹部，覆盖按摩巾，嘱患者放松腹肌，施术者用全掌按摩腹部，沿结肠走向推揉。可同时按揉大肠俞、足三里、关元、气海等穴位，每穴按揉 3~5 分钟，每日按摩 1 次，15~20 次为 1 个疗程。

3. 运动疗法 具有维持和改善胃肠蠕动功能、改善机体整体耐力的作用。根据病情选择主动有氧运动项目（游泳、步行、跑步、太极拳等）以改善肌力、肌耐力和整体体能。每次 10~20 分钟，每日 1 次，每周 3~5 次，连续 4 周或长期坚持运动。

4. 生物反馈治疗 是一种纠正不协调排便行为的训练法，主要用于治疗肛门括约肌失协调，盆底肌、肛门外括约肌排便时矛盾性收缩导致的便秘。

（二）心理治疗

便秘患者往往存在精神心理异常和睡眠障碍。一般采用心理支持、疏导的治疗方法，鼓励患者正确认识疾病，树立战胜疾病的信心，积极配合治疗，使便秘患者从支持系统中得到帮助、消除心理障碍，调整患者的精神心理状态，有助于建立正常排便反射。合并明显心理障碍的患者可给予抗焦虑抑郁药物治疗。

物理治疗师应该通过肌肉放松、作业治疗及中医气功等技术来完成放松训练。选择一些放松精神和心灵的磁带让患者在家里舒缓焦虑的情绪。

（三）其他治疗

饮食治疗要调整饮食结构，增加纤维素摄入，保证足量水分的摄入（每日至少 1.5~2.0L）。鼓励患者适度运动，建议患者在晨起或餐后2小时内尝试排便，排便时要集中精力，减少外界因素的干扰，使直肠的排便运动产生条件反射，逐渐养成定时排便的良好生活习惯。经过上述处理无效者，可酌情应用泻药，但需长期使用通便药维持治疗者应注意避免滥用。容积性泻药如甲基纤维素、聚乙二醇等；润滑性泻药如甘油、液体石蜡；渗透性泻药如甘露醇、乳果糖；刺激性泻药如乳果糖、蓖麻油、大黄；软化性泻药如二辛基硫酸琥珀酸钠；盐性泻药如硫酸镁。另外，对某些严重的便秘患者，可在给予泻药前进行灌肠治疗。可服用微生态制剂如双歧杆菌、酪酸菌制剂等预防便秘。

四、 功能结局

（一）生理功能方面

患者以肛裂、痔疮为结局，甚至发生大便潴留。严重者可有贫血及营养不良，但患者预期寿命不受影响。

（二）心理功能方面

大多数患者有不同程度的焦虑、抑郁等心理障碍。

（三）社会参与能力方面

患者可有生活质量下降，但社会交往、劳动能力和职业能力无受限。

五、 健康教育

1. 对患者进行相关教育，让患者了解情绪和生活规律对排便规律的影响，重视自我调整。

2. 可根据自身情况，进行自我锻炼。如步行、太极拳、医疗体操、气功等锻炼。伴有肠梗阻患者应禁止运动。

3. 可根据个人兴趣，参加各种娱乐活动，如缝纫、下棋、玩扑克、球类等。作业治疗师对患者的娱乐功能进行评定，并指导患者，使其在娱乐活动中达到治疗疾病，促进康复的目的。

思考题

1. 便秘的物理治疗方法有哪些？
2. 便秘的康复治疗目标是什么？
3. 便秘的健康教育的主要内容是什么？

（陈　静）

第六节　功能性胃肠病

功能性胃肠病（functional gastrointestinal disorder）是一组表现为慢性或反复发作性的胃肠道症

状，但缺少解剖、生化和病理学变化依据的临床综合征。临床表现因症状特征而有不同命名，以功能性消化不良（functional dyspepsia，FD）和肠易激综合征（irritable bowel syndrome，IBS）多见。

一、功能性消化不良

功能性消化不良（functional dyspepsia，FD）是指具有上腹痛、上腹胀、早饱、嗳气、食欲缺乏、恶心、呕吐等上腹不适症状，经检查排除引起这些症状的器质性疾病的一组临床综合征。其症状可持续或反复发作，病程一般规定为超过 4 周以上或在 12 个月中累计超过 12 周。FD 的病因和发病机制尚不清楚，可能与多种因素有关。

FD 在临床上十分常见，流行病学调查显示，功能性消化不良占消化内科专科门诊的 30%~40%。一般认为，上胃肠道动力障碍是 FD 的主要病理生理学基础，证据是在过半数 FD 患者有胃固体排空延缓、近端胃及胃窦运动异常、幽门十二指肠运动协调失常、消化间期Ⅲ相肠运动异常等胃肠动力障碍的表现；胃肠动力障碍常与胃电活动异常并存；促胃肠动力药治疗可使大部分患者的症状得到不同程度的改善。精神因素和应激因素一直被认为与 FD 的发病有密切关系。目前暂未发现 FD 的特征性病理改变。

（一）康复评定

1. 功能评定

（1）疼痛评定：采用 VAS 评分法（视觉分级评定法）来进行。

（2）运动功能评定：参照教材《康复功能评定学》。

（3）心理功能评定：参见教材《康复功能评定学》。

2. 结构评定 内镜或上消化道钡餐检查有助于了解食管、胃和十二指肠的各种器质性疾病；腹部 B 超、X 线检查及腹部 CT 有助于排除肝胆胰及肠道器质性病变。

3. 活动评定 采用 Barthel 指数等方法对患者的 ADL 进行评定。详见教材《康复功能评定学》。

4. 参与评定 对患者社会参与、生活质量的评定包括生理、心理、社会生活 3 个方面，可采用问卷形式进行。

（二）康复诊断

1. 功能障碍 主要表现为腹部疼痛不适，一般无运动功能障碍。心理功能方面，FD 患者遇事敏感、性情不稳定、易受环境的诱导，表现有焦虑、抑郁、失眠等心理改变。

2. 结构异常 内镜或上消化道钡餐检查未发现有糜烂、溃疡、肿瘤等上消化道器质性病变；腹部 B 超、X 线检查及 CT 检查了解腹部脏器无明显异常。

3. 活动受限 一般患者日常生活活动不受限。

4. 参与受限 职业能力和社会参与一般不受限，但患者的生活质量会有一定程度的影响。

（三）康复治疗

应采取综合治疗措施，以调节自主神经及内脏器官功能，改善胃动力，增加运动耐力，提高生活质量为目标，积极进行康复治疗。康复治疗方法主要包括物理治疗、心理治疗及药物治疗等。

1. 物理治疗 具有调节中枢神经系统及胃肠神经功能，促使分泌与运动功能正常化的作用。

（1）物理因子治疗：方法如下。

超短波疗法：用大功率超短波治疗仪，患者取仰卧位，于腹部及背腰部（T_{11}~L_3）前后对置，剂量Ⅰ~Ⅱ级，每次15~20分钟，每日1次，10~20次为1个疗程。

短波电疗法：胃区用板状电容电极，前后对置，温热量，每次20~30分钟，每日1次，15~20次为1个疗程。

低频电磁法：用低频电磁治疗仪，将磁头置于脐部，电压60~80V，磁场强度0.08~0.1T，磁头温度42~45℃，每次15~20分钟，每日1次，15~20次为1个疗程。

磁片贴敷法：将医用直径10mm磁片，磁场强度0.1~0.2T，用黏胶直接贴敷穴位。取穴：①足三里、天枢；②肾枢、脾枢。两组穴位每周交替进行。

紫外线照射法：采用腹部多孔照射法，患者取仰卧位，将预先制好的洞巾，用紫外线治疗灯，置于腹部及背部相应节段（T_{11}~L_3），以脐部为中心，距离50cm，首次剂量2~3MED，每次增加1/2~1MED，每日或隔日照射1次，8~12次为1个疗程。也可采用全身照射的方法，隔日照射1次，20次为1个疗程。

直流电离子导入疗法：下腹部钙离子导入，两个300cm^{2}电极置下腹部及腰骶部对置，用10%氯化钙从下腹部阳极导入，电流强度15~25mA，每次15~25分钟，每日1次，15~25次为1个疗程；灌肠导入法，患者排便或洗肠后用5%氯化钙及2%奴弗卡因溶液各50ml的混悬液保留灌肠，然后在下腹及腰骶部放置电极，电流强度15~25mA，每次15~20分钟，每日1次，15~20次为1个疗程。

超声波疗法：探头置下腹部，沿升结肠、横结肠、降结肠、乙状结肠分布区用移动法治疗，剂量1~2W/cm^2，5~8分钟；然后在脊柱两旁从T_8~L_2节段，用移动法治疗，剂量1~1.5W/cm^2，5~8分钟，每日1次，15~25次为1个疗程。

其他疗法：①矿泉水、松脂浴疗法：水温37~39℃，每次15~20分钟，每日1次，15~20次为1个疗程；②静电疗法：有高压静电全身疗法和低压静电全身疗法；③温热疗法：红外线、蜡疗、泥疗等。

（2）运动疗法：具有减轻FD患者的症状，维持和改善胃肠蠕动功能，改善机体整体耐力的作用。根据病情选择主动等张运动、抗阻运动和有氧运动项目以改善肌力、肌耐力和整体体能。有氧运动包括步行、游泳、太极拳等。每日1次，每次20~30分钟，每周3~5次，连续4周或长期坚持运动。

2. 心理治疗 研究认为，焦虑和抑郁状态会通过改变胃动力功能、胃电活动引起相关症状。因此通过改变FD患者的错误认识，告知患者所患为功能性疾病，解除患者的顾虑，提高对治疗的信心。康复医师和治疗师应该掌握一定的心理认知治疗方法来帮助患者。

3. 其他治疗 可对症选择促动力剂、抑酸剂、胃黏膜保护剂等。

（四）功能结局

1. 生理功能方面 FD是一种良性的功能性疾病，经合理治疗可得到有效控制，患者的生理功能多无明显异常。

2. 心理功能方面 可有不同程度的沮丧、焦虑和抑郁等心理障碍。

3. 社会参与功能方面 患者社会交往和职业能力一般不受限，但生活质量可有下降。

（五）健康教育

1. 饮食上应少食多餐，多食易消化的食物，少进甜食、辛辣或油腻等食物，低脂肪饮食。避免摄入诱发症状的食物，如产气的食物（乳制品、大豆）、辣椒、烟酒、咖啡等。另外，注意戒烟酒，调整起居和饮食规律，避免过劳及精神紧张。

2. 患者可根据自身情况，进行自我锻炼。如步行、气功、太极拳、医疗体操等锻炼，可调节自主神经功能，减轻症状。

3. 可根据个人兴趣，进行各种娱乐活动，如缝纫、扑克、下棋、球类等。作业治疗师对患者的娱乐功能进行评定，并指导患者，使其在娱乐活动中达到治疗疾病，促进康复的目的。

二、 肠易激综合征

肠易激综合征（irritable bowel syndrome，IBS）是一种常见的胃肠道功能紊乱性疾病，其特征为持续或间歇发作的腹痛、腹部不适、排便习惯改变和大便性状异常而无特异的生物化学或形态学异常。其病因和发病机制尚不清楚，需经检查排除引起这些症状的器质性疾病。目前认为肠道感染后和精神心理障碍是 IBS 发病的重要因素。IBS 的病理特点主要是胃肠动力异常和内脏感觉异常。

有 IBS 症状者欧美报道为 11.6%~22%，我国北京和广州的报道分别为 7.3% 和 5.6%。患者以 30~40 岁的中青年居多，50 岁以后首次发病少见。男女比例约 1∶2。最主要的临床表现是腹痛与排便习惯和粪便形状的改变。几乎所有 IBS 的患者都有不同程度的腹痛，部位不定，以左下腹多见。大便多呈糊状，也可为成形软便或稀水便。多带有黏液，但绝无脓血。一般每日 3~5 次。腹泻与便秘可交替出现。排便困难，粪便干结、量少，呈羊粪状或细杆状，表面可附黏液。可有嗳气、恶心等症状和疲劳、失眠、心悸等表现。多无明显体征，腹痛的部位可有轻压痛。直肠指检可感到肛门痉挛、张力较高，可有触痛。

（一）康复评定

1. 功能评定

（1）疼痛评定：腹痛的严重程度 VAS 评分法（视觉分级评定法）来进行。0 分为无痛，10 分为最大程度的疼痛，患者自行评分。疼痛评定注意治疗前后的对比。

（2）运动功能评定：具体评定参照教材《康复功能评定学》。

（3）心理功能评定：参见本套教材《康复功能评定学》。

2. 结构评定 缺乏可解释症状的阳性辅助检查结果。

3. 活动评定 ADL 评定采用 Barthel 指数等方法对患者的 ADL 进行评定。具体评定参照教材《康复功能评定学》。

4. 参与评定 主要进行生活质量评定、劳动力评定和职业评定。方法参见本套教材《康复功能评定学》。

（二）康复诊断

1. 功能障碍

（1）生理功能障碍：IBS 生理功能受限表现为有不同程度的腹痛，但一般不影响运动功能。

（2）心理功能障碍：患者表现有焦虑、抑郁、失眠等心理改变，应激事件发生频率高于正常人，对应激反应更敏感和强烈。

2. 结构异常 内镜或上消化道钡餐检查未发现有糜烂、溃疡、肿瘤等上消化道器质性病变；腹部 B 超、X 线检查及 CT 检查未见明显腹部脏器病变。

3. 活动受限 患者一般无日常生活活动能力受限。

4. 参与受限 患者一般没有明显的社会功能受限。

（三）康复治疗

目前尚没有一种药物或单一疗法对 IBS 患者完全有效。因此，关于 IBS 的治疗应遵循个体化的原则，可采取饮食调整、药物治疗及心理治疗等综合性措施，同时给予积极的康复治疗。康复治疗目标为调节自主神经及胃肠道功能，改善心理状况，提高生活质量。康复治疗方法主要包括物理治疗、心理治疗及健康教育等。

1. 物理治疗

（1）物理因子治疗：具有调节中枢神经系统及胃肠神经功能，促使分泌与运动功能正常化的作用。具体方法参照本章本节 FD 的物理因子治疗。

（2）运动疗法：具有减轻 IBS 患者的症状，维持和改善胃肠蠕动功能，改善机体整体耐力的作用。根据病情选择主动等张运动、抗阻运动和有氧运动项目以改善肌力、肌耐力和整体体能。有氧运动项目可选择自己喜欢的运动，如跑步、太极拳、步行、游泳等。每日 1 次，每次 20 分钟，每周 3~5 次，连续 4 周或长期坚持运动。

2. 心理治疗 IBS 患者的精神心理异常可表现为疑病症、抑郁症等。心理治疗具有改善或消除患者忧郁和焦虑心理的作用。一般采用心理咨询、行为疗法、松弛疗法等治疗方法。鼓励患者正确认识疾病，树立战胜疾病的信心，积极配合治疗，使 IBS 患者从支持系统中得到帮助、消除心理障碍。

3. 其他治疗 腹痛患者服用胃肠解痉药如匹维溴胺；腹泻患者服用洛哌丁胺，便秘的患者可服用乳果糖等，肠道菌群紊乱者可予微生态制剂以调整肠道菌群。可酌情选用针灸疗法以减轻症状，改善胃肠动力。

（四）功能结局

1. **生理功能** IBS 是一种慢性迁延性、易复发的良性肠紊乱性疾病，患者生理功能多无明显异常。
2. **心理功能** 患者常常有焦虑和抑郁等心理障碍，且由于躯体疾病经久不愈更加重心理精神异常。
3. **社会参与方面** 该病可严重干扰部分患者生活质量，但是社会交往和职业能力均无受限。

（五）健康教育

1. 规律饮食，避免摄入诱发症状的、刺激性食物，如乳制品、大豆、洋葱、咖啡因、酒精等。建议便秘型 IBS 患者进食高纤维类食物，以增加便量，加速肠道转运，有助于改善便秘。

2. 患者可根据自身情况，进行自我锻炼。如步行、气功、太极拳、医疗体操等锻炼，可调节自主神经功能，减轻症状。

3. 可根据个人兴趣，参加各种娱乐活动，如下棋、缝纫、玩扑克、球类等。作业治疗师对患者的娱乐功能进行评定，并指导患者，使其在娱乐活动中达到治疗疾病，促进康复的目的。

思考题

1. FD 和 IBS 的康复方法有哪些？
2. FD 和 IBS 的物理治疗方法有哪些？
3. FD 和 IBS 的健康教育的主要内容是什么？
4. FD 和 IBS 的康复治疗有何异同？

（陈 静）

第七节　顽固性呃逆

呃逆又称膈肌痉挛，是由于膈神经、迷走神经受到刺激，引起膈肌、肋间肌不自主而同步强有力收缩，伴吸气期声门突然关闭，发出短促而特别的声音。顽固性呃逆以其发作频繁、症状顽固、持续时间 >48 小时，常规治疗无效为特征。

呃逆常与暴饮暴食、酗酒、冷空气刺激以及精神神经因素有关。病因及发病机制：健康人在进食中或进食后，特别在进食过急或暴饮暴食后容易产生呃逆，亦可发生于吸入冷空气后。但如果是持续性呃逆、顽固性呃逆则可能是某种疾病预后不良的表现。可因膈神经局部受累如炎症、肿瘤侵及膈神经，迷走神经受刺激如腹膜炎、胆囊炎而引起，胸部疾患如心包炎、纵隔炎，中枢神经疾患如脑炎、脑瘤、脑出血、脑梗死等。代谢障碍性呃逆如尿毒症、低钾、代谢性酸中毒致膈肌兴奋性增高而引起痉挛所致。目前尚无确切的流行病学资料。

一、康复评定

（一）功能评定

1. **运动功能评定**　具体评定参照本套教材《康复功能评定学》。
2. **心理功能评定**　参见本套教材《康复功能评定学》。

（二）结构评定

X 线检查、超声心动图、头颅 CT 及 MRI 有助于发现是否有相关病变。

（三）活动评定

ADL 评定采用改良 Barthel 指数评定表。具体评定参照本套教材《康复功能评定学》。

（四）参与评定

对患者社会参与、生活质量的评定包括了生理、心理、社会生活 3 个方面，可采用问卷形式进行。

二、康复诊断

（一）功能障碍

1. **生理功能障碍**　主要表现为持续性呃逆，可伴有嗳气、恶心、上腹痛或不适、上腹胀等症状。主要是原发疾病的生理功能障碍，表现为心包炎时会出现心功能异常，尿毒症时会出现肾功能不全。
2. **心理功能障碍**　主要表现为焦虑、抑郁、沮丧，严重者可影响患者的生活质量。

（二）结构异常

X线片有助于胸膜炎、心包炎、纵隔炎等的诊断。超声心动图有助于发现胸膜炎、心包炎等。头颅 CT、MRI 可明确是否有脑瘤、脑出血、脑梗死等脑部疾病。

（三）活动受限

顽固性呃逆发作时可影响患者的进食、穿衣、行走及购物等日常生活能力。

（四）参与受限

顽固性呃逆会影响患者的生活质量，但对社会交往、社会参与能力一般无影响。器质性疾病引起的顽固性呃逆，对患者的社会参与能力可有较大影响。

三、 康复治疗

顽固性呃逆的治疗原则是改善和控制症状，避免其对日常生活的影响。治疗方法包括非药物治疗和药物治疗，在此基础上应积极进行康复治疗。康复治疗目标为改善膈肌痉挛，缓解不适，提高生活质量。

（一）物理治疗

1. **物理因子治疗** 具有改善循环、消除膈肌痉挛的作用，方法如下。

腹部超短波疗法：用大功率超短波治疗仪，患者取仰卧位，用 2 个中号板状电极，距离 3~4cm，于剑突部及背腰部（T_{11}~L_1）前后对置，剂量Ⅰ～Ⅱ级，每次 15~20 分钟，每日 1 次，10~20 次为 1 个疗程。

低频电磁法：用低频电磁治疗仪，将磁头置于剑突部，电压 60~80V，磁场强度 0.08~0.1T，磁头温度 42~45℃，每次 15~20 分钟，每日 1 次，15~20 次为 1 个疗程。

磁片贴敷法：将医用直径 10mm 磁片，磁场强度 0.1~0.2T，用黏胶直接贴敷穴位。取穴：①足三里、天枢；②肾枢、脾枢。两组穴位每周交替进行。

紫外线照射法：采用腹部多孔照射法，患者取仰卧位，将预先制好的洞巾，用紫外线治疗灯，置于剑突部及背部相应节段（T_{11}~L_2），距离 50cm，首次剂量 2~3MED，每次增加 1/2~1MED，每日或隔日照射 1 次，8~12 次为 1 个疗程。

屏气、饮冷开水、重复深呼吸：可有效制止呃逆。

吸入二氧化碳：吸入 5%~10% 二氧化碳 10 分钟左右可能制止呃逆。

揉压双眼球法：患者闭目，术者将双手拇指置于患者双侧眼球上，按顺时针方向适度揉压眼球上部，直达呃逆停止，若心率 <60 次 / 分，应立即停止操作。青光眼及高度近视患者忌用，心脏病患者慎用。

导管法：通过鼻腔插入软导管，插入深度约 8~12cm，缓慢来回移动导管以刺激咽部，常可有效终止呃逆。

牵舌法：患者取仰卧位，全身放松，术者用生理盐水湿纱布包裹患者舌前 1/3~1/2，双手握住以水平方向向外牵拉，同时指导患者呼气。每次牵拉持续 30 秒左右，重复数次直至症状缓解。

2. **运动疗法** 具有减少顽固性呃逆患者的发作，维持和改善膈肌运动功能，改善机体整体耐力的作用。根据病情选择主动等张运动、抗阻运动和有氧运动项目以改善肌力、肌耐力和整体体能。每日1次，每次20分钟，每周3~5次，连续4周或长期坚持运动。

（二）心理治疗

心理治疗具有改善或消除顽固性呃逆患者焦虑和抑郁心理的作用。一般采用心理支持、疏导的治疗方法，解除患者的思想顾虑和焦虑情绪。讲解发病原因，告知成功治疗病例的经验，与患者交谈，鼓励患者正确认识疾病，树立战胜疾病的信心，积极配合治疗，帮助顽固性呃逆患者消除心理障碍。

（三）其他治疗

药物治疗可根据病情选用甲氧氯普胺、盐酸氯丙嗪、地西泮、氟哌啶醇、东莨菪碱等。也可酌情选用针灸疗法、推拿、中药汤剂治疗以减少呃逆发作。

四、 功能结局

（一）生理功能方面

顽固性呃逆患者以食欲减退为结局。

（二）心理功能方面

可有不同程度的焦虑、抑郁等心理障碍。

（三）社会参与能力方面

该病可影响患者的生活质量，但其ADL能力、社会交往、劳动能力及职业能力不受影响。康复治疗可能改善顽固性呃逆患者的生理功能、心理功能、提高生活质量，应早期介入。

五、 健康教育

在治疗的同时让患者了解有关疾病的知识，积极配合治疗尤为重要。建议患者自觉避免不良的生活习惯，如暴饮暴食、酗酒等。患者可根据自身情况，进行自我锻炼。如步行、气功、太极拳、医疗体操等锻炼，可调节自主神经功能，减轻症状。

思考题

1. 顽固性呃逆的物理治疗包括哪些？
2. 顽固性呃逆的康复教育包括哪些方面？
3. 顽固性呃逆的康复评定有哪些内容？

（陈 静）

第八节　慢性胰腺炎

慢性胰腺炎（chronic pancreatitis，CP）是指由各种不同病因所致的胰腺局部、阶段性或弥漫性的慢性进展性炎症，导致胰腺组织和（或）胰腺功能不可逆的损害。CP 的致病因素较多，在西方大多数国家为酗酒，在我国主要为胆道系统疾病，其次是饮酒。其他类型包括热带性胰腺炎、遗传性胰腺炎、高血钙和高血脂等代谢因素导致的 CP、免疫疾病相关的 CP、胰腺先天性异常及胰腺外伤或手术导致的 CP、急性胰腺炎后胰管狭窄导致的 CP 等。其他致病因素不明确者为特发性 CP。吸烟可显著增加 CP 发病的危险性。CP 的基本病理改变是胰腺腺泡萎缩，弥漫性纤维化或钙化；腺管有多发性狭窄和囊状扩张，管内有结石、钙化和蛋白栓。胰管阻塞区可见局灶性水肿、炎症和坏死，也可合并假性囊肿。以上病理改变具有不可逆、进行性的特点。后期胰腺变硬，表面苍白呈不规则结节状，体积缩小，胰岛亦可萎缩。

CP 无规律性地分布于世界各地区，不同地区的发病率相差较大。我国尚无 CP 发病率的明确数据以及基于人口普查的流行病学资料，但结合医院数据以及政府官方数据来推测，我国 CP 的发病率呈逐年增加的趋势；东部经济发达地区发病率明显高于其他地区；其多见于 30~60 岁的男性，平均年龄 48.9 岁，男女比例为 1.86∶1。

一、康复评定

（一）功能评定

1. **疼痛评定**　可以采用 VAS 评分法（视觉分级评定法）来进行。0 分为无痛，10 分为最大程度的疼痛，患者自行评分。疼痛评定注意治疗前后的对比。评定时注意避免误导患者。

2. **消化功能评定**　胰腺外分泌功能试验：有直接刺激试验和间接刺激试验。淀粉酶测定：慢性胰腺炎急性发作时，血、尿淀粉酶可一过性增高。胰腺内分泌测定：可测定血清缩胆囊素、血浆胰多肽、空腹血浆胰岛素水平。

3. **运动功能评定**　一般不影响运动功能。

4. **心理功能评定**　参见教材《康复功能评定学》。

（二）结构评定

X 线腹部平片、腹部 B 超和 CT 可反映胰腺的特征性病变，胰胆管造影、B 超或 CT 引导下穿刺取病理或手术组织活检可明确胰腺情况。MRCP 及超声内镜（EUS）可直观显示胰胆系统的相关病变，具有诊断意义。

（三）活动评定

可以采用改良 Barthel 指数等方法对患者的 ADL 进行评定。详见教材《康复功能评定学》。

（四）参与评定

对患者社会参与、生活质量的评定包括生理、心理、社会生活 3 个方面，可采用问卷形式进行。

二、康复诊断

（一）功能障碍

1. **疼痛** 以上腹痛、餐后痛为主。腹痛多因饮酒、饱食、高脂肪餐或劳累而诱发，且与体位变化有关。

2. **消化功能障碍** 腹胀、消化吸收不良，畏食油腻、腹泻甚至脂肪泻等。可伴有乏力、消瘦、消化道出血及感染等。内分泌功能不全患者可出现糖耐量异常、糖尿病、肝功能异常等。

3. **运动功能障碍** 一般无运动功能障碍。在疾病的中后期，由于营养不良、进食差可有全身肌肉肌力下降，运动功能下降。

4. **心理功能障碍** 由于 CP 的慢性化特征经久不愈，病人长期处于担心、焦虑、抑郁状态，可产生严重的思想负担，不仅影响患者心理功能，同时心理功能障碍的躯体化症状会进一步加重患者的临床症状和营养风险。

（二）结构异常

X 线腹部平片于胰腺区域可见钙化或结石。超声和 CT 检查可见胰腺增大或缩小、边缘不清、密度异常、钙化斑或结石、囊肿等改变。经十二指肠镜逆行胰胆管造影（ERCP）可显示主胰管口径增大而不规则，可呈串珠状，胰管扭曲变形，可有胰管不规则狭窄或胰管中断等改变。磁共振胰胆管成像（MRCP）和超声内镜（EUS）是无创性、无需造影剂即可显示胰胆系统的检查手段，具有较高的敏感性和特异性，可明确显示胰腺组织、胰管扩张程度及结石位置。

（三）活动受限

患者一般日常生活活动不会受限。如果出现相关并发症，则可严重影响患者的进食、穿衣、行走、个人卫生及购物等日常生活能力。

（四）参与受限

若病情平稳，则患者其职业能力无明显受限。如果出现胰源性门脉高压、上消化道出血等，则影响患者生活能力及劳动能力，严重者不能回归家庭及社会而需住院治疗，最终会影响患者的生存质量。

三、康复治疗

CP 治疗首先要明确诊断，去除病因，如戒酒、戒烟、积极治疗胆道疾病；控制症状，纠正改善胰腺内外分泌功能不全；同时积极进行康复治疗。康复治疗目标为促进局部血液循环、消炎止痛；改善消化吸收不良；防治并发症；减慢或终止疾病进程；增加运动耐力；提高劳动；提高生活质量。康复治疗方法主要包括物理治疗、心理治疗及健康教育等。

（一）物理治疗

1. 物理因子治疗　具有消炎止痛、改善循环和防治吸收不良的作用，方法如下。

超短波疗法：患者取卧位，采用大功率超短波治疗仪，用2个中号板状电极，一极置于左上腹部，另一极置于右上腹部（$T_8 \sim L_1$），距离3~4cm，剂量Ⅰ~Ⅱ级，10~20分钟，每日1次，15~20次为1个疗程。

中波电疗法：150cm² 电极于上腹部及背部对置，电流强度0.6~1.2A，10~20分钟，每日1次，15~25次为1个疗程。

微波疗法：患者取卧位，采用微波治疗仪，用圆形辐射器置于上腹部胰腺区，距离10~12cm，剂量Ⅰ~Ⅱ级，10~20分钟，每日1次，15~20次为1个疗程。

干扰电疗法：患者取卧位或坐位，用干扰电疗仪，取4个吸杯状电极，A组电极置于双脾腧穴，B组电极置于上腹部（腹正中线）两侧，差频90~100Hz及50~100Hz，各治疗10分钟，电量20~40mA，每日治疗1次，10~20次为1个疗程。

超声波疗法：声头置上腹部胰腺区，用1~2W/cm² 的声强，移动法，治疗5~8分钟；再在背部脊髓 T_{6-9} 节段反射区，用1~1.5W/cm² 的声强，移动法，治疗4~6分钟，每日1次，15~25次为1个疗程。

超声针穴位疗法：剂量0.25W~0.5W，每个穴位治疗2~3分钟，取穴有肝俞、胆区、阿是、阳陵泉、行间等。

2. 运动疗法　具有减轻慢性胰腺炎患者吸收不良症状，改善机体整体耐力的作用，还有预防血栓性静脉炎或静脉血栓形成的作用。根据病情和个人爱好选择步行、游泳、跑步等有氧运动项目，以改善肌力、肌耐力和整体体能。每日1次，每次20分钟，每周3~5次，连续4周或长期坚持运动。

（二）心理治疗

心理治疗具有改善或消除CP患者焦虑和抑郁心理的作用。一般采用心理支持、思想疏导、加强医疗宣教的治疗方法。适当的心理支持可鼓励患者正确认识疾病，树立战胜疾病的信心，积极配合治疗，使慢性胰腺炎患者从系统支持中得到帮助、消除心理障碍。

康复医师和治疗师应该通过肌肉放松、作业治疗等技术来完成放松训练。也可选择一些放松精神和心灵的磁带给患者在家里舒缓焦虑的情绪。

（三）其他治疗

由于CP病人基础代谢比正常人高，平素进食亦不充分，导致其营养风险高于其他消化疾病，因此应该重视患者的营养风险，需给予营养治疗以减轻消化不良，改善症状。另外，可应用胰酶治疗腹泻，口服降糖药物及胰岛素注射治疗胰源性糖尿病。主胰管扩张、胰腺结石和（或）狭窄可考虑内镜治疗。若上述治疗效果不明显者可考虑手术治疗。

四、 功能结局

（一）生理功能方面

CP确诊并经治疗后，部分患者病情可相对稳定。如病情进展，反复发作，逐渐加重可致糖尿病、上消化道出血、血栓性静脉炎或静脉血栓形成、恶变等情况，建议定期随访，坚持治疗，预防感染。

（二）心理功能方面

由于病情反复迁延，患者可有不同程度的沮丧、焦虑和抑郁等心理障碍。

（三）社会参与方面

CP 患者其生活能力及劳动能力明显受限，严重者暂时不能回归家庭及社会而需住院治疗，最终会影响患者的生活质量。

五、 健康教育

1. 严格禁酒戒烟，给予高热量、高蛋白、高糖、高纤维素及低脂肪饮食，调整饮食结构，限制脂肪摄入，同时限制咖啡、碳酸类饮料及辛辣食物。营养不良者可给予肠内或肠外营养支持。

2. 患者出院后可根据自身情况，进行自我锻炼。如气功、太极拳及医疗体操等锻炼。应教会患者数心率，运动中心率增加不超过休息时心率的 5~10 次 / 分。

3. 患者可根据个人兴趣，参加各种娱乐活动，如玩扑克、游戏、下棋等。作业治疗师对患者的娱乐功能进行评定，并指导患者，使其在娱乐活动中达到治疗疾病，促进康复的目的。

思考题

1. 慢性胰腺炎的临床特点主要有哪些？
2. 慢性胰腺炎的物理因子治疗方法有哪些？
3. 对慢性胰腺炎患者，如何进行健康教育？
4. 慢性胰腺炎患者的功能结局如何？

（陈　静）

第九节　吸收不良综合征

吸收不良综合征（malabsorption syndrome）是指由于多种原因所致小肠对糖、蛋白质、脂肪、维生素和电解质等多种营养物质的消化和（或）吸收功能障碍，以致肠道对营养成分吸收不足而造成的临床综合征，现在亦称小肠功能失调。小肠包括十二指肠、空肠和回肠，其主要功能是食物的消化和吸收，另外还有调节水、电解质平衡的功能；静息时储存血液的功能；对摄取的食物中有毒物质的屏障作用。当小肠功能失调时，以上功能就受到损害。小肠吸收功能障碍可引起一种或多种营养素缺乏，所以临床症状并不一致。绝大多数患者对脂类不能正常吸收，部分患者可选择性地对某种单一营养成分吸收障碍。大致可分为消化功能障碍和吸收功能障碍为主两大类。消化不良包括胰酶缺乏或活力减低，胆盐缺乏及肠黏膜酶缺乏；吸收不良包括小肠吸收面积不足，黏膜表面病变，黏膜运送障碍及肠壁浸润病变；此外，淋巴血流障碍（如淋巴发育不良、淋巴管阻塞、血液循环障碍）也是原因之一。

临床上有腹泻（特别是脂肪泻）、水样或糊状便、伴不同程度的消瘦、营养不良和贫血（特别是大细胞贫血）等表现。小肠吸收试验异常，小肠黏膜活检可发现小肠绒毛有不同程度萎缩。

一、康复评定

（一）生理功能评定

1. 小肠吸收功能评定

（1）脂肪吸收试验：①粪脂肪定性测定：粪涂片苏丹Ⅲ染色观察脂肪滴可作为初筛试验；②粪脂肪定量测定（脂肪平衡试验）：是脂肪吸收试验的"金标准"，平均24小时粪脂量大于6g或脂肪吸收率小于90%时，提示脂肪吸收不良；③^{13}C-甘油三油酸呼气试验。

（2）糖类吸收试验：

① 右旋木糖吸收试验：敏感性为91%，特异性为98%。方法是禁食一夜后空腹排去尿液，口服5g右旋木糖，鼓励患者多饮水，以保持尿量。收集5小时全部尿液，测定其中右旋木糖。正常时，5小时中右旋木糖排出量应大于或等于1.2g。结果阳性反映空肠疾患或小肠细菌过度生长引起的吸收不良。

② 氢（H_2）呼气试验：正常人对绝大多数可吸收的碳水化合物在到达结肠前可以完全吸收。肠道细菌发酵代谢未被吸收的碳水化合物是人体呼气中氢气的唯一来源。当空腹时给予一定量的双糖（乳糖、蔗糖）或单糖（葡萄糖），正常时在小肠中全部被消化吸收，呼气中无或仅有微量的氢气。呼气中氢气增多，说明小肠对双糖或单糖有吸收不良。方法是患者禁食一夜后，口服20%葡萄糖溶液50ml（10g葡萄糖），然后用气相色谱仪测定禁食时、30分钟、60分钟、120分钟和180分钟呼气中的氢气浓度。若任一时段的氢气浓度比禁食时明显增加，则说明该糖吸收不良。

（3）蛋白质吸收试验：临床上较少应用蛋白质吸收试验来诊断吸收不良。

（4）维生素B_{12}吸收试验：维生素B_{12}是含钴（Co）的维生素，其吸收的主要部位在回肠末端。方法是口服小剂量^{58}Co或^{57}Co标记的维生素B_{12}，同时肌内注射维生素B_{12}1mg，使肝内库存饱和。收集24小时尿，测尿内放射性含量。正常人24小时尿内排出放射性维生素B_{12}大于8%~10%。当回肠末端吸收功能不良或回肠末端切除后，所测出的量小于8%。

（5）胆盐吸收试验：用硒-牛黄胆酸潴留（^{75}Se-hemotaurocholic acid retention，^{75}SeHCAT）试验，可了解有无回肠病变所致胆盐吸收障碍。

（6）胰腺功能试验：N-苯甲酰-*L*络氨酸对氨苯甲酸（BP-PABA）试验以及胰泌素试验，测定消化功能。一般只有胰腺破坏到一定程度或胰管受阻才出现异常。

2. 运动功能评定　参照本套教材《康复功能评定学》。

3. 心理功能评定　参见本套教材《康复功能评定学》。

（二）结构评定

X线检查包括全胃肠影像、气钡对比小肠注钡造影或钡灌肠等。胶囊内镜由于采集图像清晰且数量众多、操作简便、患者无痛苦等优势，是观察小肠黏膜及绒毛改变的简便易行的重要手段。

（三）活动评定

可以采用改良Barthel指数等方法对患者的ADL进行评定。详见教材《康复功能评定学》。

（四）参与评定

对患者社会参与、生活质量的评定包括生理、心理、社会生活 3 个方面，可采用问卷形式进行。

二、 康复诊断

（一）功能障碍

1. **生理功能障碍** 主要表现为消瘦、营养不良和贫血。
2. **运动功能障碍** 若累及运动功能，可有不同程度的肌力减低。
3. **心理功能障碍** 主要表现为焦虑、抑郁、沮丧，可影响患者心理功能和生活质量。如果出现营养不良和贫血可影响患者生活及劳动能力，更严重者因长期或反复住院治疗，使患者相应心理改变进一步加重。

（二）结构异常

典型 X 线影像表现可见小肠黏膜增粗、钡影分节、雪片状改变或局部肠腔扩张、钡影稀释等。胶囊内镜镜下可见小肠绒毛变短、融合，黏膜变薄、颜色苍白等。

（三）活动受限

患者一般日常生活活动不会受限。如果出现恶性贫血可严重影响患者的进食、穿衣、行走、个人卫生及购物等日常生活活动能力。

（四）参与受限

如果出现营养不良、恶性贫血、运动耐量减低，则最终会影响患者的生活质量、劳动、就业和社会交往等能力。

三、 康复治疗

应采取病因治疗、药物治疗及饮食治疗等综合治疗措施，同时积极进行康复治疗。康复治疗目标为改善血液循环，促进胃肠蠕动，促使分泌与运动功能正常化的作用，提高劳动力、提高生活质量及最大限度地促进患者回归社会为目标。康复治疗方法主要包括物理治疗、心理治疗及健康教育等。

（一）物理治疗

1. **物理因子治疗** 具有改善血液循环，促进胃肠蠕动，促使分泌与运动功能正常化的作用，方法如下。

腹部超短波疗法：用大功率超短波治疗仪，患者取仰卧位，用 2 个中号板状电极，距离 3~4cm，于腹部及背腰部（T_{11}~L_3）前后对置，剂量Ⅰ~Ⅱ级，每次 15~20 分钟，每日 1 次，10~20 次为 1 个疗程。

低频电磁法：用低频电磁治疗仪，将磁头置于脐部，电压 60~80V，磁场强度 0.08~0.1T，磁头温度 42~45℃，每次 15~20 分钟，每日 1 次，15~20 次为 1 个疗程。

磁片贴敷法：将医用直径 10mm 磁片，磁场强度 0.1~0.2T，用黏胶直接贴敷穴位。取穴：①足三里、天枢；②肾枢、脾枢。两组穴位每周交替进行。

紫外线照射法：采用腹部多孔照射法，患者取仰卧位，将预先制好的洞巾，用紫外线治疗灯，置于腹部及背部相应节段（$T_{11} \sim L_3$），以脐部为中心，距离50cm，首次剂量2~3MED，每次增加1/2~1MED，每日或隔日照射1次，8~12次为1个疗程。也可采用全身照射的方法，隔日照射1次，24次为1个疗程。

2. 运动疗法 具有维持和改善小肠吸收功能、改善机体整体耐力的作用。根据病情能下床活动者，尽量做有氧运动以改善肌力、肌耐力和整体体能。每日1次，每次5~20分钟，每周3~5次，连续4周。

（二）康复辅具

对严重贫血、营养不良而行走困难的患者使用轮椅改善其步行功能和社会交往能力。

（三）心理治疗

心理治疗具有改善或消除吸收不良综合征患者焦虑、抑郁心理的作用。一般采用心理支持、疏导的治疗方法。通过适当的心理支持，鼓励患者正确认识疾病，树立战胜疾病的信心，积极配合治疗，帮助患者消除心理障碍。康复医师和治疗师应该通过肌肉放松等技术来完成放松训练，选择一些放松精神和心灵的磁带给患者在家里舒缓焦虑的情绪。

（四）家庭肠内营养治疗

不能经口摄取营养的患者，如果仍能从消化道吸收营养，试图从消化道给予营养成分以改善营养状况，这种方法被称为肠内营养。在家庭实施的肠内营养被称为家庭肠内营养（home enteral nutrition，HEN）。经鼻导管法不适合长期应用，所以通常行胃造瘘或肠造瘘，给予成分营养剂。HEN优点是无需严格的无菌操作，还可给予口服药物。另外，从肠管的代谢方面来讲，肠管有微弱的功能，也可避免由于缺乏肠管吸收过程中产生的物质所引起的异常。缺点是如果不按给予营养剂的速度和次数，即会造成进一步的吸收不良，甚至导致腹泻。另外胃造瘘或肠造瘘导管的皮肤贯通部位易发生感染。

（五）其他治疗

应针对病因治疗，这是疾病治愈或缓解的重要措施。如成人乳糜泻的患者，给予无麸质饮食；特异性肠道炎症可用抗生素；肠道寄生虫病可用驱虫治疗；胃泌素瘤患者给予抑酸制剂和手术切除等。可酌情选用针灸疗法以改善消化吸收功能。

四、 功能结局

（一）生理功能方面

吸收不良综合征患者以营养不良、贫血为结局。

（二）心理功能方面

可有不同程度的忧郁、沮丧、焦虑等心理障碍。

（三）社会参与能力方面

吸收不良综合征患者 ADL 能力及其相关活动明显受限、社会交往受限、劳动能力下降或丧失。

五、 健康教育

1. 恢复进食时，宜进食清淡易消化的食物，并且少量多餐，逐渐恢复正常饮食。家庭肠内营养治疗的患者，要教会患者家属对胃造瘘或肠造瘘部位的消毒、换药，以预防感染。

2. 患者出院后可根据自身情况，进行力所能及的锻炼。如气功、太极拳及医疗体操等锻炼。

3. 患者可根据个人兴趣，参加各种娱乐活动。康复医师和治疗师对患者的娱乐功能进行评定，并指导患者，使其在娱乐活动中达到治疗疾病，促进康复的目的。

思考题

1. 什么是吸收不良综合征？
2. 吸收不良综合征的康复评定包括哪些方面？
3. 吸收不良综合征的物理治疗有哪些？
4. 吸收不良综合征患者的康复治疗原则有哪些？

（陈　静）

第十节　炎症性肠病

炎症性肠病（inflammatory bowel disease，IBD）包括溃疡性结肠炎（ulcerative colitis，UC）和克罗恩病（Crohn's disease，CD）。IBD 是一组病因不明的慢性非特异性肠道炎症性疾病，属肠道器质性改变。UC 病变主要发生在肠黏膜与黏膜下层；CD 病变可累及胃肠道各部位，以末段回肠及邻近结肠为主，多呈节段性、非对称性分布。发病机制包括遗传易感性、免疫紊乱、肠道微生物抗原、环境因素、精神心理因素等。目前研究发现 IBD 患者在共患精神心理异常上存在相同点，可能与心理压力大、焦虑、抑郁、负性生活事件发生率高、社会支持度低等因素有关。IBD 是北美和欧洲的常见病，近 30 年来日本 IBD 发病率亦呈逐步增高趋势。我国虽尚无普通人群的流行病学资料，但近 10 多年来本病就诊人数逐步增加的趋势则非常明显，IBD 在我国已成为消化系统的常见病。

一、 康复评定

（一）功能评定

1. **疼痛评定**　采用目测类比测痛法（visual analogues scale，VAS）。

2. **IBD 患者相关知识和健康教育需求评定**　采用中文版克罗恩病与溃疡性结肠炎知识问卷（Crohn's and Colitis Knowledge Score，CCKNOW）。

3. IBD 生活质量与自我效能和社会支持评定　采用 IBD 生活质量量表（IBDQ）、慢性病自我效能问卷、社会支持评定量表。

4. 肠功能检查　采用肠黏膜愈合（mueosal healing，MH）评估。

5. 运动功能评定　肌力采用徒手肌力检查（manual muscle test，MMT）方法。具体评定参照教材《康复功能评定学》。

6. 心理功能评定　参见教材《康复功能评定学》。

（二）结构评定

1. 肠道病变　①腹泻、黏液便或血液、大便失禁、便秘；②腹部痉挛和下腹或脐周疼痛；③瘘管、腹腔脓肿、肠狭窄和梗阻、肛周病变（肛周脓肿、肛周瘘管、皮赘、肛裂等）；④结肠镜下 UC 病变从直肠开始，呈连续性、弥漫性分布，CD 病变为节段性、非对称性的各种黏膜炎性反应，其中具特征性的内镜表现为非连续性病变、纵行溃疡和卵石样外观。

2. 肠外病变　①皮肤黏膜受损（如口腔溃疡、结节性红斑和坏疽性脓皮病）；②关节损害（如外周关节炎、脊柱关节炎等）；③眼部病变（如虹膜炎、巩膜炎、葡萄膜炎等）；④肝胆疾病（如脂肪肝、原发性硬化性胆管炎、胆石症等）；⑤血栓栓塞性疾病等。

3. 全身性病变　发热、食欲缺乏、疲劳、体质量下降、夜间盗汗、生长迟缓、原发性闭经等。

（三）活动评定

ADL 评定采用改良巴氏指数评定表。具体评定参照教材《康复功能评定学》。

（四）参与评定

主要进行生活质量评定、劳动力评定和职业评定方法参见教材《康复功能评定学》。

二、康复诊断

（一）感觉功能障碍

一般无感觉功能障碍。

（二）心理功能障碍

IBD 同属心身疾病，患者具有精神心理异常，主要为焦虑、抑郁，同时可能出现敌对情绪、疑病症状、个性敏感、孤独、生活负性应激事件发生频率增高、社会支持度降低、心理压力增大等。

（三）日常生活活动受限

一般不影响患者日常生活活动。但是因 IBD 病程较长，虽长期使用药物，但仍易反复发作，且有并发肠癌的危险，造成患者的精神负担加重，尤其是在疾病活动期，需要住院治疗，会造成患者的情感功能下降，严重影响患者的日常生活活动和工作。

（四）社会参与受限

IBD 发病年龄多为青壮年，正值人生的关键时期，承担着家庭的重要责任，同时工作、社交、休闲活动等在他们的生活中也占有较大比例，而 IBD 引起的腹泻、腹痛及全身症状均会影响患者的日常社交活动，进而影响其生活质量，表现为社会功能受损。

三、康复治疗

目前治疗 IBD 的药物主要有 5 类：氨基水杨酸、糖皮质激素、免疫调节剂、抗生素、生物制剂等。使用药物治疗 IBD 的主要目的在于达到黏膜愈合（MH），消除症状和预防复发。药物的主要作用机制是控制肠道炎症。对于 IBD 患者，并没有统一的治疗方案，常常根据症状、病程而定。IBD 具体治疗中应遵循六项基本原则：①治疗前核实诊断，避免误治；②全面评估病情，作为确定治疗目标、方案和用药的前提；③早期有效治疗以诱导缓解；④长期持续用药以维持缓解；⑤选择适当的治疗目标、方案、药物与转换的时机；⑥综合性、个体化的治疗以确保最佳疗效。遵循这些原则有利于规范临床决策思维和处理程序，从而提高疗效和患者的生活质量。IBD 康复治疗方法主要包括物理治疗、作业治疗、心理治疗及健康教育等。

（一）物理治疗

物理治疗以改善循环、消炎止痛、促进肠黏膜愈合预防并发症为目标。

1. 物理因子治疗 具有消炎止痛、改善循环和促进肠道功能恢复的作用。

（1）超短波、调制中频电、微波、石蜡疗法：方法参见第五章第一节慢性胃炎部分。

（2）WC-114 型胃肠治疗仪：选两组电极，每组电极为 2 个阳极和 1 个阴极。将每组的 2 个阳极分别置于同侧足三里和内关穴，阴极置于中腕或关元。电流强度按仪表指示从 1~10 调至病人可耐受为度。IBD 术后 6 小时开始治疗，每隔 6~8 小时 1 次，每次 30 分钟。治疗目的是改善肠功能，促进排气排便。

（3）中药保留灌肠 + 超短波理疗：白头翁、蒲公英各 30 克，黄芪、贯众、紫草、附子、五倍子各 10 克，黄连 6 克，干姜碳 5 克，水煎 2 次，浓缩至 200 毫升，药液温度 39~41℃，便后灌注。灌注液排出后，采用 PL-L-M 超短波理疗仪，功率为 38.9MHZ，波长为 7.70m。取仰卧位，暴露病变区域，选择合适的电极板，即电极板的面积稍大于被施治部位。一切就绪后，电极耦合插头插入整机的输入机体内，接通电源，预热 30 分钟，旋动高压旋钮，再旋好调谐旋钮使达谐振状态，调好定时器，使其达预定治疗时间，把电极板夹持于病变两侧。每天一次，每次 20 分钟，20 次为 1 个疗程。治疗目的是促进肠黏膜愈合。

2. 运动疗法 具有调节胃肠自主神经功能，减轻 IBD 患者消化道症状，改善肠道功能，恢复机体整体耐力的作用。根据病情选择有氧耐力运动项目，如步行、跑步、游泳、太极拳等，以改善肌力、肌耐力和整体体能。每日 1 次，每次 20~30 分钟为宜。

（二）作业治疗

作业治疗师对患者的娱乐功能进行评定，根据患者个人兴趣，进行各种娱乐活动，如玩扑克、缝纫、球类、游戏、下棋等。起到分散注意力、调节情绪达到治疗疾病，促进康复的目的。

（三）心理治疗

心理治疗具有改善或消除 IBD 患者应激、焦虑、抑郁心理的作用。一般采用心理支持、疏导的治疗方法。如运用听音乐、阅读、合适的体育锻炼、交朋友等，使患者达到放松的目的，应用放松和指导性想象可帮助患者应对焦虑、抑郁等，鼓励患者正确认识疾病，树立战胜疾病的信心，积极配合治疗，使 IBD 患者从支持系统中得到帮助、消除心理障碍。物理治疗师通过肌肉放松、中医气功等技术来完成放松训练。也可选用听一些放松精神和心理的磁带，使患者舒缓焦虑的情绪。

（四）其他治疗

IBD 治疗除药物治疗、营养治疗及并发症的手术治疗外，还包括推拿疗法、脊椎按摩疗法、针刺疗法、自然疗法以及顺势疗法等。

四、 功能结局

（一）身体功能方面

IBD 患者以肠道器质性病变，肠狭窄和梗阻、肛周病变、肠外病变及食欲缺乏、疲劳、体质量下降等全身性病变为结局。

（二）心理功能方面

IBD 患者可有不同程度的应激、忧郁、焦虑和抑郁等心理障碍。

（三）社会参与方面

IBD 患者肠道症状（例如：腹泻、腹痛、便血等），ADL 能力及其相关活动受限，社会交往受限，劳动能力下降，生活质量下降。

五、 健康教育

（一）饮食起居

不熬夜，起居要有规律，高糖、高脂（尤其是动物脂肪和胆固醇）和乳制品摄入等与炎症性肠病发病成正相关，而蔬菜、水果的摄入与炎症性肠病发病成负相关，酒类、油腻食物、乳制品等饮食与炎症性肠病患者的消化道症状密切相关。可通过"饮食日记"调节建立良好的饮食习惯：设计饮食日记模板，记录内容包括进食时间、地点，所有进食食物和饮料（包括正餐、点心、零食等）的名称、量、烹饪方法，进食食物和饮料后的消化道反应（如腹痛、腹泻、腹胀等）及出现的时间等。最迟记录时间为当天晚上睡觉前。

（二）自我锻炼

IBD 患者可根据自身情况，进行自我锻炼。如跑步、游泳、气功、太极拳、医疗体操、球类等锻炼。

（三）网络互动式健康教育

通过非面对面的交流平台，IBD 患者能直面问题，畅所欲言，没有心理负担，相互之间的经验交流和医护人员的正确引导，提高了患者的参与兴趣。便捷、有效的网络互动式教育提高了 IBD 患者参与健康教育的积极性。通过参加网络互动式健康教育，患者的担忧情绪得以缓解，通过实时的交流指导和切实可行的建议，患者因疾病产生的一系列问题得到了及时的解决，能够及时、有效地调整用药及日常工作生活，降低了心理应激水平，患者对疾病的适应能力有所提高，生存质量得以改善等。

思考题

1. IBD 的康复评定内容有哪些？
2. IBD 的康复治疗的方法有哪些？
3. IBD 治疗的目标和具体方法是什么？

（黄　峰）

第十一节　腹　外　疝

腹外疝（abdominal external hernia）是腹腔内组织或脏器连同壁腹膜经腹壁的薄弱点或缺损处向体表突出形成。常见的腹外疝有腹股沟疝、股疝、脐疝和切口疝等。腹股沟疝（inguinal hernia）是指发生于腹股沟区域的腹外疝，分为腹股沟斜疝和腹股沟直疝两种，其中以腹股沟斜疝最常见，约占全部腹外疝的 75%~90% 左右。多发于男性，男女之比为 15：1，以小儿和青壮年发病率最高。腹壁强度降低和腹内压力增高是腹外疝发病的两个主要原因。临床腹外疝可分为易复性疝（reducible hernia）、难复性疝（irreducible hernia）、嵌顿性疝（incarcerated hernia）、绞窄性疝（strangulated hernia）等四种临床类型。

一、康复评定

（一）功能评定

1. **疼痛评定**　腹外疝胀痛的评定可以采用 VAS 评分法（视觉分级评定法）来进行。0 分为无痛，10 分为最大程度的疼痛，患者自行评分。

2. **腹肌活动度的测量**　腹肌活动度的测量参见教材《康复功能评定学》。

3. **心功能评定**　老年腹外疝患者心功能评定详见本书心功能评定章节。

4. **心理功能评定**　详见教材《康复功能评定学》。

（二）结构评定

1. **先天性腹前外侧壁薄弱**　如精索、子宫圆韧带穿过腹股沟管，股动静脉穿过股管，脐血管穿过脐环等处，引起先天性腹壁薄弱。

2. **后天性腹前外侧壁薄弱**　腹部手术切口愈合不良或腹壁神经损伤、外伤、感染、年老体弱、过度肥胖造成腹壁肌肉萎缩等，可导致后天性腹壁强度降低。

3. **腹内压增大**　慢性咳嗽、长期便秘、排尿困难、腹腔肿瘤、腹水、妊娠、抬举重物或婴儿经常啼哭等引起腹内压力增高，促使腹腔内组织或脏器连同壁腹膜经腹壁的薄弱点或缺损处向体表突出。

4. **血常规检查** 绞窄性疝合并感染时，血白细胞计数和中性粒细胞比例升高。

5. **影像学检查** 嵌顿性疝或绞窄性疝，腹部 X 线检查可见肠梗阻影像。

（三）活动评定

可以采用 Barthel 指数等方法对患者的 ADL 进行评定。详见教材《康复功能评定学》。

（四）参与评定

对患者社会参与、生活质量的评定包括生理、心理、社会生活 3 个方面，可采用问卷形式进行。

二、康复诊断

（一）生理功能障碍

1. **腹股沟斜疝** ①易复性斜疝：腹股沟区或阴囊内有可复性肿块，有时有胀痛，无其他症状；②难复性斜疝：疝的肿块不能完全回纳胀痛加重；③嵌顿性斜疝：腹内压力骤然升高时，肿块突然增大并伴有明显疼痛，用手推或平卧等方法不能使肿块回纳，嵌顿内容物为大网膜时，症状较轻。如嵌顿肠管，则可能有机械性肠梗阻的表现。

2. **绞窄性斜疝** 疝一旦嵌顿，自行回纳的机会少，如不及时处理将发展为绞窄性斜疝。临床症状严重，出现腹痛、感染、组织坏死，严重的可发生脓毒症。

3. **腹股沟直疝** 直疝多见于年老体弱的病人，临床特点与斜疝有不同之处。其主要表现为病人站立位在腹股沟内侧端、耻骨结节外上方有一半球状肿块，无其他症状和不适。平卧时肿块自行回纳，极少发生嵌顿。肿块不进入阴囊（表 5-1）。

表 5-1 斜疝和直疝的临床特点

	斜疝	直疝
发病年龄	多见于儿童及青壮年	多见于老年
突出途径	经腹股沟管突出，可入阴囊	由直疝三角突出，不进阴囊
疝块外形	椭圆或梨形，上部呈蒂柄状	半球形，基底较宽
回纳疝块后压住深环	疝块不再突出	疝块仍可突出
精索与疝环的关系	精索在疝囊后方	精索在疝囊前方
疝囊颈与腹壁下动脉的关系	疝囊颈在腹壁下动脉外侧	疝囊颈在腹壁下动脉内侧
嵌顿机会	较多	极少

4. **股疝（femoral hernia）** 多发于女性，易嵌顿，平时无症状，偶然发现。表现为腹股沟韧带下方卵圆窝处有一个半球形肿块，肿块较小。部分病人可在长久站立或咳嗽时有胀痛感。股疝如发生嵌顿，可引起局部疼痛，还常伴有明显的急性机械性肠梗阻。

5. **脐疝（umbilical hernia）** 当腹内压力升高时，脐部出现肿块；腹内压力降低时肿块消失。

（二）心理功能障碍

由于疝块反复突出发作，有时不能回复甚至嵌顿患者有常产生焦虑、恐惧、害怕等无助心理障碍。

（三）日常生活活动受限

由于腹外疝特殊的临床特点，不能负重、不能站立过久等活动受限，影响患者的日常生活能力。

（四）社会参与受限

患者一般没有明显的社会功能受限。当疝反复突出时可对社会参与、社会交往等均可有不同程度的受限。

三、 康复治疗

2012 年 6 月，中华医学会外科学分会疝和腹壁外科学组颁布了《中国腹壁疝诊疗指南（2012版）》，该指南分为两部分《成人腹股沟疝诊疗指南》和《腹壁切口疝诊疗指南》。其治疗原则及主要措施是：增强腹壁肌肉强度，降低腹内压力，防止疝内容物突出。康复治疗的主要目的是针对术后并发症加以处理。

（一）物理治疗

1. **微波照射联合硫酸镁湿敷**　将 25% 硫酸镁用 3~4 层消毒纱布湿敷于阴囊血肿处，同时配合多功能微波治疗仪照射，距离约 5cm、功率 40mW，每次照射时间为 30 分钟，每日 2 次。

2. **电疗**　包括低中频脉冲电治疗、高频脉冲电治疗。中低频脉冲电治疗可以提高痛阈，缓解疼痛，防治肌肉萎缩。包括经皮电刺激、干扰电治疗、正弦调制中频电治疗等。高频脉冲电治疗可以改善局部血液循环，消炎，镇痛，降低肌张力。高频脉冲电治疗可在组织深部产热，故宜用无热量。

（二）康复辅具

局部棉纱束带和医用疝带压迫：适用于一岁以内的婴幼儿和年老体弱有手术禁忌的病人。婴幼儿随着年龄的增长腹肌逐渐强壮，疝可自行消失。一般使用棉纱束带或绷带压住腹股沟管深环即可，年老体弱有手术禁忌的病人，不能自愈需长期使用。一般白天活动时，可在疝内容物回纳后，用医用疝带一端软垫压住疝囊颈，以阻止疝内容物突出；夜间或休息时放松。

（三）心理治疗

由于疝反复突出，手术预后、复发和担心影响生育功能等因素，患者常产生焦虑等心理障碍，另外疝修补手术后尤其是无张力疝修补术后的慢性疼痛，也会对患者的身心健康造成严重影响。康复医师与治疗师在治疗患者时，应帮助患者树立信心，鼓励患者。

（四）其他治疗

1. **药物治疗**　围术期可选择青霉素预防感染，止痛药、注射 B 族维生素等治疗术后疼痛。

2. **嵌顿疝的手法复位**　嵌顿疝发生后 3~4 小时内，疝块压痛较轻，无腹部压痛和腹膜刺激征的病人，可先施行手法复位；对于年老体弱且合并有其他较严重疾病估计肠祥尚未坏死的病人，也可先施行手法复位。

四、 功能结局

该病手术预后一般较好，没有活动功能障碍，少数患者可有术后阴囊血肿、慢性疼痛、复发，缺血性睾丸炎及睾丸萎缩等影响相应功能。

五、 健康教育

（一）术前教育

主要内容包括腹外疝疾病相关知识、手术治疗的具体方法等，对患者及其家属所提出的问题进行相应回答，以便其能够更好地配合医护人员治疗。

（二）术后及康复教育

1. **术后注意事项**　术后伤口切口放置小砂袋，使用丁字带压迫止血；避免咳嗽、便秘、术后尿潴留等增高腹压的因素；避免大小便污染预防切口感染等。

2. **术后康复教育**　腹股沟疝或腹股沟疝修补术后病人要注意控制体重，尽可能戒烟，减少可以增加腹压的运动和工作，治疗和预防可以增加腹压的疾病，如便秘、前列腺增生、慢性支气管炎等。

（三）保守治疗期间病人注意事项

一旦出现腹股沟区疼痛及肿块不能回纳，应立即去医院就诊；既往有腹股沟疝或腹股沟疝修补手术史的病人，离院后若出现手术部位疼痛、红肿、渗液、包块应及时就诊。若无症状则每年复查1次。

思考题

1. 腹外疝的诱因有哪些？
2. 请简述外科腹外疝快速康复外科理念。

（黄　峰）

第十二节　腹　膜　炎

急性腹膜炎（acute diffuse peritonitis，ADP）是指因各种原因致腹膜的细菌感染、化学物质刺激或腹部损伤等所引起的腹腔脏腹膜和壁腹膜的急性炎症。腹膜受到刺激后，可引起局部和全身不同程度的机体反应。局部立即出现充血、水肿、渗出，出现炎症反应；全身反应是腹膜炎可引起大量体液渗出、呕吐及麻痹性肠梗阻等，从而导致水、电解质及酸碱平衡失调，血容量减少，细菌及毒素的吸收，引起高热、脉快、呼吸急促、大汗等全身反应，甚至出现休克和多器官功能不全综合征等。

一、康复评定

（一）功能评定

1. **疼痛评定**　腹膜炎疼痛的评定可以采用 VAS 评分法（视觉分级评定法）来进行。0 分为无痛，10 分为最大程度的疼痛，患者自行评分。

2. **上下肢活动度评定**　运动功能采用 FMA 评分，具体的关节活动度的测量参见教材《康复功能评定学》。

3. **呼吸能评定**　详见教材《康复功能评定学》。

4. **心功能评定**　详见本书相关章节。

5. **心理功能评定**　详见教材《康复功能评定学》。

（二）结构评定

1. **腹壁腹腔炎性反应**　腹膜炎患者急性期腹膜炎性反应（腹壁压痛、反跳痛、腹肌紧张）出现腹腔积液。慢性期出现腹腔脓肿。

2. **腹部 X 线检查**　立位透视或摄片时，肠麻痹病人可见小肠普遍胀气并有多个小液气平面；胃肠穿孔或破裂的病人膈下可见游离气体。

3. **影像学检查**　B 超检查可显示腹腔内有不等量的积液，并有助于原发病的诊断。CT 检查对腹腔内实质性脏器病变的诊断帮助较大，对评估腹腔内液体量也有一定帮助。

（三）活动评定

可以采用 Barthel 指数等方法对患者的 ADL 进行评定。详见教材《康复功能评定学》。

（四）参与评定

对患者社会参与、生活质量的评定包括生理、心理、社会生活 3 个方面，可采用问卷形式进行。

二、康复诊断

（一）生理功能障碍

1. **腹痛**　是最主要的症状，一般呈持续性，剧烈腹痛，难以忍受。深呼吸、咳嗽、改变体位时疼痛加剧。腹痛多开始于原发病变部位，随炎症扩散而波及全腹。

2. **恶心、呕吐**　初期因腹膜受刺激所致的反射性恶心、呕吐，呕吐物为胃内容物；后期为麻痹性肠梗阻所致的持续性溢出性呕吐，呕吐物含黄绿色胆汁，甚至为棕褐色肠内容物。

3. **感染性中毒症状**　病人可出现寒战、高热、脉速、呼吸浅促、大汗及口渴等症状，病情后期严重者出现体温升高或过低、脱水、代谢性酸中毒、感染性休克的表现。

（二）心理功能障碍

患者由于病情严重心理障碍可能有：①抑郁：具体表现为情绪低落、沮丧、绝望和痛苦，拒绝接受治疗，且可能自杀倾向；②焦虑：具体表现为恐惧、多疑、情绪紧张，经常担心自身疾病会不断恶化；③兴奋：具体表现为神运动性兴奋，胡言乱语，思维紊乱，常伴有幻觉和妄想。

（三）日常生活活动受限

患者由于疼痛影响腹部、四肢等身躯活动受限，严重影响患者的日常生活能力。

（四）社会参与受限

病人恶心、呕吐，剧烈腹痛、寒战、高热、脉速、呼吸浅促、大汗及口渴等症状，因肠麻痹和腹胀，致使膈肌抬高，引起呼吸和循环功能障碍，社会参与、社会交往等均有不同程度的受限。

三、 康复治疗

治疗原则是积极处理原发病，消除病因，控制炎症，引流或清理腹腔，加强全身支持，提高机体抵抗力。以抗生素为主的非手术治疗和手术治疗，同时配合康复理疗。半卧位休息安静制动体位也很重要。

（一）物理治疗

腹膜炎病因去除后可采用物理治疗以促进胃肠血液循环、消炎止痛、加强胃肠蠕动，防止肠粘连。

1. **超短波疗法**　患者取卧位，采用大功率超短波治疗仪，用中号板状电极，置于腹部和腰背部，距离 3~4cm，剂量Ⅱ~Ⅲ级，15~20 分钟，每日 1 次，8~12 次为 1 个疗程。

2. **调制中频电疗法**　将电极置于腹部痛点，强度以患者能耐受为度。每次 20 分钟，每日 1 次，15 次为 1 个疗程。

3. **微波疗法**　患者取卧位，采用微波治疗仪，用圆形辐射器置于腹部，距离 10~12cm，剂量Ⅱ级，10~15 分钟，每日 1 次，8~12 次为 1 个疗程。

4. **温热－间动电疗法**　用 2cm×150cm 热电极，置于腹部及腰部的相应节段，先加热电极，温度 40~43℃，用疏密波，电量 15~20mA，时间 15~20 分钟，每日 1 次，15~20 次为 1 个疗程。

5. **石蜡疗法**　采用蜡饼法，即将熔化的石蜡盛入搪瓷盘或木制盘内，待其温度降至 40~45℃时，将石蜡取出倒在布上敷于腹部，时间 15~20 分钟，每日 1 次，15~20 次为 1 个疗程。

（二）心理治疗

腹膜炎病情严重者可伴有精神障碍，精神障碍的发生不仅影响其术后恢复效果，更降低了患者的生存质量，减轻患者的不良情绪，实施认知干预，帮助患者进行行为控制训练和实施个体化康复等多方位心理干预措施治疗。

（三）其他治疗

ADP 手术治疗原则包括：清除感染来源；减少腹腔污染；防治持续或复发的腹腔感染。处理原发病灶，清除坏死组织、脓毒性病灶等，是治疗 ADP 的重要措施，清除越早预后越好。广泛彻底冲洗腹腔可减少残存感染灶、防止新的感染灶形成，改善 ADP 预后，但不主张用抗生素或消毒剂冲洗腹腔，有诱发毒副作用的可能。对于腹腔内炎症已局限的病人，应避免冲洗播散感染。非手术治疗镇痛及有效的抗生素治疗是决定 ADP 预后的重要因素之一。康复治疗主要促进术后功能恢复和防治并发症。

四、 功能结局

（一）炎症吸收痊愈

当病人的抵抗力较强、而腹膜炎症状较轻、治疗措施及时有效，其炎症可以完全被吸收，逐渐好转痊愈，机体功能完全恢复。

（二）炎症局限

当病人的抵抗力和致病力相当，炎症可能被局限，转为慢性。腹腔内可出现不同程度的纤维性粘连，使脓液局限于腹腔某一部位，形成局限性腹膜炎或有脓液积聚而形成腹腔脓肿，如膈下、肠间、盆腔脓肿等，机体功能不能完全恢复。

（三）炎症扩散

当病人的抵抗力较弱、腹膜炎症较重、治疗措施不当，腹膜炎可加重并扩散，因大量体液渗出、感染等因素，可引起水、电解质紊乱，代谢性酸中毒，贫血、低蛋白血症、甚至发生低血容量性休克或感染性休克。机体功能丧失。

五、 健康教育

（一）促进康复教育

向病人解释并说明禁食、胃肠减压和半卧位的重要性，说明早期活动的重要性。

（二）饮食指导

指导非手术治疗和手术后病人合理饮食，做到循序渐进、少量多餐，讲明饮食宜清淡、易消化，富含蛋白质、热量和维生素的重要性。

（三）出院后定期随访

出现腹痛、腹胀、呕吐等症状，应警惕粘连性肠梗阻，随时就医。

思考题

1. 急性腹膜炎为什么要取半卧位？
2. 腹膜炎术后物理治疗的目的是什么？

（黄　峰）

第十三节 胆 道 疾 病

胆道疾病（biliary tract diseases）是指肝内外输送胆汁通道的疾病。胆道系统包括肝内胆道和肝外胆道两部分，具有分泌、浓缩、贮存、输送胆汁及参与胆汁代谢的作用，其发育异常及胆汁酸代谢异常与临床胆道疾病的发生密切相关。临床上胆道疾病主要有胆汁淤积、胆道感染、胆道结石、胆道系统肿瘤及先天性胆道疾病等，其中以胆道感染、胆道结石最为常见。其主要症状有：①腹痛（胆绞痛）：表现为较为剧烈的阵发性右上腹绞痛，并牵涉可感到右肩背部疼痛，疼痛常发生在进食油腻食物后或身体的颠簸后；②一般消化道症状：如腹胀、嗳气、厌油；③急性炎症时发生寒战高热；④结石阻塞胆道：胆汁排除不畅，导致皮肤或巩膜黄染，并伴有皮肤瘙痒等。

一、康复评定

（一）功能评定

1. **疼痛评定**　在急性期，胆绞痛评定可以采用 VAS 评分法（视觉分级评定法）来进行。0 分为无痛，10 分为最大程度的疼痛，患者自行评分。

2. **瘙痒评定**　用直观比例评分（visual analogue score，VAS）评价瘙痒程度。

3. **关节活动度的测量**　患者可因胆囊炎胆道感染、胆道结石引起肩关节周围炎肩关节活动度受限。具体的关节活动度的测量参见教材《康复功能评定学》。

4. **心功能评定**　由胆道疾病（急慢性胆囊炎、胆结石等）引起的酷似冠心病症状心前区疼痛、心律失常。心功能评定详见本书章节相关内容。

5. **心理功能评定**　详见教材《康复功能评定学》。

（二）结构评定

1. **B 型超声波检查**　可见胆道有无扩张、结石、肿瘤、炎症、畸形等是诊断胆道疾病的首选方法。

2. **经皮肝穿刺胆管造影**（percutaneous transhepatic cholangiography，PTC）　是在 X 线电视或 B 超监视下，经皮经肝穿刺入肝内胆管，直接注入造影剂而使肝内外胆管迅速显影，有助于对肝内胆道疾病，特别是梗阻性黄疸的诊断和鉴别诊断。

3. **内镜逆行胰胆管造影**（endoscopic retrograde cholangio-pancreatography，ERCP）是在纤维十二指肠镜直视下通过十二指肠乳头将导管插入胆管和（或）胰管内进行造影。ERCP 有诱发急性胰腺炎和胆管炎的可能，诊断性 ERCP 现已部分为磁共振胰胆管造影（MRCP）所替代。目的是：①观察十二指肠及乳头病变，必要时可行活检；②了解胆道系统及胰管梗阻的部位和原因；③收集十二指肠液、胆汁和胰液做理化及细胞学检查；④取除胆道结石及胆道蛔虫病取虫。特别适用于胆总管下段梗阻性病变的诊断和鉴别诊断评定。

4. **磁共振胆胰管造影**（MRCP）　具有成像无重叠、对比分辨率高的特点。能清楚显示肝内外胆管扩张的范围和程度，结石的分布，肿瘤的部位、大小，胆管梗阻的水平，以及胆囊病变等。目的是了解肝、胆、胰的形态结构及其内部结石、肿瘤、梗阻及管腔扩张情况。

5. 术中及术后胆管造影 胆道手术时，可经胆囊管插管至胆总管作胆道造影。术后行 T 管引流或其他胆管留置管引流者，拔管前应常规经 T 管或留置管行胆管造影。目的是检查胆道有无残余结石、狭窄、异物，了解胆总管下端或胆肠吻合口是否通畅。

6. 术中及术后纤维胆道镜检查 用于协助诊断和治疗胆道结石，了解胆道有无狭窄、畸形、肿瘤、蛔虫等。术中胆道镜目的是：了解胆管内病变决定是否探查胆道。术后胆道镜：经 T 管窦道或皮下空肠插入纤维胆道镜行胆管检查和治疗。目的：判断胆道内有无残余结石、胆道狭窄，并进行取石、取虫、冲洗、灌注抗生素及溶石药物。还可经胆道镜采用特制器械行 Oddi 括约肌切开术等。

（三）活动评定

在急性胆绞痛期，可以采用 Barthel 指数等方法对患者的 ADL 进行评定。详见教材《康复功能评定学》。

（四）参与评定

对患者社会参与、生活质量的评定包括了生理、心理、社会生活 3 个方面，可采用问卷形式进行。

二、 康复诊断

（一）生理功能障碍

1. 急性期表现 患者生理功能受限表现为放射右肩、肩胛和背部受累的肩关节周围炎疼痛、运动功能受限。

2. 胆心迷走神经反射 引起冠状动脉痉挛、收缩，使冠脉血流量减少，导致心肌缺氧，从而诱发心绞痛、心肌梗死，出现相应的心功能受限。

3. 胃部不适表现 部分患者仅在进食油腻食物、工作紧张或疲劳时感到上腹部或右上腹隐痛，或者有饱胀不适、嗳气、呃逆等症状，常被误诊为"胃病"。

4. 胆管炎表现 肝外胆管结石平时无症状或仅有上腹不适，当结石造成胆管梗阻时可出现腹痛或黄疸，如继发胆管炎时，可有较典型的 Charcot 三联症，即腹痛、寒战高热、黄疸。

5. 肝区痛表现 肝内胆管结石可多年无症状或仅有上腹和胸背部胀痛不适。绝大多数病人以急性胆管炎就诊，主要表现为寒战高热和腹痛，不合并肝外胆管结石的可无黄疸。体格检查可能仅可触及肿大或不对称的肝脏，肝区有压痛和叩击痛。

（二）心理功能障碍

多数胆道疾病患者对手术存在忧虑和恐惧，而同时，患者的检查、处置及术前准备等又均需在短期内进行，由于思想准备不足而导致患者不同程度的焦虑、恐惧情绪，愤怒、抑郁等心理反应经常出现。伴有皮肤瘙痒者心理功能障碍更加严重。

（三）日常生活活动受限

疼痛、皮肤瘙痒、消化道症状和肩关节活动受限均可影响患者的日常生活能力。

（四）社会参与受限

患者胆绞痛急性期社会参与、社会交往等均有不同程度的受限。对胆心反射累及心脏的患者，其社会参与随心功能的降低而受限。

三、 康复治疗

肝胆管结石合并胆道感染是胆道外科的常见病，但如何合理、规范、彻底地治疗却是难题，需根据病人的临床表现，实验室检查和影像学检查做出临床诊断，准确评估病情，选择合适的治疗方案。轻度急性胆管炎抗感染治疗可缓解症状，炎症控制后可进行择期手术；中度急性胆管炎可先予以保守治疗，严密观察病情变化，如有加重，需及时行胆道减压引流；重度急性胆管炎需尽早行胆管减压引流。胆道引流可选择内镜下引流、PTBD引流或手术切开引流。手术方式可选择肝段或肝叶切除，同时整复狭窄的胆管，行胆道重建。对合并慢性胆道感染，在取尽肝内胆管结石同时须切除病变的肝组织。胆道肿瘤和胆道其他疾病也主要以手术治疗为主。胆道疾病的康复治疗主要以治疗其并发症、合并症为主。

（一）物理治疗

1. 物理因子及冷敷

（1）针刺：予针刺日月穴（右侧）、阳陵泉穴和胆囊穴进行胆绞痛镇痛治疗，留针30分钟后，采用目测类比评分法评价镇痛效果。另外还有子午流注针法治疗、电动按摩治疗、电针耳穴与电针体穴治疗、腹部阿是穴皮内水针治疗等。

（2）短波透热疗法：将两个板状电极于肩关节区对置，温热量，每次20~40分钟，每日1次，15~25次为1个疗程。治疗肩周炎。

（3）中药冷敷治疗：生地、紫草、防风、苦参、地肤子、白鲜皮各30g。按配比将药物加少量蒸馏水浸泡30分钟后再加蒸馏水至500ml（药材与水总体积），电炉加热，微沸35分钟，停止加热，冷却后，纱布过滤。滤渣加200ml蒸馏水再次微沸25分钟，冷却后纱布过滤。将两次滤液合并，加热浓缩、滤纸过滤，定容至100ml，即得冷敷液，冷敷液放置温度至10~15℃。治疗胆汁淤积性皮肤瘙痒等。

2. 诱发肩周炎运动治疗

（1）肩部按摩：患者取坐位，术者用双手在肩前，肩后及肩外侧以轻揉手法按摩，如此反复操作3~5分钟，主要是缓解肌肉的痉挛，如斜方肌、三角肌、冈上肌、冈下肌。然后将患肢伸直后做向下牵拉，抖动及旋转等活动，待患者适应后，做患肢上牵、外展、内收内旋、前屈、后伸等动作，手法由轻到重，逐渐增大肩关节活动，以不引起患者剧痛为度，以松解肌肉、联合腱及关节囊的粘连。隔日1次，每10次为1个疗程。

（2）手法松解：先肌注哌替啶100mg，氯丙嗪25mg，10分钟后，让患者坐位，术者一手按住肩部，一手握住上臂先使肱骨头内外旋转，然后逐渐使肩关节外展、屈伸、内旋、外旋活动，整个过程中可感到肩关节粘连撕开声，手法由轻到重，反复多次，直至肩关节达到正常活动范围。术后肩关节会出现肿胀，用三角巾悬吊上肢。第二天开始坚持肩部活动练习。

（3）运动疗法：做木棒操、手拉滑车、蝎子爬墙练习。

3. 诱发胆绞痛手法治疗

（1）捏压法：以拇、食指捏压双肝俞、胆俞穴，力量稍大，持续约1分钟。

（2）叩击法：取仰卧法，以空拳小鱼际肌及四指端轻叩肝区，自上向下，力量不宜过大，胆石绞痛者用右拇指顶于胆区约半分钟，禁用力过大。

（3）指压法：用双手拇指压迫双足三里穴及胆囊穴（足三里下 1 寸）力量应大些，有酸麻胀感为宜，最好能向大腿根部或脚部放散为佳，约 1~2 分钟。

（二）诱发肩周炎作业治疗

当肩关节周围炎严重影响日常生活活动时，可采用作业训练包括进食、梳洗、更衣、写字、一些家务劳动等的训练。

（三）胆心综合征治疗

对于有手术指征的胆道疾病合并心脏症状患者，不是手术的禁忌证而是适应证，病人接受有效胆囊治疗后心脏症状会逐渐消失。胆心综合征发作严重时不宜进行手术，应先积极进行围术期心脏治疗，包括扩冠、营养心肌、纠正心律失常等，争取尽快改善症状及心功能，提高心脏对手术的耐受性。

（四）心理治疗

胆道疾病是普通外科的常见病及多发病，有较严重的躯体症状（如疼痛躯体功能受限等），往往可并发心理障碍，伴有皮肤瘙痒者情绪激动、恼怒、心情忧郁等情况越发严重，及早进行患者的心理干预对减轻患者手术前后焦虑抑郁有非常明显的疗效，且可使患者生命质量在较短时间内得以恢复。

（五）其他治疗

因胆心综合征引起的心脏损害是继发性损害，并非器质性病变，故首先应积极治疗原发病，只有胆道疾病治愈后才能缓解心脏症状。绝大多数报道，有胆心综合征的病人接受有效胆囊治疗后（不管是手术治疗或内科保守治疗），病人的心脏症状均逐渐消失。其他治疗详见《临床疾病概要》相关章节。

四、 功能结局

康复的早期介入，可以缓解肩周炎、皮肤瘙痒的症状，改善患者的病痛。原有心脏病者康复的早期介入可预防胆心综合征发生。

五、 康复教育

（一）饮食指导

指导病人选择低脂、高糖、高蛋白、高维生素易消化的饮食，忌油腻食物及饱餐。

（二）定期复查

非手术治疗的病人，应遵医嘱坚持治疗，按时服药，定期复查。若出现腹痛、黄疸、发热、厌油腻等症状时，应立即到医院就诊。

（三）带 T 管出院病人的指导

向带 T 管出院的病人解释 T 管的重要性，告知病人应防止 T 管受压及牵拉脱出，出现引流管引流异常或管道脱出时，应及时医院就诊。

（四）肩关节保护指导

如避免负重、局部制动、关节周围肌肉的等长肌力训练等。

（五）心脏保护指导

"胆心综合征"易发生于原有冠心病患者，平时加强康复缎练增强心功能，预防冠心病。

思考题

1. 胆心综合征的临床表现有哪些？
2. 胆汁淤积性皮肤瘙痒康复有哪些？

（黄　峰）

第十四节　肝移植术后

肝移植是脏器移植手术之一，是治疗终末期肝病、爆发性肝衰竭、先天性肝代谢缺陷的有效治疗手段。我国，肝移植的实验研究始于 1958 年，而到 1977 年实施了临床肝移植，成为国内肝移植的一个里程碑，目前最长存活已超过 12 年。随着肝移植后生存率的提高，生活质量问题逐步受到重视，越来越多的患者到专业康复机构寻求帮助。

患者术前主要为终末期慢性肝病的临床表现。典型表现为先天性胆道闭锁、先天性胆汁性肝硬化时，出现顽固性瘙痒；终末期肝脏疾病出现顽固性腹腔积液，肝性脑病；食管胃底静脉破裂出血。原发性、继发性胆汁性肝硬化血清胆红素 >171μmol/L；晚期肝硬化合并肝肾综合征或复发性自发性细菌性腹膜炎或血清白蛋白 <25g/L、凝血酶原时间延长 >5 秒、血清胆红素 >85.5μmol/L。

术后表现主要为并发症的表现，常见并发症为高血压、感染、排斥反应。

一、康复评定

（一）功能评定

1. **病原学检测**　肝移植术后应入隔离间，最好为层流间，既有助于空气流动，又减少空气污染。隔离期为 2~4 周，其间应定期性病原学培养。患者进入术后监护室，这是术后最危险的阶段，病情可能随时发生变化，因此应对患者施行 24 小时连续监护，严密观测心电图、血压、呼吸、电解质及出凝血时间。每天行床旁胸部 X 线检查。术后 7~20 天，根据病情可由监护室转回病房。

2. **排斥反应的监测**　严密的临床观察包括排斥反应的线索有不适、疲倦、食欲减退、发热、腹泻、肝区痛、肝大伴血清胆红素、转氨酶、碱性磷酸酶升高、凝血酶原时间延长、多核细胞升高、T管引流胆汁量减少、变淡呈水样。肝活检的病理结果最具诊断价值，应与移植时供肝的病理做对照，以鉴别胆管炎、肝炎和缺血性损害。排斥反应的典型病理表现为汇管区炎症（混合型）、小叶内胆管上皮异常和汇管区及中央静脉内膜炎。慢性排斥表现为进展性胆汁淤积伴高胆红素血症，ALP、γ-GT升高，肝脏合成功能障碍（白蛋白降低，凝血酶原时间延长）。病理表现为小叶内胆管进行性消失和肝小动脉炎伴内膜纤维增生性管腔阻塞。

3. **疼痛评定** 可以采用 VAS 评分法（视觉分级评定法）来进行。0 分为无痛，10 分为最大程度的疼痛，患者自行评分。疼痛评定注意治疗前后的对比。评定时注意避免误导患者。

4. **肝功能评定** 血清胆红素、转氨酶、碱性磷酸酶测定、凝血功能测定。

5. **运动功能评定** 主要肌群的检查，关节功能的评估。具体评定参照本套教材《康复功能评定学》。

6. **心理功能评定** 参见本套教材《康复功能评定学》。

7. **营养状态评定** 一般进行身高、体重、肥胖指数（BMI）的测定。

（二）结构评定

超声检查是简便、无创的常用方法。另外，胸腹 CT 对了解相关情况也很有意义。

（三）活动评定

ADL 评定采用改良巴氏指数评定表。具体评定参照《康复功能评定学》。

（四）参与评定

主要进行生活质量评定、劳动力评定和职业评定。方法参见本套教材《康复功能评定学》。

二、康复诊断

（一）功能障碍

1. **疼痛** 患者的生理功能受限以肝区疼痛为主。

2. **运动功能障碍** 运动功能方面，由于肝脏移植前后长期患病卧床加之开腹手术的创伤，患者都存在不同程度的腹部活动受限，以及长期不活动引起的全身肌肉萎缩、肌力下降。肝移植后可形成不正确的呼吸方式，多为胸式呼吸，呼吸浅快而且用力，即使能维持通气量，但肺泡通气量减少，呼吸肌耗氧量较多。

3. **营养障碍** 终末期肝病大都有代谢异常，食欲减退，且腹水及蛋白质丢失会进一步导致肌肉萎缩、营养不良，加上肝移植术后不能进食，会加重营养不良的程度。

4. **心理功能障碍** 主要表现为焦虑、抑郁、恐惧甚至绝望。患者由于长期局限在病床或病室内，几乎与社会隔离。同时对疾病的治疗抱着悲观、失望情绪，加之对肝脏移植手术的不理解与恐惧，使患者产生相应的心理改变。

（二）结构异常

超声检查可了解患者有无胸水、腹水、肝脏大小及质地、血管和胆道吻合口是否通畅；是否有出血、血栓。胸腹 CT 也可了解肝脏情况及胸腹水情况。

（三）活动受限

肝脏移植前后患者不敢活动，不敢甚至不能外出。长期患病使患者身体虚弱，肌肉萎缩，肌力及耐力均降低，关节活动度有不同程度的受限，严重影响患者的进食、排泄、个人卫生、散步以及购物等日常生活能力。

（四）参与受限

长期患病，病情的进行性加重，反复的住院治疗等使患者生活质量下降，在病情进展的不同时期丧失社会交往、社区活动参与及工作能力。

三、 康复治疗

肝移植术后患者的治疗包括维持循环功能稳定，预防感染、肝衰竭、肾衰竭、高血糖、消化性溃疡及防治排斥反应，同时积极进行康复治疗。康复治疗目的是防治感染和排斥反应，减少并发症，延长生存时间，增加运动耐力，改善 ADL 能力，提高劳动力，最大限度改善肝移植者的生活质量，促进患者回归社会。康复治疗适应证为肝移植术后患者且无以下情况者：①心力衰竭；②窦性心动过速，心率 >120 次 / 分；③严重心律失常。但是，当出现以下情况时应停止运动康复：①心力衰竭未得到控制者；②出现心绞痛、呼吸困难；③严重心律失常；④急性全身性疾病，中度以上的发热；⑤安静休息时收缩压 >220mmHg，或舒张压 >110mmHg；⑥直立性低血压：直立位血压下降 ≥20mmHg，或运动时血压下降者；⑦术后出现胸腔积液、严重呼吸功能不全（$PaO_2<8kPa$）；⑧术后近期出现体、肺静脉栓塞、下肢血栓性静脉炎、下肢水肿者；⑨切口愈合不良、感染或出血、电解质紊乱、肾功能不全者。康复治疗方法主要包括物理治疗、康复辅具、心理治疗、健康教育等。

（一）物理治疗

基础的物理治疗应该在移植手术前开始。在对病人的全身状况、骨骼肌肉系统、神经系统功能做出全面的评估，制订切实可行的康复治疗计划预防相关并发症，重点在于预防主要肌群的失用性萎缩等。

1. **呼吸训练**　目的是为了促进咳痰和分泌物排泄，防治感染。方法有强制呼气借助法、震动法和叩击法。适合于术后早期卧床患者。在呼吸机通气下，一边观察胸廓的活动和柔软性，一边进行放松训练、胸廓体操、呼吸借助手法以及体位排痰。进一步努力调整和改善呼吸模式，进行脱机。这时进行四肢和躯干的肌力强化训练，当患者可以长时间坐位时，应努力早期离床。脱机后呼吸训练的呼吸方式可分为静态的呼吸运动和配合有躯体动作的呼吸运动。临床上常采用吸气性呼吸训练器进行呼吸锻炼，提高肺活量。要求练习者取站位，由口吸气鼻子呼气。吸气要缓慢，按照训练器指示器的提示流速范围缓慢吸气。采用胸腹式呼吸最大限度吸气和呼气。按照正常人身高、体重设置肺活量目标值。早晚各 1 次，每次 10~20 分钟。根据患者体力情况逐渐增加练习次数和时间。该训练可以增加患者肺活量和呼吸肌力量，促进有效咳嗽和排痰，减少术后肺部感染。对呼吸训练的要求：①全身放松，特别要放松颈部及肩胛带紧张的呼吸辅助肌；②纠正不正确的姿势，如耸肩，胸椎后凸、代偿性腰椎前凸；③加强颈、胸椎间小关节及肩胛部活动；④取各种体位练习腹式呼吸、深慢呼吸、吹哨式呼吸。

2. **体能训练**　目标是最大限度地保持或提高现有健康水平，防止长期卧床引起体力活动能力进一步减退及其他制动综合征的发生，预防术后综合征如肺不张、关节僵硬等。采用低负荷运动训练，不做耐力训练。可在床上洗漱、进食、床边大小便、坐在床上或床边进行膈肌呼吸练习及肢体被动运动或简单主动运动。训练长时间坐在椅中，做较多的上下肢节律性主动运动或简单的柔软体操。在病房或病区走廊走动、上厕所、去浴室。若耐受良好，可逐渐进行有氧训练，如步行或踏车。开始可以取间歇休息法，并在 1 天中分次活动。原则上仍需坚持以下运动指征：活动时心率以不超过 120 次/分或增加 <30 次/分为限，或控制在最大心率预计值的 60% 以下。训练中可以吸氧。

3. **有氧运动训练** 终末期肝病患者由于长期慢性病程，身体一般状况较差，活动量明显减少而导致全身各系统功能进一步下降，有氧运动训练可以明显提高活动能力和身体耐受性，减轻症状，改善生活质量，对肝移植患者在对手术的耐受性和术后康复方面大有帮助。根据患者病情术前主要选择下肢运动训练、上肢运动训练、呼吸体操、放松训练和增强腹肌的肌力、耐力训练。术后患者争取早期下床活动。运动时要严密观察病情变化。下肢运动训练主要为步行训练和登梯练习。上肢运动训练的方法是抗重力练习和抗阻练习。呼吸体操以坐位下上肢及躯干的屈伸活动为主。需要注意的是任何活动不应该使疼痛加重。

（二）康复辅具

对行走困难的患者使用轮椅改善其步行功能和社会交往能力。

（三）心理治疗

心理治疗具有改善或消除肝移植术后患者焦虑、抑郁、恐惧甚至绝望等的作用。一般采用心理支持、疏导的治疗方法。鼓励患者正确认识疾病，树立战胜疾病的信心，积极配合治疗，使肝移植术后患者从支持系统中得到帮助、消除心理障碍。

物理治疗师应该通过肌肉放松、作业治疗及中医气功等技术来完成放松训练。选择一些放松精神和心灵的磁带给患者在家里舒缓焦虑的情绪。

（四）其他治疗

出现严重排斥反应和原发性供肝无功能者需再次肝移植。排斥反应应在医师指导下采用药物治疗。

另外，患者常因为各种原因出现营养失调，蛋白丢失以及负氮平衡的恶化会导致肌肉萎缩、皮肤脆化，患者容易慢性疲劳。因此营养支持治疗在促进患者恢复方面十分重要，应限制糖、盐和脂肪，均衡饮食，低热量饮食。

四、 功能结局

（一）生理功能方面

肝移植术后患者以因排斥反应再次肝移植、多脏器功能衰竭、出血、脑病、原发性供肝无功能、血管阻塞、心力衰竭、死亡为结局。

（二）心理功能方面

患者通常焦虑和抑郁心理较重。

（三）社会参与能力方面

肝移植术后患者 ADL 能力及其相关活动明显受限，社会交往受限；劳动能力下降或丧失、职业受限使肝移植术后患者生活质量严重下降。

康复治疗可能改善肝移植术后患者的生理功能、心理功能、社会功能、提高肝移植术后患者的生活质量，应早期介入。

五、 健康教育

1. 术后可恢复进食时，宜进食清淡易消化的食物，并且少量多餐，逐渐恢复正常饮食。

2. 患者出院后可根据自身情况，进行自我锻炼。如气功、太极拳及医疗体操等锻炼。应教会患者数心率，运动中心率不超过休息时心率 5~10 次 / 分。自感劳累计分不应超过 12 分。

3. 患者可根据个人兴趣，参加各种娱乐活动。康复医师和治疗师对患者的娱乐功能进行评定，并指导患者，使其在娱乐活动中达到治疗疾病，促进康复的目的。但应避免参加球类娱乐。

4. 药物预防　应遵照医嘱使用西药和（或）中药。

思考题

1. 肝移植术后常见并发症有哪些？
2. 肝移植术后的物理治疗有哪些？
3. 肝移植术后患者进行运动疗法的禁忌证包括哪些方面？

（陈　静）

第十五节　痔

痔（haemorrhoids）是肛垫病理性肥大并向下移位形成的。而痔的传统概念是直肠下段黏膜下和肛管皮肤下的静脉丛淤血、扩张和迂曲所形成的静脉团。肛垫下移认为：①肛垫位于肛管的黏膜下有一层环状的，由静脉丛、平滑肌、弹性组织和结缔组织组成的肛管血管垫，协助肛门括约肌闭合肛管、调节排便作用。正常情况下，排便时肛垫被推挤向下，排便后可自行回缩至原位。②若存在反复便秘、长期咳嗽、妊娠等腹内压增高因素，肛垫的正常纤维弹力结构遭到破坏逐渐松弛，伴有静脉丛扩张、充血、融合和慢性炎症纤维化，肛垫出现病理性增生肥大并向远侧移位后形成痔。

静脉曲张认为：①直肠静脉解剖特点是无静脉瓣，直肠上、下静脉丛管壁薄、位置表浅和低位，末端直肠黏膜下组织松弛；②若存在反复便秘、用力排便、长期咳嗽、久坐久立、重体力劳动、妊娠、腹水、盆腔巨大肿瘤等腹内压增高因素，均可阻滞直肠静脉血液回流，引起直肠静脉血液淤积、扩张，导致痔的形成。痔可发生在任何年龄，但随着年龄增长，其发病率增高，男性略多于女性。常引起便血，坠胀感，肿胀、疼痛等不适。

一、 康复评定

（一）功能评定

1. 感觉功能　采用目测类比疼痛评分法（VAS）。
2. 呼吸功能　采用六级制主观呼吸功能障碍程度评定。
3. 心功能　详见本书第二章第一节。
4. 心理功能评定　详见教材《康复功能评定学》。

（二）结构评定

1. 直肠指诊和肛门镜检查　可确定痔的部位和数量。
2. 实验室检查　常用血常规检查和大便隐血试验，了解有无贫血及全消化道肿瘤筛查。

（三）活动评定

贫血较重时，可以采用 Barthel 指数等方法对患者的 ADL 进行评定。详见教材《康复功能评定学》。

（四）参与评定

对患者社会参与、生活质量的评定包括生理、心理、社会生活 3 个方面，可采用问卷形式进行评定。

二、 康复诊断

（一）生理功能障碍

痔患者生理功能受限表现为多有坠胀感、疼痛等不适，外痔还有肛门不适，瘙痒感等。内痔发生血栓、嵌顿、感染时疼痛明显，外痔伴有血栓形成及皮下血肿时肛门有剧痛，疼痛在 24 小时内最为剧烈。因出血引起严重贫血可累及呼吸和心脏出现相应的呼吸和心功能受限。

（二）心理功能障碍

痔患者因疼痛心理上恐惧排便，便秘可加重痔疮，严重者还可患抑郁症等心理功能障碍。

（三）ADL 能力障碍

痔一般不影响患者的日常生活活动。痔出血贫血较重或进展较快时，则会出现面色苍白、倦怠乏力、食欲缺乏、心悸、心率加快和体力活动后气促、水肿等；一些患者可出现神经系统症状如易激动、兴奋、烦躁等，影响患者的日常生活能力。

（四）社会功能障碍

患者严重贫血时社会参与、社会交往等均有不同程度的受限，一般没有明显的社会功能受限。

三、 康复治疗

治疗原则：无症状的痔无需治疗。治疗目的重在消除、减轻痔的症状，解除痔的症状较改变痔体的大小更有意义，应视为治疗效果的标准。医生应根据患者情况、本人经验和医疗条件采用合理的非手术治疗或手术治疗。痔的康复治疗主要是消除肿胀、预防感染、减轻症状和预防治疗一些并发症。

（一）物理治疗

1. **物理因子治疗** 主要包括激光治疗、冷冻疗法、直流电疗法和铜离子电化学疗法、微波热凝疗法、红外线凝固治疗。

2. **术后并发症物理治疗**

（1）尿潴留：可采用针刺关元、三阴交、至阴穴，还可用耳压、中药内服等方法治疗。

（2）疼痛：采用自控性镇痛泵，中药熏洗以活血消肿止痛，还可采用针刺跟交、二白、白环俞或肛周电刺激治疗或肛肠内腔热旋磁治疗等。

（3）肛缘水肿：坐浴、药物外敷治疗。

（4）肛门直肠狭窄：扩肛治疗。

3. **运动治疗** 体前屈运动：连续操作 5~6 次；提肛运动：每日早晚两次，每次做十几下；旋腹运动：用手掌做旋转运动，逆时针旋转 20~30 次，顺时针旋转 20~30 次，先逆后顺旋转；交叉起坐运动：连续做 10~30 次提重心运动：连续作 5~6 次；举骨盆运动：每日可坚持做 1~3 次，每次 20 下。

（二）心理治疗

痔患者因排便疼痛产生心理上恐惧，严重者还可患抑郁症等心理功能障碍。康复医师与治疗师在治疗患者时，应帮助患者树立信心，鼓励患者每天定时排便。

（三）其他治疗

1. **局部药物治疗** 包括栓剂、乳膏、洗剂。含有角菜酸黏膜修复保护和润滑成分的栓剂、乳膏对痔具有较好的治疗作用。

2. **全身药物治疗** 常用药物包括静脉增强剂、抗炎镇疼药。

3. **注射疗法** 适用于Ⅰ、Ⅱ度内痔。注射硬化剂的作用是使痔和痔周围产生无菌性炎症反应，黏膜下组织纤维化、肛垫固定、悬吊于内括约肌上。常用硬化剂有 5% 苯酚植物油、5% 鱼肝油酸钠、5% 盐酸奎宁尿素水溶液和 4% 明矾水溶液等。

4. **胶圈套扎疗法** 可用于治疗Ⅰ、Ⅱ、Ⅲ度内痔。原理是将特制的胶圈套入到内痔的根部，利用胶圈的弹性阻断痔的血运，使痔缺血、坏死、脱落而愈合

5. **红外线凝固疗法** 适用于Ⅰ、Ⅱ度内痔。通过红外线照射，使痔块发生蛋白凝固，硬化萎缩脱落。此法复发率高，目前临床少用。

6. **手术治疗** 当保守治疗效果不满意、痔脱出严重时，采用手术切除痔核是最好的方法。吻合器痔上黏膜环切术：该术式适用于Ⅲ、Ⅳ度内痔、环形痔和部分Ⅱ度大出血痔的治疗，直肠黏膜脱垂也可采用此法。主要手术方法是通过管状吻合器环形切除距离齿状线 2cm 以上的直肠黏膜 2~4cm，使下移的肛垫上移固定，该术式在临床上通用名称为 PPH 手术（procedure for prolapse and hemorrhoids），与传统手术比较具有疼痛轻微、手术时间短、病人恢复快等优点。

四、 功能结局

痔患者通过积极非手术或手术治疗预后一般较好，没有关节的功能受限。术后注意病人有无排便困难、大便变细等肛门狭窄表现。术后 5~10 日内行扩肛治疗，每日 1 次，可有效预防肛门狭窄的发生。病人出现大便失禁，提示肛门括约肌松弛。术后 3 日指导病人进行提肛运动，可以增强肛门括约肌的功能。

五、 健康教育

养成定时排便的习惯；保持肛门的卫生清洁，使用柔软、白色、无香味的手纸；告诉病人多食蔬菜水果、多饮水，少进辛辣食物，不饮酒。避免久站或久坐，久坐后作适当运动；有便秘者，清晨空腹喝温开水一大杯；每天晨起或晚睡前做 10 分钟腹部按摩：用手掌自右下→右上→左上→左下反复按摩腹壁，以促进肠蠕动；必要时服缓泻剂；对大便失禁者，教会病人提肛运动的方法。方法如下：深吸气时用力夹紧两臀部及大腿，收缩肛门并向上提；然后张口呼气再放松，早晚各练 10 分钟。

思考题

1. 内痔的临床分期有哪些？
2. 痔患者并发症康复治疗包括哪些？

（黄　峰）

第十六节　腹部微创术后

微创技术（minimally invasive technology）在腹部外科应用的适应证越来越广泛，从早期的腹腔镜胆囊切除或胃肠道肿瘤的根治，到今天腹腔镜肝切除或胰十二指肠切除，从单独使用腹腔镜完成单个疾病的手术治疗，到今天的腹腔镜、内镜、超声介入和放射介入的联合微创外科技术同时治疗复杂的疾病。再到以达芬奇（da Vinci）系统为典型代表机器人辅助外科系统，已经进入临床治疗腹部外科疾病。当今外科的主流，已全面代替传统手工外科，并产生了快速康复外科理念，其含义是：通过综合运用各个相关学科的技术措施对麻醉、手术的微创技术、术后镇痛以及围术期的最佳康复方案制订。

一、 康复评定

（一）功能评定

1. **疼痛评定**　微创术后可出现伤口疼痛、膈下及肩端疼痛，疼痛评定方法可以采用 VAS 评分法（视觉分级评定法）来进行。0 分为无痛，10 分为最大程度的疼痛，患者自行评分。

2. **下肢深静脉血栓检查** 下肢深静脉血栓是腹部外科手术最常见的并发症之一，超声与静脉造影是常用的检查评定方法。静脉造影能使静脉直接显像，可有效地判断有无血栓，并能确定血栓的大小、位置、形态及侧支循环情况。后期行逆行造影，还可了解静脉瓣膜功能情况。

3. **心功能评定** 老年腹部微创手术麻醉并发症易并发生心律失常、心肌缺氧等引起心功能障碍。评定详见本书第二章第一节。

4. **肺功能评定** 腹部微创手术肺功能评定详见本书第三章有关肺功能评定。

5. **心理功能评定** 详见教材《康复功能评定学》。

（二）结构评定

主要针对开展腹部微创手术的疾病加以评定

1. **腹外疝** 主要通过手法鉴别是腹股沟斜疝、直疝还是股疝，影像学可检查嵌顿性疝或绞窄性疝，腹部 X 线检查可见肠梗阻影像。

2. **胃肠疾病** 主要通过影像学检查及内镜学检查病变的部位及结构改变。

（1）X 线立位腹部透视或摄片：胃穿孔可见膈下新月状游离气体，胃扩张可见胃高度扩张，吞钡试验 24 小时后仍有钡剂存留，癌变时钡餐检查显示溃疡直径超过 1cm，周围胃壁僵直。结肠病变采用气钡双重造影，可提高诊断的正确率，并显示癌肿的部位与范围，但对直肠癌的诊断意义不大。

（2）内镜学检查：胃镜检查可直接观察溃疡病变的位置、大小，出血的原因和部位，并可进行活体组织取材；直肠镜、乙状结肠镜和纤维结肠镜检查不仅可在直视下肉眼作出诊断，而且可取组织进行病理学检查，对于男性病人有泌尿系症状时应行膀胱镜检查。

（3）B 超和 CT：腔内 B 超可检测癌肿浸润肠壁的深度及有无侵犯邻近脏器，可在术前对直肠癌的局部浸润程度进行评估；CT 可以了解直肠癌盆腔内扩散情况，有无侵犯膀胱、子宫及盆壁，是术前常用的检查方法，腹部 B 超和腹部 CT 扫描可检查有无肝转移癌及腹主动脉旁淋巴结肿大。

（4）PET-CT：针对病程较长、肿瘤固定的病人，为排除远处转移及评价手术价值时，可进行 PET-CT 检查。该检查可发现肿瘤以外的高代谢区域，从而帮助制订治疗方案。

3. **肝胆疾病**

（1）胆道疾病结构病变评定（见本章第十三节）。

（2）肝脏影像学检查：B 型超声检查可明确其病变部位和大小；X 线检查右叶脓肿可见右膈肌升高、肝阴影增大或有局限性隆起，有时出现右侧反应性胸膜炎或胸腔积液。左叶脓肿，X 线钡餐检查有时可见胃小弯受压、推移现象；CT 和 MRI 检查能确定肝脓肿部位及大小，还能检出直径 1cm 左右的微小肝癌，并能显示肿瘤的位置、大小、数目及其与周围器官和重要血管的关系，有助制订手术方案。

（三）活动评定

在病变不同时期，均可以采用 Barthel 指数等方法对患者的 ADL 进行评定。详见教材《康复功能评定学》。

（四）参与评定

对患者社会参与、生活质量的评定包括生理、心理、社会生活 3 个方面，可采用问卷形式进行。腹部微创术后的患者对社会参与、生活质量的影响一般很小。

二、 康复诊断

（一）生理功能障碍

腹部微创术后的患者生理功能受限表现为：二氧化碳气体静脉气栓、皮下气肿、肩部疼痛、高碳酸血症与酸中毒；下肢深静脉淤血和血栓形成；穿刺引起腹腔大血管或腹内脏器损伤、胆道损伤、出血、胆瘘、腹腔感染、切口感染或脂肪组织液化、穿刺孔疝等。以上病理改变对术后患者造成各种生理功能障碍。累及肺部及心脏的患者出现相应的呼吸功能及心功能受限。

（二）心理功能障碍

因腹部微创手术创伤小，一般没有明显心理功能障碍。但是有些患者术前也有焦虑、恐惧、紧张，这种反应是手术病人普遍存在的心理学反应，尤其多见于较大的手术，无住院史或无手术史的病人。术后因躯体某些部位功能丧失及患恶性肿瘤可表现为悲观绝望的心理反应，因病人的自身素质和环境，表现为易怒、多疑、孤僻变态等心理反应，同时术前精神高度紧张、失眠、手术创伤等也易导致术后病人出现谵妄、答非所问、恐惧等症状。

（三）ADL 能力障碍

腹部微创手术后由于疼痛和气腹等并发症，影响患者的日常生活能力。大部分腹部微创手术后不影响患者的日常生活活动。

（四）社会功能障碍

患者在术前、术中或术后早期社会参与、社会交往等均有不同程度的受限，在腹部微创手术后一般没有明显的社会功能受限。

三、 康复治疗

从腹部微创手术适应范围来看，从早期的腹腔镜胆囊切除或胃肠道肿瘤的根治，到今天腹腔镜肝切除或胰十二指肠切除；从单独使用腹腔镜完成单个疾病的手术治疗，到今天的腹腔镜、内镜、超声介入和放射介入的联合微创外科技术同时治疗复杂的疾病，几乎所有传统的腹部外科手术均有可能为微创外科手术所替代。康复治疗是针对腹部微创手术后生理功能障碍、心理功能障碍、ADL 能力障碍及社会功能障碍采取的一系列康复措施。

（一）术后腹痛腹胀康复治疗

1. 物理因子治疗　目的在于促进胃的血液循环、消炎解痉止痛。

超短波疗法：电极置于上腹部和背部相应脊髓节段（$T_{6\sim12}$），距离 3~4cm，无热剂量，每次 15 分钟，每日 1 次，10 次为 1 个疗程。

调制中频电疗法：将两个电极在腹胀、腹痛区域前后对置，强度以患者能耐受为度。每次 20 分钟，每日 1 次，10 次为 1 个疗程。

2. 点穴、内关穴位按压法及针灸疗法　由中医医师或者针灸医师操作。

（二）CO_2 气腹肩痛康复治疗

1. 低频脉冲电刺激治疗　用低频脉冲治疗仪电极片放置在肩部疼痛明显部位，治疗量根据患者承受力以微量电流对皮肤进行温和的刺激，使病人有刺痛颤动的感觉，时间 20 分钟，每天 2 次，观察并记录两组患者肩痛的持续时间与程度。

2. 穴位敷贴膏药　征得病人同意后，可敷贴膏药在双侧风池穴、肩井穴、肩痛穴。可以在穴位处涂抹红花油按摩至局部发热发红再敷贴膏药效果更好。

3. 穴位注射　由中医医师或者针灸医师操作。

（三）术后肠麻痹康复治疗

1. 口腔咀嚼（口香糖）配合穴位按摩　术后 6 小时开始咀嚼木糖醇无糖口香糖，1 次 /2 小时，每次 2 片，每次嚼 10~15 分钟，夜间正常睡觉不咀嚼，并按摩患者膻中、三阴交、梁丘、犊鼻、足三里等穴位，以按揉的方式着力于患者穴位处，每日 3 次，每次 30 分钟，直至患者第 1 次肛门排气。

2. 运动治疗　具体方法为术后去枕平卧 6 小时，待血压平稳后改为半卧位，协助翻身 1 次 /2 小时，指导患者床上四肢活动练习，每天 4~6 次，每次 5~10 分钟。术后 24~48 小时协助患者坐起，在不影响切口愈合情况下下床活动，并逐渐增加活动量。

3. 电针治疗　取穴为手三里（双）、足三里（双）、上巨虚（双），可坐起者加脾俞（双）、胃俞（双）。操作为用 0.35mm × 50mm 毫针，穴位常规消毒，取坐位针胃俞、脾俞，向脊柱方向 45° 斜刺 1.2 寸，得气后行补法，中等刺激 2 分钟，不留针，取仰卧位针手三里、足三里、上巨虚，直刺 1.2 寸，得气后接电针仪，用连续波，频率 4Hz，强度以患者舒适为度，留针 20~30 分钟，隔日 1 次，5 次为 1 个疗程。

4. 脐疗法　肉桂、吴茱萸各等份研末敷脐疗效显著。敷脐疗法的基础理论是祖国医学的经络学说敷脐药物成为简、便、易、效之法，广泛应用于术后肠麻痹。

（四）术后胃瘫康复治疗

1. 中频、体针及耳穴贴压治疗　中频治疗选用高级电脑中频电疗仪，选用机器本身规定的促进胃肠运动处方，电流强度以患者耐受为度，每次治疗 20 分钟。具体操作步骤：①患者先取坐位，医生将机器的输出极片（6cm × 8cm，极片涂导电液）贴于消毒后的脾俞、胃俞、三焦腧穴位上；②让患者平躺在诊疗床上，处于平卧位并压紧极片；③开机，调强度至患者能够耐受为度。体穴针刺选取中脘、内关、气海、天枢、足三里、三阴交等穴

2. 温针灸治疗　取穴及手法：主穴中脘、足三里、内关、三阴交、头皮针胃区。随症配穴，肝气犯胃加太冲，脾胃虚寒加脾俞、胃俞。温针灸足三里、中脘穴，操作方法：将针刺入腧穴得气后将艾条一段长约 2cm，插在针柄上，点燃施灸，内关用泻法，中强度刺激，以病人能耐受为度，三阴交用补法，余穴均平补平泻。留针 30 分钟，每日治疗 1 次。

3. 电针联合磁振热治疗　电针取足三里、内关、三阴交、太冲、丰隆、头针额旁 2 线（胃区）。穴位常规消毒，采用 0.30mm × 40mm 针灸针刺入腧穴，足三里用补法；内关、三阴交、太冲用泻法，行中强度刺激，以患者能耐受为度；余穴均行平补平泻。得气后连接翔宇 XYD-I 型电针仪，选用疏密波，频率 20Hz。留针 30 分钟，每日治疗 1 次。电针期间将磁振热治疗探头垫于患者背部膈俞、脾俞、胃俞。磁片起于膈俞终于胃俞。磁振热仪选择自主神经紊乱治疗挡，温度选择 40~55℃，以患者感觉舒适为宜。每日治疗 1 次。

（五）下肢深静脉血栓康复治疗

详见本书第二章的第五节"深静脉血栓"。

（六）肺功能康复治疗

1. 超短波物理疗法 使用落地超短波电疗机（LDT－CD31 型）辅助治疗，工作频率为 40MHz，波长 7.3m，输出最大功率为 200W，2 个规格为 200mm×290mm 电极，胸背部对置，间隙保持为 2~3cm，微热量，每日 1 次，每次 15 分钟，疗程为 2 周。

2. 呼吸康复训练 手术后次日，指导患者取舒适体位，充分止痛后行有轻微强迫性的深呼吸康复运动训练：吹气球训练，以 4~5 次 / 分的频率将半径长 10cm 的气球吹大，间隔休息 5 分钟后再次锻炼，锻炼以患者能够耐受为限，每日 3~4 次。

（七）心功能康复治疗

详见本书第二章"循环系统疾病康复"有关章节。

（八）心理治疗

患者由于病情反复发作，患者常产生焦虑、无助等心理障碍。主张对患者进行适当的心理治疗。康复医师与治疗师在治疗患者时，应帮助患者树立信心，鼓励患者。

（九）其他治疗

腹部微创手术加速康复外科（FTS）采取的措施主要包括三个方面：①术前病人体质和精神两方面的准备；②减少治疗措施的应激性；③阻断传入神经对应激信号的传导。积极与病人沟通在 FTS 围术期中起着极其重要的作用，向病人及家属介绍术前、术后所采取措施的意义以取得病人的理解及配合，更好地实施 FTS 理念。使用起效快、作用时间短的麻醉剂及短效的阿片类药，从而保证病人在麻醉后能快速清醒，利于术后早期活动，采用胸段硬膜外麻醉，减少术后肠麻痹，并能在术后有效镇痛。术中尽量减小手术切口，以减轻疼痛及炎性反应，采取术中保温、用温水冲洗等措施以减少术中出血，降低术后心血管并发症及术后切口感染的发生率。术后采取硬膜外镇痛尽量减少阿片类药物的使用，以减少恶心、呕吐以及肠麻痹等症状。不常规使用鼻胃管、引流管，早期拔除导尿管，以减少不必要的应激与病人的不适程度。在有效镇痛的前提下鼓励术后病人早期下床活动，可减少病人的肺功能损害，增加组织的氧供，降低肺部感染的可能性，减少下肢血栓的发生率等，并鼓励早期饮水进食，以促进肠功能的恢复，减少并发症的发生；制订合理的出院计划。配合中药治疗效果更好。

四、 功能结局

腹部微创手术后一般没有关节的功能受限。腹腔镜术后发生肩部疼痛与 CO_2 气腹产生的张力有关。CO_2 气腹压力高，产生的张力大，对膈神经的牵拉刺激强，导致术后肩部疼痛，康复的早期介入，可以缓解急性期的症状，改善患者的疼痛。

五、 康复教育

（一）手术前健康教育

包括疾病的诊断、介绍手术的必要性、详细告知治疗经过以及可能会出现的并发症和解决方法等，可使患者对疾病本身有正确的认识及理解，对手术有充分准备，从而减少对手术的恐惧，由此而引发的一系列应激反应也相应降低，最终达到患者术后快速康复的目的。让患者对围术期的医疗行为充分理解认识，使患者了解早期下床活动、早期进食水对恢复的帮助，增强患者及家属对康复的信心。

（二）手术后健康教育

内容包括术后的自我保健措施和呼吸功能锻炼等。具体内容：

（1）束腹胸式呼吸训练：术前用腹带绑住患者腹部，以训练术后最佳的生理状态，与此同时，对患者进行有效的胸式呼吸。

（2）深呼吸训练：可采取坐位或半卧位用鼻吸气，直至不能再吸入空气为止，闭气调息约数秒钟，再缓慢呼气，吸气与呼气时间比例约为 1：2~3。此训练以增加患者的呼吸肌的运动功能。

（3）有效咳嗽：指导患者深吸一口气，屏气 1~3 秒，并爆发式地用力咳嗽数次，痰液即易咳出。

（4）吹气球呼吸训练法：即在常规方法的基础上，每次叩背咳嗽排痰后，听诊肺部未闻及痰鸣音，指导患者尽力吸气将气球吹起，注意不要漏气，使气球直径达到 5~30cm，如此反复，每次训练 10~15 分钟。

思考题

1. CO_2 气腹肩痛的原因是什么？
2. 加速康复外科的理念是什么？

（黄　峰）

第六章
泌尿生殖系统疾病康复

本章主要讨论了泌尿生殖系统常见疾病的康复治疗。泌尿系统中，尿路感染是一种常见病、多发病，包括上尿路感染和下尿路感染，其中慢性肾盂肾炎和膀胱炎最为多见。生殖系统中，最常见的是男女生殖系统感染，如盆腔炎、宫颈炎及前列腺炎等，其中尤以女性生殖系统感染多见。尿失禁和尿潴留既是泌尿系统常见疾病，也是临床常见症状，常伴发于其他疾病。男女性功能障碍中常见阳痿、早泄、女性性欲低下和无性欲、女性性欲高潮障碍等疾病。肾衰竭根据发病急缓分为急性和慢性两类，急性肾衰竭主要由肾缺血和肾中毒所致。慢性肾衰竭是所有慢性肾脏疾病的共同结果。肾移植术是肾衰竭终末期最好的治疗手段，肾移植术后的排斥反应及反复感染决定肾移植肾/人的存活率。本章以康复的理念讨论在泌尿系统中各种常见疾病的康复治疗。

第一节 尿 路 感 染

尿路感染（urinary tract infection，UTI），是指致病菌在尿路中生长繁殖，并侵犯泌尿道黏膜或组织而引起的炎症性疾病，可分为上尿路感染（以肾盂肾炎为主）和下尿路感染（以膀胱炎为主）。上尿路感染包括肾积脓、肾皮质脓肿、肾周围炎、肾盂肾炎、输尿管炎，其中以肾盂肾炎最为多见。下尿路感染则包括膀胱炎、尿道炎和尿道口炎，以膀胱炎为主。最常见的致病菌是革兰阴性杆菌，此类致病菌主要以上行感染途径引起尿路感染；金黄色葡萄球菌、白色念珠菌属、新型隐球菌及假单胞菌属等主要通过血行感染途经引起尿路感染。UTI 是临床上最常见的感染性疾病之一，在我国发病率0.91%，仅次于呼吸道感染，常与其他专科疾病相伴随，轻者可呈无症状性菌尿，重者可危及生命。UTI 常见的易感因素有：①女性，尤其在妊娠期及绝经后；②儿童和老年；③尿路梗阻及泌尿系统畸形和功能异常；④尿路插管及器械检查；⑤基础疾病：如糖尿病、脊髓损伤、多发性硬化症、艾滋病、肾移植术后等。

除无症状性菌尿以外，UTI 共同症状为尿频、尿急和尿痛等尿路刺激症状，可伴腰痛、下腹疼痛，也可出现一过性血尿或排尿困难，如出现发热（>38.0℃）、寒战、全身酸痛、恶心、呕吐等全身感染中毒症状，多考虑上尿路感染。尿常规检查可有白细胞、血尿、蛋白尿，尿涂片细菌检查及中段尿细菌培养可确定致病菌，帮助 UTI 确诊以及选择有效抗生素。急性 UTI 血常规可见血白细胞升高，中性粒细胞增多。血沉可增快。慢性肾盂肾炎肾功能可出现异常，表现为肾小球滤过率下降，血肌酐升高等。泌尿系统影像学检查以及静脉肾盂造影等可以观察肾脏形态变化，发现尿路异常，帮助 UTI 的定位诊断。

一、 康复评定

（一）功能评定

1. **疼痛评定**　可采用目测类比定级法（VAS法）来进行。
2. **肾功能评定**　包括肾小球滤过功能和肾小管浓缩功能测定。前者的指标有血尿素氮、血肌酐、内生肌酐清除率等；后者包括尿比重、尿渗透压及尿酚红排泄试验测定。
3. **排尿功能评定**　参照本章第三节。
4. **心理功能评定**　参见本套教材《康复功能评定学》。

（二）结构评定

泌尿系统B超、CT、MRI以及腹部X线检查、静脉肾盂造影、尿路造影等影像学检查以及膀胱镜检查可以对泌尿系统进行结构评定。其中泌尿系统B超检查可显示肾脏结构、大小，观察是否存在结石、输尿管扩张、肾盂积水等异常情况，临床最为常用。

（三）活动评定

参照本套教材《康复功能评定学》。

（四）参与评定

参见本套教材《康复功能评定学》。

二、 康复诊断

（一）生理功能障碍

1. **疼痛**　UTI可引起尿频、尿急、尿痛及腰部和下腹部的疼痛等。
2. **肾功能障碍**　UTI常常反复发作，持续进展可使肾功能受到损害。
3. **排尿功能障碍**　UTI可引起患者尿失禁、尿潴留及排尿困难。

（二）心理功能障碍

UTI以尿频、尿急、尿痛、发热为主要表现，病情常常反复，对生活、工作可产生不同的影响，使患者常常产生烦躁、悲观和失望的心理及情绪变化。

（三）ADL功能障碍

UTI发作时的尿频、尿急、尿痛等症状常影响患者的日常活动。

（四）社会功能障碍

急性UTI对患者工作和社会活动的影响是暂时的，但UTI反复发作影响到患者的肾功能时，患者的劳动和社交活动则受到一定的限制。

三、 康复治疗

UTI 康复治疗的原则是以抗感染为主、纠正易患因素为辅，同时通过各种措施加强全身营养，提高机体免疫力。其目标为抗感染、减轻临床症状、减少肾功能损害、改善 ADL、提高生活质量。

（一）物理治疗

1. 物理因子治疗 目的是使肾脏血管扩张，血流加速，改善肾脏的血液循环，消炎止痛，解除血管痉挛，加强利尿，促进代谢产物的排泄，促进坏死细胞的再生和肾功能的好转。血尿、肿瘤或结核引起的 UTI 及女性经期孕期等情况不适合物理因子治疗，心脏起搏器及宫内金属节育器等情况禁用高频电疗。

（1）高频电疗（超短波、微波等）：具有改善循环，消炎止痛的作用，尤其适用于急性 UTI。方法：超短波一对电极对置于肾区或膀胱区前后，微波辐射头对准病患器官，无热量（急性）或微热量，10~15 分钟 / 次，每日 1 次，10~20 次为 1 个疗程。

（2）中频电疗（干扰电、音频、电脑中频电等）：将病灶置于两电极片之间，可用并置法或对置法，电流强度以患者耐受为准，20 分钟 / 次，每日 1 次，10~20 次为 1 个疗程。

（3）超声波：将声头置于病灶对应的体表部位，在声头和体表皮肤之间涂上耦合剂，声头紧压皮肤并做缓慢均匀的移动，强度可根据病情而定，急性 UTI 输出剂量 $0.6~0.8W/cm^2$、慢性 UTI 输出剂量选择 $0.8~1.0W/cm^2$，治疗时间为 5~10 分钟 / 部位，每日 1 次，5~10 次为 1 个疗程。

（4）光疗（红外线、TDP、激光、偏振光等）：适用于慢性 UTI。方法：病变区照射，温热量，15~20 分钟 / 次，每日 1 次，10 次为 1 个疗程。

（5）蜡疗：适用于慢性 UTI。方法：用蜡袋或蜡饼敷于患肾区，30 分钟 / 次，每日 1 次，10 次为 1 个疗程。

（6）磁疗：将磁块对置于患肾区，磁场强度为中等剂量，20 分钟 / 次，每日 1 次，10 次为 1 个疗程。

2. 运动治疗 包括有氧训练和力量训练等，可提高人体免疫力，促进 UTI 的恢复，预防复发，适用于慢性 UTI 及反复发作 UTI 的患者。UTI 的运动训练以有氧训练为好，如慢跑、游泳、骑车、健身操等，一般每次 30~60 分钟，分为准备、运动和整理三个阶段，每周 3~7 次，运动量以轻微出汗、呼吸加快而不影响对话、第二天起床无不适为宜。运动训练前最好由医生制订运动处方，尤其对于老年及合并心肺疾病的患者。

3. 传统疗法 如针灸治疗、推拿等，可根据病情选择。

（二）心理治疗

在心理学理论的指导下，采用支持性心理治疗、认知疗法等心理学治疗技术，对 UTI 患者进行沟通、指导、安慰及疏导，减轻患者焦虑、抑郁、沮丧的情绪，帮助患者缓解心理压力，解决患者所面临的心理困难与心理障碍，使其正确认识疾病，树立战胜疾病的信心，配合治疗。

（三）其他治疗

1. 全身支持治疗 急性 UTI 应注意卧床休息、多饮水，注意食用易消化、富含热量和维生素的食物。

2. **药物对症治疗** 应根据尿培养标本结果合理选用抗菌药物。经验性治疗推荐方案为氟喹诺酮（左氧氟沙星或环丙沙星）、氨基青霉素联合 β 内酰胺酶抑制剂、第二或第三代头孢菌素或氨基糖苷类，急性膀胱炎连续治疗 3~7 天，肾盂肾炎治疗时间为 14 天，也可延长至 21 天，推荐治疗结束后 5~9 天及 4~6 周做尿细菌培养。真菌尿路感染多使用两性霉素 B 联合或不联合氟胞嘧啶（或氟康唑）系统治疗。

3. **手术治疗** 如切开引流、患肾切除术等。

四、 功能结局

由于人体解剖学上的特点，上、下尿路易同时感染或相互传播。上尿路感染易并发下尿路感染，而下尿路感染可单独存在。上尿路感染症状重、预后差、易复发，可损害肾功能；下尿路感染症状轻、预后佳、少复发，一般不损害肾功能。UTI 如及时治疗，并发症很少，但对于合并有尿路畸形、梗阻等复杂因素或伴有糖尿病、肾衰竭的肾盂肾炎，如治疗不及时，可出现肾乳头坏死或肾周围脓肿等并发症。

五、 健康教育

（一）避免易患因素，掌握有效的预防措施

1. 多饮水，勤排尿，注意阴部的清洁，女性患者在月经、妊娠和产褥期，特别要注意预防。凡能正常饮水患者，每天饮水应 >2000ml，2~3 小时排尿 1 次，保持尿量 >2000ml。

2. 尽量避免使用尿路器械，如必须留置导尿管，须严格执行有关规范，必要时可服用抗生素或进行膀胱冲洗预防感染，但不推荐对留置导尿患者常规进行预防性膀胱冲洗。

3. 易患人群要全面了解自身疾病的特点，找出易感因素，学习与疾病相关的知识，要尽量避免易患因素，增强自我保护的意识，做到早发现早防治，及时治疗，降低疾病复发率，减少对机体功能的损害。

（二）保持健康的生活方式

1. **合理饮食** 补充多种维生素，经常食用利尿菜果，如冬瓜、西瓜等。新鲜的蔬菜与水果有一定的利尿作用，对清除尿路感染有好处；

2. **生活规律** 避免过度性生活，要坚持不懈开展体育运动如跑步、体操、气功等，让血脉活络，增加泌尿系统血液循环，也就增强御病能力。

3. **社会干预** 因尿路感染发病率较高，年龄涉及广泛，因在全社会开展宣传教育，使更多的人了解尿路感染的病因、易感因素及防治办法，减少其发病率。

思考题

1. 尿路感染的易感因素有哪些？
2. 尿路感染主要有哪些功能障碍？

3. 尿路感染的康复评定包括哪些内容？

4. 尿路感染的康复治疗原则、目的是什么？有哪些主要的治疗手段？

5. 尿路感染的健康教育包括哪些内容？

（王　红）

第二节　生殖系统感染

　　生殖系统包括内生殖器和外生殖器。生殖系统各器官由于其解剖特点都可受到病原体感染产生炎症，形成泌尿外科、妇产科的常见疾病和特殊急症。生殖系统感染可局限于一个部位，也可同时累及几个部位，有时可扩散至全身，也可能是全身或重症感染的一部分。

　　男性生殖系统感染是指男性生殖系统受到细菌、病毒或寄生虫感染而引起的疾病，包括前列腺炎、附睾炎、睾丸炎、精囊炎、阴茎软组织感染及包皮龟头炎等。其中前列腺炎是男性常见疾病，主要由细菌感染前列腺所致，尿频、尿急、尿痛、排尿困难、性欲减退、腰骶及下腹疼痛是其主要特征。其余都为外生殖器感染，临床共同表现为感染外生殖器或局部肿胀、疼痛，有时可放射至同侧腹股沟和腰部，肿大的生殖器压迫尿道可使排尿不畅，精囊炎还可出现血精及射精痛等不适等症状。以上男性生殖系统感染急性发作时常有发热、寒战、全身不适等症状。体检可见感染生殖器肿大变硬，压痛明显，温度增高。前列腺炎直肠指检前列腺肿大。实验室检查可见血常规、尿常规、前列腺液或精液异常，B超检查可见相应的生殖器肿大。

　　女性生殖系统感染是妇科常见病，包括外阴炎、阴道炎、宫颈炎等外生殖器感染，也可侵袭上生殖道而发生子宫内膜、输卵管、卵巢及盆腔炎等，其中以宫颈炎及盆腔炎最为常见。宫颈炎是由多种细菌感染引起的阴道黏膜或宫颈的炎性疾病，主要表现为阴道分泌物增加，呈水样或脓性并伴有臭味，有的患者有外阴瘙痒和烧灼感。查体可见白带多，常呈灰白色，外阴、阴道壁或宫颈黏膜充血发红，可出现不同程度的宫颈糜烂。白带实验室检查异常。盆腔炎是女性内生殖器及其周围的结缔组织所发生的炎症。它包括子宫内膜炎、子宫肌炎、输卵管炎、输卵管卵巢炎、盆腔腹膜炎、盆腔结缔组织炎等。其临床表现为下腹疼痛，急性期可有发热。妇科检查可见阴道内大量脓性白带，呈黄色或绿色。双合诊检查时多数患者下腹正中或附件区有压痛。实验室检查可见血常规白细胞升高、血沉加快；B超检查可有盆腔积液；后穹窿穿刺可抽出脓液等。

一、康复评定

（一）生理功能评定

1. **疼痛**　可采用目测类比定级法（VAS法）。

2. **排尿功能评定**　参照本章第三节。

3. **性功能评定**　参照本章第四节。

4. **宫颈糜烂的评定**

（1）宫颈糜烂的分度：根据糜烂面积大小将宫颈糜烂分为：①轻度：指糜烂面小于整个宫颈面积的1/3；②中度：指糜烂面占整个宫颈面积的1/3~2/3；③重度：指糜烂面占整个宫颈面积的2/3

以上。

（2）宫颈糜烂的程度：根据糜烂的深浅程度可分为单纯型、颗粒型和乳突型。

5. 心理功能评定　参见本套教材《康复功能评定学》。

（二）结构评定

男性外生殖器感染体格检查可见相应外生殖器红肿，压痛，有时可有皮温增高，彩超检查可见感染生殖器增大。女性外生殖器感染妇科体检可见阴道或宫颈黏膜充血肿胀，严重者可出现不同程度的宫颈糜烂。彩超多用于盆腔炎诊断，主要表现为盆腔积液。腹部 X 线平片、生殖器官的 CT 及 MR 检查多用于生殖系统感染的鉴别诊断。

（三）活动评定

参照本套教材《康复功能评定学》。

（四）参与评定

参照本套教材《康复功能评定学》。

二、康复诊断

（一）生理功能障碍

1. 疼痛　炎症反应常常造成患者腰部、下腹部、腹股沟及病变生殖器部位的疼痛不适。

2. 性功能障碍　生殖系统的感染使得部分男性患者出现射精痛，血精、早泄、遗精、性欲减退或勃起障碍；女性患者则可能因局部疼痛、外阴瘙痒、白带异常以及因此产生的巨大心理压力而产生性欲低下或性交痛。

3. 排尿功能障碍　生殖系统感染的患者常常因炎症反应或肿大生殖器压迫尿道造成排尿困难。

4. 生殖功能障碍　生殖系统感染常常造成男性或女性患者不孕不育。

（二）心理功能障碍

生殖系统感染的患者常因病变部位特殊，可令患者表现为情绪紧张、精神压力大，常感觉全身乏力，失眠、多梦、疑病，大多数患者对自身疾病认识不够，常常感到羞怯、焦虑、抑郁、烦躁不安、易激惹等。疾病所造成的有关性功能问题，使患者产生自卑、沮丧以及对生活失去信心等心理改变。

（三）ADL 能力障碍

不适的躯体反应及复杂的心理变化，常常影响生殖系统感染的患者参加许多日常活动，使其日常生活能力受限。

（四）社会功能障碍

生殖系统感染的患者常因其病症不愿参加各种社交活动，减少同其他人的交往。但此病对患者劳动、就业的影响不大。

三、 康复治疗

本章节主要讨论的是生殖系统细菌性感染，病因明确，只要针对病因，治疗效果就明显。对于细菌性生殖系统感染首先要迅速控制炎症，以防转为慢性或反复发作。康复治疗以消炎、消肿、止痛、改善功能为原则；其目标为控制感染，缓解疼痛等临床症状，减少对患者日常生活和工作的影响，减轻性功能损害，提高生活质量。

（一）物理治疗

目的是改善患病器官的血液循环，促进炎性渗出物的排泄，控制炎症，消肿止痛。需要注意的是，高频治疗睾丸及附睾炎可影响精子质量，应慎用，高频治疗期间男女都应避孕。血精、血尿、肿瘤或结核引起的生殖系统感染及女性经期孕期等情况不适合物理治疗，心脏起搏器及宫内金属节育器等情况禁用高频治疗。

1. **高频电疗（超短波、微波等）** 作用部位为感染生殖器，其余参照本章第一节。微波治疗宫颈糜烂具有较好的疗效，但需要特制的治疗仪及探头。

2. **中频电疗** 作用部位为感染生殖器，其余参照本章第一节。

3. **直流电药物离子导入疗法** 常用药物（碘离子或病菌敏感的相关抗生素药物），将2块200~300cm² 电极放在腰骶部和下腹（药物电极），极性连接视药物而定，耐受量，25分钟/次，每日1次，10次为1个疗程。

4. **超声波** 可用于男女内生殖器感染，其余参照本章第一节。

5. **光疗（紫外线、激光等）**

（1）冷光紫外线：照射于患处，照射剂量视病情而定，一般从2个生物剂量开始，每次增加一个生物剂量，每日或隔日1次，10次为1个疗程。

（2）激光治疗：低能量激光主要有抗炎和促进上皮组织生长的作用；高能量激光可对组织有破坏作用：①氦氖激光照射法：散焦照射于患处，每日1次，10次为1个疗程；②二氧化碳激光照射法：凝固、炭化、气化治疗宫颈糜烂，治疗次数视病情而定。

6. **磁疗** 磁块放置下腹和会阴部，其余参照本章第一节。

其他如电兴奋疗法、热水坐浴疗法、高压氧治疗等，可根据病情酌情选择。

（二）心理治疗

常采用的方法有：支持性心理治疗、认知疗法等。治疗者对生殖系统感染的患者应坦诚相待，要以深入浅出、通俗易懂的方法去给患者讲解生殖系统感染的基本知识，使患者能清楚了解自身的病症，从而达到领悟和缓解病情的目标，减轻患者的不良心理反应，消除心理症状，提高治疗效果。

（三）其他治疗

1. **一般治疗** 卧床休息、合理饮食、避免性生活等。

2. **药物治疗** 根据致病菌选择有效抗菌药物。阴道炎和宫颈炎可配合外用栓剂。急性感染疗程为7~14天，慢性感染4~6周。

3. **手术治疗** 当脓肿形成时，可切开引流；也可根据病情采取适当手术治疗。

四、 功能结局

生殖系统感染若及早治疗，大都可治愈，如延误病情会使病情加重或导致疾病反复发作。男性患者常常存在性功能障碍，甚至导致不育。女性生殖系统感染治疗不及时或反复发作可导致不孕症、异位妊娠、流产、早产、先天性新生儿感染、慢性腹痛等并发症，影响两代人的健康，并可增加艾滋病感染和发生宫颈癌的危险。

五、 健康教育

生殖系统感染如及时治疗，大多可以治愈，因此，排除心理障碍，及早就诊是关键。

1. 积极预防，避免易患因素

（1）了解相关知识，增强自我防范意识。

（2）注意个人卫生，每天清洗下身。

（3）做好经期、孕期及产褥期的卫生宣传。

（4）妇科手术注意无菌操作。

（5）应尽量控制或去除诱因（是否有糖尿病、应用抗生素、雌激素或糖皮质激素、穿紧身化纤内裤、局部药物的刺激等）。

2. 掌握基本防治方法　学习了解生殖系统感染的各种病因，并采取应对的措施，做到早发现，早治疗。

3. 注意生活习惯

（1）合理饮食，禁食辛辣刺激性强的食物。

（2）生活规律，避免劳累受凉。

（3）注意个人卫生，避免泌尿系感染。

（4）加强锻炼身体，增强体质。

4. 注意事项

（1）最佳治疗期为感染后的1~4个月以内。

（2）进行科学规范的检查和治疗。

（3）足量用药，疗程足。

（4）坚持对伴侣进行同时治疗，治疗期间应暂停夫妻生活，以避免交叉感染。

思考题

1. 生殖系统的常见病有哪些？

2. 前列腺炎及女性盆腔炎主要症状有哪些？

3. 生殖系统感染可导致哪些功能障碍？

4. 生殖系统感染的物理治疗方法有哪些？

5. 生殖系统感染的功能结局是什么？

6. 生殖系统健康教育的主要内容是什么？

（王　红）

第三节　尿失禁和尿潴留

人体要完成贮存和排放尿液这一生理功能需要膀胱在神经系统的支配和在意识的控制下与相关肌肉共同协调合作完成。以上任何一个环节异常引起的膀胱功能异常和（或）尿道括约肌异常以及膀胱和尿道外部压力及内部阻力的异常均可导致排尿异常，表现为尿失禁或尿潴留。尿失禁或尿潴留既是一种常见的临床症状，又是一种常见的泌尿系统疾病。

尿失禁（urinary incontinence）是指确定构成社会和卫生问题、且客观上能被证实的不自主的尿液流出，包括六种类型，即压力性、急迫性、混合性、充溢性、功能性和结构异常，其中以压力性尿失禁最为多见。膀胱异常和尿道括约肌异常是导致尿失禁的两大因素。膀胱异常导致的尿失禁的机制有逼尿肌过度活动、低顺应性膀胱和逼尿肌收缩无力。尿道括约肌异常在男女性有明显不同，男性尿道括约肌异常的最常见原因为前列腺术后对尿道括约肌的损害，其他还有尿道外伤和神经源性尿道功能障碍。女性尿道括约肌异常有两种：①尿道过度下移；②尿道固有括约肌功能减低。UI 在女性最为多见，是女性最常见的五大疾病之一。据报道老年人（≥65 岁）UI 的患病率，女性约 30%~40%，男性 15%。UI 临床多表现为尿频、尿急、不能拖延和控制尿液，也会出现排尿淋漓不尽或排尿困难等症状。

尿潴留（urinary retention）是指当膀胱处于充盈状态而不能将尿液自行排出的症状，其病因包括邻近组织或器官各种器质性病变造成尿道或膀胱出口的机械性梗阻、神经损伤导致的动力性梗阻以及肌松药药物作用等。UR 分为急性和慢性两类。急性尿潴留时，下腹部饱满感及胀痛难忍，尿意紧迫，但排不出尿液，有时从尿道溢出部分尿液，仍不能减轻下腹的胀痛。慢性尿潴留多表现排尿不畅、尿频明显，常有排尿不尽感，有时出现 UI。长期慢性尿潴留可导致上尿路扩张、肾积水，甚至出现尿毒症症状，如恶心、呕吐、贫血、出血等。体检时耻骨上可见球形隆起，触诊时表面光滑具有弹性，叩诊呈浊音。

临床上可以通过简易的膀胱容量及残余尿测量协助诊断 UI 与 UR。膀胱 B 超检查联合尿动力学检查则可收集更为详细的资料。肌电图检查可以测得括约肌力量。尿常规、尿培养及药敏试验可以判定是否合并尿路感染并指导临床用药。

一、康复评定

（一）功能评定

1. **排尿功能评定**　主要测定每日排尿量、每次排尿量、残余尿量及膀胱容量。简易残余尿量及膀胱容量的检测操作如下：

（1）残余尿测定：正常排尿后立即插入导尿管所导出的尿液容积。

（2）膀胱容量测定：排空膀胱后，缓缓注入生理盐水（37℃）直至盐水不再滴入时所注入的盐水容积。

2. **尿流动力学评定**　根据流体力学原理，采用电生理学方法及传感器技术，来研究贮尿和排尿的生理过程及其功能障碍，主要包括尿流率测定、膀胱压力容积测定及尿道功能测定。

3. **肾功能评定** 主要测定尿素氮、肌酐水平。

4. **尿失禁的评定** 根据 UI 的临床症状对 UI 进行分类及评价。

（1）尿失禁的分类：见表 6-1。

表 6-1 尿失禁的分类

基本类型	症状	常见原因
压力性尿失禁	咳嗽、喷嚏、笑、体位改变和重力活动等腹压增加下引起尿失禁	盆底肌松弛，尿道近端过度下移，膀胱颈和尿括约肌功能障碍
急迫性尿失禁	尿频、尿急、尿痛、夜尿、排尿间隔 <2 小时；不能拖延和控制排尿	逼尿肌过度兴奋或反射亢进，常合并泌尿系或中枢神经系统疾病，如膀胱炎、尿道炎、肿瘤、结石、憩室出口梗阻、脑卒中、痴呆、帕金森病、脊髓损伤等。有些患者病因不明
混合性尿失禁	同时存在压力性尿失禁和急迫性尿失禁症状	膀胱颈尿道高活动性、逼尿肌不稳定和反射亢进共同存在，或合并尿道内括约肌功能障碍
充溢性尿失禁	尿流细弱、中断、淋漓不尽、残余尿、排尿困难	糖尿病、脊髓损伤、出口梗阻等导致的膀胱收缩乏力
功能性尿失禁	如厕能力降低，不能及时到达卫生间相关的漏尿	认知障碍或机体运动功能障碍；如厕环境不良
结构异常性尿失禁	长期持续性漏尿	为膀胱、尿道及盆底组织结构破坏或畸形，如难产引起的产伤或由子宫切除、膀胱手术等引起的损害；先天畸形

（2）尿失禁症状评分：采用国际尿失禁咨询委员会尿失禁问卷表（ICI-Q-LF）（见本节附录）。

（3）尿失禁程度评定：分为轻度、中度和重度。

轻度：不影响日常生活，只有在特殊情况时才会有尿失禁的困扰，譬如：做强烈需利用到腹压的运动、激烈运动时或在大声笑才会出现尿失禁的问题，基本上不大会影响主要生活。

中度：会造成日常生活某些不便，只要咳嗽或稍为腹部用力就会出现尿失禁问题，所以可能需要垫护垫、卫生棉或尿失禁裤来时时保持干爽和参加社交活动。

重度：日常生活上会受到非常大的限制，心理也会受到影响。

轻中度的尿失禁可以通过药物和盆底训练、膀胱训练等行为治疗得到完全的康复，重度尿失禁则必须手术治疗。

5. **神经电生理评定** 括约肌肌电图检查、神经传导测定等，具体参见本套教材《康复功能评定学》。

6. **性功能评定** 参见本章第四节。

7. **心理功能评定** 参见本套教材《康复功能评定学》。

（二）结构评定

B 超可用于测定膀胱残余尿量，同时可观察肾及输尿管的结构、膀胱形态、膀胱壁的增厚、小梁，了解前列腺增生情况、观察有无肾积水、膀胱颈口形态及排尿状态下膀胱颈口的形态变化。腹部平片、排泄性尿路造影、排尿期膀胱尿道造影以及膀胱镜与尿道镜检查可以观察膀胱及尿道内外的结构异常。CT 及 MR 检查主要用于疾病的诊断及鉴别诊断。

（三）活动评定

参照本套教材《康复功能评定学》。

（四）参与评定

参见本套教材《康复功能评定学》。

二、 康复诊断

（一）生理功能障碍

1. **疼痛** UR 可引起下腹胀痛，UI、UR 均会使患者伴发泌尿系感染症状，引起患者腰部、下腹或排尿疼痛等。

2. **排尿功能障碍** 不同的病因可造成不同的膀胱贮尿排尿功能障碍，出现不同程度的排尿困难或尿液自动流出等症状。

3. **肾功能障碍** UR 由于排尿困难、膀胱排空不全，易诱发泌尿系感染、结石、肾积水等，最终影响肾脏功能；UI 因其致病因素也易使肾功能受影响。注意鉴别肾功能障碍的少尿和 UI。

4. **性功能障碍** 有些 UI 患者有性交痛，有些患者性交时发生 UI，影响性生活。

（二）心理功能障碍

对于大多数 UR 患者，疾病会使其产生悲伤、痛苦、消沉压抑、丧失自信、无助和绝望的心理变化；而对于 UI 患者，因各人对疾病的感受或耐受不同，心理差异较大，有些患者会对自身这一功能的损害非常敏感，产生强烈的情绪变化，如羞怯、紧张、焦虑、悲伤、烦躁不安、孤独寂寞，并常感精神压抑、自卑、痛苦难忍；有些患者则对此病症很不在乎，认为是衰老的表现，无需紧张，不需要治疗。

（三）ADL 能力障碍

UR 使患者行动不便，加上复杂的心理变化，其日常活动进一步受到限制；UI 患者常常不能胜任家务，不愿外出，与社会隔离，性生活也受到影响。许多 UI 患者为了适应 UI，常采取减少饮水，减少社交活动来避免尴尬的局面，而有些症状较轻的患者日常生活则不受到任何影响。

（四）社会功能障碍

UR 患者常常同时伴有其他疾病，在短时期内，患者的工作、社交活动都受到限制，有些患者甚至将终生不能再就业；UI 患者中，心理变化大的患者劳动、工作及社交活动会受到一定的影响，生活质量下降，而心理变化不大的患者，社会功能将不受影响。

三、 康复治疗

UI 和 UR 的康复治疗以病因治疗、缓解和控制排尿、贮尿困难、恢复排尿功能和综合治疗为原则；以解决患者排尿疼痛，尽可能恢复肾功能、排尿功能、性功能、减轻患者的心理压力及提高生活质量为目标；主要方法有物理治疗、作业治疗、康复工程及心理治疗等。

（一）物理治疗

1. **物理因子治疗** 具有改善血液循环、改善肾脏功能和排尿功能的作用，并可通过调整相关神经功能来增强膀胱逼尿肌的肌张力，解除尿道括约肌痉挛的的作用。由肿瘤或出血所致的 UI 和 UR 禁用。

（1）高频电疗（超短波、微波等）：参照本章第一节，尿失禁、尿潴留并发感染时，无热量或微热量，尿道括约肌痉挛患者，采用微热～温热量。

（2）中频电疗（干扰电、音频、电脑调制中频电疗）：参见本章第一节。

（3）低频电疗：低频电疗对 UI 和 UR 具有较好的疗效。

低频脉冲电流疗法：低频电流可改善动、静脉及淋巴循环，刺激病肌，使其发生被动的节律性收缩，逐步恢复功能，用于治疗 UI。方法：12cm×5cm 电极固定在耻骨联合上方，另一个电极固定在腰部，电流强度耐受量，20 分钟，每日一次，10 次为 1 个疗程。

感应电疗法：可以刺激失神经支配的肌肉，促使其收缩，可用于 UR 的治疗。方法同上述低频电刺激。

离子导入疗法：2 个各 200cm² 的电极分别置于耻骨联合上（与阳极连接）和腰骶部（与阴极连接），可以用 0.1% 的毒扁豆碱、新斯的明或毛果芸香碱经阳极导入，20 分钟，每日一次，10 次为 1 个疗程。

（4）磁疗：参见本章第一节。

其他疗法如红外线疗法、超声波疗法、针灸治疗等，可根据病情选择。

2. 运动疗法 通过增强相关肌肉的力量来提高贮尿、排尿功能。

（1）UI 的治疗：目的在于增强盆底肌肉力量，提高控尿能力。

盆底肌肉训练：以训练耻尾肌、肛提肌为主来增强盆底肌肉对膀胱、尿道、阴道、直肠的支持作用。方法：收紧、提起肛门、会阴及尿道，保持 5 秒，然后放松；休息 10 秒，再收紧、提起；尽可能反复多次，至少 10 次以上；然后做 5~10 次短而快速的收紧和提起。15~30 分钟 / 次，每日 1~3 次，坚持 4~6 周，使每次收缩达 10 秒以上。在训练时，可采取任何体位进行锻炼，尤其是站立位时的盆底训练更重要，避免收紧腹部、腿部或臀部的肌肉。此法可与电子生物反馈治疗结合运用。

膀胱训练：通过使患者学会抑制尿急而延迟排尿，通过延长排尿间隔来提高膀胱容量。方法：为患者选择适当的间隔时间（如最初以 30~60 分钟为间隔，最后达 2.5~3 小时排尿一次），收缩盆底肌肉。此法只适用于无精神障碍、不是太衰老并具尿急认识能力的患者；

（2）UR 的治疗：目的在于增强肌肉力量，局部感觉刺激，来促使排尿反射形成，完成排尿过程。

屏气法（Vasalval 法）：用增加腹内压的方法增加膀胱内压力，使膀胱颈开放而引起排尿的方法。患者身体前倾，快速呼吸 3~4 次，以延长屏气增加腹压的时间，作一次深吸气，然后屏住呼吸，向下用力做排便动作，反复间断数次，直至没有尿液排出为止；痔疮、疝气、膀胱输尿管反流患者禁用此法。

扳机点法：反复挤压阴茎，牵拉阴毛，在耻骨联合上进行持续有节奏的拍打，摩擦大腿内侧，用手刺激直肠，促使出现自发排尿反射，激发膀胱逼尿肌反射性收缩和外括约肌松弛，诱发排尿，每次排尿时可采用训练。此法使用时，注意排尿反射及残余尿量。

（二）作业治疗

1. UI 的治疗 包括膀胱训练和间歇性导尿。

（1）膀胱训练：利用导尿管定时开放训练膀胱。给予留置导尿管，有尿液感时开放导尿管开关 10~15 分钟，最后达开放时间到 2~3 小时一次。适用于急迫性尿失禁、充溢性尿失禁等意识清楚，能了解自身的感觉的患者。

（2）间歇性导尿：每小时摄入液体至少 100ml，每 4 小时解尿一次。先给予诱导使患者自解，再给予导尿、导出膀胱余尿，重建膀胱功能，如充溢性尿失禁。

2. UR 的治疗　包括膀胱训练和间歇性导尿。

（1）膀胱训练：用留置导尿管每 4~6 小时排尿一次，适当控制饮水量，使每次排尿量不超过 500ml，防止膀胱过度膨胀，通过刺激膀胱收缩逐渐形成排尿反射。

（2）间歇性导尿：每 4 小时导尿一次，限制液体入量，如两次导尿期间能自动排出尿液 100ml 以上，且残余尿少于 300ml，则可改为 6 小时导尿一次；如两次导尿期间自动排出尿液 200ml，且残余尿少于 200ml，则可改为 8 小时导尿一次；经训练膀胱达平衡（即排尿量与残余尿量之比接近 3：1），要求膀胱自动排尿不多于每 2 小时一次及排尿后残留尿少于 100ml。

需要注意的是，急性尿潴留放置导尿管引流尿液时，应间歇缓慢放出尿液，每次 500~800ml，避免快速排空膀胱，膀胱内压骤然降低而引起膀胱内大量出血。

（三）康复工程

1. **骶神经电刺激术**　适应证包括急迫性尿失禁、尿频 - 尿急综合征和非梗阻性尿潴留；方法：在全麻下在骶椎神经孔内植入永久性神经电刺激器电极，并在髂嵴下后臀部埋入永久性神经电刺激器，电极导线与刺激器在皮下连接，电刺激器的控制与调节均由外部控制器进行。

2. **人工尿道括约肌植入术**　在人体内安装一种先进的控制排尿装置，可达到方便的压迫尿道、关闭尿道、控制 UI 的目的。

在 UI、UR 的治疗中，常常利用自助器具来帮助患者提高自身能力，达到生活自理。个人卫生用具如分别适合于男女膀胱功能障碍者使用的集尿器、集尿袋、清洁用品等。外部集尿器主要是男用阴茎套型集尿装置，女用集尿装置还很不理想，常常需用尿垫，所有集尿器在使用时都应该注意清洁问题，避免使用不当而引起的感染、溃疡、坏死及皮肤过敏等并发症。

（四）心理治疗

1. **支持性心理治疗、认知疗法**　对于 UI、UR 患者，疏导、安慰可减轻患者的羞怯、紧张、焦虑、悲伤、无助的心理变化。

2. **行为疗法**　是指通过学习专门技巧和方法以及改变尿失禁人群的行为习惯或环境来改善膀胱控尿能力的治疗方法，包括：

（1）盆底肌肉锻炼：同前所述。

（2）尿急应对策略：指导患者在尿急时，要保持安静或转移注意力。

（3）膀胱训练：同前所述。

（4）尿失禁有关的行为和习惯养成：如写排尿日记及戒酒、减轻体重、使用尿垫等生活方式的转变等。

3. **生物反馈疗法**　是一种行为训练技术，通过对不易被察觉的肌电生理给予视觉或听觉信号，并反馈给患者和治疗者，使患者确实感觉到肌肉的运动，并学会如何改变和控制基本的生理过程。生物反馈有利于患者正确掌握盆底肌收缩，是学习收缩和放松盆底肌最好的方法，也利于患者保持正确的肌肉反应，达到治疗目标。

（五）　其他治疗

1. **药物治疗**　使用药物治疗时应根据患者的病情进行选择，注意药物的副作用与禁忌证。

（1）UI：一类为减少逼尿肌的过度活跃，一类为增加膀胱出口阻力。前者有抗胆碱能药、钙离子通道拮抗剂、β-受体激动剂、前列腺素抑制剂、三环类抗抑郁药等。后者有 α-受体激动剂，雌激素、神经原脱敏剂等。

（2）UR：一类为增加膀胱收缩力的药物，一类为降低尿道出口阻力的药物。前者有胆碱能药物，后者有 α-受体阻断药和 β-受体激动剂。

对于因膀胱或尿道肌肉张力过高引起的尿失禁或尿潴留，可口服巴氯芬 30~100mg/d，也可采用肉毒素局部注射。

2. 手术治疗 根据患者的病情可酌情选用手术治疗。如对于 UI 的治疗可选用神经阻断或选择性骶神经根切断以抑制膀胱收缩，也可选择尿流改道术。对于 UR 患者手术主要用于降低膀胱阻力，如经尿道膀胱颈切除，尿道扩张、尿道外括约肌切开术等。膀胱造瘘可用于急性尿潴留引流尿液以及经药物或手术治疗无效的患者。

四、 功能结局

UI 因非致命疾病，日常生活中不太受重视，常常延误，使得病情不断加重，引起患者泌尿系感染，进而影响到肾功能；更年期及妊娠期妇女可因雌激素下降及子宫嵌顿后倾等导致症状严重难以控制或流产及感染。急性 UR 如未及时处理，因膀胱过度膨胀可使逼尿肌肌纤维受损失去收缩力而麻痹，不易恢复而导致慢性尿潴留。慢性 UR 因长期积尿可导致泌尿系感染甚至影响肾功能。极少数过度 UR 可致膀胱破裂。UI、UR 症状较轻者，通过各种手段可逐步恢复膀胱功能，而症状较重者将终身丧失膀胱功能。

五、 健康教育

1. 采取各种措施预防疾病

（1）合理饮食：多吃五谷类、肉类、富含维生素的绿色蔬菜，保持酸化尿液，预防尿路感染加重病情；多喝水，过浓的尿液会刺激膀胱，水稀释尿的浓度，降低膀胱的敏感性。

（2）保持会阴部清洁，做好个人卫生。

（3）穿透气性能好的服装，减少细菌滋生。

（4）保持有规律的性生活，性交后排空膀胱，预防会阴部感染。

（5）了解高危因素，注意预防：如年龄、性别、阴道分娩、睡眠、肥胖、独居、缺乏帮助等。

（6）对于术后患者，要尽量减少留置导尿管的时间。

2. 预防相关诱因 如认知障碍、泌尿系感染、盆腔炎症、便秘、心力衰竭引起水负荷过重等。产妇要注意休息，不要过早负重和劳累。

3. 尽快消除致病因素 如泌尿系的感染、梗阻、肿瘤等病因。

4. 培养个人卫生习惯和行为 从小培养健康的排尿行为，养成良好的生活方式，平时不要憋尿，加强体育锻炼，增强骨盆肌肉。

5. 早发现、早治疗 了解认识疾病，积极就诊，早期采取各种措施，掌握自我检查及治疗的基本方法，减轻疾病的进一步发展，减少其他并发症的发生。

6. 引起全社会的关注 在全社会进行泌尿系统生理知识的普及教育，使人们了解疾病的病因并做好积极预防，并建立有关保障措施，使人人安居乐业。

思考题

1. 尿失禁、尿潴留的功能障碍有哪些？
2. 尿失禁分几类？物理因子治疗的方法有哪些？
3. 尿失禁和尿潴留的运动疗法分别有哪些？
4. 尿失禁和尿潴留心理治疗的具体方法是什么？
5. 尿失禁及尿潴留的健康教育内容有哪些？

（王　红）

第四节　性功能障碍

性功能障碍是指性生活各有关环节的功能发生改变，影响正常性生活的总称。男性性功能障碍是指在性欲、阴茎勃起、附属性腺分泌、性交、射精（或称性高潮）和勃起消退等一系列环节中，任何一个或几个环节发生异常，都会导致性功能或性感受的不全或缺失。最常见的男性性功能障碍是勃起障碍和早泄。勃起障碍（erectile dysfunction，ED）是指持续或反复不能达到或维持足够阴茎勃起以完成满意性生活，发病时间至少在 3 个月以上。ED 的发生与年龄、心理因素、吸烟、器质性因素、外伤及手术原因、神经系统疾病、全身性疾病、内分泌异常及药物等有关，其中约 60% 系精神心理因素引起，约有 30% 存在器质性病变。"勃起功能国际指数问卷"是 ED 临床诊断的重要量表，除此之外罂粟碱试验、阴茎血压测定、夜间阴茎勃起试验、阴茎勃起硬度测定、海绵体电活动单电位分析等可以协助确诊，实验室检查包括血常规、尿常规、肝、肾功能及血糖、血清睾酮测定。早泄（premature ejaculation，PE）在男子性功能障碍中仅次于 ED，其发病率在一般性人群中约为 5%。国际性医学会（ISSM）《ISSM（2014 年版）PE 诊治指南》给出的 PE 定义：①从初次性交开始，射精往往或总是在插入阴道 1 分钟左右发生（原发性早泄），或者射精潜伏时间有显著缩短，通常少于 3 分钟（继发性早泄）；②总是或几乎总是不能延迟射精；③消极的身心影响，如苦恼、忧虑、沮丧和（或）躲避性生活等。PE 的确切病因至今仍不明确，近年来的研究表明 PE 或许是由躯体异常或神经生理紊乱所致，如中枢性功能紊乱（如婚前手淫或婚后纵欲过度等使神经系统常处于高度兴奋与紧张）和器质性病变（如泌尿生殖系统炎症）等，也有认为可能与神经生物和遗传变异因素有关，而心理 / 环境因素可能维持或强化这种状况。临床可通过病史、体格检查、早泄诊断工具问卷及秒表监测阴道内射精潜伏期诊断。

女性性功能障碍（female sexual dysfunction，FSD）是指女性在性反应周期中的一个或几个环节发生障碍，以致不能产生满意的性交所必需的性生理反应及性快感。国内外报道显示，FSD 总的发生率在 16%~57%，高于男性性功能障碍。根据临床表现可分为：女性性欲异常（女性性欲亢进、女性性欲低下和无性欲）、性唤起障碍、性交障碍（性交疼痛、阴道痉挛、非性交疼痛）、阴蒂异常勃起、女性性高潮障碍、女性性厌恶和性快感异常（女性性厌恶、女性性乐缺乏）。最常见的 FSD 是性欲异常和性欲高潮障碍。危险因素主要包括年龄、性史（性淫乱、性虐待、性传播疾病史）、情绪、心理、文化程度、健康状态不佳、生活方式和性经验，各种假性老化生理因素的影响。

一、 康复评定

（一）功能评定

1. 性功能评定 国际通行用勃起功能国际问卷来评价勃起功能障碍，见表 6-2。

表 6-2 勃起功能国际问卷 -5

分数项目	0分	1分	2分	3分	4分	5分
1. 对阴茎勃起及维持勃起有多少信心		很低	低	中等	高	很高
2. 受到性刺激后，有多少次阴茎能坚挺地进入阴道	无性活动	几乎没有或完全没有	只有几次	有时或大约一半时候	大多数时候	几乎每次或每次
3. 性交时，有多少次能在进入阴道后维持阴茎勃起	没有尝试性交	几乎没有或完全没有	只有几次	有时或大约一半时候	大多数时候	几乎每次或每次
4. 性交时，保持勃起至性交完毕有多大困难	没有尝试性交	非常困难	很困难	有困难	有点困难	不困难
5. 尝试性交时是否感到满足	没有尝试性交	几乎没有或完全没有	只有几次	有时或大约一半时候	大多数时候	几乎每次或每次

勃起功能国际问卷（IIEF-5）积分评价			
积分	评价	积分	评价
5~7 分	重度 ED	12~21 分	轻度 ED
8~11 分	中度 ED	≥22 分	无 ED

2. 疼痛 可采用目测类比定级法（VAS 法）。
3. 心理功能评定 参见本套教材《康复功能评定学》。

（二）结构评定

B 超可检查生殖器情况。彩色多普勒检查可观察阴茎血管有无病理性改变，有助于诊断血管性 ED。

（三）活动评定

参见本套教材《康复功能评定学》。

（四）参与评定

参见本套教材《康复功能评定学》。

二、 康复诊断

（一）生理功能障碍

1. 勃起障碍与早泄 多见于男性，是男子性功能障碍中最常见的症状。

2. **性欲低下和无性欲** 男女都可发生，但多见于女性。临床表现为持续性或反复的对性不感兴趣。

3. **性欲亢进** 较少见，男女都可发生。

4. **疼痛** 多见于女性性交疼痛和阴道痉挛。有些患者会因心理因素而产生疼痛不适。

5. **生殖功能障碍** 大多数器质性的性功能障碍常常造成男女不育。

（二）心理功能障碍

性功能障碍的患者大多数是由于心理因素导致，而由器质性因素导致的性功能障碍的患者同时不同程度地存在着心理障碍。在性生活中，由于害怕出现性障碍的问题而产生焦虑紧张情绪，压抑了性功能的自然性，性功能的压抑又使得患者再次出现性功能障碍的问题，长久下去，形成恶性循环。另外，缺乏性知识、性技巧和经验等，也会造成患者焦虑、紧张、畏惧，使患者缺乏自尊、受到挫折、感到内疚、耻辱感、自卑感及精神压力等抑郁心情。

（三）ADL 障碍

性功能障碍本身对患者的日常生活影响不大，可是此病要求男女双方共同参与、积极配合，故常常造成患者严重的心理负担，长久下去对患者的日常活动造成影响。

（四）社会功能障碍

对患者的劳动、就业及社交影响不大；但性生活的不和谐，降低了生活质量。

三、 康复治疗

性功能障碍大多数是由心理因素导致，即使是由于其他致病因素所致，也同时存在心理问题，故治疗本病的关键是心理治疗。男女性功能障碍康复治疗的原则是以心理治疗为主，其他治疗为辅，采用综合治疗措施。康复治疗的目的是消除导致性功能障碍的器质性病变，调整患者心态，使其生活和谐美满。治疗方法包括物理治疗、心理治疗、药物治疗等。

（一）物理治疗

1. **冲击波疗法** 冲击波能引起介质的压强、温度、密度等物理性质发生跳跃式改变，从而在人体特定治疗区域达到治疗效果。低强度体外冲击波疗法可刺激病变区域组织微血管再生，促进血管内皮细胞增生等作用，可从根本上改善 ED 患者的阴茎血管内皮功能，增加阴茎血流量，改善勃起功能。具体方法：选择阴茎体近、中、远端 3 个冲击区及双侧阴茎海绵体脚 2 个冲击区（共 5 个冲击区），每个冲击区冲击 300 次，总冲击次数 1500 次，每周治疗 2 次，连续治疗 4 周，或两个 3 周的治疗期（每周 2 次）和中间的 3 周间歇期。冲击波可以改善轻中重度 ED 的勃起功能，并作为治疗 ED 的一线治疗方法已被引入到《EAU 男性性功能障碍指南（2013 年版）》，但其对不同类型 ED 的作用以及理想的治疗方案等还需要更多的研究。

2. **冷热水坐浴** 可以改善后尿道抑制射精的能力，对早泄治疗有效。

3. **运动疗法** 运动以有氧运动为佳，具体方法参见本章第一节。

（二）康复工程

1. **真空勃起装置（vacuum erectile device，VED）** 是一种简易而实用的无创性体外机械装置，通过反复负压吸引可以增加动脉血进入阴茎海绵体，使阴茎充血肿大而勃起，辅助 ED 患者完成性生活，是《EAU 男性性功能障碍指南（2013 年版）》推荐治疗 ED 的一线治疗方法之一。此疗法适用于器质性 ED，白血病及使用抗凝剂的患者禁用。VED 治疗一般每次 20 分钟，4 周为 1 个疗程，可以和口服药物联合运用。

2. 阴茎假体植入术 各类假体植入人体。

（三）心理治疗

1. **支持性心理疗法** 治疗时要对患者表示真诚的关心，询问病史要细致深入，尽可能探寻造成性功能障碍的精神、心理或社会家庭因素。

2. **认知疗法** 指导患者学习性知识、性行为，消除患者的焦虑心态，承认和正确面对性伴侣的挫折感，营造良好的伴侣模式，帮助学会平等、坦诚、尊重、体贴，学会如何沟通、交流和配合。懂得重建一些性反射的必要性，克服对性行为的恐惧心理，建立和恢复性的自然反应。

3. **性行为疗法**

（1）ED：采用性感集中训练的治疗方法解除焦虑，增进夫妻间交流，如非生殖器官性感集中训练、生殖器官性感集中训练、阴道容纳与活动、完成性交。

（2）PE：包括：①阴茎挤压法：刺激阴茎勃起，于兴奋接近性高潮时女方以示指、拇指、中指挤压阴茎头冠状沟的背腹侧，4 秒后放松，然后再次重复，以提高射精的刺激阈；②变换性交体位：采用女上位，这样男子处于被动体位肌肉松弛，紧张度降低，可以延长性交时间。

（3）女性性欲高潮障碍：性感集中训练：夫妻双方在性活动训练时，将注意力集中在性交过程中性感受的体验；原发性性高潮障碍者自我训练法：①通过手淫来自我刺激阴蒂达到高潮；②通过振荡器获得性高潮。

（四）其他治疗

1. **药物治疗** 达泊西汀治疗 PE，性交前 1~3 小时服用。5- 羟色胺再摄取抑制剂（selective serontonin reuptake inhibitors，SSRIs）可以延迟射精，服用 1~2 周起效。PE 治疗效果一般情况下帕罗西汀最佳，氯米帕明稍优于舍曲林、氟西汀。推荐的剂量：帕罗西汀 20~40mg，舍曲林 25~200mg，氟西汀 10~60mg，氯米帕明 25~50mg。磷酸二酯酶 5 型抑制剂（phos-phodiesterase type 5 inhibitor，PDE5i）可通过松弛平滑肌、增加动脉血流及降低静脉血流发挥治疗 ED 的作用，如西地那非（万艾可）、他达拉非、伐地那非等，万艾可口服 0.5~4 小时内可在性刺激下促进勃起，推荐剂量为 50mg，在性活动前约 1 小时按需服用。最近 6 个月内曾有心肌梗死、休克或危及生命的心律失常的患者，或有心力衰竭或冠心病不稳定性心绞痛的患者禁用，避免剧烈运动。选择药物治疗时患者需要了解各药的特点（短效或长效）以及可能的副作用，以自身的性生活频率和经验来决定使用何种 PDE5i，同时必须注意用药安全。对于 FSD，还可运用新型的非激素类药物氟立班丝氨（flibanserin，商品名 Addyi），推荐剂量临睡前口服 100mg，qd。连续服药 8 周后，症状没有任何改善，可终止服药。雌激素替代疗法可选用利维爱。

2. **阴茎海绵体内注射血管活性药物**

3. **手术治疗** 如阴茎被深静脉包埋术、阴茎被神经切断术等。

4. **传统治疗** 如中药、针灸及按摩等。

四、 功能结局

性功能障碍可造成夫妻双方性生活的问题，因此，对于由心理因素引起的性功能障碍者，要求双方能相互理解，互相支持，积极配合治疗，会获得好的效果。对于器质性的性功能障碍者，可通过手术或其他方法得到改善。如果不积极治疗，患者病症加重，甚至会造成不育。除此之外，由于心理障碍既是其起病因素又是疾病的后果，如治疗不当，将会形成恶性循环，不仅影响到夫妻生活，还可能影响工作，降低生活质量。若早期采取积极有效的治疗方法，则仍可达到夫妻生活和谐。

五、 健康教育

（一）普及性知识

我国传统思想，人人都不愿意涉及性的问题，普及性知识、性活动，能使人们更多地了解人的自然本能，生活更加和谐。

（二）加强婚前性教育

使婚前男女获得一定的性交知识，了解性交过程，防止产生恐惧感。

（三）社会参与

建立健全体制，创造良好的生存环境，提高全民素质，降低社会因素对性功能障碍的影响。

（四）早发现早治疗

在疾病早期进行治疗，可以阻止其对夫妻感情的破坏而进一步加重病情。

（五）注意生活习惯

有性功能问题时，停止一段时间性生活，避免性刺激；生活规律化，保证充足睡眠；适当增加营养，增强体质，同时应该戒除烟、酒等。

思考题

1. 男性性功能障碍最常见的有哪两种？其临床症状及功能障碍是什么？
2. 女性性功能障碍的类型有哪些？
3. 性功能障碍心理障碍的心理治疗有哪些？
4. 性功能障碍的康复治疗方法有哪些？
5. 性功能障碍的健康教育有哪些？

（王 红）

第五节 肾 衰 竭

肾衰竭是指肾脏的功能部分或全部丧失的病理状态，按其发作的急缓分为急性和慢性两种。

急性肾衰竭（acute renal failure，ARF）系因多种疾病引起双肾在短时间内丧失排泄功能所致的以肾小球滤过率（glomerular filtration rate，GFR）下降和血肌酐及尿素氮迅速（逐日或逐周）上升为特点的一种临床综合征。据文献报道，国外 ARF 的发病率为住院患者的 2%~5%，占重症监护室病人 30%，而我国每年急性肾衰竭的发病数估计为 20~50/万。ARF 主要由肾缺血和肾中毒所致，如细菌毒素、药物毒性、重金属毒物等，此外挤压伤、烧伤、严重肌病以及误输血型也可因血红蛋白及肌红蛋白堵塞肾小管而发生 ARF，根据致病原因不同分为三种类型：肾前性氮质血症、肾性急性肾衰竭和肾后性氮质血症，分别由肾血流量灌注不足、肾实质病变及尿路梗阻所致。临床可表现为少尿（尿量 <400ml/d）或无尿（尿量 <50ml/d）、电解质和酸碱平衡失调以及急骤发生的尿毒症（血肌酐 >500μmol/L），但也有部分患者尿量并不减少（尿量 >400ml/d）。ARF 起病初期临床表现常常不明显，其诊断有赖于密切观察肾功能动态改变，肾小球滤过率（GFR）在短时间内（数小时至数日）下降 50% 以上或血肌酐上升超过 50% 即可诊断，临床上可逐渐出现因尿毒症所致的各器官系统的一系列临床表现。处理及时、恰当，肾功能可恢复，病情复杂、危重或处理不当时可转为慢性肾功能不全或致死。

慢性肾衰竭（chronic renal failure，CRF）是在各种慢性肾脏病基础上缓慢出现肾功能进行性减退直至衰竭的一种临床综合征。临床上以肾小球滤过率（GFR）下降、代谢产物潴留、水电解质和酸碱平衡失调以及各系统受累为主要表现。根据肾功能损害的程度可将 CRF 分为肾功能代偿期、肾功能不全期、肾衰竭（氮质血症期）及尿毒症终末期。CRF 起病隐匿，早期仅表现为无力、精神欠佳，以后出现腰酸、夜尿增多以及食欲差、恶心、呕吐等症状。病情进一步发展出现皮肤瘙痒、贫血、心悸、肢体感觉异常、麻木。晚期各系统病变逐渐加重，出现鼻出血、牙龈出血、高血压、心力衰竭、胸腔积液、肾性骨病，女性月经不规则，男性性欲低下，尿毒症性脑病，频发感染等。实验室检查可有血红蛋白、血小板减少；钙、磷、钾、钠、水等水电解质代谢紊乱及代谢性酸中毒表现；蛋白质、糖类、脂类和维生素代谢紊乱表现。B 超、X 线片、CT、MR 等影像学检查可显示受累器官和系统的形态和结构的异常。CRF 的诊断可依据慢性肾病病史以及食欲缺乏、恶心、呕吐、贫血等尿毒症临床症状和上述各种代谢紊乱的实验室检查结果，B 超显示肾脏体积缩小。我国 CFR 的发病率约为 100/百万人口，男女分别占 55% 和 45%，40~50 岁为高发年龄段。

一、康复评定

（一）功能评定

1. **肾功能评定**　肾功能不全的判定标准：①内生肌酐清除率（Ccr）<80ml/min；②血肌酐（Scr）>133μmol/L；③有慢性肾脏病或者累及肾脏的系统性疾病病史。对于 CRF，由于肾功能损害多是一个较长的发展过程，不同阶段有其不同的程度和特点，一般将肾功能水平分成以下 4 期：

（1）肾功能代偿期：GFR 下降，但其值≥正常值 50%，Ccr 50~80ml/min，Scr 133~177μmol/L，

水、电解质等代谢水平尚正常，临床无症状。

（2）肾功能失代偿期：GFR< 正常值 50% 以下，Ccr 20~50ml/min，Scr 178~442μmol/L，血尿素氮（BUN）7.0~17.8mmol/L，病人有乏力，食欲缺乏，夜尿多，轻度贫血等症状。

（3）肾衰竭期：Ccr 10~20ml/min，Scr 443~707μmol/L，BUN 17.9~21.4mmol/L，病人出现贫血、血磷上升、血钙下降、代谢性酸中毒、及水、电解质紊乱等表现。

（4）肾衰竭终末期（尿毒症期）：Ccr<10ml/min，Scr>707μmol/L，酸中毒明显，水电解质严重紊乱，病人可出现严重的多系统症状，尤其以胃肠道、心血管和神经系统症状最明显，重者乃至出现昏迷。

2. **瘙痒程度评定** 瘙痒是 CRF 尿毒症患者最烦恼的症状之一，临床约有 50% 的患者表现为全身皮肤瘙痒或局部皮肤瘙痒。具体评定参照本套教材《康复功能评定学》。

3. **疼痛评定** 肾衰竭的患者因为慢性肾病有时可感到腰痛，当出现钙磷等代谢障碍时可导致骨骼系统异常，出现骨痛。疼痛评定可采用目测类比定级法（VAS 法）。

4. **感觉功能评定** CRF 患者晚期可出现周围神经病变，尤其是合并糖尿病的患者，临床可出现肢体麻木或感觉减退等症状，具体方法可参见本套教材《康复功能评定学》。

5. **性功能评定** CRF 是各种慢性肾病共同的结局，可导致患者出现性功能障碍，具体评定可参见本章第四节"性功能障碍"。

6. **心肺功能评定** 肾衰竭患者的肾小球滤过率下降及其引发的一系列代谢紊乱累及到循环系统和呼吸系统时可导致心功能不全及肺部炎症，使患者心肺功能下降，具体评定可参见本套教材《康复功能评定学》。

7. **心理功能评定** 具体方法参照本套教材《康复功能评定学》。

8. **其他功能评定** 肾衰竭的肾小球滤过率下降及与此有关的代谢紊乱几乎累及全身各器官和系统，可导致各受累器官和系统的功能发生障碍，除了上述的功能评定，还可根据患者的病情选择其他有关的功能评定，如消化功能评定、中枢神经系统功能评定、凝血功能评定、精神障碍评定以及血糖、血脂、蛋白质代谢功能评定等，相关受累器官和系统的功能评定可参照本书各相关章节的功能评定及本套教材《康复功能评定学》的相关功能评定。

（二）结构评定

肾衰竭一般行 B 超检查以除外结石、肾结核、肾囊性疾病等，一般情况 ARF 双肾基本正常，CRF 则表现为双肾缩小。在某些特殊情况下，可能需做放射性核素肾图、静脉肾盂造影、肾脏 CT 和 MRI 检查等。肾图检查对急、慢性肾衰竭的鉴别诊断有帮助。如肾图结果表现为双肾血管段、分泌段、排泄功能均很差，则一般提示有 CRF 存在；如肾图表现为双肾血管段较好，排泄功能很差，呈"梗阻型"（抛物线状），则一般提示可能有 ARF 存在。

（三）活动评定

参照本套教材《康复功能评定学》。

（四）参与评定

参见本套教材《康复功能评定学》。

二、 康复诊断

（一）生理功能障碍

1. **肾功能障碍** 临床上 ARF 的发生常表现为突发少尿及全身或四肢水肿、血压升高、脑水肿等水中毒症状，随着肾小管上皮细胞再生修复后尿量渐增多，如治疗及时肾功能可逐渐恢复正常。CRF 早期则表现为无力，夜尿增多，随着病情的进展尿量逐渐减少直至无尿，水、钠代谢障碍可致水肿，实验室指标则表现为 GFR 下降、血肌酐及尿素氮水平增加及蛋白尿等。

2. **消化功能障碍** 是肾衰竭患者较早出现也是最为常见的临床表现，如畏食、恶心、呕吐、腹胀等。

3. **感觉功能障碍** 多发生于 CRF 晚期患者，表现为瘙痒、肢体麻木或感觉减退及疼痛等症状，其中以瘙痒最为常见。疼痛在肾衰竭患者并不是主要症状，早期可有腰部疼痛不适，晚期由于维生素 D 代谢障碍、钙磷代谢紊乱和继发甲状旁腺功能亢进等因素导致肾性骨病，可出现骨痛。

4. **心肺功能障碍** 肾衰竭的肾小球滤过率下降及与此有关的代谢紊乱几乎累及心脏可出现高血压、心包炎、心肌病、心律失常甚至心力衰竭，累及肺部可出现间质性肺炎及胸腔积液等，从而导致心肺功能减退。早期表现为乏力、心悸，晚期出现运动时心悸、呼吸困难，运动能力下降。

5. **性功能障碍** CRF 是各种慢性肾病共同的结局，可导致患者出现性功能障碍，女性表现为月经不规则，甚至停经，男性表现为性欲减退。

6. **精神及认知功能障碍** ARF 水中毒引起的脑水肿和 CRF 尿毒症性脑病可损害患者的精神及认知功能，表现为表情淡漠、注意力不集中，重者可有癫痫发作及昏迷。

7. **凝血功能障碍** CRF 导致的毒素堆积及代谢紊乱侵及血液系统可出现严重贫血，患者表现为有出血倾向，如鼻出血、牙龈出血、皮肤淤斑等。

8. **运动功能障碍** 如上所述，CRF 所致的肾性骨病，可引起骨痛，导致行走困难。此外肾衰竭患者肢体的水肿也可影响患者的运动。

（二）心理功能障碍

ARF 发病急，病情一般较重，对病人的身心都是较大的打击。CRF 病程较长，病情反复发作并呈进行性加重，病痛的折磨、日常生活能力的下降、对治疗效果和预后的担心、经济及家庭等各方面的压力，使患者心理承受巨大的压力，从而产生心理障碍，表现为焦虑、抑郁、紧张恐惧、怀疑及悲观绝望等，严重者对生活以及治疗丧失信心。

（三）ADL 能力障碍

ARF 发病急骤，病情重，对患者日常生活影响较大，病情控制后可恢复正常。CRF 患者早期日常生活基本正常，但病情较重及病变累及到各大器官和系统的功能时则不同程度地影响到患者的 ADL，如心肺功能障碍可使患者的运动能力下降，肾衰竭代谢障碍导致的肾性骨病可出现骨痛、行走困难，尿毒症期的皮肤瘙痒以及肢体麻木、感觉减退等都可不同程度地影响患者的日常生活活动。

（四）社会功能障碍

ARF 治疗及时对患者社会活动的影响是暂时的。CRF 患者早期社会参与、社会交往等均不受限制，当进入肾衰竭及尿毒症期，由于肾功能严重障碍导致的代谢紊乱及各系统及重要器官的受累，加之长期的透析治疗，可不同程度地影响患者的社会交往及活动。

三、康复治疗

ARF 与 CRF 的治疗各不相同。ARF 的治疗原则：①针对病因进行治疗，如扩容纠正肾前因素，解除肾后梗阻因素，重症急进性肾小球肾炎可用激素冲击治疗，药物引起的间质性肾炎应立即停用药并给予抗过敏药等；②纠正水、电解质及酸碱平衡，必要时尽早开展透析疗法。CRF 的治疗原则为：早期诊断、有效治疗原发病、去除导致肾功能恶化的因素、积极防治并发症。康复治疗的重点主要为缓解临床症状，延缓 CKD 进展，改善受累系统或器官的功能，防治并发症，提高患者日常生活能力。

（一）物理治疗

物理治疗主要是利用电、光、热等物理因子作用于肾衰竭患者以缓解症状，改善肾功能，延缓病情的进展。生命体征不稳定的患者、月经期或妊娠期妇女、癌症患者以及有出血倾向患者禁用。合并有心、脑、肝等严重疾病的患者及老年和体质虚弱的患者慎用。特别值得注意的是肾衰竭患者，尤其是晚期尿毒症患者或伴有糖尿病的患者多伴有感觉减退，应注意控制治疗剂量，避免烫伤。

1. **超短波治疗** 参照本章第一节。超短波治疗对 ARF 的治疗作用较 CRF 好，主要是因为 CRF 患者的肾单位有减少，因此治疗作用不显著，但是对于改善肾功能及预防感染仍有一定的作用。

2. **中频（电脑中频、音频、干扰电）电疗** 参照本章第一节

3. **中药熏蒸** 可用于各期 CRF 患者，尤其适用于伴有皮肤瘙痒者。熏蒸温度一般为 39~43℃，治疗时间 20~30 分钟，每日或隔日 1 次，5~10 次为 1 个疗程。年老体弱以及血压过高者慎用。

（二）心理治疗

可采用放松技术、心理疏导等方法，倾听患者的想法，并给予患者解释、指导、鼓励和安慰等，解除患者的顾虑，增强患者战胜疾病的信心。

（三）其他治疗

1. **营养治疗** 限制蛋白饮食是治疗的重要环节，可以减少氮代谢产物的生成，减轻临床症状，减少并发症，延缓疾病进展。

2. **药物治疗** 肾衰竭的药物治疗包括：①纠正酸中毒和水电解质代谢紊乱；②高血压治疗；③贫血治疗；④低钙高磷血症和肾性骨营养不良的治疗；⑤防治感染；⑥高脂血症治疗；⑦痛风治疗；⑧口服吸附疗法和导泻疗法等，旨在控制症状，延缓病情进展，防治并发症。

3. **肾替代治疗** 当 GFR 小于 10ml/min 并有明显尿毒症表现时，应进行肾替代疗法，包括血液透析，腹膜透析和肾脏移植。

4. **中医药治疗**

四、功能结局

肾前性 ARF 和药物引起的急性过敏性肾小管间质炎症，经正确治疗后绝大部分病人可以完全恢

复肾功能。小血管炎所致急骤进展性肾小球肾炎细胞新月体阶段 90% 病人可以脱离透析而存活，而发展至纤维新月体时，几乎全部病人依赖肾脏替代治疗（透析或移植）而存活。

不同病因的慢性肾衰竭患者，在肾功能失代偿后，虽然病情进展恶化的趋势相同，但其发展速度略有差异，与原发肾脏疾病及其治疗情况、是否存在并发症以及患者的社会经济条件等因素有关，一般认为糖尿病肾病时间最短，肾小球肾炎次之。心脑血管疾病是 CRF 患者的常见并发症和死亡原因。

五、 健康教育

1. **心理指导** 指导病人采取积极的治疗态度。
2. **饮食指导** 低蛋白高热量饮食，对有高血压、心力衰竭、尿少、水肿的患者应限制水、盐的摄入。
3. **生活指导** 注意保暖，防止受凉，感冒时切勿使用对肾脏有毒性作用的药物。生活规律，注意休息，适当运动，切忌劳累。
4. **皮肤的护理指导** 做好个人卫生，定期更换内衣及床单，保持皮肤干燥、清洁，卧床病人应做好皮肤护理，防止褥疮及其他并发症的发生。
5. **用药指导** 一定要遵医嘱用药，不可自行增减药或药量。
6. **血液透析后的护理** 注意观察患者生命体征，血透穿刺点情况，动静脉内瘘的护理等。
7. **定期复查** 慢性肾衰竭病人应每月复查尿素氮、肌酐，如病情有变化应及时住院治疗。

思考题

1. 请简述慢性肾衰竭的定义及分期。
2. 肾衰竭可导致哪些功能障碍？
3. 急、慢性肾衰竭的治疗原则分别是什么？
4. 肾衰竭的康复治疗包括哪几方面？
5. 肾衰竭的健康教育包括哪些内容？

（王　红）

第六节　泌尿系统手术围术期康复

泌尿系统的一些疾病因病情性质或保守治疗无效必须通过手术进行治疗，需要手术治疗的常见泌尿系统疾病有泌尿系统肿瘤（肾癌、膀胱癌、前列腺癌等），泌尿系统结石（肾结石、输尿管结石等），前列腺增生，先天性泌尿系统畸形（囊性肾病变、双输尿管畸形、尿道下裂等），以及其他一些疾病（肾积水、肾脓肿、精索静脉曲张、鞘膜积液、隐睾、尿道肉阜、睾丸扭转等）。手术治疗相对于非手术治疗，对人体有一定的创伤，并存在一定的风险。微创手术具有损伤小、恢复快与痛苦小等颇多优势，在泌尿外科中的应用越来越多，常见的有腹腔镜、经皮肾镜、经输尿管镜、膀胱镜、经尿道内镜等，并逐渐取代传统开放性手术，然而其也可能会引发一些并发症，主要包括高碳酸血症和酸中毒、皮下水肿、出血、腹膜损伤、泌尿系统损伤及感染等。因此，以患者为中心，在围术期应用有科学依据的循证康复措施以缓解患者身心应激、减少手术并发症、促进患者术后康复已在临床上得到广泛认同并在快速康复外科（第五章第十六节）中起着重要的作用。

一、康复评定

（一）功能评定

1. **疼痛评定**　手术后患者常常感切口疼痛，微创术由于二氧化碳气体刺激膈肌、腹膜，还可出现膈下及肩端疼痛。疼痛的评定可以采用 VAS 评分法（视觉分级评定法）。

2. **排尿功能评定**　包括记录尿量、观察尿液颜色、残余尿及膀胱容量测定及尿动力学评定等，可了解膀胱和尿道括约肌及其神经支配的情况，判断有无尿潴留及尿失禁以及导致排尿功能异常的原因，具体评定参照本章第三节。此外，血常规、尿常规等实验室检查可早期发现尿路感染。

3. **肾功能评定**　目的是了解肾功能状态，估计肾疾患的严重程度，动态观察肾功能变化以了解治疗反应及判断预后。具体评定详见本章第一节。

4. **肺功能评定**　腹腔镜手术可因腹部压力过大影响呼吸运动，导致肺功能下降，具体评定详见本书第三章有关肺功能评定。

5. **心功能评定**　手术麻醉可造成心肌缺氧、心律失常等，评定详见本书第二章第一节。

6. **下肢深静脉血栓评定**　腹腔镜手术时建立的气腹使腹内压超过下肢静脉血回流的压力，再加上术后卧床，较易导致下肢深静脉血栓形成，其评定方法参见本书第五章第十六节，首选彩色多普勒超声检查。

7. **心理功能评定**　参见本套教材《康复功能评定学》。

（二）结构评定

1. **B 超检查**　B 超是泌尿系统疾病结构评定的重要检查方法之一，临床最为常用，其不仅能够显示泌尿器官的结构、形态，还可测定残余尿量或为肿瘤分期提供依据。在 B 超引导下可对脏器、病灶进行穿刺活检、插管引流等其他治疗操作。

2. **X 线检查**　也是泌尿外科重要的检查方法之一，可较好地显示泌尿系统结石，结合排泄性尿路造影可确定结石部位、梗阻程度。静脉尿道造影、逆行肾盂造影、经皮穿刺肾盂造影、选择性动脉肾动脉造影等造影检查对肾血管病变、肾肿瘤、肾囊肿、肾畸形、肾创伤、肾移植排斥反应有重要诊断价值。

3. **其他**　放射性核素检查、CT 及 MR 等检查可对泌尿系统疾病进行更为详细的定位、定性及鉴别诊断。内腔镜检查能在直视下观察泌尿系统各器官的结构、形态、结石、肿瘤及其他微小病变，并可同时进行活检及取石、肿瘤电灼等原位治疗。

（三）活动评定

参照本套教材《康复功能评定学》。

（四）参与评定

参照本套教材《康复功能评定学》。

二、 康复诊断

（一）生理功能障碍

泌尿外科手术的生理功能障碍表现为疼痛、出血、感染（腹腔感染，切口感染、尿路感染、肺部感染等）、器官损伤、尿失禁、尿潴留等，微创手术还可出现皮下气肿、肩部疼痛、高碳酸血症与酸中毒、气胸、气体栓塞、下肢深静脉血栓形成、戳孔疝、尿瘘、延迟性肠瘘等，影响患者的各项生理功能。累及肺部及心脏的患者出现相应的呼吸功能及心功能受限。

（二）心理功能障碍

因为手术是有创治疗并存在一定的风险，一般的患者在手术前都会出现焦虑不安、失眠、烦躁等紧张的心理，甚至因此导致心率加快、血压升高等一系列生理变化。术后因切口疼痛、躯体某些部位功能丧失以及疾病本身对机体的影响和可能出现的手术并发症等，患者可出现悲观绝望的心理反应，表现为惊恐、易怒、多疑、孤僻等表现。

（三）ADL 能力障碍

泌尿系统手术术后切口疼痛、留置导尿，手术及术后卧床导致的心肺功能下降、气腹（腹腔镜手术）、下肢深静脉血栓形成以及阴囊水肿等并发症，可短期内影响患者的日常生活能力。一般情况下开放性手术对患者 ADL 的影响较微创手术大。

（四）社会功能障碍

患者在术前、术中或术后早期社会参与、社会交往等均不同程度的受限，泌尿外科微创术后一般没有明显的社会功能受限。

三、 康复治疗

围术期是围绕手术的一个全过程，从病人决定接受手术治疗开始，到手术治疗直至基本康复，包含手术前、手术中及手术后的一段时间，时间约在术前 5~7 天至术后 7~12 天。康复治疗主要针对手术前和手术后的患者，尤其是术后患者，其目标是心理调适，防治并发症，减轻临床症状，促进功能恢复，尽快恢复患者的日常生活能力，其主要内容由术前康复和术后康复组成。

（一）术前康复

1. 卫生知识宣教　具体内容详见本书第五章第十六节"术前健康教育"。

2. 呼吸道准备

（1）呼吸训练：目的是改善通气功能，预防术后肺部感染。一般以腹式呼吸训练为主，对于腰腹部开放性手术，因腰腹部切口疼痛可能影响患者的腹式呼吸，则可侧重训练胸式呼吸。具体方法详见本书第三章第一节。

（2）咳嗽训练：泌尿系统手术后的患者因腰腹部切口疼痛，腹肌收缩受到影响，在微创手术气腹导致腹部压力增大以及气体刺激膈肌等都会影响膈肌的收缩，从而导致咳嗽能力减弱。咳嗽训练的目的是训练患者掌握有效咳嗽的正确方法，术后可较好地排除呼吸道的痰液，改善通气功能，减少呼吸道感染的发生。具体方法详见本书第三章第一节。

3. **排尿功能训练** 泌尿系统手术术后可能出现尿潴留、尿失禁等并发症，常常留置导尿管，因此应根据患者的病情在术前进行排尿功能训练，主要为盆底肌肌力训练，具体方法参见本章第三节。此外，也可对患者进行间断排尿训练，即每次排尿时有意识地中断尿流再继续排尿，或有意识地减慢尿流速度。需要注意的是盆底肌训练应在术前3~5天开始，过早训练可能会增加尿道括约肌的疲劳度，对术后恢复不利。

（二）术后康复

1. 切口感染的康复治疗

（1）超短波治疗：治疗前必须清洗切口，干燥纱布覆盖，电极作用于切口，无热量，10分钟/次，5~10次1个疗程。

（2）紫外线治疗：治疗前必须清洗切口，禁用外涂药物。切口局部照射，照射剂量决定于切口感染的情况，如切口感染严重，有脓血性分泌物，首剂量可从Ⅱ~Ⅲ°红斑量开始，每次酌情增减，如切口感染仅表现为局部红肿，可从Ⅱ°红斑量开始。

2. 疼痛的康复治疗

泌尿外科手术后的疼痛主要分为切口疼痛与非切口疼痛，切口疼痛的程度主要决定于切口的大小、手术时间的长短以及引流管对切口的刺激，非切口疼痛多见于腹腔镜手术，主要由二氧化碳气体的刺激、局部机械性刺激、不当的体位以及个体因素引起，非切口疼痛主要集中在颈肩部、腰背部、腹部。具体康复治疗措施如下：

（1）切口疼痛的康复治疗：除高频、紫外线可用于化脓性感染切口外，其他物理治疗均不适用于化脓性感染切口。

高频电疗（超短波、微波等）：作用部位为切口，其余参照本章第一节，非感染切口一般为微热~温热量，15分钟/次，感染切口无热量，10分钟/次。

中频电疗（音频，电脑中频）：两个电极分别放置切口两侧，其余参照本章第一节。

光疗（紫外线、激光、偏振光等）：紫外线多用于感染切口，具体操作如上所述。氦氖激光可散焦照射于切口，每日1次，10次为1个疗程。

磁疗：可选用旋磁疗法，红肿切口场强0.02~0.1T，非感染切口场强0.1~0.2T，其余参照本章第一节。

（2）非切口疼痛的康复治疗：主要为CO_2气腹肩痛，康复治疗可参见本书第五章第十六节。

需要注意的是，如果患者为泌尿系统恶性肿瘤的术后患者，手术局部禁用物理因子治疗。

（三）尿失禁、尿潴留的康复治疗

泌尿外科手术可能损伤膀胱及其支配神经，造成术后尿失禁、尿潴留。其康复治疗措施详见本章第三节。

（四）下肢深静脉血栓形成的康复治疗

1. **下肢深静脉血栓形成的预防** 早期适当的双下肢活动、穿弹力袜、血凝状态高者口服抗凝剂等均可预防下肢深静脉血栓形成。

2. **下肢深静脉血栓形成的康复治疗** 参照本书第二章的第五节。

（五）肺功能康复

1. 超短波治疗　两个电极胸背部对置，间隙保持为 2~3cm，肺部感染的预防可采用微热量，每次 12 分钟，每日 1 次；肺部感染的治疗，无热量，每次 10 分钟，每日 1~2 次，疗程为 2 周。

2. 呼吸功能训练　手术后次日，根据患者的情况选择胸式或腹式呼吸训练，具体训练方法参照本书第三章第一节，注意锻炼应以患者能够耐受为限，每日 3~4 次。

3. 咳嗽训练　具体方法参照本书第三章第一节，咳嗽时可用床单围住腰腹部，床单两端在腹前交叉，左手拿右侧床单的一端，右手拿左侧床单的一端，咳嗽同时轻轻向外侧用力，可以减轻伤口疼痛并帮助增加腹压，促进痰液的排出。

4. 排痰训练　如患者存在呼吸道感染，可采取雾化吸入、体位引流、手法叩击等方法帮助患者稀释、松动痰液，最后通过咳嗽将痰液排出，具体训练方法参照本书第三章第一节。

（六）运动治疗

一般泌尿系统手术后病人应鼓励于术后 24~48 小时内下床活动，下床活动要循序渐进，第一天床上坐起，逐渐增加活动量至坐床边椅上数分钟至半小时，然后再开始在床边、房间内和走廊走动，以病人不感觉疲劳为宜。对于循环呼吸功能不稳定、有并发症以及极度虚弱的病人应根据情况选择活动的时间。早期下床活动，不仅有利于肺的呼吸运动，加速康复，还可以防止血栓的形成。

（七）心理治疗

与患者建立良好的沟通，针对患者不同的心理状态和心理需求进行心理疏导，缓解患者的紧张、恐惧、焦虑的情绪以增强战胜疾病的信心。

（八）其他治疗

1. 药物治疗

（1）抗生素的应用：为了预防术后感染，泌尿系统择期手术可预防性使用抗生素，在没有感染症状时，术前半小时给予头孢二代抗生素；若手术时间超过 4 h，则再给予 1 次抗生素治疗。若患者术后发生感染，则应根据细菌培养及药敏结果选择抗生素，在此之前可选择广谱抗生素，一般首选 β 内酰胺类抗生素。

（2）镇痛药物治疗：针对术后手术切口疼痛的患者，可选用曲马多 50mg 肌内注射。针对四级手术，如：腹腔镜根治性前列腺切除术、腹腔镜根治性肾切除术等，常规留置镇痛泵。针对术后膀胱痉挛引起的疼痛，一般使用解痉止痛类药物。

2. 中国传统治疗技术　包括针灸、按摩、穴位注射等，可用于治疗术后肩痛、腹痛、腹胀及肠麻痹等，具体方法可参照本书第五章第十六节。

四、　功能结局

泌尿系统开放性手术容易对腹内脏器造成影响，进而出现粘连症状。泌尿系统微创手术对人体损伤较开放性手术小。有研究显示，采用后腹腔镜手术治疗的泌尿系统疾病患者，平均住院时间为（7.15±3.04）天，后腹腔镜肾上腺肿瘤切除术与开放式肾上腺肿瘤切除术患者的住院时间分别为（7.14±5.27）和（13.14±1.42）天，两者相比差异具有显著性意义。泌尿外科微创术后的器官功能障碍、术后恶心、呕吐、疼痛可能影响患者的早期出院，但较少影响患者出院后的日常生活活动。部分患者可能出现切口疝、尿瘘及延迟性肠瘘，需要再次手术修补。

五、 康复教育

1. 手术前健康教育 参照本书第五章第十六节。

2. 手术后健康教育

（1）术后自我保健措施：进食含有足够能量、蛋白质和丰富维生素的均衡饮食，注意劳逸结合，适量活动。

（2）膀胱功能训练：拔除导尿管前定期夹闭开放尿管，一般术后第1天开始定时夹闭导尿管，逐渐延长开放尿管时间；拔除导尿管后，首先指导患者保证足够的液体入量，达2000~3000ml/d，记录每次饮水量及排尿间隔时间，排尿时先站立不动，收缩盆底肌肉直至紧迫感消失再放松，通过此法尽可能推迟排尿时间，达到每2~3小时排尿一次，渐进性增加膀胱容量、增强膀胱逼尿肌的收缩功能。

思考题

1. 围术期的概念是什么？
2. 泌尿外科手术后的功能评定包括哪些内容？
3. 泌尿外科术前康复包括哪些内容？
4. 泌尿外科术后康复包括哪些内容？

（王 红）

第七节 肾 移 植

肾移植是指将一个体的肾脏用手术的方法，移植到自体或另一个体的肾脏部位，是治疗慢性肾衰竭晚期尿毒症患者的一种较为理想的治疗手段。肾移植包括同种肾移植和异种肾移植，同种肾移植又分为同种自体肾移植及同种异体肾移植。随着组织配型技术的不断成熟以及新的免疫抑制剂的临床应用，肾移植的成功率明显增长，一年人/肾存活率已达到95.3%/89.3%。但肾移植受者人/肾长期存活率尚未得到明显的提高。这是因为肾移植前长期的尿毒症及血液透析，使患者心血管、肝、肾和骨髓等多个重要器官功能均有不同程度的下降，肾移植术后的排斥反应、免疫抑制剂的应用及可能出现的外科手术并发症更加重了上述损害。其中肾移植术后发生的免疫排斥及抑制免疫所导致的感染是影响肾存活率的主要因素。

移植后排斥反应包括超急性排斥反应、加速性排斥反应、急性排斥反应及慢性排斥反应。超急性排斥反应常发生在移植后24小时内，甚至发生在手术台上。以移植肾血管内皮细胞肿胀、血小板聚集纤维沉着、中性粒细胞浸润及血管栓塞导致局部缺血和组织坏死为病理特点；以血尿、少尿或无尿、移植肾区胀痛、血压升高、血肌酐持续升高并伴有高热、寒战等全身症状为临床特点。目前尚无手段控制超急性排斥反应，只能摘除移植肾。加速性排斥反应一般发生在肾移植术后2~5天内。以肾小球和肾小动脉广泛性血管病变、毛细血管破裂和纤维素坏死、内皮细胞肿胀坏死、肾皮质坏死、间质出血、管腔内损害和出血为病理特点；以术后突然发热39℃以上，伴乏力、恶心、腹胀、肾区胀痛，并出现明显的血尿，继而少尿发展到无尿，快速肾衰竭为临床特点。急性排斥反应是临床上最常见的排斥反应，绝大多数肾移植患者都有可能发生。一般发生在手术后6天至1个月，也有数年出现者，主要与免疫抑制剂的停用或变动有关。早期以淋巴细胞浸润、基底膜破坏、动脉内皮淋巴细胞黏附，晚期以巨噬、单核细胞浸润、内皮细胞肿胀、坏死为病理特点。临床表现为无特殊原因尿量突然减少，体重增加，发热，一般在37.5~38.5℃之间，伴全身不适、精神差、食欲缺乏、肌肉关节疼痛、移植肾区肿胀及压痛、血压升高等。慢性排斥反应一般发生在6个月以后。其特点是肾移植功能逐渐下降，是影响患者长期存活的主要因素之一。早期以间质纤维增殖、淋巴细胞和浆细胞浸润、轻度肾小球炎改变，晚期以肾小球基底膜增厚、硬化、透明样变及肾小管萎缩退化为病理特点。临床主要表现为血肌酐逐渐升高，伴有血压升高、蛋白尿、贫血等症状。治疗上尚无有效方法。

肾移植术后感染诱因：①原发病导致患者免疫功能处于低下状态；②肾移植术的创伤及手术并发症；③抗生素的广泛使用；④免疫抑制剂的应用严重地消弱了受者对感染的抵抗力；⑤患者移植前后存在的糖尿病、低蛋白血症均易诱发感染并发症；⑥各种损伤性诊疗技术的应用（如导管、血液透析）等。感染好发部位为肺部、尿路、血液、切口动静脉瘘和中枢神经系统。病原体包括细菌、病毒、真菌、及原虫等，细菌感染常常与病毒、真菌或原虫等感染并存。肾移植后感染尤其是术后的早期感染以细菌感染最常见，约占感染的2/3。

因此，如何调整免疫抑制剂，如何平衡免疫抑制与防治感染，以及如何处理各种免疫抑制剂的应用所带来的不良反应等问题，是肾移植术后所要处理的重要内容。

一、康复评定

（一）功能评定

1. **疼痛评定**　肾移植术后患者常常感腰部疼痛，可采用目测类比定级法（VAS法）进行疼痛评定。
2. **肾功能评定**　参见本章第一节。
3. **排尿功能评定**　参见本章第一节。
4. **心脏功能评定**　肾移植患者心血管并发症常导致心功能障碍，其评定参见本书第二章第一节。
5. **心理功能评定**　参见本套教材《康复功能评定学》。

（二）结构评定

B超、CT、MRI、X线等影像学检查可帮助诊断肾移植术后并发症，包括急慢性排斥反应、移植肾动脉狭窄、免疫抑制剂中毒等内科并发症以及血栓形成或血管狭窄梗阻、尿路梗阻扩张、动静脉瘘、肾周积液和感染等外科并发症。其中B超是常规的术后检查方法，MRI、CT、X线主要协助移植肾术后感染的诊断。

（三）活动评定

参照本套教材《康复功能评定学》。

（四）参与评定

参见本套教材《康复功能评定学》。

二、 康复诊断

（一）生理功能障碍

1. **疼痛** 肾移植切口及术后感染，可使患者疼痛不适。

2. **肾功能障碍** 肾移植后排斥反应、感染及肾动脉硬化狭窄、膀胱输尿管反流、尿毒症等可造成肾功能损害，表现为食欲缺乏、恶心、水肿、贫血等。

3. **排尿功能障碍** 肾移植术后尿瘘、膀胱输尿管反流、淋巴瘘等可导致排尿功能异常。

4. **消化功能障碍** 手术创伤、尿毒症、血透肝素及大剂量激素冲击等引发的消化道出血可造成消化不良，上腹疼痛等消化功能障碍。

5. **心功能障碍** 肾移植术后高血压、高脂血症以及冠心病可导致有氧代谢能力下降、肌肉萎缩乃至全身运动耐力下降。

（二）心理功能障碍

肾移植作为治疗终末期尿毒症的最好治疗方法，对于患者来说会产生复杂的心理变化。有些患者对肾移植做好了充分的准备，满怀信心，充满希望，当移植术后出现排斥反应及并发症时，则情绪低落，担忧、焦虑、抑郁、失去信心，悲观失望；有些患者始终存在恐惧、紧张、焦虑过度等心理改变。也有部分患者有一定的承受能力，可不断调整自我适应新的生活。

（三）ADL 能力障碍

肾移植术后，反应较小的患者可恢复其日常活动，做家务，外出购物等；反应较重的患者，特别是伴有各种并发症者，仍然需要别人照顾，各种病症限制患者的日常活动，加之复杂的心理变化，患者常常变得更加依赖他人照顾。

（四）社会功能障碍

肾移植患者劳动、工作、社交活动都受到了严重的影响，特别是药物的长期应用，加剧了生活负担，生活质量明显下降。

三、 康复治疗

如上所述，肾移植术后的排斥反应、免疫抑制状态以及继发感染是导致患者死亡的主要原因。康复治疗的原则是在综合治疗的基础上，以非药物手段达到减轻症状、改善血液循环、增强免疫力、防治并发症的目的，以提高肾移植患者的日常生活能力及社会参与度，延长肾移植患者的生命。

（一）物理治疗

1. **高频电疗（超短波、微波等）** 参照本章第一节，剂量无热～微热。

2. **超声波** 参照本章第一节，给予弱剂量（0.6~0.8w/cm²）。

3. **光疗（紫外线、激光等）** 冷光紫外线可用于防治手术切口感染，促进切口愈合。照射剂量按病情而定，Ⅲ~Ⅳ°红斑量，用于去除表面坏死组织，Ⅰ~Ⅱ°红斑量可促进切口组织生长愈合。

激光可改善血液循环、促进组织修复及生长。可采用氦氖激光照射法，散焦照射于患处，20分钟/次，每日一次，10次为1个疗程。

4. **中频电疗（干扰电、音频、电脑中频电等）** 具有镇痛、改善循环的作用。方法参照本章第一节。

5. **磁疗** 参照本章第一节。

6. **运动治疗** 康复运动治疗对肾移植后患者的生理和心理功能恢复均有辅助作用，可以减少体质量、降低血压、血脂和血糖的水平，减少心、脑血管等疾病的发生率，提高患者的自身职能和社会功能，改善生活质量。康复运动治疗是肾移植后期的主要治疗方法之一，也可早期介入，从每日1次、每次10分钟起，根据患者身体状况选择训练方式，逐渐增加训练的时间及次数，需要注意的是任何活动不应该使疼痛加重。方法：

（1）呼吸体操：可采取各种体位，以上肢及躯干的屈伸活动为主。

（2）放松训练：方法如下。

卧姿：平稳地躺在床上或沙发上，双脚伸直并拢，双手自然地伸直，放在身体两侧，排除杂念，双目微闭。

坐姿：坐在凳子或椅子上，身体挺拔，腹部微微收缩，背不靠椅背，双脚着地，并与肩同宽，排除杂念，双目微闭。

站姿：站在地上，双脚与肩同宽，双手自然下垂，排除其他想法，双目微闭。

（3）上、下肢运动训练：①抗重力练习；②抗阻练习。

（4）有氧训练：目的是增强心肺功能，提高肌肉使用氧气的能力，使身体适应长时间的有氧运动。可根据患者个体情况选择强度适宜的运动，如太极、体操、散步、慢跑、长跑或者爬山等不同强度的运动。开始时每次训练5~10分钟，逐渐延长到20~30分钟，中途可休息3~~5分钟，每日1次，每周3~4次。

以上的呼吸体操和放松训练适合于肾移植早期患者或有氧训练的准备活动及整理活动，有氧训练和抗阻训练适合于肾移植康复期患者，其中有氧训练是康复期患者主要的康复治疗方式之一。

（二）心理治疗

常采用的方法有：支持性心理治疗、认知疗法等。治疗者通过对患者及家属进行术前指导、解说，使其了解有关肾移植的问题，以减轻患者及家属的紧张、恐惧、害怕等心理变化。同时也帮助患者及家属正确认识肾移植后所发生的各种反应，调整好心态，做好各种心理准备，无论在肾移植治疗过程中出现什么问题，都应理解并配合治疗。

（三）其他治疗

1. **全身支持治疗** 肾移植患者因为免疫力低下，应注意全身支持治疗，包括注意休息、适当运动、合理饮食以及提高机体免疫力等。

2. **免疫抑制治疗** 肾移植术后，为了避免免疫排斥反应，必须进行免疫抑制治疗，包括预防性用药、治疗或逆转排斥治疗及诱导治疗，根据患者的情况决定免疫抑制治疗方案。

3. **手术治疗** 如出现移植失败、尿路梗阻、动静脉瘘等并发症，则需要手术治疗。

四、 功能结局

肾移植后的排斥反应如治疗不及时，可导致肾移植的失败；而大量抑制排斥反应的药物应用又可损害肝功、肾功及机体免疫功能等；肾移植后的并发症若治疗不当，也可使患者全身多脏器受损，使患者面临移植失败的危险；肾移植技术问题也可能引发多系统性疾病及原发性肾小球疾病的复发。慢性肾衰竭肾移植患者术后1年存活率95%以上，5年存活率大于80%，10年存活率可达60%以上。其死亡原因多为感染、心血管并发症或肿瘤等。

五、 健康教育

1. 肾移植术后注意事项

（1）注意饮食平衡，充分补充维生素和适量的蛋白质。

（2）饮食规律卫生，禁止烟、酒。

（3）避免对移植肾的挤压。

（4）每天定时测体温、血压、体重、尿量情况：体温升高超过38℃、血压升高30mmHg以上、尿量明显减少，体重每天增加1kg以上或一周内增加2kg以上，应引起注意并去医院就诊。

（5）避免使用的药物有：庆大霉素、卡那霉素、新霉素、多黏菌素、呋喃坦叮等。

（6）肾移植术后女性患者不宜妊娠。

2. 移植术后感染的预防

（1）定期复查环孢素浓度及机体免疫功能，使机体在有效抗排斥状态的同时感染发生机会处于最少状态。

（2）尽量避免在公共场所活动，尤其是在传染病流行季节。

（3）注意饮食卫生，避免食入生冷食品，家庭生熟菜板分开。

（4）注意保暖，预防感冒，切记感冒可能诱发排斥反应。

（5）节制性生活，注意性卫生。

（6）避免接种病毒疫苗。

（7）不要饲养家禽、宠物。

思考题

1. 肾移植的术后有哪些功能障碍？

2. 肾移植术后的康复治疗方法有哪些？

3. 肾移植的功能结局有哪些？具体如何？

4. 肾移植术后感染的预防措施有哪些？

（王 红）

糖尿病（diabetes mellitus）是一组以血浆葡萄糖（简称血糖）水平升高为特征的代谢性疾病群。引起血糖升高的病理生理机制是胰岛素分泌缺陷及（或）胰岛素作用缺陷。1999 年 WHO 将糖尿病分为四型，即 1 型糖尿病、2 型糖尿病、其他特殊类型糖尿病和妊娠期糖尿病。其病因及发病机制至今尚未完全阐明，其发生可能与遗传、自身免疫及环境因素等综合作用有关。糖尿病是当前威胁全球人类健康的最重要的慢性非常传染性疾病（NCD）之一，根据国际糖尿病联盟（IDF）统计，2011 年全球糖尿病患者人数已达 3.7 亿，其中 80% 在发展中国家，估计到 2030 年全球将有近 5 亿糖尿病患者。2007 至 2008 年中华医学会糖尿病学分会（CDS）在我国部分地区开展的糖尿病流行病学调查显示，在 20 岁以上的人群中，糖尿病患病率为 9.7%，糖尿病前期的比例为 15.5%，糖尿病患者中仅有 40% 获得诊断。由于糖尿患病率高、病程长，血糖控制不好导致的心、脑、肾、眼、神经和周围血管等组织器官的并发症又是糖尿病致死、致残的主要原因，因此该病已成为严重危害人类健康的世界性公共卫生问题。

一、康复评定

糖尿病的康复评定包括生理功能的评定、日常生活活动能力的评定及社会参与能力的评定。

（一）功能评定

糖尿病生理评定包括胰岛功能评定、糖尿病慢性并发症评定及糖尿病康复疗效评定三部分。

1. 血糖及胰岛 β 细胞功能评定。

2. 糖尿病慢性并发症的评定

（1）糖尿病性视网膜病变的评定：依据散瞳后眼底检查结果来评定分为非增殖型、增殖型。非增殖型糖尿病视网膜病变是早期改变，又分为轻度、中度和重度；增殖型改变是一种进展型改变；也可根据黄斑水肿有无和轻重程度来进行评定。

（2）糖尿病周围神经病变的评定：包括感觉神经、运动神经和自主神经功能的体格检查及电生理学评估，具体方法参见本套教材《康复功能评定学》。

（3）糖尿病足评定：糖尿病足的基本发病因素是神经病变、血管病变和感染，所以其评定也是围绕周围血管、神经病变和感染进行评定。其中感染方面可通过细菌培养和药敏试验、X 线检查来进行评定。

神经功能检查：可采用以下检查评定有无周围神经病变造成的感觉缺失，包括：10g 的尼龙丝检查、128Hz 的音叉检查震动觉、用针检查两点辨别感觉、用棉花絮检查轻触觉、足跟反射。也可采用肌电图、神经传导速度及诱发电位等电生理检查进行定量评定。

周围血管检查：可以通过触诊足背动脉和胫后动脉的搏动，如足背动脉、胫后动脉搏动明显减弱时，则需要检查腘动脉、股动脉搏动。采用袖带血压计踝动脉与肱动脉收缩压的比值（ABI 正常值为 0.9~1.3，ABI≤0.9 提示有明显的缺血；ABI>1.3 也属于异常，提示有动脉钙化）。必要时可进行经皮氧分压（transcutaneous oxygen tension，$TcPO_2$）、血管超声、血管造影或 CT、磁共振血管造影检查。

X 线检查：可发现肢端骨质疏松、脱钙、骨髓炎、骨质破坏、骨关节病变及动脉钙化，也可发现气性坏疽感染后肢端软组织变化，对诊断肢端坏疽有重要意义。一般作为常规检查。

（4）糖尿病性冠心病的评定：参照本书第三章第一节"冠状动脉粥样硬化性心脏病"的生理功能评定部分，主要为心功能的评估。

（5）糖尿病性脑血管病的评定：参见本套教材《神经康复学》，主要包括认知功能评定、语言功能评定、运动功能评定等。

（6）糖尿病性肾病变的评定：可先通过尿常规检查来筛查有无糖尿病肾病，然后再可根据尿白蛋白排出率、尿液白蛋白与肌酐比值、尿液微量白蛋白、肾小球滤过率（eGFR）及肾脏穿刺病理检查，来评价慢性肾脏病的分期情况。1 型糖尿病肾损害分为五期，约每 5 年进展一期，2 型糖尿病肾损害过程也与此相似，只不过 2 型糖尿病患者肾损害进展比 1 型糖尿病快（约每 3~4 年进展一期），肾功能损害与临床分期可参见本书第六章第一节。

3. 糖尿病康复疗效评定 糖尿病康复治疗疗效的评价实际上与临床治疗疗效评价是一致的。糖尿病的控制目标见表 7-1，这对判断糖尿病康复治疗的疗效具有较好的参考价值。

表 7-1 糖尿病的控制目标

指标		理想	良好	差
血糖（mmol/L）	空腹	4.4~6.1	≤7.0	>7.0
	非空腹	4.4~8.0	≤10.0	>10.0
糖化血红蛋白（$HbA_1c\%$）		<6.5	6.5~7.5	>7.5
血压（mmHg）		<130/80	130/80~140/90	≥140/90
体重指数	男性	<25	<27	≥27
（BMI）（kg/m^2）	女性	<24	<26	≥26
血脂				
TC（mmol/L）		<4.5	≥4.5	≥6.0
TG（mmol/L）		<1.5	1.5~2.2	>2.2
HDL-C（mmol/L）		>1.1	1.1~0.9	<0.9
LDL-C（mmol/L）		<2.6	2.6~3.3	>3.3

4. 心理功能评定 糖尿病患者的心理改变，主要是对疾病的有关知识缺乏而产生的焦虑、抑郁、睡眠障碍等，一般选择相应的量表进行测试评定，如 Hamilton 焦虑量表（HAMA）、Hamilton 抑郁量表（HAMD）、简明精神病评定量表（BPRS）、症状自评量表（SCL-9）等，具体方法参见《康复功能评定学》。睡眠障碍测试可采用睡眠自测 AIS 量表（见本节附录）。

（二）日常生活活动评定

糖尿病患者躯体 ADL 评定可采用改良巴氏指数评定表，高级 ADL（包括认知和社会交流能力）

的评定可采用功能独立性评定量表（FIM）。具体评定参照本套教材《康复功能评定学》。

（三）参与能力评定

主要进行生活质量评定、劳动力评定和职业评定。方法参见本套教材《康复功能评定学》。

二、康复诊断

1. **生理功能障碍** 糖尿病可导致眼、肾、心、脑及血管和神经的慢性并发症，使这些组织和器官发生功能障碍。轻则由于血管渗出导致视力模糊，严重者继发视网膜剥离导致失明；累及周围神经、脑血管等则易继发周围神经损伤、脑梗死和脑出血，进而表现为运动障碍、言语功能障碍、认知功能障碍、膀胱功能障碍，导致尿潴留并继发尿路感染等。

2. **心理功能障碍** 由于糖尿病是一种慢性疾病，长期的饮食控制、频繁测血糖或者注射胰岛素，给患者的生活带来极大的不便，并加重了患者的经济负担，而对失明、脑梗死、截肢等严重并发症的担心更是给患者带来极大的精神心理负担，临床主要表现为抑郁、焦虑和躯体化症状群。有证据显示糖尿病患者抑郁症的患病率显著高于非糖尿病人群，糖尿病和抑郁症之间可能存在双向的因果关系。抑郁、焦虑等负性情绪可加重糖尿病的病情，抗抑郁治疗可改善糖尿病抑郁症患者的抑郁状态，但某些抗抑郁药可能对血糖控制和体重造成影响。

3. **日常生活活动受限** 糖尿病未发生并发症时，由于乏力、易疲劳等，患者 ADL 受到一定限制，若发生眼、脑、心、肾脏、大血管和神经的并发症，其 ADL 则严重受限。

4. **参与能力受限** 主要是指糖尿病慢性并发症所导致的生理功能障碍或严重的心理障碍，可不同程度地影响患者的生活质量、劳动、就业和社会交往等能力。

三、康复治疗

糖尿病是一种终身性疾病，长期血糖增高所致的慢性并发症是糖尿病致残、致死的主要原因。糖尿病的康复治疗应坚持早期诊治、综合治疗、个体化方案及持之以恒的原则。其康复目标为：①控制血糖，纠正各种代谢紊乱，消除临床症状；②控制病情，防治并发症，降低患者的致残率和病死率；③保证儿童、青少年患者的正常生长、发育，保证育龄期妇女的正常妊娠、分娩和生育，维持和提高成年患者正常的体力和工作能力；④通过糖尿病教育，使患者掌握糖尿病的防治知识、必要的自我监测技能和自我保健能力；⑤改善糖尿病患者的生活质量，使之成为一个能和正常人一样参与正常的社会劳动和社交活动，享有并保持正常人的心理和体魄状态的条件健康人。由于糖尿病目前尚无根治方法，为达上述目标，临床通常采用综合治疗方案，包括运动疗法、饮食治疗、药物治疗（口服降糖药、胰岛素等）、糖尿病健康教育、自我监测血糖以及心理治疗。目前外科手术也逐步应用于糖尿病患者的治疗，主要适用于重度肥胖伴 2 型糖尿病患者。

在糖尿病综合治疗的实施中，不同类型的糖尿病由于发病机制不同，其康复治疗原则也存在不同：

2 型糖尿病主要由于体内胰岛素的靶细胞（主要是骨骼肌细胞、脂肪细胞和肝细胞）出现胰岛素受体或受体后异常或缺陷，造成外周组织对胰岛素的抵抗，使靶细胞摄取与利用葡萄糖减少，导致高血糖，其发生与环境因素密切相关，多见于成人。对此类糖尿病的治疗，近期的观点主张在改善患者的生活方式、实施饮食控制和运动治疗的基础上，同时给予合理的药物治疗，以达到控制血糖、消除症状、减少并发症的目的。口服药无法控制血糖达标者，则应考虑加用胰岛素。

1型糖尿病多见于青少年，是在遗传易感的基础上发生自身免疫异常而导致胰岛β细胞破坏，胰岛素绝对缺乏，必须依赖外源性胰岛素的补充。因此，一旦诊断明确，即应开始胰岛素治疗，补充体内胰岛素的不足。胰岛素治疗同时还可配合饮食疗法和适当运动，运动的目的一方面可促进患儿生长发育，增强心血管功能，维持正常的运动能力；另一方面可提高外周组织对胰岛素的敏感性，增强胰岛素的作用，有利于血糖的控制。

糖耐量减低患者在遗传易感性的基础上产生胰岛素抵抗，出现糖耐量异常，经过若干年后一部分患者将发展为2型糖尿病，目前也已证实糖耐量减低是2型糖尿病发展阶段中一个重要环节。有研究表明："在糖耐量减低阶段给予干预治疗有望减少或阻断糖耐量减低状态进展为糖尿病"。因此，加强对糖耐量减低患者进行早期干预治疗是预防糖尿病发生的重要措施之一。糖耐量减低干预治疗包括早期开始的饮食控制、运动治疗和生活方式的改善等，必要时给予药物预防。

由于糖尿病的药物、饮食治疗、血糖检测及外科治疗在内科学及外科学中已详细介绍，本节主要介绍运动疗法，同时还包括心理治疗和健康教育。其中，运动疗法主要适用于轻度和中度的2型糖尿病患者，肥胖型2型糖尿病是最佳适应证。对于稳定期的1型糖尿病患者，病情得到较好控制后也可进行运动锻炼，以促进健康和正常发育。禁忌证包括：合并各种急性感染；严重的慢性并发症（如增殖性视网膜病、不稳定性心绞痛、一过性脑缺血发作等）；血糖未得到较好控制前（血糖 >16.8mmol/L）；有明显酮症酸中毒等。

（一）运动疗法

运动疗法是糖尿病治疗方法中最重要的组成部分，其作用机制为：

① 运动可以通过增加机体能量的消耗，减少脂质在体内堆积，从而减少脂质在骨骼肌细胞、胰腺细胞及肝细胞中的堆积，减少脂质对骨骼肌细胞、胰腺细胞及肝细胞中的毒性作用，增加骨骼肌细胞摄取葡萄糖和胰腺细胞分泌胰岛素的能力。

② 运动能够通过促进骨骼肌细胞葡萄糖运载体4（glucose transporter-4，GLUT-4）从细胞内转位到细胞膜上，以增加骨骼肌细胞膜上的 GLUT-4 的数量，增加骨骼肌细胞对葡萄糖的摄取，改善骨骼肌细胞的胰岛素敏感性。从细胞水平上，骨骼肌细胞对葡萄糖的利用，主要是通过骨骼肌细胞膜上葡萄糖运载体4转运细胞外葡萄糖入细胞内进行能量代谢。另外运动还能促进骨骼肌细胞内 *GLUT-4* 基因的表达和 GLUT-4 蛋白的表达，从而增加细胞内 GLUT-4 囊泡的形成。

③ 长期运动尚可作为一个生理性刺激，能够诱导骨骼肌细胞线粒体适应，修复糖尿病对肌肉线粒体构成的损伤。

④ 纠正糖代谢、脂代谢紊乱，减轻体重，可有效地预防和控制糖尿病慢性并发症，减少致残率和病死率。

⑤ 维持和促进成年患者正常的体力和工作能力，保持儿童和青少年患者的正常生长发育。

⑥ 减轻精神紧张及焦虑，消除抑郁状态，增强自信心，提高生活质量。对于不同类型的糖尿病患者，运动疗法的运动处方各不相同。

1. 2型糖尿病患者的运动处方 2型糖尿病的发病与环境因素有关，如超重和肥胖、高脂肪、高蛋白质、高热量饮食结构、运动减少以及吸烟等。此型糖尿病患者的治疗应以改善患者的生活方式及运用运动疗法为基础，同时配合药物治疗。

（1）运动方式：糖尿病患者的运动锻炼方法主要是中等或中等偏低强度的有氧运动，中等强度的体育运动包括：快走、打太极拳、骑车、乒乓球、羽毛球和高尔夫球。较强体育运动为舞蹈、有氧健身操、慢跑、游泳、骑车上坡。可根据患者的兴趣爱好和环境条件加以选择。除有氧训练之外，每周最好进行2次抗阻运动、锻炼肌肉力量和耐力，训练时阻力为轻或中度。联合进行抗阻运动和有氧运动可获得更大程度的代谢改善。

步行是2型糖尿病患者最常用、简便易行的有氧运动训练方式，一般可在社区中进行。步行最好选择在空气新鲜的环境中进行，根据步行时速度是否改变分为变速步行法和匀速步行法。变速步行法时一般先中速或快速行走30秒至1分钟，后缓步行走2分钟，交替进行，每日步行路程1000~2000米；如果采取匀速步行法即每天坚持行走1500~3000米路程，行走速度保持均匀而适中，并且不中断走完全程。可根据体力逐渐增加行走的路程，每次走完以略感觉疲劳为度。

（2）运动量：运动量的大小由运动强度、运动时间和运动频度三个因素决定。

运动强度：运动强度是运动疗法的核心，决定着运动的效果。一般认为糖尿病患者的运动强度以中等强度或略低于中等强度为宜，运动强度过低只能起安慰作用；运动强度过大则无氧代谢的比重增加，治疗作用降低，且可能因机体处于氧化应激状态而加重原有并发症脏器的损害，应予避免。由于在有效的运动锻炼范围内，运动强度的大小与心率的快慢呈线性相关，因此常采用运动中的心率作为评定运动强度大小的指标，其他常用指标还包括代谢当量（METs）、主观劳累计分（RPE）和最大摄氧量（VO_{2max}）。临床上将能获得较好运动效果，并能确保安全的运动心率称为靶心率（target heart rate，THR）。靶心率的确定最好通过运动试验获得，即取运动试验中最高心率的50%~70%作为靶心率，开始时宜用低运动强度进行运动，适应后逐步增加至高限。如果无条件做运动试验，最高心率可通过下列公式获得，即靶心率=170–年龄（岁）或靶心率=安静心率+安静心率×（50%~70%）。

运动中心率的监测除可运用心率监测仪以外，通常可通过自测脉搏的方法来检测。一般采用停止运动后立即测10秒脉搏数，然后乘6表示1分钟脉率，这和运动中的心率比较接近。测脉率的部位常用桡动脉、耳前动脉或颞动脉。

（3）运动时间：在运动疗法中，每次运动时间包括准备活动、运动训练和放松活动三部分的时间总和，2型糖尿病患者最好每周能最少进行150分钟的中等强度以上的有氧运动，每次一般为40分钟，其中达到靶心率的运动训练时间以20~30分钟为宜，因为运动时间过短达不到体内代谢效应，而如果运动时间过长，再加上运动强度过大，易产生疲劳，诱发酮症，加重病情。训练一般可从10分钟开始，适应后逐渐增加至30~40分钟，其中可穿插必要的间歇时间。研究发现即使进行短时的体育运动（如10分钟），累计30分钟/日，也是有益的。在运动量一定的情况下，运动强度较大时训练持续时间可相应缩短，此种训练方式适合于年轻或体力较好的糖尿病患者，而体弱的老年糖尿病患者，训练强度一般较低，此时可相应延长训练时间。运动频率：一般认为每周最少运动3次，相邻两次运动间隔不超过2天。如果身体条件较好，每次运动后不觉疲劳的病人，可坚持每天运动一次。研究发现，运动间歇超过3~4天，运动锻炼的效果及蓄积作用就将减少而难以产生疗效。

总之，合适的运动量应为运动时略感气喘但并不影响对话，心率在运动后5~10分钟恢复到运动前水平，运动后轻松愉快，食欲和睡眠良好，虽有疲乏、肌肉酸痛，但短时休息后即可消失。

运动训练的实施：运动训练的实施应包括三个部分，准备活动、运动训练和最后放松活动：①准备活动：通常包括5~10分钟的四肢和全身缓和伸展的活动，可为缓慢步行或打太极拳和各种保健操等低强度运动，其作用在于使心血管逐渐适应运动，并可提高和改善关节、肌肉的活动效应；②运动训练：是用以达到治疗目的的核心部分，为达到靶心率的中等强度或略低于中等强度的有氧运动；③每次运动结束后应有放松活动：包括5~10分钟的慢走、自我按摩或其他低强度活动，其作用在于促进血液回流，防止突然停止运动，造成肢体淤血，回心血量下降，引起昏厥或心律失常。

2. 1型糖尿病患者的运动处方 1型糖尿病的治疗原则与2型糖尿病治疗原则不同，一旦确诊就宜首先实施胰岛素治疗和饮食控制，待血糖得到较好控制后再开始实施运动疗法。

1 型糖尿病患者的运动训练应根据患者的年龄、病情、兴趣爱好和运动能力而制订，这点尤其重要，因为 1 型患者多为儿童，只有注意到运动的多样性和趣味性才能使患儿长期坚持。一般可选择步行、慢跑、踢球、跳绳、游泳、舞蹈等。强度以 50%~60% 最高心率为宜，运动时间从 20 分钟开始，每周运动 3~4 次。随着运动能力的提高，可逐渐增加运动的时间和运动次数。注意每次运动应适度，不要过度劳累，以免加重病情。

3. 糖耐量减低者的运动疗法　其实施方法基本同 2 型糖尿病患者，建议进行中等强度运动训练，至少保持在 150 分钟 / 周。

4. 无论何种类型的糖尿病患者，运动训练都需注意以下事项：

（1）在制订运动方案前，应对糖尿病患者进行全身体格检查，如有条件可进行一次运动试验，以早期发现糖尿病患者潜在的疾病，为制订合适的运动强度提供科学依据。

（2）运动训练应严格坚持个体化原则，注意循序渐进，持之以恒。

（3）注意运动时的反应，密切监测心率、血压、心电图及自我感觉等，发现不良情况及时采取措施，并随时修改运动方案，调整运动量。

（4）运动前后要加强血糖监测，运动量大或激烈运动时应建议患者临时调整饮食及药物治疗方案，以免发生低血糖。

（5）运动要适量，如果运动结束后 10~20 分钟心率仍未恢复，并且出现疲劳、心慌、睡眠不佳、食欲减退等情况，说明运动量过大，易诱发酮症酸中毒；运动后身体无发热感、无汗，脉搏无明显变化或在 2 分钟内迅速恢复，表明运动量过小。

（6）预防运动时低血糖：糖尿病患者在以下情况易发生低血糖：①运动前血糖水平偏低；②空腹运动或运动前糖类食品摄入不足；③运动量过大；④胰岛素用量过大或运动时间恰在胰岛素作用的高峰期等情况。为了避免运动时发生低血糖，应注意选择适宜的运动时间，并注意与饮食、药物治疗相互协调、配合。一般情况下，糖尿病患者应避免空腹运动，运动时间最好在餐后 1~3 小时。如患者正在接受胰岛素治疗，应避免在胰岛素作用高峰期运动（常规胰岛素作用高峰期在注射后 2~4 小时，而中效胰岛素如中性鱼精蛋白锌胰岛素作用高峰期则在注射后 8~10 小时），必要时可减少胰岛素用量。注射部位应避开运动肌群以免加快胰岛素吸收，原则上以腹部脐旁为好。此外，运动时应随身携带饼干等含糖食品或含糖饮料，以便有低血糖先兆时可及时食用。

（7）有并发症患者的运动安排：如果合并有增殖性视网膜病变，应避免进行剧烈运动、低头动作或闭气动作等，以免引起视网膜脱离和玻璃体积血。并发心血管疾病的患者进行运动锻炼时，最初应在心电图监视及医护人员的指导下进行。在运动中应避免进行闭气用力动作，如举重或静态用力等。对合用 β 受体阻断药药物的患者，由于心率变慢，运动时心率对运动的反应性减低，此时的靶心率计算应按比安静时心率增加 20 次 / 分钟为宜。如果患者存在感觉损害，在运动中应加以注意，宜穿合适的袜子和软底的运动鞋。足底有轻微破损时，应停止运动，并给予即时处理，防止破损扩大。如果患者有自主神经功能紊乱，会引起汗腺功能障碍，在热天进行运动时易发生出汗过多，应注意补充水分。合并糖尿病肾病的患者不宜进行较大强度的运动，因为大强度运动会增加肌肉组织血流量，而肾组织血流量则减少，从而加重糖尿病肾病的病情。

（8）其他注意事项：还包括选择适合运动的衣裤和鞋袜，了解自身情况，遇疾病或疲劳应暂停运动，同时还应注意根据天气情况调整运动量等。

（9）记录运动日记，有助于提升运动依从性。

（二）心理治疗

美国糖尿病学会在2012年糖尿病指南中强调心理健康是糖尿病管理的一部分；国际糖尿病联盟在同年的临床指南中针对糖尿病患者心理干预提出，当患者出现抑郁症、焦虑症等表现时应将其转诊至具备糖尿病知识的精神科医师就诊。心理治疗可以帮助患者正确认识疾病，树立战胜疾病的信心，积极配合治疗，延缓并发症的发生发展，提高患者的生活质量，减少致残率和病死率。具体方法如下：

1. 支持疗法 是心理治疗的基础，其主要目标是支持患者渡过心理危机，辅导患者有效地去适应面对着的困难。

2. 分析疗法 是通过有计划、有目的地同糖尿病患者进行交谈，听取患者对病情的叙述，帮助患者对糖尿病有一完整的认识，建立起战胜疾病的信心。

3. 集体疗法 是以集体为对象而施以心理治疗。一般由医务人员讲解糖尿病的有关知识，然后组织患者讨论，并邀请治疗较好的患者作经验介绍，通过患者的现身说法，起到示范作用。集体心理疗法一般每周2~3次，每次1小时，以3~4周为1个疗程，个别患者必要时可重复1个疗程。

4. 家庭心理疗法 其特点在于把着眼点放在整个家庭系统上，让每一个成员都能理解、支持、同情、体贴、爱护和帮助患者，消除患者精神上的压力，减轻躯体痛苦。尤其对于一些心理病态的儿童，治疗患儿的母亲甚至比治疗患儿本身显得更为重要。

5. 其他疗法 包括生物反馈疗法和音乐疗法。前者借助肌电或血压等生物反馈训练，后者通过欣赏轻松愉快的音乐，放松肌肉，同时消除心理紧张，间接地有利于血糖的控制。

（三）其他治疗

1. 饮食治疗 在评估患者营养状况的情况下，设定合理的目标，控制总热量的摄入，合理、均衡分配各种营养素，达到患者的代谢控制目标，并尽可能满足个体饮食喜好。成人糖尿病患者每天每kg标准体重所需热量见表7-2，标准体重可运用公式：标准体重（kg）＝身高（cm）－105粗略计算。比较合理的饮食结构为：碳水化合物的摄入量占总热量的50%~60%；脂肪量一般按每天每kg体重0.6~1.0g计算，热量不超过全天总热量的30%；蛋白质的量按成人每天每kg体重0.8~1.2g计算，约占总热量10~15%；此外还应包括丰富的食物纤维。通常早、中、晚三餐的热量分配为1/3、1/3、1/3或1/5、2/5、2/5；或分为四餐：即1/7、2/7、2/7、2/7。可按生活饮食习惯、用药情况及病情控制情况作必要的调整。

表7-2 成人糖尿病每天每kg标准体重所需热量

劳动强度	消瘦	正常	肥胖
轻体力劳动	147（35）	126（30）	84~105（20~25）
中体力劳动	160（38）	147（35）	126（30）
重体力劳动	160~210（38~50）	160（38）	147（35）

注：单位：kJ/（kg·d）（kcal/（kg·d）

2. 药物治疗 糖尿病的药物治疗主要指口服降糖药和皮下注射降糖药物的运用，目前常用的口服降糖药物大致分为两类：促胰岛素分泌为主要作用的药物（磺脲类、格列奈类和DPP-4抑制剂）和通过其他机制降低血糖的药物（双胍类、噻唑烷二酮类、α-葡萄糖苷酶抑制剂）。皮下注射降糖药物包括 GLP-1 和胰岛素。

3. 手术治疗 研究表明手术治疗可明显改善肥胖伴 2 型糖尿病患者的血糖控制，甚至可以使一些糖尿病患者的糖尿病症状"缓解"。此外，非糖尿病肥胖症患者在接受手术治疗后发生糖尿病的风险也显著下降。因此，目前临床上逐步将手术治疗作为伴有肥胖的 2 型糖尿病患者治疗方法之一，尤其对药物控制不理想的严重肥胖的 2 型糖尿病患者有治疗价值。常用的手术方式有"腹腔镜胃袖状切除术、胃旁路术、腹腔镜下可调节胃束带术和胆胰旁路术"等。

4. 自我血糖监测 可为糖尿病患者和保健人员提供一种动态数据，为调整药物剂量提供依据。通常使用便携式血糖仪测定患者血糖水平。

四、 糖尿病慢性并发症的康复

当糖尿病发展到一定程度而出现慢性并发症时，在上述康复治疗的基础上，还需对其各种组织和器官的功能障碍进行针对性的康复，其中糖尿病冠心病的康复可参照本书第二章第一节"冠状动脉粥样硬化性心脏病"的康复治疗，糖尿病周围神经病变及糖尿病脑血管病变的康复可参照本套教材《神经康复学》相关章节；糖尿病视网膜病变所致的视力障碍可参见视力残疾的康复，合并白内障、青光眼者可行手术治疗；糖尿病肾病变导致的肾功能障碍主要依靠透析治疗。本节将重点介绍糖尿病足的康复治疗。

糖尿病足的基本发病因素是神经病变、血管病变和感染，这些因素共同作用可导致组织的溃疡和坏疽。糖尿病足按其病变程度可分为 0~5 级：0 级为皮肤完整，无开放性病灶；1 级为皮肤有开放性病灶，但未累及深部组织；2 级为感染病灶已侵犯深部肌肉组织，脓性分泌物较多，但无肌腱韧带破坏；3 级为肌腱韧带受损，蜂窝织炎融合形成大脓腔，但无明显骨质破坏；4 级为严重感染导致骨质缺损、骨髓炎、骨关节破坏或假关节形成，部分肢端可出现湿性或干性坏疽；5 级为足大部或全部感染或缺血，导致严重湿性或干性坏死。

糖尿病足的治疗一般采用综合治疗，包括内科、外科和康复治疗三个方面。治疗前，首先要鉴别溃疡的性质是属于神经性溃疡、缺血性溃疡还是感染性溃疡，再采取不同的治疗方法。具体如下：

1. 神经性溃疡 常见于反复受压的部位，如跖骨头的足底面、胼胝的中央，常伴有感觉的缺失或异常，而局部供血良好，主要治疗是减压，特别要注意患者的鞋袜是否合适。

2. 缺血性溃疡 多见于足背外侧、足趾尖部或足跟部，局部感觉正常，但皮肤温度低、足背动脉和（或）胫后动脉明显减弱或不能触及。治疗则要重视解决下肢缺血，轻 - 中度缺血的患者可以实行内科治疗，主要包括使用扩血管药物、抗血小板药物、降糖降脂药物等；病变严重的患者可以接受介入治疗、血管外科成形手术或皮肤移植等。

3. 感染性溃疡 应定期去除感染和坏死组织，只要患者局部供血良好，必须进行彻底清创；根据创面的性质和渗出物的多少，选用合适的敷料，在细菌培养的基础上选择有效的抗生素进行治疗。

在针对上述不同溃疡性质的糖尿病足进行积极的内外科治疗同时，尚可综合运用下述康复治疗方法，具体主要包括物理治疗、作业治疗、康复工程、心理治疗等。

1. 物理治疗 糖尿病足溃疡的物理治疗主要在于控制感染、增加血供及促进溃疡面肉芽生长。

（1）按摩及运动疗法：适合 0 级糖尿病足患者。按摩患肢，从足趾开始向上至膝关节，每次 20 分钟，每天 1~2 次；穿大小适中的软鞋，早晚坚持循序渐进的步行运动，步伐均匀一致，步行中出现不适可休息后继续行走，避免盲目加大运动量。

（2）超短波治疗：无热量，10~15 分钟，可抗感染并促进溃疡愈合。

（3）紫外线治疗：小剂量紫外线（1~2级红斑量）可促进新鲜溃疡愈合，大剂量紫外线（3~4级红斑量）可清除溃疡表面感染坏死组织。

（4）红外线治疗：温热量局部照射可促进新鲜溃疡加速愈合，如患者合并肢体感觉障碍、缺血应慎用，如溃疡面有脓性分泌物则禁用。

（5）He-Ne激光治疗：He-Ne激光可刺激血管扩张，促进上皮细胞及毛细血管再生，减少炎症渗出，使组织代谢加强，促进肉芽组织生长，从而达到抗感染、镇痛、加速溃疡面愈合的作用。一般采用散焦照射，输出功率25MW，光斑直径3cm，实用照射电流10mA，距离25~50cm，照射时间15分钟，照射时应保持光束与溃疡面相垂直，溃疡面若有渗液应及时蘸干，每日照射1次，15次为1个疗程，疗程间隔1周，照射完毕用无菌纱布敷盖溃疡面。

（6）气血循环仪治疗：压力50~70mmHg（1mmHg=0.133kPa），每次30分钟，每天1次，心肾功能不良患者慎用或不用。

（7）旋涡浴治疗：水温38~42℃，浴液中加入甲硝唑250ml或其他抗感染药物，治疗时喷水嘴对准治疗的重点部位，每次30分钟。

（8）高压氧治疗：可降低血糖、提高机体对胰岛素的敏感性，增加血液氧含量，改善缺氧状态。采用多人氧舱，均匀加压20分钟，至0.2MPa稳压下戴面罩吸氧60分钟，中间休息10分钟，匀速减压20分钟后出舱。

值得注意的是，上述物理治疗应根据患者溃疡分级选择运用。糖尿病足处于0级时，可指导患者掌握按摩手法，鼓励患者进行适宜的运动。1~3级的糖尿病足则可选用无热量超短波及紫外线控制感染、促进溃疡愈合。所有新鲜创面的溃疡都可运用红外线、He-Ne激光或高压氧以促进肉芽生长，2~3级患者还可根据设备条件加用气血循环仪或旋涡浴治疗。

2. 作业治疗　糖尿病足溃疡或截肢可影响患者的步行功能，对患者的日常生活活动影响较大。作业治疗的作用主要在于改善患者的步行功能，提高患者日常生活能力。

具体方法包括ADL训练、矫形器具的正确使用和穿戴、拐杖或轮椅的操作技能训练、假肢步行训练、适合患者的职业训练以及适当的环境改造等，具体方法可参照本套教材相关章节。

3. 康复工程　在糖尿病足的运用首先是采用特殊鞋袜以减轻足部压力。如足前部损伤可以采用只允许足后部步行的装置来减轻负荷，即"半鞋"（half-shoes）或"足跟开放鞋"（heel-sandals）。全接触式支具或特殊支具靴通过把足装入固定型全接触模型可以减轻溃疡部分的压力。对于步行障碍的患者还可以使用拐杖或轮椅，截肢患者则可根据情况安装假肢，以改善患者的步行功能。

4. 心理治疗　糖尿病足溃疡经久不愈以及对步行功能的影响，严重影响患者的日常生活、工作和社会交往，加之对截肢的恐惧，给患者带来沉重的心理负担，适时的心理治疗不仅可帮助患者树立战胜疾病的信心，还可增强治疗效果。具体的心理治疗方法参见本节糖尿病康复治疗。

特别需要注意的是，糖尿病足的预防和护理也是糖尿病足康复中的重要环节之一。对病程5年以上、血糖控制不佳的糖尿病或以往有足部溃疡史的患者，当发现足背动脉搏动减弱，或具有下肢缺血、感觉迟钝、麻木、疼痛、间歇性跛行等症状时，应行相应的检查。即使无糖尿病足，也要坚持每年1次的足部检查。对拟诊或已确诊者，应选择合适的鞋袜，避免赤足；注意保持足的清洁、温暖、润滑，洗脚水的温度应低于37℃；取暖、理疗时要防止烫伤；小心修剪指甲，不要自行修剪胼胝；积极治疗足部皮肤破损；每天坚持直腿抬高、提脚跟、足趾的背伸跖屈运动等小腿及足部运动，改善下肢血液循环。

五、 功能结局

糖尿病患者如血糖控制良好，则病情进展缓慢，临床各器官的并发症较少，症状较轻，对患者的日常生活活动、工作及社交活动影响较小。如血糖长期控制不佳，其眼、肾、心、脑及血管和神经的并发症不仅明显影响患者各器官和组织的功能，有些还可直接成为糖尿病患者死亡的主要原因。糖尿病性冠心病临床症状多不典型，但以无痛性心肌梗死为多见，死亡率高，占糖尿病总死亡率的50%。急性脑卒中也是糖尿病患者致死、致残的主要原因之一。除此之外的糖尿病脑血管病变，其功能障碍一般以记忆力下降、言语不清及一侧肢体的活动不便和乏力为主要表现，完全性瘫痪较少。糖尿病视网膜病变最终将导致失明，占失明患者总数的9%。糖尿病肾病可发展为肾衰竭，占新发的终末期肾病的35%。糖尿病足最终可导致慢性溃疡乃至截肢，占非创伤性截肢患者的50%以上。而糖尿病对性功能的影响将导致阳痿。此外，糖尿病本身也可影响记忆力、言语等认知功能，部分患者可发展为老年性痴呆。

六、 健康教育

糖尿病健康教育包括了知、信、行三个方面，知是掌握糖尿病知识，提高对疾病的认识；信是增强信心，坚信糖尿病通过科学合理的治疗是可以控制的；行则是通过认知行为治疗将健康的生活方式落实到患者的日常生活活动中去。通过健康教育使患者自觉地执行康复治疗方案，改变不健康的生活习惯（如吸烟、酗酒、摄盐过多、过于肥胖、体力活动太少等），控制危险因素和疾病的进一步发展。糖尿病康复教育的具体内容包括疾病知识、饮食指导、运动指导、药物指导、胰岛素使用方法、血糖的自我监测、糖尿病日记、糖尿病足等并发症的预防及应急情况的处理等。

思考题

1. 糖尿病有哪些慢性并发症？
2. 糖尿病的康复原则及目标是什么？
3. 2型糖尿病运动处方的原则是什么？运动时需注意哪些事项？
4. 何为糖尿病足？其临床分级及治疗原则有哪些？
5. 糖尿病健康教育包括哪些内容？

（吴　毅）

第二节　骨质疏松症

骨质疏松症（osteoporosis，OP）是以骨量减少，骨的微观结构破坏为特征，致使骨的强度下降，脆性增加、易发生骨折的一种全身性代谢性骨骼疾病，分为原发性和继发性OP。导致骨质疏松症的病因有遗传因素、营养失衡、活动量不足、不良嗜好、长期服用某些药物、原因不明等。随着世界人口不断地老龄化，骨质疏松将成为大规模的全球性卫生问题，尤其危害老年人群的健康和生活质量，由于该病早期症状隐蔽，往往被称为隐形杀手。患病率虽有种族和地区的差异，但总体上 60~70 岁老年人中约 1/3 有骨质疏松症，80 岁以上老人半数以上患有骨质疏松症。一般骨量丢失 12% 以上时即可出现骨痛，丢失 20% 以上时即发生骨折。骨质疏松症以疼痛和肌无力、身长缩短和驼背、骨折为主要临床表现。双能 X 线吸收技术（dual-energy X-ray absorption metry，DEXA）是目前诊断 OP 的金标准。中华医学会骨质疏松与骨矿盐疾病分会根据骨矿密度（bone mineral density，BMD）值对骨质疏松症进行分级诊断：T 值 $\geq$ –1.0 SD 属正常；–2.5 SD<T 值 <–1.0 SD 为骨量减少；T 值 $\leq$ –2.5 SD 为骨质疏松症；降低程度符合骨质疏松症诊断标准，同时伴有一处或多处骨折为严重骨质疏松症。由于骨质疏松是致残率较高的疾病，其高昂的治疗费和较长的治疗周期给家庭和社会带来沉重的负担，所以掌握防治该病的康复治疗方法具有重要的现实意义。

一、康复评定

根据骨质疏松症的临床表现、必要的生化指标和辅助检查首先确立临床诊断，然后再做相应的功能评定。

（一）功能评定

1. **感觉功能**　主要是疼痛评定，包括疼痛的强度和特点、疼痛的时间、疼痛的部位、疼痛对行为和情感的影响以及影响疼痛的因素等。疼痛评定采用目测类比定级（VAS）法，具体及其他感觉功能评定参见本套教材《康复功能评定学》。

2. **运动功能**　由于骨质疏松症所致的骨痛、继发性骨折可以引起不同程度的肌肉的萎缩和关节活动度减少等运动功能障碍。

（1）肌力评定：为了便于记忆，可以把肌力分级的 1~4 级分别记为"缩、动、抬、抗"。"0"为"无"，5 级为"正常"，具体参见本套教材《康复功能评定学》。

（2）关节活动度评定：具体参见本套教材《康复功能评定学》。

3. **平衡协调功能评定**　通过平衡评定预测被试者跌倒的风险是骨质疏松症患者功能评定的重要方面。具体参见本套教材《康复功能评定学》。

4. **心肺功能**　具体参见本套教材《康复功能评定学》。

5. **心理功能评定**　由于骨质疏松症是一种慢性代谢病，病程长、临床症状重，且多发于老年和妇女，长期的疾病的煎熬使患者的心理功能发生障碍，因此，心理功能评定在骨质疏松症的评定中至关重要。具体参见本套教材《康复功能评定学》。

（二）结构评定

X 线仍然是常用首选的检查方法。但必须认识到只有在骨量丢失超过 30% 以上时才能在 X 线显像上出现的骨质疏松征象，是骨质疏松的晚期表现。OP 的皮质骨变薄，松质骨表现为椎体中央部出现透亮区，并且逐渐向周围扩大，横向骨小梁减少，纵向骨小梁异常突出。随着病情的进展，纵向骨小梁也随之减少，椎体不同程度地变扁，上下缘内凹如鱼脊样，椎间隙增宽呈梭形，第 11、12 胸椎或第 1、2 腰椎常有压缩骨折，椎体变扁或呈楔形，多数病例常同时伴有椎体边缘不同程度的增生，骨赘形成。在骨质疏松的诊断中，CT 可以被用来测量骨密度，并对骨质疏松的鉴别诊断很有帮助。MRI 评价骨质疏松症是一种崭新的方法，主要目的在于鉴别诊断，尤其是排除恶性肿瘤。放射性核素骨显像适用于骨质疏松等骨骼疾病的诊断，敏感性高，特异性强，便于动态观察及定量分析，尤其在鉴别诊断及查找某些继发性骨质疏松的病因上，已渐渐成为临床应用中常规的检查项目。

（三）活动评定

骨质疏松症给患者的日常生活活动（activities of daily life，ADL）带来严重的影响，所以评定患者日常功能水平具有十分重要的意义。若单纯评定基本或躯体 ADL（basic or physical ADL，BADL or PADL）时选用 Bathel 指数。若单纯了解患者的工具性 ADL（instrumental ADL，IADL）的情况应选功能活动问卷（the functional activities questionary，FAQ）。若同时了解患者的 PADL 和 IADL 选用陶寿熙（我国的 IADL 量表）和快速残疾评定量表 RDRS。具体参见本套教材《康复功能评定学》。

（四）参与评定

OP 患者的职业、社交及休闲娱乐均受到影响，人的社会功能是指人能否在社会上发挥一个公民应有的功能及其在社会上发挥作用的大小。为评定患者的社会功能，常需评定其社会生活能力、就业能力和生活质量。

1. **社会生活参与能力及职业评定** 具体评定方法参见本套教材《康复功能评定学》。

2. **生活质量评定** OP 对生活质量的影响是多方面的，常用量表有：医疗结果研究的 36 项简明健康调查表 MOS-SF36，由 36 个条目组成健康问卷，内容包括躯体功能、躯体角色、躯体疼痛、总的健康状况、活力、社会功能、情绪角色和心理卫生 8 个领域，已制定中国版；SIP（sickness impact profile），即疾病影响程度量表，共分 12 个方面，136 个问题，覆盖活动能力、独立能力、情绪行为、警觉行为、饮食、睡眠、休息、家务、文娱活动等，用以判断伤病对躯体、心理、社会健康造成的影响，以指标定义清晰和权重合理而广为应用。具体方法参见本套教材的《康复功能评定学》。这里介绍一种简单的骨质疏松患者生活质量问卷量表，见表 7-3。

表 7-3 骨质疏松症患者生活质量问卷量表

问卷内容	问卷内容
1. 你的疲劳改变了吗？	7. 你在家中如何处理日常家务？
2. 你走的路更长了吗？	8. 你如何进行每天的个人护理？
3. 你走得更快了吗？	9. 你怎样睡眠？
4. 你能坐得更久了吗？	10. 你的社会生活改变了吗？
5. 当你爬楼梯更自信了吗？	11. 你发现你的姿势改变了吗？
6. 你能坐得更久了吗？	12. 你总体上的幸福改变了吗？

注：以上 12 项对每一项的评定标准是：20 分：巨大改善；15 分：轻微改善；10 分：无变化；5 分：轻微加重；0 分：严重恶化。最后把 12 项得分相加就是总分

二、 康复诊断

（一）生理功能障碍

1. **运动功能障碍** 患者常有周身骨痛、乏力，疼痛以脊椎与骨盆区及骨折处为主、常为持续性疼痛。一般与骨质疏松程度平行，于登楼或体位改变时尤甚，机体活动受到明显限制。日后下肢肌肉

往往有不同程度萎缩，负重能力下降，OP 患者的负重能力常降低约为原来肌力的 2/3，甚至不能负担自己的体重。腰背部活动障碍，主要表现为腰椎屈、伸、侧屈、旋转和腰背肌肌力下降。

2.**肺呼吸功能障碍** 胸、腰椎压缩性骨折，脊椎后弯，胸廓畸形，可使肺活量和最大换气量显著减少，肺上叶前区小叶型肺气肿发生率可高达 40%。老年人多数有不同程度肺气肿，肺功能随着年龄增加而下降，若再加骨质疏松症所致胸廓畸形，患者往往可出现胸闷、气短、呼吸困难等症状。

3.**心脏功能障碍** 如有脊椎压缩骨折，患者身长可缩短，或因胸廓畸形使肺活量减少，从而影响心脏功能。

（二）心理功能障碍

由于骨质疏松症是一种慢性的代谢病，主要表现为忧郁、焦虑、沮丧甚者绝望。

（三）ADL 能力障碍

OP 患者由于运动、心肺功能障碍，影响患者的日常生活能力。主要表现为坐、站、行走和个人卫生等功能障碍。髋部骨折的患者中有 1/4 的人需要长期卧床，其日常功能活动受到严重影响。

（四）社会功能障碍

严重的 OP 患者由于运动、心肺功能障碍，主要表现为社会生活的参与能力和职业能力的下降。由于以上原因将导致生活质量的下降。

三、康复治疗

由于骨质疏松症是由不同原因所致，且个体差异大，故治疗原则强调综合治疗、早期治疗、个体化治疗、防跌倒宣传教育四者相结合。治疗目标是缓解骨痛、控制病情发展、提高骨质量、防止失用综合征、预防继发性骨质疏松、降低骨折发生率以及改善 ADL 能力和生活质量。康复治疗对骨质疏松症的作用在于发挥肌肉质量对骨质代谢所起的调节促进作用，纠正这类患者常见的驼背畸形，通过康复治疗，防止或减少这类患者由于肌力不足而导致的容易跌倒，对已经发生的骨折进行及时的康复治疗，改善症状，增强全身体力和耐力，提高生活质量等。

（一）物理治疗

骨质疏松最常见的症状就是疼痛。物理因子具有较好的止痛效果，非甾体类消炎镇痛药对绝大部分身患骨质疏松的老年人来说是不可能长期使用的，因此选择性地运用各种物理因子（如中频、低频电疗）对骨质疏松引起的急慢性疼痛应作为首选方法。此外物理治疗还能减少组织粘连、增强肌力、防止肌肉萎缩、改善局部血液循环、促进骨折愈合、预防深静脉血栓形成和继发性骨质疏松、增加局部应力负荷、促进钙磷沉积、促进神经功能修复以及改善肢体功能活动。具体方法如下：

1. 物理因子治疗

（1）高频电疗：对于继发性骨折所引起的急性期的炎症性疼痛可采用超短波和微波治疗以减轻疼痛和促进炎症的吸收。方法：20 分钟 / 次，15 次 1 个疗程。

（2）中频电疗：对于骨质疏松继发的疼痛可采用调制中频、干扰电治疗以减轻疼痛，同时可以减少肌肉萎缩。方法：20 分钟 / 次，15 次 1 个疗程。

（3）低频电疗：功能性电刺激（FES）、电体操、感应电，可减少肌肉萎缩；经皮神经肌肉电刺激（TENS）可以止痛；直流电钙离子阳极导入可以治疗骨折，促进骨折愈合。方法：20分钟/次，15次1个疗程。

（4）超声波：采用$0.1\sim0.4W/cm^2$，20分钟/次，15次1个疗程，可促进骨折愈合。

（5）光疗：红外线、红光、氦氖激光，改善局部血液循环，减轻局部的水肿。紫外线全身照射可促进体内的活性维生素D的生成，促进肠道对钙磷的吸收，增加骨质的生成。治疗时可采用紫外线治疗仓或高压汞灯全身照射。

（6）磁疗：低频脉冲电磁场（PEMFS）疗法能显著改善绝经后骨质疏松的骨密度、骨钙含量、骨代谢和股骨生物力学性能。尤其是在改善骨痛和骨密度方面具有良好的临床应用前景。可采用UNION-2000A型骨质疏松治疗系统进行治疗。方法：每天一次，每次40分钟，连续30天。

2. 运动疗法 WHO明确提了OP治疗的三大原则：补钙、运动疗法和饮食调节。运动疗法不仅是骨矿化和骨形成的基本条件，而且能促进性激素分泌、改善骨皮质血流量、阻止骨量丢失、促进钙吸收和骨形成。另外，运动疗法可以改善OP患者运动功能、平衡功能和ADL能力，因而是一种防治OP的有效方法。负重、抗阻、超负荷和累积的运动可以产生成骨效应。目前针对于骨质疏松的运动频率和强度还未达成共识，众多的基础研究和临床研究建议高强度低重复的运动可以提高效应骨的骨量。美国运动医学会所推荐的OP预防运动方案是力量训练、健身跑和行走。在身体功能状况许可下，适当采用大负荷、爆发性训练方式，如跑步时，可采用负重跑或快速跑，利用综合训练器健身时，可采用中、大负荷或爆发性运动形式进行锻炼等。各项运动对于骨密度增加都有部位的特异性，这些部位是参与活动的工作肌及其附着骨，因此，选择运动项目要有目的性，如蹬楼梯可预防股骨和髋部OP造成的骨折，体操训练可预防腰椎OP所造成的骨折。渐进抗阻练习是促进OP逐渐走向恢复的重要方法。在一定范围内，运动强度越大，对骨的应力刺激也越大，也越有利于骨密度的维持和提高。锻炼要坚持长期有计划、有规律的运动，建立良好的生活习惯，对延缓骨量丢失确有一定作用。锻炼频率以次日不感疲劳为度，一般负重运动每周4次~5次，抗阻运动每周2次~3次。四肢瘫、截瘫和偏瘫的患者，由于神经的损伤和肌肉的失用容易发生继发性骨质疏松，这些患者应增加瘫痪肢体的抗阻运动以及负重站立和功能性电刺激。

（1）增强肌力练习：是提高肌肉质量的最佳康复治疗方法。肌力增强后，不仅能提高骨的强度，而且强壮的肌肉可以保护关节免受损伤，而过分的负荷又可通过骨周围强有力肌群的收缩得以缓解，从而避免骨折的发生。研究发现，爆发力运动比耐力运动更能维持和增加骨量，在耐力锻炼中适当穿插爆发力运动还可以预防疲劳性骨折，所以成年人增加骨量的方法应以爆发力运动为主。

常用的四肢肌力训练方法：等张抗阻练习法，如直接举起哑铃、沙袋等重物，通过滑轮及绳索提起重物，牵拉弹簧或橡皮筋等弹性物，使用专门的肌力训练器械和利用自身体重作为负荷练习等。以上各种训练所加的负荷应该逐渐增加，且不宜增加过快。四肢肌力练习还可采用等长练习法，即肌肉在收缩中并不产生关节的活动，仅有肌张力的增高。握力锻炼能防治桡骨远端、肱骨近端OP，适用于中老年OP患者，每日坚持握力训练30分钟以上。通常采用Tens规律，即每次等长收缩维持10秒，休息10秒，重复10次为1组，每天重复10组。这一规律同样可用于等张练习中。

腰背部肌肉肌力训练方法：在俯卧位下进行上胸部离床的抬高上体练习，以及使髋部离床地抬高下体，然后再同时抬高上、下体，而仅有腹部接触床。每次练习维持10秒，重复10次为1组，开始时只要求动作完成准确，并维持数秒即可，以后逐步增加到维持10秒和完成10次。腰背肌等长训练法可在仰卧位下进行，在头部和足部各垫一高约10cm物体，收缩背肌，使臀部离床，人如平板状，可以从每次维持10秒开始，逐步延长至最大可耐受时间。即使不能支撑，由于高仅10cm，稍一放松背肌臀部即可着地，也不致发生意外。但应注意在训练过程中不应有屏气。另外，还可利用"桥式运动"来增加腰背肌的力量训练。每周3次，每次10~30分钟，主要防治OP，对重度OP患者，为避免引起疼痛，可在坐位进行训练。

（2）纠正畸形的练习：做背伸肌肌力练习，以增强背伸肌对脊椎的保护并分散脊椎所承受的过多的应力，而且可以牵伸挛缩，缓解部分症状。同时还应该对屈肌群进行牵张练习，包括扩胸、牵张上肢、腹肌和下肢肌群，宜注意循序渐进，一次不应牵张次数过多，时间过长，以免发生损伤。除此之外，还应在日常生活中注意保持正确的姿势，坐或立位时应伸直腰背，收缩腹肌和臀肌，增加腹压，吸气时扩胸伸背，接着收颌和向前压肩，或背靠椅坐直；卧位时应平仰、低枕，尽量使背部伸直，坚持睡硬板床，对疼痛明显者可适当应用止痛药。另外，水中练习可以利用水的浮力消除部分重力的影响，同时还有利于松弛挛缩的肌群，对纠正畸形有很好的帮助。

（3）防止跌倒：跌倒是引起骨折的最常见原因。防止跌倒的方法除了多做增强下肢肌力的练习外，还宜进行脊椎灵活性练习和增强平衡协调性的练习。脊椎灵活性练习对防止跌倒有很好的预防作用，由于中轴线灵活性的增强，常使四肢的活动也得以改善，从而使姿势反射完成更为及时，可以避免很多可能发生的跌倒。增强平衡协调性练习通常是从重心较低位，支持基底较大（如坐位），活动幅度较小，支持基底较平整稳定开始练习，逐步达到重心较高位，缩小支持基底面积，增加活动幅度和复杂程度，甚至使支持基底不平整，或在可活动的基底下进行练习。开始时要求视力协调调节平衡，其后则要求无需在视力协调下保持平衡。

（4）针对某些骨折的康复治疗：对于脊椎骨折的患者首先应卧床休息并给予必要的止痛药物，但可做一些简单的不用力的等张训练。卧床休息2周后做翻身和背肌增强练习。对骨质疏松患者的脊椎骨折治疗没有必要用石膏腰围固定，以免加重骨质疏松。可短期应用围腰支具，如PTS（posture training support）适合于老年人，尤其是有后凸畸形伴脊椎压缩骨折者。但也不推荐长期应用。几乎所有的OP脊椎压缩性骨折的患者，即使不加用其他治疗，也能得到恢复。对于股骨颈骨折的患者常需立即进行骨科急诊治疗，因为其发生股骨头无菌性坏死的机会极高。因此，在有条件时，可作股骨头置换，争取早日下床，以此来减少卧床所带来的不利影响。桡骨远端骨折患者宜立即进行复位，石膏固定，然后即可作肩部大幅度主动运动，以及屈肘伸握拳，拇指对指等练习，逐步增加用力程度。骨折愈合后即可进行腕屈伸和前臂旋转活动练习，1~2周后增加腕掌支撑练习。

（5）改善症状和增强全身健康状态的练习：通常采取有氧训练法，鼓励多作步行练习、呼吸练习和各种文娱活动，以提高整体健康水平。每日步行以5000~10 000步为宜（约2~3km），适合老年OP患者，主要用于防治下肢及脊柱的OP。对某些可加重脊椎负荷的活动（如负重行走等）应避免，且尽量少做需急负重转体的动作。应该鼓励体力活动，因为可刺激成骨细胞活动，有利于骨质形成。如因骨痛需暂时卧床，也应鼓励在床上尽可能进行四肢和腹背肌肉的主动或被动运动，防止发生失用性肌萎缩和骨质疏松进一步加重。疼痛改善后，应早日争取起床行走锻炼。

（二）作业治疗

原发性骨质疏松的作业治疗主要从三个方面进行干预：治疗性活动、环境干预及安全性教育。在对OP患者功能障碍情况进行全面评价以后，有目的、有针对性地从日常生活活动、职业劳动、感认知活动中选择一些作业治疗性活动，如治疗性游戏、园艺活动、生产性活动、体育活动。户外的活动可以接受充分的阳光照射，有助于皮肤合成更多的维生素D，提高人体对钙的吸收能力。经常参加活动可以提高人体内分泌系统的功能状态，促进钙在人体内的转化。指导患者进行训练，以改善或恢复患者躯体、心理功能和预防骨质疏松骨折。另外OP患者的环境干预也是非常重要的，尽量改造和移除家庭和周边环境的障碍，如扶手的安装、门槛的改进、厕所及浴室地面的改进、便器的改进、照明的改进、家具的摆放等。最后，对 OP 患者和家属的安全性教育以预防跌倒的发生，更是不可忽视的作业治疗。

（三）康复辅具

骨质疏松最常出现的问题是椎体压缩性骨折、脊柱畸形、股骨颈骨折、桡骨远端骨折和肱骨近端骨折。因此在治疗中应用康复工程原理，为患者制作适合的支具、矫形器和保护器是固定制动、减重助行、缓解疼痛、矫正畸形、预防骨折发生、配合治疗顺利进行的重要措施之一。如脊柱支具能限制脊柱的过度屈伸、又使患者有一定的活动度、预防椎体出现压缩骨折，又如髋保护器对髋部骨折有预防作用。

（四）心理治疗

骨质疏松症长期给患者生活质量带来不利影响，加之发生骨折后患者需要长期卧床休养，患者往往容易出现抑郁、焦躁、恐惧、紧张等不良情绪。患者的心理治疗长期以来不被人们所重视，近年来，人们逐渐认识到，患者症状轻重与人的心理状态关系密切。心胸广阔、心情愉快、性格豁达者症状往往较轻，治疗效果也好；心胸狭窄、心情压抑、性格怪癖者症状常表现得较重，治疗效果也较差。因此，针对患者心理状态的心理疏导必须受到重视，向患者介绍康复效果明显的骨质疏松症案例，增加患者的信心，消除患者因疾病而产生的不良情绪，以便患者尽快康复，构建良好的医患关系。必要时要对患者进行行为治疗和药物治疗。

（五）其他治疗

1. **病因治疗**　如有明确病因，应首先针对上述病因进行治疗，这是最根本的治疗，然后再适当联合其他方法治疗。

2. **基础治疗**　包括饮食营养、钙剂、维生素 D 及其衍生物的补充。饮食以富含钙、低盐和适量蛋白质的均衡饮食为主，如果饮食源性钙入量不足，可选用钙剂补充。中国营养学会推荐成人每日钙摄入量为 800mg（元素钙量），绝经后妇女和老年人可增至 1000mg。维生素 D 400~600IU/d，维生素 D 及其衍生物既是基础治疗用药，又是治疗骨质疏松的重要药物。

3. **药物治疗**　以抑制骨吸收、促进骨形成为原则。药物应用应遵循早期、长时、联合用药的原则。抑制骨吸收药物如钙制剂、雌激素、降钙素、二磷酸盐（帕米膦酸钠、唑来膦酸二钠）、活性维生素 D 衍生物等。增加骨形成药物如活性维生素 D 衍生物、氟化物，雄性激素及其衍生物，孕激素，甲状旁腺素（PTH），生长激素、骨生长因子等。有报道维生素 K_2 有望作为治疗骨质疏松的新药物。

四、 功能结局

在生理功能方面，骨质疏松症的危害主要有骨质疏松性骨折、肢体畸形，因骨折后卧床不起而引起呼吸系统和心脑血管疾病等，严重的还可能致死。在心理功能方面，骨质疏松引起的肢体畸形和行动不便还给患者的精神造成负面影响。骨质疏松症正日益成为给人们带来经济负担和精神负担的重大疾病。在社会功能方面，所有这些都将影响患者的日常生活功能和社会功能，造成重返社会障碍的结局，使患者的生活质量下降。

五、健康教育

综合性健康教育在骨质疏松患者治疗中具有较高应用价值，可以促进骨折部位及肢体功能恢复，提高患者生活质量与康复效果。根据骨质疏松症的发病危险因素，复发加重因素及对功能影响的程度，按照如下的几个方面对患者及其家属进行健康教育。

（一）饮食起居

戒烟、戒酒、戒浓茶、浓咖啡。注意节制饮食，防止过饱，饮食要清淡，少盐饮食为宜。保证足够的蛋白质摄入，可以有效改善骨质疏松症状，鼓励多吃瘦肉、鱼虾、豆类制品、牛奶、海带、紫菜、芝麻等食品，叮嘱患者多进食菌类、乳制品、蛋类等富含丰富的可促进钙吸收的维生素 D 类食物，多到户外活动，经常晒太阳。

（二）自我运动训练

在医生指导下，在家中长期坚持进行肌力、肌耐力、关节活动度和平衡功能训练，以提高运动的反应能力和对环境的适应能力，防止跌倒。对 OP 患者首先应教会他们在日常生活中保持正确的体位和姿势，选择适当的体育锻炼项目，循序渐进增加运动量，如打太极、慢走、慢跑、骑自行车等。

（三）休闲性作业活动

注意避免重体力劳动、肢体剧烈运动等，宜多到户外参加文体活动，如各种球类运动、跳舞、扭秧歌等全身运动。改变不良生活习惯，合理安排作息，保持心情愉悦，少乘电梯，多爬楼梯。

（四）注意事项

在骨质疏松的情况下，骨的力学强度明显减低，所以在扭身、持物、弯腰、下楼、坐汽车的抖动、站立倒地等情况下都可以引起骨折，特别是椎骨、髋骨和股骨颈骨折。在所有骨折中脊柱椎体骨折占 50%，髋骨骨折 25%，而且一次骨折后再次发生骨折风险将增加 5 倍。因此，防止患者骨折应"未雨绸缪"，如避免老人在雨天外出，浴室地面要有防滑措施，使用坐式马桶，室内要有足够的照明，不要在周围放障碍物，设置扶手等，防止跌倒。骨折治疗的初期应用双腋拐帮助行走，逐渐改为手杖，然后改为不用杖。老年人如不训练，神经肌肉的应急能力差，行走不稳，易于跌倒引起骨折，所以应帮助老人及骨质疏松患者进行神经肌肉系统的训练，增加灵活性和应急能力。定期检查身体，根据检查结果和运动感觉随时进行调整，以保证可靠的运动效果。

思考题

1. 骨质疏松症的基本概念和分类是什么？
2. 骨质疏松症的主要功能障碍是什么？
3. 骨质疏松症的康复治疗目标与原则是什么？
4. 骨质疏松症的作业治疗包括哪些主要内容？
5. 骨质疏松症的健康教育内容包括哪些？

（刘忠良）

第三节 肥 胖 症

肥胖症（obesity）是由各种原因引起机体能量供需失调，饮食中能量的摄入多于机体能量的消耗，以致过剩的能量以脂肪形式贮存于体内所引起的慢性代谢性疾病。根据病因可分为单纯性和继发性两类。临床上根据身高与体重的关系推算标准体重，成人标准体重（kg）= 身高厘米数－105，超过 20% 为肥胖。用体重指数（BMI）诊断，体重指数是指体重与身高平方之比（kg/ ㎡），世界卫生组织（WHO）制定的 BMI 界限值，即 BMI 在 25.0~29.9 为超重，≥30 为肥胖。中国成人超重和肥胖症预防与控制指南界定中国人 BMI 在 24~27.9 为超重，≥28 为肥胖。2010 年国际肥胖症研究协会报告显示，全球超重者近 10 亿人，肥胖症患者 4.75 亿，每年至少有 260 万人死于肥胖及其相关疾病。肥胖症作为代谢综合征的主要组成部分之一在全球流行，已经成为严峻的社会公共卫生问题之一。肥胖症表现为体力劳动时易疲劳、心悸、气短，严重时出现心、肺功能衰竭。患者因体重增加，可引起下腰痛、关节痛。肥胖患者常有便秘或腹胀，易患脂肪肝和胆结石，肾结石的发生率也较高。与肥胖症密切相关的一些疾病如心血管病、高血压、糖尿病等的患病率和病死率也随之增加。此外，肥胖症患者恶性肿瘤发生率升高。

一、康复评定

对肥胖患者的康复评价以 BMI 为主，腹围作为腹型肥胖的危险因素亦需要评估。中国则以腹围（男）≥90cm，腹围（女）≥80cm 为标准。随着 BMI 和腹围的增加，肥胖相关并发症的风险也升高。除观察体脂消长外，可进行体力的评价，为此常作肌力测试。同时由于肥胖者常存在心肺功能的相对不足，所以心肺功能评价也有实际意义。

（一）功能评定

1. **运动功能** 可选择有代表性的各组肌群进行肌力和耐力的测试。如上肢肘关节屈、伸肌力和肩关节屈、伸、外展肌力，下肢膝关节屈、伸肌力和踝关节背屈、跖屈肌力，以及握力、腹肌力、背肌力等。

2. **心功能评定** 运动试验除可作为评价肥胖患者心功能及体力活动能力的指标外，也可作为肥胖患者运动处方及康复治疗疗效评定的依据。有些并发隐性冠心病的肥胖患者，可通过运动试验早期发现。适合肥胖患者的运动试验方法一般为分级运动负荷试验，如亚极量运动试验或症状限制性运动试验等。

3. **肺功能评定** 通过测试肺活量、潮气量、最大自主通气量、通气贮备量百分比等各项指标，以判断肥胖患者的肺功能情况。

4. **平衡协调功能评定** 具体评定参照本套教材《康复功能评定学》。

5. **心理功能评定** 肥胖症患者可因体型而引起自卑感、焦虑、抑郁等身心相关问题。具体参见本套教材《康复功能评定学》。

（二）结构评定

CT 或 MRI 检查可计算皮下脂肪厚度或内脏脂肪含量，是评估体内脂肪分布的最准确方法。扫描腹部第 4~5 腰椎间水平面计算内脏脂肪面积时，以腹内脂肪面积≥100cm² 作为判断腹内脂肪增多的标准。其他体脂测定还包括水下称重法、皮褶测量法、生物电阻抗法、超声测量法和近红外光谱吸收法。

（三）活动评定

ADL 评定采用改良巴氏指数评定表。具体评定参照本套教材《康复功能评定学》

（四）参与评定

主要进行职业、社交及休闲娱乐的评定。方法参见本套教材《康复功能评定学》。

二、 康复诊断

（一）生理功能障碍

1. 感觉功能障碍　主要表现为膝、踝关的疼痛及腰腿痛。

2. 心肺功能障碍　呼吸困难、心悸、心律不齐等症状。如果肥胖进一步加重，则可导致呼吸运动受限，肺通气和换气不足，二氧化碳潴留，出现呼吸性酸中毒。加上心脏负荷增加，心功能衰竭，出现 Pickwickian 综合征（肺泡低换气综合征）。它是肥胖症的一种严重并发症，表现为呼吸困难，严重者出现神志不清、嗜睡或昏迷。另外，严重的肥胖症患者会出现舌后坠，引起呼吸睡眠暂停综合征。

3. 平衡协调功能障碍　严重的肥胖会影响平衡协调功能，表现为行走不稳、运动不协调、有跌倒倾向。

（二）心理功能障碍

肥胖症对患者可成为一种消极的刺激，许多人（尤其是女性）因肥胖而产生各种消极的心理反应，包括自卑、焦虑、抑郁、情绪紊乱以及贬低自身形象等人格方面的问题。这些心理反应和由此导致的行为退缩、体力活动减少和多食，又会加重肥胖程度。

（三）日常生活活动受限

由于体重的增加，以及由此引起的心肺、运动功能障碍等将严重影响患者日常生活能力，同时，由于产生自卑和自闭的心理，患者不愿意参加社会交往活动。

（四）社会参与受限

由于体型和心理的影响，患者的社会交往、朋友聚会、社区活动都会不同程度地受到影响，甚至影响到职业的选择，使患者不能从事自己喜欢的工作，最终会影响患者的生活质量、劳动、就业。

三、 康复治疗

肥胖症的康复治疗是一个长期而又艰苦的过程，基本目标是改善肥胖症患者身心、社会、职业功能，使其能够生活自理，回归社会，劳动就业，经济自主。基本原则是通过饮食控制以减少能量摄入，通过运动锻炼增加能量消耗，使机体所需能量维持在负平衡状态，并长期维持，以使体内过剩的脂肪组织转换成能量释放，逐步达到减少脂肪、减轻体重的目的。当体重减轻到理想体重后，保持能量摄入与消耗平衡，防止肥胖复发。肥胖症的治疗方法很多，但不论肥胖程度的轻重，饮食控制和运动治疗是治疗肥胖症的最重要、最基本的两项措施，可用六个字来加以概括"管住嘴，多动腿"。在此基础上，根据肥胖者个人具体情况加上其他治疗，如药物治疗、心理治疗等综合治疗，就能取得更佳的效果。实践证明，每克脂肪会产生 37.66kJ（9kcal）的热量，所以欲减少 1kg 的脂肪，以医学观点来计算，就必须消耗约 32 217kJ（7700kcal）的热量。美国运动生理学家莫尔豪斯认为在 1 周内减体重不应超过 0.45kg，否则不宜真正长久地减肥。

（一）物理治疗

很多物理因子具有较好的增强肌肉收缩，内生热透汗的作用，增加热消耗，因此具有很好的减肥效果。

1. 物理因子治疗

（1）高频电疗：采用短波和超短波的高频透热作用，让患者发汗。治疗剂量以耐受量为限，一天一次，每次 20 分钟，20 天为 1 个疗程。

（2）中频电疗：采用电脑调制中频治疗仪刺激肌肉，将多余的脂肪转成热能消耗掉。把电极放在需要减肥的部位，治疗剂量以引起最大的肌肉收缩而能耐受为限，一天一次，每次 30 分钟，20 天为 1 个疗程。

2. 运动疗法

是指通过运动锻炼来消耗体内多余的能量，以减少体内脂肪贮存量，达到减轻体重的一种治疗方法，是治疗和预防肥胖症的有效手段，是减肥的关键。以运动处方的形式展开运动减肥，建议开始运动的患者，运动量和强度应当逐步递增，最终目标应在每周运动 150 分钟以上，每周运动 3~5 天。针对主要肌群的单一重复训练可有效减少脂肪成分，建议每周 2~3 次，同时需减少静坐时间。

运动时，可提高脂蛋白酯酶的活性，促进脂肪的分解。短时间大强度的运动主要由糖提供能量，可消耗多余的糖并防止其转化为脂肪，也有减肥作用。而中等强度长时间的运动主要由游离脂肪酸提供能量，这种耐力性运动可大量消耗热能，是肥胖症运动治疗的主要方式。运动时，血浆胰岛素水平降低，而肌肉组织利用葡萄糖增加，反映了运动可增加肌肉组织对胰岛素的敏感性，减轻胰岛素的抵抗。因此，运动对并发有高胰岛素血症或有胰岛素抵抗的肥胖患者有特殊的治疗作用。运动可降低血中甘油三酯及低密度脂蛋白胆固醇水平，提高高密度脂蛋白胆固醇水平，对防止血管粥样硬化及心、脑血管病变有重要意义。运动可加强心肌收缩力，增加胸廓及膈肌的活动度，加深呼吸，增加肺活量，从而改善心肺功能，提高人体健康水平。肥胖症的运动治疗主要以中等强度、较长时间的有氧运动为主，辅以力量性运动及球类运动等

根据 1 周内减体重不应超过 0.45kg 的标准，按着医学的观点，由于 0.45kg 脂肪可以产生近似 3500 千卡的热量。1 周内运动总量为 3500 千卡的热量，每天的运动量为 500 千卡。根据个人的爱好和身体状况选择如下的运动方式减肥。运动强度一般为 60%~70% 最大心率（HRmax），一般人的最大心率 = 220- 年龄（经常运动人的最大心率 = 210-0.8× 年龄），具体的运动时间和频度根据如下的运动方式决定（表 7-4）。

表 7-4 不同运动方式消耗热量（千卡 /30 分钟）

项目	消耗热量	作用
游泳	175	它是一项全身协调动作的运动，对增强心肺功能，锻炼灵活性和力量都很有好处
田径	450	它可使人体全身得到锻炼
篮球	250	它可增强灵活性，加强心肺功能
自行车	330	对心肺、双下肢十分有利
慢跑	300	有益于心肺和血液循环。跑的路程越长，消耗的热量越大
散步	75	对心肺功能的增强有益，它能改善血液循环，活动关节和有助于减肥
跳绳	400	这是一项健美运动，可改善人的姿态
乒乓球	180	属全身运动，有益于心肺，可锻炼重心的移动和协调性
排球	175	主要增强灵活性、弹跳力和体力，有益于心肺

3. 运动治疗与饮食控制相结合 运动锻炼不可避免地会引起食欲增加、消化功能增强，若不作适当饮食控制，就难以达到减肥的效果。运动治疗和饮食控制相结合，既可以有效地产生热量负平衡，又能避免大运动量所带来的劳累，以及过严的饮食控制带来的不利影响，使减肥效果更加明显和持久。如果每次进行 40 分钟中等强度的运动，约消耗 1464kJ（350kcal）热量，每周运动 3 天，共需消耗约 4390kJ（1050kcal）热量；再加上每天减少约 1435kJ（343kcal）热量摄入，每周可减少约 10 042kJ（2400kcal）热量摄入，这样每周约可减重 0.45kg；如果每周运动 5 天，共消耗约 7324kJ（1750kcal）热量，即每天只需减少约 1045kJ（250kcal）热量摄入，也能同样达到减肥的目的。这种减肥方法灵活多样，而且疗效持久，易被患者所接受。同时运动减重主要的是减少脂肪，并不影响瘦体重。因此，目前认为坚持不懈的运动锻炼，配合适当的饮食控制，是减轻体重及维持体重、防止肥胖复发的重要措施。

（二）作业治疗

对于肥胖的患者，最好的作业治疗是以小组治疗的形式展开，并由作业治疗师和家属共同参与陪同，病情阶段相同的患者组成相应的小组，家属进行长期监督，定期由作业治疗师对治疗效果进行评估。通过维持日常生活所必需的活动，各种职业性的工作活动及娱乐性作业活动的作业治疗，改善躯体功能，改善心理状态，克服孤独感、自卑感，恢复社会交往，提高生活质量，维持自己生活中不同的生活角色。对于严重肥胖的患者，要对生活和工作环境进行改造，有利于恢复其正常生活和工作。

（三）康复辅具

由肥胖引起的膝、踝关节疼痛和腰腿痛，可采用矫形器固定。由肥胖引起的行动不便可采用拐杖、轮椅或减重支架帮助其步行。

（四）心理治疗

肥胖症的心理康复是用心理学的方法，通过康复医师或心理治疗师的言语，使患者了解肥胖的发病原因及有关影响因素，取得对肥胖症的正确认识，从而消除可能存在的病理心理状态，建立起康复的信心。肥胖症的心理康复可采用多种心理治疗形式，如针对肥胖症的病理心理，采取劝慰、关切、开导等方法，消除患者对肥胖的悲观、紧张或漠不关心等心理，调动患者的积极性；通过心理转换的方式，使肥胖者消除有害的情绪，建立良好的心境；采用强化减肥行为的方式，对减肥行为表现良好者给予表扬，对不认真执行减肥方案而失败者给予批评教育。

（五）其他治疗

1. 饮食治疗　是指通过减少能量的摄入，人为地造成能量摄入不足，以动员体内储存的能量释放，减少体内脂肪贮存量，达到减轻体重目的的一种治疗方法，是肥胖症综合治疗中一项最为重要且必不可少的治疗方法。而富含营养素的膳食结构可提高患者依从性，推荐地中海饮食。常用的方法有低热量平衡饮食疗法、极低热量饮食疗法和绝食疗法等。食物中的营养素在人体内不能被完全消化利用，按医学的观点，一般在体内的供热量可按每克蛋白质 16.8kJ（4kcal）、脂肪 37.8kJ（9kcal）、碳水化合物 16.8kJ（4kcal）计算，这个数值称为热能系数（caloric quotient）。

由于人每天都会有代谢，所以一定要有最基本的热量摄入以维持身体所需，一般来说，男性一日所需为 6276kJ（1500kcal），女性则为 5021kJ（1200kcal）。在此介绍一种简易的食物热量计算方法，用起来十分方便。将食物按其所含营养成分的比例分为六类，提供同等 377kJ（90kcal）热量的各类食物的重量，称为 1 份食物交换份。也就是说每份各种食物都是提供 377kJ（90kcal）的热量，以便交换使用。这些类食物包括：

1 份各类主食：米、面，各种干豆类及干粉条等各 20g，豆腐类约 10g。

1 份新鲜蔬菜类：各种绿色蔬菜、茄子、西红柿、菜花、黄瓜、苦瓜、冬瓜 500g；青椒、豆角、洋葱、胡萝卜、蒜薹 200~350g；毛豆、豌豆和各种根茎类蔬菜 100g。

1 份新鲜水果类：西瓜 500g、各类水果 200g。

1 份生肉类或鲜蛋类：20~50g 各种畜肉，禽肉 70g，鱼虾类约 80~120g，鸡鸭蛋 1 个或鹌鹑蛋 6 个。

1 份浆乳类：约 220ml 脱脂乳，240ml 豆奶。

1 份油脂类：9g 豆油，15g 芝麻酱，25g 葵花籽，12.5g 核桃仁。

食物交换份给我们提供了热能 377kJ（90kcal）的各种食物的重量，让我们能在日常生活中自由调换。

低热量平衡饮食方案总热量分配：如按每天总热量 4184kJ（1000kcal）计算，蛋白质按 1g/kg 体重计算，供应热量占总热量的 26%，折合蛋白质 65g；碳水化合物占总热量的 50%，折合糖类 125g；脂肪占总热量的 24%，折合脂肪 27g。将所进食物按三餐进行合理分配，应做到"早餐吃好，午餐不过饱，晚餐宜少"。

2. 药物治疗　有些药物具有抑制食欲、抑制营养素在肠道吸收的作用；有些药物具有促进体内代谢、增加体内消耗的作用。因此超重/肥胖的药物治疗只是生活行为方式治疗的辅助治疗方法，不应单独应用。由于药物治疗肥胖症疗效不稳定，不良反应大，并且停药后容易重新肥胖，因此，只有在饮食控制和运动治疗减肥效果不满意时，酌情考虑应用药物作为辅助治疗。常用的减肥药物有食欲抑制剂、双胍类口服降糖药和激素类。目前，FDA 批准的治疗肥胖药物主要有环丙甲羟二羟吗啡酮（纳曲酮）/安非他酮、氯卡色林、芬特明/托吡酯、奥利司他、利拉鲁肽。

3. 手术治疗　对局部部位的肥胖可采用此法，如吸脂手术。另外目前的缩胃术可通过减少食物的摄入控制体重和糖尿病。

4. 针灸减肥　针灸治疗能有效地抑制患者亢进的进食欲，从而减少热量摄入，同时可促进能量代谢，增加能量消耗，加强体脂分解，最终实现其减肥目的。

5. 按摩　患者取卧位，术者按肺经、胃经、脾经、膀胱经走向进行按摩推拿、点穴。腹部按摩减肥法是一种简单有效的方法。常用穴位有关元穴、天枢穴、中脘穴。

四、 功能结局

在生理功能方面，肥胖者如若长期持续肥胖状态，则会出现各种并发症而影响寿命。有研究对26.3万人调查发现，超过正常体重4.5kg的人，死亡率增加8%；超过正常体重9kg的人，死亡率增加18%。在心理功能方面，因肥胖而产生各种消极的心理反应，影响其参加社会交往活动。在社会功能方面，所有这些都将影响患者的日常生活功能和社会功能，使患者的生活质量下降，造成重返社会障碍的结局，因而积极预防和治疗肥胖病，对预后有着非常重要的意义。

五、 健康教育

减肥始于预防，坚持预防是我们必须建立的理念。肥胖是逐渐形成的，它的治疗干预也要逐步进行。最有效的治疗是行为饮食控制、自我锻炼，并自觉长期坚持。

（一）饮食起居

通过控制脂肪和含糖食品的摄入，加强锻炼，使摄入总热量低于消耗量。蛋白质含量不低于每日每kg标准体重1克，或占总热量的20%，应有足够的维生素和其他营养素，可适当增加蔬菜，避免甜食、油煎食物、巧克力等。改变进食行为，例如改变进餐时间、进食量，增加咀嚼次数，减慢进食速度，避免进食时看电视、听广播等，在疲乏、厌烦、抑郁期间应克服进食冲动。

（二）自我运动训练

长期坚持有氧运动，循序渐进，运动方式及运动量因人而异。目前认为低强度、低冲击性、持续时间较长的运动项目较好，如步行1小时，或爬山、划船、打球、跑步、游泳等。如无特殊疾病，运动量以达到最大心率的60%为度。

（三）休闲性作业活动

宜多到户外参加文体育活动，如各种球类运动、跳舞、跳绳、太极拳、女性患者可练瑜伽等。

（四）注意事项

肥胖症的康复治疗是一项长期艰苦的工作，在治疗中要以持之以恒、循序渐进、注意安全为原则。避免为了追求短时间内减轻体重而随意加大运动量，或进行过严的饮食控制，以免损害健康。对有心、肺功能不全的肥胖者，应在医护人员的指导下进行运动锻炼。通过定期测试体重和体脂，调整运动项目和强度，争取顺利地达到预期目的。

思考题

1. 肥胖症的临床特点和主要功能障碍是什么？
2. 肥胖症的康复治疗基本原则是什么？
3. 肥胖症的运动疗法与饮食相结合的康复方案如何设计？
4. 肥胖症健康教育的主要内容是什么？

5. 何为食物交换份？

（刘忠良）

第四节　痛风及高尿酸血症

痛风（gout）是一组嘌呤代谢紊乱所致的疾病，其临床特点为高尿酸血症（hyperuricemia）及由此而引起的痛风性急性关节炎反复发作、痛风石沉积、痛风石性慢性关节炎和关节畸形，常累及肾脏，引起慢性间质性肾炎和尿酸肾结石形成。本病可分原发性和继发性两大类，原发性者由遗传因素和环境因素共同致病，病因除少数由于酶缺陷引起外，大多未阐明，常伴高脂血症、肥胖、糖尿病、原发性高血压和冠心病等，继发性者可由肾脏病、血液病及药物等多种原因引起。实验室检查血清尿酸盐尿酸酶法测定：男性 >420μmol/L（7.0mg/dl）；女性 >350μmol/L（6.0mg/dl），具有诊断价值。约 95% 以上急性痛风性关节炎的患者关节滑液中可发现尿酸盐结晶，具有极其重要的诊断意义。痛风的发病率因种族和地区不同而有差异，欧美高尿酸血症的患病率高达 2%~18%。我国的痛风患病率约为 0.34%~2.84%，但有明显上升趋势，可能与生活方式和饮食结构的改变有关。

一、康复评定

根据痛风的临床表现，必要的生化指标和辅助检查应首先确立临床诊断，然后再做相应的功能评定。中年以上男性，突然发生趾、踝、膝等处单关节红、肿、热、痛，伴血尿酸盐增高，即应考虑痛风可能，滑囊液检查找到尿酸盐结晶即可明确诊断。

（一）功能评定

痛风涉及的生理功能评定包括疼痛评定、运动功能、心肺功能、平衡协调功能及心理功能评定。这些评定方法在《康复功能评定学》中已有详述，将不再赘述。

（二）结构评定

X 线检查可见关节软骨缘破坏，关节面不规则，关节间隙变窄，随着病变发展，在软骨下骨质及骨髓内均可见痛风石沉积，骨质呈凿孔样缺损，其边缘均锐利，缺损呈半圆形或连续弧形的形态，骨质边缘可有增生反应。CT 扫描受累部位可见不均匀的斑点状高密度痛风石影像。MRI 的 T_1 和 T_2 加权像呈斑点状低信号。

（三）活动评定

痛风给患者的日常生活活动和生活质量带来严重的影响，一般按下列分级来进行日常生活能力（ADL）评价：

Ⅰ级：能照常进行日常生活和各项工作。

Ⅱ级：可进行一般的日常生活和某些轻便工作。

Ⅲ级：仅能进行一般的日常生活，对参与某些职业或其他活动均受限。

Ⅳ级：日常生活的自理和工作均受限，需长期卧床或依靠轮椅。

（四）参与评定

由于疾病的影响，以及上述的各种功能障碍，对患者的劳动能力和就业都会造成不同程度的影响，最终导致生活质量的下降。生活质量评定具体参见本套教材《康复功能评定学》。

二、康复诊断

（一）生理功能障碍

1. **疼痛** 痛风引起的急性、慢性关节炎均表现为关节的疼痛。

2. **运动功能障碍** 尿酸盐在关节内沉积增多，炎症反复发作不能完全消失，引起关节骨质侵蚀缺损及周围组织纤维化，使关节发生僵硬畸形、活动受限，在慢性病变的基础上仍可有急性炎症反复发作，使病变越来越重，畸形越来越显著，严重影响关节功能。

3. **心功能障碍** 尿酸盐可在心脏内膜、外膜、瓣膜、心肌、心肌间质和传导系统中沉积，甚至形成结石，引起心肌损害、冠状动脉供血不足、心律失常和心功能不全。有人将此称之"痛风性心脏病"。

（二）心理功能障碍

由于疼痛、运动功能障碍以及对饮食的控制，使患者背负沉重的精神负担和压力，由此产生焦虑、抑郁等心理障碍。

（三）日常生活活动受限

急性期的患者由于上述的运动功能障碍会给患者的日常生活活动带来不便。

（四）社会参与受限

急性期的患者主要表现为社会生活能力和工作能力的下降，从而导致生活质量的下降。

三、康复治疗

痛风及高尿酸血症的康复治疗以病因治疗、临床对症治疗和康复治疗相结合为原则。以消炎止痛、防止关节炎复发、改善关节功能为目标。

（一）物理治疗

1. **物理因子治疗** 在痛风急性期发作期首选冷疗，可采用冷疗机、冰袋冷敷，以达到止痛、减轻水肿的作用，但每次不能超过20分钟。无热量的超短波和微波治疗以减轻疼痛和促进炎症的吸收。肌内效贴布也可应用于急性期的消肿和止痛。在间歇期及慢性期，为了预防痛风急性发作，防止各种并发症的发生，可采用调制中频、干扰电、经皮神经肌肉电刺激（TENS）治疗，以减轻疼痛、减少肌肉萎缩。红外线、红光、氦-氖激光、紫外线红斑量局部照射可改善局部血循环，减轻局部的水肿，改善关节功能。

2. **运动疗法** 痛风患者急性期应绝对卧床休息，抬高患肢，一般应休息至关节疼痛缓解72小时后方可恢复活动。缓解期适当运动可预防痛风发作，减少内脏脂肪沉积，减轻胰岛素抵抗性。通过合理运动，不仅能增强体质、增强机体防御能力，而且对减缓关节疼痛、防止关节挛缩及肌肉失用性萎缩大有益处。但是，运动中必须注意以下内容。

（1）避免剧烈运动和长时间的体力活动：剧烈运动可使患者出汗增加，血容量、肾血流量减少，尿酸排泄减少，出现一过性高尿酸血症。另外，剧烈运动后体内乳酸增加，会抑制肾小管排泄尿酸，可暂时升高血尿酸。目前已有大量资料证实，剧烈或长时间的肌肉活动后，患者呈现高尿酸血症，在这种情况下不利于患者痛风病情改善，还可能诱发痛风发作。

（2）坚持合理运动：可以选择一些简单的耗氧量适中的有氧运动。其中以步行、骑车及游泳最为适宜。50 岁左右的患者以运动后心率达到 110~120 次 / 分，少量出汗为宜。每日早晚各 30 分钟，每周 3~5 次。这些运动既能起到锻炼身体的目的，又能防止高尿酸血症。患者在运动过程中，要做到从小运动量开始，循序渐进，关键在于坚持不懈。

（二）作业治疗

在对痛风患者功能障碍情况进行全面评价以后，首先对患者进行痛风疾病认识，痛风治疗和痛风预后情况的宣教。有目的、有针对性地从日常生活活动、职业劳动、认知活动中选择一些作业，指导患者进行训练。从而改善躯体功能，加大关节活动范围，增强肌力，改善心理状态，提高生活兴趣，使精神松弛，提高日常生活活动能力，早日回归工作岗位。

（三）康复辅具

在治疗中应用矫形器具有固定制动、缓解疼痛、矫正畸形的作用，为患者制作适合的支具、拐杖、保护器避免受累关节负重，减轻关节的肿痛症状。另外，保持鞋袜的宽松，防止患肢的挤压摩擦。

（四）心理治疗

做好心理护理，理解、关心、体贴患者，告知患者诱发痛风的因素有过度疲劳、寒冷、潮湿、紧张、饮酒、饮食、脚扭伤等，通过安慰、支持、劝慰、疏导和调整环境等方法来帮助患者认识疾病的性质等有关因素，调动患者的主动性来战胜疾病，积极配合治疗，早日康复。

（五）其他治疗

急性发作期尽早应用秋水仙碱、非甾体抗炎药及泼尼松等药物治疗，迅速缓解症状。间歇期及慢性期为了预防痛风急性发作，防止各种并发症的发生，可用丙磺舒（probenicid）、苯溴马隆（benzbromarone）等促进尿酸排泄，选用别嘌醇（allopurinol）、非布司他（Febuxostat）抑制尿酸合成，纠正高尿酸血症。在排尿酸药物治疗过程中，需口服碳酸氢钠每日 3~6 克，以碱化尿液，并多饮水，保持每日尿量在 2000 毫升以上，以利于尿酸排出。在痛风反复发作的患者，慢性炎症不易控制，虽经上述治疗，有时仍有局部关节酸痛或急性发作，此时可用小剂量秋水仙碱维持，每日 0.5~1 毫克往往足以使症状得到控制，在用药期间应注意血象及肝肾功能损害和各种不良反应。

四、 功能结局

痛风是一种全身性的代谢病，病程长，不易治愈，对患者的生理功能、心理功能、ADL 能力及职业能力都有不同程度的影响。尤其是对运动功能和心理功能的影响，严重者可造成肢体残疾的结局。现代的治疗技术，已经遏制了痛风对患者寿命的折损。若能及时诊断和适当治疗，不但能提高患者的生活质量，亦会明显降低其病残率。

五、 健康教育

（一）饮食起居

应采用低热能膳食，避免高嘌呤食物，保持理想体重。含嘌呤较多的食物主要包括动物内脏、沙丁鱼、蛤、蚝等海味及浓肉汤，其次为鱼虾类、肉类、豌豆等，而各种谷类制品、水果、蔬菜、牛奶、奶制品、鸡蛋等含嘌呤最少。保持每日尿量在 2000 毫升以上，以利于尿酸排出。避免过度劳累、紧张、饮酒、受冷、受湿及关节损伤等诱发因素。

（二）自我锻炼

避免关节运动疼痛，每日起床后和晚睡前，坚持按摩身体的各关节，早晚各 30 分钟左右，同时每晚睡觉前用热水泡脚 20 分钟。

（三）休闲性作业

养成良好的饮食习惯和生活方式，劳逸结合，避免精神紧张，再加以积极的运动锻炼，不仅可稳定患者病情，还可极大提高患者生活质量，是最主动的防治措施。

（四）注意事项

痛风患者不宜参加剧烈运动或长时间体力劳动，例如打球、跳跃、跑步、爬山、长途步行、旅游等。指导患者正确用药，观察疗效，及时处理不良反应。常见的不良反应有胃肠道刺激、皮疹、发热、肝损害、骨髓抑制等。

思考题

1. 痛风的基本概念是什么？
2. 痛风的主要功能障碍是什么？
3. 痛风的运动治疗包括哪些内容？
4. 痛风的健康教育包括哪些内容？

（刘忠良）

第五节 营养不良

蛋白质和（或）热量的供给不能满足机体维持正常生理功能的需要时就会发生营养不良。营养不良又称蛋白质 - 能量营养不良（protein-energy malnutrition，PEM），是一种以机体组织消耗、生长发育停滞、免疫功能低下、器官萎缩为特征的营养缺乏症。临床表现为进行性消瘦、体重减轻或水肿，严重者常有脏器功能紊乱。营养不良可分为原发性和继发性。原发性是由食物摄入不足引起，主要见于经济落后的国家和地区。继发性是由各种疾病造成的营养物质消耗增加，能量和蛋白质摄入减少而引起的。营养不良在食物供应不足地区的人群中发病率较高。临床上常根据血清白蛋白和转铁蛋白的测定来估计体内蛋白的储存状况，进行营养不良的分度。

一、 康复评定

（一）功能评定

营养不良涉及的生理功能评定包括疼痛评定、运动功能、心肺功能、平衡协调功能及心理功能评定，可部分参考本章第三节"肥胖症"。其他评定方法在《康复功能评定学》中已有详述，这里将不再赘述。

（二）结构评定

X线检查可见心脏缩小、骨质疏松等改变。超声心动图显示心脏缩小和低排血量。心电图显示窦性心动过缓、低电压。脑电图显示低电压和慢活动等改变。用超声波，X线及皮褶厚度计等测量皮褶厚度，判断皮下脂肪层厚度，此法可代替人体脂肪测量。

（三）活动评定

评定日常生活活动是否受到影响，具体参见本套教材《康复功能评定学》。

（四）参与评定

评定职业、社交及休闲娱乐是否受到影响，具体参见本套教材《康复功能评定学》。

二、 康复诊断

（一）生理功能障碍

由于营养不良，蛋白质缺乏，心肌收缩力下降，心搏量减少，血压偏低，脉搏细弱，患者易出现心功能不全。由于骨骼肌的萎缩和骨质疏松的存在会造成患者的运动功能、平衡协调功能障碍。

（二）心理功能障碍

由于长期的营养不良，使患者背负沉重的精神负担和压力，由此产生焦虑、抑郁等心理功能障碍。

（三）日常生活活动能力受限

由于上述的功能障碍，最终导致日常生活活动能力的下降，以至于生活不能自理。严重的营养不良可导致多脏器功能衰竭危及生命。

（四）参与能力受限

上述的各种功能障碍，最终会影响患者的生活质量、劳动、就业，使其很难重返社会。

三、康复治疗

营养不良症康复治疗的基本目标是改善患者的身心、社会、职业功能，使其能在某种意义上像正常人一样过着积极的生活。在可能的情况下，使营养不良症患者能够生活自理、回归社会、劳动就业、经济自主。如不能达到上述目标，尽量改善患者的自理程度，保持现有功能或延缓功能衰退。营养不良症的诊断一经确立就应该采取综合措施，除针对疾病本身，提供合理膳食，适当补充相应的营养素制剂外，还应从全球的角度积极消除诱发营养缺乏病的因素方能奏效。

（一）物理治疗

物理因子具有较好的增强肌力、防止肌肉萎缩、改善局部血循环，促进神经功能修复以及改善肢体功能活动。

1. 物理因子治疗　营养不良的物理因子治疗主要针对并发症的治疗，如患者有感染存在可早期应用无热量的高频电疗法促进炎症的吸收。方法：1天1次，20分钟/次，15次为1个疗程。若患者有肌肉萎缩可采用功能性电刺激（FES）、电体操、调制中频治疗减少肌萎缩，增加肌力。方法：1天1次，20分钟/次，15次为1个疗程。

2. 运动疗法　不仅有利于改善食欲，而且能使肌肉强壮、增加运动耐力。人体的肌肉如果长期得不到锻炼，肌纤维就会相对萎缩，变得薄弱无力，人也就显得瘦弱。在运动方式上，有氧耐力运动是个不错的选择，它包括慢跑、快走，骑车等。因为人在有氧耐力运动时可以消耗能量，在进餐时胃口就好。实践证明，营养不良者应以中等运动量（心率在130~160次/分钟）的有氧锻炼为宜，器械重量以中等负荷（最大肌力的50%~80%）为佳。运动强度视病情而定，时间安排可每周锻炼3次（隔天1次），每次1至1.5小时。一般来说，大运动量运动、短时间运动和快速爆发力运动都能起到增肥效果，也是欲减肥的人最应忌讳的。

（二）作业治疗

通过维持日常生活所必需的活动、各种职业性的工作活动和消遣性作业活动的训练，逐步达到改善躯体功能，改善心理状态，克服孤独感，恢复社会交往，提高职业技能，恢复正常生活和工作，自食其力的目的。营养不良的作业治疗主要训练患者的日常生活能力，提高患者的自理能力。对于发病率较高的地区，当地政府应该为这类患者提供一些提高其生活独立性，重返家庭和社会的资源。

（三）康复辅具

对于严重营养不良的患者可采用轮椅、拐杖、助力车、减重设备进行训练，增加患者参与活动的能力。

（四）心理治疗

心理治疗要贯穿治疗的始终，尤其是对一些严重患者和有神经性畏食的患者，这是治疗成功的关键。首先，医生、患者及家属之间一定要建立良好的信任关系，并要密切合作。了解其发病诱因，以心理疏导为主，使其对自己的身体状况有客观的估计。对有意控制饮食，追求苗条为美者，则应向他们灌输正确的审美观，鼓励他们多进食。采取认知治疗、行为治疗、家庭治疗相结合的方式。

（五）其他治疗

纠正水、电解质失衡，向患者提供足够营养素，应缓慢进行。开始时总热量按实际体重计算，每天 125.5kJ（30kcal）/kg，其中蛋白质 0.8g/kg。病情稳定后总热量逐步增至每天 167.4~209.2kJ（40~50kcal）/kg，如合并感染、发热，总热量可酌情增加，蛋白质可增加至每天 1.5~2g/kg，其中至少 1/3 为动物蛋白。随着体力恢复，逐渐增加活动量。根据患者的实际情况可采用口服、经胃管和静脉营养治疗三种疗法。重度贫血者可多次小量输血，重度低白蛋白血症者可少量输入血浆白蛋白。长期营养不良患者常合并感染或其他多种并发症，应及早发现及早治疗。对继发性 PEM 应寻找原发病，并予积极治疗。

四、功能结局

蛋白质-能量营养不良的预后因病因、病程及严重程度和治疗的早晚而不同。绝大多数病例的病程为可逆的，经过治疗可获痊愈，无后遗症。但智力发育是否受到影响，尚难确定。一般来说，轻型营养缺乏病，经适当治疗预后良好，对生理功能、心理功能、ADL 能力、职业能力不会产生太大的影响。严重营养不良的患者，如不采取积极治疗，预后较差，也有少数严重病例治疗无效而死亡。

五、健康教育

（一）应加强卫生营养的普及教育

提倡合理营养是预防原发性营养缺乏病的根本措施。对于继发性营养不良，应积极治疗原发病。所谓合理营养，它既要求通过食物的合理调配，满足不同生理条件下对各种营养素和热能的需要，以及各种营养素之间的平衡，又要考虑合理的膳食制度和烹调方法，以利各种营养素的消化吸收和利用。

（二）养成良好的饮食卫生习惯

建立定时、定质、定量的膳食制度，纠正暴饮暴食、偏食、滥用滋补食品或强化营养食品等不良习惯。

（三）建立人群营养状况监测系统

为防止营养缺乏病的发生，各地卫生主管部门和医疗卫生系统要建立人群营养状况监测系统。根据营养监测系统所提供的反馈，各级卫生主管部门要及时向人民群众通报，并会同主副食品生产供给部门和卫生保健部门制订与营养合理化有关的宏观对策。

思考题

1. 营养不良的主要功能障碍是什么？
2. 营养不良的结构评定内容是什么？
3. 营养不良患者如何进行运动疗法的治疗？
4. 营养不良健康教育的主要内容是什么？

（刘忠良）

第六节　甲状腺功能亢进症

甲状腺功能亢进症简称甲亢，指多种原因引起的甲状腺功能增高，甲状腺激素分泌过多，引起氧化过程加快、代谢率增高的一组常见内分泌疾病。约 85% 的患者基础代谢率（basal metabolic rate, BMR）高于正常范围 40%~80%。可分原发性甲亢、继发性甲亢和高功能腺瘤三种。主要表现为心动过速、多食、消瘦、心跳加快、怕热、多汗、易激动和甲状腺肿大，严重病例可同时或先后出现突眼症状。临床上以弥漫性甲状腺肿大伴甲亢和结节性甲状腺肿大伴甲亢为多见，约占甲亢患者的 90%。甲亢带有明显的家族性，多数认为是自身免疫性疾病，可发生于任何年龄，但以青年女性最多见，男女之比约为 1∶4~6。

一、康复评定

（一）功能评定

1. **运动功能评定**　采用 MMT 和 ROM 方法。具体评定参照本套教材《康复功能评定学》。

2. **心功能障碍评定**　甲亢性心脏病的心功能分级和代谢当量相对应，可以指导患者的日常生活和运动。

（1）心功能分级

1）I 级：平时无自觉症状，可适应一般体力活动，仅在剧烈运动或过度疲劳时才有心悸和呼吸困难，代谢当量 ≥7METs。

2）II 级：轻度活动无不适，中度活动时出现心悸、疲劳和呼吸困难，心脏常有轻度扩大，5METs≤代谢当量 <7METs。

3）III 级：轻度活动时迅速出现心悸、疲劳和呼吸困难，心脏有中度增大，下肢水肿，2METs≤代谢当量 <5METs。

4）IV 级：静息时有呼吸困难和心悸，心脏明显扩大，水肿明显，代谢当量 <2METs。

（2）主观劳累分级（rating of perceived exertion, RPE）：由瑞典心理学家 Borg 提出由十级和十五级分法，现多用十五级分法（表 7-5）。

表 7-5　Borg 主观劳累分级十五级分法

Borg 计分	6	7	8	9	10	11	12	13	14	15	16	17	18	19	20
程度		非常轻		很轻		稍轻		稍累		累		很累		非常累	

此外，还可以利用运动负荷试验评估甲状腺功能亢进性心脏病患者的心功能。

3. **心理功能评定**　对患者进行心理测查，了解其焦虑、抑郁、情感冲突等心理及情绪障碍的情况。参见本套教材《康复功能评定学》。

（二）结构评定

弥漫性甲状腺肿的患者可见甲状腺的肿大，甲状腺毒症的患者可见突眼征。甲状腺放射性核素扫描对于诊断甲状腺自主高功能腺瘤有意义。瘤区浓聚大量核素，肿瘤区外的甲状腺组织和对侧甲状腺无核素吸收。多普勒彩色血流显像示甲状腺血流弥漫性分布，血流量明显增多，血管阻力降低。

（三）活动评定

评定日常生活活动是否受到影响，ADL 评定采用改良巴氏指数评定表。具体评定参照本套教材《康复功能评定学》。

（四）参与评定

评定职业、社交及休闲娱乐是否受到影响，主要进行生活质量评定、劳动力评定和职业评定。方法参见本套教材《康复功能评定学》。

二、 康复诊断

（一）生理功能障碍

1. 运动功能障碍　由于分解代谢增强，以致肌肉等软组织过多地消耗而消瘦软弱，另外，甲亢可引起肌无力、肌病和周期性瘫痪，都可导致运动功能障碍。

2. 心功能障碍　由于代谢亢进，甲状腺激素过多的毒性作用，以及心脏血管对儿茶酚胺的敏感性增强，患者感觉心悸、气急，活动后加重，老年人可出现心绞痛和心力衰竭症状。

3. 言语与吞咽困难　急性甲亢性肌病或甲亢伴急性延髓麻痹罕见，起病急，数周内可发生言语与吞咽困难，并可导致呼吸肌麻痹。

（二）心理功能障碍

患者易怒，易与人争吵，神经质、焦虑、失眠、猜疑，偶尔可出现幻觉、躁狂或抑郁状态。

（三）日常生活活动受限

运动功能障碍和心功能障碍，影响患者的行走、个人卫生及购物等日常生活能力。

（四）社会参与受限

上述的功能障碍最终会影响患者的生活质量、劳动、就业和社会交往等能力。

三、 康复治疗

甲亢的康复治疗原则应该是全面的治疗，包括临床抗甲状腺药物治疗、放射性 ^{131}I 治疗、手术治疗、运动、心理、营养饮食、教育治疗，以及针对原发疾病的治疗。目标是改善甲亢患者的身心、社会、职业功能障碍，使患者能回归社会，劳动就业，经济自主，提高生活质量。由于其他治疗已经在内科学中阐述，本节重点介绍甲亢性心脏病的运动治疗及其相关问题。

（一）物理治疗

1. 物理因子治疗　甲亢性眼肌麻痹常与突眼并存，早期可用无热量超短波解除临床症状，15 分钟，每日 1 次，15 次为 1 个疗程。对于甲亢引起肌无力、肌病和周期性瘫痪，可采用调制中频、干扰电治疗，促进肌力恢复，减少肌肉萎缩。20 分钟，每日 1 次，15 次为 1 个疗程。对于甲亢性局部黏液性水肿可采用红光、氦 - 氖激光、红斑剂量的紫外线照射，改善局部血液循环，减轻局部的水肿。

2. 运动疗法 可以有效维持和改善甲亢患者骨骼肌容积、肌力大小和机体耐力，对提高整体功能具有积极的意义。美国运动医学学院建议甲亢患者做适量的运动训练，首先推荐的是有氧运动训练。最佳的有氧运动是能让身体的大肌群都参与，比如舞蹈、功率自行车或游泳，有氧运动时间一般是每次 30~60 分钟，每周 3~5 次。抗阻运动也是非常好的运动方式，一般每周进行 2~3 次，针对同一组肌群的训练间隔时间至少应在 48 小时，具体方法有弹力带训练、体力劳动或负重训练，如俯卧撑和仰卧起坐等，抗阻训练还可以起到预防骨质疏松的作用。对于运动功能较差的患者，可以选择一些低强度的训练方法，如瑜伽、冥想、气功和太极等，可以有效改善患者的疾病状况，促进状态平静、有利于维持心理平衡和整体的健康。

甲亢性心脏病的运动治疗应根据心功能的评定决定运动的方式和强度。但甲亢患者的心率本身就快，所以有氧运动采用心率作为运动训练强度的指征不完全可靠，应联合采用代谢当量和主观劳累分级的方法比较合理。针对心功能等级不同，运动原则如下。

Ⅰ级：最大 METs 为 6.5，主观劳累计分在 13~15，可采用医疗步行、踏车、腹式呼吸、气功、太极拳、放松疗法、医疗体操等活动方式。

Ⅱ级：最大 METs 为 4.5，主观劳累计分为 9~11，可采用上述活动方式，但活动强度应明显较小，活动时间不宜过长，活动时以心率增加不超过 20 次 / 分为宜。

Ⅲ级：最大 METs 为 3.0，主观劳累计分为 7，以静气功、腹式呼吸、放松疗法为宜，可做不抗阻的简单四肢活动，活动时间一般为数分钟。活动时心率增加不超过 10~15 次 / 分。每次运动的时间可以达到 30 分钟，每周至少活动 3 次。

Ⅳ级：最大 METs 为 1.5，只做不增加心脏负荷的静气功、腹式呼吸和放松疗法之类活动，可做四肢被动活动。活动时心率和血压一般应无明显增加，甚至有所下降

（二）作业治疗

通过功能性作业、治疗性作业及日常活动能力训练、适合患者能力的职业训练来提高患者的独立性，从而提高其自己对社会的归属感和认同感，进一步改善患者对疾病、自己本身和社会的认知，从而提高生活质量，早日重返社会。

（三）康复辅具

对于甲亢性浸润性突眼，戴黑眼镜防止强光与尘土刺激眼睛，睡眠时用抗生素眼膏并且佩戴眼罩，以免角膜暴露而发生角膜炎。

（四）心理治疗

引起甲亢的原因是多方面的，但长期的情绪压抑或受到精神刺激容易诱发此病。因此，要保持乐观、豁达的态度对待周围的事物，应尽量保持工作环境的宽松，维持家庭生活的和睦，尽量给自己减压。通过心理治疗解除患者的症状，提供心理支持，重塑人格系统。对甲亢失眠患者，在实施穴位按摩的基础上联合综合性的心理干预，可提高睡眠质量，有效改善焦虑、抑郁等负性心理，显著提高患者的临床疗效，促进康复。

四、 功能结局

大部分甲亢患者经积极的治疗对生理功能、心理功能、ADL 能力及职业能力不会产生影响，预后良好。只有部分病例会遗留视力障碍、心脏功能障碍从而影响 ADL 能力。也有严重的患者发生甲亢危象、心力衰竭造成死亡的结局。

五、 健康教育

（一）饮食起居

营养因素在保证甲亢患者功能状态最佳化的过程中扮演着重要的角色。营养不足和过剩可能会引发或加重原有症状，健康的营养方式需要医生和营养师的共同指导。一般来说，需要保证高热量、高蛋白质、高维生素饮食。甲亢患者代谢率增高，能量消耗增多，应适当增加主食量，多吃瘦肉和鱼。出汗多时，应多饮水，每天宜 1500~2000 毫升。另外，还要多吃新鲜蔬菜、水果，戒烟酒，不喝咖啡、浓茶，应尽量少吃或不吃含碘食物。保证足够的休息，在疾病的急性期，最好能在家休息。在稳定期，可以在安静、舒适的工作环境中从事轻工作。

（二）自我运动训练

为激发患者的情绪，鼓励患者多到户外参加文体活动，尤其是集体活动，如各种球类运动、交谊舞、扭秧歌等全身运动，也可做太极拳、健美操。

（三）休闲性作业活动

保持放松、愉快的心情。尽量做到遇事不怒，有苦闷心情时要及时向亲属、好友诉说，缓解紧张心情。也可以听听优雅动听的音乐、养养花等。

（四）注意事项

强调抗甲状腺药物长期服用的重要性。每日清晨卧床时自测脉搏，定期测量体重，脉搏减慢、体重增加是治疗有效的重要标志。

思考题

1. 甲状腺功能亢进症生理功能障碍的特点是什么？
2. 甲状腺功能亢进症的心功能障碍如何评定？
3. 甲亢性眼肌麻痹的物理因子治疗处方有哪些？
4. 甲亢性心脏病的分级运动治疗原则是什么？
5. 怎样对甲状腺功能亢进症的患者进行健康教育？

（刘忠良）

第七节 甲状腺功能减退症

甲状腺功能减退症简称甲减，是由于多种原因引起的甲状腺激素的合成、分泌或生物效应不足而引起的一种综合征。临床上以低代谢综合征、精神神经系统、肌肉关节病变、心血管系统、消化系统、内分泌系统等症状和体征为主要表现，严重者可形成黏液性水肿或昏迷。根据年龄不同分为克汀病、成人型甲减和幼年型甲减。根据发病部位不同分为原发性甲减、垂体性甲减、下丘脑性甲减及甲状腺素受体抵抗。其中原发性甲减约占 90%~95%，主要见于先天性甲状腺缺如、弥漫性淋巴细胞性甲状腺炎、亚急性甲状腺炎、甲状腺破坏性治疗后、甲状腺激素合成障碍、药物抑制、浸润性损害等。该病基础代谢率低于正常，血清 TT_4<40ng/ml，血清 TT_3<0.6ng/ml，甲状腺摄 ^{131}I 率低平（3 小时 <10%，24 小时 <15%）。原发性甲减症血清促甲状腺激素（thyroid stimulating hormone，TSH）升高（>10mg/L），在促甲状腺激素释放激素（thyrotropin releasing hormone，TRH）兴奋试验后反应比正常人高；垂体性甲减症血清 TSH 水平低，对 TRH 兴奋试验无反应，应用 TSH 后，血清 TT_4 水平升高；下丘脑性甲减症血清 TSH 水平低或正常，对 TRH 兴奋试验多成延迟反应。本节阐述成人型甲减。

一、康复评定

（一）功能评定

1. 运动功能评定 采用 MMT 和 ROM 方法。具体评定参照本套教材《康复功能评定学》。
2. 心功能障碍评定 见本章第六节"甲状腺功能亢进症"心功能障碍评定。
3. 心理功能评定 对患者进行心理测查，了解其焦虑、抑郁、情感冲突等心理及情绪障碍的情况。

（二）结构评定

X 线检查骨龄延迟，骨化中心呈不均匀性斑点状，有助于呆小症的早期诊断。心脏扩大，心搏减慢，心包积液、颅骨平片示蝶鞍可增大。心电图示低电压，Q-T 间期延长，ST-T 异常。超声心动图示心肌增厚，心包积液。

（三）活动评定

评定日常生活活动是否受到影响，ADL 评定采用改良巴氏指数评定表。具体评定参照本套教材《康复功能评定学》。

（四）参与评定

评定职业、社交及休闲娱乐是否受到影响，人的社会功能是指人能否在社会上发挥一个公民应有的功能及其在社会上发挥作用的大小。为评定患者的社会功能，常需评定其社会生活能力，就业能力和生活质量。评定方法参见教材《康复功能评定学》。

二、 康复诊断

（一）生理功能障碍

1. **运动功能障碍** 患者共济失调，腱反射迟钝，肌肉软弱无力、疼痛、强直，可伴有关节病变如慢性关节炎等，可出现运动功能障碍。

2. **心功能障碍** 患者心动过缓，心输出量减少，血压低，有时可伴有心包积液和胸腔积液。重症者发生黏液水肿性心肌病，出现心功能障碍。

（二）心理功能障碍

患者记忆力减退、反应迟钝、智力低下，重者可痴呆、出现智力障碍。由于病程长，患者的心理承受能力下降，导致心理功能障碍。

（三）日常生活活动受限

运动功能障碍和心功能障碍，影响患者的行走、个人卫生及购物等日常生活能力。

（四）社会参与受限

上述的功能障碍最终会影响患者的生活质量、劳动、就业和社会交往等能力。

三、 康复治疗

甲状腺功能减退症是内科一种难治之症，应遵行在临床基础治疗的基础上，辅以对症治疗，早期介入康复治疗的原则。康复目标是使患者能够生活自理，回归社会，劳动就业，经济自主。由于疾病严重，不能达到上述目标的，可增进患者的自理程度，使其保持现有功能或延缓功能衰退；改善身心、社会、职业功能障碍，使患者能在某种意义上像正常人一样过着积极而有意义的生活。

（一）物理治疗

1. **物理因子治疗** 对于甲状腺功能减退症出现的黏液性水肿可用无热量的超短波、红外线、弱红斑量紫外线照射治疗，促进血液淋巴循环减轻水肿。对于甲状腺功能减退症出现的肌肉与关节系统的症状可用调制中频、超声波、蜡疗、磁疗，解除肌肉、关节疼痛，促进关节腔积液的吸收。

2. **运动疗法** 甲状腺功能减退症系甲状腺激素合成与分泌不足而致的全身性疾病，导致多系统的功能障碍。因此，适量合理的运动可改善疾病的临床症状，促进功能恢复，而不合理的运动可能会导致病情恶化。

高强度的运动做功需要消耗人体储备的肝糖原，而甲减患者肝脏内没有糖原的储备，则甲减患者处于一种应激状态。研究显示甲减患者一旦进行有氧运动训练，甲状腺就会停止 T_3 的分泌，从而不能为机体运动提供能量，很多甲减患者会在运动中感到非常劳累以至中止运动训练，其中很多患者还会因此而受伤。因此，甲减患者有氧运动是最常见的错误运动方式，所以选择正确的运动方式非常重要。

对甲减患者，减少运动做功是运动训练的关键。想要达到燃烧卡路里，减少任意应激反应和肌肉损伤，推荐的运动方式应集中在呼吸训练，而这一点往往是人们所忽略的。因为恰当的呼吸训练可以促进和帮助人体的有氧氧化供能系统产生能量，通过副交感神经系统进一步诱导人体自然修复。推荐的运动方式有太极和瑜伽，这种运动方式强度都不大，更多强调的是人体各系统的平衡和协调。

（二）作业治疗

根据病情，主要选择患者感兴趣或者是对患者有非常大的治疗作用的团体活动，活动可以在医院里，社区中举行；为了增加患者对自己疾病的认识和对自己疾病的进一步康复，患者可以与自己病情相同的患者建立起社交关系，便于他们之间互相交流和鼓励。休闲娱乐活动可克服孤独感，恢复社会交往，培养重返社会的意识。

（三）康复辅具

甲减患者肌肉软弱无力、疼痛、强直，可伴有关节病变如慢性关节炎，康复辅具在甲减中的应用主要涉及矫形器和辅助具，具有固定止痛、防止和矫正畸形的作用。对下肢疼痛、行走困难的患者使用拐杖或轮椅改善其步行功能和社会交往能力。

（四）心理治疗

甲减患者会出现人格的改变和社交障碍，不愿与人交往。在社交场所有局促不安感。关心患者，多与患者交谈，谈患者感兴趣的话题。鼓励患者参加娱乐活动，调动其参加社交活动的积极性。听活泼欢快的乐曲，使其心情愉快。嘱亲友来探视患者，使其感到温暖与关怀，以增强自信心。

（五）其他治疗

甲状腺制剂终身替代治疗。早期轻型病例以口服甲状腺片或左甲状腺素钠为主。甲状腺片，开始剂量20~40mg/d，每周增加20mg/d，直至见效。一般水肿先消退，然后其他症状相继改善或消失。获满意疗效后，寻找合适的维持量，长期服用。中、晚期重型病例除口服甲状腺片或左甲状腺素钠外，需对症治疗如升压、给氧、输液、控制感染、控制心力衰竭等。

四、 功能结局

部分甲减患者经积极的甲状腺制剂终身替代治疗对生理功能、心理功能、ADL能力及职业能力不会产生影响，预后良好。只有部分病例不遵守医嘱会引起甲减的症状加重，严重时可出现昏迷，最后导致多系统功能衰竭造成死亡的结局。

五、 健康教育

（一）饮食起居

因甲减患者代谢率减慢，组织消耗减少，活动量减少，排便次数减少，每2~3日或更长时间排便1次。粪质干硬，常伴有排便困难感，可发生肛裂，同时可伴有排便时肛门疼痛、腹胀及下腹部疼痛。应鼓励患者进行活动，以刺激肠蠕动，促进排便。提高饮食中纤维素的含量，多吃含纤维素高的饮食。

（二）自我运动训练

宜多到户外参加文体活动，如各种步行、水中运动等全身运动。推荐、打太极和练瑜伽，同时还可以改善情绪。早晚按摩甲状腺，10分钟/次。

（三）休闲性作业活动

保持放松、愉快的心情，另外，要鼓励患者多参加社交活动，减少人格障碍的产生。也可以听听优雅动听的音乐、养养花等。

（四）注意事项

在治疗的过程中，要坚持服药，定期复查，以保证治疗效果。告诉患者，只要终生坚持服药，对其寿命、生活质量不会造成任何影响。消除患者的心理顾虑，促其全面康复，最后重返社会。

思考题

1. 甲状腺功能减退症的功能障碍有哪些？
2. 甲状腺功能减退症患者的运动疗法如何进行？
3. 甲状腺功能减退症作业治疗的目的是什么？
4. 如何对甲状腺功能减退症患者进行健康教育？

（刘忠良）

第八节　甲状腺炎

甲状腺炎（thyroiditis）是指甲状腺组织因变性、渗出、坏死、增生等炎症性病理改变而导致的临床病症，可分为急性、亚急性和慢性三种类型。亚急性又分为亚急性肉芽肿性和亚急性淋巴性甲状腺炎。亚急性肉芽肿性甲状腺炎是由病毒感染后引起的变态反应，甲状腺肿大，质地较实，血液 T_3、T_4 升高，摄取 ^{131}I 率降低，呈分离现象。显微镜下见病变甲状腺腺泡为肉芽肿组织所替代，故有肉芽肿性或巨细胞性甲状腺炎、亚急性痛性甲状腺炎之称。典型病例呈现甲亢期、甲减期和恢复期，仅极少数发展为甲减。此病约占甲状腺疾病的5%，40~50岁女性最为多见。亚急性淋巴性甲状腺炎与自身免疫有关，甲状腺有显著的淋巴细胞浸润，血中存在甲状腺过氧化物酶抗体（thyroid peroxidase antibody，TPOAb）常与其他自身免疫病共存，有甲亢症状但无甲状腺疼痛。慢性淋巴细胞性甲状腺炎包括甲状腺肿大的桥本甲状腺炎（Hashimoto thyroiditis，HT）和甲状腺退变的萎缩性甲状腺炎（atrophic thyroiditis，AT），是遗传因素和免疫因素相互作用而引起的疾病。病程中从患者血清中可检出效价很高的抗甲状腺各种成分的自身抗体（如 TgAb，TPOAb），本病为慢性进行性，最终随甲状腺破坏而出现甲减。国外报道此病的患病率为1%~2%，女性发病率是男性的3~4倍。

一、 康复评定

（一）功能评定

1. 运动功能评定　采用 MMT 和 ROM 方法。

2. 心功能障碍评定　甲亢性心脏病的心功能分级和代谢当量相对应，可以指导患者的日常生活和运动。另外，可采用主观劳累分级，具体内容可参见本章第六节。

3. 心理功能评定　对患者进行心理测查，了解其焦虑、抑郁、情感冲突等心理及情绪障碍的情况。参见本套教材《康复功能评定学》。

（二）结构评定

亚急性肉芽肿性甲状腺炎放射性核素显像可见残缺灶或显影不均匀。超声显像压痛部位常呈低密度病灶，细胞穿刺或组织活检可证明巨核细胞的存在。亚急性淋巴性甲状腺炎超声波显像弥漫性或局灶性低回声，萎缩性甲状腺炎患者甲状腺萎缩。

（三）活动评定

评定日常生活活动是否受到影响，具体评定参照本套教材《康复功能评定学》。

（四）参与评定

评定职业、社交及休闲娱乐是否受到影响。主要进行生活质量评定、劳动力评定和职业评定。方法参见教材《康复功能评定学》。

二、 康复诊断

（一）生理功能障碍

由于患者均表现为甲亢、甲减的过程，因此详见本章第六、七章。

（二）心理功能障碍

由于病程长，需长期诊疗，且疾病影响内分泌、代谢、运动等功能，患者的心理承受能力下降，导致心理功能障碍。

（三）日常生活活动受限

运动功能障碍和心功能障碍，影响患者的行走、个人卫生及购物等日常生活能力。

（四）社会参与受限

上述的功能障碍最终会影响患者的生活质量、劳动、就业和社会交往等能力。

三、 康复治疗

甲状腺炎康复治疗的基本目标是改善患者的身心、社会、职业功能障碍，提高生活质量。其康复治疗原则是首先确立临床诊断，在临床药物治疗的基础上，根据康复评定结果辅以对症治疗，早期介入康复治疗。

（一）物理治疗

1. **物理因子治疗** 超短波用于组织器官的亚急性或慢性炎症治疗，可使局部组织血管扩张，血液、淋巴循环增强，血管和组织细胞通透性增高，局部组织营养代谢好转，促进炎症产物的吸收和组织再生。采用超短波治疗，甲状腺功能恢复速度较快，可以很快地由高功能状态降为正常，且有甲减趋势。

2. **运动疗法** 甲亢阶段采用中等强度的有氧运动，同本章第六节。甲减阶段采用以呼吸训练为主的低能耗的运动，如太极、瑜伽等运动为主，禁忌有氧运动，具体见本章第七节。

（二）作业治疗

根据病情，采用作业治疗的 P-E-O 模式，P 即是指 person（患者个体），O 即 occupation（作业活动），E 即我们说的 environment（环境），对患者进行训练，达到三者的协调统一。主要选择患者感兴趣或者是对患者有非常大的治疗作用的小组活动，便于他们之间互相交流和鼓励，恢复社会交往，培养重返社会的意识。

（三）康复辅具

根据疾病的不同阶段所产生的功能障碍采用不同的辅具发挥固定止痛、防止和矫正畸形的作用。

（四）心理治疗

根据疾病的不同阶段采用心理疏导，行为技术进行干预。

（五）其他治疗

1. **亚急性甲状腺炎** 糖皮质激素类对亚急性甲状腺炎有显著效果，用药 1~2 天内发热和甲状腺疼痛往往迅速缓解，1 周后甲状腺常显著缩小，首选泼尼松治疗。合并甲减者，可加用甲状腺制剂。

2. **慢性淋巴细胞性甲状腺炎** 早期患者，可临床随访观察，但若血清 TSH 增高，提示甲状腺功能已有一定不足，虽然症状不明显，也宜进行治疗，否则甲状腺可进一步肿大。一般均采用甲状腺制剂治疗。伴有甲状腺功能亢进的患者，应同时予以抗甲状腺药物治疗，但剂量一般宜小，否则容易出现甲状腺功能减退。一般不采用放射性碘或手术治疗，否则很容易出现严重黏液性水肿。一般不选用肾上腺皮质激素，但如甲状腺迅速明显肿大或伴有疼痛、压迫症状的患者，可短期应用以缓解症状。慢性淋巴细胞性甲状腺炎原则上不采用手术治疗，但如有明显压迫症状，经甲状腺制剂治疗后甲状腺不缩小，或疑有甲状腺癌者，可考虑手术治疗，术后仍应继续补充甲状腺制剂。

四、 功能结局

甲状腺炎为自限性疾病，如果治疗及时，患者大多可完全恢复，对患者的生理功能、心理功能、

ADL 能力及职业能力不会产生影响，预后良好。只有极少数患者会变成永久性甲状腺功能减退症，需要甲状腺制剂终身替代治疗，但不影响患者的寿命。

五、 健康教育

（一）饮食起居

亚急性甲状腺炎是由病毒感染后引起的变态反应，慢性淋巴细胞性甲状腺炎是一种自免疫性疾病，因此，平时要预防感冒和肠道感染，做到合理平衡饮食，起居有律。

（二）自我运动训练

鼓励患者多到户外参加文体活动，积极锻炼身体，增加机体的抵抗能力。

（三）休闲性作业活动

经常参加休闲和社会交往活动，开阔视野，放松心情，减少人格障碍的产生。

（四）注意事项

在治疗的过程中，要坚持服药，定期复查，以保证治疗效果。对于甲低患者，应告诫患者，消除心理顾虑，只要终生坚持服药，对其寿命、生活质量不会造成任何影响。

思考题

1. 典型亚急性甲状腺炎的临床分期是什么？
2. 甲状腺炎康复治疗的目标和原则是什么？
3. 甲状腺炎的功能结局如何？
4. 如何进行甲状腺炎的健康教育？

（刘忠良）

第八章
常见恶性肿瘤康复

随着人类平均寿命延长，环境、心理及人们生活方式变化等因素的影响，恶性肿瘤已成为最常见死亡原因之一，到 2010 年，世界抗癌大会公布恶性肿瘤已成为我国城乡居民的第一位死因，是严重威胁人类生存和社会发展的重大疾病。我国每年新增恶性肿瘤患者 300 余万人，死亡 200 余万人，最常见的恶性肿瘤中，在城市依次为肺癌、胃癌、肝癌、肠癌和乳腺癌，在农村依次为胃癌、肝癌、肺癌、食道癌和肠癌。

第一节 概 论

恶性肿瘤因生长和专科治疗完成后，会产生不同程度的疼痛、生理功能障碍、心理障碍、体质衰弱等，有相当一段时间需要康复及护理的介入。恶性肿瘤患者早期康复介入可有助于防治并发症、减轻不适症状、改善功能障碍、增强体质、延长生命和提高生存质量，WHO 明确把提高癌症患者的生存质量作为治疗癌症的重要目的。

一、 肿瘤的概念

肿瘤（tumor/neoplasm）是机体在各种致瘤因素作用下，局部组织的细胞在基因水平上失去对其生长的正常调控，导致细胞异常增值而形成的新生物。依据其生物学特征及其对身体的危害程度，分为良性肿瘤（benign）、恶性肿瘤（malignant tumor），以及界于良性和恶性之间的交界性肿瘤（borderline tumor）三大类型。癌症（cancer）泛指所有的恶性肿瘤，包括癌（carcinoma）和肉瘤（sarcoma）。

二、 肿瘤发生的危险因素

肿瘤发生的相关危险因素主要两大类：外部环境因素和机体内在因素。外部环境因素包括化学因素、物理因素、生物因素和生活方式等。外部环境因素是肿瘤发生的使动因素，约 80%~90% 以上的人类肿瘤可能由环境因素引起。机体内在因素包括遗传因素、免疫因素、营养因素和激素水平等。其中遗传因素决定了肿瘤的易感性。通常情况下，各种环境致癌因素可独立或相互协同作用于机体，在机体内在因素的影响下，通过不同的复杂机制引起肿瘤的发生。

三、 肿瘤的三级预防

随着对恶性肿瘤认识的不断深化，人们逐渐意识到恶性肿瘤的预防是防止恶性肿瘤发生发展的最有效手段。WHO 将肿瘤的预防划分为三级：一级预防是针对危险因素进行干预；二级预防着重于早期发现、早期诊断、早期治疗和早期康复；三级预防主要是改善肿瘤患者的生活质量和预后等。

四、恶性肿瘤康复的概念

（一）恶性肿瘤康复

在癌症疾病本身和癌症治疗手段所导致的限制条件之下，帮助癌症患者，使其能够最大限度地恢复身体、社会、心理和职业功能。

（二）恶性肿瘤康复性质分类

1. 恢复性康复（restorative） 使功能损伤最小化，最大限度地恢复到癌症发病前的个人生理、心理、社会和职业功能水平。

2. 支持性康复（supportive） 尽可能减少功能性损害，并对永久性的损伤采用功能替代来弥补。

3. 姑息治疗（palliative） 针对癌症晚期患者，通过及时全面评估和控制疼痛及躯体、社会心理等痛苦症状，预防和缓解身心痛苦，从而改善面临致命疾病威胁的患者及其家属的生活质量。

4. 预防性康复（preventive） 主张康复的早期介入，在功能障碍未产生前，给予一定的预先性指导或干预措施，避免功能障碍的形成或将功能障碍风险降到最低。

（三）恶性肿瘤康复临床处理的不同时期分类

1. 急性期康复
2. 亚急性期康复
3. 恢复期康复
4. 门诊康复和家庭康复

五、恶性肿瘤不同时期的康复措施

（一）诊断期

癌症诊断期的康复以健康教育及心理支持为主。使患者了解癌症。如何最大限度发挥身体、社会、心理和职业功能，对综合康复的实施进行安排。

（二）治疗期

癌症治疗期的康复包括评价治疗方法对功能的影响，通过运动锻炼、控制水肿和增加活动、营养支持来恢复机体功能，以及通过物理疗法、药物疗法、心理疗法和介入疗法等方法来进行癌症疼痛的控制。

（三）治疗后

帮助患者恢复日常生活和促进健康的生活方式。还可以对患者进行自我监测培训，使其学会自己能够观察监测肌力、关节活动、水肿、疼痛等指标的变化。

（四）复发期

了解癌症复发给身体、社会、心理和职业功能带来的改变，要在新的临床状态的背景下，重新对患者进行各种指标的监测，调整康复计划，争取其在康复过程中适当程度的恢复机体功能、防止功能衰退，协助患者维持生命活动和生活质量。

（五）终末期

康复医护人员指导患者及家属掌握基本辅助设备的使用，使患者尽量保持良好的身体功能，帮助患者控制疼痛、减轻症状。努力使患者保持人格独立和生活质量，与患者家属一同做好临终关怀工作。

六、 恶性肿瘤常表现的功能障碍

1. **疼痛** 是恶性肿瘤患者最常见的临床症状，对疼痛的控制效果某种程度上反映恶性肿瘤的治疗效果。

2. **心理障碍** 是普遍存在的，心理障碍关系到对疾病的认知及对治疗的依从度。

3. **营养障碍** 是极其常见、几乎涵盖所有晚期恶性肿瘤患者，且常常被医护人员及家属忽略。

4. **体质衰弱** 是代谢增加、营养不足的必然结果，影响康复计划的实施。

5. **肌力下降** 各种原因导致的肌肉衰减、疼痛等因素均可导致肌力下降。

6. **关节活动障碍** 恶性肿瘤自身、恶性肿瘤治疗相关因素，非恶性肿瘤性的合并疾病，可因疼痛或结构性改变导致关节活动障碍。

7. **日常生活活动能力障碍** 生理功能障碍、心理障碍均不同程度影响 ADL 功能。

8. **心肺功能障碍** 肺部、胸部肿瘤，其他部位肿瘤限制活动、合并感染等可造成心肺功能下降。

9. **膀胱、直肠功能障碍** 结、直肠肿瘤，脊髓肿瘤，脑肿瘤均能导致膀胱、直肠功能障碍，给患者心理产生极大影响，严重降低患者生活质量。

10. **吞咽、言语功能障碍** 头、颈部肿瘤，脑瘤易导致吞咽、言语功能障碍。

11. **淋巴水肿** 常见于乳腺癌患者，病程长，严重影响日常工作及生活。

12. **步行、平衡障碍** 是运动系统功能障碍的常见表现。

七、 肿瘤康复的基本技术

1. 疼痛管理
2. 心理治疗
3. 营养支持治疗
4. 运动疗法
5. 关节活动度训练
6. 肌力训练
7. 日常生活活动能力训练
8. 心肺功能康复训练
9. 膀胱、直肠功能

10. 吞咽功能训练

11. 言语功能训练

12. 作业治疗

13. 康复工程

14. 物理因子治疗

15. 中医治疗

16. 文体治疗

17. 康复护理

八、 恶性肿瘤常见问题的处理

（一）疼痛

1. 定义

疼痛：是一种令人不快的感觉和情绪上的感受，伴随着现存的或潜在的组织损伤。疼痛是一种主观感受，受环境及情感的影响，而不仅仅是一种简单的生理应对。

癌症疼痛是指恶性肿瘤、肿瘤相关性病变及癌症治疗所致的疼痛。癌症疼痛常为慢性疼痛。

2. 病因

癌症疼痛的发病原因较复杂。大致分下列 4 类：

（1）肿瘤直接侵犯所致的疼痛：肿瘤浸润、压迫或转移等。

（2）肿瘤相关并发症所致的疼痛：压疮、肌痉挛等。

（3）肿瘤诊断治疗的创伤及毒性所致的疼痛：手术后瘢痕痛、放疗引起的局部损害等。

（4）非肿瘤相关性合并症所致的疼痛：骨关节炎、痛风等。

3. 评估

（1）癌症疼痛评估原则　癌症疼痛评估是合理、有效进行止痛治疗的前提。癌症疼痛评估应当遵循"常规、量化、全面、动态"评估的原则。

（2）评估步骤：

a. 倾听病人疼痛主诉

b. 评估疼痛程度

c. 评估病人的精神状态

d. 详细采集、记录疼痛病史

e. 仔细进行查体

f. 搜集其他有关资料

g. 首次镇痛主张个体化

h. 疼痛治疗后的再评估

（3）量化评估方法　主要有以下几种

a. 数字类比评分法（NRS 量表）

b. McGill 疼痛问卷法

c. 视觉模拟（目测）评定法（VAS）

d. 癌痛的五级评定法　根据癌症患者应用镇痛药的种类和方式，将癌痛分为 0~4 级：

0级　不需使用

Ⅰ级　需非麻醉性镇痛药

Ⅱ级　需口服麻醉剂

Ⅲ级　需口服和（或）肌内注射麻醉剂

Ⅳ级　需静脉注射麻醉剂

4. 治疗

（1）病因治疗

针对引起癌症疼痛的病因进行治疗。癌症疼痛的主要病因是癌症本身和并发症等。针对癌症患者给予抗癌治疗，如手术、放射治疗或化学治疗等，可能解除癌症疼痛。

（2）药物止痛治疗

WHO三阶梯止痛原则：

a. 轻度至中度疼痛：应用非阿片类镇痛剂，可先用阿司匹林、对乙酰氨基酚等解热镇痛药，效果不明显时改用布洛芬、吲哚美辛等非甾体抗炎药。

b. 中度至较重疼痛：应用弱阿片类镇痛剂，如可待因、芬太尼等。

c. 严重疼痛：应用强阿片类镇痛剂，如吗啡、哌替啶、美沙酮等。

在上述各阶段给药时适当辅以非甾体抗炎药、三环类抗抑郁药、抗组胺药、抗痉挛剂、肌肉松弛及破坏神经的药物和激素类药物，联合用药可增强镇痛效果，降低麻醉性镇痛剂的级别，减少用药剂量。

（3）非药物止痛治疗

a. 介入治疗

b. 心理治疗

c. 物理因子治疗

d. 放射治疗

e. 中医治疗

f. 手术治疗

g. 矫形器的应用

h. 康复护理

（二）肿瘤营养治疗

营养支持是肿瘤患者最基本、最必需的基础治疗措施。肿瘤性营养不良是多种因素产生的结果，其中摄入减少、吸收障碍、代谢紊乱、静息能量消耗增加是营养不良的主要原因。对肿瘤患者要进行营养筛查与评估，尽早发现营养风险及营养不良，及时给予营养干预。

1. 肿瘤患者营养不良的原因

（1）能量消耗增加　肿瘤患者耗损增加，使静息能量消耗增加。

（2）肿瘤相关症状　肿瘤患者由原发疾病、抗肿瘤治疗及伴随疾病所导致的生理及精神症状，如厌食、恶心、呕吐、疼痛、恐惧和失眠等，其中以食欲下降最为常见。

（3）抗肿瘤治疗的毒副作用　几乎所有的化疗药物都可以产生恶心、呕吐的常见反应。

2. 恶性肿瘤患者营养不良的后果

（1）生活质量下降

（2）脏器功能障碍

（3）治疗效果欠佳及预后不良

（4）经济负担加重

3. 营养评定

通过营养风险筛查，确定患者存在营养风险。营养评定的内容包括病史、体格检查、实验室检查、人体测量和人体成分分析。

4. 恶性肿瘤患者的营养治疗

（1）营养治疗的目的

理想的肿瘤营养治疗应该达到4个目的：抗消耗，抗炎症，抗肿瘤及免疫增强。恶性肿瘤本身是患者发生营养不良的主要原因，因此，有效的抗肿瘤治疗是治疗恶性肿瘤患者营养不良的首要措施。

（2）营养治疗的原则

适应证：体重丢失≥20%、经口摄食 <60% 日常需要量达一周以上、PG-SGA 定性评价为重度营养不良、PG-SGA 评分≥9 分的非终末期肿瘤患者是营养治疗的绝对指征；体重丢失 10%~19%、PG-SGA 定性评价重度营养不良、PG-SGA 评分 4~8 分者是营养治疗的相对指征。

热卡量：肿瘤患者热量摄入推荐量与普通健康人无异，即卧床患者 84~105KJ/（kg·d），可活动患者 105~126 KJ/（kg·d）。

实施途径：遵循"只要肠道功能允许，应首先使用肠道途径"的原则，优先选择肠内营养（enteral nutrition，EN）。消化道梗阻、高位和（或）高流量肠瘘、消化道出血、广泛黏膜炎、严重肠道功能紊乱或不能耐受肠内营养时，给予肠外营养（parenteral nutrition，PN）。

（三）心理康复

1. 心理评定

恶性肿瘤患者常有剧烈的心理变化，心理康复需贯穿于恶性肿瘤治疗的全过程。

心理评定方法　与一般伤病相同。

a. 情绪测验：采用汉密尔顿抑郁量表、汉密尔顿焦虑量表。

b. 人格测验：采用艾森克人格问卷。

2. 不同时期的心理障碍

（1）确诊前后：有些患者误认为恶性肿瘤等于死亡，对发病的思想准备不足而产生害怕、恐惧、抑郁、焦虑、悲观，有的出现否认、淡漠等异常情绪，处于心理休克期、冲突期。

（2）治疗前后：恶性肿瘤患者对手术、放疗、化疗的治疗作用，以及治疗后可能出现的副作用、后遗症常存在疑问、焦虑、恐惧等心理障碍。治疗后出现严重功能障碍、残疾、毁形、毁容时，常再次出现心理的震惊、混乱期。

（3）终末期：有些患者进入恶性肿瘤晚期后，因可能即将失去生命而出现个性改变，极大的悲观失望。癌痛患者因不能耐受剧烈疼痛而出现精神崩溃，不能自控，有的甚至要求提前结束生命。

3. 恶性肿瘤患者的心理干预

医学应该是科学与人性的完美结合，但是科学技术的飞速进步常常使医师忽略医学中人性的一面。

（1）一般性心理支持

a. 建立良好的医患关系，会给患者提供有效的心理支持。平等互信是良好医患关系的基础。在治疗过程中，医生要保持平等尊重和信任的原则，充分调动患者的心理能动性，才能使心理治疗发挥作用。

b. 心理支持的要点

首先，学会倾听。倾听是建立积极的医患关系，并进行有效心理治疗的前提。其次，学会观察。注意观察身体语言，可以更准确的认识自己与他人，在倾听的同时，要更多的注意对方的表情与动作。最后，要学会共情。共情指的是一种能深入他人内心世界，了解其感受的能力。医生要学会真正的关心患者，一切以患者为中心，换位思考，处处为患者着想。

（2）集体的心理辅导

集体的心理辅导可以使患者的恶性肿瘤得到心理支持，在专业医生的指导下，患者进行相互间的心理表达，目的是帮助患者解决与疾病相关的情绪问题。

（3）恶性肿瘤的家庭支持

a. 应对恶性肿瘤所带来的家庭变故

家庭成员中如果出现恶性肿瘤患者，会使家庭产生巨大变化，其接受程度取决于家庭成员的文化背景、情绪状态等多种因素。

b. 家庭成员的心理社会支持

首先，让家属理解患者有权利保证充分的休息，放松个人的生活与工作。其次，鼓励家庭成员充分表达自己的情感，家庭成员之间了解彼此的真实感受，更会促进家庭成员间的亲密度，有利于共渡难关。对于某些特殊家庭，要引起医生的注意：一是以往有矛盾，家庭成员间关系紧张，容易发生心理问题；二是恶性肿瘤患者是儿童，这种家庭容易出现家庭解体，对于这样的家庭要给予有效的帮助。

（4）相关专科会诊

如遇到患者有严重持续的焦虑和自杀倾向时，要请精神科会诊。采取积极有效的心理或药物干预，以免产生不良后果。

第二节　肺　癌

肺癌（lung cancer）大多数起源于支气管黏膜上皮，90%~95% 来源于各级支气管上皮，小部分来源于肺泡，因而称为支气管肺癌。是全世界最常见的癌症，肺癌发病率和死亡率居全球癌症首位。我国肺癌发病也占癌症发病率的第一位，男性多于女性，多在 40 岁以上发病，70%~80% 肺癌就诊时已属晚期。肺癌的病因还未完全清楚，但发病原因通常认为与吸烟、化学和物理致癌因子、空气污染、电离辐射、饮食与营养、结核菌及病毒感染、遗传和基因改变等因素有关。临床分型：按部位分型，分为中央型和周围型。中央型，肿瘤长在肺段支气管、肺叶支气管或总支气管，多易产生剧烈的阵发性刺激性咳嗽，仅有少量白色泡沫痰或痰中带血，感染时有脓痰，病情发展快，预后较差；周围型，肿瘤长在肺周边，产生的症状较少；按组织病理学分类，分为非小细胞癌和小细胞肺癌，非小细胞肺癌又分为三种主要组织学类型：即鳞状细胞癌、腺癌和大细胞癌。病理学分类有助于制定治疗方案。

早期肺癌特别是周围型肺癌往往无任何症状，大多在胸部X线检查时发现，常出现刺激性咳嗽，极易误认为伤风感冒。另一个常见的症状是血痰，通常为痰中带血点、血丝或断续地少量咯血，大量咯血则少见。轻度胸痛较为多见，一般表现为闷痛、隐痛、疼痛部位不一定。由于肿瘤造成较大的支气管不同程度的阻塞，发生阻塞性肺炎和肺不张，临床上出现胸闷、哮喘、气促、发热和胸痛等症状。晚期肺癌压迫、侵犯邻近器官和组织或发生远处转移。上叶顶肺癌，也称 Pancoast 肿瘤（Pancoast tumor）可以侵入纵隔和压迫位于胸廓上口的器官和组织，如第一肋骨、锁骨下动脉和静脉、臂丛神经、颈交感神经等，产生剧烈肩痛、上肢静脉怒张、水肿、臂痛和上肢运动障碍，同侧上眼睑下垂、瞳孔缩小、眼球内陷、面部无汗等颈交感神经综合征（Horner 综合征）。少数肺癌病例，由于肿瘤产生内分泌物质，临床上可呈现非转移性的全身症状：如骨关节病综合征（杵状指、骨关节痛、骨膜增生等）、Cushing 综合征、重症肌无力、男性乳腺增大、多发性肌肉神经痛等。这些症状在切除肺癌后可能消失。

肺癌患者血清中可有 CEA（癌胚抗原）异常增高，但主要见于晚期肺癌患者。19-角蛋白片段、NSE（神经元烯醇化酶）等增高对肺癌的诊断有一定的价值。癌细胞转移到其他器官，血酶学有改变。影像检查可确定肿瘤的部位。胸部 X 线摄片、肺 CT 和肺 MRl，表现为肺部占位病变的部位、大小、密度、边界、中心是否液化等特征。正电子发射断层扫描（PET）全身扫描，在肺癌病人术前分期和术后早期发现复发及转移有优势。纤维支气管镜检查主要适用于中心型肺癌，能直接观察到癌灶，并可较易钳取部分异常组织，供活组织病理学检查；还可镜下直接吸取支气管分泌物做细胞学检查，明确诊断和判定组织学类型。

一、 康复评定

（一）生理功能评定

1. **疼痛评定** 癌症疼痛的原因常见于肿瘤侵犯所致的疼痛，约占癌症疼痛的 70%~80%，恶性肿瘤的生长、浸润或转移，可引起严重的癌症疼痛；抗肿瘤治疗所致的疼痛。如手术后瘢痕痛、化疗、放疗后引起的局部损害、周围神经损伤等；与肿瘤相关的疼痛，如压疮、肌痉挛等引起的疼痛；肿瘤患者的合并症带来的疼痛，如关节炎、痛风等。

评定多采用视觉模拟评分法（VAS）、简化的 McGill 疼痛问卷、癌痛五级评定标准。

2. **躯体功能评定** 目前最广为使用的是 Karnofsky 功能状态量表（表 8-1），实行百分制，将病人的身体状况评为不同等级。这种方法简便可靠，不仅可对肿瘤病人全身状况进行评估，且利用定量指标，作为肿瘤治疗效果的客观评价。

表 8-1　Karnofsky 功能状况量表

患者表现	评分	患者表现	评分
正常生活及工作，无症状和体征	100	生活不能自理，需要特殊照顾与协助	40
能进行正常活动，有轻微症状及体征	90	生活不能自理，应住院治疗和护理	30
勉强可进行正常活动，有一些症状及体征	80	病重，需住院和积极性的支持诊疗	20
生活可自理，但不能维持正常活动或工作	70	病危，濒临死亡	10
有时需人协助，但有完成大部分活动自理能力	60	死亡	0
需要他人较多照顾，需要一些医疗护理	50		

3. **心肺功能评定** 肺癌因自身生长或治疗后产生的疼痛、呼吸困难、厌食、疲劳等，使心肺功能下降。评定方法详见本套教材"康复评定学"。

4. **结构功能异常** 肿瘤细胞生长及治疗损伤导致胸内、外功能及结构异常。肿瘤细胞浸润生长：

肿瘤生长压迫导致气管阻塞、肺不张、肺炎、胸腔积液；上腔静脉受压，导致上腔静脉阻塞综合征；喉返神经受压引起声音嘶哑；手术肺叶切除，可导致脊柱畸形。肺外体征有杵状指、关节肿胀和男性乳腺增生等；胸部 X 线摄片、肺 CT 检查、MRI 和 PET 检查可显示肺内外占位病变、肺不张、纵隔淋巴结肿大等；纤维支气管镜见支气管内膜癌灶及管腔狭窄等；活组织或痰等细胞病理学检查，可检到癌细胞。

5. 残疾评定 采用 Raven 分级量表，从患者的肿瘤是否得到治疗、控制与残疾情况，将与癌症有关的残疾分为以下四类。

（1）肿瘤已控制，无残疾，正常生活。

（2）肿瘤已控制，但遗留由治疗引起的残疾，生活质量好。①器官的截断或切除，如：截肢、乳房切除、子宫切除等。②器官的切开或大部分切除，如：气管造口、胃大部切除、结肠造口、回肠导管、面颌手术后缺损、软组织手术后缺损等、或组织器官重建等。③内分泌置换治疗，如：甲状腺切除、肾上腺切除、垂体切除等。④心理反应、精神、信念的改变等。⑤家庭、职业、社会活动等问题。

（3）肿瘤已控制，因肿瘤而出现残疾。①全身性反应：营养不良、贫血、恶病质、疼痛、焦虑、畏惧等。②局部性残疾：软组织与骨的破坏、病理性骨折、膀胱直肠功能障碍、周围性瘫痪、截瘫、偏瘫、四肢瘫等。

（4）肿瘤未控制，因肿瘤与治疗而出现残疾，生活质量较差，生存期有限。

（二）心理评定

癌症者在患病初期到生命终结的全程都会有不同程度的心理障碍。当得知自己患癌时，往往会感到震惊，甚至思维麻木即所谓"休克期"，此期常比较短暂。接着怀疑诊断结果，当患者确认诊断后，会产生恐慌，患者精神和躯体上承受巨大痛苦，悲观失望、心情烦躁、甚至过分敏感、害怕和恐惧、对生活失去信心。复发阶段心理反应为恐惧，担心被遗弃，怕失去躯体功能和尊严，放心不下未完成的事业等。

临床上心理评定应用较多的量表有：焦虑量表（SAS）、汉密尔顿焦虑量表（HAMA）、抑郁自评量表（SDS）、情绪状态问卷（POMS）、汉密尔顿抑郁量表（HAMD）等。

（三）日常生活能力评定

恶性肿瘤侵害和治疗后副损伤，给患者的日常生活活动和生活质量带来影响，评定患者日常生活能力常采用巴氏指数（Barthel index， BI）量表，采用功能独立性评分（FIM）来评定日常生活自理能力。详见本套教材"康复评定学"。

（四）生存质量评定

癌症患者传统评定仅考虑生存时间、生存率，随着 WHO 提出健康新概念和医学模式的转变，更加注重患者的生存质量及主观感受，由单纯追求局部缓解率，转移到更全面地反映其生存质量状况。影响癌症患者生存质量的因素很多，评定的因素除了生理功能、躯体结构、症状体征、治疗导致的损害外，还包括环境因素、体质状况、婚姻状况、年龄、性别、文化素质、宗教信仰、伦理道德、经济状况、以及家庭、单位和社会支持与照顾等情况。

在晚期肺癌患者中，生活质量主要包括四个方面：功能状态，自觉症状，心理状况，社会状况。

1. 功能状况 是指每天日常的生活行为，如洗澡，穿衣，购物，工作等。其影响因素主要包括：化疗、合并症、体重减轻，手术治疗等。

2. 自觉症状 是指疾病本身或相关的治疗所引起的症状。影响因素包括：化疗、非外科治疗、患病的阶段，伴随疾病、性别、年龄、吸烟、体重的减轻等。

3. **心理状况** 包括正面影响及负面影响，例如情感抑郁，焦虑不安。影响因素主要有年龄、夫妻间的支持、患病时间等。

4. **社会状况** 指的是与家人、朋友关系的维系程度。它的影响因素包括年龄，职位、工作、物质状态、家庭支持等。

评定癌症患者生存质量的量表有 FLIC（the functional living index cancer）、CARES（cancer rehabilitation evalution system）、EORTC QLQ-C30（european organization for research and treatment）、KPS（Karnofsky perform status）量表等。

（五）社会参与能力评定

1. **个人参与社会能力** 取决于个人机体功能状况、心理状态、对患病的应对能力、工作性质、家庭及社会关系支持状况、经济状况及医疗状况等，还包括患者的兴趣爱好和休闲活动情趣等因素。

2. **家庭方面** 癌症患者多会影响家人的情绪、日常工作、生活和经济支出，给家庭造成沉重的负担，家庭的支持对患者康复有至关重要的作用。

3. **社会方面** 治疗期间大部分患者基本丧失日常工作，对事业成功的患者想到其事业将就此结束，心理压力会很大；一些视癌症为"不治之症"的患者，更显焦躁不安或有孤独感，导致患者的总体社会适应能力降低，有的甚至怕他人谈及癌症而不愿见人或与他人沟通减少。有的患者治疗后状态恢复较好，要求继续工作，如领导和同事出于关心劝阻患者不必急于上班，此时对人际关系颇为敏感的癌症患者却易产生被社会抛弃或歧视的感觉。

4. **环境** 对患者的居住环境、工作环境、社区环境及社会人文环境进行评估，将有利于患者康复进程。

二、 康复诊断

（一）生理功能障碍

1. **疼痛** 疼痛呼吸困难以及厌食被认为是肺癌患者最常见的三大症状。疼痛多因肿瘤直接侵润增长，压迫局部组织，癌细胞转移累及骨和其他组织器官，抗肿瘤治疗损伤和并发症等因素所致，疼痛随病情进展而加重，影响患者生存质量。

2. **呼吸困难** 肿瘤的位置处于气管内，压迫致使气管狭窄或阻塞、肺感染、肺不张。肺部肿瘤浸润和胸腔积液、肺切除和术后瘢痕等，使肺通气量和换气量不足导致呼吸困难。抗癌治疗产生的影响，贫血或者其他并发症的存在，使症状更为严重。

不能仅考虑到呼吸困难给患者所带来的生理上的痛苦，也要考虑到它对患者及其家人产生的心理影响。通过使用非药物的方式，例如：呼吸训练、放松练习、适当的走路活动、处理呼吸困难产生的心理方面的问题，再结合药物治疗，可以大大地改善癌症患因呼吸困难带来的痛苦。

3. **食欲减退** 可因癌症本身，也可能是因治疗比如化疗、放疗所致。或者因其他伴随症状如呼吸困难、便秘和疼痛、心理因素等。

缓解食欲减退的方法：尽量保持口腔干净和湿润；不要一顿吃很多，可以少食多餐；依个人口味吃爱吃的东西；保持食物的多样性；如果咀嚼或者吞咽有困难，要选择柔软的或者糊状的食物；不要因为不吃而产生焦虑情绪。

4. 疲劳 疲劳是一种持续性能量缺乏。缓解疲劳的首要方法是去除原因，比如：改善贫血和失眠、控制疼痛和呼吸困难等。适度的体能练习能有助于患者疲劳症状的改善。控制焦虑情绪能减轻疲劳症状。

缓解疲劳的策略：轻松的活动，动静结合，使肌肉在活动后可以较快恢复；尽量利用食欲好的时候，多喝流食。尽量尝试好吃的食物，少食多餐；养成规律的睡眠，减少影响睡眠的环境因素，避免在睡前喝咖啡等刺激性东西，保持房间温度；放松心情，避免紧张。

5. 咳嗽 咳嗽是肺癌患者常见且棘手的症状，很难得到改善。它可能是肿瘤本身引起的，或者由于抗癌治疗引起的肺病损伤。

处理咳嗽症状前，需要观察咳嗽是否伴有痰液。充足的光照、空气加湿和胸部理疗可以帮助患者把痰咳出体外。

6. 运动功能下降 疼痛、呼吸功能受限、治疗副作用、身体虚弱和心理压力等因素，导致运动能力下降。

7. 心肺功能下降 疼痛、呼吸功能和运动功能下降，治疗副损害和恶病质等，使心肺功能适应性下降。

8. 结构异常 肿瘤细胞侵袭、转移破坏和治疗损伤等，可造成肺内、外结构受损和功能受限，如肺叶缺损或脊柱畸形。

（二）心理功能障碍

癌症所致的痛苦和对死亡恐惧，以及生活及经济负担等可导致患者焦虑、抑郁等心理功能障碍。

（三）日常生活能力障碍

疼痛、呼吸困难、厌食、活动受限、心肺功能下降、恶病质及心理功能障碍，影响患者的日常生活能力，甚至导致残疾。

（四）社会参与能力受限

疼痛、运动功能、日常生活活动功能下降、心理功能障碍和经济负担增加，害怕失去尊严等，都会影响患者的人际交往、社会参与活动和职业能力。

（五）生存质量下降

晚期癌症患者由于生物功能、心理功能和社会参与能力等均下降，致使生存质量下降。

三、 康复治疗

肺癌的康复治疗原则是采用综合的康复治疗手段，缓解或消除疼痛、呼吸困难等症状，预防并发症的产生，最大限度地改善功能障碍，提高生活活动能力，预防复发或者加重，延长生存期，提高生存质量，最大限度地恢复生理、心理、社会适应、工作、娱乐和经济能力，促进患者回归社会。

（一）物理治疗

射频消融 一般采用 CT 扫描定位，局麻后将电极针刺入肿瘤中心后，用电极进行射频（高频）消融肿瘤细胞，癌细胞对热的耐受能力比正常细胞差，局部加温至 39~40℃可使癌细胞停止分裂，达

41~42℃时可致癌细胞死亡或引起其 DNA 损伤，加温到 49℃以上发生不可逆的细胞损伤。

（二）呼吸功能的康复

呼吸功能障碍是肺癌患者最常见的症状之一，也是康复治疗的核心。呼吸功能训练贯穿治疗的全程，从术前到出院后居家康复。

术前的肺康复锻炼能够有效改善术后肺功能，减少术后住院时间和医疗费用，提高术后近期的生存率。对有高危手术风险的患者，肺康复锻炼可以改善肺功能，使更多的患者能够耐受手术。

手术前后进行肺呼吸功能锻炼的优点是：①提高手术耐受力：术前进行呼吸功能锻炼提高呼吸肌肌力，促进肺通气和肺换气功能的增加。术后能够主动管理呼吸和克服因伤口疼痛而减少或抑制呼吸运动；②降低术后并发症发生率：由于胸部手术时间长和创伤大，改变患者术后呼吸模式。患者可能因伤口疼痛，出现呼吸运动减弱，严重影响肺通气和肺换气功能；③提高生活质量：术后尽早进行呼吸功能锻炼，有助于增加患侧胸壁的活动度，改善壁 层胸膜血液和淋巴循环，促进引流和吸收，从而减少胸腔积液的形成。同时也有利于早日拔除引流管，缩短胸腔导管引流时间，早日改善肺呼吸功能，促使患者尽早下床运动。

1. 呼吸功能训练　术前即练习，术后早期开始。

（1）腹式呼吸训练：又称为膈肌呼吸训练，肺癌肺切除术后肺和胸廓损伤、局域淋巴结切除等引起疼痛，呼吸时加重，呼吸活动受到限制，此时患者腹式呼吸可减轻疼痛。腹式呼吸训练，是通过增加膈肌活动范围，以提高肺的伸缩性来增加通气量，膈肌每增加 1cm，约增加肺通气量 250ml 左右。方法是治疗师将手放在患者的前肋角下缘的腹直肌上，要求患者用鼻缓慢地深吸气，保持肩部的放松和上胸部的平静，允许腹抬高，然后告诉患者通过控制性的缓慢呼气排尽气体，患者练习 3~4 次上述动作休息。

通过腹式呼吸锻炼能有效的增强和锻炼膈肌、腹肌和下胸部肌肉的活动，改善其收缩功能，提高气道内压力，提高呼吸效率，使肺换气更完全，肺活量增加，从而改善全身缺氧的状态。

（2）阻力呼吸运动训练：恢复期过渡到吹瓶子、吹气球等有阻力呼吸训练，以使肺部充分扩张，吹气球时嘱病人深吸一口气，然后慢慢吹出，间歇性反复练习，注意不宜过度用力和疲劳。

（3）增强局部通气：为加强肺上部通气，两手叉腰，充分放松肩带深呼吸；为加强肺下部通气和膈肌运动，做深呼吸，吸气期尽量高举双手，使双手尽量高于头部，呼气期手还原；为加强一侧肺下部通气和膈肌运动，身体向对侧屈，作深呼吸，吸气期尽量高举同侧上肢，呼气期手还原。

2. 咳嗽训练　术后要鼓励患者咳嗽，咳嗽可使肺叶扩张，排出残腔内气体及液体，帮助建立胸膜腔负压。

（1）减轻咳嗽疼痛训练：用手按压术侧胸壁，吸气时两手放松，咳出时再紧按胸部，以减少术侧胸部的震动使疼痛减轻；术后采取有利于分泌物排出的体位，如有引流管，咳前要夹住引流管。

（2）有效咳嗽训练：第一步先进行深吸气，第二步吸气后要有短暂闭气，第三步关闭声门，第四步通过增加腹内压来增加胸内压，使呼气时产生高速气流，第五步声门开放，当肺泡内压力明显增高时，突然将声门打开，即可形成由肺内冲出的高速气流，促使分泌物移动，随咳嗽排出体外。

（3）促进分泌物的排出：叩打、振动及摇动患者背部促呼吸道进分泌物的排出。

（三）运动治疗

1. 床上运动锻炼　术前适当安排活动量，术后早期开始床上活动。麻醉清醒后开始协助患者翻身及活动四肢，治疗师主要为患者按摩术侧手及上肢，并把手伸到患者背下，摩擦背部肌肉，以改善血循环和恢复肌肉张力。当生命体征平稳时，固定好胸腔引流管，即可鼓励患者作床上活动。

2. **早期离床活动** 早期活动减少患者卧床对生理功能的的影响，预防并发症和废用综合征的发生。以加大肺通气量，有助于痰液排出，改善全身状态。早期离床活动预防下肢静脉血栓、促进胃肠蠕动等作用。拔除引流管后，每隔 3~4 小时可搀扶患者下床，在室内行走 3~5 分钟，随着患者体能逐渐恢复，可以循序渐进地自行下床活动，在室内走动或室内如厕等活动。

3. **上肢及肩关节的康复** 早期开始。

（1）手法治疗：采取舒适的体位，先健侧后患侧，手法轻柔避免疼痛，在无痛的前提下做全关节的运动。

（2）肌力训练：在床尾栏杆上系一根绳子，让患者用术侧手臂拉着绳子，自己练习起坐、躺下和下床，增强术侧肩、臂、背肌的肌力。

4. **恢复期的运动训练** 矫正体操 术后两侧肺容量不等，容易造成脊柱侧弯畸形，除进行呼吸练习外，还应坚持做矫正体操。恢复期坚持合理运动，可以选择一些简单的耗氧量适中的有氧运动。如散步、匀速步行、打太极拳、跳健身操、练气功、骑车及游泳等，从小运动量开始，循序渐进，持之以恒，避免过劳。

（四）作业治疗

ADL 训练尽早开始，鼓励并督促患者尽早用术侧手臂端茶杯、进食、洗脸、化妆、梳头、操纵家用电器、打电话、翻书报等，如用梳子先从一侧开始梳头练习，逐渐的练习梳整个头部，需要循序渐进。另外，通过维持和改变体位、移动物品、使用交通工具、洗澡、上厕所和做家务等来达到训练目标。出院后逐渐增加训练负荷，增加一些文体训练，如游泳和打太极拳等活动。

（五）心理治疗

随着对癌症认识的进展，癌症为一种慢性病状态早已不再等同于传统观念的"不治之症"，所以需正确引导患者接受，除给予患者精神安慰，表达对患者的关爱体贴外，还应为患者宣传相关医学知识，包括介绍癌症痊愈的实例，增加患者战胜疾病的信心和自我应对能力，积极配合康复治疗。

1. **心理支持** 康复指导和心理辅导及时介入，缓解心理负担，癌症作为心身疾病，心理和社会因素在其发生、转归中具有重要作用。

2. **音乐疗法** 通过聆听和欣赏乐曲，尤其音乐疗法加放松疗法，可调节癌症患者情绪和身心状态，调动体内积极因素，提高机体的自我调解力，可提高癌症患者的生活质量。

（六）社会参与能力康复

鼓励患者能够以良好心态回归社会，积极投身于各项有益的社会活动中，并承担相应的家庭、社会角色与责任，社会各界应积极地为患者创造环境条件、职业条件和社交条件，使患者能早日融入社会。

（七）康复辅具

当一侧肺切除，会导致脊柱侧凸畸形，根据患者情况适当的选择支具或矫形背心，保持脊柱正常生理曲度和功能，预防和矫正脊柱畸形。

（八）其他治疗

恶性肿瘤临床治疗多采用综合疗法，即根据病人的机体状况，肿瘤病理学类型，病变侵犯范围，采用相应的治疗策略。癌症晚期患者的体质差，应积极给予姑息治疗和全身营养支持疗法。

1. 手术治疗 早期周围型肺癌术后生存率较高，多行局限性切除、肺段切除、楔形切除或肺叶切除术式。

2. 放射治疗 肺癌放疗包括根治性放疗、同步放化疗、姑息性放疗、术前和术后放疗等。

3. 化疗 应用化学药物治疗，需要根据病理分型选择化疗药物全身治疗，小细胞肺癌病情发展快，全身播散倾向突出，对化疗高度敏感，因此化疗已经成为小细胞肺癌的一种主要治疗手段。

4. 免疫疗法 应用白介素、干扰素、转移因子、肿瘤坏死因子及肿瘤核糖核酸等生物制剂的免疫疗法，可进一步巩固和提高微创手术和化疗的治疗效果，并提高患者机体免疫功能。

5. 靶向治疗 肺癌分子靶向治疗是指在肺癌分子生物学的基础上，将与肺癌细胞发生和发展密切相关的特异分子作为靶点，利用靶分子特异制剂或药物进行治疗的方法，抑制肺癌细胞增长和繁殖，如：用癌细胞表皮生长因子为靶点的信号传导抑制药物。

6. 营养支持 增加营养，饮食多样和富有营养，如以肉粥、鱼粥、蛋粥、苡米粥、百合粥、枸杞等各种粥类。多吃新鲜蔬菜和水果，多吃富含维生素 A 及 C 的食物及清肺润肺食物。

（九）康复护理

1. 术后护理 术后密切观察患者的生命体征变化，观察体温及神志的变化，保持合适体位、做好呼吸道护理，对于痰多而咳嗽无力的病人及时给予吸痰及雾化吸入。预防压疮、尿路感染、肺炎、深静脉血栓等，做好胸膜腔闭式引流的护理和体位护理。

2. 康复护理 康复护理也是多种康复治疗的辅助和延续，着眼与整体康复护理，早期康复护理为维持患者肢体功能位、关节活动范围的维持、转移、排便及排尿的训练等，协助治疗师巩固治疗的效果，了解患者心理状况，给予帮助和疏导。

3. 照射区保护 放射治疗常见的不良反应为照射区局部损伤，应指导患者避免太阳光直接照射放疗区皮肤，避免抓挠，洗澡时不用刺激性的皂类。如有放射性食管黏膜损伤、咽喉部损伤疼痛，应注意不要进食刺激性及硬性食物。

四、 功能结局

1. 预后 早期周围型肺癌及时治疗，5 年生存率高，可以痊愈。但术后应定期复查，第 1 年每 3 个月复查 1 次，以后每 6 个月复查 1 次，5 年后可 1 年复查 1 次，复查的内容包括实验室及影像检查等。

2. 中晚期肺癌 大多病人发现时已有转移，术后易复发或远隔转移，导致难以忍受的疼痛，身体虚弱，生理功能及心理功能障碍，甚至发生残障，生存质量差，生存期短，死亡率高。

五、 健康教育

1. 健康生活 坚持健康的生活方式，生活规律、限制致癌因素对机体的影响，禁止吸烟越早越好，避免或减少到空气污染的环境，不喝酒或限量喝酒；积极治疗癌前病变，远离理化致癌因子。

2. 合理膳食 以植物性食物为主，每天的食物中蔬菜、水果、豆类、谷物应占 2/3 以上，因为这些食物中富含维生素 C、维生素 E、胡萝卜素、微量元素硒、钙、锌、碘和膳食纤维等多种防癌物质。多吃高纤维饮食粗粮，如各种谷物、豆类、植物根茎做成的食物。少食肉类食品（猪、牛、羊），可选择鱼和禽肉代替瘦肉；限制高脂肪饮食，特别是动物脂肪，动物脂肪是饱合脂肪，摄入过多会增加患癌的危险性；少吃盐及腌制食品。不吃在常温下存放时间过长可能受霉菌素污染的食物。

3. 适量运动 劳逸结合，引导患者力所能及地参加体育锻炼，如游泳、徒步、打太极拳、练气功和健身操等。多到空气新鲜的自然环境中去户外运动，定期疗养，利用天然环境中的空气、日光、海水、矿泉、森林、草原等自然疗养因子，增进身心健康。

4. 心理平衡 良好的平衡心态是健康心理的基础，保持愉快的心境，做到善、乐、宽、淡，善良是心理养生的营养素，乐观是心理养生的不老丹，保持一颗平常心，拒绝一切有损身心健康的因素。

思考题

1. 肺癌的临床分型？
2. 肺癌的康复治疗原则？
3. 肺癌手术前后非呼吸功能训练的作用？
4. 肺癌导致的生理功能障碍主要包括哪些内容？

（张锦明）

第三节 乳 腺 癌

乳腺癌（breast cancer）是起源于乳腺上皮组织的恶性肿瘤。是女性最常见的恶性肿瘤之一，男性也偶有发病。乳腺癌的病因尚不完全清楚，雌酮和雌二醇与乳腺癌的发病有直接关系，还与以下因素有关：月经初潮年龄早、绝经年龄晚、不孕及初次足月产年龄，遗传，营养过剩、肥胖、脂肪饮食，环境因素及生活方式。乳腺良性疾病与乳腺癌的关系尚有争论。乳腺癌的临床分为五期，0 期：原位癌，无淋巴结及远处转移；第 I 期：小肿瘤（直径 <2cm，淋巴结阴性，未查出远处转移；第 II 期：肿瘤直径 2~5cm，阴性淋巴结或肿瘤直径 <5cm，淋巴结阳性，但未查出远处转移；第 III 期：肿瘤（直径 >5cm），或肿瘤不论大小，但侵犯皮肤或胸壁或伴有锁骨上阳性淋巴结，但未查出远处转移；第 IV 期：肿瘤不论大小，淋巴结阳性或阴性，有远处转移。

乳腺癌早期症状常不明显或患侧乳房出现无痛、单发的小肿块。肿块多数位于单侧乳房外上象限，质硬，表面不光滑，边界不清楚，不易被推动。随着肿瘤增大，可引起乳房局部隆起。若累及 Cooper 韧带，可使其缩短而致肿瘤表面皮肤凹陷，即"酒窝症"。如皮下淋巴管被癌细胞堵塞，引起淋巴回流障碍，出现真皮水肿，皮肤呈"橘皮样"改变。部分乳癌可有乳头溢液、乳头糜烂、凹陷改变。乳腺晚期癌肿侵犯神经时则疼痛较剧烈，可放射到同侧肩和臂部。乳腺钼靶 X 线摄影，可帮助早期发现乳腺癌，主要征象包括局限致密浸润肿块、恶性钙化、毛刺征、血运增加、阳性导管征、瘤周"水肿环"及彗星尾征等。乳腺癌转移较早，因此必须进行详细的检查，早期发现转移病灶。病理学活检可明确诊断。

一、 康复评定

（一）功能评定

1. 疼痛评定 疼痛的评定可以采用视觉模拟评分法（VAS）来进行。0 分为无痛，10 分为最大程度的疼痛，患者自行评分。疼痛评定注意治疗前后的对比。将疼痛程度分为0~10级，0级、1~3级、4~6级、7~9级、10级分别，对应于口述疼痛分级的无痛、轻度、中度、重度和极度疼痛。

2. **运动功能评定** 可引起肩关节、上肢运动功能受限。

3. **心肺功能评定** 患侧胸壁疼痛及术后加压包扎导致患者短期呼吸受限。

4. **全身功能状态评定**

5. **生活质量评估**

癌症患者术后生活质量易受多种因素影响，包括与疾病本身相关的因素，如疾病分期、手术方式、放化疗影响；患者自身因素，如收入情况、婚姻状况、医疗保障方式等。

6. **结构评定**

肿瘤细胞生长侵润，出现乳房内占位性改变，可有乳房皮肤橘皮样改变，乳头糜烂、凹陷改变、胸部及腋窝淋巴肿大等；乳腺钼靶X线摄影、红外线扫描、B超发现占位改变和血管变化，ECT、CT、MRI、PET早期发现骨或其他远隔转移；细胞结构异常：活体组织学检查，细胞形态异常，分化程度低或未分化。

（二）心理功能评定

（三）日常生活能力评定

可以采用Barthel指数等方法对患者的ADL进行评定。

（四）社会参与能力评定

对患者社会参与能力的评定，可采用问卷形式进行。

二、 康复诊断

（一）生理功能障碍

1. **疼痛和呼吸功能受限** 根治术治疗，切除患侧乳房、胸大肌、胸小肌、腋窝淋巴结及结缔组织，导致患侧肩关节和胸壁疼痛。患侧胸壁疼痛及术后加压包扎导致患者短期呼吸受限。

2. **上肢运动功能障碍** 乳腺癌根治术患侧相关组织广泛切除损伤和瘢痕挛缩，可引起患侧肩关节和上肢的运动功能障碍。

3. **上肢循环障碍** 广泛血管、淋巴管破坏和瘢痕挛缩压迫，常导致腋静脉和淋巴回流障碍而产生患肢水肿。

4. **性功能障碍** 乳房切除的患者，产出生理与心理负担，部分患者发生性功能障碍。

5. **结构异常** 根治术使患侧乳房、胸大肌、胸小肌、腋窝淋巴结及结缔组织缺损和胸部皮肤瘢痕。

（二）心理功能障碍

乳房根治术患者因乳房缺如或外观的改变，常表现为自卑心理。有些患者担心配偶嫌弃，病情复发、转移等，情绪很不稳定，易产生焦虑、抑郁、无助等心理障碍。

（三）日常生活能力障碍

患者术后出现的严重组织损伤和缺损，如不能及时进行上肢及胸廓功能训练，可能发生日常生活活动障碍。

（四）社会参与功能障碍

患者乳房及胸部结构异常和心理问题，常影响社会参与、社会交往等均有不同程度的受限。

三、 康复治疗

康复治疗目的是缓解疼痛，改善肩关节与上肢功能，防治患侧上肢肿胀，预防复发或者加重，延长生存期，提高生存质量，最大限度地恢复生理、心理、社会适应、工作、娱乐和经济能力，促进患者回归社会。

（一）物理治疗

1. 物理因子治疗

（1）激光治疗：可以改善局部血液循环，消炎，镇痛作用。

（2）蜡疗法：局部治疗软化瘢痕，改善局部循环，治疗肩关节功能障碍，蜡疗后加手法关节松动治疗，可加速关节功能恢复。

（3）压力治疗：治疗患侧上肢水肿，用梯度压力治疗仪，方法是患肢从远端至近端向心性的压力治疗，促进淋巴回流。

2. 运动治疗

（1）关节主、被动活动：乳腺癌术后，为防止关节挛缩，应对关节进行被动活动，动作要轻柔。乳腺癌术后如果过早、过大范围进行患侧上肢和胸部活动，会影响切口愈合，并且会显著增加创面渗血量，容易出现皮瓣坏死和积液。但如果活动过晚、活动范围不够，会影响上肢的运动功能，容易造成肌力下降、关节活动范围受限，容易形成上肢深静脉血栓，并且可能增加上肢慢性淋巴水肿的发生风险，给患者带来长期痛苦。因此，为了兼顾切口愈合和上肢运动功能，必须妥善掌握活动的时机和限度。在术后早期，肩部应适当制动，外展和前伸后伸动作范围都不应超过 40°，内旋和外旋动作不受限制。待术后 3~5 天皮瓣与深面组织贴合较紧后，逐步增大活动的量和范围。手、腕部、前臂、肘部在术后即可适当活动，幅度一般不受限制。

（2）肌力的训练：术后患者需要处于半卧位，术侧上肢置于功能位，肩外展，肘屈曲或自由放置，以靠枕支持前臂和手；术后次日可做手指伸屈、握拳、腕伸屈、前臂旋前旋后和肱二头肌静力性收缩活动；拔除引流后改仰卧位，可逐步增加肘、上臂、肩的活动，并在护理人员的协助下用术侧上肢洗脸、刷牙、吃饭，并逐渐过渡到自己独立完成；伤口拆线后增加上臂、肩的活动范围，并逐渐增加活动次数，活动度练习应该在可忍受的轻度疼痛的范围内进行，切忌强力牵拉，以免发生撕裂伤。

（3）肩关节活动功能康复：术后将术侧肩置于功能位，术区第 2 天做肩关节被动活动，起初外展、前屈不得超过 40°，第四天开始，肩关节活动范围每天增加 10°~15°，但不能超过耐受度。手术切口引流条撤除后即可开始用术侧上肢洗漱、梳头、进食。术后两周切口拆线后可逐步加大活动范围，做深呼吸运动、耸肩旋肩运动、上肢钟摆样运动、上臂上举运动、手指爬墙运动、护枕展翅运动，并可适当增加抗阻运动和器械运动。

肩关节器械训练：可用肩关节抬举训练器、旋转训练器或肩梯，训练时根据功能状况，调节训练器角度范围；滑轮训练，开始用健侧辅助患侧完成肩关节的辅助主动运动，根据肩关节活动受限范围，调整滑轮的方向和位置；棍棒上举训练：双手抓握体操棒，用健手协助患侧上肢完成上举，逐渐上举至头的上方或将棍棒放置于不同高度训练上肢抬举功能，适当加以抗阻训练，如此反复练习。

出院后逐步增加日常生活活动项目和负荷量，从个人卫生到打扫卫生、烹饪，直至背负、提物及其他轻量体育活动。

（4）爬墙训练法：双脚分开，面墙站直，将双手于肩水平，平伸出放在墙上向上爬，然后重复。每天练 3~5 次，标记每次所能爬到的高度，力争每次练习都能较上次有所提高。

（5）上肢旋转法：将健康的上肢放在椅子的靠背上，把额头置于前臂上，把患侧上肢自然下垂，前、后、左、右摆动，感觉到上肢肌肉松弛下来后可渐增加摆动幅度和旋转。

（6）坐位训练：将手放松地放在股四头肌上，耸起肩膀，靠近耳朵，然后向前下及向后下旋转肩部，同时做深呼吸，反复训练。

（7）身体直立位训练：双臂自然下垂，收缩上臂肌肉，两臂向上耸肩靠近耳朵，然后放松；也可抬起患侧手臂，用健侧手臂将患肢尽量向头上牵拉。

3. 淋巴水肿康复：

（1）体位：术后抬高患侧上肢。

（2）主动运动：术后第一天即可伸指、握拳活动，第 2~3 天开始屈肘活动。在做肩关节活动功能训练的同时做术侧上肢各关节的主动活力、静力性等长收缩。

（3）自我管理：避免在患肢测量血压、静脉抽血、输液。注意保持患侧上肢清洁卫生，避免受压，有破损或感染时及时对症处理。

（4）手法淋巴引流：手法淋巴引流可有效地促进滞留组织淋巴水肿的回流，减轻肢体的肿胀，改善肢体外形，是治疗淋巴水肿的有效治疗手段。

（5）压力治疗：采用正压充气压力治疗仪对患肢从远端到近端加压治疗，促使淋巴和血液循环。也可以对术侧上肢使用弹力绷带、弹性袖套或序贯性间断性压力袖套，根据需要每天应用 2~12 个小时。

（6）药物治疗：包括苯吡喃酮、香豆素类、七叶皂苷、消脱止 -M 等药物。

（7）手术治疗：多用于中重度水肿，依治疗目的分为病变组织清除术和生理性淋巴引流术两类，包括切除病变组织、促进淋巴回流、重建淋巴回流通道等方法。

（二）作业治疗

作业训练主要是进行维持日常生活活动的训练。包括进食、梳洗、更衣、写字、一些家务劳动等的训练。

（三）康复辅具

乳腺癌根治术后可以佩戴义乳，年轻患者可考虑进行乳房重建术，受累关节可以酌情使用支具。

（四）心理治疗

患者由于病情反复发作，患者常产生焦虑、无助等心理障碍。主张对患者进行适当的心理治疗。康复医师与治疗师在治疗患者时，应帮助患者树立信心，鼓励患者，对有关的康复治疗技术进行指导。

（五）其他治疗

1. 呼吸功能康复 术后定时改变患者的体位，叩打背部，促使痰液排除；鼓励患者深呼吸，增加自主排痰能力，改善肺部气血交换环境，促进肺部扩张，有效地减少术后肺部并发症的发生，有利于胸部术区皮肤放松。

2. 癌痛的治疗 控制癌痛的方法分为四大类：病因治疗、药物镇痛治疗、非药物治疗、神经阻滞疗法及神经外科治疗。

（1）病因治疗：手术治疗对于晚期及终末期癌症疼痛患者，针对病因的抗癌治疗大多属姑息性手术；放射治疗，姑息性放疗是癌痛治疗的有效手段；化疗，亦是癌症姑息治疗的有效方法，通过姑息性化疗能迅速缓解因肿瘤压迫或侵犯神经组织所引起的疼痛；针对癌症患者的合并症或并发症，缓解癌症疼痛。

（2）非药物治疗：心理治疗、物理治疗。

（3）神经阻滞疗法及神经外科治疗。

（4）药物镇痛治疗。

合理综合应用上述止痛方法，最大限度地缓解患者疼痛，减少止痛治疗的不良反应，提高患者生活质量。

3. 依照乳腺癌临床分期，选择最佳的治疗方案 ①0期和I期乳癌，局部手术切除肿瘤，再加放射治疗，一般不需要全身治疗；②II期乳癌，一般选用手术和辅助化疗，根据具体情况也可给予放疗和激素治疗；③III期乳癌，应考虑规范化的根治手术（乳腺全切术加腋下清扫，保留胸肌），甚至考虑先做放疗，还可采用联合化疗；④IV期或乳腺癌复发，治疗目的主要是解除症状，其治疗主要是改善患者生存质量，延长生存期。

四、 功能结局

1. 患侧上肢及肩关节功能 主要取决于癌瘤侵犯的范围、转移情况和采用的术式，重要的因素是康复介入的时间，康复开始的越早效果越好，经康复上肢及肩关节能维持正常功能。

2. 性功能 主要取决于患者的心理和配偶的关爱，术后行乳房再造对减少性功能障碍的发生是有帮助的。

3. 预后 原位癌局部复发率约5%~20%，有局部淋巴结转移或晚期乳腺癌5年生存率明显降低。

乳腺癌是预后较好的恶性肿瘤，其预后与患者年龄、肿瘤大小、淋巴结转移、脉管受累、激素受体、HER2受体等因素有关。年龄一般认为年龄小于35岁的患者预后差。临床分期是影响乳腺癌的决定性因素，国内外报道一致，分期愈早，预后愈好。腋窝淋巴结有无转移、转移的数量对预后的影响非常重要，转移的数量愈多，预后越差。内分泌治疗是乳腺癌的重要治疗手段之一，而内分泌治疗的依据是ER/PR受体状态。ER和或PR阳性患者即激素依赖型，对内分泌治疗有效，预后较好。目前认为HER2过度表达是影响预后的独立因素，HER2高表达患者无病生存期短，易于出现转移和复发，同时HER2高表达使患者对内分泌治疗产生耐药，疗效从48%降低到20%左右。

五、 健康教育

1. 定期作乳房检查，以便早期发现，及时治疗。

2. 为有效预防术后呼吸系统并发症，术前应教会患者深呼吸、咳痰、变换体位以及卧床排大小便的具体方法。

3. 乳腺癌病人手术后，应尽早进行术后的康复功能锻炼，帮助和督促病人对水肿肢体皮肤的保护，不要搔破，避免水肿肢体操持重物。

4. 乳腺癌患者在手术后、化疗放疗期间身体会比较虚弱，需要家属在日常起居多加注意。在白细胞减少期间，为防止各种感染的发生，患者应避免接触过多的人，少去公共场所。

5. 多摄取含丰富纤维素的食品，如蔬菜、水果、谷类、豆类等，进而减少身体中可能导致乳腺癌的雌激素，降低乳腺癌的发生率。

6. 参加体育锻炼和社会活动，避免或减少精神、心理紧张因素。

7. 避孕术后 5 年内避免妊娠，避免促使乳腺癌的复发。

思考题

1. 乳腺癌患者的康复教育应该注意哪些方面？
2. 乳腺癌患者的康复评定包括哪些？
3. 乳腺癌患者的康复治疗原则？
4. 乳腺癌患者的康复治疗包括哪些内容？
5. 乳腺癌患者的康复教育应注意哪些方面？

（张锦明）

第四节　食　管　癌

食管癌（carcinoma of the esophagus）是原发于食管上皮的恶性肿瘤，临床上以进行性吞咽困难为其典型症状。目前被列为全球第九大恶性疾病。本病是世界上常见的恶性肿瘤之一，并呈地区性分布且男性患病率高于女性，中老年易患。我国是世界上食管癌高发地区之一。食管癌的发生与患者的生活条件、饮食习惯、食物中的致癌物及遗传易感性有关。食管癌的确切病因尚不清楚，但已证明与吸烟和重度饮酒有重大关系。在我国食管癌高发区与亚硝胺和某些霉菌及其毒素也有很大关系。其他可能因素包括：①微量元素和维生素的缺乏；②遗传因素；③不良饮食习惯，长期食用过硬、过热实物，进食过快等。

早期症状不明显，易被忽略，吞咽过硬食物时可能引起轻微不适，如胸骨后烧灼感、针刺样或牵拉摩擦样疼痛。或有梗噎感可于吞咽水后缓解，进展相对缓慢。中晚期食管癌患者以进行性吞咽困难症状就诊最为典型，起初是难以下咽干的食物，继而半流质，最后水和唾液也难以咽下。因食管梗阻的近段有扩张和潴留可发生食物反流；由于长期摄食不足导致病人常呈恶病质表现，逐渐消瘦、脱水、无力。持续胸痛或背痛则表示癌症已侵犯食管外组织。肿瘤压迫喉返神经引起的声嘶；压迫颈交感神经可产生 Horner 综合征；侵入气管、支气管，可形成食管 - 气管或食管 - 支气管瘘等。当肿瘤侵及相邻器官并发生穿孔时，可发生纵隔脓肿、肺炎、肺脓肿及主动脉穿破大出血，导致死亡。当癌转移时，可触及肿大坚硬的浅表淋巴结。X 线钡餐检查早期仅可见病变局部黏膜增粗，以后病变进展局部呈黏膜皱襞消失、破坏、可见小的充盈缺损及龛影或局限性管壁僵硬或有钡剂的残留；CT 检查

MRI、PET、ECT 有助于诊断和分期，早期发现转移。

一、 康复评定

（一）生理功能评定

1. 疼痛评定
2. 运动功能评定
3. 全身功能状态评定
4. 心肺功能评定
5. 生活质量评估
6. **结构异常** 癌组织侵入食管，导致食管内膜增生、溃疡、狭窄等结构异常，侵及邻近组织与转移导致相应组织或器官异常。治疗导致食管变短，下段食管癌会累及胃贲门，患者进食受到影响，加重营养不良。

（二）心理功能评定

参见本章第一节相关部分。

（三）日常生活能力评定

参见本套教材《康复功能评定学》相关章节。

（四）社会参与能力评定

参见本套教材《康复功能评定学》相关章节。

二、 康复诊断

（一）生理功能障碍

1. **疼痛** 在下咽刺激性食物时疼痛明显，晚期呈持续剧烈的疼痛。
2. **吞咽困难** 进行性吞咽困难及食物反流，影响进食。
3. **结构异常** 食管管腔狭窄，邻近组织受压，转移导致远隔组织器官结构和功能异常。X 线钡餐检查食管病变部黏膜异常、小的充盈缺损或龛影，局限性管壁僵硬。内窥镜见菜花型病变，或者溃疡型或浸润型病变。

（二）心理功能障碍

参见本章第一节相关部分。

（三）社会参与能力障碍

参见本套教材《康复功能评定学》相关章节。

三、 康复治疗

（一）物理治疗

1. **呼吸功能训练** 术前三天开始呼吸功能训练，3~5 次 / 天，预防肺不张。同时做有效咳嗽训练，预防术后由于卧床和疼痛造成痰淤积和肺部感染，每日练习 3 次，每次 20 次左右。

2. **运动训练** 术后尽早开始循序渐进的全身活动训练，保持心肺功能，预防并发症。从床上活动开始，当有一定的体力时逐渐的增加运动量，坐、站、散步、保健操或爬楼梯等。

（二）作业治疗

从洗漱、进食开始，进行日常生活活动能力训练。

（三）心理康复

参见本章第一节相关部分。

（四）疼痛康复

参见本章第一节相关部分。

（五）运动疗法

参见本章相关部分。

（六）日常生活能力训练

参见本章相关部分。

（七）心理治疗

参见本章第一节相关部分。

（八）其他治疗

1. **综合治疗** 实施手术为主的综合治疗，早期食管癌争取手术切除常可达到根治效果，食管癌的病变部位越低疗效亦越佳，术前和术后放射治疗以提高手术切除率和控制扩散，一般采用深部 X 线或钴 ^{60} 体外照射和直线加速器治疗，腔内放射治疗用铱 ^{192}；化学药物治疗不仅用于治疗晚期食管癌，多与放疗联合应用和用于手术治疗前后辅助治疗。

2. **内镜介入治疗** 创伤小，采用微波、参钕钇铝石榴石激光（ND-YAG 激光）等方法治疗，适用以年老体弱患者，早期无转移者，也用于晚期姑息治疗，缓解梗阻，提高生活质量。

3. **营养支持** 患者进食困难造成的营养不良、身体虚弱、抵抗力下降，是肿瘤恶化的因素之一。所以需调整饮食，增加食用高蛋白、高热量、高维生素的饮食，必要时给予静脉营养。

（九）康复护理

精心的护理可使患者早日康复，做好胃管、引流管、尿管护理；患者进餐后不能立即躺下或睡觉，防止反流性食管炎发生；进餐不宜过饱，不吃刺激性和粗糙坚硬的食物，少吃豆制品类等产气食物防止胃部胀气。

四、功能结局

1. **预后** 早期食管癌的 5 年生存率可高达到 80%。但大多数食管癌发现时已是中晚期，因此，死亡率较高。
2. **生活质量下降** 进食疼痛、吞咽障碍，营养不良等均有不同程度存在，影响生存质量。

五、健康教育

1. 对高发区人群中采取宣教和应用食管细胞学诊断方法开展普查，以求早期发现。
2. 远离致癌因素 改变不良生活习惯、远离致癌理化物质。
3. 积极治疗癌前病变 如食管炎、息肉、憩室等。
4. 注意饮食，进餐不宜过饱，不吃刺激性和粗糙坚硬的食物，少吃豆制类等产气食物防止胃部胀气。

思考题

1. 什么是食管癌？
2. 食管癌的临床特点有哪些？
3. 食管癌患者的康复评定有哪些？
4. 食管癌患者的康复治疗包括哪些方面？
5. 食管癌患者的康复教育有哪些？

（张锦明）

第五节 胃 癌

胃癌（gastric cancer）是系源于胃黏膜上皮细胞的恶性肿瘤，主要是胃腺癌。胃癌占胃部恶性肿瘤的 95% 以上。好发年龄在 50 岁以上，男女发病率之比约为 2∶1。胃癌的确切病因不十分明确，但以下因素与发病率有关：①地域环境：胃癌发病有明显的地域性差别世界范围内日本发病率最高而美国相对最低；②饮食生活因素：长期食用腌制品、高盐饮食胃远端癌发病率高；③ HP 感染：HP 感染阳性患者发病率较阴性者高 3~6 倍；④慢性疾患和癌前病变：胃息肉、慢性萎缩性胃炎及胃部分切除后的残胃均有可能发展成胃癌；⑤遗传和基因：胃癌病人有血缘关系的其亲属胃癌发病率较高。

早期胃癌多无症状，部分患者可有消化不良症状。有时出现上腹部不适，进食后饱胀恶心等非特异性的上消化道症状。按照慢性胃炎治疗后可缓解，易被忽略。随着病情的发展，病人出现上腹部疼痛加重，食欲下降，消瘦，乏力等症状。肿瘤部位不同，也有特殊表现。贲门癌累及食管下段可出现吞咽困难。溃疡型胃癌出血时可引起呕血或黑粪，继而贫血，也有可能发生急性穿孔。如肿瘤转移至肝脏可致肝大及黄疸，甚至出现腹水。胸膜有转移时也可发生腹水，移动性浊音阳性。晚期由于进食困难，营养吸收障碍多呈恶病质体征。影像检查 X 线气钡双重造影可清楚显示有充盈缺损、龛影等；B 超、CT、MRI 检查可发现小病灶，了解肿瘤侵犯情况及肿瘤与周围脏器关系。ECT 骨扫描对胃癌骨转移检出的敏感性较高；PET 检查能及早发现全身转移灶。

一、 康复评定

（一）生理功能评定

1. 疼痛评定
2. 运动功能评定
3. 全身功能状态评定
4. 心肺功能评定
5. 结构异常　癌细胞浸润生长，导致胃癌的直接浸润，胃壁形态异常；贲门胃底癌易侵及食管下端；胃窦癌可向十二指肠浸润；癌细胞浸润至浆膜外后，癌细胞脱落并种植在腹膜和脏器浆膜上，可出现大量癌性腹水；胃部分或全胃切除，胃缺损并经常出现吻合口水肿和溃疡，表现疼痛、消化功能障碍。胃癌的早期即可有淋巴转移，晚期癌细胞进入门静脉或体循环向肝、肺、骨骼等处转移。

（二）心理功能评定

参见本章第一节相关部分。

（三）日常生活能力评定

参见本套教材《康复功能评定学》相关章节。

（四）生存质量评定

参见本套教材《康复功能评定学》相关章节。

（五）社会参与能力评定

参见本套教材《康复功能评定学》相关章节。

二、 康复诊断

（一）生理功能障碍

1. 疼痛　上腹部疼痛，反复发作并加重，食欲不振，消瘦和乏力，伴有恶心、呕吐、进食困难等。
2. 消化功能障碍　胃局部的病变影响、胃大部切除、胃癌根治术及放疗和化疗均会影响消化功能和营养的吸收，导致营养不良。
3. 运动功能障碍
4. 心肺功能障碍

（二）心理功能障碍

参见本章第一节相关部分。

（三）日常生活能力障碍

参见本套教材《康复功能评定学》相关章节。

（四）生存质量下降

参见本套教材《康复功能评定学》相关章节。

（五）社会参与能力障碍

参见本套教材《康复功能评定学》相关章节。

三、 康复治疗

（一）物理治疗

1. **运动训练** 术后尽早开始活动，深呼吸、翻身、被动或主动肢体伸屈运动，全身状态允许尽早下床活动，有利于手术后胃肠道功能的恢复和避免肠粘连，也有利于呼吸和循环功能的恢复，减少并发症。

2. **呃逆** 有部分患者发生顽固性的呃逆，术后发生呃逆者不利于吻合口愈合，有可能造成切口撕裂。发生呃逆应及时给予治疗，可选按压眶上神经方法，双手拇指按压双侧眼眶上相当于眶上神经处，以能耐受为度；也可用穴位按压法，按压百会、膻中穴；针刺双侧内关、足三里；穴位封闭法，用维生素 B1、B6 各 2ml，取双侧内关穴位封闭。

（二）疼痛治疗

参见本章第一节相关部分。

（三）运动治疗

参见本章相关部分。

（四）日常生活能力训练

参见本章相关部分。

（五）心理治疗

参见本章第一节相关部分。

（六）其他治疗

1. **胃癌综合治疗** 根据病人的全身状况，肿瘤的细胞病理学类型，侵犯范围和发展趋向，合理地应用综合性的治疗手段控制肿瘤。手术是胃癌的主要治疗手段，也是目前能治愈胃癌的最有效方法；放射治疗主要用于胃癌术后辅助治疗和晚期胃癌的姑息治疗；胃癌切除术后大多需行术后化疗，其原因系胃癌手术难以完全清除可能残存的癌细胞，肿瘤细胞可能有淋巴或血液转移等情况存在。

2. **营养补充** 胃切除术后，由于创伤或不能正常进食，使体内蛋白质和脂肪消耗增加，维生素缺乏等，拔除胃管后可试着先进温的流质饮食，开始量要少，逐渐改为半流质，少食多餐，慢慢过渡到食用易消化普食，应保证有足够的营养、高蛋白、高维生素 A、B、C 含量充足的食物，以促进创伤的修复，降低胃切除术后的并发症。

（七）康复护理

做好胃管、引流管、尿管护理，注意患者翻身和体位。注意饮食，吃饭要定时，少食多餐，进食避免过烫与过急，避免吃过于粗糙、硬的食物，以减少硬食物对黏膜的机械性刺激。

四、 功能结局

1. **预后** 胃癌病人不及时有效的治疗，有 90% 以上的病人可在一年内死亡。早期诊断和早期治疗者 5 年生存率可达 83%。

2. **消化功能障碍** 胃部分切除、胃大部分切除或全切，影响消化功能和营养吸收。

3. **生存质量** 胃癌病人即使通过治疗已经治愈，但在心理上、消化功能等方面都可能遗留不同程度的功能障碍，影响患者的生存质量。

五、 健康教育

1. 良好的生活环境和健康的饮食
2. 有家族遗传史的家属应定期检查
3. 有癌前病变的患者应定期检查

思考题

1. 胃癌的临床特点有哪些？
2. 胃癌患者的康复评定包括哪些？
3. 胃癌患者的康复治疗包括哪些？
4. 胃癌患者的健康教育有哪些？

（张锦明）

第六节 原发性肝癌

原发性肝癌简称肝癌，是指由肝细胞或肝内胆管上皮细胞发生的恶性肿瘤，是我国常见的恶性肿瘤，其死亡率在我国恶性肿瘤中高居第二位。肝癌病人的年龄大多为 40~50 岁，男性较女性多见。在我国，肝癌患者中约 90% 有乙型肝炎病毒（HBV）感染的背景。HBV 感染→慢性肝炎→肝硬化→肝癌是最主要的发病机制。食物和饮食也和原发性肝癌有一定的关系，长期大量饮酒可导致酒精性肝病，在此基础上的肝纤维化及肝硬化过程都可能引发肝癌。

原发性肝癌起病隐匿，早期缺乏典型症状。一旦出现症状，预示病情大多已进入中晚期阶段。本病常在肝硬化的基础上发生，临床容易漏诊或误诊，应予注意。中晚期临床表现如下：肝区疼痛、肝大、全身及消化道症状、伴癌综合征等。甲胎蛋白（AFP）动态观察，AFP 持续增高，对原发性肝癌的诊断有帮助。影像学检查 超声是诊断肝癌最简单和有效的方法，可发现直径 1.0cm 以上的病灶，显示实质性光团，当癌组织坏死液化相应部位可出现液性暗区。CT 检查、X 线血管造影、MRI 检查、ECT、PET 肝肿瘤检查，对诊断小肝癌和微小肝癌阳性率较高，了解肿瘤内部结构和病灶与血管关系，早期发现全身转移灶和协助鉴别诊断。

一、康复评定

（一）生理功能评定

1. **肝功能评定** 肝功能失代偿期时转氨酶常有轻、中度增高，一般以 ALT（GPT）增高较显著，肝细胞严重坏死时则 AST（GOT）活力常高于 ALT，胆固醇亦低于正常。血清总蛋白正常、降低或增高，但白蛋白降低、球蛋白增高。

2. **结构异常** 肝脏进行性肿大，肝表面不光滑，肿块质地坚硬伴触痛，合并肝硬化者常有食管静脉及腹部静脉曲张、腹水、脾肿大等门脉高压体征；胆道受压时出现阻塞性黄疸或胆道并发感染，常伴有全身症状，癌肿坏死产物吸收引起发热和消化道症状，晚期癌细胞转移，病人呈恶病质状态和转移的症状和体征。检验甲胎蛋白（AFP）持续增高；影像显示肝内占位改变。

3. 疼痛评定

4. 运动功能评定

5. 心肺功能评定

6. 全身功能状态评定

（二）心理功能评定

参见本章第一节相关部分。

（三）日常生活能力评定

参见本套教材《康复功能评定学》相关章节。

（四）生存质量评定

参见本套教材《康复功能评定学》相关章节。

（五）社会参与能力评定

参见本套教材《康复功能评定学》相关章节。

二、 康复诊断

（一）生理功能障碍

1. **胆汁排泄障碍** 肝细胞破坏、胆小管破坏及挤压等，致使胆汁排出不畅、黄疸、血胆红素增高，消化功能下降。

2. **结构异常** 肝脏进行性增大，质地坚硬，表面及边缘不规则，有大小不等的结节或巨块肿物。影像检查见肝内占位性改变，肝脏结构异常或有全身转移灶。肿瘤转移可有锁骨上淋巴结肿大、肺转移可引起咳血痰、胸腹膜转移可引起胸痛和血性胸腹水、下腔静脉癌栓导致下肢严重水肿、骨转移可见病理性骨折、脊髓转移表现截瘫、颅内转移出现偏瘫等。肝癌外科治疗有部分或全肝切除或行肝移植；AFP 持续增高和 CEA 等肿瘤标记物增高。

3. **疼痛**

4. **运动功能障碍**

5. **心肺功能障碍**

6. **肝功能障碍**

（二）心理功能异常

参见本章第一节相关部分。

（三）日常生活活动受限

参见本套教材《康复功能评定学》相关章节。

（四）生存质量下降

参见本套教材《康复功能评定学》相关章节。

（五）社会参与能力障碍

参见本套教材《康复功能评定学》相关章节。

三、 康复治疗

（一）局部物理微创治疗

常见的治疗方法是在影像引导下的局部病灶消融治疗，可用于肿瘤直径 5cm 以下、病灶一般 3 个以内、肿瘤位于肝门部大血管附近；切除术后复发不能耐受手术的患者。

1. **高频热疗** 大功率的微波或短波热疗仪，治疗较深部恶性肿瘤。采用 13.56MH、27.12MH 输出功率 1000~2000W 治疗机。高频电作用于人体易产生热效应，使肿瘤组织选择性加热而破坏癌组织，达到原位灭活和局部根治的目的。近年来的研究发现，微波除热凝固效应外，还有增强机体免疫功能作用。

2. **毫米波疗法** 即利用波长范围为 10~1mm，频率范围为 30 000~300 000MHz 的毫米波治疗，可以抑制肿瘤合成 DNA，使其增殖过程减慢，适用于表浅肿瘤。

3. 激光治疗　在 B 超引导下经皮穿刺插入光导纤维针至肿瘤间质内凝固肿瘤组织，中央受热区温度可达 60℃以上，使肿瘤组织变性坏死。其主要机制是将光能转化为热能，从而选择性杀伤癌细胞。

4. 高功率聚焦超声治疗　国内外的研究表明，高功率聚焦超声治疗，是一种体外非创伤性治疗肝脏肿瘤的治疗方法。

5. 氩氦激光刀冷冻　是一种只在刀尖冷冻，刀柄保持常温，唯一可用氦气解冻的微创靶向冷冻仪器。刀尖在几秒内温度降至 –140℃，借助氦气又可使温度急速升至 20℃~40℃，这种冷热逆转对肿瘤摧毁更为彻底。

（二）疼痛治疗

参见本章第一节相关部分。

（三）运动疗法

参见本章相关部分。

（四）作业治疗

参见本章相关部分。

（五）心理治疗

参见本章第一节相关部分。

（六）其他治疗

目前，肝癌的治疗已经发展到多学科、多种方法联合应用，根据分期和全身状态，采用不同的治疗方法进行综合治疗。早期局部切除，不能一期切除的肝癌经放疗、化疗、介入等其他治疗缓解后，行二期切除治疗；晚期姑息性外科治疗和肝移植等。

四、 功能结局

1. 肝癌　5 年生存率低，极易复发。多数肝癌患者合并肝硬化或乙型肝炎，常有门脉高压体征和肝功能异常。

2. 肝功能异常　肿块压迫胆道时出现阻塞性黄疸或胆道并发感染，肝移植者可有排异等可有肝功能障碍。

3. 恶病质　癌肿坏死产物吸收引起发热和消化功能异常，晚期病人全身转移，可呈恶病质状态。

五、 肝癌教育

1. 纠正不良生活习惯，不服用有损肝功能的药物，提高自我护理能力。
2. 有乙肝病史者，定期来医院复查乙肝病毒滴定测验、肝功能以及甲胎蛋白等。
3. 保持心情愉快，学会自我心理调节，控制情绪波动。
4. 根据体质、病情和耐受情况进行体育锻炼。

思考题

1. 原发性肝癌的临床特点有哪些？
2. 原发性肝癌的康复评定内容有哪些？
3. 原发性肝癌的生理功能障碍有哪些？
4. 原发性肝癌的功能结局如何？

（张锦明）

第七节　结、直肠癌

结、直肠癌（carcinoma of colon and rectum）是指大肠黏膜上皮发生的恶性肿瘤。是消化道常见的恶性肿瘤之一，在我国以41岁~65岁人群发病率高，以男性居多，好发部位直肠、乙状结肠，降结肠、横结肠、升结肠等部位。结、直肠癌的发病原因尚不清楚，可能与下列因素有关：不良生活习惯，如过多的动物脂肪、动物蛋白摄入过多，缺乏新鲜蔬菜及纤维素食品；缺乏适度的体力活动；遗传易感因素在结、直肠癌的发病中也具有重要地位；结、直肠的慢性炎症及结、直肠血吸虫病肉芽肿；癌前病变，如结、直肠腺瘤，尤其是绒毛状腺瘤更为重要。以往曾患结、直肠癌的人群再次患结、直肠癌的风险较正常人高。在女性曾患乳腺癌、卵巢癌和宫颈癌的病人中，发生结、直肠癌的机会较正常人高2~3倍，且40岁以后也逐年上升。

结、直肠癌早期无明显症状，肿瘤生长到一定程度，依其生长部位的不同而有不同的临床表现。结肠癌的临床表现：常最早出现排便习惯与粪便性状的改变，多表现为排便次数增加、腹泻、便秘等；早期可有腹痛，常为不确切的持续性隐痛；腹部肿块多为瘤体本身，大多坚硬，呈结节状；中晚期可出现肠梗阻症状；病程晚期可出现，贫血、消瘦、乏力、低热等全身症状，还可出现肝大、黄疸、水肿、腹水、直肠前凹肿块、锁骨上淋巴结肿大及恶病质等。直肠癌的临床表现：直肠刺激症状，便意频繁，排便习惯改变，便前有肛门下坠感，伴里急后重，排便不尽感，晚期有下腹痛；肠腔狭窄症状，癌肿侵犯致肠管狭窄，初时大便变形、变细，严重时出现肠梗阻表现；癌肿破溃感染症状，大便表面带血及黏液，甚至脓血便。癌肿侵犯前列腺、膀胱时，可出现尿频、尿痛、血尿等表现。侵犯骶前神经可出现骶尾部持续性剧烈疼痛。

尿常规有红白细胞，可能有泌尿系转移，便潜血（＋）、生化检测酶学有改化。癌胚抗原（CEA）、检测糖蛋白CA_{19-9}等可异常增高。但CEA用以诊断早期结、直肠癌价值不大，主要用于监测复发，但对术前不伴有CEA升高的结、直肠癌病人术后监测复发亦无重要意义。直肠镜或纤维肠镜检查：在直视下观察肿块的形态、部位以及距肛门缘的距离，并取组织作病理检查。影像检查：还可见癌肿部位的肠壁僵硬，蠕动至病灶处减弱或消失，结肠袋形态不规则或消失，肠腔狭窄，充盈缺损；了解癌组织的侵犯范围，有无相邻或远隔脏器转移等。直肠指检：直肠癌可触及肿块形状、部位、质硬、表面凹凸不平，基底部活动度差，指套见含粪的污浊脓血。还可探查有无肠壁外和盆腔内肿块。

一、康复评定

（一）生理功能评定

1. 疼痛评定
2. 运动功能评定
3. 全身功能状态评定
4. 心肺功能评定
5. 生活质量评估
6. 结构评定　直肠镜或纤维肠镜下，观察到肿物的大小、形态和部位。影像检查可见癌肿部位的肠壁僵硬，蠕动至病灶处减弱或消失，结肠袋形态不规则或消失，肠腔狭窄，充盈缺损等。CT、MRI、PET 进一步了解癌组织的侵犯范围，相邻或远隔脏器转移灶。

（二）心理功能评定

参见本章第一节相关部分。

（三）日常生活能力评定

参见本套教材《康复功能评定学》相关章节。

（四）社会参与能力评定

参见本套教材《康复功能评定学》相关章节。

（五）生活质量评估

参见本套教材《康复功能评定学》相关章节。

二、康复诊断

（一）生理功能障碍

1. 消化功能障碍　肿瘤侵润增长形成腹部包块、肠腔狭窄导致肠梗阻和晚期造瘘等，导致肠道消化及吸收功能障碍。
2. 排便功能障碍　表现为便频、便血、直肠刺激症状，造瘘、人工肛门，导致排便功能障碍。
3. 性功能和排尿功能障碍　直肠癌常使子宫及附件、盆底腹膜、骶前神经受到侵犯，可导致性功能和排尿功能障碍。
4. 疼痛
5. 运动功能障碍
6. 心肺功能障碍
7. 生活质量下降

（二）心理功能障碍

下段直肠癌常需切除肛门和人工再造肛门，导致患者的生存质量下降和心理功能障碍。

（三）日常生活活动受限

参见本套教材《康复功能评定学》相关章节。

（四）社会参与受限

参见本套教材《康复功能评定学》相关章节。

三、康复治疗

（一）人工肛门及排尿异常康复

1. 人工肛门康复　一些低位直肠癌需造人工肛门，患者必需学会处理人工肛门所遇到的问题。

（1）术后排便习惯的建立：术后开始进食即要注意养成每天定时排便的习惯。参考患者过去排便的习惯时间，每天定时灌肠，一般经10天左右即可建立起每天定时排便的习惯。

（2）饮食的调整：术后初期不吃含纤维素多的食物，以防粪便的量和次数过多，应选用蛋白含量高、热量高、脂肪低、对肠道刺激小且易消化的食物。

（3）注意清洁造瘘出口：局部减少刺激，以免出血和疼挛。粪袋使用后要及时清洗，更换粪袋后要用温水将造口洗净、擦干，以免发生糜烂、感染。如造口发生出血、溃疡、脱垂、瘘管、退缩等异常现象时应及时到医院检查处理。

（4）防止造口狭窄：为防止造口周围瘢痕挛缩造成出口狭窄，自术后1~2周起，可用食指戴指套，外涂石蜡油，伸入造口进行探查扩张，每天一次，持续2~3个月，狭窄严重时需行手术扩口。

（5）注意活动强度：教会病人适当掌握活动强度，避免过度活动增加腹压而引起人工肛门黏膜脱出。

2. 排尿障碍康复　手术刺激盆腔神经引起反射性抑制而致尿意迟钝、排尿困难或膀胱内的尿液不能够完全排出，残尿量较多。

（1）通常采用留置导尿，钳夹尿管，定时定量排放尿液，保持膀胱舒缩功能；

（2）尿意迟钝的病人应当注意每隔一定时间自行排一次尿，从而不使膀胱内潴留过多尿液；

（3）针灸、电刺激、药物治疗等，促进排尿功能恢复。

3. 性功能障碍康复　主要采用心理疏导、针灸、电刺激和药物治疗等，促进性功能恢复。

（二）心理康复

参见本章第一节相关部分。

（三）其他治疗

1. 直肠癌治疗　外科手术是首选，低位直肠癌切除术慎重选择保肛或人造肛门。造瘘口部位的选择应考虑到造口是否患者视线可及，认真选择腹壁造瘘口的部位。

2. 结肠原位癌　建议局部切除，对于已经引起梗阻的可充分切除结肠癌相应部位或造瘘术后Ⅱ期切除。

3. 结直肠癌的治疗首先强调手术切除，并注重联合术前化疗、放疗等综合治疗以提高手术切除率，手术中尽量根治的前提下，保护盆腔植物神经和性功能、排尿功能和排便功能是原则。

四、 功能结局

1. **预后** 早期病变局限在黏膜层，及时手术和综合治疗并康复早期介入，5 年生存率高。

2. **人工肛门或造瘘** 大部分病人发现患病已属中晚期，肿瘤生长致肠梗阻造瘘，低位直肠癌大多行人造肛门。

3. **性功能与排尿异常** 肿瘤浸润膀胱、子宫、阴道、盆底腹膜和骶前神经，手术刺激损伤，可导致性功和排尿功能障碍。

五、 康复教育

1. 膳食中应注意多吃些膳食纤维丰富的蔬菜。
2. 根据病情和体力适当运动，以提高机体的免疫功能。
3. 注意保暖，避免受凉，避免去人多的公共场所，防交叉感染。
4. 保持心情愉快，避免情绪过于激动。

思考题

1. 结、直肠癌的临床特点有哪些？
2. 结、直肠癌的康复评定包括哪些？
3. 结、直肠癌的康复治疗有哪些？
4. 结、直肠癌的康复教育应该注意哪些方面？

（张锦明）

第八节 膀 胱 癌

膀胱癌（bladder carcinoma）是泌尿系统最常见的恶性肿瘤，其中上皮性肿瘤占 90% 以上。膀胱癌发生、发展有关的因素很多，如接触某些化学物质、吸烟、长期大量饮咖啡、服用镇痛剂和糖精等。吸烟是最重要的致病因素，约 1/3 的膀胱癌与吸烟有关。膀胱慢性感染与异物长期刺激会增加膀胱癌的风险。

膀胱癌的高发年龄为 50~70 岁，男性较女性发病率较高。最常见的症状为血尿，多为全程血尿，也可表现为初期或终末血尿，常间歇性发作，可自行减轻，其他尿频、尿急、尿痛等膀胱刺激症状，常因肿瘤坏死、溃疡合并感染所致，如肿瘤较大或堵塞膀胱出口时可发生排尿困难及尿潴留。晚期膀胱癌可引起输尿管梗阻、腰痛、尿毒症、腹痛、严重贫血、消瘦等。盆腔广泛浸润时可出现腰骶部疼痛及下肢浮肿。鳞癌和腺癌恶性程度高，生长迅速，常广泛浸润膀胱壁。尿常规有大量红细胞、白细胞增加，尿脱落细胞病理检查可见到癌细胞。影像检查、超声检查可以显示膀胱肿瘤的位置、大小、形态等；CT、MRI 检查 能发现膀胱壁的浸润程度及增厚变形，可明确膀胱癌浸润程度及淋巴结有无转移，PET 检查可帮助分期，对了解膀胱癌外侵袭和淋巴结转移帮助较大。膀胱镜检查可直观了解肿瘤的形态、部位、病变范围，通过膀胱镜活组织病理检查。

一、 康复评定

（一）生理功能评定

1. 排尿功能采用尿流动力学检查
2. 癌痛评定
3. 运动功能评定
4. 心肺功能评定

（二）心理功能评定

参见本章第一节相关部分。

（三）日常生活能力评定

参见本套教材《康复功能评定学》相关章节。

（四）社会参与能力评估

参见本套教材《康复功能评定学》相关章节。

二、 康复诊断

（一）生理功能障碍

1. 尿储存功能异常　膀胱部分切除后，膀胱的容量比术前大大缩小，可有尿储存功能减弱，出现尿频、排尿量减少等。

2. 排尿功能异常　早期可有膀胱刺激征，晚期膀胱切除，在腹壁造口，行尿路改道术等，正常排尿功能丧失。

（二）心理功能障碍

参见本章第一节相关部分。

（三）日常生活活动受限

参见本套教材《康复功能评定学》相关章节。

（四）生存质量下降

参见本套教材《康复功能评定学》相关章节。

（五）社会参与能力障碍

参见本套教材《康复功能评定学》相关章节。

三、康复治疗

（一）物理治疗

1. **腔镜下铝钇石榴石（ND-YAG）激光疗法**　ND-YAG 对病变组织行凝固、碳化或切割手术，激光创伤小、不出血、不易感染及种植，一般不需住院。

2. **高频电刀手术疗法**　在临床也常用，治疗方法类似 ND-YAG 激光。

3. **激光光动力学疗法**　光动力治疗（PDT）是一种较新的治疗方法。机体在接受静脉光敏剂血卟啉类衍生物后的一定时间，光敏剂可以较高的浓度存留在肿瘤组织内，再以特定波长的激光照射肿瘤部位，光敏剂发生光化学反应，将光能转变为化学能，使细胞功能障碍和结构损伤使肿瘤组织坏死，达到治疗的目的。

（二）膀胱康复

1. **膀胱功能恢复**　部分膀胱切除术后容量缩小，患者会有频繁排尿且排尿量少的现象，膀胱需在存储和排尿的过程中得到锻炼而逐渐恢复，在术后的半年至一年内，不要有意识地减少饮水量，想喝就喝，有尿就排，使膀胱恢复功能。

2. **膀胱痉挛康复**　要查找原因，如果是尿管气囊所致，可以放出一些气，使气囊变小。如果是冲洗液的温度所致，可以给冲洗液适当加温，但术后 24 小时内冲洗液的温度不能高，以免热刺激下出血。

3. **不易过度的憋尿**　尽管吻合口已经愈合良好，但在憋尿状态下，如果遇到突然的外力作用仍有危险。

4. **腹壁造口处理**　全膀胱切除腹壁造口，尿路改道术，因患者需长期佩用尿袋，要加强尿袋护理。造口和尿袋康复与护理参见"直肠癌患者造口的康复"。

（三）其他治疗

根据分期选择相应的治疗方案，诊断为 0、Ⅰ、Ⅱ期可行保留膀胱的物理治疗，如电烙或激光手术，术后灌注化疗药物，必要时术后放疗；Ⅲ期选择性行部分膀胱切除术、术前、术后放疗，术后化疗；Ⅳ期以放射治疗和化疗为主；免疫疗法适用于各期，常用干扰素等淋巴因子治疗。

四、功能结局

1. **排尿异常**　膀胱的容量缩小，膀胱逼尿和尿储存功能减弱，出现尿频、尿量减少等。

2. **结构与功能异常**　在腹壁造口，行尿路改道术，正常排尿功能丧失，给患者造成负担。

3. **预后**　Ⅰ期 5 年生存率 63%，Ⅱ期 5 年生存率仅 21%，晚期出现恶病质。

五、 康复教育

1. 多吃新鲜蔬菜、水果，多饮水，可使尿碱化，降低葡萄糖苷酸酶的活性，防止致癌性物质的释出。

2. 放疗中或放疗后会出现膀胱刺激症状，如尿急，尿频等，一般对症处理后症状多会消失，血尿是放射治疗比较严重的不良反应，要及时处理。

3. 注意者的心理辅导，做好尿袋与造口的护理。

4. 每3个月做1次膀胱镜检查，如果在随访期间出现肉眼血尿，要考虑复发的可能性，应随时做膀胱镜复查。同时可定期做尿常规及尿脱落细胞病理学检查。

思考题

1. 膀胱癌的临床特点有哪些？
2. 膀胱癌的康复评定包括哪些？
3. 膀胱癌可以行哪些康复治疗？
4. 膀胱癌的康复教育包括什么？

（张锦明）

第九节 骨恶性肿瘤

骨恶性肿瘤分为两大类：原发性骨恶性肿瘤和继发性骨肿瘤。原发性骨恶性肿瘤主要有骨肉瘤、尤文肉瘤、骨髓瘤、软骨肉瘤、骨纤维肉瘤、骨巨细胞瘤等，多发生于青少年，好发于下肢，容易发生病理性骨折，易发生转移，治愈率较低，生存期短，死亡率高，男女比率2：1，多数以手术治疗为主，常需截肢。继发性骨肿瘤，是其他部位恶性肿瘤转移所致，多发生于椎骨，其次为股骨和肱骨近端。骨恶性肿瘤病因还不十分清楚，临床观察可能与射线辐射、良性骨病的恶变、遗传因素、骨创伤、病毒感染及化学物质作用等有关。

患者多存在疼痛、软组织肿块和运动障碍三大症状。疼痛出现比较早，多于外伤之后出现，渐发展到持续性疼痛，有病理性骨折时，疼痛更为剧烈。晚期可伴有严重的休息痛和夜间痛。随着病变的发展，局部可出现硬的软组织肿块，肿块增长速度较快，局部皮温增高，明显增大的肿块可引起邻近关节内积液并影响关节运动。晚期患者有疲倦、消瘦、贫血、发烧等全身症状。体检局部可有压痛及浅表静脉怒张。

化验检查，早期可正常，但瘤体过大、分化差及有转移者血沉可增快，45%~50%病人碱性磷酸酶增高，无特异性。但血沉和碱性磷酸酶可作为手术预后的指标之一。若术后血沉及碱性下降后再度升高，常提示肿瘤复发或转移。X线片、CT、MRI、ECT、PET都具有重要的诊断价值，可见骨的形态异常、局部骨质破坏及溶骨。

一、 康复评定

（一）生理功能评定

1. **疼痛评定** 骨恶性肿瘤常伴有疼痛，以静息痛及夜间痛为主，进行性加重。
2. **运动功能评定** 骨恶性肿瘤导致骨结构异常，易产生病理性骨折，导致运动功能障碍和残疾。
3. **全身功能评定**
4. **残疾评定**

（二）心理功能评定

参见本章第一节相关部分。

（三）日常生活活动能力评定

骨恶性肿瘤常伴有疼痛、运动功能障碍会影响患者的日常生活。ADL 评定采用改良巴氏量表。

（四）社会参与能力评定

参见本套教材《康复功能评定学》相关章节。

二、 康复诊断

（一）生理功能障碍

1. **疼痛** 骨恶性肿瘤常伴有疼痛，严重影响患者的日常生活。
2. **运动功能障碍** 疼痛、骨关节浸润、病理性骨折、手术损伤等均可导致运动功能障碍。
3. **骨结构异常** 骨恶性肿瘤好发于四肢骨和脊柱骨，肿瘤细胞破坏正常骨结构，易导致病理性骨折，治疗常需截肢等骨切除术。

（二）心理功能障碍

残疾、运动功能障碍、疼痛使患者承受着巨大的痛苦，生存质量下降，会有不同程度的心理功能障碍，焦虑、敏感或抑郁。

（三）日常生活活动受限

影响患者的衣、食、住、行等日常生活活动。

（四）社会参与能力受限

疼痛、运动功能障碍、心理功能障碍等，会影响患者的生活质量、工作及社会交往。

三、 康复治疗

康复治疗原则是减轻患者疼痛，合理利用假肢及辅助具改善功能状态，加强心理疏导、综合管理、提高患者生活质量。

（一）物理治疗

1. **激光和紫外线疗法** 消炎、止痛及促进局部组织愈合。
2. **患肢康复** 术后抬高患肢，定时变换体位，对手术截肢的残端用弹力绷带固定，穿压力衣减轻水肿。如下肢骨肿瘤，两周后应进行股四头肌和臀肌主动或辅助直腿抬高训练，牵伸训练和踝关节的运动训练，根据肌力和伤口愈合情况逐渐完成从非承重训练到部分承重、完全承重直立活动和步行能力训练等。

（二）康复辅助具

1. **假肢安装** 术后尽早安装假肢不但可以促进患者的运动功能改善，通过安装假肢重新获得肢体的运动功能，对患者的心理康复也有重要的作用。

（1）即刻假肢安装：是一种在手术台上立即为患者安装的临时假肢。这种假肢的安装，可减轻患者由截肢造成的心理压力，防止局部及全身并发症，进行早期步行运动训练。

（2）临时假肢安装：截肢术后两周就可以安装临时假肢，可以促进残肢早日定型，早日下床活动，步行训练，预防关节挛缩畸形，改善全身状态。

（3）恢复期：患者病情完全缓解后，视患者的具体情况，重新安装更适合的假肢。

2. **矫形器** 根据病变的部位及手术切除范围合理设计和安装矫形器，需根据患者的具体情况开处方，制作相应功能矫形器，如行股四头肌切除的患者在手术后需要膝关节制动的支具。

3. **人工关节** 大关节附近肿瘤，可安装人工关节。

4. **轮椅** 对于没有条件安装假肢者、不适合安装假肢及矫形器患者，以及患者晚期全身状态极差者，可选择轮椅助动，有利于改善患者的精神心理状态。

（三）其他治疗

骨肿瘤的临床治疗主要是以手术治疗为主（T1期、T2期骨恶性肿瘤，无区域淋巴结转移和无远处转移者），辅以放射治疗、联合化疗、免疫治疗和中药治疗，如不适合手术，采取放、化疗和免疫疗法等综合性姑息治疗。

四、 功能结局

1. **残障** 病理性骨折、手术截肢、人工关节、软组织切除造成残疾，影响运动功能，通过安装假肢、使用矫形器及支具等重新获得肢体的运动功能代偿。

2. **运动功能障碍** 骨折、截肢、关节附近肿瘤、疼痛和晚期恶病质等，均会引起运动障碍。

3. **预后** 骨癌术后5年生存率仅为5%~20%，75%~80%病例在1年内发生肺转移。复发和转移难以控制，全身消耗明显，5年生存率极低。

五、 康复教育

1. **健康生活**　坚持健康的生活方式，生活规律、限制致癌因素对机体的影响。远离理化致癌因子。

2. **合理膳食**　以植物性食物为主，每天的食物中蔬菜、水果、豆类、谷物。

3. **适量运动**　劳逸结合 游泳、徒步、打太极拳、练气功和健身操等。多到空气新鲜的自然环境中去户外运动，利用天然环境中的空气、日光、海水、矿泉、森林、草原等自然疗养因子，增进身心健康。

4. **心理平衡**　良好的平衡心态是健康心理的基础，保持愉快的心境。

思考题

1. 骨恶性肿瘤病的种类？
2. 骨恶性肿瘤病的临床特点？
3. 骨恶性肿瘤功能障碍有哪些？
4. 骨恶性肿瘤康复治疗方法？

（张锦明）

第九章
常见感染性疾病康复

本章介绍的感染性疾病包括肺结核、慢性肝炎、尖锐湿疣、AIDS、软组织感染、丹毒。感染性疾病一方面会因为疾病本身给患者带来痛苦，同时还会带来工作、生活、学习等方面的问题，另一方面还有消毒隔离制度的约束、社会的歧视等，使感染性疾病患者存在多方面的心理障碍，导致机体免疫功能损伤，影响疾病发生发展的全过程。康复治疗以增加运动耐力，提高劳动力、促进再就业，提高生活质量及最大限度地促进患者回归社会为目标，主要采用综合的康复治疗策略，包括物理治疗、作业治疗、心理治疗及健康教育等，尽可能改善感染性疾病患者的生理功能、心理功能、社会功能。

第一节　肺　结　核

肺结核（pulmonary tuberculosis）是由结核分枝杆菌（mycobacterium tuberculosis，MT）侵入人体后引起的一种具有强烈传染性的慢性消耗性肺疾病。肺结核的传染90%以上是通过呼吸道传播的，飞沫传播是肺结核最重要的传播途径。临床以咳嗽、咳痰、咯血、胸痛、呼吸困难为特点。肺结核在21世纪仍然是严重危害人类健康的主要传染病，是全球关注的世界公共卫生和社会问题，是我国重点控制的主要疾病之一。肺结核是由MT感染引起，其发生发展比较复杂，有如下三方面：①原发感染：首次吸入含MT的微滴后，是否感染取决于MT的毒力和肺泡内巨噬细胞固有的吞噬杀菌能力；②结核病免疫和迟发性变态反应：结核病主要的免疫保护机制是细胞免疫，体液免疫对控制MT感染的作用不重要；③继发性结核：指原发性结核感染时期遗留下来的潜在病灶中的MT重新活动而发生的结核病。肺结核病理特点：①基本病理改变：结核病的基本病理改变是炎症渗出、增生和干酪样坏死；②病理变化转归：采用化学治疗后早期渗出性病变可完全吸收消失或仅留下少许纤维索条。一些增生病变或小干酪样病变在化学治疗下也可吸收缩小，逐渐纤维化或纤维组织增生将病变包围，形成散在的小硬结节。经化学治疗的干酪样坏死病变中的大量结核分枝杆菌被杀死，病变逐渐吸收缩小或形成钙化。肺结核呈世界性流行，全球有1/3的人（约20亿）曾受到MT感染。传染源主要是继发性肺结核的患者，主要通过咳嗽、喷嚏、大笑、大声谈话等方式把含有MT的微滴排到空气中而传播。飞沫传播是肺结核最重要的传播途径。婴幼儿细胞免疫系统不完善，老年人、HIV感染者、免疫抑制剂使用者、慢性疾病患者等免疫力低下者都是结核病的易感人群。影响机体对MT自然抵抗力的因素除遗传外，还包括生活贫困、居住拥挤、营养不良等社会因素。

一、 康复评定

（一）功能评定

1. **疼痛**　对有胸膜炎胸痛患者采用视觉模拟测痛法（VAS），具体评定参照本套教材《康复功能评定学》第十八章。

2. **运动功能评定**　具体评定参照教材《康复功能评定学》。

3. **心理功能评定**　参见教材《康复功能评定学》。

（二）结构评定

各型肺结核的临床表现不尽相同，但有共同之处。

1. **症状体征**　咳嗽、咳痰是肺结核的最常见症状。约 1/3~1/2 的患者有咯血，咯血量多少不定。当结核累及胸膜时可有胸痛，为胸膜性胸痛。呼吸困难多见于干酪样肺炎和大量胸腔积液患者。全身症状可有发热，多为长期午后潮热。另外可有倦怠乏力、盗汗、食欲减退和体重减轻等。育龄女性患者可有月经不调。体征多寡不一，取决于病变性质和范围。病变范围较小时，可没有任何体征。渗出性病变范围较大或干酪坏死时，则可有肺实变体征。较大的空洞性病变听诊也可闻及支气管呼吸音。当有较大范围的纤维条索形成时，患侧胸廓塌陷、叩诊浊音、听诊呼吸音减弱并可闻及湿啰音。结核性胸膜炎时有胸腔积液体征。

2. **影像学检查**　X 线片是诊断肺结核的重要方法。原发型肺结核 X 线片表现为哑铃型的阴影，即原发灶、引流淋巴管炎和肿大的肺门淋巴结，形成典型的原发综合征。肺门淋巴结结核可呈团块状、边缘清晰和密度高的肿瘤型或边缘不清、伴有炎性浸润的炎症型。血行播散型肺结核 X 线片表现为肺纹理重，症状出现两周左右可发现由肺尖至肺底呈大小、密度和分布三均匀的粟粒状结节阴影，结节直径 2mm 左右。亚急性、慢性血行播散型肺结核呈双上、中肺野为主的大小不等、密度不同和分布不均的粟粒状或结节状阴影，新鲜渗出与陈旧硬结和钙化灶共存。继发型肺结核 X 线片表现特点为多样性，好发在上叶尖后段和下叶背段。浸润性肺结核 X 线片表现为小片状或斑片状阴影，可融合和形成空洞。空洞性肺结核的空洞形态不一，多由干酪渗出病变溶解形成洞壁不明显的、多个空洞的虫蚀样空洞；伴有周围斑片状影的新鲜的薄壁空洞。干酪样病变吸收和周边纤维膜包裹或干酪空洞阻塞性愈合而形成结核球。

3. **痰 MT 检查**　是确诊肺结核的主要方法，也是制订化疗方案和考核治疗效果的主要依据。包括：

① 痰涂片检查：是简单、快速、易行和可靠的方法，但缺乏敏感性。常采用齐 - 尼（Ziehl-Neelsen）法。痰涂片检查阳性只能说明痰中含有抗酸杆菌，由于痰中非结核分枝杆菌少，故痰中检出抗酸杆菌有极重要的意义。

② 培养法：MT 培养为痰 MT 检查提供准确可靠的结果，常作为结核病诊断的金标准。培养法用时较长，一般为 2~6 周，培养至 8 周仍未生长者为阴性。

4. **纤维支气管镜检查**　此法常应用于支气管结核的诊断，表现为黏膜充血、溃疡、糜烂、组织增生、形成瘢痕和支气管狭窄。可钳取活体组织进行病理学检查、MT 培养。

5. **结核菌素试验**　广泛应用于检出 MT 的感染，而非检出结核病。

（三）活动评定

ADL 评定采用改良巴氏指数评定表。具体评定参照本套教材《康复功能评定学》相关章节。

（四）参与评定

主要进行生活质量评定、劳动力评定和职业评定。方法参见本套教材《康复功能评定学》相关章节。

二、 康复诊断

（一）生理功能障碍

1. **疼痛** 可有不同程度的胸痛。

2. **运动功能障碍** 肺结核迁延不愈，需长期住院治疗或家庭卧床静养等，易导致机体失用，可使患者的肌力及耐力明显下降。

（二）心理功能障碍

主要表现为紧张、焦虑、抑郁、恐惧等，特别是咯血患者均高度紧张、焦虑。结核病是一种长疗程的慢性呼吸道传染病，一方面疾病本身所致的痛苦及药物的不良反应给患者造成压力；另一方面由此带来经济上的负担，工作、生活、学习、恋爱等方面也受到影响。另外，肺结核所具有的传染性，以及隔离制度的约束等导致患者可能受到歧视、交友范围缩小，均可能给患者造成精神压力。不仅影响患者心理功能和生活质量，而且影响患者生活能力及劳动与就业，使患者产生紧张、焦虑、抑郁、恐惧等心理改变。

（三）日常生活活动受限

一般患者其日常生活活动不会受限。

（四）社会参与受限

活动肺结核具有传染性，隔离治疗最终会影响患者的生活质量、劳动、就业和社会交往等能力。

三、 康复治疗

肺结核发生发展比较复杂，病理过程破坏与修复同时进行，目前治疗上一方面靠强有力的抗结核药物抑制或杀死结核菌，另一方面要靠患者自身的抵抗力促进病变的吸收和修复。因此，治疗应以综合防治措施为原则。除采取药物对症和康复治疗外，还应考虑到完善全国各级结核病防治机构，特别是一些乡镇卫生院和没有能力进行 X 线诊断的医院对肺结核可疑症状者的转诊制度等，以确保结核病控制策略的实施。肺结核康复治疗目标为增加运动耐力，提高劳动力，促进再就业，提高生活质量及最大限度地促进患者回归社会。康复治疗方法主要包括物理治疗、作业治疗、心理治疗及健康教育等。

（一）物理治疗

1. **物理因子治疗** 物理因子有促进细菌扩散和纤维化形成的作用，目前临床已不主张应用。同时注意对于活动性肺结核患者，一般物理因子治疗属于禁忌。

2. **运动疗法** 具有维持和改善肺结核患者一般症状、维持体力、改善整体肌力及耐力的作用，对心理的调节也有一定的促进作用。方法：根据病情选择一些有氧运动项目，如散步、蹬自行车、打太极拳、保健操等。具体运动量要根据每位患者的具体情况，制订个体化的运动处方，目前尚无统一标准。

3. **胸部物理治疗**　对于肺结核手术前后的患者和肺结核后遗症患者，可进行排痰训练、呼吸训练、呼吸肌训练，具体参照本套教材相关章节。

（二）作业治疗

作业治疗主要针对恢复期及后遗症患者，以改善肌力、肌耐力和心肺功能，改善患者心理功能，改善日常生活自理能力及恢复劳动能力为目标。通过功能性作业、日常活动能力训练及适当环境改建等来提高患者生活质量，早日重返家庭和社会。方法：根据病情，主要选择功能性作业活动、ADL作业、职业治疗及环境改造。ADL训练：每日1次，每次每设计项目20分钟，每周5次，连续4周。

（三）心理治疗

心理治疗具有改善或消除肺结核患者紧张、焦虑、抑郁、恐惧心理的作用。一般采用心理支持、疏导的治疗方法。适当的心理支持是肺结核患者心理康复的重要内容，对疾病及预后起着重要作用。通过全方位、多层次的心理治疗，使患者认识到结核病是一种病因明确、防有办法、治有对策、查出必治、治必彻底的疾病，从而提高患者对治疗的依从性和疗效。

物理治疗师应该给患者提供一些认知压力症状和解决压力的方法。可应用生物反馈治疗、指导患者进行肌肉放松训练、选择一些放松训练磁带等以缓解患者紧张、焦虑、抑郁、恐惧的情绪。

（四）其他治疗

药物治疗可以选用抗结核药物进行化学治疗，迅速杀死病灶中大量繁殖的MT，使患者由传染性转为非传染性，防止耐药菌产生，使患者在完成规定疗程治疗后无复发或复发率很低，达到彻底杀灭结核病变中半静止或代谢缓慢的MT的最终目的。常用的药物有异烟肼、利福平等。其他还有对症治疗、外科手术治疗等。

四、 功能结局

（一）生理功能方面

肺结核患者以钙化、肺纤维化、空洞或胸膜粘连为结局，大约1%~2%并发咯血的患者可能因为窒息而导致死亡。

（二）心理功能方面

可有不同程度的紧张，恐惧、悲观、焦虑和抑郁等心理障碍。

（三）社会功能方面

焦虑、抑郁等心理障碍和传染疾病的特殊性使患者社会交往受限；劳动能力下降或丧失、职业受限、经济负担的加重使肺结核患者生活质量下降。

康复治疗可能改善肺结核患者的生理功能、心理功能、社会功能、缓解病情以及提高肺结核患者的生活质量，应早期介入。

五、 健康教育

肺结核是一种慢性传染性疾病，治疗时间比较长，初治患者的有效短程化疗方案也要 6 个月，患者常因消极心理或其他原因而不规则治疗或中断治疗，变成复治或难治性肺结核，影响结核病的防治工作。因此，在治疗的同时有的放矢地进行健康宣教，让患者了解有关疾病的知识，提高依从性，积极参与配合治疗尤为重要。

（一）饮食起居

1. 营造舒适和谐的生活环境 肺结核患者及其亲属应接受医生的建议，尽可能为患者营造一个舒适和谐、充满亲情的生活环境，和睦的家庭氛围，空气新鲜的环境，以帮助患者消除恐惧、悲观、焦虑和抑郁情绪，使其重新树立生活信心，加快疾病的康复。

2. 饮食调节 肺结核是慢性消耗性疾病，为补偿疾病引起的消耗，增加抵抗力，患者在饮食上加强营养具有重要意义。在急性感染期，应限制糖类的摄入，大咯血患者暂时禁食，稍好后可进流食半流食，总热量 8368~12 552kJ/d（2000~3000kcal/d），结核病的任何症状都会使组织蛋白和热能严重消耗，因此在食物蛋白和热能的供应上，都要高于正常人，蛋白质供给量是每日每 kg 体重 1.5~2g，牛奶中含酪蛋白及钙质较丰富，是结核患者较为理想的营养食品。维生素和无机盐对结核病康复有促进作用。其中维生素 A 有增强身体抗病能力的作用；维生素 B 和 C 可提高体内各种代谢过程，增进食欲，健全肺和血管等组织功能；如有反复咯血的患者，还应增加铁质供应，多吃绿叶蔬菜水果和杂粮，可补充多种维生素和矿物质。注意充分休息及适当的户外活动，注意环境及饮食用具的卫生。

（二）自我锻炼

患者可根据自身情况，进行适当自我锻炼。要以户外活动为主，适当的运动可增加心肺功能，相对减轻心脏负担，提高患者的综合素质。运动方式主要有：散步、医疗体操、慢跑、日光浴、打太极拳等。根据病情选择合适的运动方式，并且一定要循序渐进、量力而行，同时重视运动后的感觉，出现胸闷、呼吸困难等异常症状立即停止运动。

（三）注意事项

1. 药物治疗教育 对治疗结核病的化疗药物的名称、性能、毒副作用及应用方法，均应介绍给患者，特别是要嘱咐患者按时、足量服药，坚持完成疗程，并定期进行血液分析、尿液分析、肝功能、肾功能的检查。

2. 隔离知识教育 教会患者及家属实行呼吸道隔离技术，保持室内良好的通风，不乱扔果皮、不互串病室，患者咳嗽、打喷嚏时掩遮口鼻，与健康人交谈时应保持一定距离。出院时用品及用具需消毒，使患者充分认识到隔离的重要性，并自觉地去遵守。

思考题

1. 肺结核的康复评定内容有哪些？
2. 肺结核康复方法有哪些？
3. 肺结核的功能结局包括哪几方面？具体结局如何？

4. 肺结核健康教育的主要内容是什么？

（黄　峰）

第二节　慢性病毒性肝炎

　　慢性病毒性肝炎（chronic viral hepatitis，CVH）是由乙型肝炎病毒（HBV）和丙型肝炎病毒（HCV）引起的一种临床常见病和多发病。慢性乙型病毒性肝炎（chronic hepatitis B，CHB）系 HBV 持续感染引起的肝慢性炎症坏死性疾病。HCV 感染后多数慢性化，85% 患者发展为慢性丙型病毒性肝炎（chronic hepatitis C，CHC）。CVH 具有传染性强、病程长、不易治愈、预后较差的特点，严重影响了人们身体健康，并给社会带来巨大的负担，已成为我国一个重要的公共卫生问题。HBV 是 CHB 的主要病因。CHB 发病机制错综复杂，迄今尚未完全阐明，其中 T 细胞和非 T 细胞对肝细胞的细胞毒作用是引起肝细胞损伤的重要原因，并且决定 HBV 感染者的临床表现及转归。HCV 是 CHC 的主要病因。目前研究认为 HCV 对肝细胞有直接损伤作用，同时可能有免疫病理机制参与，杀伤性 T 细胞可能是肝细胞坏死的重要原因。CHB 的病理特点：①轻度表现为汇管区炎症，有中量淋巴细胞浸润，肝小叶保持完整，小叶内可有轻度肝细胞变性或点状坏死；②中度炎症可见汇管区扩大，有大量淋巴细胞和浆细胞浸润，炎症细胞浸润至肝门静脉周围，使肝界板破坏，侵入肝小叶，称界面性肝炎；③病变严重时，肝细胞坏死可融合成带，使汇管区与中央静脉、两个汇管区、两个中央静脉之间连接起来，称为桥接坏死，这种病变易发展成为肝硬化。CHC 组织病理学改变与 CHB 基本相同。CHB 呈世界性流行，我国是乙型病毒性肝炎高发区之一，HBsAg 阳性率的年龄分布有 10 岁前、30~40 岁两个高峰。农村高于城市（11.03%>7.28%），南方高于北方，男性多于女性。本病终年皆可发生，无明显季节高峰。丙型肝炎也呈世界性分布，多发生于成年人，无明显季节性。传染源为急慢性（含肝炎后肝硬化）肝炎患者和病毒携带者。急性乙型肝炎患者的传染期从起病前数周开始持续整个急性期。HBsAg 阳性的慢性患者和无症状携带者的传染性与 e 抗原、HBV DNA 及 DNAP 是否阳性有关。丙型肝炎患者的传染期从临床症状出现前 1 至数周开始。乙型肝炎主要通过血液和血制品传播，此外，皮肤划痕、针灸、纹身，共用剃刀、牙刷、不清洁口腔就医等均极容易经破损的皮肤黏膜传播 HBV，接触（日常生活接触和性接触）传播和母婴传播，包括经胎盘分娩和哺乳等也是乙型肝炎的传播途径。丙型肝炎也主要通过血液和血制品传播，国外 90% 以上输血后肝炎为丙型肝炎。国内大量的流行病学资料显示丙型肝炎除输血、血制品传播外，还存在着经皮传播（实际也是经血或体液传播）的主要途径。

一、康复评定

（一）生理功能评定

　　1. **疼痛**　采用视觉模拟测痛法（VAS），具体评定参照本套教材《康复功能评定学》。

　　2. **肝功能评定**　目前以组织学活动指数（histological activity index，HAI）予以分级（grade）和分期（stage）（表 9-1、表 9-2）。

表 9-1 慢性肝炎的炎症活动分级

分级（G）	汇管区及周围	小叶内	HAI 积分（1~3 项）
0	无炎症	无炎症	0
1	汇管区炎症	变性及少数坏死灶	1~3
2	轻度碎屑样坏死	变性，点、灶状坏死或嗜酸性小体	4~8
3	中度碎屑样坏死	变性、坏死重，或见桥接坏死	9~12
4	重度碎屑样坏死	桥接坏死范围广，累及多个小叶，小叶结构失常	13~18

表 9-2 慢性肝炎的纤维化程度分期

分期（S）	纤维化程度	HAI 积分（前 4 项）
0	无纤维化	0
1	汇管区扩大，纤维化	1
2	汇管区周围纤维化或纤维隔形成，小叶结构保留	2
3	纤维隔伴小叶结构紊乱，无肝硬化	3
4	肝硬化	4

3. **运动功能评定** 采用 MMT 方法。具体评定参照教材《康复功能评定学》。

4. **心理功能评定** 参见教材《康复功能评定学》。

（二）结构评定

1. **症状体征** 本病青壮年男性居多。轻症患者可无明显症状，仅在体检时发现肝大或肝功能异常。常见症状为乏力、全身不适、食欲缺乏、肝区不适或疼痛、腹胀、失眠、低热等。体检发现面部颜色往往晦暗，巩膜黄染，可有蜘蛛痣及肝掌。肝大，质地中等或充实感，有压痛及叩痛。多有脾大。病情严重者可有黄疸加深、腹腔积液、下肢水肿、出血倾向及肝性脑病。慢性肝炎按肝功能损害程度，临床上可分为轻、中、重度。轻度临床症状轻微或缺如，肝功能指标仅 1 或 2 项轻度异常。中度症状、体征、实验室检查居于轻度和重度之间。重度有明显和持续的肝炎症状，如乏力、食欲缺乏、腹胀、尿黄、便溏伴有肝病面容、肝掌、蜘蛛痣、脾大而排除其他原因，且无门脉高压症。

2. **实验室检查** 活动期血清转氨酶和胆红素升高，血清白蛋白降低、球蛋白升高，凝血酶原时间延长，血清碱性磷酸酶（ALP）和 γ- 谷氨酰转移酶（γ-GT）有不同程度地升高，靛青绿（ICG）排泄试验有明显潴留，胆红素升高，血清学检查可有贫血、白细胞及血小板减少，凝血因子Ⅱ、Ⅴ、Ⅶ、Ⅸ、Ⅹ均可减少。免疫学检查血清中 HBsAg、抗 HBc 持续阳性，活动期抗 HBc-IgM 可阳性。在病毒复制时 HBV-DNA、DNA 聚合酶及 HBeAg 呈阳性，一般测不出抗 HBs。慢性丙型病毒性肝炎免疫学检查血清中抗 HCV 和 HCV-RNA（PCR）阳性。两者血类风湿因子、抗核抗体均可阳性。B 型超声检查结果可供慢性肝炎诊断的参考。

（三）活动评定

ADL 评定采用改良巴氏指数评定表。具体评定参照本套教材《康复功能评定学》。

（四）社会参与评定

主要进行生活质量评定、劳动力评定和职业评定。方法参见本套教材《康复功能评定学》。

二、 康复诊断

（一）生理功能障碍

1. **疼痛** 慢性肝炎患者可有不同程度的肝区痛。

2. **运动功能障碍** 轻度患者运动功能无明显受限，中、重度患者由于病情迁延不愈需长期住院治疗或家庭卧床静养等，易导致机体失用，可使患者的肌力及耐力明显下降。

（二）心理功能障碍

主要表现为焦虑、抑郁、恐惧等。一方面疾病本身所致的躯体症状及药物的不良反应给患者造成压力；另一方面经济上不堪重负、工作能力下降、结婚、生育受到影响等。另外，乙型病毒性肝炎所具有的传染性，导致患者可能受到歧视、交友范围缩小，均可能给患者造成精神压力。不仅影响患者生活能力及劳动与就业，而且影响患者心理功能和生活质量，使患者产生焦虑、抑郁、恐惧等心理变化。

（三）日常生活活动受限

一般患者其日常生活活动不会受限。

（四）社会参与能力受限

久病及反复发作的慢性肝炎患者，因长期住院，生活圈子狭窄，加之医院禁闭及隔离的生活方式，可影响患者的生活质量、劳动、就业和社会交往等能力。

三、 康复治疗

CHB 发病机制错综复杂，迄今尚未完全阐明，目前尚缺乏更好的特效治疗方法。因此，治疗应以综合防治措施为原则。除采取药物对症和康复治疗外，还应考虑进一步加大宣传力度，让广大群众了解乙肝疫苗接种的重要性，采取以加强切断传播途径和重点人群接种为主的综合预防措施。康复治疗近期目标为增加运动耐力，提高劳动力、促进再就业，提高生活质量及最大限度地促进患者回归社会。长期目标为防止发展到肝硬化或肝细胞癌，最终达到延长患者的生存期的目标。康复治疗方法主要包括物理治疗、心理治疗及健康教育等。CHC 治疗原则及方法同 CHB。

（一）物理治疗

物理治疗具有改善循环、消炎止痛、防治消化不良、改善肝功能等作用。

1. **物理因子治疗** 理论上讲具有消炎止痛、改善循环和防治消化不良的作用。但纤维化期有加重纤维化的作用，临床实际应用不多，应慎重。方法：

（1）超短波疗法：有助于改善肝脏的血流，增强解毒功能，促进胆汁分泌。方法：对置于肝区前后，微热量，15 分钟，每日 1 次，10 次为 1 个疗程。

（2）肝病治疗仪：将阴极、阳极固定于相应穴位上，选择合适的频率和能量，每次 30 分钟，每日 1 次，30 次为 1 个疗程。

2. **运动疗法** 具有减轻 CVH 患者一般症状、维持体力、改善整体肌力及耐力的作用，对心理的调节也有一定的促进作用。方法：根据病情选择一些有氧运动项目，如散步、太极拳、保健操等。具体运动量要根据每位患者的具体情况，制订个体化的运动处方，目前尚无统一标准。

（二）心理治疗

心理治疗具有改善或消除 CVH 患者焦虑、抑郁和恐惧心理的作用。一般采用心理支持、疏导的治疗方法。适当的心理支持是 CVH 心理康复的重要的内容。不管是个体的或者组织的形式，目的都是让患者了解疾病，以客观的态度学习、掌握 CVH 防治知识。通过调节患者情绪，缓解患者的心理应激，使 CVH 患者以平静的心态接受治疗，积极配合治疗，从支持系统中得到帮助、消除心理障碍。

物理治疗师应该给患者提供一些认知压力症状和解决压力的方法。可应用生物反馈治疗、指导患者进行肌肉放松训练、选择一些放松训练磁带等以缓解患者紧张的情绪。

（三）其他治疗

药物治疗可以选用抗病毒治疗，其目的是抑制病毒的复制，使肝病缓解，防止肝硬化及原发性肝癌的发生，提高生存率。CHB 治疗常用的有重组 DNA 白细胞干扰素（IFN-α），可抑制 HBV 的复制，500 万单位皮下注射每日一次或 1000 万单位每周三次，连续 6 个月；护肝药物，水飞蓟素具有保护肝细胞膜的作用，可口服 3~6 个月。中医药辨证治疗对改善症状及肝功能有较好疗效，对病毒的作用尚未肯定。其他如针灸疗法可酌情选用以减轻症状。

四、功能结局

（一）生理功能方面

约 1/3 中度以上的 CVH 患者经过 20~30 年以肝硬化为结局，肝硬化患者也有可能以原发性肝癌为结局。

（二）心理功能方面

部分 CVH 患者可有不同程度的焦虑、抑郁、恐惧等心理障碍。

（三）社会功能方面

焦虑、抑郁等心理障碍和传染疾病的特殊性使患者社会交往受限；劳动能力下降或丧失、职业受限、经济负担的加重使 CHB 患者生活质量严重下降。

五、健康教育

目前，由于 CVH 的治疗尚缺乏更好的特效方法，因此，在治疗的同时有的放矢地进行健康宣教，让患者了解有关疾病的知识，积极参与配合治疗尤为重要。

（一）饮食起居

1. 营造舒适和谐的生活环境　CVH 患者及其亲属应接受医生的建议，尽可能为患者营造一个舒适和谐、充满亲情的生活环境，和睦的家庭氛围与融洽的社会环境，以帮助患者消除焦虑、抑郁、恐惧情绪，使其重新树立生活信心，加快肝功能的康复。

2. 饮食调节 目前在世界上尚无肯定有效治愈肝炎药物的情况下，纠正不良饮食习惯，合理饮食更显重要。如饮食恰当，就能促进患者病情的恢复，否则会危及生命。

（1）必须绝对禁酒：任何含有乙醇的溶液，即使含量再少，在肝细胞受损的情况都会相应加重肝脏负担，因此肝病患者必须绝对禁酒。

（2）糖、热量适当：肝病患者虽然摄入充足热量有利于肝细胞的修复与再生，但并非越多越好，我国居民以谷类为主的膳食已能保证糖的摄入，不需额外补充。高糖高热量饮食超过人体需要后，血液黏稠度增加，可导致动脉硬化，高脂血症，脂肪肝及诱发糖尿病，加重肝脏损害。

（3）不宜吃肥腻的肉类：肝病患者由于胆汁的生成及分泌功能发生障碍，脂肪类食物的代谢受影响，多食会出现腹胀、恶心、呕吐等不适症状，同时脂肪过多会在肝脏内沉积。

（4）复发住院期：饮食以清淡易消化，不宜强求多食，每餐以八分饱为宜。热量控制在7531~9205kJ（1800~2200kcal）之间，保证摄入足够的蛋白质，通过限制脂类，适当糖类摄入量来调节总热量，保证体重恒定。

（5）恢复期：均衡饮食为主，保证休息和良好的营养。饮食以天然食物为主，避免食用含有人工合成的色素、防腐剂的食物，禁忌烟酒。

（二）自我锻炼

患者可根据自身情况，进行适当自我锻炼。要以户外活动为主，运动方式主要有：散步、医疗体操、慢跑、日光浴、打太极拳等。根据病情选择合适的运动方式，并且一定要循序渐进、量力而行，同时重视运动后的感觉，出现腹部不适等异常症状立即停止运动。

（三）休闲性作业

患者可根据个人兴趣，进行各种娱乐活动，如玩扑克、缝纫、球类、游戏、下棋等。作业治疗师对患者的娱乐功能进行评定，并指导患者，使其在娱乐活动中达到治疗疾病，促进康复的目的。

（四）注意事项

1. 计划免疫 要从新生儿计划免疫接种开始抓起，对婴幼儿、儿童及高危人群要接种乙肝疫苗。对与血制品有关的供给、操作、处理等工作要严格管理。对从事餐饮、托幼等工作的人员要严格进行体检等。

2. 定期复查，建立随访制度 由于CVH发病机制的复杂性，临床上虽然治愈，肝功能恢复正常，症状消失，但肝脏的病理修复仍未恢复正常，且体内病毒没有完全消失，肝脏的病毒损伤仍在进行。所以临床上症状消失，肝功能恢复半年以上，才可逐渐恢复工作，并应做到劳逸结合，要坚持用药及复查，为患者长期提供健康指导，观察病情变化至少要1年以上。

思考题

1. CVH的康复评定内容有哪些？
2. CVH康复方法有哪些？
3. CVH健康教育的主要内容是什么？

（黄　峰）

第三节 尖锐湿疣

尖锐湿疣（condyloma accuminatum，CA）是由人乳头瘤病毒（HPV）感染所引起的皮肤黏膜良性瘤样赘生物，HPV 感染的发病机制仍不完全清楚，人类常为 HPV 所感染，人是其唯一宿主。CA 是一种常见性传播疾病，主要通过性接触传播。众多证据表明 CA 患者存在细胞免疫功能障碍，细胞免疫功能低下程度与疾病持续时间密切相关，疾病持续时间越长，细胞免疫功能越低。CA 病理改变有棘层增厚、乳头瘤病、角化过度和角化不全等。其中一个特征性的病理表现为凹空细胞，具有固缩的偏心性胞核，核周有透明的晕，状如鸟眼。近 10 年来我国 CA 发病平均年增长率为 19.48%，发病患者数占性传播疾病第 2 位，仅次于淋病。治疗后易复发，目前，CA 的复发问题仍未得到解决。经久不愈的 CA，特别是 Busk Kelowengiain、巨大 CA 可以发生癌变。因此对 CA 的治疗具有重要的临床意义。对该特定人群躯体健康与心理健康的关注与治疗，关系着家庭的和谐与社会的稳定。

一、 康复评定

（一）生理功能评定

1. **疼痛** 对疼痛患者采用视觉模拟测痛法（VAS）。
2. **心理功能评定** 参见本套教材《康复功能评定学》相关章节。

（二）结构评定

1. **症状体征** 男性或女性在生殖器、会阴或肛门周围，偶见口腔、乳房等处出现多个粉红色、灰白色或灰褐色赘生物，可扁平、乳头状、鸡冠状或菜花状。少数呈乳头瘤样过度增生，称巨大型尖锐湿疣。一般无自觉症状。部分患者有痒感、异物感、压迫感或疼痛。常因皮损脆性增加而出血。女性可有白带增多。用 5% 醋酸溶液涂抹皮损处，3~5 分钟后可变白。

2. **辅助检查** 皮损活检有 HPV 感染的特征性凹空细胞。必要时在皮损活检组织中用抗原或核酸检测显示有 HPV。常见的是 HPV-6、11 型，少见为 HPV-16、18 型。

（三）日常生活活动评定

ADL 评定采用改良巴氏指数评定表。具体评定参照本套教材《康复功能评定学》相关章节。

（四）社会参与能力评定

主要进行生活质量评定。方法参见本套教材《康复功能评定学》相关章节。

二、 康复诊断

（一）生理功能障碍

部分患者可有不同程度的疼痛。

（二）心理功能障碍

主要表现为抑郁、恐惧、焦虑。虽然部分患者可无自觉症状，但明显的疣体和本病的高复发率，且治疗期间应禁止性生活等一系列来自社会、家庭、疾病等各方面的因素会给患者带来极大的精神压力，大部分患者担心影响家庭成员的身体健康，担心周围同事及朋友藐视，也担心经济费用等问题，严重影响患者的心理功能和生活质量，使患者产生抑郁、恐惧、焦虑等心理改变。

（三）日常生活活动受限

瘙痒、烧灼感，异物感、压迫感或疼痛以及女性患者的白带增多，外阴不适，加之治疗时间的漫长和反复等疾病带来的影响，以及患者的羞耻、恐惧、自责等负面心理影响，使有的患者伴有严重的食欲下降及睡眠障碍，对周围的一切毫无兴趣，终日神情恍惚。因此，从某种程度上对患者的日常生活活动产生影响。

（四）社会参与能力受限

来自于社会的人们对待性病的道德观念和来自于患者本身的自卑心理，对患者的就业和社会交往等产生部分影响。

三、 康复治疗

尖锐湿疣是由 HPV 感染所引起，主要通过性接触传播，有恶变倾向，治疗后复发率高，免疫系统在决定 HPV 感染的自然史和 HPV 所引起相关疾病结局上起重要作用。康复治疗目标为尽可能去除可见的疣体，减少复发，并尽可能地将由性病本身的症状和并发症以及由性病引发的家庭矛盾、社会歧视等因素降到最低，提高生活质量。在综合治疗的基础上，同时进行局部物理因子治疗等康复治疗。适应证为所有初发和复发的 CA 患者。康复治疗方法主要包括物理治疗、心理治疗、全身有氧训练及健康教育等。

（一）物理治疗

物理治疗具有消除疣体，减少复发，增强全身抵抗力的作用。

1. **物理因子治疗** 具有使疣组织变性、凝固、坏死的作用。方法：

（1）激光治疗：利用高强度激光对组织的热效应，对病变组织直接进行烧灼或炭化。方法：一般用 CO_2、Na、YAG 等中等功率激光器，功率为 $10\sim15W/cm^2$ 进行局部点射，对疣组织进行焦化治疗，对病变周围 $1\sim2mm$ 范围也要清扫，一般不留瘢痕。需注意对较大疣做冷冻或激光治疗时，需用局部麻醉。

（2）微波治疗：利用高能量的微波在瞬间产生高热，使蛋白变性、凝固、坏死，达到治疗目的。方法：一般在局麻下根据疣体的大小、部位，用微波治疗仪一次性去除病灶，输出功率 $30\sim60W$、凝固时间 $2\sim5$ 秒，以局部组织发白为佳，烧灼时以超出皮损范围 $2mm$ 为度。

（3）冷冻疗法：冷冻对细胞有破坏作用，可以造成组织损伤和死亡。可用 CO_2 干冰、液氮或液态 CO 等冷冻治疗器，对疣部直接进行冷冻，使疣组织细胞冻结和坏死自行脱落。方法：棉签法或冷冻探头接触法，如果病变面积较大，可用喷射法。术后 $1\sim6$ 小时局部组织明显充血水肿，72 小时后水肿渐消退，术后 1 周局部组织恢复正常，无硬结，无瘢痕及色素减退。治疗阴道疣应注意防止阴道穿孔。有学者认为最好冷冻 $2\sim4$ 周后重复 1 次。

（4）直流电解方法：利用直流电疗电极下产生的电解产物（强酸和强碱）杀死细胞，腐蚀病变组织。方法：用接阴极的针状电极插入疣体组织基部，电流量 2~4mA，每次 3~5 分钟，使疣体因碱性腐蚀，肿胀坏死。

（5）共鸣火花治疗：强火花刺激能引起少量蛋白变性。在无冷冻或激光设备的医疗单位，也可选用共鸣火花的针状电极，在局麻下，对疣体进行烧灼，烧灼时间较冷冻和激光长，也可使疣体坏死脱落。

2. 运动疗法　具有增进全身血液循环，提高机体免疫功能的作用。方法：选择有氧运动。如步行、登楼梯、活动平板等，每次 30~60 分钟，每周 3~5 次。初次运动者从 5~10 分钟开始，逐渐增加运动时间。运动前后要有充分的准备活动和整理活动，一般各 10~15 分钟。具体参照有氧运动章节。因尖锐湿疣好发于男性或女性的生殖器、会阴或肛门周围，所以骑车运动尽量避免。

（二）心理治疗

心理治疗具有改善或消除 CA 患者焦虑、忧郁、自卑心理的作用。一般采用心理支持和暗示疗法，必要时适当加用抗焦虑或抗抑郁药物。适当的心理支持是 CA 心理康复的重要的内容。支持疗法采用劝导、启发、同情、支持、消除疑虑、提供保证等交谈方式，帮助患者改善心境、提高信心。暗示疗法采用暗示性语言配合某些药物（如肌注维生素 B_{12} 等）对患者进行暗示。抗焦虑、抗抑郁药物用艾司唑仑、黛安神等。

物理治疗师可用真诚的态度、简单易懂的语言进行交谈，让患者正确认识疾病，在心理上得到同情与关心，使患者产生安全感，树立战胜疾病的信心。使患者能够积极配合治疗，提高对治疗的依从性，使 CA 患者从支持系统中得到帮助、消除心理障碍。

物理治疗师应该给患者提供一些关于如何认识压力引致的症状和解决压力的方法。通过肌肉放松训练、音乐疗法等，进一步消除不安，改善睡眠，舒缓患者的焦虑和抑郁情绪。

（三）其他治疗

局部药物治疗具有消除疣体的作用。可以选用 0.5% 足叶草毒素酊（鬼臼毒素酊），任何部位的尖锐湿疣，包括男性尿道内及女性阴道内皮损均可用此药，效果好。另外，还有 10%~25% 足叶草酯酊、50% 三氯醋酸溶液、5- 氟尿嘧啶软膏、5% 咪喹莫特霜等，均可使用。还可进行中医治疗，有中医内治法、联合外治法、内外结合治法等。对于巨大型尖锐湿疣，可考虑手术治疗。

四、 功能结局

约 90% 感染 HPV 患者能自然清除病毒，免疫系统在决定 HPV 感染的自然史和 HPV 所引起相关疾病结局上起重要作用，人体细胞免疫状态是影响 CA 发生转归的重要基础之一。

（一）生理功能方面

CA 患者经治疗后，疣体可完全消失，但复发率相当高。国内资料显示，3 个月内复发率为 30%~60%；国外资料显示，6 个月内复发率为 30%~70%。少数型的 HPV 与恶性肿瘤有关。

（二）心理功能方面

大多数 CA 患者终身有不同程度的抑郁、恐怖、焦虑等心理障碍；特别是反复发作的 CA 患者更明显。

（三）社会功能方面

CA 患者，特别是反复发作的 CA 患者 ADL 能力及其相关活动部分受限，自卑心理和朋友的不理睬等来自于社会的压力使 CA 患者社会交往受限；有的 CA 患者伴有严重的食欲下降和睡眠障碍，使劳动能力下降、职业受限；由于长时间治疗给肉体上和经济上带来双重压力，加之由于 CA 通过性接触传播，往往造成夫妻性生活不和谐，使 CA 患者生活质量严重下降。

五、 健康教育

CA 的预后一般良好，治愈率较高，但各种治疗均有复发可能。CA 的复发问题可以说是让患者最头痛的问题之一。因此，患有 CA 时，除了及时治疗，去除造成复发的各种因素外，同时让患者了解有关疾病的知识，积极参与配合治疗尤为重要。

（一）饮食起居

1. 营造舒适和谐的生活环境　CA 患者及其亲属应接受医生的建议，尽可能为患者营造一个舒适和谐、充满亲情的生活环境，和睦的家庭氛围与融洽的社会环境，可以帮助患者消除抑郁、恐惧、焦虑情绪，以增强患者战胜疾病的动力。

2. 性生活　注意：①患者是否同时有淋病奈瑟菌、衣原体、支原体、滴虫、真菌等病原体感染，如有应同时治疗；②患者配偶或性伴侣若有尖锐湿疣或其他性病，应同时治疗；③治疗期间避免性生活。

（二）自我锻炼

患者可根据自身情况，进行适当自我锻炼。运动方式主要有：散步、医疗体操、慢跑、日光浴、打太极拳等。

（三）休闲性作业

患者可根据个人兴趣，进行各种娱乐活动，如玩扑克、缝纫、球类、游戏、下棋等。作业治疗师对患者的娱乐功能进行评定，并指导患者，使其在娱乐活动中达到治疗疾病，促进康复的目的。

（四）注意事项

1. 治疗同时对患者讲解预防和减少复发的相关知识，通知性伴侣及时检查和治疗，积极治疗不良因素等。

2. 对患者进行防治知识的宣传教育，使他们树立自尊、自重、自强、自爱的思想观念，认识到生活放荡对家庭、社会、个人都不利，帮助患者提高认识，用暗示性语言告知性病所带来的危害，主动配合，减少再感染的机会，才有可能从根本上预防 CA 复发。

3. 保持轻松、乐观的态度，积极参加一些健康有益的活动。开诚布公地与家人沟通，必要时一起参加有关性病知识的学习，以取得他们的谅解、支持和关心，保持心情轻松、愉快。

思考题

1. CA 的康复评定内容有哪些？

2. CA 的康复方法有哪些？

3. CA 的物理治疗和作业治疗的目标和具体方法是什么？

4. CA 健康教育的主要内容是什么？

（黄　峰）

第四节　艾　滋　病

艾滋病（acquired immunodeficiency syndrome，AIDS）是由人类免疫缺陷病毒（HIV）感染引起机体免疫功能缺陷从而导致各种条件致病菌感染和恶性肿瘤的一种严重的性传播疾病。1981 年在美国发现首例病例，1982 年由美国疾病控制中心（Centers for Disease Control，CDC）正式命名为艾滋病，即获得性免疫缺陷综合征，在我国传染病防治法中被列为乙类传染病。目前本病的发病率在我国处于低流行阶段，但流行趋势十分严峻，有关艾滋病的防治问题也是全球最重要的公共卫生和社会问题。AIDS 由 HIV 感染引起。HIV 有两型，HIV-1 和 HIV-2，世界上的 AIDS 多由 HIV-1 所致。HIV 属于反转录病毒科中的慢病毒亚科，为正链单股 RNA 病毒。HIV 具有嗜淋巴细胞性，且具嗜神经性，HIV 可感染 CD_4^+ 淋巴细胞、B 细胞、单核细胞、巨噬细胞、骨髓干细胞及小神经胶质细胞等。HIV 感染的发病机制：HIV-1 进入人体后，HIV 快速复制导致血液和淋巴器官中出现高浓度的病毒，并可进入数种细胞（淋巴细胞、巨噬细胞、朗汉斯巨细胞及中枢神经系统中的细胞）。HIV 主要攻击对象是带 CD_4^+ 的 T 淋巴细胞和巨噬细胞。CD_4^+ 表位是对病毒包膜糖蛋白有亲和力的受体，可使 HIV 穿入细胞，HIV 穿入细胞内即释放 RNA，并在反转录酶的作用下转录成 DNA，形成前病毒 DNA，并与宿主细胞的 DNA 整合。此后病毒的 DNA 被宿主 RNA 转录为 mRNA，并翻译合成病毒所需的结构蛋白。RNA 与结构蛋白在细胞膜上重新装配成新的病毒颗粒，通过芽生而释放。在病毒快速复制的同时，免疫系统也开始形成对 HIV 的特异性免疫反应，当机体内出现针对 HIV 的特异性细胞毒性淋巴细胞后，体内的病毒水平开始下降，这种免疫反应不能消灭 HIV 感染，但它可以使病毒复制和清除间形成一种相对平衡的稳定状态。HIV 在宿主细胞中复制，宿主细胞死亡，周而复始。随着体内病毒载量的增加，CD_4^+ 细胞计数进行性或不规则地下降。当 CD_4^+ 计数低于 200/mm^3（正常低线的 50%）时，感染者的免疫系统遭到严重破损，导致免疫缺陷，则可发生各种机会性感染或肿瘤。AIDS 是全球最重要的公共卫生问题，截至 2015 年年底，全球约有 7800 万人感染艾滋病毒，其中累计约 3500 万人因此死亡，艾滋病毒已成为对人类健康最致命的威胁之一。截至 2016 年年底，我国报道存活艾滋病感染者和病人共 66.5 万，死亡 20.9 万，2016 年新报道发现艾滋病感染者和病人共 12.4 万。艾滋病的潜伏期长、隐蔽性强、传播途径多样化。主要传播途径有：①性传播：是艾滋病的主要传播途径；②静脉滥用毒品；③输血与应用血制品及不洁的注射；④母婴传播；⑤其他途径：如人工授精、器官移植、医务人员的意外针刺等。

一、康复评定

（一）生理功能评定

1. **疼痛评定**　采用视觉模拟评定法（VAS），具体评定参照本套教材《康复功能评定学》。每 2

周 1 次。

2. **运动功能评定** 采用 MMT 方法。具体评定参照本套教材《康复功能评定学》。

3. **心理功能评定** 参见本套教材《康复功能评定学》。

（二）结构评定

1. **症状体征** 潜伏期平均 8~10 年或更长。

（1）急性 HIV 感染：①有发热、乏力、咽痛、全身不适等上呼吸道感染症状；②个别有头痛、皮疹、脑膜脑炎或急性多发性神经炎；③颈、腋及枕部有肿大淋巴结，类似传染性单核细胞增多症；④肝脾大。

（2）无症状 HIV 感染：常无任何症状和体征。

（3）AIDS：①原因不明的免疫功能低下；②持续不规则低热超过 1 个月；③持续原因不明的全身淋巴结肿大（淋巴结直径大于 1cm）；④慢性腹泻多于 4~5 次 / 天，3 个月内体重下降大于 10%；⑤合并有口腔念珠菌感染、卡氏肺囊虫肺炎、巨细胞病毒（CMV）感染、弓形体病、隐球菌脑膜炎、进展迅速的活动性肺结核、皮肤黏膜的 Kaposi 肉瘤、淋巴瘤等；⑥中青年患者出现痴呆者。

2. **实验室检查**

（1）急性 HIV 感染：①外周血白细胞总数及淋巴细胞计数起病后下降，以后淋巴细胞计数上升，可见异型淋巴细胞；②CD_4/CD_8 比值 >1；③HIV 抗体一般经 2~3 个月才转阳，最长可达 6 个月，在窗口期抗体阴性；④少数患者初期血清 P_{24} 抗原阳性。

（2）无症状 HIV 感染：①HIV 抗体阳性，经确证实验证实者；②CD_4 淋巴细胞计数正常，CD_4/CD_8>1；③血清 P_{24} 抗原阴性。

（3）AIDS：①HIV 抗体阳性经确证实验证实者；②P_{24} 抗原阳性；③CD_4 淋巴细胞计数小于 $200/mm^3$ 或 $200~500/mm^3$；④CD_4/CD_8<1；⑤外周血白细胞、血红蛋白下降；⑥β_2 微球蛋白水平增高；⑦可找到上述各种合并感染的病原学或肿瘤的病理依据。

（三）活动评定

ADL 评定采用改良巴氏指数评定表。具体评定参照本套教材《康复功能评定学》。

（四）社会参与能力评定

主要进行生活质量评定。方法参见本套教材《康复功能评定学》。

二、 康复诊断

（一）生理功能障碍

1. **疼痛** 急性 HIV 感染期可有肌肉关节痛，AIDS 病变期因 HIV 致脑炎患者可出现头痛，致恶性肿瘤可伴疼痛感。

2. **运动功能障碍** 急性 HIV 感染期和无症状 HIV 感染期无明显活动受限，AIDS 病变期因各种机会性感染或恶性肿瘤可使患者日渐消瘦、衰竭呈恶病质，肌力及耐力明显下降。

（二）心理功能障碍

主要表现为否认、内疚、自责、寂寞、恐怖。否认是一种常见的心理反应，任何人都不愿承认，也不愿相信自己被 HIV 感染。这不仅是因为该病的无法治愈性，更主要的是因其特殊的感染途径而受到歧视，甚至失业，并连累家人；一旦被确诊感染 HIV 或 AIDS 会令患者检讨以往的生活习惯。曾经涉及"偏离正轨"的活动，如吸毒、滥交、卖淫、同性恋等，会使患者感到内疚和自责；另外，HIV/AIDS 患者普遍都会有被社会遗弃的感觉。他们有的失去伴侣和职业，有的被家人抛弃等，都会导致患者孤独和远离社群，即使患者在医院里仍有被隔离和寂寞的强烈感觉，使患者产生否认、内疚、自责、寂寞、恐怖等心理改变，有的还会产生报复社会心理。

（三）日常生活活动受限

急性 HIV 感染期和无症状 HIV 感染期的患者一般不会影响日常生活活动，但到了 AIDS 病变期，由于疾病的影响，根据病情的轻重，部分影响患者的进食、穿衣、行走、个人卫生等日常生活能力。

（四）参与能力受限

因为该病的特殊感染途径导致了人们对患者的歧视，以及本病的无法治愈性，增加了人们对该病的恐惧感，同时预防措施包括对患者及无症状携带者也应适当隔离等。所以一旦确诊，大部分患者会失去工作，最终会严重影响患者的生活质量、劳动、就业和社会交往等能力。

三、 康复治疗

本病治疗困难，目前尚无特效抗病毒药物，且不能彻底清除 HIV，但早期抗病毒治疗是治疗关键，能缓解病情，预防和减少机会性感染的发生，延长生存期。对急性 HIV 感染和无临床症状 HIV 感染者主要进行心理治疗和康复教育，避免传染他人。对于 AIDS 患者要以综合治疗为基础，积极实施康复治疗。康复治疗目标为稳定患者情绪，达到心理平衡，消除恐惧感，积极配合治疗，帮助他们重新找回自我，树立信心，提高生活质量。康复治疗方法主要包括物理治疗、作业治疗、心理治疗及健康教育等。

（一）物理治疗

运动疗法：具有维持和改善患者一般症状、维持体力、改善整体肌力及耐力的作用，提高机体免疫功能，对心理的调节也有一定的促进作用。方法：选择有氧运动。如步行、登楼梯、活动平板等，每次 30~60 分钟，每周 3~5 次。初次运动者从 5~10 分钟开始，逐渐增加运动时间。运动量要根据每个患者的具体情况而定，运动前后要有充分的准备活动和整理活动，一般各 10~15 分钟。因该类患者机体免疫功能低下及特殊的传染途径，所以要注意避免感冒，避免受伤。

（二）作业治疗

主要针对患者对疾病的恐惧心理，为患者播放一些轻音乐，进行一些放松训练。从而使患者身心都得到放松，暂时忘记病痛，达到提高生活质量的目的。

（三）心理治疗

心理治疗具有改善或消除 AIDS 患者恐惧、寂寞和自卑心理的作用。一般采用心理支持、帮助和疏导的方法。适当的心理治疗能使 AIDS 患者顺利渡过心理危险期，适当的心理支持是 AIDS 患者心理康复的重要的内容。另外，还应该提供有关该病的诊断、治疗和预后的最新信息，告诉患者有关此病治疗的进展情况，使患者了解疾病治疗成功的希望，从而调整心理，消除恐惧感，使之积极配合治疗。

物理治疗师应耐心倾听患者的诉说，并表示同情和理解，让患者表白心情，宣泄心中的不满，以缓解其心理压力，从而达到心理平衡，消除自卑感，充分信任医护人员，积极配合治疗。

（四）其他治疗

药物治疗主要包括：①抗反转录病毒联合治疗；②免疫调节治疗；③常见合并症的治疗，同时进行中西医结合治疗等。

四、 功能结局

（一）生理功能方面

一旦发展到 AIDS，病死率 100%，平均存活期仅 12~18 个月，部分 HIV 感染者、无症状带菌可达 10 年以上疾病仍无进展，是不易识别的重要传染源。

（二）心理功能方面

大多数 AIDS 患者在有限生存期内有不同程度的否认、内疚、自责、寂寞、恐怖等心理障碍。

（三）社会功能方面

急性 HIV 感染和无临床症状 HIV 感者一般不会影响日常生活活动，但由于本病的特殊性导致了人们对患者的歧视和患者自身害怕疾病传给家人、朋友，以及本病的防治策略，使他们社会交往受限、职业受限；AIDS 病变期患者，基本上是在病房内度过，使患者的社会交往及职业基本丧失，生活质量严重下降。

康复治疗可能部分改善 AIDS 患者的生理功能、心理功能、社会功能、缓解病情以及提高 AIDS 患者有限生存期内的生活质量，应早期介入。

五、 健康教育

由于 AIDS 迄今尚无真正有效的根治办法，还没有疫苗进行免疫预防，因此，在治疗的同时必须开展健康教育，向公众传播 AIDS 的有关知识、增强预防控制 AIDS 的信念、避免或减少高危行为，从而达到预防和控制 AIDS 流行的目的，在实施控制 AIDS 的全球战略中尤为重要。

（一）饮食起居

1. **营造舒适和谐的生活环境** 患者亲属应尽可能为患者营造一个舒适和谐、充满亲情的生活环境。由于社会的歧视和排斥，使许多艾滋病病毒和感染者生活在被社会甚至家庭抛弃的境况下，这种压力使得许多人由于担心自己的检测结果而拒绝接受检测，尽管他们中许多人都有感染艾滋病病毒的高危行为。和睦的家庭氛围与融洽的社会环境，可以帮助患者消除内疚、自责、寂寞、恐惧情绪，增强其战胜疾病的信心，延缓疾病的进展。患者生活要有规律，保证充足的休息睡眠等。

2. **饮食调节** 由于 AIDS 是由机体免疫功能缺陷而导致的一种严重的性传播疾病，因此患者在饮食上要加强营养，增加抵抗力。

（二）自我锻炼

患者可根据自身情况，进行适当自我锻炼。适当的运动可增加心肺功能，提高免疫力，提高患者的综合素质。运动方式主要有：散步、慢跑、日光浴、打太极拳、医疗体操等。根据病情选择合适的运动方式，并且一定要循序渐进、量力而行，同时重视运动中和运动后的感觉，出现不适症状应立即停止运动。

（三）休闲性作业

患者可根据个人兴趣，进行各种娱乐活动，如听音乐、玩扑克、下棋、缝纫、编织等。其目的是分散患者注意力，使其在娱乐活动中达到治疗疾病，促进康复的目的。

（四）注意事项

1. **提高公众对 AIDS 防治知识的认识**　调查显示，公众对 AIDS 缺乏科学正确的认识或仅仅一知半解。处在性活跃期且流动性较大的人群对 AIDS 的相关知识知之甚少，更不知道采取必要的保护措施，甚至感染了 HIV 也不知道去检测诊断。大多数 AIDS 感染者对 AIDS 也处于无知或不正确的认识状态，他们在正常生活中极为可能继续传播 HIV，危害健康人群；他们迟早要发病，也必将成为更严重的社会问题。因此，通过开展健康教育向公众传播 AIDS 的有关知识是当务之急。

2. **改变公众对 HIV 感染者和 AIDS 患者的看法和态度**　公众对 HIV 感染者和 AIDS 患者的恐惧、歧视、不愿意提供服务等态度，给 HIV/AIDS 的检测和预防带来困难。要利用健康教育的理论方法和策略，对公众进行健康教育干预，予其知识、变其态度、善其言行，最终达到大家都能理解 HIV 感染者和 AIDS 患者，并关心、关爱他们，造成一种良好的气氛，使 HIV 感染者能主动检测，做好预防和控制措施。

3. **控制、降低高危行为的发生**　高危行为不能被有效控制是造成 AIDS 流行的最重要也是最直接的原因。因此，控制、降低高危行为的发生，对控制 AIDS 流行至关重要。加强全社会特别是重点高危人群的健康教育是预防和控制 AIDS 的有效方法。通过健康教育，让人们充分了解 AIDS，避免发生有可能导致 HIV 感染的危险行为，就能有效地预防和控制 AIDS。

4. **促使潜伏 HIV 感染者主动检测**　AIDS 的有效控制手段是加大监测力度，提高自愿检测的比例。一方面通过健康教育让人们明白 AIDS 的危害，HIV 感染不被发现的危害和严重性；另一方面还要让人们了解如何保护自己，如何关爱别人，关爱别人的意义和对自己的好处，让人们了解自愿检测的安全性、重要性和必要性。只有这样才能提高人们自愿检测的比例。

思考题

1. AIDS 康复方法有哪些？物理治疗的目标和具体方法是什么？
2. AIDS 的功能结局包括哪几方面？
3. AIDS 健康教育的主要内容是什么？

（黄　峰）

第十章
眼科、耳鼻喉科、口腔科疾病康复

眼、耳、鼻、咽喉和口腔是人体头面部重要的器官，它们不仅是人体丰富表情和内在心理体验表达的重要载体，同时还是视觉、听觉、嗅觉和味觉等重要的感觉器官，并担负着呼吸、咀嚼和吞咽等维持个体生存的重要职能。五官的整体结构和功能健全，是个体生命活动和社会职能完整体现的物质基础。本章较为完整地介绍了五官科常见疾病的康复，在康复功能评定的基础上，使康复专业人员能比较全面地掌握五官科常见疾病的康复治疗技术。

第一节　眼科疾病康复

本节主要介绍睑腺炎、睑板腺囊肿、睑缘炎、上睑下垂、泪腺炎、泪囊炎、结膜炎、角膜炎、巩膜炎、白内障、玻璃体疾病、葡萄膜炎、视神经炎、视神经萎缩及眶蜂窝织炎的康复治疗。

睑腺炎（hordeolum）是指化脓性细菌侵入眼睑腺体而引起的一种急性炎症，又称麦粒肿。睑板腺受感染，称为内睑腺炎，眼睑皮脂腺或汗腺感染则为外睑腺炎。致病菌大多为葡萄球菌，特别是金黄色葡萄球菌。主要表现为眼睑红、肿、热、痛，常形成黄色脓点、硬结，可自行破溃，睑腺炎破溃后炎症明显减轻。可有耳前或颌下淋巴结肿痛。

睑板腺囊肿（chalazion）又称霰粒肿，是睑板腺特发性慢性非化脓性炎症。通常由纤维结缔组织包裹，囊内含有睑板腺分泌物及包括巨噬细胞在内的慢性炎症细胞的浸润。睑板上可触及境界清楚的韧性肿块。继发感染时，眼睑红肿、疼痛，临床表现与内睑腺炎相同。

睑缘炎（blepharitis）是指睑缘表面、睫毛毛囊及其腺组织的亚急性或慢性炎症，主要分为鳞屑性、溃疡性和眦部睑缘炎三种，不同分型其病因亦有所不同。鳞屑性睑缘炎是由于睑缘的皮脂溢出所造成的慢性炎症。溃疡性睑缘炎是睫毛毛囊及其附属腺体的慢性或亚急性化脓性炎症。大多为金黄色葡萄球菌感染引起，也可由鳞屑性睑缘炎感染后转化而来。此外，屈光不正、视疲劳、营养不良、不良卫生习惯和使用劣质化妆品也可能是鳞屑性及溃疡性睑缘炎的诱因。眦部睑缘炎多数因莫-阿双杆菌感染引起，也可能与维生素 B_2 缺乏有关。患者多有眼痒、刺痛和烧灼感，但不影响视力。

上睑下垂（ptosis）是上睑提肌和 Müller 平滑肌的功能不全或丧失，致使一侧或双侧上睑明显低于正常位置。轻者并不遮盖瞳孔，但影响外观；重者部分或全部遮盖瞳孔，影响视功能。先天性者多为动眼神经核或上睑提肌发育不良，为常染色体显性或隐性遗传。获得性者由眼睑本身病变或神经系统及其他全身性疾病所致，如动眼神经麻痹、上睑提肌损伤、交感神经疾病、重症肌无力、上睑的炎性肿胀或新生物等。

泪腺炎（dacryoadenintis）是各种原因引起的泪腺组织炎症性疾病的总称，临床上按其起病的缓急分为急性和慢性两种。急性泪腺炎多为病原体感染所致，以金黄色葡萄球菌或肺炎链球菌常见。感染途径可为眼睑、结膜、眼眶或面部化脓性炎症直接扩散，远处化脓性病灶转移，或来源于全身感染。表现为泪腺部疼痛、有流泪或脓性分泌物，检查见眶外上方肿胀、触痛，上眼睑呈 S 形弯曲，表皮红肿，伴炎性上睑下垂。相应泪腺导管开口处球结膜水肿、充血。慢性泪腺炎是病程进展缓慢的一种增殖性炎症，除因急性泪腺炎转变而来，常见于良性的淋巴细胞浸润、淋巴瘤、白血病或结核患者等。表现为泪腺肿大，但无疼痛可仅有轻压痛。

泪囊炎（dacryocystitis）分为急性和慢性两种。急性泪囊炎大多在慢性泪囊炎的基础上发生，最常见的致病菌为金黄色葡萄球菌或溶血性链球菌。表现为泪囊区局部皮肤红、肿、热、痛，炎症可扩展到眼睑、鼻根和面颊部，甚至可引起眶蜂窝织炎，可出现脓肿并破溃，严重时可出现畏寒、发热等全身不适。慢性泪囊炎多继发于鼻泪管狭窄或阻塞，泪液滞留于泪囊之内，伴发细菌感染引起。常见致病菌为肺炎链球菌、链球菌、葡萄球菌等。主要表现为泪溢，挤压泪囊区，有黏液或黏液脓性分泌物自泪小点流出。本病多见于中老年女性，其发病与沙眼、泪道外伤、鼻炎、鼻中隔偏曲、下鼻甲肥大等因素有关。

结膜炎（conjunctivitis）是由于结膜本身的防御能力减弱或外界刺激因素的增强，引起结膜组织的炎症发生，表现为结膜血管扩张，渗出和细胞浸润。致病原因有病原微生物（如细菌、病毒、衣原体）感染，物理性刺激和化学性损伤，或部分免疫性疾病等。常表现为眼部异物感、烧灼感、发痒、畏光、流泪、分泌物增多症状。检查发现结膜充血、水肿、渗出物、乳头增生、滤泡、假膜和真膜、肉芽肿、假性上睑下垂、耳前淋巴结肿大等。

角膜炎（keratitis）是由于角膜防御功能减弱时，外界或内源性致病因素引起的角膜组织炎症。分为感染源性、内源性和局部蔓延性。角膜炎目前多按其致病原因分类，如细菌性、病毒性、真菌性、棘阿米巴性、免疫性、营养不良性、神经麻痹性及暴露性角膜炎等。最常见症状为眼痛、畏光、流泪、眼睑痉挛等，常伴有不同程度的视力下降。典型体征为睫状体充血、角膜浸润及角膜溃疡形成，严重者可伴虹膜睫状体炎或前房积脓，甚至发生角膜穿孔。

巩膜炎（scleritis）是巩膜基质层的炎症。由免疫介导的血管炎引起，病因与全身感染性疾病、自身免疫性结缔组织疾病及代谢性疾病有关。多发生于中青年人，女性多见。病理特征为细胞浸润，胶原纤维破坏和血管重建。常出现眼部明显不适、畏光、流泪、疼痛及视力减退，疼痛在夜间加重，常引起同侧头痛或面部疼痛。

白内障（cataract）为晶状体浑浊。任何影响眼内环境的因素如衰老、遗传、代谢异常、外伤、辐射、中毒、局部营养障碍等均可引起晶状体蛋白发生变性，形成混浊。白内障按病因可分为年龄相关性、外伤性、并发性、代谢性、中毒性、辐射性、发育性和后发性等白内障，按发病时间分为先天性和后天获得性。可引起不同程度的视力障碍，其他症状有对比敏感度下降，屈光度的改变、单眼复视或者多视，畏光和眩光、色觉改变以及程度不等的视野缺损等；检查发现晶状体混浊。是我国首位的致盲原因。

玻璃体疾病（vitreous body disease）是指玻璃体受周围组织病变影响而发生的变性、出血、渗出等病理变化，表现为玻璃体混浊、液化、纤维膜的形成和收缩。玻璃体疾病与年龄相关，随着年龄增加，玻璃体凝胶状态破坏，出现玻璃体液化。玻璃体积血多因内眼血管性疾患和损伤引起，也可由全身性疾患引起。常见症状为眼前有漂浮物，明显的玻璃体混浊可引起视力下降，严重者仅留有光感。眼底检查及裂隙灯检查，可见玻璃体内有不同形状大小，不同程度的混浊，严重者看不到眼底。

葡萄膜炎（uveitis）是主要的致盲性眼病之一。葡萄膜炎的病因分为外因性、继发性和内因性，包括由于眼外伤或手术后病原体直接感染、理化因素及毒气毒液刺激、继发于眼球本身或附近组织的炎症、眼内病变毒素刺激、身体内其他部位病原体或其毒素通过血行播散以及免疫异常或其他全身病症等。按照解剖部位分为前葡萄膜炎（包括虹膜炎及虹膜睫状体炎），主要表现为眼部疼痛、眼红、畏光、流泪、视力下降；中间葡萄膜炎（周边葡萄膜炎或睫状体炎）表现为眼前黑影，视物模糊，重者可出现中心视力及周边视力减退；后葡萄膜炎（包括脉络膜炎、脉络膜视网膜炎、视神经脉络膜视网膜炎等），当渗出致玻璃体混浊时出现眼前黑影或雾视，波及黄斑及引起视网膜水肿或脱离时，视力严重受损并出现视野缺损、视物变形等；以及全葡萄膜炎（包括感染引起的眼内炎和非感染的过敏性或中毒性炎症等）。并发症包括白内障、继发性青光眼、黄斑水肿、黄斑退行性病变及视网膜脉络膜脱离等。

视神经炎（optic neuritis）泛指视神经的炎性脱髓鞘、感染、非特异性炎症等疾病。因病变损害的部位不同而分为视神经盘炎（papillitis）及球后视神经炎（retrobulbar neuritis）。多为单侧性，视神经盘炎多见于儿童，表现为患眼视力突然急剧下降，视野缩小。眼底检查见视神经盘充血、水肿，生理凹陷消失，周围视网膜水肿、出血及渗出物。球后视神经炎多见于青壮年，表现为视力下降严重，甚至只有光感或失明，眼球后痛，瞳孔常中等或极度散大，眼底检查正常。

视神经萎缩（optic atrophy）指任何疾病引起视网膜节细胞及其轴突发生的病变，一般发生于视网膜至外侧膝状体之间的神经节细胞轴突变性。颅内高压或炎症、视网膜病变、视神经病变，眶内或颅内压迫性病变、眶部或者头部外伤、代谢遗传等均可引起视神经萎缩。常有不同程度的中心性视力减退或丧失及视野缺损，眼底检查可见视神经盘色淡或苍白，边界清楚，视杯可见筛孔。

眶蜂窝织炎（orbital cellulitis）指眶内软组织急性细菌感染，是儿童眼球突出的最常见病因，不仅严重影响视力，而且可引起颅内并发症或败血症而危及生命。多由眶周结构感染灶向眶内蔓延，以鼻窦、鼻腔及牙齿最为常见，其次为面部疖肿、睑腺炎，也可由眶骨膜炎、眶外伤伴眶内异物存留、手术后感染等引起。致病菌常由邻近区域静脉血流蔓延而来，多为葡萄球菌、链球菌，儿童以流感嗜血杆菌为主。轻者表现为眼睑充血水肿，重者表现为全身中毒症状，发热、神志委靡，急性重病面容，眼睑红肿，眼球明显前突，眼球运动明显受限甚至固定；球结膜充血、高度水肿，严重者球结膜突出于眼裂之外，睑裂闭合不全，暴露性角膜炎，角膜溃疡。

一、 康复评定

（一）功能评定

1. **疼痛评定**　眼部和头面部疼痛可采用视觉模拟评分法（VAS）或简式 MPQ 疼痛问卷量表（SF-MPQ）进行疼痛评定。

2. **视觉功能评定**　视力分为中心视力与周边视力，周边视力即视野。中心视力分为远视力和近视力，代表视网膜黄斑区的视觉敏锐度。远视力检查常用视力表进行测定，两眼分别进行，先右后左，如视力明显下降无法测定，则查指数、手动，必要时查光感；近视力检查应用标准近视力表进行检查；婴幼儿视力检查应与行为相结合。视野检查通过对比受检者与检查者的视野，可粗略检查视野有无缩小；也可用弧形视野计、平面视野计、Amsler 方格、Goldmann 视野计和自动视野计等进行视野检查。此外，尚可评定色觉、立体视力等。

3. **心理功能评定**　常使用汉密尔顿焦虑、抑郁量表进行评定。

（二）结构评定

1. **视诊**　常见眼部的畸形、瘢痕、肿胀、充血等结构改变。眼部的畸形主要是上睑下垂，下睑内翻倒睫，眼睑瘢痕，挛缩畸形影响眼睑的开合活动。

2. **眼科专科检查** 可发现眼部结构异常，包括白内障患者裂隙灯显微镜检查可见晶状体混浊；检眼镜检查：视神经萎缩可见视神经盘苍白、视网膜动脉变细等；眼底荧光血管造影：能了解眼底血液循环的细微结构动态变化以及功能上的改变。

3. **影像检查**：包括 X 线检查、超声探查、CT 扫描、磁共振成像（MRI）等，可以显示眼部结构和病理变化。

（三）活动评定

ADL 评定可采用改良 Barthel 指数评定表和功能独立测量量表（FIM）。

（四）参与评定

主要包括社会生活能力、就业能力、生活质量的评定。常使用 WHO 提供的《社会功能缺陷筛选表》进行社会生活能力的评定。生活质量评定可采用中文版健康状况调查问卷（SF-36）。

二、康复诊断

（一）生理功能障碍

1. **疼痛** 一般炎症性的眼科疾病都有局部疼痛，严重者如巩膜炎、葡萄膜炎和眶蜂窝织炎患者伴有头痛和面部疼痛。

2. **视觉障碍** 包括视力减退及视野的异常。眼内与产生视觉直接有关的结构如眼的折光系统（由角膜、房水、晶状体和玻璃体组成）和感光系统（视网膜），以及视觉通路的病变均会引起视觉的异常。眼部腺体的炎症不会引起视觉障碍，而上睑下垂、眼睑瘢痕等则可能会影响视力。角膜炎、白内障、玻璃体病主要引起视力的下降，感染性角膜炎可致严重损害视力，甚至可摧毁眼球。视束、视交叉或视放射的病变主要引起的视野的缺损。

3. **感觉异常** 可出现眼部刺痛、胀疼、瘙痒、异物感、畏光等感觉异常。常见于角膜炎症、急性虹膜炎或急性虹膜睫状体炎、青光眼等疾病。

4. **运动异常** 主要包括眼球的运动异常及睑提肌异常。眼球的运动主要是由动眼神经、滑车神经、展神经支配，所以单纯的眼科疾病不能引起眼球运动的异常；眶蜂窝织炎严重者可出现眼球运动受限甚至固定。睑提肌的异常临床最常见的疾病为上睑下垂。

（二）心理功能障碍

急、慢性眼科炎性疾病会有眼部的疼痛、胀、痒、畏光等不适，引起患者焦虑；视力下降常伴有不同程度的焦虑、抑郁等情绪问题；结构上的畸形，瘢痕等会影响美观，以及眼病的治疗给个人、家庭带来的经济负担等，都会不同程度地加重患者的心理负担。

（三）日常生活活动受限

眼科疾病引起的视力障碍，对许多日常活动会产生影响，特别是阅读和书写功能，对自理活动、转移能力及家务活动的也造成影响。

（四）社会参与受限

视力障碍患者活动能力下降，影响其工作和生活的正常进行，其个人以及社会角色的实现有障碍，从而导致其生存质量大大下降。

三、 康复治疗

眼部的炎症性疾病，原则上以抗感染、止痛、促进炎症吸收等治疗为主。上睑下垂，如为先天性的以手术治疗为主，如果为神经系统或者其他眼部及全身性疾患导致的上睑下垂，均应以病因治疗为主，再辅以康复治疗，综合治疗后仍疗效不佳者，可考虑手术治疗。白内障的治疗原则为减轻视力损伤，改善晶状体透明度，改善视觉功能。玻璃体疾病应促进玻璃体内渗出物吸收，恢复视力。

（一）物理治疗

1. 超短波疗法　采用小功率治疗仪，单极法，急性期无热量，每次 8 分钟；慢性期微热量，每次 10~15 分钟，每日 1 次，治疗 5~10 次。视神经炎将两极置于眼前及侧方斜对置，微热量，每次 15 分钟，1~2 天 1 次，10~15 次为 1 个疗程。

2. 音频电疗法或调制中频电疗法　常用于眼睑瘢痕、硬结形成及外伤性白内障。两个小条状电极并置或眼枕法，耐受量，每次 20 分钟，每天 1 次，15~20 次为 1 个疗程。

3. 直流电离子导入疗法　炎症时用抗生素离子导入，眼睑瘢痕、硬结时用透明质酸酶离子或碘离子导入，视神经炎时直流电导入维生素 B_1 或碘离子，白内障和玻璃体疾病时可以选择碘离子、维生素 C、决明子提取液导入，眼枕法，每次 20 分钟，每天 1 次，10~15 次为 1 个疗程。

4. 紫外线疗法　低压汞灯直接照射或通过石英导子照射。照射注意保护角膜，弱红斑量照射，每日 1 次，治疗 3~5 次。主要用于睑缘炎的治疗。

5. He-Ne 激光疗法　低能量 He-Ne 激光散焦照射，3~5mW，每次 5 分钟，每日 1 次，15 次为 1 个疗程。用于泪腺炎及泪囊炎的治疗。

6. 冷热敷疗法　用于炎症的治疗。炎症初起红肿严重时行冷敷；炎症局限时行热敷，每次 10~15 分钟，每日 3~4 次。

7. 运动疗法　主要应用于神经源性上睑下垂的治疗。根据上睑肌力水平，选择相应的肌力训练方式。

（二）作业治疗

严重视力障碍者需要进行日常生活能力和环境适应能力训练，同时应加强对居住环境的改造。

（三）康复辅具

对于低视力患者来说，采用光学助视器和非光学助视器改进他们的视觉活动能力，使他们利用残余视力工作和学习，以便获得较高的生活质量。此外，配备适当的助行工具如手杖、助行器等可帮助视力下降的患者提高独立能力。

（四）心理治疗

开展心理疏导，使患者正确对待疾病，调整心态，逐步克服社交心理压力。

（五）其他治疗

1. **药物治疗**　炎症性疾病根据情况局部或全身应用抗生素治疗，根据疾病种类、病程等选择激素、血管扩张剂、神经营养药、维生素等药物治疗。

2. **积极治疗原发眼病或导致视觉障碍的原发疾病**

3. **结膜囊或泪道冲洗**　有助于消除病灶部位炎症，促进泪道通畅，局部灌注抗感染药物也有利于炎症的恢复。

4. **屈光矫正和视力训练**

5. **外科治疗**　眼科医生根据病情选择手术治疗，如严重的瘢痕性睑内翻、瘢痕性睑外翻需要手术矫治，白内障影响工作和日常生活是考虑手术治疗，当玻璃体疾病合并视网膜病变时应尽早手术治疗等。

四、 功能结局

（一）身体功能方面

眼科炎症性疾病大多预后良好，但年老体弱患者，感染控制不及时，炎症可能扩散，甚至引起海绵窦脓毒血栓或败血症而危及生命。少部分睑缘炎可引起眼睑变形、泪溢致形象受损。部分角膜炎、视神经炎和玻璃体疾病患者出现不同程度的视力受损，甚至致盲。巩膜炎较易复发。白内障手术治疗效果一般较好。

部分患者视力下降、畸形及疾病反复可以导致患者焦虑和抑郁情绪。

（二）日常生活方面

大部分眼科疾病治愈后不影响日常生活。部分患者因视力障碍，出现日常生活活动障碍，特别是阅读和书写功能，自理活动、移动能力及家务活动等受到影响，通过训练及辅助器具的使用，大部分可重新达到生活自理。

（三）社会参与方面

大部分眼科疾病治愈后不影响重返工作社会，部分视力障碍患者活动能力下降，难以胜任病前的社会角色，从而导致其生存质量大为下降，通过训练及辅助器具的使用，以及训练使用导盲犬辅助，大部分可再就业及重返社会。

五、 健康教育

1. **饮食家居**　注意卫生习惯培养，注意营养，适当补充复合维生素 B，注意休息，减少用眼疲劳。视力障碍患者需调整家居布置。

2. **自我锻炼**　注重体育锻炼，增强体质。

3. **预防**　进行眼病防治的宣教，注重用眼健康。积极预防眼外伤，出现伤害及时正确诊治；发生炎症时，严禁用手挤压，以免引起炎症扩散及感染；治疗全身性疾病。

思考题

1. 眼科常见的疾病有哪些？
2. 眼科常见的疾病可出现哪些功能受限？如何进行康复评定？
3. 眼科常见疾病的康复治疗方法有哪些？
4. 试述眼科常见疾病的功能结局。
5. 对眼科疾病患者应该进行哪些健康教育？

（刘　鹏）

第二节　耳科疾病康复

本节主要介绍耳廓化脓性软骨膜炎、外耳道炎、分泌性中耳炎、急性化脓性中耳炎、慢性化脓性中耳炎、梅尼埃病、良性阵发性位置性眩晕、突发性耳聋的康复治疗。

耳廓化脓性软骨膜炎（suppurative peribhondritis of auricle）多因外伤感染，引起耳廓软骨膜的急性化脓性炎症，由于炎症渗出液压迫可使软骨缺血坏死，影响耳廓正常形态和生理功能。常见致病菌有铜绿假单胞菌、金黄色葡萄球菌、链球菌及大肠埃希菌等。原因有创伤、烧伤、冻伤、手术、针刺、打耳环孔等。患者耳廓红肿、疼痛、触痛明显，重者有发热等全身症状。发展迅速可形成脓肿、软骨坏死，可遗留耳廓畸形。

外耳道炎（external otitis）是外耳道皮肤或者皮下组织的急性化脓性炎症，分为外耳道疖和弥漫性外耳道炎。常因挖耳、外耳道进水、化脓性中耳炎流入外耳道，以及全身性疾病抵抗力下降等引起。常见致病菌为金黄色葡萄球菌、链球菌、铜绿假单胞菌和变形杆菌。外耳道疖是外耳道皮肤毛囊和皮脂腺的局限性化脓性炎症，表现为剧烈疼痛，张口、咀嚼时加重，可放射到同侧头部，严重者可以有全身症状，耳前或耳后淋巴结肿痛，疖破溃时有稠脓流出。弥漫性外耳道炎表现为明显耳痛、耳内灼热感，疼痛在咀嚼说话时加重，耳廓牵拉痛及耳屏压痛，外耳道有分泌物积聚、流出，皮肤弥漫性红肿，外耳道狭窄，耳周淋巴结肿痛。

分泌性中耳炎（secretory otitis media）是以鼓室积液及听力下降为主要特征的中耳非化脓性炎性疾病。是引起小儿听力下降的重要原因。病因复杂，目前认为与咽鼓管功能障碍（咽鼓管阻塞、咽鼓管的清洁防御功能障碍）、中耳局部感染和免疫反应相关。主要表现为耳痛、听力下降、自听增强、耳内闭塞感、耳鸣等。

急性化脓性中耳炎（acute suppurative otitis media）是细菌感染引起的中耳黏膜的急性化脓性炎症。主要致病菌是肺炎链球菌、流感嗜血杆菌、乙型溶血性链球菌、葡萄球菌等。常通过咽鼓管途径、外耳道 - 鼓膜途径、血行感染侵袭发病。以耳痛、耳内流脓、鼓膜充血穿孔为特征，全身及局部症状较重，听力下降并伴耳鸣，鼓膜穿孔后全身及局部症状可以缓解。耳镜检查见鼓膜充血、肿胀，紧张部穿孔；听力检查可见传导性耳聋。血常规常见白细胞及中性粒细胞计数升高。

慢性化脓性中耳炎（chronic suppurative otitis media）是中耳黏膜、骨膜或深达骨质的慢性化脓性炎症。病变可侵犯鼓室、鼓窦、乳突和咽鼓管。主要临床特点为反复耳流脓、鼓膜穿孔及听力下降。急性化脓性中耳炎未恰当而彻底的治疗、全身或者局部抵抗力下降、细菌毒性过强等均可以致使炎症迁延为慢性，导致中耳炎反复发作。此外，鼻、咽部的慢性疾病与本病相关。常见的致病菌为金黄色葡萄球菌，铜绿假单胞菌等。分为单纯型、骨疡型、胆脂瘤型三种类型。

梅尼埃病（Meniere's disease）是以膜迷路积水为病理特征，以发作性眩晕、耳聋、耳鸣和耳胀满感为临床特征的特发性内耳病。病因迄今未明，由于内淋巴产生和吸收失衡，病理表现为膜迷路积水膨大，膜蜗管和球囊较椭圆囊及壶腹明显。典型症状为发作性眩晕，波动性、渐进性听力下降，耳鸣和耳闷胀感及压迫感。

良性阵发性位置性眩晕（benign paroxysmal positional vertigo，BPPV）是头部运动到某一特定位置时诱发的阵发性短暂的眩晕及眼震。是一种常见的自限性外周性眩晕疾病，亦称为耳石症。病因与迷路老化、椭圆囊斑变性而致耳石沉积于半规管或壶腹嵴有关。以后半规管位置性眩晕最为常见。常发生于坐卧体位改变、俯身、低头或仰头时，激发头位时出现强烈旋转性眩晕，伴眼震，恶心及呕吐。

突发性耳聋（sudden hearing loss）是指突然发生的原因不明的感音神经性聋，多在三天内听力急剧下降，至少在相连 2 个频率听力下降≥20dB，可伴有耳鸣、眩晕、恶心、呕吐。多见于中年人，病因不详，可能与病毒感染、迷路水肿、迷路供血障碍，自身免疫反应，精神心理因素，药物中毒等因素相关。

一、 康复评定

（一）功能评定

1. **疼痛评定** 耳痛强度可采用视觉模拟评分法（VAS）进行疼痛评定。

2. **听力功能评定** 临床听力检查包括主观测听和客观测听。常用的主观测听方法包括语言检查法、表实验、音叉实验、纯音听阈及阈上功能测试等。客观测听有声导抗测试、电反应测听及耳声发射测听等。

听力残疾共分为四级：

（1）一级：听觉系统的结构和功能方面极重度损伤，较好耳平均听力损失≥91dB HL，在无助听设备帮助下，不能依靠听觉进行言语交流，在理解和交流等活动上极度受限，在参与社会生活方面存在极严重障碍。

（2）二级：听觉系统的结构和功能重度损伤，较好耳平均听力损失在 81~90dB HL 之间，在无助听设备帮助下，在理解和交流等活动上重度受限，在参与社会生活方面存在严重障碍。

（3）三级：听觉系统的结构和功能中重度损伤，较好耳平均听力损失在 61~80dB HL 之间，在无助听设备帮助下，在理解和交流等活动上中度受限，在参与社会生活方面存在中度障碍。

（4）四级：听觉系统的结构和功能中度损伤，较好耳平均听力损失在 41~60dB HL 之间，在无助听设备帮助下，在理解和交流等活动上轻度受限，在参与社会生活方面存在轻度障碍。

3. **位置诱发试验** Dix-Hallpike 试验或者滚转试验可诱发眩晕及眼震，有助于诊断 BPPV。

4. **平衡功能评定** 使用观察法、Berg 平衡量表评定，或者平衡测试仪评定。具体评定参照本套教材《康复功能评定学》。

5. **心理功能评定** 常使用汉密尔顿焦虑、抑郁量表进行评定。

（二）结构评定

通过视诊或借助耳镜检查可了解耳廓畸形及外耳道肿胀、狭窄，鼓膜红肿及穿孔等。

CT 和 MRI 等影像学检查可了解中耳、内耳及乳突内有无病变，颞骨、乳突有无骨折破坏，内颅脑无明显器质性病变等。

（三）活动评定

可采用改良 Barthel 指数评定表和功能独立测量量表（FIM）对 ADL 进行评定。

（四）参与评定

常使用 WHO 提供的《社会功能缺陷筛选表》进行社会生活能力的评定。生活质量的评定常使用中文版健康状况调查问卷（SF-36）。

二、 康复诊断

（一）生理功能障碍

1. **疼痛** 耳部炎症性疾病均可引起疼痛。疼痛部位与发病部位相关，可为耳内及耳周疼痛，严重者可以放射至同侧头部。

2. **听力障碍** 外耳道炎、急慢性中耳炎等常引起传导性耳聋；突发性耳聋可引起感音神经聋；胆脂瘤型中耳炎晚期病变波及耳蜗，可引起混合性耳聋或感音神经性聋。

3. **感觉障碍** 外耳道炎、分泌性中耳炎、梅尼埃病可有耳胀闷感、弥漫性外耳道炎可有灼热感。

4. **平衡功能障碍** 梅尼埃病、BPPV、突发性耳聋等耳科疾患常引起前庭周围性眩晕即真性眩晕，发病突然，较剧烈，持续时间短，患者常感四周景物旋转或摇摆，转头或者睁眼可以使症状加重。

（二）心理功能障碍

听力受损可出现交流障碍，耳痛、耳鸣患者睡眠状况差，外耳畸形影响患者形象等因素，均可导致患者出现情绪焦虑和抑郁。

（三）日常生活活动受限

患者严重听力受损可致交流障碍，眩晕发作时会对转移和日常生活产生明显的影响。

（四）社会参与受限

听力下降致患者的交流能力下降，眩晕反复发作不仅影响其个人生活和工作，也限制了其社会参与能力，患者的生活质量均可受影响。

三、 康复治疗

治疗原则：消炎、止痛，防止炎症扩散，促进疾病痊愈，预防继发性损伤。以溢液为主的耳科疾病应改善组织血液循环，促进积液的吸收，消除炎症水肿，防止继发感染，减少听力损害；突发性聋的治疗原则是改善内耳组织微循环，增加血液氧的携带量；梅尼埃病调节自主神经功能，改善内耳微循环，解除迷路积水等；BPPV 进行手法复位。

（一）物理治疗

1. **超短波 / 短波疗法**　患耳对置或斜对置，无热或微热量，每次 10~15 分钟，每日 1 次，7~10 次为 1 个疗程。用于耳部炎症性疾病，急性期用无热量。

2. **微波疗法**　用小圆形辐射器对准患耳部，距离 7cm，10~15W，每次 10 分钟，每日 1 次，7~10 次为 1 个疗程。主要应用于慢性化脓性中耳炎。

3. **共鸣火花疗法**　采用锥状电极，伸入外耳道内，中等剂量，每次 3~5 分钟，每日 1 次，5~8 次为 1 个疗程，用于外耳道炎症吸收期或者伴有湿疹时，或用于血管系统功能障碍所致的耳鸣。

4. **直流电离子导入法**　将浸有药液的棉花条塞入外耳道内，外端与衬垫、电极相连，辅助电极置于颈后，每次 15~20 分钟，每日 1 次，10~15 次为 1 个疗程。碘离子导入可用于慢性炎症或神经性耳聋。

5. **紫外线疗法**　对于外耳道和中耳炎症，3% 过氧化氢清洁外耳道后，应用体腔紫外线直接照射，4MED 开始，每日或隔日 1 次，每次增加 1MED，治疗 3~6 次。耳廓化脓性软骨炎，予紫外线局部照射，急性化脓性中耳炎予患侧乳突区照射，4~6MED，每日或隔日 1 次，每 1 个疗程 3~5 次。

6. **红外线疗法**　采用红外线辐射器，每次 15~20 分钟，每日 1 次，治疗 10~15 次。应以患部有舒适的温热感为宜，用于炎症感染吸收期，以减少局部溢液，治疗时注意保护眼部，急性化脓期禁用。

7. **重复经颅磁刺激**　对神经性耳鸣有一定的疗效。

8. **高压氧疗法**　主要用于突发性耳聋的治疗。

9. **体外反搏疗法**　主要用于突发性耳聋的治疗。

10. **运动治疗**　主要是前庭功能训练，改善平衡功能，提高已经化学或者手术迷路切除的梅尼埃患者及 BPPV 患者耳石复位后的姿势稳定性。指导患者循序渐进地完成在卧姿、坐姿、站姿及运动条件下的各种形式的活动；根据患者的疾病和功能缺陷进行针对性训练，包括注视稳定性练习、视觉跟踪练习、本体感觉依赖性练习、提高静态及动态姿势稳定性的练习。利用平衡仪、虚拟现实系统进行前庭功能训练等。此外，BPPV 患者还可应用体位疗法进行治疗。

11. **耳石症复位治疗**　用于 BPPV 患者。

12. **语言治疗**　人工耳蜗植入术后的患者须进行听觉言语康复训练，训练的目的包括重建或者增进人工耳蜗植入患者的听觉能力，重建或者改善患者的言语能力。

（二）康复辅具

对严重听力下降者，可佩带助听器。通过人工耳蜗植入是帮助重度或者极重度聋者获得或恢复部分听力。

（三）心理治疗

耳科疾病中，尤其是以听力受损、眩晕为主要表现的疾患，需进行心理支持治疗。

（四）其他治疗

1. **药物治疗**　对于感染导致的炎症性耳科疾病，选择敏感抗生素治疗，也可局部用药。对突发性耳聋的患者使用神经营养药和改善血液循环的药物等。眩晕发作时选用脱水剂、抗组胺药、镇静剂或自主神经调整药物。

2. 外科治疗 对鼓室内有积液者，或急性化脓性中耳炎全身及局部症状较重，可选用鼓膜穿刺术或鼓膜切开术。严重的慢性化脓性中耳炎如胆脂瘤型中耳炎行乳突根治术。对于梅尼埃病眩晕发作频繁、剧烈、长期保守治疗无效者，耳鸣且耳聋严重者可以考虑手术治疗；严重的感音神经性耳聋，可考虑人工耳蜗植入。

四、 功能结局

（一）身体功能方面

大部分耳科疾病结局良好。化脓性软骨膜炎治疗不及时可遗留耳廓畸形；极少数外耳道及中耳严重者感染可破坏骨质，侵及颞下窝，也可引起脑膜炎、脑脓肿甚至死亡；部分梅尼埃病、BPPV 可反复出现眩晕；突发性聋有自愈倾向，部分患者可有不同程度的恢复，治疗前听力损失严重、伴有眩晕等是预后不佳因素。

部分患者因听力下降、外耳畸形及疾病反复可以导致焦虑和抑郁情绪。

（二）日常生活方面

大部分耳科疾病治愈后不影响日常生活。部分患者因听力障碍，影响日常交流，通过训练及应用助听器、人工耳蜗等的使用，可独立交流。

（三）社会参与方面

大部分耳科疾病治愈后不影响重返工作社会，部分听力障碍患者难以胜任病前的社会角色，生存质量下降，通过训练及助听器等的使用，大部分可再就业及重返社会。

五、 健康教育

1. **饮食家居** 注意卫生习惯培养，营养均衡食，劳逸结合，保持身心愉悦。
2. **自我锻炼** 注重体育锻炼，增强体质。有前庭功能障碍患者可按指导进行前庭功能训练。
3. **预防**
（1）保持耳部清洁卫生，严禁用不洁工具挖外耳道，普及有关正确擤鼻的卫生知识。
（2）游泳后及时清理外耳道积水；有耳部疾病特别是鼓膜穿孔或鼓室置管者避免游泳。
（3）尽量避免使用可能损害听力的药物。
（4）有耳痛、耳鸣等症状及时就医治疗。
（5）对于已经患突发性聋并且治疗后患耳仍然不具有实用听力水平的患者，还建议特别应该保护健侧耳：①避免接触噪声；②避免耳毒性药物；③避免耳外伤和耳部的感染。
（6）积极治疗上呼吸道疾病，如慢性扁桃体炎、慢性腺样体炎、慢性鼻窦炎等。
（7）加强孕期产期保健，对胎儿进行测听筛选，对听力障碍进行早期预警和防治。

思考题

1. 耳科常见的疾病有哪些？
2. 耳科常见疾病可出现哪些功能受限？如何进行康复评定？
3. 耳科常见疾病的康复治疗方法有哪些？
4. 试述耳科常见疾病的功能结局。
5. 对耳科疾病患者应该进行哪些健康教育？
6. 急性化脓性中耳炎的临床特点是什么？有哪些康复治疗方法？其作用是什么？

（刘　鹏）

第三节　鼻科疾病康复

本节主要介绍鼻前庭炎及鼻疖、急性鼻炎、慢性鼻炎、萎缩性鼻炎、变应性鼻炎、急性鼻窦炎及慢性鼻窦炎的康复治疗。

鼻前庭炎（nasal vestibulitis）是鼻前庭皮肤的弥漫性炎症，多因鼻腔内分泌物刺激，或长期接触有害粉尘刺激，挖鼻、拔鼻毛致鼻前庭皮肤损伤继发细菌感染所致。多为双侧，急性期鼻前庭处疼痛，局部皮肤红肿、触痛，重者皮肤糜烂，表面盖有薄痂皮，可扩展至上唇皮肤。慢性者经久不愈或反复发作，自觉鼻前庭发痒、干燥、异物感，伴灼热、触痛，检查可见局部皮肤增厚，鼻毛稀少。

鼻疖（furuncle of nose）是鼻前庭的毛囊、皮脂腺或汗腺的局限性急性化脓性炎症，可发生在鼻尖或鼻翼，多因挖鼻、拔鼻毛等造成皮肤损伤后细菌入侵感染引起，糖尿病、抵抗力低者易患此病，也可继发于鼻前庭炎。常见致病菌是金黄色葡萄球菌。表现为鼻前庭、鼻尖、鼻翼处红肿热痛等炎症症状，可伴有低热和全身不适，成熟后顶部可见黄色脓点，破溃流出脓液而好转。严重者可以引起鼻翼或鼻尖部软骨炎、上唇及颊部蜂窝织炎、海绵窦血栓性静脉炎甚至导致颅内感染。

急性鼻炎（acute rhinitis）是由病毒感染引起鼻腔黏膜急性炎症，常波及鼻窦及咽喉部，有一定传染性。多发于秋冬季及季节交替时。常由鼻病毒、流感病毒、副流感病毒、腺病毒和冠状病毒等感染引起。初期表现鼻内干燥、灼热感或痒感和喷嚏，继而出现鼻塞、水样鼻涕、嗅觉减退和闭塞性鼻音。继发细菌感染后，鼻涕变为黏液性、黏脓性或脓性。患者多伴有全身不适、倦怠、头痛和发热等全身症状。

慢性鼻炎（chronic rhinitis）是鼻黏膜及黏膜下层的慢性炎症。临床特征为鼻腔黏膜肿胀、分泌物增加、无明确致病微生物感染、病程持续3个月以上或者反复发作。常伴有不同程度的鼻窦炎。常见病因有：全身因素如全身慢性疾病营养不良、内分泌疾病或失调、烟酒过度及长期过劳，局部因素如急性鼻炎反复发作或者治疗不彻底、鼻中隔偏曲、鼻腔的狭窄、长期使用血管舒缩剂等，以及职业及环境因素如长期吸入粉尘、刺激性化学气体等。分为慢性单纯性鼻炎和慢性肥厚性鼻炎。前者表现为交替性鼻塞、多涕，为黏液涕，继发感染时为脓涕，检查可见鼻腔黏膜肿胀、光滑，呈暗红色。后者主要以鼻黏膜、黏膜下层及鼻甲骨的局限性或弥漫性增生肥厚为特点，表现为单侧或双侧持续鼻塞，鼻涕不多但稠厚，不易擤出，常有闭塞性鼻音、耳鸣和耳闭塞感，可伴有头痛、头昏、咽痛、失眠等全身症状，部分患者可能有嗅觉减退。

萎缩性鼻炎（atrophic rhinitis）是一种以鼻黏膜萎缩或退行性变为病理特征的慢性炎症。女性多见，病程长，发展缓慢。特征为鼻黏膜萎缩、嗅觉减退或消失，鼻腔大量结痂形成，严重者鼻甲骨膜和骨质亦发生萎缩。黏膜萎缩性改变可向下发展到鼻咽、口咽、喉咽。与营养、遗传、环境、内分泌功能、自身免疫等因素相关或者继发于慢性鼻炎、鼻窦炎或者与鼻腔手术中切除过多的下鼻甲有关。表现为鼻塞、鼻咽干燥、嗅觉丧失，脓痂样鼻分泌物，伴呼气恶臭，前额、颞侧或枕部头痛，头昏。检查发现鼻梁宽平，鼻黏膜干燥、鼻腔宽大、鼻甲缩小、鼻腔内大量脓痂充塞，黄色或黄绿色并有恶臭。

变应性鼻炎（allergic rhinitis）是发生在鼻黏膜的变态反应性疾病。以鼻痒、喷嚏、鼻分泌亢进、鼻黏膜肿胀等为其主要特点，其发病与遗传及环境密切相关，属于Ⅰ型变态反应。

鼻窦炎（sinusitis）是鼻窦黏膜的炎症性疾病，多与鼻炎同时存在，称为鼻-鼻窦炎（rhinosinusitis）。分为急性鼻窦炎和慢性鼻窦炎。急性鼻窦炎多继发于急性鼻炎或邻近器官感染扩散，病理改变主要是鼻窦黏膜的急性卡他性炎症或化脓性炎症，严重者可累及骨质，并可累及周围组织和邻近器官，引起严重并发症。症状为鼻塞、脓涕，头痛或局部疼痛为常见症状，可伴畏寒、发热、食欲减退、便秘、全身不适等全身症状。鼻内镜可见鼻腔黏膜充血肿胀。慢性鼻窦炎多因急性鼻窦炎反复发作未愈而迁延所致。病因与呼吸道感染、呼吸道变态反应、鼻腔鼻窦解剖学异常相关。以双侧发病或多窦发病多见，症状为流脓涕、鼻塞，可伴有头痛、嗅觉减退或消失，全身症状轻重不等，可出现精神不振、易倦、头痛头昏、记忆力不集中、减退等。检查可见鼻黏膜慢性充血、肿胀或肥厚，中鼻甲肥厚、中鼻道变窄。

一、 康复评定

（一）功能评定

1. **疼痛评定** 鼻部和头部疼痛强度可采用视觉模拟评分法（VAS）进行评定。

2. **嗅觉评定** 嗅觉功能检查有主观检查法和客观检查法。主观检查法包括五味试嗅液检测法、T&T嗅觉计测试等，可以部分判断嗅觉障碍的性质和大致程度，但不能客观定性和准确定量，也不能确定病变的部位。客观检查法包括嗅觉诱发电位。

3. **视觉功能评定** 具体评定参照本章第一节相关部分。

4. **理功能评定** 常使用汉密尔顿焦虑、抑郁量表进行评定。

（二）结构评定

1. **视诊** 鼻疖可见鼻部红肿或脓点；急性鼻窦炎可在鼻窦面部投影区皮肤红肿，萎缩性鼻炎可见鼻部宽平，鼻腔宽大。

2. **鼻内镜检查** 可见急性鼻-鼻窦炎可见鼻甲肿胀，鼻黏膜充血肿胀，中鼻道变窄；慢性鼻-鼻窦炎见鼻腔黏膜增生肥厚，下鼻甲肿大，阻塞鼻腔；萎缩性鼻炎可见鼻腔增大，鼻甲萎缩。

3. **影像学检查** X线检查可了解鼻骨、鼻腔、鼻窦和眼眶情况，如萎缩性鼻炎可有鼻腔外侧壁增厚，鼻中隔软骨骨化等；鼻窦炎CT扫描和MRI检查可清楚显示显示鼻窦黏膜增厚、鼻息肉、脓性物蓄积累及鼻窦范围等。

嗅觉的影像学检查也开始受到重视，包括嗅觉系统结构成像（CT、MR、DWI）和嗅觉功能成像（fMRI、PET、SPECT）。

（三）活动评定

ADL 评定可采用改良 Barthel 指数评定表和功能独立测量量表（FIM）。

（四）参与评定

常使用 WHO 提供的《社会功能缺陷筛选表》进行社会生活能力的评定。生活质量的评定常使用中文版健康状况调查问卷（SF-36）。

二、 康复诊断

（一）生理功能障碍

1. **疼痛** 可分为鼻部局部疼痛和鼻源性头痛。鼻部局部疼痛可见于鼻部局限性炎症；鼻源性头痛是由鼻病引起的头痛，感染性鼻源性头痛常伴有鼻或鼻窦的急性感染，非感染性鼻源性疼痛常见于变应性鼻炎、萎缩性鼻炎等。

2. **嗅觉障碍** 以嗅觉减退和嗅觉丧失常见。多数属暂时性，少数为永久性，为鼻黏膜肿胀、肥厚或嗅器变性所致。

3. **视功能障碍** 是本病的并发症之一。主要表现为视力减退或失明（球后神经炎所致），也有表现其他视功能障碍如眼球移位、复视和眶尖综合征等。多与后组筛窦炎和蝶窦炎有关，是累及管段视神经和眶内所致。

（二）心理功能障碍

鼻部疾病如萎缩性鼻炎，病程长，久治不愈，女性多发等因素均加重患者的心理负担；慢性炎症迁延不愈、以及鼻塞、头痛等影响睡眠，长期流涕可能对患者的公共形象产生影响等多种因素可不同程度地造成了患者的心理功能障碍。

（三）日常生活活动受限

鼻科疾病一般对 ADL 影响小。可因嗅觉障碍，引起患者的食欲减退，可能对进食产生影响；慢性鼻窦炎并发球后视神经炎可致视力减退，从而影响日常生活活动。

（四）社会参与受限

鼻科疾病一般不影响社会能力。部分疾患引起头痛，并伴有流涕、鼻塞等，可能会引起患者工作效率的低下，对外界失去兴趣，从而影响其社会参与。相应地，患者的生活质量也会有所降低。某些工作及工种对嗅觉有要求，因此嗅觉减退或丧失的患者工作范围将减小，在一定程度上降低了其就业能力。

三、 康复治疗

治疗目的是控制感染，促进炎症吸收，减少分泌物，恢复鼻腔通气通畅，消除疼痛，及改善症状，防止继发性感染及严重并发症，提高生活质量。

（一）物理治疗

1. **超短波 / 短波疗法**　使用小功率超短波治疗仪小圆电极于鼻两侧并置，短波或超短波治疗仪鼻部单极，电极间隙 1~2cm，无热量 ~ 微热量，每次 8~12 分钟，每日 1 次，8 次为 1 个疗程。

2. **微波疗法**　用 1% 麻黄碱收缩鼻甲后，将微波治疗机的针状辐射器插入一侧鼻腔的下鼻道，对准下鼻甲，接触法，温热量，8~10W，每侧治疗 3 分钟，每周 1~2 次，治疗 4~6 次。常用于慢性鼻炎和慢性鼻窦炎，可以帮助清洁鼻腔，排净鼻腔内分泌物。

3. **直流电药物离子导入疗法**　多用以治疗变态反应性鼻炎、萎缩性鼻炎和鼻窦炎。变态反应性鼻炎用浸有肾上腺或麻黄碱导入以减轻鼻塞和减少分泌物，此外可用硫酸锌液导入；萎缩性鼻炎采用碘化钾溶液或硫酸锌溶液；急性鼻炎分泌物较多或鼻塞症状严重者，可选用 0.1% 肾上腺素导入。治疗前清洗干净鼻腔，将电极液浸湿棉条充填鼻腔内，电流量 1~3mA，每次 15~20 分钟，每日 1 次，10 次为 1 个疗程。

4. **激光疗法**　氦 - 氖激光器，距离 40cm，局部或者穴位照射，鼻前庭炎用散焦，10mW；鼻疖用原光束照射，4~6mW，10 分钟，每日 1 次，5~10 次为 1 个疗程。照射鼻腔 10~15 分钟后，再照射迎香穴 5 分钟。

5. **紫外线疗法**　将鼻腔分泌物清除后，用体腔紫外线灯，选鼻腔导子直接照射，3~4MED 开始，每次增加 1~2MED，每日照射 1 次，4~6 次为 1 个疗程。

（二）心理治疗

对慢性鼻炎、鼻窦炎和萎缩性鼻炎等病情迁延的患者给予必要的心理支持，耐心倾听对方诉述并作出解释，必要时使用抗抑郁药物，减轻患者痛苦。

（三）其他治疗

1. **药物治疗**　对于鼻疖及鼻前庭炎，应用抗感染药物。鼻炎时，除了使用抗感染相关药物外，适当使用滴鼻剂以减轻症状，必要时使用镇痛解热剂。鼻窦炎可根据病情使用抗生素及局部使用糖皮质激素、黏液促排剂治疗。有鼻塞症状时可使用减充血剂治疗，一般低浓度、短时间使用，以免产生药物性鼻炎。对变应性鼻炎，必要时给予全身抗变态反应药物。

2. **手术治疗**　包括上颌窦穿刺冲洗、鼻腔手术（如鼻腔内有息肉或解剖学异常影响到鼻窦的通畅引流时）和鼻窦手术（如严重的慢性鼻窦炎药物治疗无效时）等。

3. **其他疗法**　鼻窦负压置换疗法常用于治疗慢性鼻窦炎，此法有利于鼻窦脓液的排出以及药液的进入。鼻腔冲洗法主要用于治疗萎缩性鼻炎，及鼻、鼻窦手术后。

四、功能结局

（一）身体功能方面

大部分鼻科疾病结局良好。

鼻前庭炎严重时可扩展至上唇皮肤。鼻疖如果处理不当，炎症将向周围扩散，可致鼻尖部软骨膜炎，也可引起上唇和面颊部蜂窝织炎，易合并海绵窦感染、海绵窦栓塞等严重的颅内合并症。

急性鼻 - 鼻窦炎一般预后良好，若无并发症，若病情未及时控制，可引起急性中耳炎、急性咽炎、喉炎、气管炎及支气管炎、鼻前庭炎和结膜炎、泪囊炎等。病变严重可发生骨髓炎及颅内或眶内并发症，一般多见于幼儿。

部分患者反复鼻塞、流涕影响睡眠和生活，萎缩性鼻炎因容貌改变和鼻腔恶臭等可以导致患者焦虑和抑郁情绪。

（二）日常生活方面

大部分鼻科疾病治愈后不影响日常生活。

（三）社会参与方面

大部分鼻科疾病治愈后不影响重返工作和社会参与，部分嗅觉障碍患者难以胜任对嗅觉依赖的工作；萎缩性鼻炎对容貌有影响，且鼻腔恶臭影响其社会交往；部分鼻病致长期鼻塞、流涕对生活质量有较大影响。

五、 健康教育

1. **饮食家居** 注意卫生习惯培养，避免受凉，均衡饮食，劳逸结合，保持身心愉悦，改善生活和工作环境。

2. **自我锻炼** 积极锻炼身体，提高机体抵抗力，增强全身免疫功能，预防感冒。

3. **预防复发**

（1）保持鼻部清洁卫生，避免挖鼻不良习惯，普及有关正确擤鼻的卫生知识。

（2）积极治疗各种鼻病，保持鼻部清洁，避免有害粉尘的刺激。

（3）鼻部、上唇、颊部发现疖肿，禁止挤压、挑刺、灸法及早期切开引流，以免脓毒扩散。

（4）反复发作者，应注意寻找病因，如糖尿病、肾炎等，积极治疗。

思考题

1. 鼻科常见的疾病有哪些？
2. 鼻科常见疾病可出现哪些功能受限？如何进行康复评定？
3. 试述鼻部疾病的康复治疗方法。
4. 慢性鼻窦炎可出现哪些功能障碍？如何进行治疗？
5. 鼻科疾病的健康教育包括哪些内容？
6. 鼻前庭炎及鼻疖的功能结局是什么？应该如何应对？

（刘　鹏）

第四节　咽喉疾病康复

本节主要介绍急性咽炎、慢性咽炎、急性扁桃体炎、慢性扁桃体炎、急性喉炎、慢性喉炎、反流性咽喉炎、声带小结的康复治疗。

急性咽炎（acute pharyngitis）是咽黏膜、黏膜下组织及淋巴组织的急性炎症。好发于秋冬季及冬春季。本病可因病毒、细菌感染或高温、粉尘、烟雾、刺激性气体等理化因素引起，也可继发于急性鼻炎和急性扁桃体炎。诱因为受凉、疲劳、烟酒过度或全身抵抗力下降等。起病较急，初起时咽部干燥、灼热、粗糙感，继而有明显咽痛，吞咽时加重，咽侧索受累时疼痛可放射至耳部。患者全身情况一般较轻，严重者表现为发热、头痛、食欲缺乏和四肢酸痛等。检查发现咽部黏膜弥漫性充血、肿胀，悬雍垂及软腭水肿，咽后壁淋巴滤泡隆起，表面可见黄白色点状渗出物。感染重者炎症向下蔓延可累及会厌，发生水肿。

慢性咽炎（chronic pharyngitis）是咽部黏膜、黏膜下组织、淋巴组织及黏液腺的慢性炎症。多见于成年人，病程长，反复发作不易治愈。长期张口呼吸、邻近器官炎性分泌物反复刺激、粉尘、有害气体刺激或病原微生物感染等是致病因素，某些职业因素（如教师、歌唱者）等可引起本病，部分继发于急性咽炎。根据病理可以分为慢性单纯性咽炎、慢性肥厚性咽炎、萎缩性咽炎与干燥性咽炎和慢性变应性咽炎。主要表现为咽喉不适，如异物感、烧灼感、发痒或灼热、微痛等，分泌物的刺激可引起刺激性咳嗽，可因过劳、多语、受冷、烟酒过度及精神刺激等原因加剧。

急性扁桃体炎（acute tonsillitis）为腭扁桃体的急性非特异性炎症，常继发于上呼吸道感染，伴有不同程度的咽部黏膜和淋巴组织的炎症。多发生于儿童及青少年，季节变化时易犯，主要致病菌为乙型溶血性链球菌。全身症状多见于急性化脓性扁桃体炎，可有畏寒、高热、头痛、食欲下降、疲乏无力、周身不适等。局部症状为剧烈咽痛，多伴吞咽痛，常放射至耳部，部分出现下颌角淋巴结肿大，转头受限。炎症波及咽鼓管可出现耳闷、耳鸣、耳痛甚至听力下降。幼儿扁桃体肿大显著者，可出现呼吸困难。检查见咽部黏膜弥漫性充血，腭扁桃体肿大，部分可见黄白色脓点或在隐窝口处有黄白色渗出。

慢性扁桃体炎（chronic tonsillitis）多因急性扁桃体炎反复发作或因扁桃体隐窝引流不畅、窝内细菌、病毒滋生感染演变而来。一般无症状，可有咽异物感、不适感、痒感或烧灼感，偶觉干燥伴刺激性咳嗽等。检查可见扁桃体慢性充血，表面可见瘢痕、凹凸不平，与周围组织粘连，用压舌板挤压舌腭弓可见有分泌物或者干酪样物挤出。小儿患者如扁桃体过度肥大，可能出现呼吸不畅、睡眠打鼾、吞咽或言语共鸣障碍。

急性喉炎（acute laryngitis）是喉部黏膜及声带的急性卡他性炎症，多在机体抵抗力低时由鼻、口腔或咽部的感染蔓延所致。用声过度、吸入有害气体、粉尘或烟酒过度等也是易感因素。主要表现为声音嘶哑，甚至完全失声，可伴有咳嗽、咳痰、喉部不适等症状，成人全身症状较轻，小儿急性喉炎易并发喉阻塞而呼吸困难。喉镜检查可见喉部黏膜充血、水肿明显，渗出物积聚。

慢性喉炎（chronic laryngitis）是指喉部慢性非特异性炎症，多见于成人，可由邻近器官的慢性炎症迁延而来，有害气体、粉尘的长期刺激、用声过度等也是致病因素。炎症可波及黏膜下层及喉内肌，声嘶程度轻重不等，伴咽部不适感，部分患者喉部分泌物增加，形成黏痰，讲话前常有干咳、清嗓等习惯。喉镜检查可见喉黏膜弥漫充血、肿胀，声带表面可见黏痰，部分患者声带肥厚。少数患者喉黏膜萎缩。

反流性咽喉炎（laryngo-pharyngeal reflux，LPR）是指胃内容物异常反流入咽、喉及上呼吸道而引起的一种慢性症状或黏膜损伤。胃蛋白酶、胃酸以及胰酶等可损伤咽喉黏膜组织，引起喉部炎症、接触性溃疡、声带肉芽肿、声门下狭窄、喉痉挛、慢性咽炎、哮喘等。目前认为与食管上、下括约肌功能失调、不良生活方式等有关。主要症状为咽部异物感、持续清嗓、慢性咳嗽、声嘶，胸骨后烧灼感、胸痛等。

声带小结（vocal nodules）是慢性喉炎的一种类型，典型的声带小结为双侧声带前、中 1/3 交界处对称性结节隆起。长期用声过度或用声不当是本病的重要原因。多见于教师、歌唱者等长期用声的职业，或有慢性喉炎、烟酒刺激史。患者出现发声逐渐嘶哑、易疲倦，喉部有分泌物。喉镜检查可见声带光泽差、肿胀、增厚，声带闭合不良，声带前、中 1/3 交界处边缘突起，声带小结或声带息肉。

一、 康复评定

（一）功能评定

1. **疼痛评定**　咽喉部疼痛评定可采用视觉模拟评分法（VAS）进行评定。

2. **嗓音功能评定**　声带和共鸣器官的受损会引起语音异常，从而影响口语交流。咽喉科疾病主要引起的是发声（音）异常，表现在音质、音调、音量方面。所以应该重点从上述几个方面进行评定。

评定方法：①主观听觉评定方法 GRBAS 法；②喉平均呼气流量率 MFR；③频闪喉镜下声带振动的状态观测；④声学测试软件：提供了基频、强度、基频微扰、振幅微扰、声门噪声能量、比率等参数，并能作出嘶哑声、粗糙声和气息声等的客观判断；⑤电声门图测试：两个电极对称固定于甲状软骨板两侧表皮上，记录并分析声带震动时闭合程度的微扰量和对称程度。

3. **吞咽功能评定**　可进行洼田饮水试验评定吞咽功能，必要时通过 X 线透视检查评定患者的吞咽障碍程度。

4. **心理功能评定**　使用汉密尔顿焦虑、抑郁量表进行评定。

（二）结构评定

1. **视诊**　观察口咽部黏膜有无充血、溃疡或新生物；软腭和悬雍垂位置及运动情况；扁桃体、腭咽、舌弓有无充血、水肿及溃疡；扁桃体表面有无瘢痕、侧隐窝是否有脓栓；咽后壁淋巴滤泡有无增生、萎缩等。

2. **喉镜检查**　间接喉镜可见咽喉部黏膜有无充血、肿胀、增生、溃疡，以及有无声带运动障碍。典型的声带小结为双侧声带前中 1/3 交界处对称性结节状隆起，发声时两侧的小结互相靠在一起使声门不能完全闭合，呈"沙漏"形状。必要时可用电子喉镜或纤维喉镜检查。

3. **影像学检查**　喉后前位、侧位 X 线检查可提供咽喉部病变部位、形状和大小的信息；CT 和 MRI 提供咽腔、喉腔软骨及软组织结构信息。

（三）活动评定

ADL 评定可采用改良 Barthel 指数评定表和功能独立测量量表（FIM）。

（四）参与评定

常使用 WHO 提供的《社会功能缺陷筛选表》进行社会生活能力的评定。生活质量的评定常使用中文版健康状况调查问卷（SF-36）。

二、 康复诊断

（一）生理功能障碍

1. 疼痛 是咽喉部疾患的最常见症状。疼痛性质可有刺痛、钝痛、烧灼痛、隐痛、跳痛、胀痛等，可为阵发性或持续性。疼痛剧烈者常见于急性炎症、咽间隙感染等，包括自发性疼痛，以及由吞咽等动作引起的激发性疼痛。

2. 感觉异常 患者常自觉咽、喉部异物感、灼热感、干燥感、痒感、刺激感、堵塞感等异常感觉。造成异常感觉的原因包括：咽喉部及周围组织的器质性病变如慢性炎症、粉尘及有毒气体的吸入、扁桃体肥大等；以及由于紧张、焦虑等精神因素或分泌紊乱等。

3. 发声异常 主要是声音嘶哑。原因有声带麻痹、炎症、发声过度等。急性炎症发病急，轻者发声粗糙，严重者由于喉部分泌物多且黏稠，声带充血水肿，声门闭合不良，声嘶明显，可出现失声。慢性炎症发病缓慢，初为间断性，用声过度后声嘶加重。发声滥用所致声嘶常见于声带小结，声带息肉等。

4. 吞咽困难 可因咽喉部疼痛、肿胀、或压迫引起吞咽困难。

5. 呼吸困难 小儿急性扁桃体炎因扁桃体过度肿大，以及急性喉炎、会厌炎易发生喉头水肿等因素可致吸气性呼吸困难。

（二）心理功能障碍

反复疼痛、异常感觉、咳嗽及咳痰会引起病人焦虑、抑郁。严重声嘶的患者会因为与他人的交流出现障碍，而变得孤僻，容易产生心理功能障碍。

（三）日常生活活动受限

咽喉科疾病一般对 ADL 影响小。部分患者影响吞咽功能或发声，可出现进食功能受限，严重时声嘶及失声可一定程度影响口语交流功能，从而致使其日常生活活动受限。

（四）社会参与受限

咽喉科疾病一般不影响社会能力。存在发声问题的患者由于其交流能力在一定程度上受限，影响了其个人角色及社会角色的实现，对职业用声者如教师、歌唱演员影响特别明显；加之可能存在的心理问题，限制了其社会参与。

三、 康复治疗

治疗原则：炎症性疾病急性期主要是控制感染、消炎、消肿、镇痛、减少分泌物，缓解局部和全身症状，预防并发症；慢性期消炎、加强局部血液循环，改善组织营养，预防并发症。声带小结治疗包括改善局部血液循环，消炎、消肿，减轻症状，促进组织修复，以及培养正确的发声习惯。

（一）物理治疗

1. **超短波/短波疗法** 咽喉部对置，急性期者无热量，慢性者微热量，每次 10~15 分钟，每日 1

次，5~10次。常用于急慢性咽炎、喉炎及急慢性扁桃体炎等。

2. **音频电疗或调制中频电疗法**　咽喉部对置，每次15~20分钟，1~2天1次，10~15次为1个疗程，用于咽喉疾患慢性炎症期，也可以用于声带小结、声带肥厚及闭合不全者。

3. **直流电离子导入疗法**　咽喉部对置，每次15~20分钟，1~2天1次，10~15次为1个疗程，药液可为碘化钾、中药液。用于慢性咽喉炎，也可以用于声带小结、声带肥厚及闭合不全者，有助于改善血液循环、消炎、软化消散增生组织。

4. **超声雾化吸入疗法**　吸入抗生素、黏液稀释药物、表面激素等药物，每次10~20分钟，每次1次，10次。用于急慢性咽喉炎、扁桃体炎等。

5. **紫外线疗法**　将石英导子伸入咽喉部，4~6MED，每天1次，2~3次。用于急慢性咽喉炎、扁桃体炎等。

6. **发声训练**　慢性喉炎及声带小结可以进行发声训练。主要是改变错误的发音习惯，包括发音器官放松训练、呼吸训练、起音训练、轻柔说话训练等。

（二）心理治疗

对慢性咽喉炎等病情迁延的患者给予必要的心理支持治疗。

（三）其他治疗

1. **一般治疗**　适当休息，积极治疗鼻咽部原发病，少接触粉尘以及不良气体，避免诱因，改变不良的生活习惯，去除刺激因素，及时治疗可能引起咽喉疾病的胃食管反流病。

2. **药物治疗**

（1）抗感染治疗：根据病情需要选择敏感的抗生素，强调早期治疗，对于病毒感染者，可使用抗病毒药物。

（2）糖皮质激素：对于局部充血肿胀明显者，可以适当使用糖皮质激素。

3. **局部治疗**　对于全身症状较轻或无的咽部疾病，可以选用复方硼砂溶液含漱、口服各种喉片或含片对症治疗。此外，萎缩性咽炎予2%碘甘油、慢性肥厚性咽炎予10%~20%硝酸盐涂抹咽后壁淋巴滤泡等对症处理。

4. **手术治疗**　对于慢性扁桃体炎反复急性发作，或者并发扁桃体周脓肿病史者可以考虑行扁桃体切除术。慢性增生性喉炎重者可切除肥厚部分的黏膜组织。对于不可逆又较大，且声嘶症状明显的声带小结，可以考虑手术切除。

四、　功能结局

（一）身体功能方面

咽喉部疾病一般功能结局良好。

少数急性咽炎、扁桃体炎可波及临近组织；急性扁桃体炎可引起扁桃体周蜂窝织炎、扁桃体周脓肿、咽旁脓肿；慢性扁桃体炎在身体受凉、受湿、全身衰弱、内分泌紊乱、自主神经系统失调或生活及劳动环境不良等情况下，容易形成病灶，并可引发变态反应，产生各种并发症，如反应性关节炎、风湿热、风湿性心脏病、肾炎等。

小儿急性喉炎容易发生喉水肿或反射性喉痉挛，呼吸困难，容易导致缺氧，危及生命。

早期声带小结通过休息，常可以变小或者消失。儿童的声带小结可能在青春发育期结束后自然消失。对不可逆又较大，且声嘶症状明显的小结，可以考虑手术切除。

部分患者反复咳嗽、咽喉部异物感、声嘶等影响生活和工作，可以导致患者焦虑和抑郁情绪。

（二）日常生活方面

大部分咽喉科疾病治愈后不影响日常生活，部分失声患者影响交流。

（三）社会参与方面

大部分咽喉科疾病治愈后不影响重返工作和社会参与。存在发声问题的患者对教师、歌唱演员等职业用声者的工作影响较大；部分患者反复慢性咳嗽、咽部异物感、声嘶甚至失声对生活质量有较大影响。

五、健康教育

1. **饮食家居**　注意卫生习惯培养，避免受凉潮湿，戒除烟酒，均衡饮食，劳逸结合，保持身心愉悦；改善生活和工作环境，减少粉尘，有害气体的刺激。有胃食管反流性疾病患者应避免进食刺激性食物，少吃多餐，避免进食后睡觉。

2. **自我锻炼**　积极锻炼身体，提高机体抵抗力，增强全身免疫功能。

3. **预防复发**　预防急性上呼吸道感染，积极治疗鼻及鼻咽慢性炎性病灶及有关全身性疾病，积极治疗胃食管反流性疾病。防止过度用嗓，特别是教师、文艺工作者要注意正确的发声方法，急性炎症期需禁声。

思考题

1. 试述常见的咽喉科疾病及其临床表现。
2. 如何对咽喉科疾病进行康复评定？
3. 咽喉科疾病可导致哪些功能障碍？
4. 试述咽喉科疾病的物理治疗措施。
5. 试述声带小结的易患人群与治疗方法。
6. 试述咽喉科疾病的功能结局。
7. 试述咽喉科疾病的健康教育。

（刘　鹏）

第五节　口腔科疾病康复

本节主要介绍根尖周病、慢性龈炎、慢性牙周炎、复发性口腔溃疡、下颌第三磨牙冠周炎、颌面部间隙感染、口腔颌面部损伤、颞下颌关节紊乱病、急性化脓性腮腺炎、拔牙创感染等疾病的康复治疗。

根尖周病（periapical disease）是指发生在牙根尖部及其周围组织（牙周膜、牙槽骨及牙骨质）的疾病。多继发于牙髓病，牙髓组织中的病变产物、细菌及其毒素等通过根尖孔扩散到根尖周围组织所致。主要症状有患牙咬合痛，有浮起感；严重时患牙明显伸长、松动，持续性自发性跳痛，可影响睡眠和进食，伴全身症状；检查可见患牙有明显叩痛、松动，甚至牙龈红肿压痛。严重时面颊部肿胀，局部淋巴结肿大压痛，体温升高，成为牙周脓肿。慢性根尖周炎者，可查及位于患牙根尖部的唇、颊侧牙龈表面的窦管开口，根尖周囊肿等。

慢性龈炎（chronic gingivitis）又称单纯性龈炎，是由菌斑引起的牙龈炎中最常见的类型。病损主要位于游离龈和龈乳突。龈缘附近牙面上堆积的牙菌斑是始动因子，牙石、食物嵌塞、不良修复体等因素可使菌斑积聚，引发或加重牙龈的炎症。主要表现为前牙游离龈和龈乳头红肿、刷牙时出血；检查发现龈乳头可球形增生，牙龈轻触出血，牙龈无附着丧失和牙槽骨吸收。

牙周炎（periodontitis）是由牙菌斑中的微生物所引起的牙周组织的慢性感染性疾病，导致牙周支持组织（牙龈、牙周膜、牙槽骨和牙骨质）的炎症、牙周袋形成、进行性附着丧失和牙槽骨吸收，最后可导致牙松动拔除，是我国成人丧失牙的首位因素。慢性牙周炎（chronic periodontitis）最为常见。病因主要为牙菌斑，以及牙石、食物嵌塞、不良修复体等加重菌斑滞留的因素。一般侵犯全口多数牙，病程长，牙面上可见大量牙石，牙龈呈慢性炎症表现，颜色暗红或鲜红，质地松软，牙龈水肿。晚期牙周袋形成后，出现牙松动，咀嚼无力或疼痛，还可伴发以下症状：急性牙周脓肿、牙移位、食物嵌塞、牙根暴露、出现对温度敏感或发生根面龋、牙髓炎和口臭等。

复发性阿弗他溃疡（recurrent aphthous ulcer，RAU），又称复发性口腔溃疡。病损为孤立的、圆形或椭圆形的浅表性溃疡，有明显的灼痛感，具有周期性、复发性及自限性的特点。病因复杂，包括免疫、遗传、环境、系统性疾病相关因素，体内的微循环障碍及体内氧自由基的产生和清除失调也与本病发病相关。轻型复发性口腔溃疡最常见，溃疡直径2~4mm，每次3~5个，孤立散在，边界清楚，圆形或者椭圆形，好发于唇和颊黏膜，有明显的灼痛感，持续1~2周，有自限性，痊愈后不留瘢痕。重型复发性口腔溃疡的溃疡常单个发生，直径10~30mm，深及黏膜下层直至肌层，有较明显疼痛，初期好发于口角，后向口腔后部移行，到咽旁、软腭等，发作期长达1个月，有自限性，愈后可留瘢痕，甚至造成舌尖、腭垂缺损或者畸形。疱疹样复发性口腔溃疡的溃疡直径小于2mm，可达数十个，散在分布，邻近溃疡可以融合，黏膜发红充血，疼痛较明显，愈后不留瘢痕。

下颌第三磨牙冠周炎（pericoronitis of the third molar of the mandible），又称智牙冠周炎，是指第三磨牙萌出不全或阻生时，牙冠周围软组织发生的炎症。常见于18~25岁青年。由于阻生的或正在萌出的第三磨牙牙冠被牙龈覆盖，形成较深的盲袋，食物残渣易进入盲袋，盲袋内的温度和湿度利于细菌生长，当机体抵抗力差时，冠周炎急性发作。表现为局部有自发性跳痛，放射至耳颞区，波及咀嚼肌出现张口受限，咀嚼和吞咽时疼痛加重。口腔检查见下颌第三磨牙萌出不全或者阻生，牙冠周围软组织红肿，溃烂，触痛，常有脓性分泌物，严重者可出现全身症状，下颌淋巴结肿大触痛。

颌面部间隙感染（fascial space infection of maxillofacial region），又称颌周蜂窝织炎，是颌面和口咽区潜在间隙中化脓性炎症的总称。最常见的是牙源性感染，如下颌第三磨牙冠周炎、根尖周炎等，其次是腺源性感染，可由扁桃体炎、唾液腺炎、颌面部淋巴结炎等扩散所致。病原菌多为溶血性链球菌、金黄色葡萄球菌，混合性感染居多。常表现为急性炎症过程。一般化脓性感染出现红肿热痛，常伴有咀嚼、吞咽和言语困难，严重者出现高热、寒战、脱水、食欲缺乏、全身不适等中毒症状。腐败坏死型可致局部软组织广泛性水肿，甚至皮下气肿，可触及捻发音，全身症状较重，可短期内出现全身衰竭，甚至出现昏迷、中毒性休克等。牙源性感染多继发于牙槽脓肿或骨髓炎，症状比较剧烈，早期即有脓液形成；腺源性感染炎症表现较缓。感染在浅层者局部体征明显，化脓时可扪及波动感。深层的间隙感染，则很难扪及波动感，但局部有水肿及压痛。

口腔颌面部损伤主要包括颌面部软组织损伤和颌面部硬组织损伤，根据受损伤后皮肤组织是否完全破裂又可分为闭合性损伤与开放性损伤：

① 口腔颌面部软组织闭合性损伤：是指口腔颌面部软组织受外力损伤后皮肤未完全破裂者。主要表现为口腔颌面部软组织肿胀、疼痛、皮下淤血或血肿。如颞下颌关节发生挫伤后，可发生关节内或周围出血、疼痛、张口受限，甚至因为血肿机化而导致关节强直。

② 口腔颌面部软组织开放性损伤：是指口腔颌面外伤致皮肤黏膜组织破裂形成创口者。表现为各种不同特点的创口，可伴有肌肉、血管、神经和骨骼损伤和暴露，创口出现肿胀、疼痛、出血等，可合并感染、化脓或坏死。

③ 口腔颌面部硬组织损伤：主要指除软组织损伤外常伴有牙齿损伤、颌骨、颧骨骨折等硬组织损伤。牙的损伤大致分为牙挫伤、牙脱位、牙折；下颌骨骨折多数可见到骨折断端的异常活动，伴有牙龈和黏膜的撕裂，或为开放性骨折，造成局部的出血和肿胀，伴有咬合紊乱、张口受限、局部出血水肿、疼痛等功能障碍；颧骨和颧弓的骨折可见骨折移位、张口受限、复视、出血或淤血，容易伤及眶下神经，出现眶下区皮肤的麻木，若面神经颧支受损，可以出现患侧眼睑闭合不全。

颞下颌关节紊乱病（temporomandibular disorders，TMD）是由精神因素、社会心理因素、外伤、微小创伤、咬合因素、免疫等多因素导致的颞下颌关节及咀嚼肌群出现功能、结构与器质性改变的一组疾病的总称。好发于 20~30 岁青壮年，女性多见。TMD 分为：

① 咀嚼肌紊乱疾病：表现咀嚼肌出现局部持续性疼痛，在耳部或耳前区钝痛，常放射到颞部、前额、眼部、下颌角或枕部；晨起轻微，逐渐加重，咀嚼及张口时疼痛加重；下颌运动受限，张口型偏向患侧。

② 结构紊乱疾病：由于颞下颌关节盘移位引起，以关节弹响为主要症状，伴有疼痛、开口受限。关节脱位者表现为开口度过大，有关节弹跳感和钝响，短暂性下颌运动停顿，开口型可出现偏斜。

③ 炎性疾病：由颞下颌关节滑膜和关节囊炎症引起。急性期关节区疼痛明显，下颌运动时加剧，关节肿胀，患侧后牙不能咬合，开口受限，开口型偏斜；慢性期疼痛减轻，开口受限明显，下颌运动时可出现关节摩擦音。

④ 骨关节病：急性期关节疼痛，开、闭口及咀嚼时加重，伴关节弹响、摩擦音和破损音。慢性期可出现下颌运动受限，晨起明显。开闭口、前伸以及侧向运动均可有关节杂音，开口型偏向患侧。

急性化脓性腮腺炎（acute pyogenic parotitis）是腮腺组织的化脓性感染。以往常见于腹部大手术之后，现多由慢性腮腺炎急性发作，腮腺区损伤及邻近组织急性炎症的扩散也可以引起。致病菌常为金黄色葡萄球菌、链球菌。多单侧受累，早期腮腺区疼痛、肿胀、压痛，导管口轻度红肿、疼痛。炎症进展，腮腺区以耳垂为中心肿胀明显，耳垂上抬，疼痛明显，呈持续性疼痛或跳痛，张口受限，腮腺导管口明显红肿，轻按腺体可见脓液从导管口溢出，患者全身中毒症状明显，感染向上可扩散至颅内。

拔牙创口感染是复杂牙拔除和阻生牙拔牙后由于组织受损引起局部肿痛的拔牙后反应，并继发感染。分为急性感染、干槽症和慢性感染。多见于阻生第三磨牙拔除后，常因手术创伤大，时间长，创伤暴露时间过久，致损伤过重并发感染所致。急性感染多发生于拔牙后第 2 天，局部或面部疼痛、肿胀及张口受限。干槽症多见于下颌第三阻生磨牙拔除术后，于拔牙后 2~3 天后出现剧烈的疼痛，疼痛向耳颞部、下颌下区或头顶部放射，检查可见牙槽窝内空虚，或有腐败变性的血凝块，呈灰白色。慢性感染常因牙槽窝内遗留残根、牙石、肉芽组织、碎牙片或碎骨片等异物所致，表现为拔牙创经久不愈，创口周围牙龈组织红肿，可见少量脓液排出或肉芽组织增生，一般无明显疼痛。

一、 康复评定

（一）生理功能评定

1. 疼痛评定　口腔科疾病和损伤所致的牙痛和头面部疼痛可采用视觉模拟评分法（VAS）或简式 MPQ 疼痛问卷量表（SF-MPQ）进行疼痛评定。

2. 感觉功能评定　包括口面部皮肤和黏膜浅感觉（痛觉、轻触觉、温度觉）、两点辨别觉，以及味觉的评定。具体评定参照本套教材《康复功能评定学》。

3. 关节活动度评定　主要为颞下颌关节的关节活动度，包括张口、闭口、下颌左右侧向运动、下颌牵伸和后退活动度。可用直尺直接测量颞下颌关节的活动，如测量张口时上下正中切牙间的距离来评定张口的程度，测量下颌左右侧向运动时，上下中切牙间隙间的距离来评定下颌侧向运动的程度，测量下颌前伸是上下中切牙间的距离来评定下颌前伸的活动度。此外，可以在张口时用示指和中指屈曲放入口中以初略判断张口的功能，正常时可将两指放入口中。

4. 肌力评定　主要评定咀嚼肌肌力。咀嚼肌与下颌骨相连，是产生下颌运动的主要肌群，包括咬肌、颞肌、翼内肌、翼外肌以及舌骨上肌群。通过触摸肌腹活动，在张、闭口、下颌前伸和后退运动以及下颌左右侧向运动时给予阻力进行抗阻收缩，来评定咀嚼肌肌力。咬合力可通过将压舌板分别置于两侧磨牙之间，嘱患者对抗向外的拉力用力咬压舌板而加以判断。

5. 吞咽功能评定　评定口面部的运动和舌的运动、吞咽运动情况。通过洼田饮水试验和 X 线透视检查评定患者的吞咽障碍程度。

6. 构音功能评定　具体评定参照本套教材《康复功能评定学》。

7. 心理功能评定　使用汉密尔顿焦虑、抑郁量表进行评定。

（二）结构评定

1. 视诊　观察牙列及咬合关系，数目、形态、颜色，有无龋齿、裂纹、残冠、残根、结石等；牙龈形态、颜色、质地，有无肿胀、增生、萎缩、脓肿等；口腔黏膜色泽，有无缺损、疱疹、糜烂、溃疡肿块、瘢痕等；舌苔情况，有无萎缩、溃疡等；唾液腺有无红肿及腺导管开口情况；面部是否对称，颌面部有无红肿、缺损、畸形等。

2. X 线检查

（1）X 线牙片：可显示牙体、牙髓腔、根管及根尖周围组织，可辅助诊断慢性根尖周围炎等。

（2）全景 X 线片：可用于口腔颌面部肿瘤、外伤、炎症及颌骨畸形的检查。

（3）X 线平片：颞下颌关节炎性疾病可见关节间隙增宽或变窄，骨关节病可见关节间隙狭窄，髁突、关节窝以及关节结节出现退行性改变；颌面部硬组织损伤可以明确骨折的类型和骨折段移位的情况。

（4）造影：多用于腮腺及下颌下腺造影。颞下颌关节造影可发现关节盘移位、穿孔、关节盘诸附着的改变以及软骨面的变化，有助于颞下颌关节紊乱的诊断。

3. CT 检查　用于口腔颌面部肿瘤、复杂骨折与关节脱位、深部间隙感染、颞下颌关节疾病、唾液腺疾病等的诊断。

4. **磁共振（MRI）** 用于颌面部肿瘤、外伤、颞下颌关节疾病等的诊断。

5. **超声检查** 常用于口底、腮腺、颈部等较深部位软组织的检查。

（三）活动评定

ADL 评定可采用改良 Barthel 指数评定表和功能独立测量量表（FIM）。

（四）参与评定

常使用 WHO 提供的《社会功能缺陷筛选表》进行社会生活能力的评定。生活质量的评定常使用中文版健康状况调查问卷（SF-36）。

二、 康复诊断

（一）生理功能障碍

1. **疼痛** 口腔科疾病常有疼痛。不同的疾病疼痛特点不同，急性炎症疼痛常较慢性者明显；急性化脓性根尖周炎的疼痛呈自发剧烈的、持续性、搏动性跳痛，患者极度痛苦；复发性口腔溃疡常疼痛剧烈，呈烧灼痛；下颌第三磨牙冠周炎炎症加重时，出现局限性的自发性跳痛，可放射至耳颞区；颞下颌关节紊乱的疼痛常位于下颌区，疼痛常出现在张口和咀嚼时，并伴有局部的弹响；口腔颌面部硬组织损伤较软组织损伤的疼痛更为剧烈。

2. **感觉障碍** 如颌面部感染或外伤，累及三叉神经及其分支，可造成面部感觉障碍，相应部位出现麻木及感觉异常。颌面部感染或外伤、腮腺炎也可累及面神经，可造成味觉障碍。下齿槽神经损伤常见于下颌第三磨牙拔除术后，该神经损伤后出现同侧下唇及颏部的感觉丧失。

3. **运动障碍** 常由于炎症所致的疼痛、肿胀，咀嚼肌群及颞下颌关节受累等原因导致下颌运动受限。表现为：

（1）开闭颌运动障碍：张口度变窄、张口型有偏斜，可出现关节交锁现象。

（2）前伸和后退运动障碍：下颌前伸、后退受限，前伸时下颌中线可有偏斜。

（3）侧颌运动障碍：左右侧颌运动不对称，髁突动度不一致。此外，下颌运动时伴有疼痛、关节弹响或杂音等。

4. **咀嚼功能障碍** 由于疼痛、牙齿松动、缺牙，口腔颌面部炎症或损伤致咀嚼肌、牙、牙槽骨或颞下颌关节受累等原因，均可造成咀嚼无力和障碍。

5. **吞咽功能障碍** 由于炎症如舌根部、软腭或咽旁的复发性口腔溃疡、智齿冠周炎、口底蜂窝织炎等所致的疼痛、局部肿胀，损伤所致的下颌、舌和咽喉部肌肉的运动异常均可造成吞咽功能障碍。

6. **构音功能障碍** 以上引起吞咽障碍的原因也可造成构音障碍。

（二）心理功能障碍

剧烈疼痛、病情反复、影响进食和睡眠，可能会引起患者焦虑和抑郁等心理障碍。牙齿的畸形、牙周组织的破坏以及由于口腔颌面外伤所致的瘢痕及面容畸形等原因影响患者的外在形象，也一定程度上对患者的心理产生不良影响。

颞下颌关节紊乱病是由精神因素、社会心理因素、外伤、微小创伤等多因素导致的，近年来国内外学者也提出颞下颌关节紊乱症的双轴诊断的分类，即从躯体轴和心理轴两个方面进行诊断。

（三）日常生活活动受限

部分口腔科常见疾病影响了张口及咀嚼、吞咽功能，一定程度上影响了进食能力，构音异常可影响患者口语交流，均可使 ADL 相对受限。

（四）社会参与受限

疼痛、进食困难等会使患者的生活质量下降。患者合并构音障碍或由于有口臭致患者不愿意开口说话，可使患者的交往能力受限。口腔颌面部外伤患者可能由于面部畸形或瘢痕，容易产生自卑心理，从而影响了社会参与和就业。

三、康复治疗

口腔科炎症性疾病的治疗原则是控制感染，消除急性炎症以缓解疼痛，通畅引流，防止感染扩散；慢性炎症以清除病源刺激物，促进组织愈合，恢复健康。复发性口腔溃疡为消除致病因素，增进机体健康，减轻局部症状，促进溃疡愈合。颞下颌关节紊乱病予消炎、止痛、解除咀嚼肌痉挛、恢复正常的咬合功能及下颌运动功能等。对口腔颌面部损伤以修复创伤，尽量恢复解剖结构和生理功能，避免并发症。

（一）物理治疗

1. **超短波疗法**　常采用小功率治疗仪。应用于炎症性口腔疾病如根尖周围炎、牙周炎、第三磨牙冠周炎、拔牙创口感染、颌面间隙感染、涎腺炎等时，将小圆电极于患病部位对置或斜对置，急性早期应用无热量，每次 8~10 分钟，炎症好转后或慢性期用微热量，每次 10~15 分钟，每天 1 次，5~10 次为 1 个疗程。应用于颞下颌关节紊乱时，将小圆电极对置于双侧颞颌关节，微热量，每次 10~15 分钟，每天 1 次。

2. **微波疗法**　小圆形辐射器对准患区，辐射器与皮肤距离 5cm，10~15W，每次 5~10 分钟，每日或隔日 1 次，10~15 次为 1 个疗程。主要用于炎性疾病如根尖周炎、牙周炎、第三磨牙冠周炎、拔牙创感染、颌面间隙感染、涎腺炎等，以及颞下颌关节紊乱病的治疗。

3. **音频电疗或调制中频电疗法**　有改善血循环，松解粘连，降低肌肉兴奋性的作用。采用患区对置，耐受量，每次 20 分钟，每日 1 次，10~15 次为 1 个疗程。常用于颞下颌关节紊乱病，及颌面部损伤后软组织硬结、瘢痕及粘连等的治疗。

4. **电兴奋治疗**　用于缓解咀嚼肌痉挛引起的颞下颌关节功能紊乱，主要有缓解痉挛的作用。辅助电极可置于颈后，手持治疗电极于患侧咀嚼肌表面移动，耐受量，每次 5~7 分钟，每日 1 次，5~7 次为 1 个疗程。

5. **直流电离子导入疗法**　常用于涎腺炎慢性期、颞下颌关节紊乱、拔牙创感染。针对不同的疾病，选择不同的导入液，涎腺炎常选用抗生素或碘离子，颞下颌关节紊乱选择钙离子或碘离子，拔牙创口感染选择普鲁卡因导入。每次 15~20 分钟，每日或隔日 1 次，10~15 次为 1 个疗程。

6. **超声波疗法**　主要有消炎、镇痛、松解粘连、软化硬结和瘢痕的作用。常用于炎症的慢性期、颞下颌关节紊乱病、颌面部损伤部位硬结和瘢痕等的治疗。超声波治疗采用移动法，0.5~0.75W/cm^2，每次 3~7 分钟，每日 1 次，8~10 次为 1 个疗程。

7. 紫外线疗法 对于智齿冠周炎患者，照射面颊部红肿区，如患者能张口，将石英导子伸入口内抵达龈瓣红肿区，红斑量，每日 1 次，3~5 次为 1 个疗程；复发性口腔溃疡患者，用体腔紫外线照射溃疡处，弱红斑量或红斑量，每日 1 次，5~8 次为 1 个疗程；颌面间隙感染患者，照射颌面部皮肤红肿区，红斑量，每日或隔日 1 次，3~5 次为 1 个疗程；涎腺炎患者将石英导子照射于涎腺体表投影区，红斑量，每日或隔日 1 次，3~5 次为 1 个疗程；拔牙创口感染，用体腔紫外线疗法：照射病区及周围黏膜组织，弱红斑量或红斑量，每日或隔日 1 次，3~5 次为 1 个疗程。

8. 氦 - 氖激光疗法 用于复发性口腔溃疡。通过光导纤维或原光束照射，3~5mW，每次 3~5 分钟，每日 1 次，5~8 次为 1 个疗程。

9. 红外线疗法 可用于涎腺炎及颌面间隙感染的慢性期。每次 15~20 分钟，每日 1 次，10~15 次为 1 个疗程。

10. 磁疗 常用旋磁疗法，磁头置于患牙对应的面颊部，每次 15~20 分钟，每日或隔日 1 次，10~15 次为 1 个疗程。对于复发性口腔溃疡，以磁珠敷贴于耳穴。在拔牙创口感染、颞下颌功能紊乱中应用。

11. 运动疗法 对于因颌面间隙感染、颌面部外伤、颞下颌关节紊乱病等引起颞下颌关节运动受限，出现张口困难、咀嚼障碍、吞咽障碍和言语障碍的患者，应分析原因，有针对性地进行运动疗法，包括颞下颌关节活动度训练、关节松动术、颌面部肌群、舌及咽喉部肌群力量及协调性训练，对痉挛的肌群予以放松训练等。

（二）语言治疗

1. 吞咽训练 对于存在张口受限、咀嚼和吞咽障碍的患者，应进行评定，有针对性地进行颌面部、唇、舌的运动训练等，并通过改变食物性状，就餐体位等方法，促进进食。

2. 构音训练 进行有针对性的颌面部、唇、舌的运动训练及发声练习等。

（三）康复辅具

部分患者需要进行口腔专科器械矫治，缺牙的患者装配义齿。

（四）心理治疗

临床上大部分口腔科患者对治疗存在恐惧的心理，包括对疼痛的恐惧、对未知的恐惧和由于机体受到伤害后恐惧而引发的焦虑症状。因此在面对患者时，操作时尽可能轻柔，以减少患者的疼痛，语言上也应该尽可能热情，以尽最大可能减轻患者痛苦。

（五）其他治疗

1. 一般治疗 养成良好的口腔卫生习惯，勤漱口，勤刷牙，控制牙菌斑、消除软垢和食物残渣。

2. 药物治疗 对口腔科的感染性疾病，应选用敏感的抗生素进行治疗，硼酸溶液等消毒含漱剂漱口。对于复发性口腔溃疡的患者，局部应用促进溃疡愈合的药物，及时补充 B 族维生素和维生素 C。

3. 口腔专科治疗及手术治疗 洁治术是用器械或超声波去除龈上菌斑、软垢、牙石等局部刺激因素，恢复牙周组织健康；刮治术用于清除龈下牙石及牙周袋中含有大量内毒素的病变牙骨质；对牙周袋及根面的药物处理：用复方碘液、甲硝唑等药物；对第三磨牙冠周炎进行牙周盲袋的清洗、龈瓣盲袋或拔牙术等；松动牙结扎固定；对牙髓炎和根尖周炎进行开髓引流、根管治疗术、牙髓塑化术等。在急性根尖周炎的骨膜下或黏膜下脓肿期、牙周脓肿、急性化脓性腮腺炎、颌面间隙感染脓肿形成时应及时切开引流。智齿冠周炎炎症消退后切除龈瓣，若智齿位置不正常，应予拔除。对口腔颌面软组织损伤患者根据情况予以清创缝合，硬组织损伤予以复位、外固定或内固定术等。

四、 功能结局

（一）身体功能方面

口腔科疾病通过积极治疗一般结局良好。

少部分根尖周炎、下颌第三磨牙冠周炎、涎腺炎、颌面部间隙感染等患者可以出现炎症扩散，导致局部组织脓肿形成，或邻近组织的感染，感染甚至可经血液、淋巴扩散至海绵窦、颅内，可能引起严重的并发症。

颞下颌关节紊乱早期治疗功能结局良好，晚期治疗可能遗留不同程度的颌面咀嚼肌群的发育不对称，造成五官对称性不协调。

口腔颌面部损伤的损伤部位和程度不同，功能结局差异较大。部分患者遗留面部五官畸形和功能障碍，导致患者的就业能力和生活质量降低。

部分患者疼痛、进食障碍、构音障碍、颜面部畸形及疾病反复可以导致焦虑和抑郁情绪。

（二）日常生活方面

大部分口腔科疾病治愈后不影响日常生活。部分患者由于张口及咀嚼、吞咽功能障碍，一定程度上影响了进食能力，构音异常可影响患者口语交流，均可使 ADL 相对受限。

（三）社会参与方面

大部分口腔科疾病治愈后不影响社会参与能力。少部分患者合并构音障碍或由于有口臭致患者不愿意开口说话，可使患者的交往能力受限。严重的口腔颌面部外伤患者可能由于容貌受损，影响了社会参与和就业。反复疼痛、张口受限、进食困难等会使患者的生活质量下降。

五、 健康教育

1. **饮食家居** 注意口腔卫生，正确的刷牙、漱口，避免损伤口腔黏膜，避免辛辣性食物和局部刺激。保持心情舒畅，乐观开朗。保证充足的睡眠时间，避免过度疲劳。注意生活规律性和营养均衡性，合理科学调整饮食结构，注意补充 B 族维生素和维生素 C。

2. **自我锻炼** 注重体育锻炼，增强体质；按指导进行口面部及颞下颌关节功能训练。

3. **预防复发**

（1）定期进行口腔健康检查及口腔洁治。

（2）对已有的口腔疾患积极处理，久治不愈反复发生口腔溃疡、颞下颌关节紊乱病等，应仔细查找病因，如果有牙齿缺损或对位畸形，应该及时进行专科进行诊治。

（3）改变不良咀嚼习惯，如过度张口、单侧咀嚼等，增强弱势咀嚼肌的肌力训练。避免张口过大造成关节扭伤等。

（4）发生颌面部外伤时应及时诊治，以减少并发症、功能障碍和结构异常。

思考题

1. 口腔科常见疾病可引起哪些生理功能障碍？
2. 试述口腔科常见疾病的康复评定内容。
3. 根尖周炎、第三磨牙（智齿）冠周炎的康复治疗有哪些措施？
4. 试述颞下颌关节病的临床表现，康复治疗方法。
5. 拔牙后反应及感染的物理治疗措施有哪些？
6. 试述口腔科常见疾病的功能结局。
7. 试述口腔科常见疾病的健康教育。

（刘　鹏）

第十一章
皮肤科疾病康复

第一节　常见皮肤软组织感染康复

根据感染的细菌形态不同可将细菌性皮肤病分为球菌性皮肤病和杆菌性皮肤病（图 11-1）。前者主要以葡萄球菌和链球菌感染为主，多发生在正常皮肤上，故又称为原发感染；后者分为特异性感染（如皮肤结核和麻风）和非特异性感染（革兰阴性杆菌），常在原有皮肤病变的基础上发生，又称为继发感染。本节主要讲述原发感染的康复。如：毛囊炎、疖、痈、蜂窝织炎、丹毒等。毛囊炎、疖和痈是一组累及毛囊及其周围组织的细菌感染性皮肤病。丹毒和蜂窝织炎是一组累及皮肤深部组织的细菌感染性皮肤病。

皮肤软组织的急性化脓性感染有时不能彻底消散，致使炎症病变持续存在于局部，凡迁延两个月以上者为慢性炎症。在炎症的慢性期，局部及全身的症状均不明显，但在机体抵抗力减弱时，慢性炎症将呈亚急性或者急性发作，多次发作后常可形成后遗症，如下肢慢性丹毒反复发作可形成象皮肿。在采取综合治疗的基础上，积极配合康复治疗，可取得事半功倍的效果。常用的康复方法有物理治疗、心理治疗、作业治疗、康复工程、康复护理、健康教育等，以预防继发感染和并发症，缩短疗程，提高生活质量。（图 11-1）。

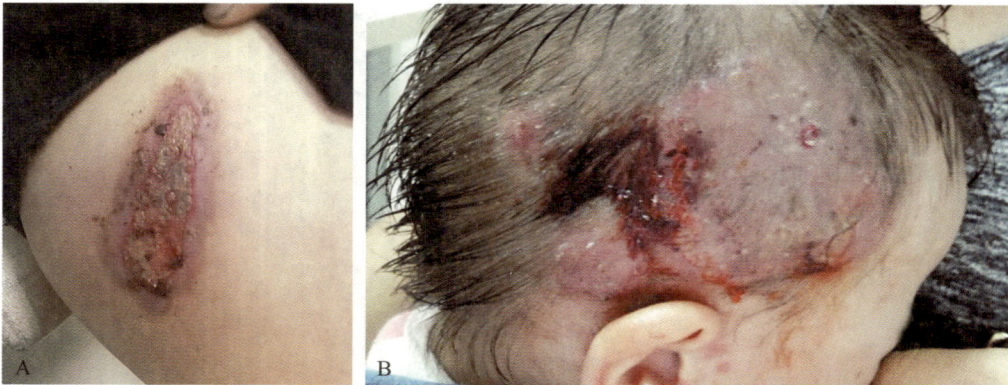

图 11-1　软组织感染

一、 康复评定

（一）功能评定

1. 感觉评定

严重的皮肤感染可导致浅感觉障碍，如痛觉障碍、温度觉障碍及压觉障碍等。具体的感觉功能的评定详见本书配套教材《康复功能评定学》。

常见的感觉刺激性症状是疼痛、瘙痒症状。疼痛是一种不愉快的感觉和对实际或潜在的组织损伤刺激所引起的情绪反应。痛觉评定常用的临床评定方法是视觉模拟评分法（VAS）和数字评分法（NRS）。详见本书配套教材《康复功能评定学》。

2. 运动功能评定

（1）关节活动度评定：发生在肩、肘、腕、踝、膝等关节部位的皮肤感染，或大面积皮肤感染可以产生相应关节活动受限，需要进行关节活动度评定（ROM）。ROM具体的评定方法详见本书配套教材《康复功能评定学》。

（2）肌力评定：慢性病程的皮肤感染可能导致不同程度肢体肌肉萎缩、肌力下降。临床上针对肌力评定的最常用方法是徒手肌力评定法（MMT）。

3. 平衡功能的评定　一般不会导致平衡功能障碍。

4. 呼吸功能　一般不会影响平衡功能障碍。

5. 心功能　瘢痕一般不会引起心功能异常。

6. 心理功能评定　对于病情严重或者慢性病程的皮肤感染，患者可能进一步产生抑郁或焦虑等心理障碍。常用的心理障碍评定量表有汉密尔顿抑郁量表（HAMD）、汉密尔顿焦虑量表（HAMA）、抑郁自评量表（SDS）及焦虑自评量表（SAS）。

（二）结构评定

1. 临床评定　毛囊炎、疖和痈是一组累及毛囊及其周围组织的细菌感染性皮肤病，多为凝固酶阳性金黄色葡萄球菌感染引起。丹毒和蜂窝织炎是一组累及皮肤深部组织的细菌感染性皮肤病。丹毒多由乙型溶血性链球菌引起。蜂窝织炎多由溶血性链球菌和金黄色葡萄球菌感染引起。

（1）毛囊炎：为毛囊口化脓性炎症。好发于头皮、颈部、胸背部及外阴或臀部。损害为毛囊丘疹，开始为毛囊口小脓疱，中间有毛发穿过，周围有炎性红晕，脓疱破溃后形成黄痂，痂皮脱落后痊愈，不留瘢痕。

（2）疖：是毛囊及毛囊周围的急性化脓性炎症。初发为毛囊性炎性丘疹，逐渐增大形成坚硬结节，伴有红、肿、热、痛。数日后结节出现脓栓，脓栓继而脱落，炎症逐渐消退愈合。若数目较多，且反复发生，经久不愈，称为疖病，多见于免疫力低下者。

（3）痈：为多个相邻的毛囊及毛囊周围炎症融合形成，位置较深，浸润范围广，可累及周围和深部结缔组织包括脂肪组织，形成明显的红肿、疼痛的硬块。患者可有严重的全身症状，如寒战、发热、全身不适，甚至败血症。

（4）丹毒：好发于面部、小腿、足背等处，多为单侧性。起病急，典型皮损为水肿性红斑，界限清楚，表面紧张发亮，迅速向四周扩大。可出现淋巴结肿大及不同程度的全身症状，病情多在4~5天达到高峰。消退后局部可留有轻度色素沉着及脱屑。下肢丹毒反复发作可致皮肤淋巴管受阻，淋巴液回流不畅，致受累组织肥厚，日久易形成象皮肿。

（5）蜂窝织炎：好发于四肢、面部、外阴和肛周等部位。皮损初期为弥漫性、水肿性、浸润性红斑，界限不清，局部皮温增高，皮损中央红肿明显，严重者可形成深部化脓和组织坏死。急性期常伴有疼痛、高热、寒战和全身不适，可有淋巴结炎甚至败血症。慢性期皮肤呈硬化萎缩。

通常按病情严重程度将皮肤与软组织感染分级，分为：1级——患者无发热，一般情况良好，已排除蜂窝织炎诊断；2级——患者有发热，一般情况稍差，但无不稳定并发症；3级——患者有严重中毒症状或至少1个并发症，或有肢残危险；4级——脓毒症或危及生命的感染。

2. **实验室评定** 取脓液直接涂片做革兰染色后镜检，可留取标本做细菌培养鉴定及药敏试验。血常规提示白细胞总数升高，以中性粒细胞为主，可出现核左移和中毒颗粒。CRP、超敏CRP及血沉等炎性指标有异常表现。

（三）日常生活活动能力评定

皮肤软组织感染给患者的日常生活活动和生活质量带来严重的影响，严重的感染使自我照料、日常活动、家庭劳动及购物等方面的功能受限。常用的日常生活活动功能评定量表有改良Barthel指数评定量表、功能独立评定量表（functional independence measure，FIM）。详见本书配套教材《康复功能评定学》。

（四）社会参与能力评定

主要进行生活质量、劳动能力和职业评定等。详见本书配套教材《康复功能评定学》。

二、 康复诊断

（一）感觉功能障碍

主要累及皮肤浅表感觉，通过对感觉功能的评定，得出感觉功能障碍诊断。

（二）运动功能障碍

慢性炎症呈亚急性或者急性发作，多次发作可产生后遗症，如下肢慢性丹毒反复发作可导致下肢象皮肿。严重感染还可导致皮肤瘢痕形成、关节和肢体的结构异常或畸形。对患者受累的肢体进行ROM、肌力等进行评定后，可以行康复诊断。

（三）心理功能障碍

轻度软组织感染一般不会对患者心理产生影响，但严重感染以及迁延不愈的慢性感染会对患者造成不利的心理影响。对有临床症状的心理障碍患者进行量表评定，可以进行心理障碍诊断。如SAS标准分的分界值为50分，其中50~59分为轻度焦虑，60~69分为中度焦虑，69分以上为重度焦虑。SDS标准分的分界值为53分，其中53~62分为轻度抑郁，63~72分为中度抑郁，72分以上为重度抑郁。

（四）日常生活活动受限

通过对患者进行ADL评定，可以判断ADL受限的水平。如进行改良Barthel指数评定，可以将活动受限水平分为：0~20 分 = 极严重功能障碍，25~45 分 = 严重功能障碍，50~70 分 = 中度功能缺陷，75~95 分 = 轻度功能缺陷，100 分 =ADL 自理。

（五）社会参与受限

通过对患者进行社会生活能力评定，包括工作、社交以及参与各种娱乐活动等，可以进行诊断分析。具体参考配套教材《康复功能评定学》。

三、康复治疗

康复目标：控制感染，预防并发症，改善功能障碍，提高生活质量及最大限度促进患者回归社会。康复原则：急性期以消炎、止痛为主，慢性期强调消炎、促进组织愈合。在积极抗感染治疗的基础上，早期介入康复治疗。康复方法：以综合治疗为主，主要包括物理治疗、作业治疗、心理治疗及健康教育等。适应证：皮肤软组织感染的急性期和慢性期炎症。注意炎症急性期禁用热疗。

（一）物理治疗

具有消散早期炎症，促使化脓病灶早期成熟，限制其扩散，减轻其对组织破坏程度的作用。具体方法的操作细节和注意事项，参照本书配套教材《物理治疗学》。

1. **超短波疗法** 小剂量超短波治疗具有显著的消炎作用，在软组织感染的治疗中，可以加速炎症病灶的吸收，减轻红肿、疼痛等临床症状，缩短病程，提高治愈率。采用脉冲方式，在皮肤软组织感染的急性期使用Ⅰ级剂量（无热量），Ⅱ级及Ⅲ级剂量主要应用于亚急性期炎症及慢性期炎症。一般每次治疗时间为 10~15 分钟，急性炎症为 5~10 分钟，每日 1 次，10~15 次为 1 个疗程。注意：心脏起搏器患者、恶性皮肤病变者以及体内有金属物患者禁用。

2. **微波疗法** 微波的非热效应对炎症急性阶段有良好的作用。脉冲式、局部辐射，无热量，每次 10 分钟，15 次为 1 个疗程。

3. **音频电疗法** 对软组织感染完全控制后形成的软组织硬结可行音频电疗，电极并置硬结处，剂量为耐受量，时间 20 分钟，每日治疗 1 次，15 次为 1 个疗程。

4. **离子导入法** 有松解粘连，促进渗出物吸收的作用。硬结处 5% 碘化钾或碘化钠溶液阴极导入，并置法或对置法，电极面积根据病灶大小而定，作用极为阴极，0.05~0.1mA/cm^2，10~15 分钟，每天 1 次，15~20 次为 1 个疗程。

5. **超声波疗法** 有软化消散结缔组织过度增生的作用。硬结处移动法，时间 10 分钟，每日治疗 1 次，20 次为 1 个疗程。

6. **紫外线外照射** 具有良好的杀菌、消炎、镇痛等作用，可促进肉芽生长、创面愈合，为软组织感染时首选的物理治疗。治疗时采用红斑量照射，根据局部皮肤的红斑反应，调整剂量。具体操作参考本套教材《物理治疗学》。

7. **红外线疗法** 软组织的急性感染期，不主张红外线热疗，以免炎症扩散。但当软组织已切开排脓，创面清洁，肉芽组织良好时，可对局部行红外线照射，有消炎、止痛、促进组织愈合再生的作用。距离照射部位 30cm 以上，以局部感到温热为宜。每次 15~30 分钟，每日 1~2 次，10~15 次为 1 个疗程。

8. **激光疗法** 可用氦 - 氖激光器，对局部进行照射，照射距离 30~100cm，5~10 分钟，每日 1 次，10~15 次为 1 个疗程。

9. 冷敷法 当皮肤有明显红、肿、热、痛时，可以用毛巾包裹冰块，局部冷敷 5~10 分钟，每日 1~2 次，根据病情 5~10 天。注意毛巾要移动，防止发生冻伤。

10. 运动疗法 病情稳定后，及时进行运动疗法。主要目的是保持或改善关节活动度、增加肌力和耐力，提高机体抵抗力。选择有氧运动项目，如慢跑、走跑交替等，还可以参加一些节奏慢的活动，如太极拳、医疗体操、交谊舞等，具有提高机体免疫的作用。皮肤软组织感染皮肤破溃未完全愈合的情况下，不能进行游泳活动，以免感染加重。

（二）作业治疗

迁延不愈的慢性软组织感染存在不同程度关节活动度受限者，应行作业疗法，以促进患者肢体功能的恢复。

1. 治疗性作业治疗 上肢关节活动受限者可制订如挂线作业、拉锯、扭铁丝作业、投掷、摆棋子、栓状插件练习等，下肢关节活动受限者可以制订如踩缝纫机、脚踏车训练、上下楼梯训练等。具体参照本套教材《作业疗法学》。

2. 功能性作业治疗 针对患者的工作性质和内容进行相关功能性作业治疗，如木工、花木种植等，具体参照本套教材《作业疗法学》。

3. 感认知作业治疗 一般不需要感认知作业治疗。

4. 职业训练 皮肤软组织感染引起的各种功能障碍（包括心理功能障碍），可影响患者的职业参与。在职业训练前，需进行职业前评定，根据评定结果，通过教育、个人辅导及职业训练等方法和治疗，使患者重返工作岗位。

5. 环境改造 必要时对环境进行改造，提高患者生活自理能力和独立能力。具体参照本套教材《作业疗法学》。

（三）康复辅具

1. 辅具 因严重皮肤软组织感染导致明显肘关节、手腕和手部或下肢残缺、畸形的患者，可配备进食自助器（多用生活袖套、多用旋转手柄及弯角食具）、书写自助器、穿衣自助器、下肢助行器等。

2. 矫形器 严重或大面积皮肤软组织感染后遗留瘢痕的患者，佩戴支具可避免瘢痕收缩导致的关节畸形和僵硬，保证关节的活动度，还可抑制瘢痕的增生。

3. 假肢 对有肢体残缺或严重畸形的患者，为保持完整的形体，可佩戴假肢。

（四）心理治疗

1. 心理疏导 多数慢性感染患者有不同程度的忧郁、沮丧等心理障碍，应给与必要的心理辅导，表达对患者的关爱、体贴，减轻其心理负担，鼓励患者积极配合治疗，促进其康复。给予患者精神安慰，向其宣传相关医学知识，促使增强自我应对能力，积极配合治疗。

2. 行为治疗 对患者进行行为干预，减轻或改善患者的症状或不良行为。

3. 药物治疗 心理问题严重时，可选择应用控制焦虑、抑郁等症状的药物治疗。具体咨询精神科医师。

（五）药物及其他治疗

根据病情采用抗菌消炎药物，包括局部外用药物及系统性用药。必要时病灶换药或手术清创与引流。中医中药对某些软组织感染亦有特别好的疗效。具体参考相关教材及书籍。

（六）康复护理

1. 治疗前对患者做好健康宣教工作，向患者介绍本病的治疗方法、作用和效果，以及该病需要的疗程。

2. 有针对性地对患者进行心理疏导，解除患者的思想顾虑。

3. 在治疗过程中应该密切观察病情，随时询问患者的感受，有无特殊不适。

4. 治疗后对患者生活、活动进行指导，包括饮食、卫生、肢体摆放（抬高患肢）、生活习惯的指导工作。

5. 注意个人卫生，保护皮肤、黏膜清洁，建立良好的生活习惯等。

四、 功能结局

（一）身体功能方面

软组织的急性化脓性感染有时不能彻底消散，致使炎症病变持续存在于局部。慢性炎症期，局部及全身的症状均不明显，但在机体抵抗力减弱时，慢性炎症将呈亚急性或者急性发作，多次发作后常可形成后遗症，如下肢慢性丹毒反复发作可形成象皮肿，影响肢体功能。严重的皮肤软组织感染，有导致肢体残疾风险，严重的引起全身中毒症状，有危及生命的风险。

在心理功能方面，多数慢性患者有不同程度的忧郁、沮丧和自卑等心理障碍。病情严重或迁延不愈，可能导致焦虑、抑郁等心理疾病。

（二）日常生活方面

皮肤软组织感染引起的痛痒、运动功能障碍和肢体畸形会影响患者的进食、穿衣、行走、个人卫生及购物等日常生活能力。

（三）社会参与方面

部分慢性患者自卑心理和肢体功能障碍使其社会交往受限，劳动能力下降或丧失、职业受限、无经济来源，生活质量严重下降、因病致贫、因病返贫。

五、 健康教育

（一）饮食起居

饮食清淡易消化，多食新鲜蔬果；避免辛辣刺激性食物。勤剪指甲，避免搔抓，注意肢体保暖。注意个人卫生，特别是在夏季，应勤换衣、洗澡、洗头、理发、剪指甲等，发病后及时治疗，防止炎症扩散。处于面部危险三角区的疖，严禁用手挤压，否则容易引起颅内感染。避免使用油性药膏，以防其阻塞皮肤毛囊孔、皮脂腺的可能。

（二）自我锻炼

加强自我功能锻炼，保持良好的关节活动度及正常肌力等。患者可根据自身情况，选择合适的锻炼方法：如慢跑、太极拳、气功、球类、游泳等，进行有规律有氧训练，增强体质，促进康复。

（三）医疗体操

对有功能受限的患者，可根据具体病情制订医疗体操方案。

（四）预防复发

对于产生软组织感染有关的其他疾病需给予必要的治疗，如糖尿病等。患者衣服、枕巾、床单等予以消毒，并注意隔离，预防交叉感染。积极配合治疗，防止炎症扩散和复发。

思考题

1. 软组织感染的临床特点是什么？
2. 软组织感染的物理治疗有哪些？
3. 紫外线治疗软组织感染的方法有哪些？
4. 软组织感染健康教育的主要内容是什么？

（吴建贤）

第二节　单纯疱疹

单纯疱疹（herpes simplex）是人类单纯疱疹病毒（herpes simplex virus，HSV）引起的皮肤病，临床以簇集性水疱为特征，主要病理改变在皮肤黏膜上皮细胞的基底层及中层，受染细胞坏死、溶解形成单房薄壁水疱（图11-2）。依据病毒蛋白抗原性的不同，HSV可分为HSV-1型、HSV-2型，HSV-1型初发感染多发生在5岁以下的幼儿，通过接吻或其他生活密切接触感染，主要引起生殖器以外的皮肤黏膜及脑部感染；HSV-2型初发感染主要发生在成年人，通过密切性接触传播，引起生殖器部位感染。HSV-1和HSV-2感染后可形成部分交叉免疫，但血液中存在的特定的特异性抗体不能阻止复发。人类是单纯疱疹病毒唯一的自然宿主，其传播方式主要是直接接触传染，也可通过被唾液污染的餐具或口、鼻分泌物及粪便排出病毒间接传染，正常人中有半数以上为HSV携带者。单纯疱疹有自限性，但易复发，是世界范围内流行最广泛的感染性疾病之一。（图11-2）。

一、康复评定

（一）功能评定

1. **疼痛评定**　单纯疱疹常引起明显的疼痛，疼痛评定采用VAS评定量表，评定参照本套教材《康复功能评定学》。

2. **感觉功能评定**　疱疹局部以及生殖器和附近皮肤疱疹的炎症和疼痛引起瘙痒、烧灼等异样感，导致局部皮肤异常感觉。评定参照本套教材《康复功能评定学》。

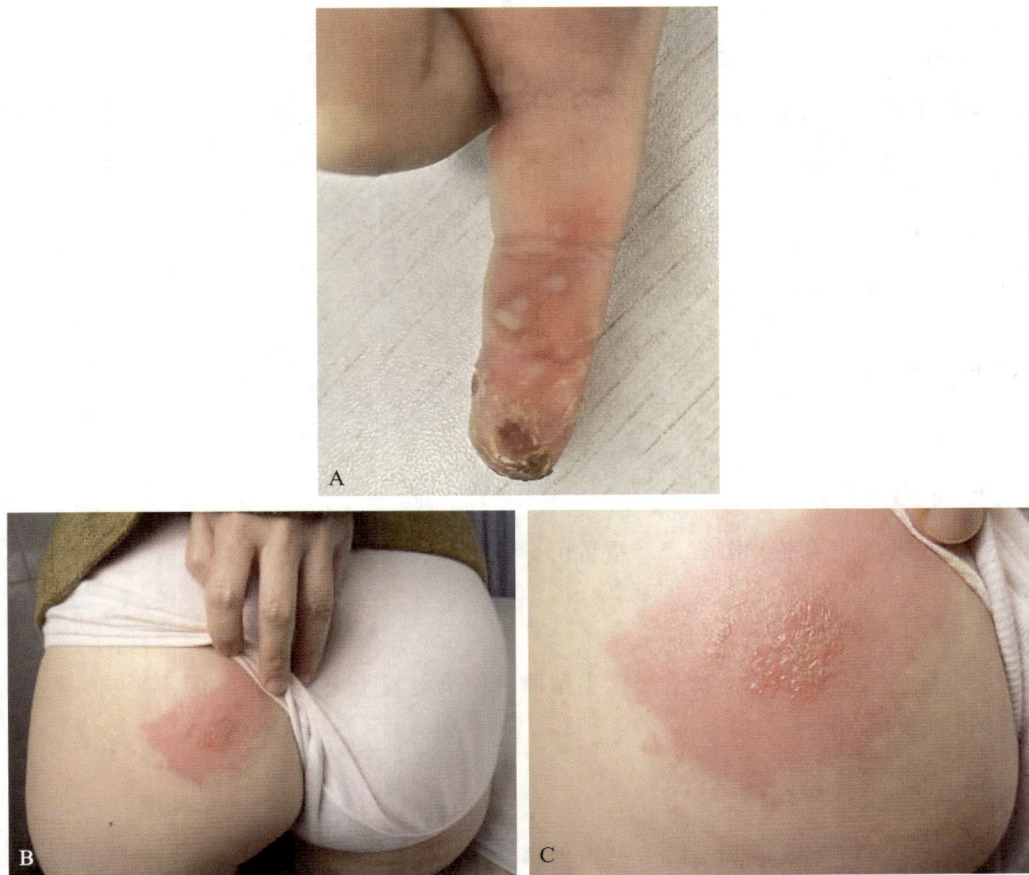

图 11-2　单纯疱疹

3. **运动功能评定**　评定参照本套教材《康复功能评定学》。

4. **吞咽功能评定**　评定参照本套教材《康复功能评定学》。

5. **心理功能评定**　单纯疱疹患者常伴有焦虑等心理问题，具体参照本套教材《康复功能评定学》。

（二）结构评定

1. **症状与体征**　本病表现形式多种，包括皮肤单纯疱疹、口腔单纯疱疹、生殖器疱疹及新生儿单纯疱疹。主要表现为群集性米粒大小水疱，能引起多部位感染，好发于皮肤黏膜交界处及口腔内，如口角、唇缘、口腔、舌、咽、鼻孔周围等部位。皮肤单纯疱疹约 1~2 周后干燥结痂而愈，口腔单纯疱疹多很快破溃形成浅表溃疡，疼痛明显，可伴有发热、头痛、局部淋巴结肿痛。严重者可发生疱疹性脑炎，主要累及颞叶、额叶及边缘系统，引起脑组织出血性坏死和变态反应性脑损害，未经治疗的单纯疱疹病毒脑炎病死率 >70%。

2. **实验室检查**　病毒培养鉴定是诊断 HSV 感染的金标准；皮损处刮片做细胞学检查，可见到多核巨细胞和核内嗜酸性包涵体；用免疫荧光法和 PCR 分别检测疱液中病毒抗原和 HSV-DNA，有助于明确诊断。血清 HSV-IgM 型抗体检测有辅助诊断价值。

3. **诊断要点**　根据簇集性小水疱，好发于皮肤黏膜交界处、易于复发等临床特点，一般可作出诊断。本病应与带状疱疹、脓疱疮、手足口病相鉴别。

（三）活动评定

如果单纯疱疹发生于脸部或生殖器会影响自我照顾、日常活动、购物等。日常生活活动能力评定采用改良巴氏指数评定量表。参照本套教材《康复功能评定学》。

（四）参与评定

主要进行生活质量评定。参照本套教材《康复功能评定学》。

二、 康复诊断

（一）感觉功能障碍

个别患者腰骶节段可有感觉障碍，严重者可导致尿频、尿痛等膀胱刺激症状。

（二）心理功能障碍

生殖器疱疹患者大多数有不洁性交史，生殖器部位反复发生疼痛性小水疱，影响夫妻感情，易产生抑郁、焦虑等心理障碍。

（三）日常生活活动能力受限

单纯疱疹患者日常生活无明显受限。严重生殖器疱疹，可引起腹股沟淋巴结肿大压痛，可能会影响患者部分日常生活活动功能。

（四）社会参与受限

颜面部疱疹影响患者容貌，使患者不愿外出，有张口困难者会影响正常交流，限制患者的就业和社会交往活动。生殖器疱疹患者可能因性病引发家庭矛盾、社会歧视等，影响患者正常社会交往活动。疱疹引起瘙痒、烧灼感可能会影响工作。

三、 康复治疗

单纯疱疹康复目标：在抗病毒治疗的基础上进行，缩短病程，减少复发，抑制病毒扩散，最大限度地促进患者回归社会。单纯疱疹的治疗原则：促进局部疱疹渗出液的吸收而干燥结痂。康复方法：以临床对症治疗为基础，配合物理治疗。主要的方法包括物理治疗、心理治疗、全身有氧训练及健康教育等。适应证：适用于由 HSV-1 引起的单纯疱疹和由 HSV-2 引起的生殖器疱疹患者。禁忌证：疱疹继发细菌感染者禁用红外线热疗法。

（一）物理治疗

1. **物理因子治疗** 有消炎止痛、促进渗出液吸收而干燥结痂、增强全身抵抗力，以及预防和治疗继发感染的作用。

（1）紫外线疗法：局部照射患处有很好的消炎作用。用 I～II 级红斑量，每次递增 1~2MED，每日 1 次，5~10 次为 1 个疗程。对口腔、鼻道等黏膜病损区，可用体腔紫外线照射，剂量参照本套教材《物理治疗学》。紫外线有增加色素作用，面部慎用，治疗过程中注意眼睛防护。

（2）红外线疗法：局部照射有消炎作用。距离照射部位 30cm，用温热剂量，每次 15~20 分钟，每日 1 次，5~10 次为 1 个疗程。眼部单纯疱疹和单纯疱疹继发细菌感染者禁用。

（3）红光治疗：全身红光照射能有效缓解患者的自觉症状，缩短疱疹愈合时间，延长复发时间，改善患者的生活质量。治疗的光照剂量设置在 3~5J/cm²，平均照射时间在 30~45 分钟，治疗时舱内温度控制在 37℃以下，注意眼部防护，每天一次，5 天为 1 个疗程。

（4）激光疗法：激光治疗仪直接照射皮损区有消炎止痛作用。每区 5~10 分钟，每天治疗 1 次，5~7 天为 1 个疗程。眼部禁止直接照射，头面部照射时，要用眼罩保护眼睛。

（5）磁疗法：磁疗直接作用于暴露的治疗部位有消炎作用。距离患处 30cm，用温热剂量，每区 15~20 分钟，每日治疗 1 次，5~10 次为 1 个疗程。眼部禁用。

2. 运动疗法 生命体征平稳后，及时进行运动疗法。选择有氧运动项目，如慢跑、走跑交替等，还可以参加一些节奏慢的活动，如太极拳、医疗体操、交谊舞等，具有提高机体免疫的作用。软组织感染有皮肤破溃的不能进行游泳活动，以免感染加重。

（二）作业治疗

治疗目的是提高日常生活活动能力及社会适应能力，强化患者的自信心并辅助心理治疗。

1. 治疗性作业治疗 可以进行手工艺活动如剪纸、编织等，或可进行艺术活动如绘画、书法等，维持关节活动。具体参照本套教材《作业疗法学》。

2. 功能性作业治疗 针对患者的工作性质和内容进行相关功能性作业治疗，如木工、花木种植等，具体参照本套教材《作业疗法学》。

3. 感认知作业治疗 一般不需要感认知作业治疗。

4. 职业训练 单纯疱疹引起疼痛可影响患者的职业参与，可以进行教育、个人辅导等方法治疗，使患者重返工作岗位。

5. 环境改造 单纯疱疹一般不需要进行环境改造。

（三）康复辅具

单纯疱疹患者一般不需要辅具、矫形器或假肢。

（四）心理治疗

1. 心理疏导 要针对生殖器疱疹患者进行心理调节，包括正确认识疾病，树立战胜疾病的信心以及处理好与配偶关系等，建立新的心理平衡及正确的心理防御。

2. 行为治疗 对患者进行行为干预，尤其是复发性生殖器疱疹患者，约束行为，进行干预。

3. 药物治疗 必要时应用药物控制焦虑、抑郁等症状。请咨询精神科医生。

（五）其他治疗

1. 药物治疗

（1）治疗单纯疱疹以核苷类抗疱疹病毒药的疗效突出，对原发病例，可用阿昔洛韦、泛昔洛韦；对阿昔洛韦耐药患者，可选用西多福韦、更昔洛韦及膦甲酸等二线药物治疗。同时用增强免疫功能的药物，如胸腺肽等。局部治疗以促进吸收、保持干燥、防止继发感染为主，可选用 0.5% 硫黄炉甘洗剂，1% 喷昔洛韦软膏等。

（2）中药治疗：中医中药对治疗该病也有一定的疗效，如玉屏风散对复发性生殖器疱疹则具有一定疗效。中药超声雾化治疗，对疱疹性结膜炎患者疗效较好，应用中药清热解毒汤剂，倒入超声雾化器，使超声雾化器出雾口正对患眼，雾化速度约5ml/min，15~20分/次，每日2次，7天为1个疗程。注意：治疗期间禁食辛辣油腻之物，戒烟酒。中药处方要咨询中医科医师。

2. 艾灸疗法、耳穴贴压疗法也有一定的疗效，由中医专科治疗师执行。

（六）康复护理

1. 注意个人卫生和保持全身皮肤及黏膜的清洁，疱疹部位预防感染。
2. 周围皮肤明显红肿热痛时可进行冷敷。
3. 教会患者自我护理，更要保护家人及朋友，患病期间家庭需隔离消毒，预防被传染。
4. 饭前便后要洗手，饮食以软质、温凉及易消化的碱性食物为主。
5. 平日保持生活规律，预防感冒发热及过度疲劳，循序渐进地参加有氧训练，来激发免疫系统抵御病毒，减少发病的可能。

四、 功能结局

（一）身体功能方面

在生理功能方面，一般轻型单纯疱疹有自限性，但易复发。女性生殖器疱疹可与宫颈癌的发生关系密切。

在心理功能方面，大多数生殖器疱疹患者终身有不同程度的焦虑、抑郁等心理障碍；特别是反复发作的生殖器疱疹患者更明显。

（二）日常生活方面

尤其是生殖器疱疹患者，其日常生活活动部分受限。

（三）社会参与方面

在社会功能方面，生殖器疱疹患者特别是反复发作的生殖器疱疹患者，其部分社会参与能力受限。

五、 健康教育

单纯疱疹主要通过直接接触传播，病毒由接触黏膜表面（如口、眼、鼻、生殖器）或是破损的皮肤进入人体，亦可通过被污染的餐具而间接传染。因此，不要同患有单纯疱疹的患者接吻或共用器皿、唇膏、毛巾及剃须刀。触摸单纯性疱疹后应洗手，不应揉眼睛，更不能触摸生殖器，否则可能引起生殖器疱疹。由于生殖器疱疹起因复杂，容易复发且缺乏根治办法，其与HIV感染有协同作用，是HIV经性传播感染的主要因素。因此，生殖器疱疹患者应掌握疾病相关知识，树立正确的性观念，建立健康的性行为，积极参与配合治疗，达到预防和控制生殖器疱疹传播的目的。

（一）预防性教育

由于口唇疱疹复发率高，尤其在身体状况不好、抵抗力差的时候，如：生病、疲劳、熬夜、压力大、情绪差、女性生理期、过度日晒等条件下容易复发。告知性病患者的传播途径主要是性接触，性病危害严重，首先影响自己的身体健康，其次可传染给配偶或性伴，并可通过母婴传播危害后代。预防性病要洁身自好，改变不良的性行为。对于生殖器疱疹的患者，要向患者讲解如何自我护理、家庭隔离消毒方法、夫妻要同时积极主动接受治疗，避免性病的进一步传播。平时要保持有氧运动，锻炼身体，保持心情愉快，生活起居有规律，应尽量少去空气不洁公共场所，以免感染。

（二）治疗性教育

一些性病患者，特别是女性往往无症状或症状较轻，由于不愿意暴露隐私，而得不到及时诊治。因此，医院应采取保密措施，营造宽松的医疗环境，鼓励和促进患者积极就诊，就能达到早发现早诊断和早治疗的目的。同时动员患者带其性伴侣接受治疗，减少和预防性病蔓延。

（三）心理教育

性病的诊治涉及到患者的心理、声誉等一系列问题。一旦得了性病，患者会产生极大的心理压力。开展咨询服务，发放健康教育处方，讲解性病的预防和治疗，可减轻患者心理压力，消除恐惧心理，树立治愈疾病的信心。

（四）道德教育

由于性病具有很高的传染性，对性病患者的治疗实际上已超越了个人健康的范畴。治疗性病不仅是为个人健康，也是为家庭及社会成员的健康。医务人员在性病防治中，应教育患者增强社会责任感和社会健康道德意识，使性病患者及时主动接受治疗，以避免性病的进一步传播。

思考题

1. 单纯疱疹病毒感染的临床特点是什么？
2. 单纯疱疹的康复治疗有哪些？
3. 单纯疱疹健康教育的主要内容是什么？

（吴建贤）

第三节 带状疱疹

带状疱疹（herpes zoster，HZ）是由水痘-带状疱疹病毒（varicella-zoster virus，VZV）引起的。该病毒首先引起水痘，之后病毒从皮肤损害部位转移并潜伏在颅神经节、背根神经节和神经轴的自主神经节中，随着年龄增长或机体受到某种刺激导致抵抗力下降时，VZV可再次被激活后出现。HZ的主要临床特征是出现水疱状皮疹和皮区的疼痛，然而有些患者可并发长时间的后遗神经痛；部分患者还可出现视觉、听觉或其他严重神经系统并发症，导致失明、耳聋、面瘫和脏器功能异常，甚至死亡。除免疫功能减退和年龄的增长外，其他影响病毒活化的因素尚未知。带状疱疹以群集小水疱沿神经走向单侧分布，伴明显神经痛为特征，多见于成人（图11-3）。在美国带状疱疹发病率3.2/1000~4.2/1000人年。随着年龄的增加，带状疱疹发病率升高，60岁及以上人群发病率达10/1000人年。免疫抑制，特别是血液恶性肿瘤和HIV感染能大幅度增加患者患带状疱疹的风险。带状疱疹一般持续2~4周，是一种可治愈性疾病。（图11-3）。

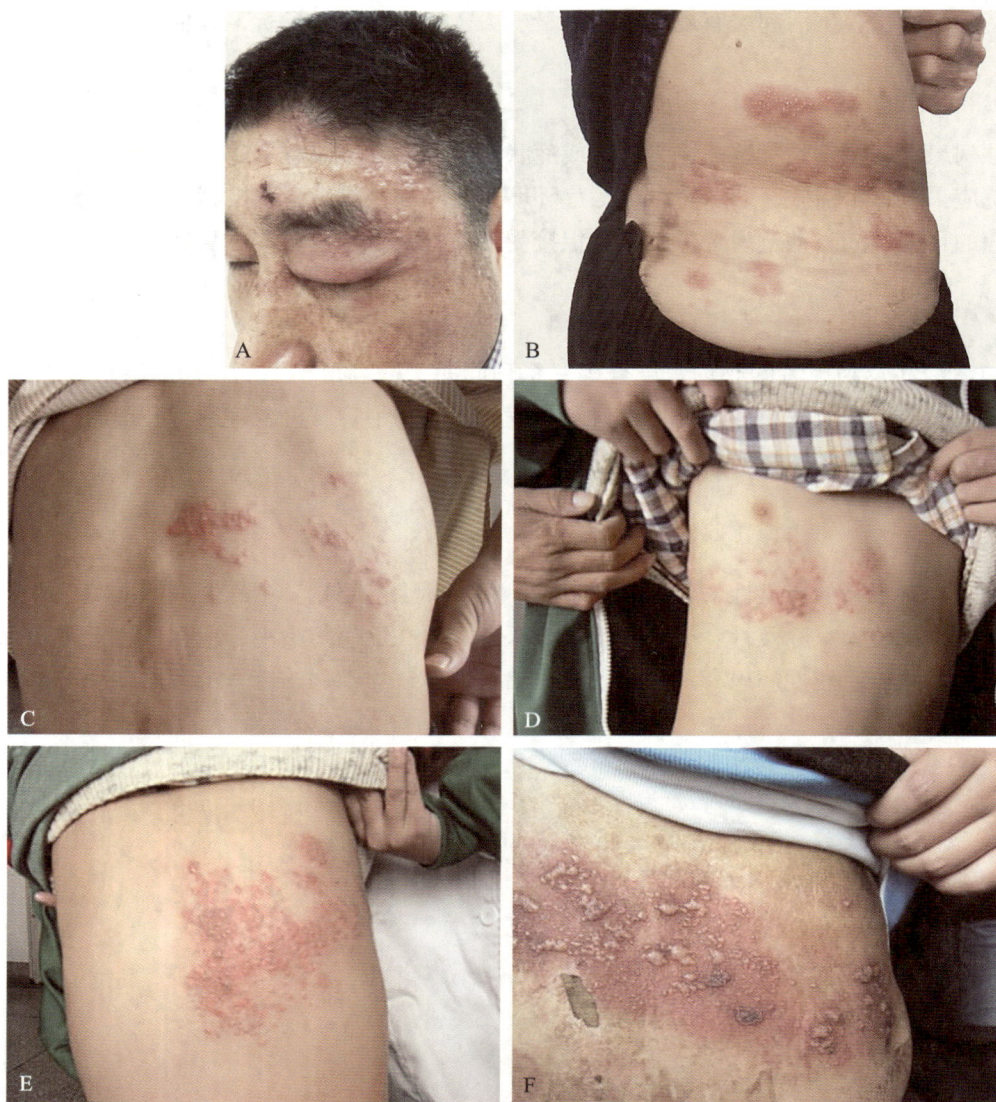

图 11-3　带状疱疹

一、 康复评定

（一）功能评定

1. 疼痛评定　采用视觉模拟评分法（VAS）或简式MPQ疼痛问卷量表（SF-MPQ）进行疼痛评

定；每周 1 次。具体评定参照本套教材《康复功能评定学》。

2. **感觉功能评定** 带状疱疹有皮损时，沿神经支配区域出现感觉异常（蚁行感、痒、紧束感、麻木感）。评定参照本套教材《康复功能评定学》。

3. **运动功能评定** 侵犯严重的肢体带状疱疹，可以影响肢体运动功能，可采用徒手肌力测定法（MMT）和关节活动度评定法（range of motion，ROM）对相关受累肢体进行运动功能评定。

4. **心理功能评定** 可采用汉密尔顿量表进行患者抑郁、焦虑情绪评定。具体评定参照本套教材《康复功能评定学》。

（二）结构评定

本病好发于肋间神经及三叉神经支配的皮肤区域。皮疹在红斑基础上出现群集丘疹、水疱，粟粒至绿豆大小，疱液清亮，严重时可呈血性或坏死溃疡。典型症状发生之前常有轻度全身症状，如低热、全身不适、食欲缺乏等，在即将出现皮疹的部位有皮肤不适及疼痛，1~4 日后局部皮肤发红，随之出现簇集成群的绿豆大小丘疹，1~2 天后迅速演变成为水疱，水疱沿神经近端发展排列呈带状，数天后，疱壁松弛、疱液混浊，再逐渐吸收、干瘪。

本病有时表现不典型：①顿挫型：只有神经痛，无皮疹发生；②眼部带状疱疹：三叉神经眼神经支受累、上眼睑、额部、头顶出现水疱群，炎症重可累及角膜、眼球；③耳带状疱疹：膝状神经节受累，可影响面神经的运动和感觉纤维，导致面瘫、耳痛、外耳道疱疹三联症；④播散性带状疱疹：带状疱疹中的严重类型，表现为在带状疱疹的基础上全身泛发的水疱，水疱通常非群集性，而是类似水痘样呈脐凹状散在分布，严重者可出现皮肤坏死及血疱，病毒播散至内脏，并发脑膜炎、肺炎、心肌炎、肝炎等，威胁患者生命；⑤双侧带状疱疹：指皮损累及双侧多神经节段，水疱簇集分布，以胸腰段和面神经为主。

（三）活动评定

日常生活活动能力评定（ADL）的内容大致包括运动、自理、交流、家务活动和娱乐活动五个方面。通过直接观察患者的实际操作能力和间接询问两种方式进行评定，从而判断患者的日常生活活动能力的功能障碍程度。ADL 评定采用改良巴氏指数评定表。具体评定参照本套教材《康复功能评定学》。

（四）参与评定

主要进行生活质量评定、劳动力评定和职业评定。可采用健康调查简表（SF-36 量表）、社会生活能力评定问卷及功能评定调查表进行生活质量及就业能力的评定。SF-36 量表包括躯体功能、躯体角色、机体疼痛、总的健康状况、活力、社会功能、情绪角色和心理卫生等 8 个领域，来评价患者的健康功能和生活质量。具体评定参照本套教材《康复功能评定学》。

二、 康复诊断

（一）生理功能障碍

1. **疼痛** 受累神经所支配皮肤持续性疼痛，夜间疼痛剧烈，常影响患者日常活动与休息。

2. **感觉异常** 带状疱疹在皮疹出现前是感觉过敏，有皮损时出现感觉异常（蚁行感、痒、紧束感、麻木感、烧灼感）或不定时抽动及其他不适的感觉，是一种感觉异常的顽固性慢性疼痛综合征。

3. **运动功能障碍** 侵犯膝神经节后根时，引起面神经、听神经受累，出现面瘫。严重疼痛，特别是肢体带状疱疹患者，可以影响肢体运动功能。但一般不产生肢体畸形。

（二）心理功能障碍

带状疱疹发于颜面部者，影响容貌和视力，持续剧烈的严重或顽固性疼痛，特别是多方镇痛效果不好等这些不利因素对患者心理可有明显影响，患者容易产生焦虑、忧郁、沮丧甚者绝望等心理改变。

（三）日常生活活动受限

剧烈的疼痛常常使患者失眠、食欲缺乏；为了防止水疱受压，卧床休息时需采取健侧卧位；疱疹发于颜面部者由于影响容貌和视力，患者不愿外出，对患者的进食、睡眠及购物等日常生活能力产生影响。

（四）社会参与受限

个别神经痛患者持续时间较长，会影响患者的生活质量。一般对职业能力无明显影响。

三、 康复治疗

康复治疗目标：早期以抗病毒、营养神经、消炎、镇痛、提高免疫力等治疗为主，缓解患者焦虑情绪，控制遗留的顽固性疼痛，提高生活质量。康复治疗原则：早期介入，综合治疗，提高免疫力，根据疱疹部位和患者身体状况制订个体化治疗原则。康复治疗方法：在抗病毒为主的综合治疗基础上，积极进行康复治疗，包括物理治疗、作业治疗、心理认知疗法、药物干预、传统疗法和康复宣教。适应证：适用于身体各个部位的带状疱疹。禁忌证：眼球部位禁用紫外线或激光直接照射。

（一）物理治疗

有消炎镇痛、促进水肿吸收及皮肤干燥、增强机体免疫力、防止继发感染的作用。

1. **超短波疗法** 采用无热量或微热量，电极并置或对置于皮损处或皮损对应的神经节区，每次10~15分钟，每日1次，10~15次为1个疗程。局部超短波治疗可改善血液循环，消除神经水肿，降低神经兴奋性，抑制交感神经功能，促进皮损愈合，预防带状疱疹后遗神经痛。注意：心脏起搏器患者及恶性皮肤病变者禁用。

2. **微波疗法** 直接照射法，辐射器中心对准带状疱疹区。为减少对四周空间的辐射，辐射器距离病灶一般不超过5~10cm。治疗剂量无热量或微热量，功率20~50W之间，每次10~15分钟，每日1次，10~15次为1个疗程。微波具有较强的穿透力，能够有效促进病灶局部的血液循环和神经功能恢复，有明显的止痛作用，同时可以促进炎症吸收，达到治疗和预防后遗神经痛的作用。

3. **中频电疗法** 电极并置或对置于疼痛患处，选择止痛方。每次20分钟，每日1次或2次，7~10次为1个疗程。可改善循环，起止痛作用。注意：电极不能置放于心前区及附近。急性炎症期、局部有金属异物、有心脏起搏器患者禁用。

4. **经皮神经电刺激疗法** 病灶区用双通道交叉法，双向对称方波，以患者尚能忍受的明显麻刺感为度，每次20~30分钟，每日1或2次，5~7次为1个疗程。主要作用是止痛、减少皮损，并可有效预防PHN的发生。

5. **超声波疗法** 在病灶周围可用接触移动法，在易破溃或已破溃处用固定法，或在患侧相应的神经根或神经干上进行超声波治疗，亦可止痛。一般选用 $0.5W/cm^2$ 或 $1~1.5W/cm^2$ 的剂量，治疗时间 10~15 分钟，每日 1 次，5~10 次为 1 个疗程。

6. **紫外线疗法** 照射病灶局部及相应神经根区，病灶区用Ⅱ级红斑量，神经根区用Ⅰ、Ⅱ级红斑量，每日或隔日 1 次，5 次为 1 个疗程。紫外线有消炎、减轻疼痛、保护局部、预防感染和缩短病程等作用。注意：面部慎用，应用时必须配戴护眼镜。

7. **激光疗法** 氦 - 氖激光治疗功率为 $5mW/cm^2$，直接照射皮损区，每区 5~10 分钟，3~5 次为 1 个疗程。半导体激光治疗：半导体激光照射穿透性好，通过直接刺激神经末稍及神经体液系统，提高局部的疼痛阈，每一部位 3~5 分钟，8~10 次 1 个疗程。激光治疗具有消炎、镇痛等生物刺激作用。注意：黑色素及黑头发部位禁止照射，避免造成灼伤。

8. **磁热疗法** 病灶局部以患者感到温热为宜，每次 20~30 分钟，每天 1 或 2 次，5~7 次为 1 个疗程，主要是起收敛和止痛作用。红外线治疗也可获得相同的作用。也有紧贴皮肤治疗的，具体操作参照本套教材《物理治疗学》。

9. **威伐光疗法** 威伐光治疗仪光源距离皮肤 25cm，30 分 / 次，隔日 1 次，每周 3 次，威伐光能够减少炎症反应，减轻致痛物质对人体的刺激，从而减轻疼痛。

（二）作业治疗

在疾病的急性期过后，开始进行作业训练，主要是进行维持日常生活活动能力的训练，包括：进食、梳洗、穿衣、修饰等，还可以使用自助具进行辅助训练。

（三）心理治疗

心理治疗具有改善或消除带状疱疹患者焦虑、恐惧、悲观厌世心理的作用。一般采用心理支持、疏导的治疗方法。适当的心理支持是带状疱疹患者心理康复的最重要的内容。不管是个体的或者组织的形式，要安慰患者，讲解本病的病因、疼痛特点、治疗方法、大约疗程等，使患者能够正确的认识疾病，消除思想顾虑，增强其战胜疾病的信心，积极配合治疗，使带状疱疹患者从支持系统中得到帮助、消除心理障碍。

（四）其他治疗

1. **药物治疗** 在皮肤科专家的指导下进行。

（1）抗病毒药物：常用抗病毒药物有阿昔洛韦、伐昔洛韦、泛昔洛韦等。通常认为抗病毒治疗的最佳时机为发疹的 48~72 小时内。阿昔洛韦常静脉给药。伐昔洛韦、泛昔洛韦口服吸收较好，生物利用度高，是临床上治疗无并发症带状疱疹最常用的口服药物。

（2）消炎镇痛药：应用镇静止痛类药物缓解患者疼痛是带状疱疹治疗中的重要环节，急性期疼痛明显的患者可尽早应用抑制中枢兴奋类的药物如多塞平、阿米替林等。严重的神经痛，选用抗癫痫药如普瑞巴林、加巴喷丁等。

（3）营养神经类、免疫调节制剂及糖皮质激素：目前临床上使用的维生素 B_1、维生素 B_{12} 及免疫调节剂胸腺肽等没有效证据支持其肯定疗效，无适应证时并不建议常规选用。急性期激素治疗并不能有效预防 PHN 的发生；但短期激素治疗能缓解带状疱疹急性发作期的疼痛，加速皮损愈合，可作为急性期的辅助治疗措施。

（4）疱疹后遗神经痛的治疗：在 PHN 的治疗上，目前更推荐不同作用机制镇痛药物的联合治疗方案，特别是口服制剂与 5% 利多卡因贴片的联合使用，如普瑞巴林和 5% 利多卡因贴片的联合使用在对单一疗法反应较差的患者是有效的，副作用并无明显增加。或是加巴喷丁与阿片样物质或三环类抗抑郁药的联合。

2. 传统方法治疗

（1）针灸治疗：取穴合谷、曲池、足三里、三阴交，头部配风池，胸胁背部配太冲，腰背部配委中。针灸治疗后，可配以磁热和激光治疗。

（2）针刺拔罐治疗：梅花针、三棱针在疱疹上或色素沉着区常规消毒后进行点刺或扣刺，可配合磁热治疗 5 分钟，3 天 1 次。治疗过程中应观察患者面色、神情，是否有晕厥倾向等不适，有出血倾向者慎用。

3. 神经阻滞疗法 初次为疱疹分布区内神经根阻滞，其后为沿神经分布的垂直方向疱疹分布区皮内注射，每 2~3 天注射 1 次，随疼痛缓解时间的延长，注射时间间隔逐渐延长，疼痛持续缓解 5 天以上可停止治疗。神经阻滞治疗可显著缓解 PHN，而且对预防 PHN 也有良好的作用，可用于疼痛剧烈的 PHN 患者。

4. 射频毁损术治疗 部分患者皮损愈合后遗留顽固性疼痛，该方法必须由相关学科的医生实施。

（五）康复护理

早期患者应卧床休息，避免疱疹部位摩擦。发生于三叉神经区的疱疹，应注意患者眼睛的护理，每日用生理盐水洗眼 1~2 次，并点抗生素眼药水或涂眼膏。责任护士及时向患者宣教疾病的知识，指出本病有自限性，治愈后能获终生免疫，使患者树立起战胜疾病的信心，积极配合治疗。同时指导患者进行有效的功能锻炼。饮食宜清淡，多吃新鲜水果和蔬菜，忌辛辣鱼腥食物。

四、 功能结局

（一）身体功能方面

1. 生理功能方面 大部分带状疱疹患者能够痊愈，预后很少复发。少数患者遗留重度面瘫合并重度耳聋，个别后遗神经痛伴随患者终身。

2. 心理功能方面 少数重度后遗神经痛和面瘫患者，终身有不同程度的焦虑、恐惧、悲观厌世等心理障碍。

（二）日常生活方面

少数重度后遗神经痛和面瘫患者 ADL 能力及其相关活动部分受限。

（三）社会功能方面

自卑心理和疼痛的影响使患者社会交往能力和社会参与能力受限，生活质量有所下降。

五、 健康教育

带状疱疹一般发生于衰老、疲劳、外伤或者其他疾病导致机体免疫功能减退患者，因此在康复治疗的同时，需要清楚患者是否有其他重大疾病，比如肿瘤、艾滋病等，以免延误病情。头面部皮疹累及眼角膜时，要重视治疗控制病毒性角膜炎。带状疱疹具有自限性，大部分患者能够痊愈，但发病率和严重程度随年龄增大而增大，个别患者后遗神经痛可持续很长时间，少数重度面瘫患者可伴随终身。因此，在治疗的同时让患者了解有关疾病的知识，积极参与配合治疗尤为重要。

1. 掌握自我防治方法　治疗同时对患者及家属讲解本病的病因、疼痛特点、治疗方法、大约疗程等，使患者能够正确的认识疾病，知道带状疱疹不会复发，一般不会传染他人，消除思想顾虑，增强其战胜疾病的信心，积极配合治疗。了解防治要点；药物的治疗作用和用法及副作用，皮损护理，外涂药物的方法，疾病的诱发因素等，以便患者自我照顾；康复治疗的方法和具体要求，以便方便患者自我训练。

2. 综合预防　在日常生活中要避免过度劳累，保证充足睡眠，保证营养，保持心情舒畅，加强体育锻炼，提高机体免疫力。免疫缺陷或免疫力低下者容易被感染，勿接近患者。

3. 接种疫苗　针对 HZ 及 PHN，临床上尚无有效的治疗药物。因此，研发疫苗成为控制 HZ 及其并发症的重要手段。目前已有 60 多个国家推荐≥50 岁人群接种 HZ 疫苗，但国内研制的 HZ 减毒活疫苗正处于临床试验阶段，尚无用于预防老年人 HZ 的疫苗。

思考题

1. 带状疱疹有哪些典型的临床表现？
2. 带状疱疹有哪些物理治疗方法？
3. 带状疱疹健康教育的主要内容是什么？

（吴建贤）

第四节　湿　疹

　　湿疹（eczema）是由多种内、外因素引起的真皮浅层及表皮皮肤炎症性反应。病因复杂，一般认为与变态反应有关。急性期以丘疱疹为主，瘙痒剧烈，有渗出倾向；慢性期以苔藓样变为主，易反复发作。组织学上，所有湿疹损害的特征是表皮细胞间有浆液渗出，真皮浅层毛细血管扩张，血管周围有炎性浸润。

　　湿疹的病因目前尚不明确。内因包括机体内免疫功能异常（如免疫失衡、免疫缺陷等）和系统性疾病（如内分泌疾病、营养障碍、慢性感染、肿瘤等）以及遗传性或获得性皮肤屏障功能障碍。外因包括环境或食品中的过敏原、刺激原、微生物、环境温度或湿度变化、日晒等均可以引发或加重湿疹。社会心理因素如紧张焦虑也可诱发或加重本病。

　　本病的发病机制尚不明确。目前多认为是在机体内部因素如免疫功能异常、皮肤屏障功能障碍等基础上，由多种内外因素综合作用的结果。免疫性机制如变态反应和非免疫性机制如皮肤刺激均参与发病过程。微生物可以通过直接侵袭、超抗原作用或诱导免疫反应引发或加重湿疹。本病特点为皮疹对称、广泛，呈多形性改变，有渗出倾向，瘙痒剧烈。急性期以红斑、丘疹、水疱、糜烂、渗液为主；亚急性期以浸润性红斑、丘疹为主；慢性期为肥厚性苔藓样病变，瘙痒明显，反复发作（图 11-4）。临床上，本病需与接触性皮炎、脂溢性皮炎、日光性皮炎等进行鉴别。

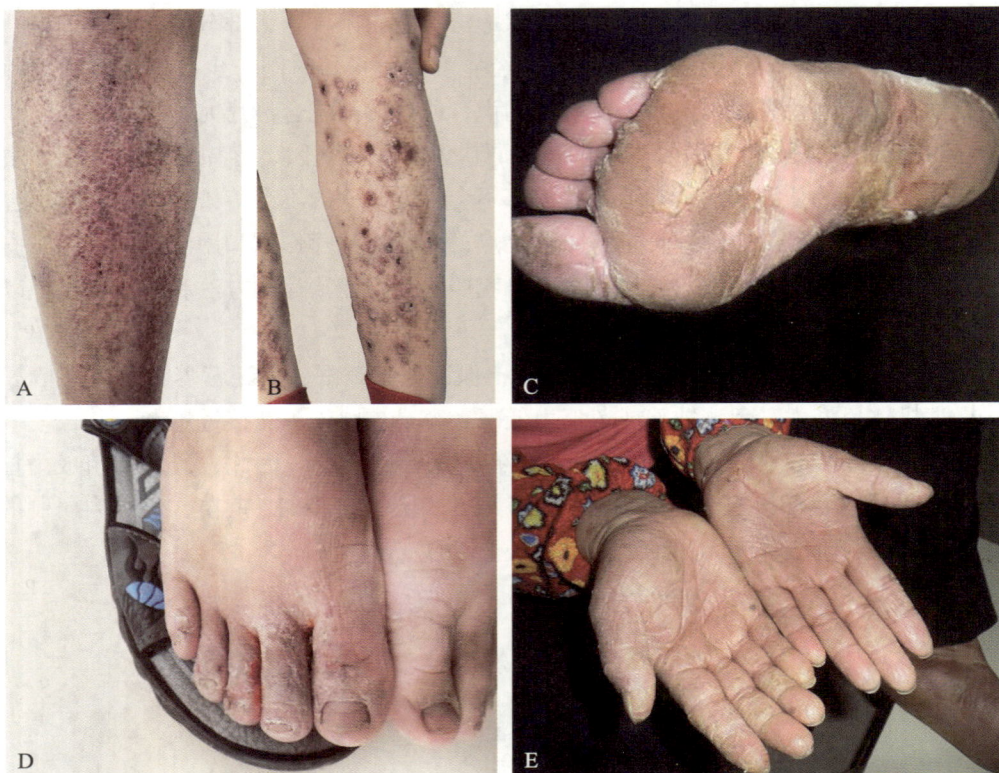

图 11-4 湿疹

一、 康复评定

（一）功能评定

1. **感觉功能**　主要为瘙痒程度及浅感觉的评定，具体评定参照本套教材《康复功能评定学》。

2. **运动功能**　湿疹一般不会导致运动功能障碍，但慢性湿疹时轻时重，有时可急性发作，可致患部皮肤肥厚、表面粗糙，呈苔藓样变，影响部分运动功能。

3. **平衡功能**　湿疹一般不会导致平衡功能障碍。具体评定可参见本套教材《康复功能评定学》。

4. **呼吸功能**　湿疹一般不会引起呼吸功能障碍。具体评定可参见本套教材《康复功能评定学》。

5. **心脏功能**　湿疹一般不会导致心功能障碍问题。具体评定可参见本套教材《康复功能评定学》。

6. **心理功能**　湿疹患者会产生悲观、焦虑、抑郁等心理障碍问题，具体心理功能评定参见本套教材《康复功能评定学》。

（二）结构评定

湿疹的临床表现可以分为三期：急性期、亚急性期和慢性期。急性期表现为皮肤表面红斑、轻度水肿，可见粟粒样大丘疹，或疱疹、水疱、糜烂及渗出等。病变中心往往较重，而逐渐向周围蔓延，外围又有散在丘疹、丘疱疹，故境界不清。亚急性期红肿和渗出减轻，糜烂面结痂、脱屑。慢性湿疹主要表现为粗糙肥厚、苔藓样变，可伴有色素改变，手足部湿疹可伴发甲改变。皮疹一般对称分布、常反复发作，自觉症状为瘙痒，甚至剧痒。

（三）活动评定

ADL 侧重于自我照顾、日常活动、家庭劳动及购物等。ADL 评定采用改良巴氏指数评定表。具体评定参见本套教材《康复功能评定学》。

（四）参与评定

主要进行生活质量评定、劳动力评定和职业评定。参见本套教材《康复功能评定学》。

二、 康复诊断

主要根据病史、皮疹形态及病程进行诊断。一般湿疹的皮损为多形性，以红斑、丘疹、丘疱疹为主，皮疹中央明显，逐渐向周围散开，境界不清，弥漫性，有渗出倾向，慢性者则有浸润性肥厚。病程不规则，呈反复发作，瘙痒剧烈。

（一）感觉功能障碍

湿疹患者常因局部皮肤瘙痒明显，存在部分感觉功能障碍。

（二）心理功能障碍

湿疹影响患者局部美观，经常反复发作，患者会产生悲观、焦虑、抑郁等心理障碍。

（三）日常生活活动受限

湿疹反复发作一定程度上影响了患者进食、穿衣、个人卫生、睡眠和购物等日常生活能力。

（四）社会参与受限

长期的疾病折磨一定程度上影响了患者劳动、就业和社会交往等能力。

三、 康复治疗

脱敏、止痒、消炎，加速浸润吸收，改善皮肤营养，控制病情发展，是康复治疗目标。以在口服抗组胺药物等综合治疗的基础上，积极进行康复治疗为原则。康复治疗方法主要包括物理治疗、心理治疗及健康教育等，根据病情不同设计个体化的康复治疗方案。

（一）物理治疗

具有脱敏、促进渗出物吸收、消炎、止痒、改善皮肤营养的作用。

1. **蓝光疗法**　适用于急性或亚急性湿疹的治疗，用于渗出物较多者。每次照射 10~20 分钟，每日 1 次，5~10 次为 1 个疗程。眼睛部位不能照射，面部治疗时，应该注意保护眼睛；其他部位的治疗时应注意要保护黏膜和生殖器官。

2. **紫外线疗法**　适用于急性、慢性湿疹的治疗，但不宜用于急性湿疹渗出物较多或对紫外线敏感者。亚急性期局部照射一般从 1~2MED 开始，每次递增 0.5~1MED，每日 1 次，10 次为 1 个疗程。

慢性期则采用全身与局部照射相结合，全身Ⅰ级红斑量，局部用Ⅱ~Ⅲ级红斑量，10~15次为1个疗程。眼睛部位不能照射，面部治疗时，应该注意保护眼睛。对慢性顽固性湿疹进行的紫外线疗法包括UVA1（340~400nm）照射、UVA/UVB照射及窄谱UVB（310~315nm）照射，具有较好疗效。

3. 激光疗法　用氦-氖激光或低能量二氧化碳激光散焦局部照射，每次10~15分钟，每日1次，5次为1个疗程。氦氖激光照射能显著减轻湿疹的渗出。

4. 放射治疗　90锶是临床常用于放射治疗的元素，治疗过程是根据病史长短、皮损厚度及程度确定敷贴器和剂量，慢性湿疹一般两个疗程即可治愈，具体的操作方法和剂量，由核医学科医师执行。

5. 生物共振治疗（BICOM）　先测定基础值，确定基础治疗程序，随后进行瘢痕干扰排除和后续治疗（包括器官排毒、免疫或能量调节、消炎治疗和经络治疗），最后根据检测出的过敏原进行脱敏治疗。具体的操作方法和剂量，应该由相应的专科执业医师完成。

6. 冷冻疗法　冷冻治疗慢性湿疹的原理是多方面的，其中一方面是冷冻后局部皮肤相继出现红肿、水疱、结痂、脱落，使增厚的皮损变薄至逐渐恢复正常。另一方面，低温冷冻还可使皮肤的末梢神经处于麻痹状态，起到止痒作用，减少因搔抓而引起的皮疹复发。具体的操作方法和剂量，应该由相应专科的执业医师完成。

7. 水疗法　最好应用矿泉浴，如硫磺浴等，水温36~39℃，对慢性顽固性湿疹有一定的疗效。

（二）作业治疗

作业治疗的目的是维持现有功能，提高日常生活活动的自理能力及社会适应能力，强化患者的自信心并辅助心理治疗。主要包括文体娱乐训练、集体体操（呼吸操和放松操等）以增进活动的力量和耐力，但要避免在存在过敏物质的环境中工作。

（三）心理治疗

包括心理疏导、行为治疗和药物治疗，主要适合于反复发作的慢性湿疹、常伴有自卑、焦虑、抑郁，不配合治疗的患者的辅助治疗，包括咨询、应用抗焦虑或抗抑郁的药物。虽然无特殊禁忌证，建议由专业的心理治疗师完成，效果更好。

（四）药物和其他治疗

1. 药物治疗　必须在皮肤科医师指导下进行。

（1）局部外用药：初发湿疹无渗出液时，涂敷炉甘石洗剂，有较多渗出或出现糜烂时，可选用3%硼酸溶液湿敷，皮肤干燥者给予应用保湿剂，合并感染者给予外用抗生素药膏。

（2）口服药：①抗组胺药类，可选用马来酸氯苯那敏片（扑尔敏）、盐酸赛庚定片、盐酸特非那定片、盐酸西替利嗪片等；②钙制剂类，可选用乳酸钙、葡萄糖酸钙等；③其他药物，在急性复发、病情严重、渗出明显的患者、经一般治疗效果不佳的情况下，可给予患者系统地使用皮质激素治疗并根据病情尽快减量停药，亦可应用免疫抑制药物。

2. 针灸、中药疗法　参照有关针灸、中药专业书籍。

（五）康复护理

1. 心理护理　保持生活态度乐观向上，学会自我调整，保持心态平和，避免不良情绪诱发或加重病情。已发病者需及时就医，积极配合医师治疗和康复。

2. 饮食护理　尽量避免易致敏和刺激性食物，少食热、甘、甜性味食物和不易消化的食物，调整合理的饮食结构以减少湿疹复发和巩固疗效。

3. **皮肤和病灶护理** 硫柳汞是一种含有汞的有机化合物，是极易致皮肤湿疹的一种物质，硫柳汞长期以来一直被广泛用于化妆品、生物制品及药物制剂中，包括各种消毒液中，如洗手液、沐浴液、洗衣粉等日常用品，因此接触后引起手部湿疹、躯干和四肢湿疹、面部湿疹。在治疗期间，免烫洗患处，嘱患者应尽量少接触上述物品。在医师的指导下，尽量用替代品。

四、 功能结局

急性湿疹易移行为亚急性或慢性湿疹，病程长达数月或更久。湿疹一般冬季症状较重，夏季较轻或自愈。对患者生理功能可能影响不大，但长期反复发作的湿疹不同程度影响患者的日常生活能力与社会功能参与能力。

（一）身体功能方面

不同程度影响患者部分身体的感觉和运动功能。

（二）日常生活方面

不同程度影响患者进食、穿衣、个人卫生、睡眠和购物等日常生活能力。

（三）社会参与方面

不同程度影响社会功能，包括劳动、就业和社会交往等。

五、 健康教育

（一）饮食起居

过敏性体质或有过敏性家族史者，要避免各种外界刺激，如热水烫洗、搔抓、日晒等，尽量避免易致敏和刺激性食物。注意个人卫生包括全身皮肤及黏膜的清洁干燥，对于促进湿疹愈合及预防并发症有重要意义。

（二）改变不良生活习惯

生活要规律，注意劳逸结合。衣着宜宽松，以减少摩擦刺激，勿使化纤及毛织品直接接触皮肤。

（三）自我锻炼

锻炼身体是以发展身体，增进健康，增强体质，调节精神和丰富文化生活为目的的身体活动，湿疹患者应该加强自我锻炼。

（四）预防复发

本病易复发，建议患者定期复诊。急性湿疹患者最好在治疗后 1 周、亚急性患者在治疗后 1~2 周、慢性患者在治疗后 2~4 周复诊一次。复诊时评价疗效、病情变化、是否需进一步检查以及评价依从性等。对于反复发作、持续不愈的病例，要注意分析其原因。

思考题

1. 湿疹的临床特点是什么?
2. 湿疹的物理治疗有哪些?
3. 湿疹健康教育的主要内容是什么?

(吴建贤)

第五节 冻 疮

冻疮(pernio)是一种与寒冷相关的末梢部位局限性、淤血性、炎症性皮肤病(图 11-5)。多发生在初冬春季节,由于长期暴露于寒冷、潮湿的环境中,皮肤血管痉挛收缩,导致组织缺氧引起细胞损伤;久之血管麻痹引起静脉淤血、毛细血管扩张及渗透性增高,血浆渗入组织间隙而引发本病。冻疮各个年龄组均可以发生,但以儿童、青年妇女或末梢血液循环不良者多见。缺乏运动、手足多汗、营养不良、贫血、鞋袜过紧、户外工作及慢性消耗性疾病等均可加重病情。(图 11-5)。

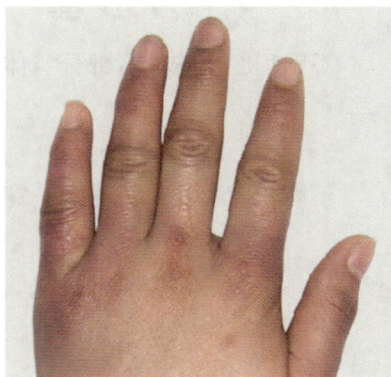

图 11-5 冻疮

一、康复评定

(一)功能评定

1. **疼痛评定** 冻疮引起的疼痛比较明显,采用 VAS 评定疼痛程度,参照本套教材《康复功能评定学》。

2. **感觉功能评定** 冻疮引起皮肤麻木、瘙痒,可导致感觉异常。参照本套教材《康复功能评定学》。

3. **运动功能评定** 四肢冻疮常常导致受累关节活动受限。如果冻疮发生在关节附近,运动功能受限将更加明显。参照本套教材《康复功能评定学》。

4. **心理功能评定** 可采用汉密尔顿焦虑量表(HAMA)、汉密尔顿抑郁量表(HAMD)进行评定。参照本套教材《康复功能评定学》。

(二)结构评定

冻疮损害初为局限性蚕豆或指甲盖大小紫红色肿块或硬结,边缘鲜红,中央青紫,对称性,好发于四肢远端,以手背及手指伸侧、足缘及足趾伸侧、下肢、面颊、耳廓等处多见。自觉局部有胀痛感、瘙痒,遇热后更甚,溃烂后疼痛。遭受寒冷侵袭,受冻皮肤出现苍白、红肿、紫斑、灼痒、麻木、皮肤水疱、溃烂。

（三）活动评定

冻疮常常发生在四肢末端，给患者带来极大的困扰，影响了自我照顾、日常活动、家庭劳动等。可采用巴氏指数评定（BI）和功能独立性评分（FIM）来评定日常生活自理能力。参照本套教材《康复功能评定学》。

（四）参与评定

冻疮给患者日常生活活动和生活质量带来影响，使社会参与能力受限。参照本套教材《康复功能评定学》。

二、康复诊断

（一）感觉功能障碍

冻疮引起皮肤青紫、肿胀、发麻、瘙痒，可导致感觉异常。严重冻疮致皮肤损害较重，后期可形成瘢痕，引起感觉障碍。

（二）心理功能障碍

冻疮发生于体表有碍美观，特别是发生在耳廓、鼻尖和脸部等部位，易产生沮丧、抑郁、焦虑等情绪。

（三）日常生活活动受限

冻疮患者有严重皮肤破溃、感染时，将影响患者穿衣、行走、个人卫生及购物等日常生活能力。

（四）社会参与受限

手足冻疮长期影响患者的生理功能，局部皮肤颜色改变、肿胀、破溃，影响了患者社会参与能力等。

三、康复治疗

冻疮康复目标：改善血液循环及组织营养，预防感染，促进伤口愈合和恢复肢体功能，提高其运动能力和日常生活活动功能。康复治疗原则：预防在先、早治疗、综合康复，促进患者回归社会。康复方法：主要有物理治疗、健康教育和康复工程等。适应证：适用于各个部位冻疮患者。禁忌证：冻疮破溃处禁用电疗法和水疗法，局部继发感染禁用热疗，如红外线疗法。

（一）物理治疗

有改善局部血液循环、消肿、止痛、止痒、防治感染、减少复发的作用。

1. 物理因子治疗

（1）超短波疗法：局部无继发感染者，温热量，每次 5~10 分钟，每日 1 次，10 次为 1 个疗程。

有局部感染者，无热量，每次 5~10 分钟，每日 1 次，10 次为 1 个疗程。

（2）微波疗法：局部辐射，无热量，每次 10 分钟，15 次为 1 个疗程。

（3）音频疗法：病变部位电极对置或并置，有消炎、软化瘢痕作用，电流输出调至患者耐受量，每次 20 分钟，每日 1 次，10 次为 1 个疗程。音频治疗应及早开始，尤其是每年复发者，复发前治疗有预防作用。

（4）紫外线疗法：局部红肿或有皮肤破溃者，有消炎作用。Ⅱ级红斑量照射，隔日 1 次，5~10 次为 1 个疗程。

（5）红外线疗法：局部治疗要有温热舒适感，每次 20 分钟，每日 1~2 次，10 次为 1 个疗程。可增进血液循环，促进愈合。但有局部感染者禁用。

（6）激光疗法：可以用氦 - 氖激光直接照射治疗，出光点距离照射部位 50cm，有消炎止痛作用。每次治疗 15 分钟，每天治疗一次，10 次 1 个疗程。

（7）蜡疗法：皮肤无溃烂者，手足部可用蜡浴，其他部位用蜡饼法治疗，每次 20 分钟，每日治疗一次，5~10 次为 1 个疗程。

（8）水疗法：患部于 18~20℃冷水中浸浴，在 20~30 分钟内温度渐进增至 20~35℃。保持 20~30 分钟，可配合轻手法按摩，适用于仅有局部感觉疼痛、寒冷、麻木，偶有轻度肿胀的冻伤。水温 40~42℃，使患部迅速复温，同时服用止痛剂，效果更好，适用于Ⅰ度冻伤。复温后应停止浸浴，保持局部干燥。

2. 运动疗法　冻疮患者适当进行活动有助于改善局部血液循环，促进冻疮痊愈，减少复发。运动以有氧运动为主。

（二）作业治疗

1. 治疗性作业活动　可以对手部冻疮患者进行治疗性活动，如木工、陶艺等，改善运动功能，恢复关节活动。具体参照本套教材《作业疗法学》。

2. 功能性作业活动　对手部冻疮严重者，主要是进行日常生活活动能力的训练，包括进食、梳洗、穿衣、修饰等方面的练习。具体参照本套教材《作业疗法学》。

3. 感认知作业活动　一般不需要感认知作业治疗。

4. 职业训练　反复复发冻疮会影响患者的工作，在职业活动中要注意进行功能训练和职业训练。

5. 环境改造　若冻疮瘢痕影响了患者的生活，必要时需要改造家庭环境，制造无障碍设施。

（三）康复辅具

1. 辅具　重点是在寒冷到来之前，采取保暖措施，如戴手套保暖等，预防复发。对严重的冻疮导致关节活动受限者，特别是关节处的萎缩性瘢痕导致关节活动功能障碍，可以使用自助辅具进行辅助训练，维持日常生活活动能力。

2. 假肢　冻疮造成肢体、手、足坏死而截肢或截指时，可安装假肢或假指。

（四）心理治疗

1. 心理疏导　冻疮好转较慢，适当的心理支持是冻疮患者心理康复最重要的内容。耐心为患者讲解该病的病因、疼痛特点、治疗方法、疗程等，使患者能够正确地认识疾病，消除思想顾虑，增强其战胜疾病的信心，积极配合治疗。

2. 行为治疗　根据患者冻疮发病的诱因进行行为的干预。

3. **药物治疗** 大部分患者不需要用药,若有焦虑、抑郁等症状可咨询心理精神科医生,适当时使用药物。

（五）药物治疗

1. **外用药物治疗** 未破溃皮损可外搽貂油、蜂蜜、辣椒制剂等促进血液循环。已破溃皮损可用抗菌药物软膏。另外,山莨菪碱软膏能够有效地解除微循环痉挛,有改善受损部位血氧供给及止痛作用,通过皮肤直接吸收药物,促进细胞新陈代谢,提高热交换率,防止局部组织缺氧而坏死。肝素钠乳膏可以通过扩张局部血管,改善微循环,使病灶局部血流通畅,排除堆积物,有效控制红肿热痛等症状。湿润烫伤膏也可以有效治疗冻疮。相关药物可咨询皮肤科医师。

2. **系统药物治疗** 可口服烟酸、硝苯地平等扩血管药物,盐酸山莨菪碱和己酮可可碱也有一定的疗效。

3. **星状神经节阻滞疗法** 适用于头面部和上肢Ⅱ度冻疮患者,临床上已取得满意的疗效。

（六）康复护理

对发生冻疮的部位,要注意保暖和基础护理。对已经溃破的创面,可先消毒周围正常皮肤,再用无菌温盐水清洗创面后,涂以抗菌药物加以包扎。并经常检查创面愈合情况和更换药物等。冻疮容易复发,预防比治疗更重要。

四、 功能结局

（一）身体功能方面

冻疮一旦发生,在寒冷季节里常较难快速治愈,积极治疗待天气转暖后才会逐渐愈合。因为是局部性的皮肤青紫、肿胀、疼痛、瘙痒等,一般不会引起严重的生理功能障碍。但严重的冻疮可发生水疱、破溃、感染,对皮肤损害较重,后期可形成瘢痕,反复、长期冻疮可能会影响四肢关节的生理功能。

（二）日常生活方面

脚上的冻疮早期皮肤症状可导致行走不适,抓握困难,影响手足正常功能等,导致日常生活活动能力受限。若冻疮痊愈,一般不影响日常生活活动。但若遗留瘢痕,可能影响日常生活活动。

（三）社会参与方面

反复发作的冻疮发生于体表有碍美观,特别是发生在耳廓、鼻尖等部位,易产生沮丧、抑郁、焦虑等情绪,影响患者心理健康,从而影响社会参与。

五、 健康教育

（一）饮食起居

提高机体对寒冷的耐受性,寒冷季节刚到来之际要注意防寒保暖。在寒冷环境下工作时宜注意肢体保暖、皮肤干燥,鞋袜宽松,避免长时间暴露于湿冷环境中。

（二）改变不良生活习惯

在日常生活中可进行耐寒锻炼，年年复发者，可开始逐步养成冷水洗脸、洗足、擦身、洗澡习惯，以提高机体耐寒能力。工作时间不宜过长，建议定时改变体位并活动肢体和关节。

（三）自我锻炼

鼓励参加有氧运动训练，坚持规律地体育锻炼，促进血液循环，增强体质，以利疮面修复，也可预防冻疮新发。

（四）预防复发

注意加强活动和锻炼、保暖等，能有效地预防复发。

思考题

1. 冻疮的临床特点是什么？
2. 冻疮的物理治疗有哪些？
3. 冻疮健康教育的主要内容是什么？
4. 冻疮预防方法有哪些？

（吴建贤）

第六节 银 屑 病

银屑病是一种常见的有遗传背景的与免疫反应异常有关的红斑鳞屑性皮肤病。临床表现为红色的丘疹或境界清楚的斑块，表面覆有银白色的鳞屑；皮肤损害可以局限，也可以泛发全身；本病多数呈慢性病程，易于反复发作，目前尚无根治的疗法；除皮肤损害外，关节、指甲、黏膜亦可累及；少数非寻常型银屑病的表现为脓疱、关节炎或红皮病（图 11-6）。

一、 康复评定

（一）功能评定

1. 感觉功能　主要为瘙痒、疼痛及浅感觉的评定，具体评定参照本套教材《康复功能评定学》。
2. 运动功能　严重的银屑病可以导致关节炎形成和关节活动功能障碍，可采用 MMT 和 ROM 等方法进行康复功能评定。具体评定参照本套教材《康复功能评定学》。
3. 平衡功能　银屑病一般不会导致平衡功能障碍。具体可参见本套教材《康复功能评定学》。
4. 呼吸功能　银屑病一般不会引起呼吸功能障碍。具体可参见本套教材《康复功能评定学》。
5. 心功能　银屑病一般不会影响心功能。具体可参见本套教材《康复功能评定学》。

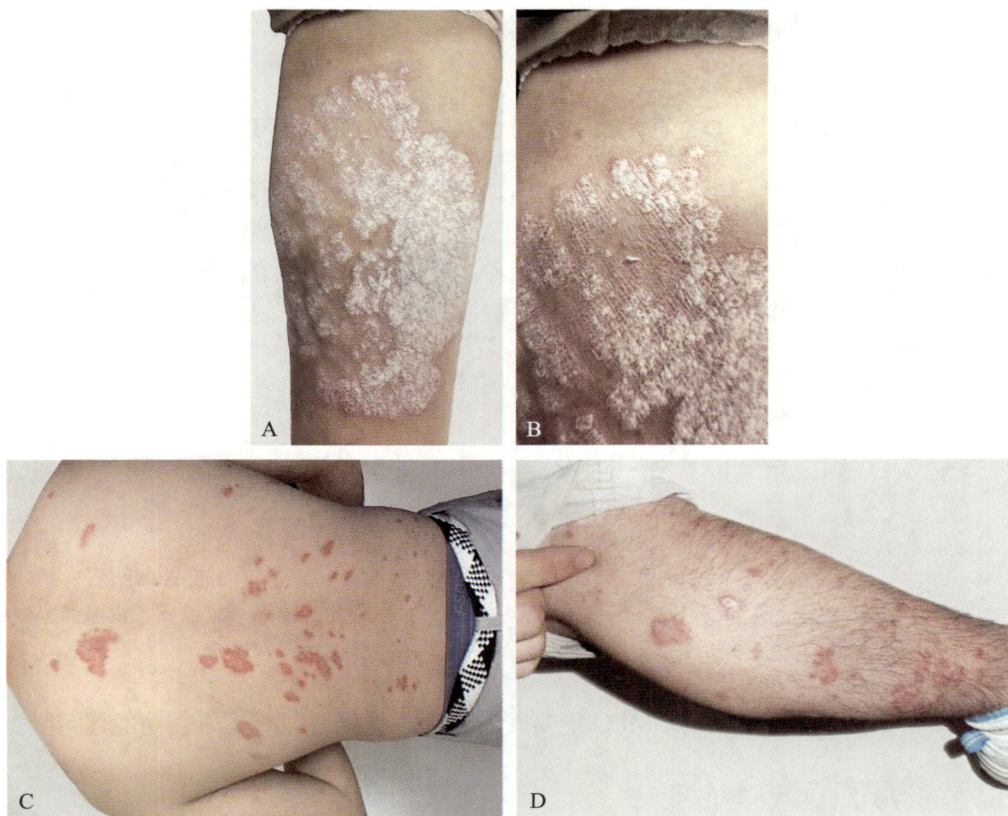

图 11-6　银屑病

6. 心理功能　反复性及难治性银屑病会使患者产生悲观、焦虑、抑郁等心理。具体心理功能评定参见本套教材《康复功能评定学》。

7. 银屑病皮疹面积和严重程度评分法（psoriasis area and severity index，PASI）是目前应用最广泛、最权威的标准。

（1）皮损严重程度：为皮疹红斑（E）、鳞屑（S）和斑块肥厚程度（T）评分相加。E、S、T判定标准如下：

红斑（E）：0= 无（无红斑可见）；1= 轻度（呈淡红色）；2= 中等度（红色）；3= 重度（深红色）；4= 极重度（红色极深）。

鳞屑（S）：0= 无（表面无可见鳞屑）；1= 轻度（部分皮损表面上覆有鳞屑，以细微的鳞屑为主）；2= 中等度（大多数皮损表面完全或不完全覆有鳞屑，鳞屑呈片状）；3= 重度（几乎全部皮损表面覆有鳞屑，鳞屑较厚成层）；4= 极重度（全部皮损表面均覆有鳞屑，鳞屑很厚成层）。

斑块肥厚程度（T）：0= 无（皮损与正常皮肤平齐）；1= 轻度（皮损轻微高出于正常皮肤表面）；2= 中等度（中等度隆起，斑块的边缘为圆或斜坡形）；3= 重度（皮损肥厚，隆起明显）；4= 极重度（皮损高度增厚，隆起极为明显）。

（2）皮疹面积指标：根据皮疹面积占该部位总面积的百分比评分。

皮疹面积为 0、0~10%、10%~29%、30%~49%、50%~69%、70%~89%、90%~100% 分别评为 0、1、2、3、4、5、6分。

（3）PASI 总分 = 0.1× 头部面积评分 × 头部严重度评分 +0.3× 躯干面积评分 × 躯干严重度评分 + 0.2× 上肢面积评分 × 上肢严重度评分 + 0.4× 下肢面积评分 × 下肢严重度评分。

8. 2015 年最新中国银屑病治疗指南中提及从患者生活质量（QOL）的角度评价银屑病的严重程度（表 11-1）

表 11-1 以生活质量（QOL）为基础定义银屑病的严重程度

轻度	中度	重度
疾病不改变患者的生活质量	疾病改变患者的生活质量	疾病改变了患者的生活质量
患者能将疾病的影响最小化，不需要治疗 治疗措施没有已知的严重副作用（如 5 级外用糖皮质激素）	患者期望治疗能够提高生活质量 治疗措施副作用最小（尽管治疗不方便、价格昂贵、耗时、疗效不完全，但患者不认为可以影响其近期和远期的健康状态）	患者情愿接受有影响生命状态的副作用以缓解或治愈疾病
<3% 体表面积受累	3%~10% 体表面积受累	>10% 体表面积受累
		其他因素 ——患者对疾病的态度 ——疾病的部位（如面部、手足、指甲、生殖器） ——症状（疼痛、紧缩感、出血、剧烈瘙痒） ——关节病 / 关节炎

9. 疼痛评定　采用 VAS 或者简式 MPQ 疼痛问卷量表（见本套教材《康复功能评定学》）。

（二）结构评定

视诊观察银屑病的皮疹形态及分布对诊断尤为重要。银屑病皮疹是红色丘疹、斑丘疹或境界清楚的斑块，表面覆有疏松的云母状的银白色鳞屑，鳞屑刮除后可见淡红色发光半透明薄膜，剥去薄膜后可见点状出血。皮损的形态、大小不一，可呈小丘疹或大小不一的斑块；皮损可局限也可累及全身；皮损多见于头皮、膝、肘、四肢伸侧和外阴等部位，而面部、掌跖部较少见。

外阴部黏膜是银屑病皮损较易累及的部位，此外口唇、颊黏膜亦易累及，在脓疱型银屑病患者中尚可见沟纹舌、地图舌。

此外，皮疹附属器官常累及甲时，可有甲板顶针状凹点、甲下"油滴"状斑点、甲分离和甲下角化过度。在头皮皮损处头发呈束状，通常不会导致毛发脱落。

（三）活动评定

日常生活能力（ADL）侧重于自我照顾、日常活动、家庭劳动及购物等。ADL 评定采用改良巴氏指数评定表。具体评定参照本套教材《康复功能评定学》。

（四）参与评定

主要进行生活质量评定、劳动力评定和职业评定。具体评定参照本套教材《康复功能评定学》。

二、 康复诊断

（一）生理功能障碍

1. **疼痛**　伴有关节炎的患者可出现关节疼痛。

2. **感觉功能障碍**　患者一般局部皮肤瘙痒明显。

3. **皮肤破损**　主要表现为皮疹，表面覆有鳞屑，可发生于全身多处皮肤。

4. **运动功能障碍**　关节型银屑病可导致周围关节炎或中轴关节炎，可致患者活动功能受限。其关节受限程度一般与银屑病皮损程度有平行关系。

5. **肢体畸形**　部分银屑病患者可出现指甲畸形，如顶针样改变、甲板增厚或匙状指。

6. **皮肤屏障功能障碍**　皮肤表面的皮脂和水分乳化后形成皮脂膜，有保持皮肤光滑、湿润以及防止体内水分蒸发的重要作用。TEWL（transepidermal water loss）称为透皮水分蒸发，是指真皮层水分通过表皮蒸发到外环境，是反映皮肤屏障功能的重要参数。TEWL 越高皮肤屏障功能受损越严重，与正常人相比，银屑病患者 TEWL 值明显增加。

（二）心理功能障碍

反复性及难治性银屑病会使患者会产生悲观、焦虑、抑郁等心理。

（三）日常生活活动受限

银屑病反复发作，在一定程度上可影响患者进食、穿衣、个人卫生及购物等日常生活能力。

（四）社会参与受限

长期的疾病折磨会使患者因担心被疏远、歧视和被拒绝，一定程度上影响患者劳动、就业和社会交往等能力。

三、康复治疗

积极控制皮损、减轻症状、减少复发是康复治疗的目的。以皮损局部应用药物与全身综合治疗为基础，积极实施康复治疗。康复治疗方法主要包括物理治疗、生物反馈疗法、作业疗法、心理治疗及健康教育等，适用于所有银屑病患者，但紫外线对急性银屑病患者禁用。

（一）物理治疗

具有调整神经系统功能、镇静及止痒的作用。

1. **紫外线 B（ultraviolet B，UVB）光疗**　分为宽谱 UVB（BB-UVB）和窄谱（NB-UVB）。BB-UVB 为波长 290~320nm 的中波紫外线，是最常用的光疗法，用于治疗中至重度银屑病或局部的顽固性斑片。NB-UVB 波长为 311nm（308，310，311，312）的中波紫外线，治疗银屑病的疗效佳，且红斑、色素沉着、DNA 损伤及致癌等副作用小。窄谱 UVB 治疗优于宽谱 UVB，比 PUVA 治疗更安全。窄谱 UVB 的有效性与光化学疗法（PUVA）的早期阶段相同，但缓解期不持久。NB-UVB 可单独使用，亦可与一些外用制剂和内用药治疗联合应用，是目前国内应用较多的一种光疗。

2. **光化学疗法（psoralen and long-wave ultraviolet radiation，PUVA）**　是指长波紫外线（320~400nm）照射加上服用或外用补骨脂素的方法。初次剂量通过预先测定的最小光毒量来设定，推荐每周进行 2 次 PUVA 治疗。PUVA 治疗一般在 24 小时后起效，高峰在 48 小时。PUVA 的长期副作用有皮肤老化、色素沉着和皮肤癌，并有增加白内障的危险性。

3. **单频准分子激光疗法**　目前应用的单频准分子激光主要有：氩氟（ArF）、氪氟（KrF）、氙氯（XeCL）和氙氟（XeF）等，皮肤科常用的为 XeCL 准分子激光。XeCL 准分子激光能很快消除皮损，且可单独应用而不需与其他药物联合，已成为银屑病和其他免疫性皮肤病的一种新型的治疗策略。

4. 光动力学疗法（photodynamic therapy，PDT）　用于慢性斑块型银屑病患者，隔周静脉注射一次光敏物质维替泊芬（verteporfin），随后用波长 600~700nm 的光线照射 3 小时，共治疗 5 周。治疗 2 周后即可见效，皮损明显改善。细节参照本套教材的《物理治疗学》。

5. 浴疗　可酌情使用水浴、矿泉浴、焦油浴、药浴等。

6. 生物反馈疗法　治疗应在安静环境下进行，保持全身放松，将生物反馈治疗仪的两个肌电接受仪及一个接地电极分别放置并固定于前臂肌，每天一次，每次 30 分钟，3 个月为 1 个疗程。

（二）作业治疗

有关节功能障碍的患者，建议进行作业治疗来改善受累关节活动度和受累肢体肌力及肌耐力。

（三）康复辅具

伴有关节功能障碍的患者可辅助使用相应的支具和矫形器。

（四）心理治疗

首先应向患者解释病情，解除精神负担。超过 40% 的银屑病患者皮损的发生、持续及恶化程度与心理紧张及压力正相关。在药物治疗的同时结合心理疏导和放松疗法，其疗效明显高于仅用药物。

（五）其他治疗

1. 药物　在皮肤科医师指导下使用。

（1）外用药物治疗：皮损 <3% 体表面积的局限型银屑病，可单独采取外用药物治疗；对于程度严重、受累面积较大者，除外用药物外，还可联合物理疗法和系统治疗。糖皮质激素、维生素 D_3 衍生物、他扎罗汀联合及序贯疗法为临床常用的一线治疗。替换疗法即使用一种外用药物一段时间后，在其出现不良反应之前换用另一种药；如先用超强效糖皮质激素，待炎症改善后再换用低级别的糖皮质激素，可避免快速耐受。注意事项：①急性期应使用温和无刺激性的外用药物，稳定期和消退期可应用作用较强的药物，宜从低浓度开始；②同时加强润肤剂的应用，可减少局部刺激症状和药物用量。

（2）口服药物治疗：免疫抑制剂，如甲氨蝶呤、环孢素等均有一定疗效，也可口服维生素 A、维 A 酸类等。

（3）生物制剂：依那西普是一种人源 TNF-α 受体抗体融合蛋白，通用名为注射用重组人 Ⅱ 型 TNF-α 受体抗体融合蛋白。该药于 1998 年经美国 FDA 批准用于治疗类风湿性关节炎，2002 年批准用于治疗银屑病性关节炎，2004 年批准用于治疗寻常型银屑病。依那西普是国内唯一经 SFDA 批准用于治疗银屑病的生物制剂，另外，还有一些生物制剂目前正在进行临床试验。

2. 中药　使用方法主要为局部外用，包括药膏、酊剂及中药洗剂。一般均每日 2~3 次，涂于患处或者局部浸泡 30 分钟，以 2 个月为限。也可口服六味地黄丸等中成药配合治疗。

复方中成药：复方青黛胶囊（丸）、郁金银屑片、银屑灵、银屑冲剂、克银丸、消银颗粒、消银片等，主要功效为清热解毒，凉血祛风。适用于热毒、血热风盛型、寻常型进行期银屑病。

血府逐瘀、活血通脉、润燥止痒等片剂、胶囊、口服液，主要功效为活血化瘀，养血祛风，适用于血瘀风燥型寻常型静止期银屑病。

单方及单体中成药：主要有雷公藤、昆明山海棠、白芍总苷胶囊、甘草甜素、甘草酸、补骨脂素等。使用过程中，需严格监测血、尿常规和肝肾功能。

3. **普通针灸** 可选取百会、天冲、四神聪、风池；上肢选曲池、外关、合谷；下肢选血海、足三里、阳陵泉、三阴交、太冲；前身选膻中、中脘、关元；背部选大椎、膀胱经、背部腧穴。每日1次，15次为1个疗程。

4. **梅花针疗法** 选取肺俞、心俞、肝俞、脾俞、肾俞，配穴为大椎、委中，根据患者的病情，在所选穴位用梅花针轻叩，再用酒精棉球闪火拔罐，或留罐5~10分钟（皮肤发红为度）。隔日1次，10次为1个疗程，连续2个疗程后休息1周。

5. **穴位注射** 选用醋酸曲安缩松注射液1ml（10mg）、维生素 B_{12} 500μg、利多卡因2ml，总量4ml，于双侧曲池、足三里穴位各注射1ml，每周1次，一般不超过12次；需要有经验的专科医师执行。

6. **穴位埋线疗法** 可取大椎、膈俞、肺俞、脾俞、肾俞、足三里、血海、三阴交、曲池、风市等穴位，常规消毒后针眼麻醉，将医用羊肠线（0~2号）留置于皮肤内，20~30天后观察埋线穴位羊肠线全部吸收后，按前法再埋线，3个月为1个疗程。由针灸科医师执行。

（六）康复护理

1. **皮肤护理** 鼓励患者勤洗澡，用中性肥皂，冬季至少每周2次。衣服、被单污染后及时更换，保持皮肤清洁，床铺清洁平整、无渣屑。皮损在头部，每周理发1次，以利于药物吸收。剪短指甲，避免搔抓及热水烫洗，应该选用全棉的内衣。

2. **皮损护理**

（1）根据皮损情况选用外用药。

（2）每次涂药前宜洗热水浴，尽量去除鳞屑。

（3）协助或指导患者擦药，注意将药物均匀涂搽于皮损上，切勿累及正常皮肤。

（4）选用一种新的外用药时，应先小面积涂擦，观察24小时无反应方可大面积使用，严防接触性皮炎的发生。

3. **心理护理** 与患者多交谈，主动介绍疾病的有关预防、保健知识，解释精神因素对治疗效果的直接影响，鼓励患者树立信心，积极配合治疗。

四、 功能结局

目前对银屑病的各种治疗只能达到近期疗效，并不能防止复发。寻常型银屑病对身体危害不大，切不可盲目追求彻底治疗而使用可导致严重不良反应的药物（如糖皮质激素、免疫抑制剂等），以免病情加重或向其他类型转化。关节病型银屑病任何关节均可受累，使关节活动受限，严重时可出现关节畸形。

（一）身体功能方面

不同程度影响患者部分身体的感觉和运动功能。

（二）日常生活方面

不同程度影响患者进食、穿衣、个人卫生、睡眠和购物等日常生活能力。

（三）社会参与方面

可不同程度影响患者社会功能，包括劳动、就业和社会交往等。

五、 健康教育

（一）饮食起居

患者必须充分认识到科学合理的生活方式对于病情恢复及防止复发的重要性。饮食合理、营养全面，改变不合理的饮食习惯，不偏食，不暴饮暴食等，少吃高脂肪、高胆固醇的食品，戒烟限酒。避免接触自己曾有过敏史的食物或药物，有其他疾病时尽量避免服用普萘洛尔、碳酸锂、四环素、氯喹等有可能加重或引起复发的药物。适度运动，勤洗澡，培养多方面的兴趣，转移自己对疾病的注意力。

（二）改变不良生活习惯

注意预防感冒，注意口腔卫生，预防龋齿及咽炎、扁桃体炎等口腔炎症，避免、减少炎症诱发或加重银屑病的可能。作息有规律，不熬夜，尤其夜间 10 点至凌晨 2 点之间应睡熟；避免过度劳累，劳逸结合，避免受伤，注意保暖，防止皮肤潮湿及过于干燥。

（三）自我锻炼

锻炼身体是以发展和增进健康、增强体质、调节精神和丰富文化生活为目的的身体活动，银屑病患者应加强自我锻炼。

（四）预防复发

本病易复发，建议患者定期复诊。复诊时评价疗效、病情变化、评价依从性以及是否需进一步检查等。对于反复发作、持续不愈的病例，要注意分析其原因。

思考题

1. 银屑病的临床特点是什么？
2. 何谓银屑病的皮疹面积和严重程度评分法？
3. 银屑病的光化学疗法（PUVA）是什么？
4. 银屑病健康教育的主要内容是什么？

（吴建贤）

第七节 斑 秃

斑秃（alopecia areata）是一种非瘢痕性的炎症性、脱发性疾病，一般无自觉症状，常见的临床表现为头部出现边界清楚的圆形斑片状脱发（图 11-7）。大约半数患者病情反复发作，可迁延数年或数十年。少数病情严重者毛发脱落可累及整个头部的终毛（全秃），甚至累及眉毛、睫毛、腋毛、阴毛

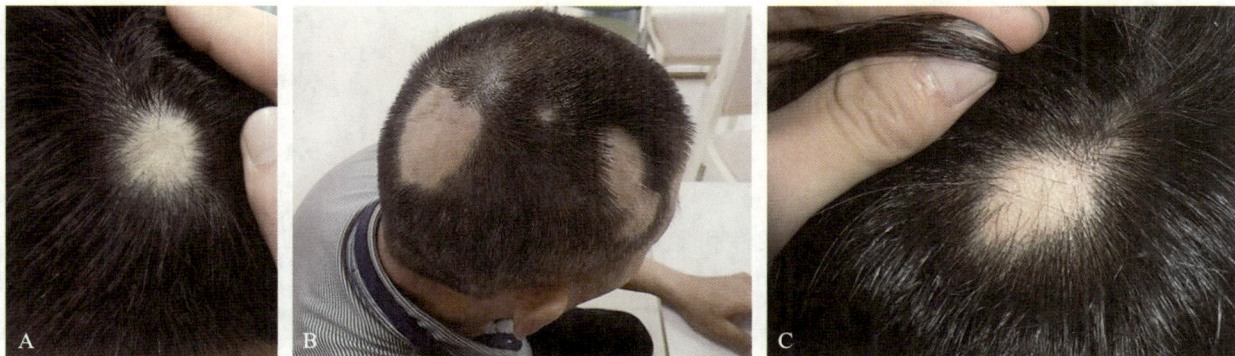

图 11-7 斑秃

和全身的毫毛脱落（普秃）。斑秃的病因至今未明，一般认为它是由细胞介导基因调控的自身免疫疾病。发病早期，在生长期或退行期的毛囊周围可见以辅助性 T 细胞为主的淋巴细胞浸润。本病可发生于任何年龄，但以青壮年多见，图 11-7。

一、康复评定

（一）功能评定

1. **感觉功能** 斑秃一般不会导致感觉功能障碍。
2. **运动功能** 斑秃一般不会导致运动功能障碍。
3. **平衡功能** 斑秃一般不会导致平衡功能障碍。具体可参见本套教材《康复功能评定学》。
4. **呼吸功能** 斑秃一般不会导致呼吸功能障碍。具体可参见本套教材《康复功能评定学》。
5. **心功能** 一般不会导致心功能障碍。具体可参见本套教材《康复功能评定学》。
6. **心理功能** 斑秃患者会产生悲观、焦虑、抑郁等心理，具体心理功能评定参见本套教材《康复功能评定学》。

（二）结构评定

斑秃患者视诊可见圆形或椭圆形、直径 1~10cm、数目不等、境界清楚的脱发区，患区皮肤光滑，无炎症、鳞屑和瘢痕；进展期脱发区边缘头发松动，很容易拔出（拉发试验阳性）；拔出的头发显微镜下观察可见毛干近端萎缩，呈上粗下细的"惊叹号"样；如患区继续扩大、数目增多，可互相融合成不规则的斑片。

（三）活动评定

日常生活能力量表（ADL）侧重于自我照顾、日常活动、家庭劳动及购物等方面。ADL 评定采用改良巴氏指数评定量表。参见本套教材《康复功能评定学》。

（四）参与评定

主要进行生活质量评定、劳动力评定和职业评定。参见本套教材《康复功能评定学》。

二、 康复诊断

（一）生理功能障碍

斑秃的临床分类包括斑状型（单发性和多发性）、网状型（多发性斑块型的重型）、带状型、弥漫型、全秃和普秃。全身任何长毛发的区域均可发生片状脱发，脱发区皮肤一般无疼痛及感觉障碍，一些斑秃患者可伴有指甲的畸形。

（二）心理功能障碍

当脱发广泛，所剩头发不能够覆盖脱发区时，患者可表现出忧郁、沮丧甚者绝望等心理功能障碍，特别是女性患者会有巨大的心理压力。

（三）日常生活活动及社会参与能力受限

斑秃对外貌的影响使患者购物、社会交往和就业等参与能力受限。

三、 康复治疗

通过改善局部血液循环，刺激毛发生长是康复治疗的主要作用。治疗原则是以综合治疗为基础，积极实施康复治疗。康复治疗方法主要包括物理治疗、心理治疗及健康教育等，无明显禁忌证。

（一）物理治疗

1. **音频电疗法** 改善局部血液循环，每日 1 次，每次 20~30 分钟，10 次为 1 个疗程，病情好转后改为巩固治疗，为隔日治疗 1 次，应严格按规程操作。

2. **共鸣火花疗法** 刺激毛发生长，以梳状电极对头皮部进行治疗，每次 10 分钟，每日 1 次，15~20 次为 1 个疗程。

3. **紫外线疗法** 对脱发部位用亚红斑量照射，每日或隔日 1 次，5~10 次为 1 个疗程。也可选用窄谱中波紫外线（UVB）照射。

308nm 准分子激光为一种新型中波紫外线光源，作用机制为诱导 T 淋巴细胞凋亡，抑制细胞因子的产生及朗格汉斯细胞的抗原提呈作用。治疗过程中需注意保护眼睛和黏膜。

4. **光化学疗法** 脱发区外擦 0.1%~0.15% 甲氧补骨脂素霜剂，1~2 小时后用长波紫外线照射 15~30 分钟，每周 3 次，每次照射完后必须把头皮洗干净。毛发再生程度与照射总剂量有关。本法只适用于个别治疗困难的病例，考虑到可能出现的远期副作用，故一般不用于儿童。

5. **激光治疗** 用小剂量 He-Ne 激光照射脱发部位，每日 1 次，每次 10~15 分钟，10~15 次为 1 个疗程。

6. **液氮冷冻** 采用液氮喷射法或棉签涂抹法，以患者感到轻度刺痛不适为度，每隔数分钟重复进行。2~3 个冻融为 1 次，每星期 1 次，4 次为 1 个疗程。治疗以掌握在每次治疗后局部发生红斑、脱屑或有结痂，但不使局部产生水疱为度。由相关专科医师执行。

7. **有氧训练** 规律地步行和慢跑可增强机体的免疫力，提高有氧代谢能力，调节神经体液功能。

（二）作业治疗

作业治疗的主要目的是改善患者社会参与能力，强化患者的自信心并辅以心理治疗。包括文体娱乐训练、社会交流技能训练等。

（三）康复辅具

一般不需要康复支具，严重斑秃患者可选择佩戴假发套以改善形象。

（四）心理治疗

通过心理治疗，使患者从医护人员处获得到帮助、消除心理障碍，解决他们所关心的问题，从而解除患者紧张忧郁等消极情绪，鼓励患者正确认识疾病，树立战胜疾病的信心，积极配合治疗。

治疗师可给患者提供一些缓解压力的作业治疗方法，还可以选择一些放松精神和心灵的音乐，让患者在家里舒缓焦虑的情绪。

（五）其他治疗

1. 药物治疗 由皮肤科医师确定。

（1）全身用药：①复方甘草酸苷：为一种双向免疫调节剂，有抗炎、调节免疫、抗变态反应的类固醇样作用，临床上治疗多与局部用药联合运用；②糖皮质激素：为免疫抑制剂，因其全身用药的不良反应较大，限制了其在治疗斑秃中的应用，但目前认为，内服激素在治疗重型斑秃及复发斑秃中有明显的疗效；③柳氮磺吡啶：水杨酸抗炎药，有一定的免疫抑制和免疫调节作用，可抑制 T 淋巴细胞的增殖、IL-2 的生成，减少自然杀伤细胞的激活及抗体的产生，多用于治疗重型斑秃和顽固性斑秃。

（2）局部疗法：用药物涂搽患处，主要作用是刺激皮肤充血，改善局部血液循环，促进毛发生长。常用的有 0.02% 盐酸氮芥酒精，搽患处，每日 1 次；2% 敏乐啶（长压定）酊剂或 1% 霜剂，搽患处，每日 2 次；0.2%~0.8% 蒽林软膏，搽患处，每日 1 次；2% 或 5% 的米诺地尔酊剂局部涂抹亦可。皮质类固醇激素局部注射适用于顽固性难治的小灶性秃发，常用激素如泼尼松龙或确炎舒松 A 混悬剂加等量利多卡因，于秃发区做皮内或皮下注射，每区注射 1 至数点，每点注射 0.1ml，每周 1 次，10 次为 1 个疗程。亦可用维生素 E 局部注射。其他药物包括米诺地尔、蒽林、维 A 酸类药物、他克莫司、局部免疫调节剂包括二苯沙莫酮（DPCP）、方酸二丁酯（SADBE）、二硝基氯苯（DNCB），也可用于局部治疗斑秃。

2. 中药治疗

（1）中成药：根据中医辨证分型可选用六味地黄丸、逍遥散、健脾除湿汤、祛风换肌散、归脾汤、龙胆泻肝汤等方剂加减治疗。具体中药由中医科医师确定。

（2）穴位注射法：使用丹参注射液 1.0ml 行穴位注射，取双侧足三里穴或双侧三阴交穴交替注射，每周 1 次。

3. 针灸治疗

（1）温和灸：将艾条一端点燃，对准脱发区距头皮 1.5~3cm 左右施灸，使患部有温热感而无灼痛为宜，直至皮损区红润。每日上、下午各 1 次，每次灸 15 分钟，连续治疗约 30 天为 1 个疗程。

（2）梅花针疗法：操作方法：①针灸前斑秃的局部皮肤、梅花针用 75% 酒精严格消毒；②用梅花针弹刺斑秃局部的头皮，用中等量，每次弹刺至皮肤轻度充血，偶然有点状的出血点属于正常；③梅花针弹刺后即刻用 75% 的酒精再严格消毒一次；④每周 2 次，8~10 次为 1 个疗程。

（六）康复护理

1. **皮肤护理**　梅花针治疗后的当天不能洗头，要保持治疗部位干燥，预防感染。洗头、洗澡不宜过勤，应根据季节不同，每周以洗 1~2 次为宜。避免用指甲搔抓，以免损伤发根。不要用碱性强的洗发用品。洗头完毕时，一定不要让头发残留洗发液。

2. **心理护理**　注意劳逸结合，保持心情舒畅，切忌烦恼、悲观和动怒。使患者在调治中保持信心和耐心。

四、 功能结局

部分患者在眉毛、胡须、腋毛、耳毛等部位也有脱毛，严重者可有睫毛、鼻毛、全身毫毛的脱落，最终形成普秃。经过一个月到数月的进展以后，病情渐渐稳定直至成长期，渐渐长出白色毫毛，逐渐增粗变黑，最后形成黑发。全秃或普秃的病程，一般较斑秃更长些，而且恢复较慢。部分患者可长年不愈，甚至成为永久性秃发。

（一）身体功能方面

一般不会影响患者身体的感觉和运动功能。

（二）日常生活方面

因为斑秃烦恼，可能不愿意出去购物，但是一般不会影响患者进食、穿衣、个人卫生、睡眠等日常生活能力。

（三）社会参与方面

可不同程度影响患者社会功能，包括劳动、就业和社会交往等。

五、 健康教育

（一）饮食起居

斑秃患者生活一定要规律，保证充足的睡眠，饮食要合理，忌偏食，因为各种食品有不同的营养，均衡饮食对头发的正常生长非常重要。

（二）改变不良生活习惯

生活要规律，注意劳逸结合。要减少长时间地看微信和电脑的使用，减少熬夜。

（三）自我锻炼

有规律地锻炼身体、促进健康、增强体质。参加一些调节精神和丰富文化生活为目的的健身活动。

（四）预防复发

本病轻症患者预后较好，全秃者预后较差，建议患者定期复诊。复诊时评价疗效、病情变化、是否需进一步检查以及评价依从性等。对于反复发作、持续不愈的病例，要注意分析其原因。

思考题

1. 斑秃的临床特点是什么？
2. 斑秃的物理治疗有哪些？
3. 斑秃健康教育的主要内容是什么？

（吴建贤）

第八节 白 癜 风

白癜风（vitiligo）是一种色素减退性疾病，主要临床表现为色素脱失所致的白斑，部分患者除白斑外无其他表现。白斑是因色素脱失所致，其形成过程中由小到大，逐渐扩展，由针头、粟粒大小扩大或融合成大小不等的斑片（图11-8）。发病无明显性别差异，各年龄段均可发病，青少年患者占半数以上。我国人群白癜风的患病率为0.1%~2%，图11-8。

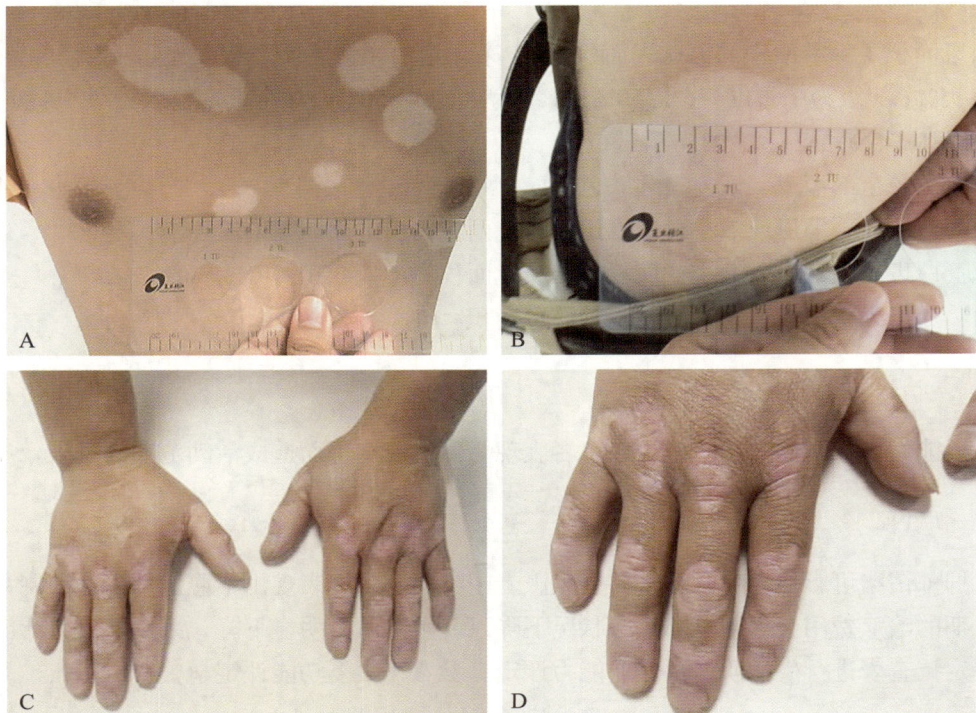

图 11-8 白癜风

一、 康复评定

（一）功能评定

1. 临床分期

（1）一期：进展期，皮肤白斑在发展，白斑逐渐扩大、增多，新的病灶出现；外界刺激如摩擦、外伤等可使白斑扩大或新出现，即同形反应。进展期判定参考白癜风疾病活动度评分（VIDA）积分、同形反应、Wood 灯。VIDA 积分：近 6 周内出现新皮损或原皮损扩大（+4 分），近 3 个月出现新皮损或原皮损扩大（+3 分），近 6 个月出现新皮损或原皮损扩大（+2 分）；近 1 年出现新皮损或原皮损扩大（+1 分）；至少稳定 1 年（0 分）；至少稳定 1 年且有自发色素再生（−1 分）。总分 >1 分即为进展期，≥4 分为快速进展期。

（2）二期：静止期，白斑扩展极慢或不扩展，无新病灶出现。

（3）三期：消退期，白斑边界回缩，有黑色素形成，白斑中心有色素点或色素岛出现。此期多见于治疗较好的患者。

2. 心理功能障碍　汉密尔顿焦虑量表（HAMA）包括焦虑心境、紧张、恐惧睡眠障碍、认知障碍、抑郁心境、躯体症状、自主神经功能障碍、交谈行为等 14 个项目，每项可按轻重程度评为 0~4 级。

汉密尔顿抑郁量表（HAMD）包括抑郁心境、罪恶感、自杀、睡眠障碍、工作和活动、迟钝、焦虑、躯体症状、疑病、体重减轻、自知力、人体介体、妄想、强迫、孤立无援、失望、无价值等 24 个项目。具体参照本套教材《康复功能评定学》。

（二）结构评定

常用白斑面积（手掌面积约为体表面积 1%）来评定白癜风的严重程度：1 级为轻度，<1%；2 级为中度，1%~5%；3 级为中重度，6%~50%；4 级为重度，>50%。评定近期疗效分级（4 级），判断疗法的时间一般在 1 个疗程（3 个月）后进行。

Ⅰ 痊愈：白斑全部消退，恢复正常肤色。

Ⅱ 显效：白斑显著消退或缩小，恢复正常肤色面积占皮损面积 >50%。

Ⅲ 有效：白斑部分消退或缩小，恢复正常肤色面积占皮损面积 >10%。

Ⅳ 无效：白斑无变化或缩小，恢复正常肤色面积 <10%。

（三）活动评定

日常生活能力多无明显障碍，但少数患者表现为焦虑或抑郁而造成活动范围的受限。

（四）参与评定

焦虑、抑郁情绪可影响患者就业，白癜风患者因为面部皮损表现出不愿意外出，限制社会交往活动。而且长期的治疗费用会导致家庭经济状况下降以及生活质量明显下降，采用社会生活能力评定问卷及功能评定调查表进行生活质量及就业能力评定。参考《康复功能评定学》。

二、 康复诊断

本病无传染性，全身各处皮肤、口腔及外生殖器黏膜均可累及，但以暴露部位和皱褶部位为主。白斑形态大体可分为两种：类圆形和地图形。白斑的数量可多可少，从孤立的一个到几十个；白斑面积可大可小；白斑分布不定，有局限型、散发型、泛发型、肢端型、节段型等。患者多无自觉症状。

（一）感觉功能障碍

白癜风患者皮肤感觉一般不受影响，只有在阳光的暴晒后会有烧灼感。

（二）心理功能障碍

白癜风病程长，发生于体表有碍美观，特别对于女性患者，易产生焦虑情绪，如对未来感到恐惧、容易激动、不安、烦恼、注意力不集中等。同时患者也会因为无助感、负罪感，产生社会退缩、异常疲劳等行为问题。严重者可伴有畏食、体重减轻、失眠、易醒等生理方面的问题，甚至有自杀倾向。一般来说，对白癜风的疾病认识的过程，患者多经历了心理休克期、冲突期、退让或重新适应期。

（三）日常生活活动受限

暴露部位的白癜风，特别是面部，影响患者的容貌，导致患者不愿意外出，自我活动范围缩小，日常生活活动受限。但是对于自我照料，如进食、梳洗、洗澡、上身穿脱、下身穿脱、上厕所、排尿、排便、床到椅的转移、上厕所、淋浴、行走等多无明显功能障碍。

（四）社会参与受限

病程长的患者就业、社会交往活动受限，部分患者可能产生抑郁、焦虑等心理问题。

患者往往选择可以遮盖暴露部位的衣服，甚至不愿意出门，从而限制患者的社会交往活动；白癜风患者容易在亲人间导致隔阂，影响患者社会交往、不愿意拜访朋友、邻居，不愿意乘坐公共交通工具和参与公共娱乐活动。

三、 康复治疗

增加皮损处色素，使其趋于正常，是康复治疗的目标。康复治疗的原则为以综合治疗为基础，坚持早期治疗、长期治疗，并积极实施康复治疗。

康复治疗方法主要包括物理治疗、心理治疗及健康教育等。适用于所有白癜风患者。

（一）物理治疗

1. 物理因子治疗

（1）光疗疗法　适合于小片皮损，但对高热、意识障碍、有出血倾向、孕妇腰骶部、急性化脓性炎症、急性湿疹、局部皮肤破溃、局部金属异物、心脏起搏器及其周围对直流电过敏者禁用。注意伴有白内障的患者、肝病的患者、儿童、孕妇等禁用光化学疗法。

1）局部光疗：NB-UVB 每周治疗 2~3 次，根据不同部位选取不同的初始治疗剂量，或者在治疗前测定最小红斑量（MED），起始剂量为最小红斑量的70%。下次照射剂量视前次照射后出现红斑反应的情况而定：如未出现红斑或红斑持续时间 <24 小时，治疗剂量增加 10%~20%，直至单次照射剂量达到 3.0J/cm² (Ⅲ型、Ⅳ型皮肤)；如果红斑超过 72 小时或出现水疱，治疗时间应推后至症状消失，下次治疗剂量减少 10%~20%；如果红斑持续 24~72 小时，应维持原剂量治疗。308nm单频准分子光、308nm 准分子激光：每周治疗 2~3 次，治疗起始剂量及下一次治疗剂量参考NB-UVB。

2) 全身 NB-UVB 治疗：适用于皮损散发或泛发的非节段型或混合型白癜风。每周治疗 2~3 次，初始剂量及下次治疗剂量调整与局部 NB-UVB 相同。光疗治疗次数、频率、红斑量和累计剂量并非越多越好，累计剂量大易造成皮肤干燥、瘙痒、光老化等不良反应。治疗次数、频率、红斑量和累计剂量与光耐受（平台期）的出现有关：①如出现平台期（连续照射 2~3 次后，无色素恢复）应停止治疗，休息 3~6 个月，起始剂量以最小红斑量开始；②治疗 3 个月无效应停止治疗；③只要有持续复色，光疗可继续；④不建议进行维持性光疗；⑤快速进展期，联合应用激素治疗（必须在皮肤专科医师的指导下进行），可避免光疗诱发的同形反应，起始剂量 <70% 的最小红斑量。病程短、非节段型疗效优于病程长、节段型；面颈、躯干疗效优于肢端。

3) 光疗的联合治疗：疗效优于单一疗法。联合治疗主要有：光疗 + 激素口服或外用；光疗 + 钙调神经磷酸酶抑制剂外用；光疗 + 口服中药制剂；光疗 + 维生素 D₃ 衍生物外用；光疗 + 光敏剂外用；光疗 + 移植治疗；光疗 + 口服抗氧化剂；光疗 + 点阵激光治疗；光疗 + 皮肤磨削术等。

局部光化学疗法及口服光化学疗法：由于其疗效并不优于 NB-UVB，且不良反应多，已被 NB-UVB 取代。

（2）直流电铜离子导入疗法：2% 硫酸铜病变区导入（阳极），电流密度 0.05~0.1mA/cm²，每次20 分钟，每日 1 次，20~30 次为 1 个疗程。铜离子导入后再行紫外线照射。

2. 运动疗法 患者可以根据自身的具体情况选择合适的体育项目进行锻炼，但也要控制锻炼强度，避免过多活动消耗大量能量，引起肢体疲乏，反而不利于身体健康。进展期白癜风患者应注意日常休息，待病情稳定或减退后，再逐渐地增加锻炼运动量。锻炼时应注意保护皮肤，勿使皮肤受伤，以避免病情加重或诱发病情出现。适合白癜风患者的锻炼方式有：慢跑，跳绳，打太极拳等有氧运动。

（二）作业治疗

主要针对白癜风患者的心理功能障碍，在全面评定的基础上，有目的地选择相应的治疗项目，要预防患者因心理障碍而引起的严重后果，如自杀等。

1. 治疗性作业活动

（1）木工作业：能改善心理状态，增强成就感和自信心，特点为方便，实用，易于操作安全。

（2）制陶作业：有促进触压觉和温度觉的恢复，改善注意力、开发创造力，缓解过激情绪等好处。趣味性及操作性均较强，对场地及材料要求不高，可用替代材料如橡皮泥完成，易于在作业治疗中开展。

2. 功能性作业活动 剪纸可提高注意力、结构组织能力和创造力，改善心理状态，增强成就感和自信心，促进再就业。其特点是简单易学，上手容易，趣味性强，具有很强的直观性和可操作性，工具材料简单、制作工序相对单一，作品丰富多彩，耗时少，易于在作业治疗中开展。

3. 感知作业活动 音乐治疗，具有舒缓情绪、转移注意力、减轻疼痛、净化心灵、提高创造力、增强信心的作用。促进人与人间交流，帮助患者重返社会。

4. **职业训练** 如花木种植、体育活动等作业治疗活动均有较好的作用。

（三）康复辅具

白癜风患者一般无明显肢体活动障碍，一般无需专门的康复辅具，但因其影响外观，可予以衣物覆盖，避免患处直接暴露。

（四）心理治疗

1. **支持性心理治疗** 对有焦虑和抑郁的白癜风患者多给予指导、劝解、鼓励、安慰，帮助其适应现实环境，度过心理危机。治疗师应多聆听患者的倾诉，协助分析患者发病及症状迁延的主客观因素，调动患者的主观能动性，鼓励患者通过自己的努力改善功能。

2. **强化良好的行为** 其关键是抑制不良的行为。不良行为一出现就取消阳性强化，是众所周知的一种方法，已被广泛应用。如果表扬是作为强化刺激给予的，则出现不良行为后的一定时期内不给予表扬。"当场暂停"要求不要注意不良行为，可以继续与患者谈话以促进忘记这种行为。"情景暂停"要求将出现不良行为的患者从现场转入另一房间、或者转入单独房间并持续一段时间。

3. **社会技能训练** 如处理问题技能，思维技能，人际交往能力，自我定向能力。

（五）其他治疗药物治疗及其他疗法

1. **局部用药** 卤米松软膏以薄层涂于患处，依症状每日一至二次，并缓和、轻轻地摩擦，仅限于白斑区。泛发性、进展期皮损可系统应用糖皮质激素，但长期外用糖皮质激素可引起局部皮肤萎缩、毛细血管扩张等不良反应。也可外用免疫抑制剂如他克莫司和吡美莫司。由皮肤科医生执行。

2. **皮肤移植** 适用于病变范围较小、病变稳定者。方法为用负压吸引法在供皮区和受皮区吸引形成水疱（表皮下水疱），再将供皮区疱壁移至受皮区并加压包扎。移植方法包括钻孔移植、小片移植、负压吸疱法、拨片移植、自体黑色素细胞移植等。由相关科室执行。

3. **针灸疗法**

（1）耳针：取与皮损相应区域，并配合内分泌、肾上腺、交感、枕部等区域，每次选用2~3穴，单耳埋针，双耳交替，每周轮换1次。

（2）针灸艾熏辐射综合治疗：先用皮肤针叩打患部至出血点为度，接着用艾熏器温灸5~10分钟，然后用电磁波治疗仪辐射20分钟，每日1次。

（六）康复护理

1. **及早治疗** 一定要及早治疗白癜风，配合医生找到病发的诱因，并且制订合理的、适合患者病情的治疗方案，因为在发病的初期治疗此病，其治愈的几率很大。

2. **坚持治疗** 患者应坚持治疗，白癜风的治疗是一个长期的过程，患者不可操之过急，在治疗时应耐心并且要积极配合。

3. **合理膳食** 护理人员应注意患者合理饮食、营养全面，患者应多吃些深颜色食品，尽量少吃或不吃富含维生素C的食品，在病情发展期还应忌食油腻、鱼腥、海味以及发物。

4. **心理健康** 患者由于白癜风可能出现自闭、抑郁、焦躁等悲观情绪，所以护理人员应及时给患者进行心理疏导，减轻其心理压力和思想负担，减少外界不良因素对患者的刺激。

四、 功能结局

本病治疗时间长，疗效比较差。目前大量资料显示，多数患者在治疗中可有不同程度的好转，但达到临床治愈者，仅在 20% 左右。

（一）身体功能方面

1. 局限型和泛发型白癜风疗效最佳，皮节型疗效较差。
2. 癜风处于疾病活动期，病程越短，疗效越好。
3. 面部、头颈部等暴露部位的白癜风患者显效快，躯干、四肢及遮光部位显效较慢。
4. 随着治疗时间的延长，白癜风患者的疗效有显著提高。

（二）日常生活方面

白癜风患者在日常生活方面，一般无明显影响。

（三）社会参与方面

白癜风对患者的心理影响很大，容易导致患者自信心不足、焦虑、自闭等情绪，尤其是症状发生在面部等暴露处的患者。因此，应及时地进行心理疏导。

五、 健康教育

（一）饮食起居

1. 合理饮食　可以适当多食新鲜蔬菜、动物肝、肾、鲜蛋类、鲜豆腐、瘦肉、甘蔗、生葵花籽、黑芝麻、黑木耳、黑豆、黑米、马铃薯、丝瓜、龙眼肉、莲子、核桃等食物。
2. 忌食　各种酒类、鸭肉、鱼虾和各种海鲜、狗肉、羊肉等腥发食物。
3. 忌服或少服用维生素 C 及含维生素 C 高的药物。

（二）改变不良生活习惯

1. 应尽量避免皮肤受损，有很多患者在皮肤受伤后产生白癜风；另外一些增白的化妆品应少用或不用；避免阳光暴晒，尤其中午的时候，有皮肤专家建议白癜风在面部和手部的更应该少晒太阳。
2. 内衣、内裤、皮带不宜过紧，很多白癜风是因为皮肤长期受压后影响局部血液循环所致。
3. 如白癜风发生在上半身，需适当增加睡眠时间。头部、面部有白癜风的患者枕头宜低一些好，要睡午觉。

（三）自我锻炼

白癜风是皮肤疾病，不造成功能障碍，一般不需要进行专门的锻炼

（四）医疗体操

白癜风患者一般不需要专门的医疗体操。

（五）预防复发

早期治疗、综合治疗、长期治疗，每疗程至少 3 个月，不要轻易改变治疗方法。避免外伤，特别是在进行期。治疗期，口服 8-MOP 者应定期检查血、尿常规及肝功能，服药后 24 小时内应尽量避光，尤其要注意保护眼睛。合理饮食，保持乐观自信的心理，坚持积极合理的治疗。

思考题

1. 白癜风的临床分期？
2. 白癜风的疗效评定？
3. 白癜风引起的功能障碍？
4. 白癜风的康复治疗方法？
5. 白癜风的健康教育？

（吴建贤）

第九节　瘢痕康复

瘢痕是各种创伤所引起的正常皮肤组织外观形态和组织病理学改变的统称，发生于手术切口或外伤部位，伤口愈合过程中胶原的合成代谢与降解代谢之间的平衡被破坏即可形成病理性瘢痕（图 11-9）。瘢痕组织是一种皮肤的纤维组织过度增生，按照病理变化可分为表浅性瘢痕、增生性瘢痕、萎缩性瘢痕、瘢痕疙瘩等四种类型。浅表性瘢痕皮损仅累及表皮或真皮浅层，瘢痕表面仅皮肤粗糙，与周边正常皮肤界限不清，一般无功能障碍，不需特殊处理。增生性瘢痕明显高于周围正常皮

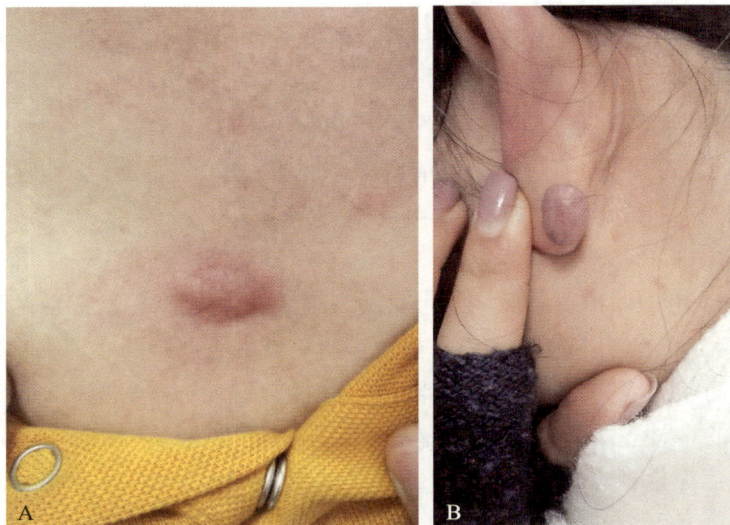

图 11-9　瘢痕

肤，早期瘢痕表面呈红色或紫色，伴有明显的痒和痛，经过一段时期后瘢痕颜色逐渐变浅，痒、痛减轻以致消失，局部变厚发硬。萎缩性瘢痕坚硬、平坦或略高于皮肤表面，呈淡红色或白色，表皮极薄，与深部组织如肌肉、肌腱、神经等紧密粘连，具有很大的收缩性，可牵拉邻近的组织、器官，引起功能障碍及畸形。瘢痕疙瘩明显隆出周围正常皮肤，范围超出原损伤部位，呈蟹足状向外伸展，表面光滑发亮，质地坚硬，颜色浅淡，伴有痛痒感，好发部位为胸骨区、肩部、面部、颈部、耳等处，继发于烧伤、烫伤者，可形成大面积瘢痕疙瘩。

瘢痕形成是创伤修复的重要病理生理过程。瘢痕生长超过一定的限度，可引起外观损害、功能障碍等问题，是烧（创）伤、手术后最常见的并发症之一（图 11-9）。瘢痕从外观和机体功能方面均可给患者带来心理和生理上的痛苦，严重者甚至影响患者自信心，使其产生自卑心理（图 11-9）。

一、 康复评定

（一）功能评定

1. 感觉评定

（1）感觉评定：浅感觉的感受器大多在表浅组织，位于皮肤内，正常皮肤组织被瘢痕组织替代，导致浅感觉障碍，如痛觉障碍、温度觉障碍及压觉障碍等。如果瘢痕组织较深，替代了深部组织（如肌腱、韧带等），还会导致深感觉障碍。具体的感觉功能的评定详见本书配套教材《康复功能评定学》。

（2）瘢痕评定：瘢痕常见的感觉刺激性症状是局部瘙痒、疼痛的症状。其中疼痛是一种不愉快的感觉和对实际或潜在的组织损伤刺激所引起的情绪反应。痛觉评定常用的临床评定方法是视觉模拟评分法（VAS）和数字评分法（NRS）。

2. 运动功能评定

（1）关节活动度评定：发生在肩、肘、腕、踝、膝等关节部位的瘢痕，或大面积瘢痕可以产生相应关节活动受限，需要进行关节活动度评定（ROM）。如乳腺癌根治术行腋窝淋巴结清扫，术后出现瘢痕容易导致肩关节活动受限，膝关节置换术后瘢痕可导致膝关节活动受限等。ROM 具体的评定方法详见本书配套教材《康复功能评定学》。

（2）肌力评定：长期严重瘢痕患者合并有不同程度肢体肌肉萎缩、肌力下降。临床上针对肌力评定的最常用方法是徒手肌力评定法（MMT）。

3. 平衡功能的评定 瘢痕一般不会导致平衡功能障碍。

4. 呼吸功能 胸腹部严重瘢痕组织，可能会限制呼吸运动，进一步影响呼吸功能。通常对肺容积和肺通气功能进行评定。详见配套教材《康复功能评定学》。

5. 心功能 瘢痕一般不会导致心功能异常。

6. 心理功能评定 由于瘢痕可导致患者肢体外观异常及功能障碍，特别是脸面部、四肢等暴露部位大面积皮肤损伤后的瘢痕引起容貌异常，由此可给患者带来严重的心理影响，影响日常生活活动和参与社会能力，从而使患者进一步产生抑郁及焦虑等心理症状。焦虑和抑郁是客观存在的心理问题，又是个人对自身的一种主观感受，评定方法主要采用量表法。常用的量表有汉密尔顿抑郁量表（HAMD）、汉密尔顿焦虑量表（HAMA）、抑郁自评量表（SDS）及焦虑自评量表（self-rating anxiety scale，SAS）。

7. 并发症评定 腹壁切口愈合的瘢痕薄弱，在腹内压的作用下可使瘢痕处重新裂开或腹内容物逐渐向外膨出而形成腹壁疝。腹腔瘢痕粘连常导致胃肠功能障碍。瘢痕组织容易产生感染，瘢痕疙瘩易引起瘢痕癌。此外，受累肢体可能存在不同程度指（趾）或肢体畸形等。

（二）结构评定

临床评定

（1）一般评定：肉眼观察和照相比较肥厚性瘢痕的颜色、厚度、弹性质地、面积。颜色分稍红、粉红、红、紫红、深紫红；弹性分很软、软、稍软、硬、坚硬；厚度分很薄、薄、稍薄、稍厚、厚、很厚；是否伴随痒、痛症状的评分为：无、偶有、需药物控制3个等级。弹性可用弹力计测定，并记录受伤的时间。

（2）瘢痕程度分类和积分标准：对创面愈合后6个月的瘢痕康复程度进行评定，根据1970年全国烧伤会议标准：

① 色泽：赤红或鲜红伴毛细血管增生扩张计3分；淡红，按压后消失计2分；不红，有些灰暗计1分；正常肤色计0分。

② 瘢痕高度：8mm以上计3分；4~8 mm计2分；1~4mm计1分；平坦或稍凹陷计0分。

③ 硬度：坚硬如软骨计3分；硬度似橡皮计2分；稍软计1分；柔软似正常皮肤计0分。

④ 痒：剧烈或持续性并伴有抓痕计3分；时常有但不太剧烈，可忍受计2分；有时痒计1分；无痒计0分。

⑤ 触痛：很强烈的"痛觉过敏"计3分；中等强度的过敏性疼痛计2分；有时有计1分；无计0分。

其总积分>10分为重度，6~10分为中度，1~5分为轻度；有效标准：总分较皮肤护理前<2分以上，均为有效，无效标准：总分较皮肤护理前≤2分，为无效。

（3）温哥华瘢痕量表（Vancouver scar scale，VSS）：不需要借助特殊的设备，仅依靠测试者的肉眼观察和徒手触诊对增生性瘢痕从色泽、厚度、血管分布和柔软度4个方面进行测定，具有操作简单、内容较全面的特点，在国外及香港地区广泛应用于烧伤后增生性瘢痕的评定（表11-2）。

表11-2　温哥华瘢痕量表

项目	具体内容	评分
色泽（M）	皮肤颜色与身体其他部分比较近似正常	0
	色泽较浅	1
	混合色泽	2
	色泽较深	3
血管分布（V）	正常肤色与身体其他部分近似	0
	肤色偏粉红色	1
	肤色偏红	2
	肤色呈紫色	3
厚度（H）	正常	0
	大于0~1mm	1
	大于1~2mm	2
	大于2~4mm	3
	大于4mm	4

项目	具体内容	评分
柔软度（P）	正常	0
	柔软的（在最小阻力下皮肤能变形）	1
	柔顺的（在压力下能变形）	2
	硬的（不能变形的，移动呈块状，对压力有阻力）	3
	弯曲（组织如绳状，瘢痕伸展时会退缩）	4
	挛缩（瘢痕永久性缩短引致残废与扭曲）	5

（4）患者和观察者瘢痕评定量表（patient and observer scar assessment scale，POSAS）：最早用于瘢痕评定是在 2004 年。POSAS 包括观察者量表和患者量表以及各自量表的瘢痕特征内容。观察者量表的 6 项评分内容为：血管分布、色泽、厚度、表面粗糙程度、柔软度以及瘢痕位置。患者量表的 6 项评分内容为：疼痛程度、瘙痒程度、颜色、厚度、表面粗糙程度以及柔软度。量表内容分数均为 1~10 分。1 分表示瘢痕特征接近正常皮肤，评分越高表示瘢痕越严重。

（5）超声波测量：根据两个主要峰之间的距离计算出瘢痕的厚度。

（6）经皮氧分压（TCPO$_2$）的测定：可反映肥厚性瘢痕的代谢状况。用血氧测量计测定瘢痕的 TCPO$_2$，肥厚性瘢痕的 TCPO$_2$ 明显高于正常瘢痕和正常皮肤，并与治疗效果成反比。

（三）日常生活活动评定

瘢痕相关的痛痒、运动功能障碍和肢体畸形严重影响患者的进食、穿衣、行走个人卫生及购物等日常生活能力。如发生在上肢的严重瘢痕可以导致患者难以抓握筷子、勺子进食，并可使自我梳理头发及擦拭面部、刷牙、刮胡子等功能受限；屈伸肘功能障碍导致患者无法完成自我穿脱衣物；髋、膝关节周围严重瘢痕，可以使患者下肢僵直，无法坐立、行走等。常用的日常生活活动功能评定量表有改良 Barthel 指数评定、功能独立评定量表（FIM）。详见本书配套教材《康复功能评定学》。

（四）社会参与能力评定

瘢痕严重的患者因肢体功能障碍，可使上肢屈伸、手抓握等最基本的功能丧失，从而无法继续从事以往的职业；同时身体外露的部位如手臂或面部的瘢痕，会令患者丧失自信，产生自卑感，导致患者排斥社会交往及休闲娱乐等活动。同时运动功能障碍、肢体畸形限制了患者就业及参与各种社会活动。具体的评定方法详见本书配套教材《康复功能评定学》。

二、 康复诊断

（一）感觉功能障碍

通过对感觉功能的评定，得出感觉功能障碍诊断。包括浅感觉障碍、深感觉功能障碍及复合感觉障碍。如果有瘢痕疼痛，可进行视觉模拟评分法（VAS）和数字评分法（NRS）进行具体评定诊断。

（二）运动功能障碍

对瘢痕患者受累在肢体关节附近的要进行 ROM、肌力，胸部的瘢痕要进行呼吸功能评定，可以康复诊断。

（三）心理功能障碍

对有临床症状的心理障碍患者进行量表评定，可以进行心理障碍诊断。如 SAS 标准分的分界值为 50 分，其中 50~59 分为轻度焦虑，60~69 分为中度焦虑，69 分以上为中度焦虑。SDS 标准分的分界值为 53 分，其中 53~62 分为轻度抑郁，63~72 分为中度抑郁，72 分以上为重度抑郁。

（四）日常生活活动受限

通过对患者进行 ADL 评定，可以判断 ADL 受限的水平。如进行改良 Barthel 指数评定，可以将活动受限水平分为：0~20 分 = 极严重功能障碍；25~45 分 = 严重功能障碍；50~70 分 = 中度功能缺陷；75~95 分 = 轻度功能缺陷；100 分 =ADL 自理。

（五）社会参与受限

通过对患者进行社会生活能力评定，包括工作、社交以及参与各种娱乐活动等，可以进行诊断分析。

三、 康复治疗

瘢痕康复治疗原则：减轻症状，改善关节 ROM、肌力、肌耐力，改善 ADL 能力，防治相关并发症，积极实施综合康复治疗。康复治疗目标：提高劳动力、促进再就业，提高生活质量及最大限度地促进患者回归社会。康复治疗方法主要包括物理治疗、作业治疗、心理治疗、矫形器的应用及健康教育等。适应证：各种类型的瘢痕患者。禁忌证：增生性瘢痕的增殖期禁忌热疗。

（一）物理治疗

有止痛痒、缩小并软化瘢痕作用。

1. **音频电疗法**　将两个电极并置于瘢痕两侧（对大面积者也可对置），耐受量，每次 15~20 分钟，每日 1 次，20~30 次为 1 个疗程，可行数个疗程。对瘢痕有止痛、止痒、消炎消肿的作用，以及软化瘢痕和松解粘连的作用。

2. **激光疗法**　目前临床上应用较多有脉冲染料激光、点阵激光、光动力疗法等，可使瘢痕缩小，变软。

3. **直流电离子导入疗法**　有改善皮肤营养、加速真皮再生作用。5% 碘化钾或碘化钠溶液阴极导入，并置法或对置法，电极面积根据病灶大小而定，作用极为阴极，$0.05~0.1mA/cm^2$，10~15 分钟，每天 1 次，15~20 次为 1 个疗程。

4. **超声波疗法**　将探头置于瘢痕组织上，用移动法，剂量 $0.5~1.5W/cm^2$，每次 8~10 分钟，每日 1 次，10~20 次为 1 个疗程。中、小剂量的超声波可改善皮肤营养，加速真皮再生，同时也有镇痛的作用。超声波疗法结合冰疗，对瘢痕组织疼痛有缓解作用。

5. **蜡疗**　此法不适用于增生性瘢痕增殖期。用蜡垫法，蜡温 50~60℃，每日 1 次，每次 20~30 分钟，20 次为 1 个疗程。治疗过程中注意观察治疗部位，避免二次烫伤，导致瘢痕破溃、感染。蜡疗具有较强、较持久的温热作用，可减轻疼痛，加速组织的修复生长，松解粘连，软化瘢痕，促进炎症消散，消肿，以及润滑皮肤。

6. 运动疗法 主要目的是防止关节部位挛缩及加强患肢的协调运动。

（1）主动运动：患者本人或由治疗师协助进行各关节的内收、外展、外旋、屈伸等活动及不同姿势下的关节活动等。若有肌力减弱，可根据情况进行主动抗阻训练。

（2）被动运动：主要是针对瘢痕组织进行牵伸，另外对关节活动度训练的强度应遵循循序渐进的原则，同时可配合患处肌肉和关节的轻手法按摩，每次不少于 20 分钟。

①颈前瘢痕：仰卧位，肩背下垫枕，使颈过伸牵拉瘢痕。颈一侧瘢痕：头向健侧倾斜和转动。

②腋部：上肢外展 90° 或上举过头，仰卧位时双手交叉于脑后使腋部伸展。一侧腋部瘢痕：患侧手放置在肩上方，健侧手放置在腰臀部，双手各握毛巾一端，做上下擦背动作，牵拉患侧瘢痕；在墙壁头顶上方装置一滑轮和绳索，绳索两端安装把手，双手交替作上下拉动。

③肘前瘢痕：用手拉门把固定，利用自身体重向后产生牵拉作用。将患者前臂放置于桌面，手掌心朝上，肘部下方垫枕头，用适量沙袋加压于前臂，做缓慢牵伸。手握门把做前臂旋转运动。

④手：拇指外展、对掌运动；握拳、伸指运动；手指外展、内收训练。双手指蹼瘢痕：双手指相互交叉，扩张指蹼瘢痕。

⑤髋前侧瘢痕：采取俯卧位牵拉瘢痕，并做下肢后伸动作；仰卧位做下肢外展活动。髋后侧和臀部瘢痕：仰卧位做下肢抬高运动，或下肢屈曲抱膝动作；站立位将患下肢抬高，用于帮助做压腿动作，或下蹲以牵拉瘢痕。

⑥膝后瘢痕：俯卧位伸膝牵拉腘窝瘢痕组织或在膝前施加适量沙袋加压。膝前瘢痕：练习下蹲屈膝。

⑦足部瘢痕：仰卧位或坐位主动练习踝关节背屈、跖屈、内外翻以及足趾各关节的运动。

7. 按摩疗法 可促进瘢痕的软化，对改善疼痛、瘙痒、肌紧张均有一定的疗效，

8. 加压疗法 主要适用于增生性瘢痕，主要包括海绵加压固定法，热塑料夹板法，弹性绷带和弹力衣套压迫法。一般认为压力应在 10~25mmHg 之间，持续时间至少半年以上。

（1）弹力绷带：适用于身体各部位。肢体包扎自远端缠向近端。开始时压力不宜过大，待患者适应后再逐渐增加压力，在不影响远端血液循环的前提下，愈紧愈好。绷带包扎时均从肢体远心端开始，均匀地作螺旋形包扎，每圈间相互重叠 1/2，直至肢体近端结束，保证每个加压部位均有 2 圈弹力绷带压迫。加压压力控制在 20mmHg 左右，患者在开始加压时均循序渐进逐渐增加压力，至 5~7 天后达到预期压力值。加压时间原则上持续加压，每天 24 小时，连续 6 个月以上不间断，弹性减弱后及时更换，遇有患者感觉不适无法耐受或洗澡时可考虑松解绷带，保证放松时间≤1 小时 / 次，且≤1 次 / 日。患者在进行弹力绷带加压时均在患肢表面预先包裹一单层柔软纯棉布垫，以减轻粗糙的弹力绷带对新生上皮的磨损，皮肤薄嫩处及骨突处应加软衬垫，以防皮肤破溃，皮肤凹陷处应给予必要的填充，以使压力均匀地到达各处，并力求在包扎过程中使绷带平整无皱折，防止瘢痕破损出现新生创面。

（2）压力衣：弹力服、弹力面罩、弹力背心、弹力短裤、压力手套等。穿戴压力衣是一种普遍被人所认同的一种非手术治疗瘢痕的方法，这种压力衣是用一种特殊塑料因人定制而成的，在瘢痕生长过程的大致一年时间都需穿戴，在创面愈合后 2 周左右开始。

（二）作业疗法

1. 治疗性作业治疗 可以进行手工艺活动如剪纸、编织等，或可进行艺术活动如绘画、书法等，增加和维持关节活动度。重点是起床、穿衣、下床、梳头、洗漱、吃饭、喝水、用厕所和家务劳动。主要是保持及锻炼精细动作及减轻瘢痕挛缩所造成的 ADL 障碍。具体参照本套教材《作业

疗法学》。

2. **功能性作业治疗**　针对患者的工作性质和内容进行相关功能性作业治疗，如木工、花木种植等，具体参照本套教材《作业疗法学》。

3. **感认知作业治疗**　一般不需要感认知作业治疗。

4. **职业训练**　瘢痕引起的各种功能障碍（包括心理功能障碍），可影响患者的职业参与。在职业训练前，需进行职业前评定，根据评定结果，通过进行教育、个人辅导及职业训练等方法和治疗，使得患者重返工作岗位。

5. **环境改造**　具体参照本套教材《作业疗法学》。

（三）康复辅具

1. **辅具**　对已经有明显肘关节、手腕和手部畸形的患者，可配备进食自助器（多用生活袖套、多用旋转手柄及弯角食具）、书写自助器、穿衣自助器等。

2. **矫形器**　对抗瘢痕收缩的牵拉力，避免瘢痕收缩导致的关节畸形和僵硬，保证关节的活动度，还可抑制瘢痕的增生。早期瘢痕形成后通过动力支具的持续牵引对抗瘢痕挛缩，也可以通过不断增强阻力强化肌肉和肌腱的力量，防止肌肉萎缩和皮肤、筋膜挛缩，减少并发症，进而预防畸形，改善功能。

3. **假肢**　对有肢体残缺或严重畸形的患者，为保持完整的形体，可佩戴假肢。

（四）心理疗法

1. **心理疏导**　瘢痕增生会不同程度地造成功能障碍和容貌改变，给患者带来严重的心理影响，产生自卑感，进而影响正常的生活和社会活动。要向患者讲解瘢痕增生的病理生理过程、目前的治疗方法、预防措施以及预期目标等，鼓励患者做到正确的心理定位，对治疗效果有合理的预期，树立信心，克服疼痛、瘙痒等不适，尽量做到生活自理，在康复过程中保持乐观心理和坚强的毅力。

2. **行为治疗**　对患者进行行为干预，减轻或改善患者的症状或不良行为。

3. **药物治疗**　心理问题严重时，可选择应用控制焦虑、抑郁等症状的药物治疗。具体咨询精神科医师。

（五）药物及其他疗法

1. **药物治疗**　药物预防增生性瘢痕的方法很多，主要集中在免疫调控、炎症控制、修复细胞生物特性等方面。治疗药物主要有皮质类固醇激素类、抗代谢药、抗组胺药、抗肿瘤药、钙离子阻滞剂、透明质酸及其刺激因子、细菌胶原酶和中药等。其中皮质类固醇类是目前治疗瘢痕的二线措施之一，对增生性瘢痕和瘢痕疙瘩均有较好的疗效。具体参考相关书籍。

2. **硅酮类制剂**　硅酮类可明显改善瘢痕的外观、质地及患者的痛痒感。作为瘢痕预防和治疗的一线措施，目前市场上有多种硅酮类瘢痕治疗材料，包括：硅酮凝胶、硅酮气雾剂、硅酮类瘢痕贴及硅酮胶膜等。

3. **激光治疗**　其工作原理是利用激光的烧灼、汽化、切割、凝固及散焦等技术去除瘢痕组织或损伤瘢痕内血管、抑制胶原合成、抑制成纤维细胞的增殖及诱导细胞凋亡。

4. **冷冻治疗**　冷冻疗法是应用冷冻剂（-196℃液氮）的超低温破坏瘢痕局部细胞和微循环，导致细胞脱水皱缩和活细胞萎缩，迅速使受冻细胞死亡，结痂脱落后使瘢痕明显变平、软化，自觉症状消失，同时超低温使皮肤角质层与生长层松解，胶原纤维变性从而抑制成纤维细胞生长，对治疗和预防瘢痕复发起重要作用。

5. **整形手术** 经上述的康复疗法，仍然出现瘢痕挛缩、功能受限，可考虑采用整形手术，一般也需待瘢痕相对稳定（6~8个月）后开始进行必要的整形手术。大致分为皮肤软组织扩张术、皮瓣移植、脱细胞真皮移植、微粒皮移植、削磨治疗磨削术等方式。由整形科医师施行。

（六）康复护理

1. **皮肤卫生** 保持全身皮肤的清洁和卫生，避免损伤瘢痕或感染。

2. **自我管理** 教会患者自我管理方法，定时观察穿戴弹力绷带、压力衣的部位，以防压力过大，导致肢体缺血坏死等不良后果。

3. **良姿位摆放** 注意指导早期瘢痕患者，主要是放置在功能位。对佩戴支具的肢体，也应每天取下支具，观察有无褥疮，并对肢体进行清洁护理等。

四、 功能结局

（一）身体功能方面

位于关节附近的肥厚性瘢痕收缩，如不积极康复治疗可造成关节挛缩与运动功能障碍。位于暴露部位的严重瘢痕影响美容，主要对患者心理功能产生影响。

（二）日常生活方面

和瘢痕相关的痛痒、运动功能障碍和肢体畸形严重影响患者的进食、穿衣、行走个人卫生及购物等日常生活能力。

（三）社会参与方面

社会交往受限，劳动能力和职业受限，生活质量下降。
综合康复治疗可改善瘢痕患者的生理功能、心理功能、社会功能、提高其生活质量。

五、 健康教育

（一）饮食起居

饮食清淡易消化，多食新鲜蔬果；避免辛辣刺激性食物。防晒，外出可以穿长袖，戴帽子遮盖；避免阳光直射瘢痕局部。勤剪指甲，避免搔抓，注意肢体保暖。

（二）自我锻炼

坚持压力疗法，可用带弹性的绷带、运动护膝护肘甚至宽的松紧带之类的在瘢痕敷料外部加压，可抑制瘢痕增生，或者促使已增生的瘢痕变软。加压时间一般为到三个月到半年甚至一年，到瘢痕成熟，稳定或者没有继续挛缩的可能才停止。加强自我功能锻炼，保持良好的关节活动度及正常肌力等。

（三）医疗体操

对有功能受限的患者，可根据具体病情制订医疗体操方案。

（四）预防复发

慢性刺激对经久不愈的创面和不稳定性瘢痕在瘢痕癌变的发生中具有重要意义，所以患者平时尽量减少对患处的机械、化学、热力的刺激，内衣最好穿纯棉制品，尽量避免反复牵拉、磨擦，防治溃破、感染的发生。生活中注意加强自我保护意识，避免发生烫伤。夏季洗澡时应先放冷水、再放热水洗。避免再次烧烫伤形成瘢痕。

思考题

1. 瘢痕的定义及临床表现是什么？
2. 瘢痕的评定包括哪些方面？
3. 瘢痕治疗的原则是什么？
4. 瘢痕的康复治疗大致有哪些？

（吴建贤）

第十节　压力性损伤

压力性损伤（pressure injury），既往称为褥疮（pressure ulcer），指身体受压部位持续受压时间过长，组织血液被超过毛细血管压（3.99~5.33kPa）的持续压力阻断，局部血运障碍，导致组织坏死的缺血性溃疡。2016年4月美国压力性损伤咨询委员会（NPUAP）对压力性损伤的定义及分期进行了重新的界定，将"褥疮"这一术语改为"压力性损伤"，指发生在皮肤和（或）潜在皮下软组织的局限性损伤，通常发生在骨隆突处或皮肤与医疗设备接触处。该压力性损伤可表现为局部组织受损但表皮完整或开放性溃疡，并可能伴有疼痛。剧烈和（或）长期的压力或压力联合剪切力可导致压力性损伤出现。

除持续压迫时间过长之外，全身因素如营养不良、贫血、水肿，神经麻痹、关节挛缩，局部因素如皮肤不卫生、破损、感染，都能促使压力性损伤的发生。压力性损伤不仅仅发生于长期卧床的患者，对于行动不便，长期依靠轮椅生活的患者，压力性损伤也是常见合并症。

一、 康复评定

（一）功能评定

1. Braden 量表以经典压力性损伤发生机理为构建依据，由6个被认为是压力性损伤发生的最主要的危险因素组成，即从患者的感觉、移动、活动能力和影响皮肤耐受力的3个因素（皮肤潮湿、营养状况、摩擦和剪切力）的 6 个方面来进行评定。除"摩擦力和剪切力"一项为 1~3 分外，各条目得分均为 1~4 分，总分 6~23 分，得分越低，发生压力性损伤的危险性越高。见附件"Braden 褥疮预测量表"。

2. 心理功能评定　参见本套教材《康复功能评定学》。

（二）结构评定

1. 在最新的压力性损伤分期系统中用阿拉伯数字（1、2、3）代替罗马数字（Ⅰ、Ⅱ、Ⅲ）分为 1~4 期。

1 期：指压时红斑不会消失，局部组织表皮完整，出现指压不变白的红斑，指压变白的红斑或者感觉、温度或硬度改变可能早于皮肤可视性变化。局部呈现出的红斑、感觉、温度和硬度变化可能会先于视觉的变化。颜色变化不包括紫色或褐红色变色，若出现这些颜色变化则表明可能存在深部组织损伤（图 11-10）。

2 期：部分真皮层缺损，伤口床有力，基底面呈粉红色或红色，可能呈现完整或破裂的血清性水疱，但不暴露脂肪层和更深的组织，不存在肉芽组织、腐肉和焦痂。在不良的环境中，骶尾骨、足跟等处受剪切力的影响通常会导致 2 期压力性损伤（图 11-11）。

3 期：皮肤全层缺损，溃疡面可呈现皮下脂肪组织和肉芽组织伤口边缘卷边（上皮内卷）现象；可能存在腐肉和（或）焦痂；深度按解剖位置而异：皮下脂肪较多的部位可能呈现较深的创面，在无皮下脂肪组织的部位（包括鼻梁、耳廓、枕部和踝部）则呈现为表浅的创面；潜行和窦道也可能存在；但不暴露筋膜、肌肉、肌腱、韧带、软骨和骨。如果腐肉或坏死组织掩盖了组织缺损的程度，即出现不明确分期的压力性损伤（图 11-12）。

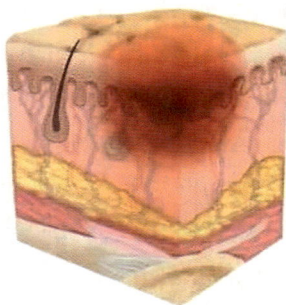

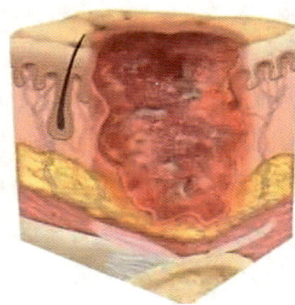

图 11-10　1 期压力性损伤　　　图 11-11　2 期压力性损伤　　　图 11-12　3 期压力性损伤

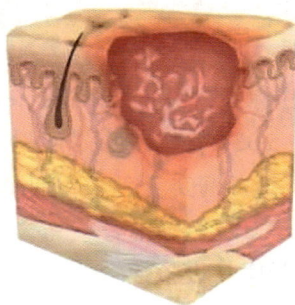

4 期：全层皮肤和组织的损失，溃疡面暴露筋膜、肌肉、肌腱、韧带、软骨或骨溃疡。伤口床可见腐肉或焦痂。上皮内卷，潜行，窦道经常可见。深度按解剖位置而异。如果腐肉或坏死组织掩盖了组织缺损的程度，即出现不明确分期的压力性损伤（图 11-13）。

不明确分期的压力性损伤：全层组织被掩盖和组织缺损。全层皮肤和组织缺损，其表面的腐肉或焦痂掩盖了组织损伤的程度，一旦腐肉和坏死组织去除后，将会呈现 3 期或 4 期压力性损伤。在缺血性肢体或足跟存在不明确分期的压力性损伤，当焦痂干燥、附着（贴壁）、完整、无红斑或波动感时不应将其去除（图 11-14）。

深部组织压力性损伤：皮肤局部出现持久性非苍白性发红、褐红色或紫色，或表皮分离后出现暗红色伤口床或感染性水疱，颜色发生改变前往往会有疼痛和温度变化。在骨隆突处强烈的压力和

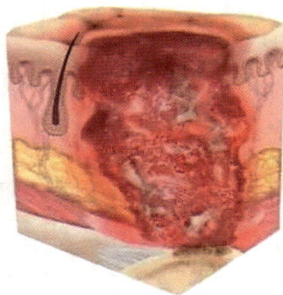

图 11-13　4 期压力性损伤　　　图 11-14　不明确分期压力性损伤　　　图 11-15　深部组织压力性损伤

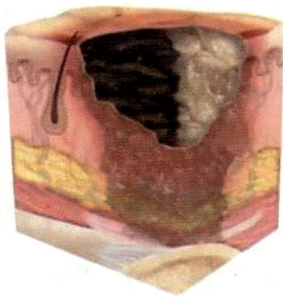

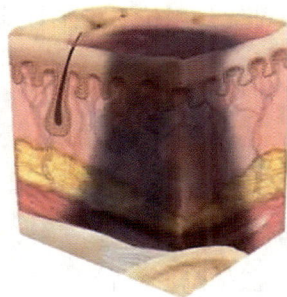

（或）持续的压力和剪切力会致使该损伤的出现。伤口可能会迅速发展，呈现真正的组织损伤，经过处理后或可能无组织损伤。如果出现坏死组织、皮下组织、肉芽组织、筋膜、肌肉或其他潜在结构，表明全层组织损伤（不明确分期，3 期或 4 期压力性损伤）（图 11-15）。

2. 并发症评定

（1）低蛋白血症：患有压力性损伤的患者并发低蛋白血症，其原因有很多方面，但是在临床上看来主要的原因是蛋白质摄入不足或者丢失过多导致的。

（2）败血症：因创面长期暴露，加上护理和换药不规则，创面引流不畅，可能会出现局部创面的感染，并处于创面炎症的局限和扩散的统一之中，当机体抵抗力进一步降低时，局部炎症加重，细菌在创面大致繁殖，并不断地或经常地侵入血液循环，在血中生长繁殖，产生大量毒素，引起一系列全身中毒症状，而导致败血症。

（3）骨感染疾病：压力性损伤是骨突出部位组织长期受压、缺血、坏死所致，当组织坏死感染范围扩大，波及骨组织可引起骨髓炎等骨感染疾病。如坐骨结节部褥疮可并发坐骨结节骨髓炎，骶部褥疮并发骶骨骨髓炎，大粗隆部褥疮并发大粗隆骨髓炎。

并发症的出现，使褥疮患者雪上加霜，本来就不堪一击的身体，在并发症出现后变得更加虚弱，抵抗力下降，病情变得复杂，难以控制，难以治疗。所以褥疮患者一定要抓紧时间治疗，减少并发症出现的机会。

（三）活动评定

1. **运动功能评定**　采用 MMT 和 ROM 方法。具体评定参照本套教材《康复功能评定学》。

2. **日常生活能力评定**　ADL 侧重于自我照顾、日常活动、家庭劳动及购物等。ADL 评定采用改良巴氏指数评定表。具体评定参照本套教材《康复功能评定学》。

（四）参与评定

主要进行生活质量评定、劳动力评定和职业评定。具体评定方法参见本套教材《康复功能评定学》。

二、 康复诊断

压力性损伤好发于骨突处对皮肤及皮下组织压力过大的部位。仰卧位时多发部位有头后部、肩胛骨部、背部棘突、骶部、足跟等。侧卧位时有肩部、股骨大转子、膝部、外踝。俯卧位有髂骨部、耻骨、膝部等。坐位时为坐骨结节。

（一）生理功能障碍

1. **感染** 损伤严重患者局部皮肤缺损并有局部或全身感染症状。

2. **运动功能障碍** 迁延不愈的巨大压力性损伤消耗患者机体营养并限制患者的运动功能，加重关节活动度受限及肌肉萎缩。

3. **肢体畸形** 肢体部位长期压力性损伤形成可致肢体畸形。

（二）心理功能障碍

严重压力性损伤以及迁延不愈压力性损伤可使患者产生忧郁、沮丧甚者绝望等心理改变。

（三）日常生活活动受限

压力性损伤将严重影响患者的原发病损（肢体瘫痪等）的康复进程。

（四）职业能力受限

压力性损伤影响患者的生活质量、劳动、就业和社会交往等能力。

三、 康复治疗

围绕解除压迫、创面处理和全身管理三方面，以促进组织愈合、提高生活质量及最大限度地促进患者回归社会为康复治疗目标。对于压力性损伤，预防比治疗更重要，因此，要以预防为基础，积极实施康复治疗为原则。康复治疗方法主要包括物理治疗、作业治疗、心理治疗的应用及健康教育等，适用于所有压力性损伤患者，应早期介入。

（一）物理治疗

具有改善局部血液循环，促进局部组织的新陈代谢，改善局部营养，预防和控制感染，促进创面愈合的作用。

1. **微波疗法** 输出功率 20~25W，辐射探头距压力性损伤 3~4cm，每次 10 分钟，每日 1 次，10~20 次为 1 个疗程。

2. **紫外线疗法** 首先清除疮口内坏死及脓性组织，并用过氧化氢溶液及生理盐水冲洗，然后用孔巾遮蔽周围组织，2 期以上的压力性损伤，选择超强红斑量照射压力性损伤病灶区，于坏死组织脱落后改用强红斑量照射。在治疗的同时，可用弱红斑量照射压力性损伤周围 1cm 区域内的健康皮肤，于肉芽生长期内改用弱或中等红斑量照射病灶直至治疗结束。

3. **激光疗法** 用氦氖激光，每日 1 次，每次照射 10 分钟。10 天为 1 个疗程。

4. **红光疗法** 采用红光治疗仪，波长 600~700nm，输出功率 2~3W，红光输出窗口为圆型，对准创面，间距 10~20cm，每次每部位 20 分钟，每天 1 次。10 天为 1 个疗程。

5. **红外线疗法** 距疮口 5cm 左右，每日 1 次，每次照射 10 分钟。

6. **电刺激** 可诱发间歇性强直肌肉收缩，并降低身体的风险部位出现压力性损伤的危险，脊髓受损（SCI）的患者尤为如此。对于脊髓受损患者，考虑在有压力性损伤形成风险的解剖部位使用电刺激。

7. 运动疗法 体位变换可防止患者同一部位受到长时间的持续压力。一般交替地利用仰卧位、侧卧位、俯卧位。进行体位变换时每次间隔不得超过 2 小时。因此，对脊髓损伤重症患者，必须做到以下几点：

（1）对翻身困难的患者可以采用翻身床、气垫床和砂床。

（2）无以上设备者要在床头设有明显标志，并贴好体位变换时间表。表中应列有翻身时间，体位，值班护士签名等项目。

（3）翻身前后要对压力性损伤好发部位的皮肤认真观察并记录观察结果。

（4）翻身时间要严格按时间表进行，不得随意更改。

（5）翻身动作要轻柔，不可拖拉。

（6）翻身后要注意整理床面，使之平整无杂物。

（7）对排泄物污染褥单，要予以及时处理，保持皮肤的清洁与干燥。

（8）在骨突出部位垫好软枕，避免压力过于集中。

（9）支撑训练：对截瘫、截肢等需长期依靠轮椅生活的患者，为了减少对臀部的压迫，应练习双手支撑床面，椅子扶手等将臀部抬离椅面的动作。如双手无力，可先向一侧倾斜上身，让对侧臀离开椅面，再向另一侧倾斜。

（二）作业治疗

主要针对瘫痪肢体进行作业治疗，主要是屈伸下肢关节的活动。

（三）康复辅具

自动交替承托侧翻床，可使承托点变换而使卧床者消除背部压力点长时间集中，实现背部压力点变换，恢复原受压部位血液循环，可减轻患者局部组织受压，改善血液循环，而微电脑型防压力性损伤气垫或褥疮医疗用喷气气垫，可使局部压力降至最低，达到预防褥疮的目的。

（四）心理治疗

压力性损伤不仅是一种躯体的应激，同时可造成心理创伤，并由此引起一系列的心理行为改变。积极的暗示语言和鼓励可以提高患者大脑皮层的兴奋性，使患者精神振作、充满信心，有利于康复。因此，医护人员尽量不要在患者床边讨论患者的病情，避免不良心理暗示和刺激，多用正面鼓励语言，让患者接受良性心理暗示。

（五）其他治疗

1. 高负压间断吸引疗法 征得患者与家属同意后，做好术前准备，入手术室进行清创术。回病房后，将引流管接上经过消毒的吸痰机装置，保持闭式引流，每隔 30 分钟以 0.8MPa 的负压吸引 10~15 分钟，密切观察引流及伤口周围情况，如患者需外出可接上引流袋。术后 7 天首次伤口换药，如污染严重可提前更换，如换药时伤口愈合良好可停止引流，如伤口未愈者换药后继续引流，引流装置可视情况而决定是否更换。以后每 3 天换药 1 次，每次换药时更换封闭伤口的薄膜。还需制订吸引时间并做好交班，以保证效果。吸痰机管道系统需每日清洗消毒，压力性损伤治愈以创面出现新鲜肉芽组织，触之不易出血为标准。

2. 局部氧疗 可直接选用鼻导管的氧气管接氧气，用 5~6L/min 的流量呈环形吹压力性损伤部位；对局部有水疱者为防止人为擦破感染，在无菌环境下抽吸水疱，并用碘伏局部涂擦后吹氧；对水疮已擦破的 2 期以及分泌物较多的 3 期压力性损伤，用生理盐水棉球清洁创面，使其露出新鲜的创面后，在湿化瓶内加入 75% 的乙醇，采用空气隔绝后局部持续高流量吹氧法：即用塑料袋罩住疮面并固定四周，通过小孔向袋内吹氧，至痂皮形成；对 4 期压力性损伤患者，在局部进行清创或行肌皮瓣转移术后于湿化瓶内加 75% 乙醇，空气隔绝后高流量局部吹氧，每次吹氧后视情况暴露或无菌纱布覆盖创面，氧气流量 5~6L/min，每天吹氧 4~6 次，每次 15 分钟。

3. 改良封闭负压引流技术 VAC 技术是使用医用高分子泡沫材料包裹多侧孔引流管，利用透性粘贴薄膜封闭被引流区使之与外界隔绝，接通负压源形成一个高效引流系统，在这个高效引流系统中，被引流区内的渗出物和坏死组织迅速而及时地被清除，被引流区内达到"零积聚"。创面能够很快地获得清洁的环境，在有较大的腔隙存在时，腔隙也将因高负压的存在而加速缩小。

4. 换药治疗

（1）常规方法：对于皮肤弹性差、营养状况一般、骨突明显及股骨头等骨折的患者可用 0.9% 生理盐水冲洗创面，待干，再用碘伏擦拭创面，根据创面的大小敷以压力性损伤辅料。或先用 5ml 注射器将疮内脓液抽出，先后用生理盐水 20ml 及碘伏擦拭，再用红外线灯照射 20 分钟，最后敷料覆盖，胶布固定。

（2）可选择庆大霉素、胰岛素湿敷法。参见外科相关教材。

5. 手术治疗 2、3、4 期及更深的或不能明确分期的压力性损伤如采用保守疗法无效，原则上应采取手术治疗。

（六）康复护理

1. 常规护理 督促患者进行卧位变换，对躯体移动障碍的患者护理人员要给予定时翻身。并保持床单的干净、整齐。

2. 预防工作 对有发生压力性损伤危险的患者应提前进行预防。例如长时间进行手术的患者在手术前给骨突处或者受压的部位粘贴现代敷料。对已经发生的压力性损伤护理人员按照创面的分期进行处理。首先对创面进行清创，清除坏死组织。接着进行渗液的处理。最后促进肉芽组织生长通过上皮组织迁移、增殖使创面愈合，创面进入局部组织的重建。

3. 风险评定 护理人员更新思想观念，掌握新的压力性护理理念，用治疗褥疮的最新方法和手段对患者进行护理以及健康宣教，使得患者在接受护理的同时增进自我护理能力。这样既促进了患者的康复，也减轻了患者家庭的负担，节约了社会资源。

四、 功能结局

1. 在身体功能方面，巨大压力性损伤消耗机体，影响患者肢体康复，如不积极进行康复治疗，部分患者病情恶化可导致患者死亡。

2. 在日常生活方面，久不愈合的患者有不同程度的忧郁、沮丧和自悲等心理障碍。

3. 在社会参与方面，患者社会交往受限，劳动能力下降或丧失、职业受限。

五、 健康教育

1. 预防外伤 对患者家属进行预防压力性损伤的教育，日常生活及康复训练中要注意防止外伤。缺乏神经支配或营养不良时即使是很轻的皮肤损伤，也会发生感染，演变成与压力性损伤相似的创面，因此要特别注意清除床面、椅子上的异物等。

2. 皮肤护理　受压部位的皮肤常因出汗、分泌物、尿液而引起皮肤浸润和感染，尤其大小便失禁的患者，褥单下常铺有通气性差的防湿衬垫，更需加强皮肤护理，每天早晚各一次擦洗受压部位（动作要轻柔），保持皮肤的清洁和干燥。

3. 注意营养　营养不良的患者因皮肤对压力损伤的耐力下降，容易发生压力性损伤，而且治疗也困难。所以要注意高蛋白、高热量饮食，防止患者出现贫血和低蛋白血症。

思考题

1. 压力性损伤的定义是什么？
2. 压力性损伤的分期有哪些？
3. 压力性损伤有哪些并发症？
4. 压力性损伤的康复治疗原则？
5. 压力性损伤康复护理注意事项？

（吴建贤）

第十二章
慢性疼痛康复

疼痛学是一门新兴的学科，是现代医学中重要的组成部分，是探讨各种疼痛性疾病的发生、发展和病理生理机制，研究其诊断与治疗的一门学科。疼痛学的主要任务是诊断与治疗慢性疼痛。慢性疼痛在人群中的发病率约占 30%。在慢性疼痛中约 30% 的患者查不出明确的病因，治疗具有复杂性、难治性特点。慢性疼痛是影响现代人类健康和社会发展的主要问题之一，是医学难题，给患者带来了身体方面、精神方面、社会方面等的诸多负担与费用。几乎 1/3 的美国人口有持续性的或经常发生的慢性疼痛。1/3~1/2 的慢性疼痛患者为时间长短不一的部分或完全性残疾。由此每年 700 亿美元用于医疗开支、误工和赔偿。在康复科有不少的门诊患者为慢性疼痛疾病，较常见的是慢性退行性疾病、慢性创伤性疾病、慢性炎症性疾病或其他疾病的并发症等。这些患者一般患病时间较长，药物治疗效果不理想而来康复科进一步治疗。

第一节　基本知识

一、定义

（一）疼痛定义

国际疼痛研究协会（International Association for the Study of Pain，IASP）将疼痛定义为"由实际或潜在的组织损伤，或对此类损伤的描述，所引起的不愉快的感觉和情感经历"。而且为了提高医疗保健对疼痛的意识和治疗，提出"疼痛是第五个生命体征"。

（二）慢性疼痛定义

目前缺乏统一认识。

美国慢性疼痛协会定义：持续或反复发作的疼痛，持续时间超过急性疾病或损伤的正常时间，或持续 3~6 个月以上，对患者健康造成负面影响。慢性疼痛表示的是在引起伤害性刺激损伤已经痊愈的情况下而疼痛依然存在的一种状态，它常常伴随不愉快的情绪体验和身体反应，因此它既是一种生理反应，又是一种主观的自觉症状。

二、分类

慢性疼痛分类目前尚无统一认识，目前存在多种分类方法。

（一）1998 年美国老年病学会慢性疼痛病理生理分类（表 12-1）

表 12-1　美国老年病学会慢性疼痛的病理生理分类

伤害感受性疼痛	卒中后疼痛（中枢痛）
关节病（如风湿性关节炎、骨关节炎、痛风、创伤后关节病、机械性颈背综合征）	幻肢痛和残肢痛
	脊髓源性或神经根性疼痛（如椎管狭窄、蛛网膜炎、神经根袖套样纤维变性）
肌痛（如肌筋膜疼痛综合征）	
皮肤黏膜溃疡	非典型性面痛
非关节性炎性疾病（如风湿性多肌痛）	复杂性区域疼痛综合征
缺血性疾病	复合性或非特异性疼痛
内脏痛	慢性复发性头痛（如紧张性头痛、偏头痛等）
神经病理性疼痛	血管病性疼痛综合征（如痛性血管炎）
带状疱疹后神经痛	精神性疼痛
三叉神经痛	躯体化障碍
糖尿病性痛性多神经病	癔症性反应

（二）国际疼痛研究学会慢性疼痛综合征分类

该分类采用五轴分类法对慢性疼痛进行分类。轴 I 为躯体部位；轴 II 为功能异常引起的疼痛系统；轴 III 为疼痛的时间特征和发生方式；轴 IV 为患者自述的疼痛强度和自疼痛发作后的时间；轴 V 为可能的病因。具体内容略。

三、　流行病学

流行病学研究表明，有慢性疼痛病史者可占人口的 25%~30%，而且近年还呈上升趋势。多数情况下，慢性疼痛对机体的生存和生活质量有不利影响，其中有些患者部分或全部丧失工作能力可达数周、数月、数年，甚至是永久性残疾。

在美国约 35% 的人患有慢性疼痛，约 500 万人因疼痛造成部分或完全残疾。一项 WHO 的研究调查显示 22% 的患者有慢性疼痛。在慢性疼痛的感知方面，女性的疼痛更为普遍，程度更重。女性被认为是患慢性疼痛的独立危险因素。

四、　病因病理

1. 慢性疼痛可能与下列因素有关

（1）持续性伤害性刺激引起机体正反馈机制失衡，从而导致疼痛调节失控。

（2）慢性疼痛导致机体一系列功能异常，如感觉信息处理过程中增益加大，神经血管控制功能反应性增高，持久免疫源性及神经源性炎症，抑制系统功能降低等。

（3）脊髓背根神经节神经元特性发生变化。

（4）神经系统发生可塑性变化，导致感觉传入神经元的神经激肽上调，脊髓突触传递敏感性增强，产生长时增强效应。

（5）疼痛导致神经系统在分子、细胞、心理等发生调节失常。

2. 炎性介质和细胞因子在慢性疼痛中也发挥重要作用。来自大量神经病理性疼痛的动物模型数据，及从人类病理性变化的神经周围、神经鞘周围脂肪和病变的神经根分离出 TNF-α 显示，TNF-α 在慢性疼痛中的作用几乎不容置疑。

五、 疼痛的生理学基础

（一）伤害性感受

伤害性感受是机体对有害刺激所产生的生化和神经系统的改变。该感受可分为下述的独立过程，转导、传递、调控和感知。其中感知过程对疼痛调控有重要影响，转导是将有害刺激转化为生化和神经系统反应，组织受损后，局部释放致痛物质至周围细胞外液中，这些物质包括许多炎性介质、组织胺、缓激肽、P 物质和 5- 羟色胺等致痛物质（伤害性刺激）。

（二）伤害感受器（痛感受器）

痛感受器是传导伤害性刺激（损伤和炎症等）的外周神经，即 C 纤维和 A-δ 纤维，其末梢被称为伤害感受器，即痛感受器。这两种神经末梢以游离形式分布在皮肤及内脏等部位。

（三）伤害性刺激、感受器及其转导

伤害性刺激（对正常组织有害的损伤和炎症等刺激）由痛感受器转导，两种感受器的神经末梢以游离形式分布在皮肤及内脏等部位。C 纤维是无髓神经纤维，可被化学致痛物质（如乙酰胆碱、缓激肽、组胺等）、热、机械和冷刺激所激活；A-δ 纤维是有髓神经纤维，其传递速率是 C 纤维的 10~25 倍，可被机械和热刺激所激活。A-δ 纤维转导有害刺激的速率较快，并能精确定位受损部位，使机体躲避，防止进一步的损伤；C 纤维转导速率较慢及定位差，对反复刺激，会出现敏感性增强。

（四）上行转导通路

刺激经痛感受器转导至脊髓后角，脊髓后角二级神经元神经纤维转至脊髓对侧的前侧及前外侧上行转导，疼痛上行转导主要由脊髓丘脑束、脊髓网状束和脊髓中脑束转导到丘脑，然后再逐渐传至大脑皮质感觉区。丘脑是疼痛冲动从末梢传到大脑皮质途中的中间站（第三级神经元），在疼痛的识别上起主要作用，经过中枢神经系统的综合、选择、抑制等达到认识。

另一方面，疼痛冲动经脊髓网状系统传至脑干网状结构、丘脑下部及大脑边缘系统，引起对疼痛刺激的情绪反应及自主神经系统的反应。

（五）对疼痛及疼痛行为的感知

人的精神和情绪对痛的感受有影响，人对痛的知觉和注意、记忆中的痛苦情景、思维中对痛的认识，必然会影响到对痛的感受，在感受疼痛的过程中，额部皮质有特别重要的作用。疼痛传导不仅是将信号从外周传入中枢，而是涉及患者经历、情感、文化背景、家庭和社会的多方位过程，下丘脑、内侧丘脑和边缘系统都参与了动机和情感体验，影响前脑等脑区结构，激活自主反射，影响呼吸及循环等生命体征。机体的动机和情感也通过下丘脑、边缘系统及额部等部位影响下行抑制系统。

六、 疼痛的发生机制

（一）疼痛"闸门控制"学说

1965 年 Melzack 和 Wall 提出的闸门控制学说认为，疼痛通过伤害性刺激经 A-δ 纤维及 C 纤维转导到脊髓后角 T 细胞，兴奋的 T 细胞再通过脊髓丘脑束将疼痛转导到丘脑，丘脑发出纤维至大脑。另一方面，伤害性感受器纤维与 T 细胞相连之前与一个胶质细胞 SG 细胞相连，到 T 细胞和大脑的信号转导受不同直径纤维的影响，躯体感觉非伤害性有髓粗纤维也与此 SG 细胞相连。SG 细胞能调节疼痛的转导，当非伤害性粗纤维的冲动传入时，在兴奋 T 细胞的同时也兴奋胶质细胞，较粗的躯体感觉转导纤维比较细的伤害性转导纤维转导速度快，胶质细胞兴奋则抑制 T 细胞的兴奋，阻断细纤维的冲动传入。从粗纤维传入的刺激是增强胶质细胞的抑制作用，胶质细胞对进入 T 细胞的疼痛刺激起着闸门样的控制作用。

（二）生化学说

自发现了内啡肽类物质以来，疼痛的生化学说有了很大进展，内源性阿片系统包括阿片肽的三大家族，即 β 内啡肽、脑啡肽和强啡肽。β 内啡肽主要集中在垂体和下丘脑基底部；脑啡肽和强啡肽广泛分布在中枢神经系统，如尾状核、杏仁核、中脑导水管周围灰质、蓝斑和脊髓后角。这些内源性阿片除镇痛外，还有调节呼吸、食欲、幻觉、焦虑、免疫功能、体温、记忆和控制血压等功能。其他与镇痛或抗伤害有关的神经肽类物质还有降钙素、缩胆囊素、生长激素释放因子和神经紧张素等。

（三）心理及环境机制学说

心理性疼痛是患者将情绪上的苦恼释放为肉体上的疼痛，这种疼痛是一种复杂的心理状态，这些患者是"想象"这种有害感觉，其痛苦与"体因性的"疼痛感觉一样真实。这与患者的早期生活中疼痛与身体的损伤和生活质量的降低引起的忧虑及害怕有关，可表现为焦虑、神经质和抑郁；操作性疼痛常见于慢性疼痛患者中，这些患者尽管最初引起疼痛的疾病很轻，但由于受环境影响而使疼痛不能缓解，这种疼痛行为可直接受家庭、医师的关心或用药而强化，也可因对现实的逃避，为身体或精神上的需要而间接强化。

（四）其他

1. **外周机制学说**　各组织器官的慢性炎症、损伤、癌症等疾病与慢性疼痛综合征有关。如内脏及血管疾病、如关节炎、肌筋膜综合征、慢性肌腱炎、慢性骨痛、头痛、某些肿瘤、慢性消化性溃疡、冠状动脉及外周血管等疾病所致的疼痛，临床常称之为"感受伤害性疼痛"，认为它是通过伤害性刺激（致痛物质缓激肽、血浆激肽原激活、组胺肥大细胞血管舒缓素激活、前列腺素损伤细胞中的花生四烯酸环氧化酶敏化、P 物质等）持续作用于周围伤害感受器，而诱发疼痛。因为这些伤害性刺激大多数是炎症性反应和机械性刺激，病理学局限在外周神经，所以认为引起慢性疼痛是外周性机制。

2. **中枢性机制学说**　中枢神经系统某些部位的疾病或损伤产生的疼痛通常称为"中枢性疼痛"，其特征是自发性高热或疼痛，可有痛觉倒位（由通常不引起疼痛的刺激引起疼痛），神经敏化（对引起疼痛的刺激反应性增强）或感觉迟钝及其他异常感觉。中枢性疼痛有时伴有丘脑的损伤（丘脑性疼痛）以及脑及脊髓损伤等所致的疼痛。

3. **抑制理论**　中枢抑制理论认为起源于脑干网状结构的抑制性投射系统，对躯体感觉系统所有突触水平的传递，包括在脊髓后角及脑脊髓其他水平的"闸门"，产生强大的抑制。这种抑制功能依正常感觉传入部分而定，如果发生外周神经损伤及截肢感觉传入系统的丧失，使抑制减弱，从而导致疼痛持续。相反，通过机械刺激皮肤、神经的直接电刺激，增加感觉传入，可增加抑制而减轻疼痛。这些概念可解释外周神经触觉或电刺激对幻肢痛及灼痛的治疗效果，并可解释周围针刺疗法镇痛和神经阻滞治疗灼痛及其他放射性交感神经萎缩症，以及运动产生感觉的传入，可缓解自身激发性疼痛。

第二节　康复诊断

一、临床诊断

慢性疼痛患者的诊断以病史采集为基础，症状、体征、实验室检查和（或）影像学检查作为慢性疼痛的临床和病因诊断依据。

（一）病史采集

包括详细询问疼痛的部位、发作时间、强度、持续时间、有无放射痛、疼痛的加重或减轻的因素，发病前的功能状态，对既往的诊断与治疗的反应，药物滥用史及诉讼或赔偿问题等。

（二）体格检查

体格检查是通过医生的视诊、触诊、叩诊、听诊等直接获取可观资料的重要方法。疼痛的体格检查一般包括感觉、运动、反射、共济运动四个方面。

1. **感觉检查**　分为浅感觉、深感觉、复合感觉检查。
2. **运动检查**　分为肌肉容积、肌张力、肌力、活动度检查。
3. **反射和共济**　深反射、浅反射、病理反射、指鼻试验、轮替试验等检查。

二、实验室检查

一般需要检查血、尿、便三大常规检查。类风湿性关节炎时，需检查类风湿因子、C反应蛋白、血沉等。

三、影像学检查

影像学检查见表12-2。

表 12-2　慢性疼痛患者的影像学检查

诊断检查	内容
脊柱平片	特异度及预测度低
CT	诊断椎间盘突出症时假阳性高
MRI	检查软组织与椎间盘较好
热像图	确认交感神经异常的反射性交感神经营养不良
肌电图	客观性评价神经与肌肉功能变化
ECT	可观查到骨代谢及局部血流量

第三节　康复评定

一、疼痛的评定量表评定

（一）视觉模拟（目测）评分法（VAS）

用纸和笔方式或制作评分尺，在纸或尺上画 10cm 长的直线，按 cm 画上格；或做卡尺，卡尺上有可滑动的游标。两端分别表示"无痛"（0）和"最剧烈的疼痛"（10）。患者面对无刻度的一面，让患者根据自己的疼痛程度将游标放在能代表疼痛程度的部位；医生面对有刻度的一面，并记录疼痛程度。此评定方法也可用于疼痛缓解程度，在上述方法的基础上进行，作为镇痛治疗疗效的评价。

VAS 无痛 0 ｜—｜—｜—｜—｜—｜—｜—｜—｜—｜—｜ 10 最剧烈的痛

（二）类比评分法（numerical rating scale，NRS 量表）

用于疼痛缓解程度，是将疼痛程度用 0 到 10 这 11 个数字表示。0 表示无痛，10 表示最痛。被测者根据个人疼痛感受在其中相应数字上做记号。

NRS　0— 1— 2— 3— 4— 5— 6— 7— 8— 9— 10 最剧烈的痛

$$疼痛缓解程度 = \frac{接受治疗前疼痛程度 - 治疗后疼痛程度}{接受治疗前疼痛程度}$$

0：未缓解。

5：轻度缓解（疼痛程度下降 25%）。

6：中度缓解（疼痛程度下降 50%）。

7：明显缓解（疼痛程度下降 75%）。

8：完全缓解（疼痛消失）。

（三）简化的 McGill 疼痛问卷表

McGill 疼痛问卷是根据疼痛的生理感受、患者的情感因素和知识成分等多方面因素设计而成的，因此能较准确地评价疼痛的强度和性质。简化的 McGill 疼痛问卷表（SF-MPQ）是在 MPQ 基础上简化而来，由 11 个感觉类和 4 个情感类对疼痛的描述词以及体现疼痛强度（PPI）和 VAS 组成。所有描述词均用 0~3 表示"无痛"、"轻度痛"、"中度痛"和"重度痛"，见表 12-3。

表 12-3　简化的 McGill 疼痛问卷调查表

	无痛	轻微痛	中度痛	重度痛
跳痛	0）——	1）——	2）——	3）——
反射痛	0）——	1）——	2）——	3）——
刺痛	0）——	1）——	2）——	3）——
锐痛	0）——	1）——	2）——	3）——
压迫痛	0）——	1）——	2）——	3）——
绞痛	0）——	1）——	2）——	3）——
热灼痛	0）——	1）——	2）——	3）——
创伤痛	0）——	1）——	2）——	3）——
剧烈痛	0）——	1）——	2）——	3）——
触痛	0）——	1）——	2）——	3）——
割裂痛	0）——	1）——	2）——	3）——
疲劳感	0）——	1）——	2）——	3）——
不适感	0）——	1）——	2）——	3）——
恐惧感	0）——	1）——	2）——	3）——
受罪感	0）——	1）——	2）——	3）——
VAS	无痛 |—|—|—|—|—|—|—|—|—|—| 最剧烈的痛			
PPI	0—无痛 1—微痛 2—疼痛不适 3—痛苦 4—可怕 5—极度痛			

二、运动功能评定

肌肉无力和关节挛缩，进一步影响运动功能；持续的慢性疼痛导致的生理及心理功能障碍，常又加重运动功能障碍。运动功能主要对关节和肌肉功能进行评定，如：肌肉容积、肌张力、肌力、活动度检查等。见本套教材《康复功能评定学》。

三、ADL 评定

由于患者疼痛、害怕运动时疼痛加重，而减少局部活动或制动，导致肌肉无力和关节挛缩，甚至畸形；ADL 功能的评定很重要，可以作为扩大活动范围和独立程度的依据，如 Katz 的 ADL 评定。评定日常生活的能力，例如使用电话、购物、做饭、洗衣和做家务劳动、服药、管理钱物的能力等。如果确定有功能性障碍，治疗计划中应当包括物理及作业治疗和职业的治疗。日常生活活动评定参照本套教材《康复功能评定学》。

四、 独立生活能力评定

目前常用的评定独立生活能力的方法是采用功能独立性评定量表（FIM）评定，FIM 广泛地用于医疗康复机构，可以动态地记录功能变化，以及确定患者功能丧失的严重程度，该系统还可以作为多学科、多机构之间研讨残疾问题的共同语言，促进康复治疗组成员之间的交流，被许多国家采用。

FIM 的内容有两大类，六个方面。每个方面又分为 2~6 项，总共 18 项。两大类是指躯体运动功能和认知功能。其中运动功能包括自我照料、括约肌控制、转移、行走四个方面共 13 个项目；认知功能包括交流和社会认知两个方面 5 个项目。

五、 认知行为及心理评定

慢性疼痛患者往往存在着各种各样的心理和情绪问题，如果不加以干预慢性疼痛则很难治愈。慢性疼痛的主要心理问题包括焦虑、抑郁、躯体化障碍、疑病症等。临床常用焦虑、抑郁自评量表进行评定。

（一）抑郁自评量表（SDS）

由 Zung 于 1965 年编制而成，能全面、准确、迅速地反映被试者抑郁状态的有关症状及其严重程度和变化。本量表操作方便、容易掌握、不受年龄、性别、经济状况等因素影响。

评分标准：标准分数越高，表示这方面的症状越严重。一般来说，抑郁总分低于 50 分者为正常；50~60 分者为轻度；61~70 分者是中度；70 分以上者是重度抑郁。

（二）焦虑自评量表（SAS）

由 Zung 于 1971 年编制，用于评定焦虑患者的主观感受。

按照中国常模，SAS 标准分界值为 50 分；50~59 分者为轻度焦虑；60~69 分为中度焦虑；69 分以上者是重度焦虑。

具体表格参见本套教材《康复功能评定学》。

第四节　康　复　治　疗

慢性疼痛的治疗应采用药物治疗及非药物治疗、注射治疗等综合治疗方法。

一、 药物治疗

选择镇痛药物全身治疗，首先要了解疼痛的病因、特性、部位、持续的时间，以及药物的适应证选择性用药。

（一）阿片类镇痛药

阿片类代表性药物为吗啡，吗啡是天然阿片类药物，可待因被认为是一种弱效阿片类药物。所有阿片类药物都有镇痛、镇静、降低痛觉感知度、降低抑制力、淡漠或欣快等作用，需在医师指导下酌情应用。

（二）非甾体类抗炎镇痛药

非甾体类抗炎镇痛药是轻至中度疼痛患者的基本用药，是 WHO 建议的疼痛患者的治疗药物之一。非甾体类抗炎药类的作用有三种：镇痛、抗炎、解热，广泛用于治疗轻、中度疼痛、炎性痛、发热、风湿性关节炎痛、骨关节炎和骨及肌肉疼痛等，需在医师指导下酌情应用。

（三）患者自控镇痛

应用镇痛泵，有许多患者自控镇痛泵，改进后的镇痛泵系统可在持续背景输注药物过程中加入患者自控给药。给患者能自己控制疼痛治疗的感觉，并能减轻疼痛引起的恐惧。有许多阿片类药物可用于自控镇痛泵，如芬太尼、氢吗啡酮、哌替啶等。

二、非药物治疗

非药物治疗是指除药物治疗外的一些治疗疼痛的方法，如：物理治疗、作业治疗、心理治疗、康复工程、中医治疗、注射治疗、神经阻滞治疗等。非药物治疗为疼痛治疗的重要部分。

（一）物理治疗

物理治疗可以分为两大类，一类是以各种物理因子为主要手段，又称为理疗；另一类是以运动功能训练和手法治疗为主要手段，又称为运动治疗或运动疗法。物理因子治疗包括电、光、声、磁、热等技术。运动疗法包括渐进性抗阻训练、关节活动度训练、平衡协调训练、核心稳定训练、放松训练等。手法治疗包括关节松动术、Meckenzie 力学诊断治疗技术、整脊疗法等。

1. 物理因子治疗

（1）高频电疗法：慢性疼痛主要用达松伐电疗法、短波、微波、等高频电疗，对一些慢性疼痛性疾病也有较好治疗效果，主要是改善局部血液循环及组织代谢，增加局部营养，加速致痛物质的排除。

1）达松伐电疗法：是应用火花放电振荡通过升压所获得的一种高频、高压、低强度的减幅振荡电流作用于病患局部以治疗疾病的方法。常用设备为共鸣火花治疗仪。

主要作用：通过刺激皮肤，产生麻刺感，兴奋了感觉神经粗纤维，冲动向中枢传导时可干扰、阻断痛、痒等病理冲动，达到止痛止痒。降低运动神经和肌肉的兴奋性，缓解骨骼肌痉挛。扩张血管、脱敏、抑菌作用。

适应证：三叉神经痛、枕大神经痛、血管神经性头痛、神经官能症等慢性疼痛疾病。

2）短波疗法：应用短波电流所产生的高频电磁场治疗疾病的方法称为短波疗法。波长范围为 10~100m，频率 3~30MHz，临床常用波长 11.06m，频率 27.12MHz。

主要作用：降低神经兴奋性，有镇静、止痛作用，改善血液循环，促进水肿和炎性物质消散吸收，使单核巨噬细胞功能增强，利于炎症的控制。

适应证：亚急性、慢性炎症导致的疼痛，如：肌炎、纤维肌痛症、四肢肌肉、软组织、关节炎症性疼痛、神经痛、神经根炎等。

3）微波：应用微波电流所产生的高频电磁场治疗疾病的方法称为微波疗法。波长范围为1cm~100cm，频率300~300 000MHz，临床常用波长12.24m，频率2450MHz。

主要作用：改善组织的血液循环、促进水肿吸收、促进炎症产物和致痛物质的排出。作用于周围神经，降低神经的兴奋性，有神经镇痛作用。作用于肌肉，缓解肌肉痉挛、降低肌肉张力。

适应证：同短波疗法。

高频电疗禁忌证：恶性肿瘤、出血倾向、结核病、妊娠、严重心肺功能不全、局部金属异物、植入心脏起搏器者。

（2）低频电疗法：是指频率在1000Hz以下，电压或电流幅度按一定的归类从零或某一电位水平上瞬间出现，然后降低或消失的低频电流治疗疾病的方法，为低频电疗法。100Hz左右的频率可以产生镇痛和镇静神经中枢的作用。1~10Hz频率兴奋交感神经，10~50Hz频率兴奋迷走神经。

主要作用：兴奋神经肌肉组织、镇痛、促进局部血液循环、镇静中枢神经系统、消炎。

1）经皮神经电刺激疗法（transcutaneous electrical never stimulation TNES）：也称周围神经粗纤维刺激疗法。TNES治疗是通过皮肤将特定的低频脉冲电流输入人体，刺激神经粗纤维达到镇痛的治疗方法。

主要作用：突出作用为对急性慢性疼痛具有无副作用性效果，TENS除直接的镇痛作用外，还可以改善局部的血液循环，减轻水肿，促进炎症吸收，从而起到间接的镇痛作用。

适应证：

① 急性疼痛：一般认为普通型TENS对急性疼痛具有明显的镇痛作用。如：急性软组织扭伤、关节脱位、轻度骨折、急性肌腱炎、口腔性疼痛等，均能产生早期镇痛效果。

② 慢性疼痛：常见的慢性疼痛如下腰痛、风湿性关节炎、退行性骨关节病、周围神经病变、周围神经损伤、癌症引起的疼痛、头痛等。

③ 手术后疼痛：TENS另一个临床常用领域是治疗术后疼痛，如腹部、胸部、骨关节等术后。

④ 分娩疼痛：TENS无普通镇痛药的副作用，所以可用于减少分娩疼痛。

⑤ 其他：TENS还可用于治疗糖尿病性神经病变，加速溃疡愈合等。

2）直流电药物离子导入疗法：是借助直流电将药物离子经皮肤、黏膜或伤口导入人体内，用于治疗疾病的方法。

主要作用：直流电作用 + 导入的药物作用。

直流电作用：

① 镇静和兴奋作用：下行电流起镇静、镇痛、缓解痉挛作用（阳极在上、阴极在下）；上行电流起兴奋作用（阴极在上、阳极在下）。

② 消炎、促进肉芽组织生长：阳极有脱水作用，减轻组织水肿和渗出，阴极可治疗慢性炎症和久不愈合的溃疡。

③ 促进骨折愈合等。

常用导入药物有：糖皮质激素、利多卡因、B族维生素等。

适应证：神经性疼痛、神经衰弱、功能性头痛、偏头痛、三叉神经痛、坐骨神经痛、末梢神经炎、周围神经损伤、慢性软组织炎症、慢性软组织损伤等。

（3）中频电疗法：应用电流频率在1000~100 000Hz治疗疾病的方法。常用治疗慢性疼痛的中频电疗法有：低频调制的中频电疗法，如干扰电。

1）干扰电疗法：将两路频率为 4000Hz 与 4000±100Hz 的正弦交流电通过两组电极交叉输入人体，在人体内电流交叉处电流形成干扰场，这种电流叫干扰电流，应用干扰电流治疗疾病的方法称为干扰电疗法。

主要特点：具备中频电疗的作用特点，镇痛作用比较明显。主要应用于腰骶部、肩关节、膝关节、髋关节等大关节治疗。比普通中频电疗疗效更高。

适应证：坐骨神经痛、肩膝髋骨性关节炎、软组织扭挫伤、肌肉劳损等。

2）等幅中频电疗法：有促进血液循环、解痉镇痛、松解粘连、消散慢性炎症和硬结、调节神经功能等作用。

中频电疗的主要作用：①镇痛作用：其镇痛作用可持续数分到数小时；②促进局部血液循环作用；③消炎作用：对一些慢性非特异性炎症有较好的治疗作用，可改善局部血液循环，减轻组织水肿，加速炎症产物的吸收，增强局部组织的营养代谢及提高免疫防御机制；④软化瘢痕、松解黏连作用：可使粘连着的结缔组织纤维、肌纤维、神经纤维组织松解。

治疗方法：剂量为耐受量，时间 20 分钟，每日治疗 1 次，10 次为 1 个疗程，1~2 个疗程。

适应证：皮肤软组织慢性炎症、慢性盆腔炎、附件炎等。

（4）超声波疗法：超声波治疗有低强度和高强度两种。低强度超声波疗法又称为非损伤性超声波疗法，应用 3W/cm^2 强度作用于人体，有连续和脉冲两种模式。

主要作用：可使局部瘢痕挛缩组织、结缔组织及粘连组织在一定程度得到松解、解痉，增加结缔组织的延展性而起治疗作用，还可以起到消炎镇痛作用、也可促进周围神经损伤愈合、减轻疼痛。

治疗方法：采用连续或脉冲方式，1~3W/cm^2，8~10 分钟，每日 1 次，10~15 次为 1 个疗程。

适应证：适用于组织扭挫伤、瘢痕组织、注射后硬结、神经损伤、神经炎、骨关节病、乳腺炎、周围微血管病变等。

禁忌证：局部溃疡、活动性肺结核、出血倾向、孕妇、心力衰竭。

注意事项：心、脑、眼、生殖器官、儿童骨骺未愈合处，这些器官组织对超声波敏感，用时特别要注意剂量，禁用大剂量以免组织损伤。

（5）激光（Laser）局部疗法：激光是受激辐射光放大的简称。临床上常用低能量激光：如氦-氖激光（波长 632.8nm）、半导体激光（波长 830nm）、超激光，高能量激光等。

治疗作用：激光对组织产生刺激、激活、光化作用，可改善组织血液循环，加快代谢产物和致痛物质的消除，镇痛、消炎、脱敏、止痒、收敛、消肿，提高白细胞的吞噬能力，增强免疫功能增强组织代谢与生物合成，促进肉芽生长，加速伤口愈合、溃疡、烧伤的愈合。

镇痛作用机制可能是启动了脑内的某些镇痛结构，阻止了痛信号的上传和改善了局部的内环境，使局部血液循环增加及致痛物质减少和化学镇痛物质增加等。低能量激光因疗效弱，治疗次数多，临床已很少使用。高能量激光具有见效快、疗效好的优点，在临床中受到重视和推广应用。

适应证：各种慢性肌肉痛、关节痛、各种神经痛，如三叉神经痛、带状疱疹后神经痛、血管性头痛、紧张性头痛等。

注意事项：行激光治疗时应注意防护，眼部应带护目镜、皮肤应穿上白色工作服，戴手套，不让激光直射皮肤，防止反射、散射光照射皮肤。

（6）磁疗法：作用于人体的局部或穴位，达到治疗疾病或促进人体健康的方法，称为磁疗法，又简称磁疗。磁疗分动磁法和静磁法。静磁法：磁片、磁针、磁疗表、磁按摩器等。动磁法：脉冲磁疗仪、磁振热治疗仪等。

治疗作用：镇痛作用。磁场降低了感觉神经对外界刺激的反应，减少了疼痛感觉的传入，使体内脑啡肽含量增高，痛阈提高。改善血液循环，促进致痛物质吸收。镇静作用，降低肌肉紧张度、缓解肌肉痉挛，消炎、消肿等作用。

磁疗对创伤性疼痛、癌性疼痛、神经性疼痛及炎性疼痛均有较好的镇痛效果，而且止痛作用较快。

治疗方法：磁振热治疗导子放置于病灶处，1~3 挡 20 分钟，1 次 / 日，磁场强度为 38mT，10 次为 1 个疗程，1~2 疗程。

适应证：各类神经痛，如枕大神经痛、坐骨神经痛等，各部位风湿、类风湿、骨性关节炎，软组织损伤、肌肉劳损、颈肩腰腿疼痛。

禁忌证：严重肝、心、肾脏疾病患者、出血及有出血倾向者、体质极度衰弱者、磁疗法副作用明显，而不能耐受者、孕妇的腰腹部、体内植有起搏器者、白细胞低下者禁用。

（7）温热疗法：简称热疗，有传导热疗法、辐射热疗法。传导热疗法包括：石蜡疗法、泥疗法、湿热敷疗法、沙疗法、化学热袋疗法等。

石蜡疗法：用熔点为 50~60℃的医用石蜡治疗疾病的方法，称为石蜡疗法。

特点：良好的可塑性、黏滞性和延展性，适合关节部位的治疗。

治疗作用：温热作用：可促进局部血液循环、消炎、镇痛。机械作用：石蜡在冷却过程中体积可缩小 10%~20%，对治疗部位产生机械压迫作用，利于消肿，热向深层组织传递，软化瘢痕、松解黏连，增加皮肤的弹性和柔韧性，增加关节活动度，利于慢性炎症疾病的恢复。

治疗方法：蜡饼法、刷蜡法、浸蜡法，时间 20 分钟，每日治疗 1 次，10 次为 1 个疗程，1~2 个疗程。

适应证：运动系统疾病，如，骨性关节炎、外伤性关节炎、关节术后功能障碍、软组织扭挫伤恢复期、慢性肌肉劳损、肌肉痉挛。各种慢性炎症，如，慢性盆腔炎、附件炎、经久不愈的创面、各种慢性神经痛。血肿恢复期等。

禁忌证：皮肤感觉障碍者、急性炎症、出血性疾病、恶性肿瘤、急性局部水肿、周围血管疾病、局部感染、皮肤破溃、局部缺血等。

（8）冲击波疗法：利用液电或电磁效应产生的一种能透入人体组织的机械波，通过振动、高速运动等导致介质极度压缩而聚集产生能量的具有力学特性的声波，会引起介质的压强、温度、密度等物理性质发生跳跃式改变。在人体特定部位聚焦，通过聚焦的冲击波，对人体组织细胞产生一系列的作用，从而达到治疗目的。

治疗作用：高密度组织裂解作用、组织粘连松解作用、扩张血管和血管再生作用、镇痛及神经末梢封闭作用、组织损伤再修复作用、炎症及感染控制作用。

治疗方法：频率 4~12Hz，脉冲压力 1.5~3.0Bar，脉冲次数 2000 次 / 部位 1 次 / 周 5 次 1 个疗程。

适应证：四肢关节肌腱末端病，如，钙化性冈上肌腱炎、肱骨内、外上髁炎、弹响髋、髌腱炎、跟痛症、足底筋膜炎、腱鞘炎、关节软组织疼痛、韧带损伤等。

禁忌证：严重的全身疾病、心脏病、出血性疾病、凝血障碍、急性损伤、急性炎症、活动性肺结核、肺、大血管、重要神经干走行处、关节腔积液、心脏起搏器等。

2. 运动疗法 通过徒手或应用器械进行运动训练，来治疗伤病残患者，恢复或改善功能障碍的方法，称为运动疗法，是物理疗法的主要部分。可分为常规运动疗法、神经生理学疗法和运动再学习疗法。常规运动疗法可分为五类：被动活动、主动辅助活动、主动活动、抗阻活动和牵引活动。常规运动疗法技术一般包括增强肌力的训练、增强肌肉耐力的训练、维持与改善关节活动范围的训练和恢复协调、平衡能力的训练、核心稳定等技术。运动疗法包括渐进性抗阻训练、关节活动度训练、平衡协调训练、核心稳定训练、放松训练等。手法治疗包括关节松动术、Meckenzie 力学诊断治疗技术、整脊疗法等。

运动疗法的作用：①改善运动组织的血液循环、代谢和神经控制；②促进神经肌肉功能，提高肌力、耐量、心肺功能和平衡功能；③患者的躯体、心理、生活质量和社会功能得到实质性的提高；④纠正躯体畸形或功能障碍；⑤训练组织适应性，增强肌肉收缩能力，提高肌腱和韧带的伸展性，改善躯体和心理功能，以达到止痛和改善功能的目的。

（1）McKenzie 力学诊断治疗技术（mechanical diagnosis and therapy，MDT）是由新西兰国际知名的物理治疗师 Robin McKenzie 先生于 1956 年创立，是治疗具有机械力学特性的颈腰胸椎、四肢关节退行性疼痛疾病的诊断治疗的技术。以 McKenzie 名字命名，简称 MDT。Robin McKenzie 认为，人们在工作、学习，甚至休息时，脊柱大多时间都是处于屈曲位，这种姿势异常很容易产生脊柱姿势性紧张，长时间积累，就会造成脊柱的机械性损伤，导致三类综合征"derangement syndrome"、"dysfunction syndrome"、"postural syndrome"发生。基于这种理论，McKenzie 创立了独具特色的脊椎力学诊断理论和治疗技术。

治疗方法：包括颈、胸、腰椎、四肢关节的治疗技术。腰椎技术有伸展原则、伴有侧方成分的伸展原则、侧方原则、屈曲原则、伴有侧方成分的屈曲原则。治疗顺序为：自主运动、自我加压、治疗师加压、加压下关节松动等。颈椎技术有伸展原则、侧方原则、屈曲原则。治疗顺序同腰椎。四肢关节治疗技术同颈腰椎治疗技术原则。

（2）肌肉力量、肌肉耐力训练

1）肌力：指肌肉收缩时所能产生的最大肌肉力量。肌力分 0~5 级，收缩方式有：向心性收缩和离心性收缩、等长收缩、等张收缩、等速收缩。

2）肌肉耐力：指有关肌肉持续进行某项特定任务的能力，其大小可以用从开始收缩直到出现疲劳时已收缩的总次数和所经历的时间来衡量。

3）训练原则：阻力原则、超常负荷原则、肌肉收缩疲劳度原则（详见《物理治疗技术》相关章节）。

4）训练方法：辅助主动运动、主动运动、抗阻力运动和等长运动。早期训练建议进行 1~3 组肌力强化训练，10 次 / 组，3~5 次 / 周，每天训练 1~2 次，每次 20~30 分钟，可以分组练习，中间休息 1~2 分钟。抗阻力量训练，每周提升不能超过 10%。

5）适应证：各种因为疾病长期卧床或制动、慢性疼痛等导致肌力下降的患者。

6）禁忌证：炎症，肌肉或关节炎症或水肿时、出血倾向、恶性肿瘤、近期手术的、严重认知功能障碍等。

7）注意事项：持续用力时避免屏气，以防血压升高，可以采用数数的方法。避免肌肉过度疲劳，据肌力现有等级选择运动方法、以第二天不感到疲劳和疼痛为宜。对骨质疏松症患者小心应用抗阻训练、避免病理性骨折并发症发生。

（3）关节活动度训练：关节活动度又称关节活动范围（rang of motion，ROM），是指关节运动时所通过的运动弧。因此检测 ROM 是评定运动系统功能状态的最基本、最重要的手段之一。其包含主动活动度及被动活动度两种检查。

主要作用：解除患者关节功能障碍，恢复正常的生物力学结构，维持正常的肌肉韧带、筋膜、皮肤等软组织的正常力学结构，提高患者日常生活能力。改善因活动度异常而导致的关节及软组织疼痛。

治疗方法：软组织与关节的牵伸训练，包括治疗师手法牵伸和设备牵伸。关节松动术详见《物理治疗技术》相关章节。

适应证：关节及周围骨折导致的关节活动度受限、关节术后活动度受限、由于长期卧床制动导致的关节活动受限等。

禁忌证：有出血倾向、肿瘤患者、有严重心肺功能障碍、感染、高热、骨折术后延迟不愈合、局部皮肤感染、破溃等。

注意事项：必须严格操作，最好由主任负责，以提高精确性；关节活动度有一定正常差异，宜做左右对比检查；不宜在关节活动锻炼之后检查；记录时应分别记录主动及被动关节活动度；使用双臂测角度时，测角记轴心必须与关节活动度轴心一致，两臂与关节两端肢体长轴平行，肢体活动时，轴心及两臂不得偏移。

（4）有氧运动训练：有氧运动是指人体由大肌肉群参加的中等强度的体育活动，包括步行、跑步、游泳、自行车、登山、健身操等一些增强人体吸入、输送与使用氧气能力为目的的耐力性活动。具备以下几个特点：①运动方法简便、易行；②它是一种可自监自控，安全有效的方法；③有氧运动项目大多是周期性的运动项目，强度低，有节奏，不中断。

有氧运动的作用：改善心脏功能，防止心绞痛发生，充分发挥呼吸功能潜力，增强肌内力量，延缓骨质疏松。坚持有氧运动，能够及时清除氧自由基而抗衰防老。有氧锻炼可增加全身的内啡肽水平，降低对疼痛的敏感性，缓解疼痛症状。

治疗方法：除上述列举自我有氧训练方法外，康复科可使用四肢联动设备进行有氧训练，同时检测靶心率〔靶心率（次/分）＝最大心率×（50%-70%），最大心率（次/分）=220-年龄〕，不能超过靶心率。有氧训练强度一般要能达到40%~85%最大耗氧量。每次训练时间通常持续超过15分钟，每周3~6次。

注意事项：进行有氧运动要循序渐进，每次的活动量和运动强度要适度，特别是刚开始活动量要小些，以稍感疲劳为度。进行有氧运动要坚持不懈地、自觉的养成锻炼身体的习惯，绝大多数有氧运动项目需隔1天进行1次，每次训练时间通常持续超过15分钟。在进行有氧锻炼之前要做准备活动，年龄越大锻炼前的准备活动越重要，10分钟左右适宜的准备活动（伸展、运动、慢走）可保护心脏、肌肉和关节，避免损伤。运动过程中要注意呼吸方法和调整呼吸节奏，要懂得运动过程中的自我反映。锻炼结束前，要注意适当地放松肌肉，做一些放松练习。

3. 手法治疗　使用一系列治疗技术使患者被动活动，这种被动活动常常不受患者的直接控制，通过治疗师对软组织、关节及肌肉行手法松动技术治疗，减轻患者疼痛，松解粘连，改善局部循环和增加软组织的伸展性。临床常用的手法技术有按摩、推拿、关节松动术、整脊技术等。

按摩，就是用手在人体皮肤、肌肉、穴位上施行各种手法，对软组织进行抚摩、按揉、叩击等机械性刺激，以达到保健、治病的目的。常用的手法是按和摩，随着治疗范围的扩大，手法也相应有了发展，并逐渐形成了按摩治疗体系。

主要作用：按摩可解除肌肉痉挛、分离粘连的软组织、瘢痕，解除粘连瘢痕对周围神经血管束产生的卡压，从而缓解疼痛。通过按摩人体穴位，可改善神经根及其神经纤维的微环境和微循环，从而使局部组织的营养代谢得以改善、疼痛缓解。按摩能使突出的椎间盘位置移位，改变突出物与神经根的空间关系，从而使疼痛得到消除或减轻。按摩手法能促进静脉回流，加快物质运动，也促进炎症介质的分解、稀释，使局部损伤性炎症消退、疼痛缓解。

治疗方法：常用的按摩手法有：摆动类、摩擦类、按压类、振动类、叩击类和运动关节类等6大类。

适应证：各种肌肉、关节、软组织等慢性疼痛，如：颈腰椎间盘突出症、四肢关节退行性变、慢性软组织扭挫伤、肌肉、韧带损伤等。

禁忌证：皮肤局部溃烂、严重心脑肺功能障碍、各种类型骨折不愈合、传染病、严重出血倾向、妊娠妇女的腰骶部、开放性软组织损伤等。

（二）作业治疗

作业治疗定义是："通过选择性的作业活动去治疗有身体及精神疾患或伤残人士。目的是使患者在生活的各方面达到最高程度的功能水平和独立性"。

治疗作用：是减轻疼痛及其相关的残障，使其日常生活能力达到理想状态，避免采用错误治疗方法（如过度休息、失用和被他人过度保护等）。作业治疗通常是利用人们日常生活的活动，使患者伤病后恢复独立生活的治疗方法。作业疗法可选择穿衣、做饭、工作等适当的方式使患者在家庭生活、社会活动、文体和自然环境中有效恢复到原有状态。在治疗中关注有关患者个体的生理、心理、环境和精神因素，作业治疗师可通过让患者参与共同制订作业治疗方案，增强患者主动康复意识，促进患者对疼痛的自我治疗，提高其独立缓解疼痛能力。作业疗法在疼痛治疗中的特殊作用，在于注重患者生活能力、社会能力、工作和娱乐的能力。治疗的终极目标是改善患者日常生活及工作能力，从而提高生活质量，帮助患者重新掌控生活，成为对社会有贡献的人。

作业治疗常用的方法：日常活动训练、转移训练、生产性活动训练、手功能训练、强制性使用运动治疗、知觉功能训练、认知功能训练、压力衣的制作与应用。

适应证：卒中后偏瘫、肩痛、风湿、类风湿、骨性关节炎、周围神经损伤等各类疾病导致上肢及手腕关节功能障碍者、截肢、断肢再植、颅脑、脊髓损伤、慢性疼痛导致认知功能障碍等。

禁忌证：皮肤局部溃烂、严重心脑肺功能障碍、各种类型骨折不愈合、传染病、严重出血倾向、肿瘤患者、感染、开放性软组织损伤等。

（三）心理治疗

1. **定义**　心理治疗又称精神治疗，是应用心理学的原则和方法，通过治疗者与被治疗者的相互作用，医治患者心理、情绪、认知行为等方面的问题。

2. **心理治疗的目标**

（1）减少疼痛和疼痛有关的身心障碍。

（2）治疗病态的情绪障碍，尤其是抑郁症。

（3）提高对自我控制效能的感知。

（4）增加健康行为，如适当的药物治疗、锻炼/活动、睡眠习惯。

（5）处理疼痛相关的社会心理因素，如疼痛对家庭生活运转和工作期限的影响。

3. **心理治疗原则**

（1）摒弃旧的医学模式，用生物-心理-社会模式认识处理人和疾病的关系。

（2）注意不同疼痛患者心理障碍的特殊性。

（3）建立良好的医患关系，使患者感到安慰，增加安全感，减轻焦虑，改善机体状态。

（4）建立适合于治疗的条件和环境，应尽量创造轻松的良好的治疗环境。

（5）将心理治疗作为慢性疼痛整体治疗的组成部分，使疼痛治疗与心理治疗相互促进。

4. **心理治疗方法**　慢性疼痛的心理治疗是综合治疗方法中的一个重要组成部分，包括认知行为疗法、支持疗法、精神分析疗法、行为疗法、暗示疗法、催眠疗法、松弛治疗、眼动脱敏和再加工治疗、生物反馈治疗等。

（1）认知行为疗法（congnitive behavioral therapy，CBT）：是目前最有影响力的心理辅导和心理治疗方法之一，广泛应用于多种精神障碍的治疗，包括焦虑和抑郁。认知疗法的主要目的在于改变患者自身疼痛的负面认知，增强其自信和自我控制感。行为疗法是通过学习获得的，因此可以通过一些操作方法来消退、抑制、改变和替代原来的不良行为。治疗过程中医生可以应用特殊的认知方式控制疼痛，如注意和分散注意、引导想象、自我催眠等。

（2）放松疗法（relaxation therapy）：又称松弛训练，是通过一定的肌肉松弛训练程序，有意识地控制自己的生理心理活动，降低唤醒水平，改善躯体及心理功能紊乱状态，达到治疗疾病的作用。

常见的放松治疗方法包括系统地放松和拉紧特定的肌肉群（如渐进式肌肉放松法），专注于呼吸和加强膈肌呼吸及使用想象。

松弛训练中需要教育患者先松弛肢体的一组肌肉，然后做到全身松弛，这种方法主要用于消除紧张和焦虑，打断"焦虑 - 肌肉紧张 - 进一步焦虑"所形成的恶性循环，从而缓解患者的疼痛。

（3）生物反馈疗法（biofeedback therapy）：是松弛疗法与生物反馈技术相结合的产物，其治疗原理是由于慢性疼痛患者会有一系列情绪变化，从而出现心率、心电、脉搏、血压、肌电等生物生理信息的改变，如果将这些自己意识不到的信息经过检测放大，以光亮、仪表、数字或图像显示出来，经眼耳反馈给本人，通过具体的训练，让患者学会自我控制，以改变病理过程，达到自己控制情绪，促进功能的恢复，达到缓解疼痛、康复的目的。

临床应用生物反馈用于几个特定的疼痛情形比较有疗效，包括紧张和偏头痛、外阴阴道炎、腰背痛等。

（四）康复工程

1. **定义**　康复工程是用工程学和现代工程技术的理论、方法对病残者进行康复治疗、功能代偿和功能重建，最大限度地开发潜能，以恢复其独立生活、工作和回归社会能力的一门新兴的医工结合的交叉学科和康复方法。

2. **产品种类**　康复工程技术产品按功能进行分类：

（1）促进残疾躯体功能改善的康复工程技术产品：包括一整套物理康复器械和作业治疗训练设备，如某些肌力康复训练器可增强肌力并防止肌肉萎缩；编织练习器械和木工制作器械可训练上肢的灵活性等。

（2）改善和补偿残肢功能的康复工程技术产品：如给患者装配假肢、矫形器、外骨骼辅具等，可以大大提高伤残肢体的行走功能和操作能力。

（3）生活辅助康复工程技术产品：这类产品会使患者的衣、食、住、行、坐、卧及大小便等基本生活能力得到不同程度的改善。为患者配置相应的生活自助具，如，梳洗修饰类的自助具、穿着类自助具、沐浴自助器、取物类自助具等，可提高患者的日常生活活动能力；截瘫者如用坐便式轮椅，就可在轮椅上进行大小便；电动轮椅、肘拐、四角拐杖、助行器可提高下肢残疾患者行走及支撑能力，并有助于保持躯体的稳定性。

（4）社会活动和信息沟通的辅助技术：包括看、听、说、写的辅助技术，以及休闲娱乐、体育活动、艺术创作的辅助器具。盲文写字板和盲文打字机，可帮助盲人传达他们的人生感受，交流信息；助听器可以改善聋人的听力，帮助聋人与他人沟通。

（5）生活环境改造的辅助技术：如将台阶改为坡道，楼房里加装电梯，加粗的把柄和扶手等。

通过增加辅助支具可减轻患者疼痛，如，关节疼痛用关节支具，脊柱支具可以稳定椎体关节减轻疼痛，膝关节疼痛患者应用矫形鞋垫改善患者扁平足、足弓下陷，从而改善足及下肢疼痛。姆外翻疼痛应用足趾矫形器，缓解疼痛。其他慢性疼痛疾病可根据具体情况选择合适的支具或矫形器。

（五）针灸治疗

1. **定义**　针灸疗法（acupuncture），即利用针刺与艾灸进行治疗。针灸疗法是中医最有特色的治疗方法之一，已有数千年的历史。疼痛是针刺疗法的主要治疗病症。

2. **主要作用**　传统中医理论认为，针灸可以疏通人体经络，行气导滞，活血化瘀，促进气血正常运行，通则不痛。现代中医对针灸镇痛的原理的研究证实，针灸信号是通过穴位深部的感受器及神经末梢的兴奋传入中枢的，中枢神经系统的多层级都参与了针刺与疼痛信号的整合，针灸可刺激体内内啡肽的活性增强，尤其是当一个真正的针灸位点受到刺激时，下丘脑垂体轴和儿茶酚胺水平也会受针灸的影响，并且还可能通过免疫调节和迷走神经的反应调解来影响疼痛反应。

3. **取穴方法**

（1）根据人体的自然标志来取穴，如两耳尖直上头顶取百会。

（2）以患者一个手指或几个手指某部分的宽度为标准来取穴。

（3）把人体各部分的距离，规定为一定的寸，以骨度来取穴。

只有确认标志，量好骨度分寸，注意本穴与上下、左右邻近穴的关系，才能达到准确取穴的目的。临床上选针常以将针刺入腧穴至之深度，而针身还应露在皮肤上为宜。如，刺入0.5寸，可选1.0寸的针，应刺入1.0寸时，可选1.5~2.0寸的针。

4. **适应证**　肋间痛、头痛、三叉神经痛、周围性面神经炎、颈肩腰腿痛、腰肌劳损、腰椎间盘突出、踝关节扭伤、原发性痛经、慢性阑尾炎、胃脘痛、胆绞痛、心绞痛等。

5. **禁忌证**　患者在过度饥饿、暴饮暴食、醉酒后及精神过度紧张、妊娠妇女的小腹部、腰骶部、会阴部、局部皮肤感染、破溃、凝血障碍、血小板减少、癫痫发作期等。

（六）注射治疗

1. **定义**　在肌肉、神经、骨骼结构（滑囊、关节和肌腱）注射特定的药物以减轻疼痛、改善功能的方法。

2. **注射治疗常用的药物**　注射治疗常用五类药物，这些药物分别是局麻药、糖皮质激素、玻璃酸钠、肉毒毒素和神经溶解剂。

3. **注射技术**

（1）激痛点注射（trigger points）：在肌肉中触及能够产生疼痛和牵涉痛的局限高敏区域称为激痛点，或称扳机点，人体任何肌肉或肌群中均可发现激痛点。

扳机点注射常用来治疗肌筋膜痛综合征引起的疼痛、肌紧张性结节或索条样硬块。许多肌筋膜痛都有"扳机点" 扳机点位于肌腹中，大多比较浅，少部分位于组织深部，触压扳机点将使患者的疼痛发作。扳机点是疼痛综合征的原发点，扳机点注射指的是在消毒情况下将局麻药注入有触痛的结节（扳机点）。

注射操作技术：让患者舒适地坐位或卧位，医师轻柔地触摸紧张的肌肉带，用拇指和示指小心地捏着皮肤和皮肤下面的部分肌肉，确定扳机点的结节或索条，局部消毒，将针头刺入扳机点，接着在此部位做"扇形"注入局麻药物1%利多卡因1.5ml，局麻药直接注入扳机点及周围区域，以确保药物很好地扩散到紧张的肌肉中。注射后，可以进行主动的或被动的肌肉牵伸。

（2）关节注射：通常从关节伸面的某点进行治疗，将治疗药物注入关节腔、关节周围软组织及滑囊等部位，达到消炎止痛的作用。关节腔内注射技术分为徒手定位注射和超声引导下精准注射两种方法。据文献报道徒手定位注射技术（盲打／封闭）治疗失误率为 10%~40%。肌骨超声可视化介入注射技术可有效避免徒手注射治疗技术的失误率，达到精准注射，但掌握技术难度大。

常见的关节腔注射部位包括：膝、肩、踝、肘、髋、腕等部位。

1）膝关节徒手定位注射方法：进行膝关节穿刺时，通常嘱患者取仰卧位躺在治疗床上，膝关节屈曲 80° 左右。先徒手定位找到髌骨肌腱外侧的凹陷处，即所谓的"外膝眼"作为进针点，常规消毒局部皮肤，铺无菌洞巾，选择一次性无菌 10ml 注射器，在进针点向关节腔中心位置进针，当有突破感时，回抽无血液时，将药物推入关节腔，注射过程无阻力，消毒局部穿刺部位，贴无菌敷料。

注意事项：

① 注射部位三天之内不能见水，避免伤口感染。

② 如有憋胀疼痛感时应局部冷敷 20 分钟，再不缓解，咨询主治医师。

③ 如果抽出大量关节腔积液，应做积液的常规及生化检查。

2）肌骨超声可视化介入注射技术：1951 年 24 名美国康复医生认识到超声技术重要性，成立了"American Institute for Ultrasound in Medicine"（www.aium.org），以后的几年中，美国的康复医生引领了治疗性超声的推广工作。20 世纪 80 年代，北美肌肉骨骼超声开始起步。20 世纪 90 年代超声检查开始应用于台湾省的复健医学。根据统计资料显示，有高达 89% 的复健科医师使用超声引导技术治疗关节和软组织疼痛患者。近几年来，国内肌骨超声可视化介入注射技术在康复科受到重视并广泛应用于肌肉骨骼退行性、疼痛性疾病，取得很好疗效，被患者广泛接受。

肌骨超声可视化介入注射技术的优势：可视性、靶向性、动态性、即时性、安全性、可移动性、易操控性、可侦测血流、无辐射、可与健侧对比以及对浅表组织的高解析力，且价格合理。

超声可视化介入注射技术的局限性：无法穿透骨骼或致密的钙化组织，对于关节内的构造显影力不足，越深层的构造显影越差。

超声下膝关节腔注射方法：通常嘱患者取仰卧位躺在治疗床上，膝关节下方垫一软枕，膝关节稍屈曲 20°~30°，必要时让股四头肌等长收缩。超声分别进行长轴、短轴探查膝关节腔、内外侧副韧带、关节滑膜、股四头肌腱、髌下深囊等部位。然后将探头短轴置于髌骨远端约 1cm 处，髌上隐窝上方，常规消毒局部皮肤，从膝关节外侧超声探头下方进针，从超声影像观察穿刺针进入到髌上隐窝处，回抽无血液时，根据病情选择糖皮质激素或玻璃酸钠注射，将药物推入关节腔。注射过程无阻力，消毒局部穿刺部位，贴无菌敷料。

注射后注意事项同徒手定位注射治疗技术。

（3）神经阻滞治疗：将局麻药直接注射到神经干、神经丛、神经根、交感神经节等神经组织内或附近，达到阻断神经传导功能以诊断和治疗疼痛的方法称为神经阻滞。

神经阻滞的方法有许多种，根据具体病情，采用不同的阻滞方法。

1）神经根注射：临床常用颈神经根、腰神经根、骶神经根等部位注射治疗颈椎病、坐骨神经痛、腰椎间盘突出症等疾病导致的疼痛。但是神经根注射技术要求相对较高，特别是颈部，注射治疗时，应避免药物注入神经鞘，否则会扩散至蛛网膜下腔。

2）神经干注射：周围神经可以通过神经刺激器定位，在神经干的体表用绝缘针刺入，刺激器阴极与针连接，阳极连接辅助电极，打开刺激器，通常将刺激电流调到 0.1~0.5mA，产生明显的靶肌肉运动时，表明针已经接近神经组织，然后减小电流，以进一步对神经定位，定位准确后将药物注入，注射之前要回抽无血，以避免药物注入血管内。

3）神经阻滞注射适应证：神经痛，如三叉神经痛、坐骨神经痛、带状疱疹后神经痛、幻肢痛等。

4）神经阻滞注射禁忌证：绝对禁忌证包括：局部皮肤感染、注射部位肿瘤、有局麻过敏史、有严重的低血容量（阻滞可能产生明显的交感神经阻滞）、凝血障碍、败血症和颅内压增高。

（4）A型肉毒素神经阻滞：肉毒素是肉毒杆菌产生的一种高分子蛋白神经毒素，有七种亚型A~G。其中A型作用最强，是一种阻滞神经肌肉之间传导的神经毒素，小剂量注射可引起选择性肌肉麻痹，因为肉毒素可在运动终板与突触前的胆碱能神经末端形成不可逆的结合，阻止乙酰胆碱的释放，从而抑制肌肉活动，导致持久的肌肉松弛。同时，神经末梢又处于动态的环境中，被阻滞的受体最终将被补充，随着神经末梢的恢复，肌肉活动恢复正常。肉毒杆菌毒素在3~7天内起效，作用持续数月，可用于治疗疼痛综合征，可缓解多种强直性和非强直性肌肉痉挛疼痛。注意：A型肉毒素注射每次最大剂量不超过600U，将药物稀释为50U/ml，须在肌电、电诊断仪或超声定位下注射。

第五节　功能结局

（一）身体功能方面

1. 生理功能

（1）失眠：疼痛使患者感到难以忍受，影响睡眠质量，久治不愈可造成焦虑、抑郁。

（2）运动功能障碍：由于疼痛患者常采取保护性不良姿势和活动减少，长期处于保护性体位不运动，肌肉逐渐萎缩、关节挛缩导致畸形和残疾，影响日常生活。其残疾程度大大超过了现实存在的病理情况。

2. 心理功能
由于长期疼痛患者可表现为焦虑、忧郁、沮丧，甚者绝望、自杀、丧失工作能力等。疼痛不仅影响患者心理功能，重则可影响生活质量，而此种生理和心理上的反应可能会对疼痛的严重程度和持久性产生作用。

（二）日常生活方面

疼痛时间长，存在心理问题、造成运动功能障碍和肢体畸形、残疾，患者的进食、穿衣、行走及个人卫生等受到严重影响，导致日常生活能力下降。

（三）社会功能方面

心理障碍、运动功能障碍不但影响患者的生活质量，还影响工作能力和社会交往等能力，对工作不能胜任，社会交往也受到限制。

第六节　健康教育

对慢性疼痛患者进行有关的生理和心理的教育是治疗的基础，内容包括让患者了解治疗计划，并促使他们积极参加到针对患者本人的治疗计划中来。鼓励患者适应并保持良好心态和健康行为，并且避免一些与疾病相关的行为，并向患者告知大多数疼痛是可以得到有效治疗的，增强患者的治疗信心。

1. 向患者介绍药物治疗的安排，一些常见副作用的克服方法及疗效，有利于患者配合治疗。

2. 向患者介绍应用非药物疗法缓解疼痛的方法，如放松疗法、生物反馈疗法、冷疗法、温热疗法、按摩、运动疗法、作业疗法、康复工程等以及环境和工作场所的改造方法及其他一些生物及力学方面的知识。

3. 全身锻炼　慢性疼痛的患者一般都缺乏锻炼，有氧锻炼广泛地被应用于改善机体耐受性，提高机体适应水平。对于治疗那些没有特异性损伤的慢性疼痛患者，有氧锻炼是所有锻炼方案中的核心元素。有氧锻炼可增加全身的内啡肽水平，降低对疼痛的敏感性，对疼痛的康复有较好的作用。另外还可以进行慢跑、太极拳、游泳、瑜伽、医疗体操等锻炼方式，增强体质，协助缓解疼痛，促进康复。

思考题

1. 国际疼痛研究协会（IASP）的疼痛定义是什么？
2. 慢性疼痛的评定内容是什么？
3. 慢性疼痛的康复治疗方法有哪些？

（梁　英）

第十三章
重症康复

第一节　重症康复的基本知识

一、重症康复的定义

重症患者常伴有危及生命或潜在的高危因素，一般合并一个或多个器官或系统的衰竭，需要在重症监护环境中迅速接受治疗并处于加强监护之中。重症监护环境是包括重症监护病房（intensive care units，ICU）、高度依赖病房（high dependency units，HDU）、烧伤监护病房（burn intensive care units，BICU）、外科监护病房（surgical intensive care units，SICU）和内科监护病房（medical intensivecare units，MICU）等环境的统称。在以上重症护环境下开展的多学科团队协作的康复治疗为重症康复（critical illness rehabilitation），可为患者提供 24 小时密切医疗监测和护理，同时可开展积极床旁康复训练，在治疗原发疾病的基础上预防并发症并缩短 ICU 停留时间和住院时间。

国际功能、残疾和健康分类（international classification of functioning，disability and health，ICF）基于"生物 - 心理 - 社会"（biopsychosocial model）理论模式，强调健康是个人身体结构与功能、活动、参与和背景性因素交互作用的结果。基于此理念，临床医疗对重症患者的救治着眼于个体的结构和功能水平，维持和恢复解剖结构以及生理指标的稳定；而康复治疗在于改善个体结构和功能外，更关注他们的活动与参与能力，考虑患者的个人、家庭和职业等背景性因素，为其制订个性化康复服务，早日转出 ICU。

重症康复的概念常易与急性期康复以及早期康复混淆。急性期康复（acute phase rehabilitation）是指在损伤、疾病或其并发症的急性期间，由物理医学与康复医学专家负责、以康复目标为导向的多学科参与的康复过程。相比重症康复，急性期康复的对象不一定需要加强监护，更侧重于由急性期治疗过渡到普通康复治疗。而早期康复（early rehabilitation）则是在患者生命体征平稳的基础上，立即开展康复治疗，如物理治疗、作业治疗等，并持续整个住院期间。早期康复强调在损伤或疾病发生的早期介入，而重症的状态可出现在疾病发生发展的任一阶段。

二、重症康复的方法

重症康复的流程与其他病种的康复流程一样，是基于康复循环（rehabilitation cycle）的一个系统工程，其中包括康复评定，确定康复问题，设立康复目标，制订康复方案，实施康复方案直到患者社会角色再塑造等内容。而与一般康复流程不同的是，重症康复的评定要求实时开展，反复核对，在治疗时密切关注患者状态，根据患者功能水平变化，及时更新目标、调整治疗方案。重症康复需要多学科团队协作进行综合康复治疗。团队成员包括 ICU 医师、康复医师、相关临床专科医师、ICU 护士、康复治疗师（物理治疗师、作业治疗师、言语矫形师）、呼吸治疗师、营养师等在整个过程中进行相互沟通治疗。当然也包括与患者及家属或护理人员的沟通。康复治疗方法则包括物理治疗、作业治疗、言语治疗和呼吸治疗、心理治疗等，治疗的具体内容包括良肢位摆放、主 / 被动关节活动度训练、心肺康复（包括呼吸肌加强训练、呼吸节奏的控制、咳嗽咳痰训练）、认知训练、全身耐力训练、渐进坐位训练、渐进站立训练、转移训练、步行训练、日常生活活动能力训练（穿衣、进食、个人卫生等）及吞咽言语训练等。但不局限于以上的治疗，需要随着病情的变化及时调整治疗措施。

三、 重症康复的作用

重症康复旨在防治并发症，预防功能退化和功能障碍，改善功能性活动能力和生活质量，同时缩短机械通气的时间，ICU 停留时间和住院时间，降低医疗支出。

在 ICU 环境中长期制动可引起神经肌肉无力重症如 ICU 的获得性无力（intensive care unit-acquired weakness，ICU-AW）。ICU-AW 的临床表现为脱机困难、反射减少和肌肉萎缩无力，常出现在无明确原因的非特异性炎症的重症患者中。其实质是神经肌肉功能障碍，包括危重病多发性神经病（critical illness polyneuropathy，CIP）、危重病肌病（critical illness myopathy，CIM）及两者共存的危重症多神经肌病（critical illness neuromyopathy，CINM），而 CIP、CIM、CINM 是有电生理学和（或）组织学证据的 ICU-AW。约有 40% 的重症患者发生 ICU-AW，其中有 25% 发生在机械通气患者中。此外，2010 年 Salluh 等对 11 个国家的 104 个 ICU 的研究发现，重症患者的谵妄发病率为 32.3%。谵妄会延长重症患者的机械通气时间，增加重症患者死亡率，延长 ICU 停留时间和住院时间，并可引起患者认知障碍（cognitive impairment）。而认知障碍（cognitive impairment）包括持续、严重的记忆力下降、注意力不集中和执行功能障碍，将影响重症患者的功能状态和健康相关生存质量（health-related quality of life，HRQOL）。重症患者长期残存的躯体功能障碍也对其家属及社会造成较大压力，降低整个家庭的生活质量，增加社会成本。

四、 重症康复适应证

重症康复的对象包括罹患神经系统、骨骼肌肉系统、心血管系统、呼吸系统疾病的重症患者，术后和创伤并发症危及生命者，肿瘤及器官移植后出现一个或多个器官衰竭的患者，目前重症康复的适应证和禁忌证尚不明确，但出现以下问题的患者不适宜开展重症康复：①病情不稳定情况：出现急性心肌梗死，主动脉瘤破裂，急性颅内或蛛网膜下腔出血，颅内压升高，呼吸心搏骤停（cardiopulmonary arrest）等高危情况；不稳定的颈椎骨折和脊髓损伤，活动性出血，急性发展的神经肌肉疾病等；②患者不能耐受活动方案，出现费力、胸痛、眩晕、疲乏及严重呼吸困难，血氧饱和度 <90% 等；患者拒绝活动等；③与患者家属沟通没有达成知情同意的；④康复协作团队成员之间沟通没有达成一致的。具体情况需要康复医生和多学科康复团队成员在治疗前后的过程中实时评定及沟通。

五、 重症康复模式

目前国内外的重症康复模式主要包括两种：一是 ICU 床旁康复，由治疗前移康复小组完成，也就是由康复团队到由其他医生负责在重症监护病房开展床旁康复；二是重症康复病房，患者由康复医学科负责牵头，在康复医学科实施重症医疗监护，同时接受康复科的早期的康复训练。重症康复的患者从不同的 ICU 转出后的去向包括：相关临床科室、康复科、康复专科医院和社区卫生中心等。

（何成奇）

第二节　心力衰竭康复

心力衰竭（heart failure，HF，简称心衰）是各种心脏结构或功能性疾病导致心室充盈和（或）射血功能受损，心排血量不能满足机体组织代谢需要，以肺循环和（或）体循环淤血，器官、组织血液灌注不足为临床表现的一组综合征，主要表现为呼吸困难、体力活动受限和体液潴留。

心衰的分类主要有：①左心衰竭、右心衰竭和全心衰竭；②急性心衰和慢性心衰；③收缩性心衰和舒张性心衰。心衰的分期主要有：①前心衰阶段：患者有心衰高危因素，但尚无心脏结构功能异常；②前临床心衰阶段：心脏结构已有改变，但尚无临床症状；③临床心衰阶段：有基础心脏病，既往或目前有心衰表现；④难治性终末期心衰阶段：患者经过严格治疗，仍然有症状，伴有心脏恶病质，须反复住院。心衰的分级通常采用美国纽约心脏病学会分级（NYHA），一般分为四级：Ⅰ级，日常活动量不受限制，一般体力活动不引起乏力呼吸困难等心衰症状；Ⅱ级，体力活动轻度受限，休息时无症状，一般活动下可出现症状；Ⅲ级，心脏病患者体力活动明显受限，低于平时一般活动即可引起心衰症状；Ⅳ级，心脏病患者不能从事任何体力活动，休息状态下也有心衰症状。心衰的原因主要是原发性心肌损害和负荷过重两类，原发性心肌损害主要有冠心病心肌缺血、心肌炎和心肌病、心肌代谢性疾病等；心脏负荷过重主要有高血压、主动脉瓣狭窄和（或）关闭不全、肺动脉高压、肺动脉瓣狭窄、先天性心脏病血液分流等。心衰的诱发因素主要有：感染、心律失常、血容量增加、过度体力消耗或情绪激动、治疗不当、原有心脏病变加重或并发其他疾病等。心衰的临床表现主要有不同程度的呼吸困难，咳嗽、咳痰、咯血，乏力、疲倦、运动耐力减低、头晕、心慌等器官组织灌注不足的表现，少尿及肾功能损害症状，恶心、呕吐、食欲缺乏等；心衰的体征主要有肺部干湿性啰音、水肿、肝大等，以及原有基础心脏疾病的体征，如病理性瓣膜杂音等。

心衰是各种心脏疾病晚期的表现，一旦进展到临床心衰阶段，患者生活质量明显下降，出现终末期心衰阶段往往预后更差，死亡率更高。心衰患者反复住院对患者及家庭社会都造成了巨大的负担。已有研究证明，心脏康复可以改善心衰患者的生活质量，减少再住院率，改善患者的预后。

一、康复评定

（一）功能评定

1. **生理功能评定**　心衰患者生理功能主要表现为运动能力的下降和生活自理能力下降，评定方法主要有：①超声心动图：测定心脏射血分数、心腔大小及心脏结构；②6 分钟步行试验：简单易行、安全方便，通过评定心衰患者的运动耐力评价心衰严重程度和疗效；③心肺运动试验（CPET）：适用于慢性稳定性心衰患者，通过测试患者最大摄氧量、无氧阈值、通气效率等评价心衰程度和疗效；④对于复杂情况可以通过心导管（漂浮导管）直接测定心衰患者的心排量和携氧能力；⑤血浆脑钠肽（BNP）与心衰严重程度成正相关，通过检测心衰患者血浆 BNP 水平，可以反映心衰的严重程度。

2. 心理功能评定　心衰患者焦虑抑郁发生率较高，可以通过评定医院焦虑抑郁量表（HADS）或汉密尔顿焦虑抑郁评分量表，来评价心衰患者的心理功能。

（二）结构评定

心衰患者查体多可发现原发性心脏疾病的体征，如典型的心脏杂音、心界扩大；肺部体征，如肺部啰音等。X 线片可以发现心脏大小及是否有肺淤血表现；超声心动图可评价心脏结构、心腔大小、心脏瓣膜及心脏射血功能等；彩色多普勒可显示分流方向，并测量跨隔 / 跨瓣压差。心电图可以正常、各种心律失常及心肌缺血的表现，如完全性左束支传导阻滞、心房颤动、陈旧性心肌梗死、室性期前收缩等。

（三）活动评定

主要评定日常生活活动能力，可以通过 SF-36、Barthel 指数评定量表及明尼苏达心力衰竭生活质量调查表（MLHFQ）评价心衰患者的日常生活活动能力。

（四）参与评定

主要评定患者的社会参与能力、休闲及工作能力是否受到影响。具体评定参照教材《康复功能评定学》。

二、康复诊断

（一）生理功能障碍

1. 心脏功能障碍　心衰患者心脏功能障碍主要表现为不同程度的呼吸困难，如劳力性呼吸困难、端坐呼吸、夜间阵发性呼吸困难等；其次咳嗽、咳痰、咯血、乏力、食欲缺乏、恶心及运动耐量减低等；体检可发现肺部啰音、下肢及全身水肿等；超声检查表现为心脏扩大、心脏射血分数下降、瓣膜结构异常、心排血量降低；血气检查提示携氧能力下降、呼吸衰竭；生化检查血浆 BNP 升高等。

2. 呼吸功能障碍　当患者发生心衰时，其呼吸功能也会发生障碍，表现为各种呼吸困难（劳力性呼吸困难、夜间阵发性呼吸困难及端坐呼吸等）、腹式呼吸减少，胸式呼吸增加，呼吸频率加快等。

3. 运动功能障碍　心衰患者由于心脏功能差，缺乏锻炼后出现四肢大肌群为主的肌肉萎缩，肌力下降，运动能力下降等。

4. 营养不良　心全衰患者由于胃肠道及肝脏淤血，可出现食欲下降、营养不良等消化功能的下降，晚期心衰可出现恶病质表现（严重营养不良、低蛋白、贫血等）。

（二）心理功能障碍

心理功能方面主要表现为焦虑、抑郁和沮丧，心衰患者由于反复发作症状及多次住院，焦虑抑郁发生率很高。活动性呼吸困难不仅影响患者运动耐力，而且影响其心理功能和生活质量，使患者产生焦虑、抑郁和沮丧等心理改变，严重者甚至可以出现自杀倾向。

（三）日常生活活动障碍

心衰患者由于呼吸困难、恶心、运动耐力减低可影响进食、穿衣、行走、打扫卫生及购物等日常生活活动能力。严重者生活不能自理，完全需要护理人员或家属帮扶；由于焦虑、信息缺乏、心功能下降等原因，会产生闭塞行为，不愿参加集体活动，导致其日常生活能力明显下降。

（四）社会参与能力障碍

呼吸困难、运动耐力减低常常会影响患者的生活质量及劳动就业等能力。心衰患者到后期几乎完全丧失工作能力，不能胜任任何工作；心衰患者及家属由于怕受凉感冒等诱发心衰加重，一般会限制患者户外活动，导致社会活动过少，出现社会孤立，活动范围较少等社会参与能力障碍；感知能力受损，自我观念、社会行为、积极性等也受到损害。

三、 康复治疗

心衰康复治疗的目标是提高心衰患者生存率，提高患者的长期生存质量；使患者恢复到最佳生理、心理和学习工作状态，获得最佳的体力、精神及社会状况的总和，从而使患者尽可能地回归社会，并能自主生活。康复治疗方法主要包括物理治疗、作业治疗、心理治疗及健康教育等。

对于心衰患者，在开始康复治疗之前，充分的药物治疗是进行心衰康复治疗的前提和基础。缓解心衰的药物治疗手段主要有利尿、扩血管药物减轻心脏负荷，β受体阻断药等改善预后，正性肌力药物改善心排血量等。充分药物治疗下，心衰症状缓解并进入稳定期后可以开展物理治疗为主的心脏康复治疗。

（一）物理治疗（PT）

物理治疗以运动疗法为主，心衰患者的运动能力明显低于正常人，对于心功能处于稳定期，心衰程度Ⅰ和Ⅱ级的患者，不应该限制其体育运动。建议心衰患者开始运动康复治疗在医院内进行，稳定、安全后再进行二期门诊康复训练及三期居家自我训练。

心衰作为各种心脏疾病晚期的临床表现，不同的基础病因，进行康复训练的危险不同。因此，在开始运动康复训练之前，需全面评估心衰患者的基础心脏病因、心衰的程度、心衰的分期及分类。充分评估心衰患者进行训练的危险性，掌握好运动训练的适应证和禁忌证。一般情况下，参加运动训练的禁忌证主要有：①急性心肌炎；②需紧急外科手术的先天性心脏病患者；③明显瓣膜缩窄和（或）伴有心力衰竭 HYHA 分级Ⅲ/Ⅳ级（术前）的患者；④严重肺动脉高压；⑤严重的发绀；⑥复杂性心律失常；⑦严重的心肌病、梗阻肥厚性心肌病；⑧急性心衰发作期，未控制症状者；⑨急性心肌梗死并发心衰者。

心衰患者的物理治疗手段很多，一般分为住院康复、门诊康复和家庭社区康复。住院期间进行物理治疗主要为早期心脏康复，目的是帮助患者从心衰失代偿期过度到代偿期，避免及减少因心衰卧床引起的各种并发症，为出院后门诊康复训练做好准备。住院康复内容主要有：床旁呼吸训练、床旁排痰训练、床上及床边坐立训练、站立训练、步行训练、上下楼训练、轮椅自行车训练等，训练过程中要监测患者的心率、心律、血压、氧饱和度及患者的自我劳累度分级；住院训练稳定并达到一定耐量后可以让患者在心脏康复门诊训练，训练手段一般有功率自行车蹬车训练、跑步机快走训练等，一般可以每周 3 到 5 次，每次 30 分钟到 1 小时，训练过程中也要监测心率、血压及自感劳累度分级；患者门诊训练6到12周后可以考虑进行家庭或社区运动训练，家庭康复手段多样，并且能增加趣味性、提高参与度。家庭康复的主要物理治疗手段有慢跑、自行车、踏车、游泳、登山及体育舞蹈等。需要注意的是，对于心衰患者，训练方式建议以有氧训练为主，不建议进行高强度的无氧训练，如力量训练、大重量哑铃等，康复训练过程中应学会避免在运动训练过程中做屏住呼吸（Valsalva动作）的行为。

（二）作业治疗（OT）

鼓励心衰患者根据兴趣参与各种作业疗法小组，根据不同心衰程度患者改进的游戏，如扑克、下棋、球类等，可改善患者的感知能力及社会参与情况。建议患者及家属积极参加心脏康复医师主导的心衰康复小组集体活动，减少因为担心心衰复发而产生的过度保护行为，增加心衰患者的活动参与能力。

（三）康复辅具

心衰患者一般情况下肢体功能障碍发生少。心衰急性发作、失代偿期、晚期心衰患者，出现严重心肺功能下降者，往往由于站立行走困难，需要使用轮椅辅助，减少患者的体力消耗。晚期心衰由于肺循环淤血平卧困难，需要使用多功能床，可以自动调整患者体位，减轻心脏负荷，改善心衰患者症状。心衰患者由于合并房颤等原因，可发生脑血管或肢体动脉栓塞事件，合并脑卒中的心衰患者生活质量严重下降，大部分生活不能自理，则需要各种神经康复辅具帮助，如辅助步行器等进行辅助康复治疗。

（四）心理治疗

心衰患者由于心肺功能的下降、劳动能力的丧失、反复住院等原因，容易合并焦虑抑郁等心理问题。心理治疗具有改善或消除心衰患者抑郁、焦虑障碍的作用。根据康复评定中患者焦虑抑郁等评分情况，一般采用心理支持、疏导的治疗方法，必要时请心理精神专科医师会诊，开具必要的精神类药物进行干预。通过鼓励患者正确认识疾病，树立战胜疾病的信心，积极配合治疗，使心衰患者从支持系统中得到帮助、消除心理障碍。

（五）其他治疗

心衰患者作为各种心脏疾病的最后表现，病因治疗是重要的部分。如心肌缺血引起的心衰，通过冠心病介入或搭桥治疗改善心肌缺血后心衰可以得到改善；心脏瓣膜病引起的心衰，通过心脏瓣膜置换术可以明显改善心衰症状；先天性心脏病引起的心衰通过外科手术矫正或者介入治疗，可以缓解其心衰；甲亢、贫血、大量饮酒等其他原因引起的心衰，纠正相应疾病后可以使心衰得到改善。终末期心衰的治疗目前还是世界性难题，主要手段有左室辅助装置、再同步化起搏治疗、心脏移植等。

其次，大部分心衰是一种慢性疾病，对于慢性心衰的管理非常重要。心衰管理手段主要有：①控制干体重，每天晨起排便后，穿同样的衣服测量体重，干体重增加提示体内水负荷过重，容易心衰发作；②保持出入量平衡，每天记录尿量及饮水量；③避免心衰诱发加重因素，如感染、情绪激动、过度输液等。

最后，中医手段也应用到心衰的康复治疗中，如太极拳、八段锦、中医气功等手段，可使患者放松身心，起到调整心理作用。也可以选择一些放松精神和心灵的音乐给患者在家里舒缓焦虑的情绪；

或者通过微信、微博等现代通讯手段，鼓励患者参与相应的心衰患者康复群，也有利于心衰患者的康复。

四、 功能结局

（一）生理功能方面

心衰作为各种心脏疾病发展的终末阶段，不同的心脏病因，其生理结局也不同。大部分心衰患者通过规范的药物治疗，进行合适的心脏康复训练，可以正常存活并保证一定的生活质量。心衰患者往往容易并发心律失常及血栓栓塞事件，一旦出现脑卒中或肾衰竭等情况，心衰会迅速进入失代偿期，症状难以纠正；一些严重的未矫正的畸形、扩张型心肌病、严重心肌缺血后引起的心衰，这些患者预后很差，五年死亡率较高。进入晚期难治性心衰阶段，除了等待心脏移植，往往没有更好的治疗办法，这类患者大部分结局为死亡。

（二）心理功能方面

大多数心衰患者终身有不同程度的忧郁、焦虑和抑郁等心理障碍，尤其见于慢性心衰、反复发作及反复住院者，严重者甚至有自残自杀等行为。

（三）日常生活方面

心衰早期阶段且心衰原因或诱因可以治疗者，日常生活方面结局良好。心衰患者一旦进入临床心衰阶段，大部分出现日常生活能力下降，活动范围减小、活动内容减少；进入顽固性终末期心衰、或慢性心衰急性发作阶段，患者平卧困难、憋喘明显，出现穿衣、吃饭困难等生活无法自理。

（四）社会功能方面

心衰患者社会参与方面影响较大，由于焦虑、过度保护、感知能力和运动体验的缺乏，容易出现社会孤立情况；NYHA 心功能Ⅲ～Ⅳ级的心衰患者 ADL 能力及其相关活动受限，社会交往受限；随着劳动能力下降或丧失，出现职业受限、甚至无法执业情况，晚期心衰患者无法从事正常职业工作。

五、 健康教育

在治疗的同时让患者了解有关疾病的知识，积极配合治疗尤为重要；其次让患者了解到心脏康复可以改善心衰患者的生存率和生活质量。

（一）饮食起居

1. **营造舒适和谐的生活环境**　治疗师应指导患者家属尽可能为患者营造一个舒适和谐、充满亲情的生活环境，和睦的家庭氛围与融洽的社会环境，以帮助患者消除恐惧、悲观、焦虑和抑郁情绪，使其重新树立生活信心，加快心脏功能的康复。

2. **饮食调节**　当由于恶心、呼吸困难或水肿等症状导致进食减少时则建议少量多餐。出现心衰时应限制钠盐摄入。需要注意，心衰晚期出现恶病质时，不应再限制营养摄入，这时主要饮食原则是"限水不限饭"。

（二）自我锻炼

心衰患者可根据自身情况，进行自我锻炼。如气功、太极拳及医疗体操等锻炼。应教会患者数心率，运动中心率增加不超过 5~10 次 / 分。有些心衰患者依靠心率无法反映训练强度，建议使用自感劳累度（RPE）计分监测训练量，一般不应超过 12~14 分即可。

（三）休闲性作业

心衰患者可根据个人兴趣，参加各种娱乐活动，如玩扑克、球类、游戏、下棋等。作业治疗师对患者的娱乐功能进行评定，并指导患者，使其在娱乐活动中达到治疗疾病，促进康复的目的。

（四）预防

心衰一旦进入临床表现期会明显影响患者的生活质量。早期预防尤为重要，建议心衰的防治前移，措施包括：积极干预各种危险因素，如高血糖、高血脂、高血压；早期纠正各种心脏畸形，如先天性心脏病介入、瓣膜置换；避免各种诱因，如心律失常、感染等。

总之，心衰是严重影响各种心脏疾病患者的一种严重临床状态，目前晚期心衰尚无有效的治疗方法。对心衰患者进行科学的康复评定、适当的康复治疗，可以改善患者的生活质量和预后。

思考题

1. 什么是心力衰竭？
2. 慢性心力衰竭如何分级、如何分期？
3. 如何对心力衰竭患者生活质量进行评估？
4. 心力衰竭患者物理康复治疗的常用手段包括哪些？

（王国栋）

第三节　呼吸衰竭康复

呼吸衰竭是一种常见的急、重症，既可是肺部疾病的终末期表现，也可是多器官功能衰竭的肺部表现形式，其发病率和死亡率较高，是多种疾病尤其是呼吸系统疾病的终末阶段。

当肺气体交换发生严重障碍不能维持正常的氧合功能，不能排出代谢所产生的二氧化碳时，即为呼吸衰竭；它表现为严重的低氧血症伴或不伴有高碳酸血症。呼吸衰竭是一种功能失常的病理生理学过程，并非是一种独立的疾病。可以引起呼吸衰竭的疾病很多，且呼吸衰竭常能危及患者的生命，从事急诊医学专业的医务人员必须熟悉它的临床表现，以便及时诊断，正确救治。由于呼吸衰竭并没有特征性的症状或体征，它的诊断很大程度要依靠动脉血气分析测定。一般来说，当一成年人，位于海平面，呼吸空气，在静息状态下，若动脉血氧分压（PaO_2）低于 8.0kPa（60mmHg），二氧化碳分压（$PaCO_2$）正常或低于正常时即为低氧血症型或 I 型呼吸衰竭；若 PaO_2 小于 8.0kPa，$PaCO_2$ 大于或等于 6.67kPa（50mmHg）时即为高碳酸血症型或 II 型呼吸衰竭。

呼吸衰竭又因起病的急缓，分为急性或慢性呼吸衰竭。急性呼吸衰竭在数秒或数小时内迅速发生。呼吸功能障碍在数日或更长时间内缓慢发展，机体内相应产生一系列代偿性的代谢改变如血碳酸氢盐增高等，即为慢性呼吸衰竭。本章只介绍急性呼吸衰竭的诊治要点。但也应注意到在实际临床工作中，经常会遇到在慢性呼吸衰竭的基础上，由某些激发因素，又发生急性呼吸衰竭。

ICU 中常见呼吸衰竭主要以急性肺损伤（acute lung injury，ALI）/急性呼吸窘迫综合征（acute respiratory distress syndrome，ARDS）为主。呼吸衰竭主要表现为呼吸运动及排痰能力障碍：重症患者治疗过程多以卧床为主，甚至伴有机械通气，使患者消耗巨大体能致肌肉萎缩呼吸肌肌力下降，不能完成吸气和用力呼气，患者出现脱机困难，甚至长期依赖呼吸机。重大手术患者肺活量的减少，呼吸道分泌物长期淤积于肺部，极易导致坠积性肺炎。若仰赖呼吸器过久会造成正常的肺防卫肌受到伤害而越容易发生感染，譬如肺炎、败血症，甚至可能造成多重器官功能障碍（multiple organ dysfunction syndrome，MODS）而造成死亡。因此，早期康复运动疗法介入，采用被动挤压胸廓 - 腹部协助呼吸、主动呼吸训练、咳嗽训练相结合的方法进行，可以更有效地促使患者早日脱机。而对于已经脱机的患者，运动疗法的呼吸训练可以有效降低肺部感染等并发症。

一、 临床特点

呼吸衰竭的主要病理生理改变是低氧和二氧化碳潴留，因此临床表现也以这两方面为主。

（一）低氧血症的临床特点

轻度缺氧可无明显临床表现，随着程度加重可出现呼吸中枢驱动增加的表现，如呼吸加快或呼吸困难；同时可有交感兴奋的表现，如焦虑不安或出汗等。低氧血症可引起外周动脉血管舒张、静脉收缩，出现心率增快，甚至严重心律失常。低氧时肺动脉收缩致使右心后负荷增加，导致肺源性心脏病，可出现颈静脉充盈、重力依赖性（如下肢）水肿；严重缺氧时可致心肌受损，严重可导致心搏骤停。缺氧可损害中枢神经系统功能，表现为头痛、判断力失常、谵妄、癫痫样抽搐发作，严重者可致昏迷。慢性缺氧时机体的耐受力较强，一般表现为昏睡、注意力不集中、疲劳、反应迟钝等。

（二）二氧化碳潴留的临床特点

二氧化碳潴留的效应变异较大，与体内二氧化碳水平相关性较差，主要取决于其发生的速度。其临床表现主要是因影响了心肌、呼吸肌收缩能力和颅内血流增加等所致。轻至中度者可刺激呼吸中枢引起呼吸加快、短促，但严重者（一般认为 90~100mmHg）可抑制呼吸中枢。在心血管系统方面表现为心率增快、多汗、球结膜水肿等。神经系统方面可表现为头痛、反应迟钝、嗜睡，甚至神志不清、昏迷，扑翼样震颤是二氧化碳潴留的特征性体征。

除此之外，呼吸衰竭合并的基础病多种多样，临床上亦有其相关症状和体征。因呼吸衰竭而致机体内环境紊乱（如酸碱平衡紊乱等）也可引起一系列的临床表现。

二、 呼吸衰竭的评定

评定的目的是准确界定患者的问题所在，以对患者的主观评定和客观评定为基础。没有一个正确的评定，就无法制订有效的治疗方案。同理，为了给患者制订适当的治疗计划，康复医师及物理治疗师需熟悉并掌握相关理论知识。在治疗开始之后，重要的是定期评定以明确患者的治疗效果以及治疗目标。

（一）临床评定

在我们接诊患者之后，首先明确患者的临床表现及治疗的适应证及禁忌证，随后对患者做出合理的评定。

在任何情况下，就患者进行快速的床边查体对于明确患者情况是否稳定、指导开展救治以及疾病明确诊断都是至关重要的。作为康复医生与治疗师，我们可能关注的是疾病的物理治疗相关问题和方案，但我们首先要确保患者的安全。因此，我们的首要问题是："这个患者是否属于危重患者？"首先以急救 ABC 三方面评定，再做出相应处理。

1. 一般评定

（1）主观病史：现病史、既往史、用药史、社会史。

（2）客观病史：舒适度、体位、姿势、仪器等。

（3）体格检查：心肺腹、泌尿系、高级神经系统、骨骼肌肉运动系统查体。

（4）影像学检查：胸部 X 线、CT。

（5）实验室检查：血常规、血气分析、痰细菌培养等。

（6）其他检查：纤维支气管镜检查。

2. 专科评定 在明确呼吸衰竭的诊断和分型后，仍应对患者的临床表现进行评定，以确定病情的严重程度，以及指导治疗计划的制订。评定的内容应包括：

（1）意识状态：意识状态改变常常是病情严重的重要临床指征。

（2）心率和呼吸频率：呼吸困难是判断病情严重程度的主要指标之一。排除了病情改善的原因，当呼吸频率出现由快转慢时，则预示有可能发生呼吸停止或死亡。

（3）呼吸形式：浅快呼吸、呼吸辅助肌参与呼吸运动等均是呼吸负荷加重的表现，而胸腹矛盾运动则为膈肌疲劳的先兆。

（4）皮肤、唇、舌、甲床的检查：判断发绀的程度，以反映缺氧的严重程度。

（5）心肺听诊检查：心电图等可判断呼吸衰竭对心脏等功能的影响。

（6）肺源性心脏病的体征：下肢水肿、颈静脉充盈、肝 - 颈静脉征等，反映了呼吸衰竭对心脏的影响，及心脏的代偿情况。

（二）康复评定

1. 呼吸功能评定

（1）肺功能检查：是判断气流受限增高且重复性好的客观指标，对 COPD 的诊断、严重度评价、疾病进展、预后及治疗反应等均有重要意义，通常采用动态肺容量进行评定；动态肺容量是以用力呼出肺活量为基础，来测定单位时间的呼气流速，能较好地反映气道阻力。

气流受限是用时间肺活量 1 秒率降低进行判定的。即以第 1 秒用力呼气量（FEV_1）与用力肺活量（FVC）之比（FEV_1/FVC）降低来确定的。FEV_1/FVC 是 COPD 的一项敏感指标。FEV_1 占预计值的百分比是中、重度气流受限的良好指标，它变异性小，易于操作，应作为 COPD 肺功能检查的基本项目。吸入支气管舒张剂后 FEV_1<80% 预计值且 FEV_1/FVC<70% 者，可确定为不完全性可逆气流受限。呼气峰流速（PEF）及最大呼气流量 / 容积曲线（MEFV）也可作为气流受限的参考指标，但 COPD 时 PEF 与 FEV_1 的相关性不够强，PEF 有可能低估气流阻塞的程度。气流受限可导致肺过度充气，使肺总量（TLC）、功能残气量（FRC）和残气容积（RV）增高，肺活量（VC）减低。TLC 增

加不及 RV 增加的程度大，故 RV/TLC 增高。肺泡隔破坏及肺毛细血管床丧失可使弥散功能受损，一氧化碳弥散量（DLCO）降低，DLCO 与肺泡通气量（VA）之比（DLCO/VA）比单纯 DLCO 更敏感。

支气管舒张试验作为辅助检查有一定价值。该检查有利于鉴别 COPD 与支气管哮喘，可预测患者对支气管舒张剂和吸入皮质激素的治疗反应，获知患者能达到的最佳肺功能状态，与预后有更好的相关性。肺功能检查的特征性表现为进行性的用力呼气量的减少，另外还有残气量的增加。

做肺功能检查均应在患者处于坐位或站立位时进行，为了使结果重复性好，要求患者应最大限度地给予配合。

（2）呼吸困难评定：对呼吸困难程度评定是评价患者呼吸功能的基本方法，康复医学中的呼吸功能测定方法包括主观呼吸功能障碍感受分级和客观检查，从简单的呼吸量测定至比较高级的呼吸生理试验均有。这里主要介绍南京医科大学根据 Borg 量表计分法改进的呼吸困难评分法，该方法根据患者完成一般性活动后，主观劳累程度，即呼吸时气短、气急症状的程度进行评定，共分5级。

Ⅰ级：无气短、气急。

Ⅱ级：稍感气短、气急。

Ⅲ级：轻度气短、气急。

Ⅳ级：明显气短、气急。

Ⅴ级：气短、气急严重，不能耐受。

（3）呼吸功能改善程度评定：①Z-5：明显改善；②Z-3：中等改善；③Z-1：轻度改善。

（4）呼吸功能恶化程度评定：0：不变；1：加重；3：中等加重；5：明显加重。

（5）支气管分泌物清除能力的评定：坐位或卧位，要求患者咳嗽或辅助（腹部加压等）咳嗽，测定其最大呼气压，如 $\geq 0.88kPa$（90mmH$_2$O）表示具有咳嗽排痰能力。

2. 运动功能评定 通过运动试验，可评定患者的心肺功能和运动能力，掌握患者运动能力的大小，了解其在运动时是否需要氧疗，为患者制订安全、适量、个体化的运动治疗方案。试验中逐渐增加运动强度，直至患者的耐受极限，为确保安全，试验过程中应严密监测患者的生命体征。

（1）活动平板或功率自行车运动试验：通过活动平板或功率自行车运动试验，进行运动试验获得最大吸氧量、最大心率、最大 METs 值、运动时间等相关量化指标评定患者运动能力。也通过活动平板或功率自行车运动试验中，患者主观劳累程度分级等半定量指标来评定患者运动能力。具体方法可参照第二章第一节"冠心病康复"。

（2）6分钟行走距离测定：对不能进行活动平板运动试验的患者，可以进行6分钟行走距离（中途可休息）测定，即让患者以尽快的速度尽最大能力步行6分钟，然后记录其在规定时间内所能行走的最长距离。同时监测心电图、血氧饱和度，以判断患者的运动能力及运动中发生低氧血症的可能性。

评定方法：在平坦的地面划出一段长达30.5米（100英尺）的直线距离，两端各置一椅作为标志。患者在其间往返走动，步速缓急由患者根据自己的体能决定。在旁监测的人员每2分钟报时一次，并记录患者可能发生的气促、胸痛等不适，如患者体力难支可暂时休息或中止试验。6分钟后试验结束，监护人员统计患者步行距离进行结果评定。

（3）呼吸肌力评定：包括呼吸肌力量（最大吸气压及最大呼气压）、呼吸肌耐力及呼吸肌疲劳度测定。呼吸肌功能测定在呼吸衰竭诊治中具有重要作用，可作为评价康复治疗对呼吸功能影响的客观指标，也可作为咳嗽和排痰能力的一个指标。

① 呼吸肌力量：是指呼吸肌最大收缩能力，可用最大吸气压及最大呼气压来反映。最大吸气压是指在功能残气位或残气位气流阻断时，通过口器与其相连接管道作最大用力吸气所产生的最大吸气口腔压，反映全部吸气肌的收缩强度。最大呼气压是指在肺总量位，气流阻断时，用最大努力呼气所产生的最大口腔压，反映全部呼气肌的收缩能力。

② 呼吸肌耐力：是指呼吸肌维持一定力量或做功时对疲劳的耐受性，对呼吸肌而言，耐力比力量更重要。可用最大自主通气和最大维持通气量来反映。前者的测定方法为让受试者最大限度深呼吸12秒或15秒所来计算每分钟通气量。正常人最大自主通气动作可以维持15~30秒。最大维持通气量是达到60%最大通气量时维持15分钟的通气量。

③ 呼吸肌疲劳测试：是指在呼吸过程中，呼吸肌不能维持或产生需要的或预定的力量。临床可采用膈肌肌电图或神经电刺激等方法来评定患者膈肌疲劳状况。

3. 心理功能评定 慢性呼吸衰竭患者大多伴有烦躁、焦虑、紧张、恐惧等心理问题。心理状况评定参见本套教材《康复功能评定学》中有关心理功能评定的部分。

4. 其他评定 慢性呼吸衰竭的其他评定还包括第 1 秒用力呼气量（FEV_1）、肺总量（TLC）等肺功能评定以及血气分析、四肢肌肉力量评定、营养状态评定、四肢肌肉力量评定、营养状态评定、认知功能评定。

（三）日常生活活动评定

根据自我照顾、日常活动、家庭劳动及购物等活动，将呼吸功能障碍患者的日常生活活动能力分为六级：

0级：虽存在不同程度的肺气肿，但是活动如常人，对日常生活无影响、无气短。

1级：一般劳动时出现气短。

2级：平地步行无气短，速度较快或上楼、上坡时，同行的同龄健康人不觉气短而自己感觉气短。

3级：慢走不到百步即有气短。

4级：讲话或穿衣等轻微活动时亦有气短。

5级：安静时出现气短，无法平卧。

（四）参与能力评定

WHO 1978 年制定的社会功能缺陷量表（SDSS）可较全面地反应慢性呼吸衰竭患者社会功能活动能力，评定能力主要有个人生活自理能力、家庭生活职能能力、职业运动能力和社交能力等。

三、 治疗原则

ICU 病房呼吸衰竭的治疗重点是针对急性呼吸衰竭，治疗目的有几个方面：

① 治疗引起病情加重的诱发因素，如感染、电解质紊乱等。

② 逆转引起病情加重的病理生理学机制，如弹性负荷或气道阻力负荷、肺不张等。

③ 氧疗，改善低氧血症，维持动脉血氧饱和度（SaO_2）于 90% 以上，这是治疗急性呼吸衰竭最基本的目标。

④ 降低氧需求，消除引起耗氧量增加的因素，如发热、过度进食、呼吸过快、脓毒血症等。

⑤ 避免医源性并发症，如过度通气、呼吸机相关性肺损害、氧中毒等。

（一）保持气道的通畅

根据患者的病情，选择支气管扩张剂缓解气道痉挛，加强祛痰等，以保持气道通畅，减轻气道阻力。有些患者由于分泌物较多或上气道组织塌陷，除加强痰液引流外，必要时可短暂留置口咽管，甚至建立气管插管或气管切开等人工气道。

（二）氧疗

纠正缺氧是呼吸衰竭治疗的优先目标，因为相对于二氧化碳潴留，急性缺氧对机体的影响更为严重。根据体内二氧化碳的水平，应采用谨慎的氧疗原则，维持 SaO_2 在 90%~100%。Ⅰ 型呼吸衰竭者以纠正缺氧为主，可采用较高浓度的吸氧疗法，如有需要可采用面罩等吸氧。对于 Ⅱ 型呼吸衰竭者，高流量吸氧反而降低了低氧对呼吸中枢的刺激，使呼吸中枢驱动减弱，故一般选择低流量吸氧。

（三）肺部感染的控制

肺部感染是引起急性呼吸衰竭或慢性呼吸衰竭急性加重最常见的原因，应结合患者肺部感染的类型（社区获得性或院内获得性）而选择适当的抗生素，以求有效、快速控制感染。

（四）机械通气

低氧血症在经过普通氧疗后低氧仍难以纠正，或呼吸困难症状改善不明显时，可以考虑机械通气。

无创通气（NPPV）是通过面罩或鼻罩与患者连接而进行的人工通气方式。应用 NPPV 可减轻呼吸肌负荷、改善呼吸形式、增加氧合以及促进二氧化碳的排出。大量临床研究表明，NPPV 应用于出现 Ⅱ 型呼吸衰竭的 COPD 患者，可以减少或避免有创机械通气，避免相关并发症（如呼吸机相关性肺炎、呼吸机相关性肺损害等）的发生，缩短住院时间、降低死亡率。应用 NPPV 时，患者的耐受性对疗效有很大的影响，耐受较差者对病情没有帮助，因为会影响分泌物排出、增加反流与误吸的发生率等，有时反而会加重病情。对于 Ⅰ 型呼吸衰竭患者，NPPV 的应用仍受关注。对心源性肺水肿所致呼吸衰竭和免疫抑制患者急性呼吸衰竭，NPPV 可以考虑首选。

呼吸衰竭患者经积极治疗后病情仍恶化，或无创通气试用 1~2 小时后临床无缓解，如出现意识障碍、呼吸形式异常（包括呼吸频率 >35~40 次/分或 <6~8 次/分、节律异常、自主呼吸微弱或消失）、PaO_2 <50~60mmHg，经积极氧疗后仍不能纠正、$PaCO_2$ 进行性升高、pH 动态下降，应考虑有创机械通气。

（五）呼吸兴奋剂的应用

患者合并严重 CO_2 潴留时，常常引起呼吸中枢抑制，此时若不具备呼吸支持的条件可考虑应用呼吸兴奋剂，以增加通气量，促进 CO_2 排出。应用呼吸兴奋剂时，需注意保持呼吸道的通畅，以及保证氧气供给，否则徒然增加呼吸做功，反而加重呼吸衰竭。临床上常用的呼吸兴奋剂有尼可刹米和洛贝林等。

总之，呼吸衰竭的治疗应以纠正低氧为首要目标，维持重要器官的氧供给，但应尽量避免氧疗或机械通气等的并发症，而且在改善缺氧的同时，积极治疗原发病和引起病情加重的因素，并应积极改善心、肾等器官功能，纠正内环境紊乱，及加强营养支持等综合性治疗。

四、 康复治疗

呼吸衰竭多合并呼吸系统感染或气道痉挛等情况，可急性发作而致代谢紊乱，直接危及生命，必须采取及时而有效的抢救。呼衰急性发作期的处理原则是在保持呼吸道通畅条件下，改善通气和氧合功能，纠正缺氧、CO_2 潴留及代谢功能紊乱，防止多器官功能损害。CRF 缓解期的治疗原则为在积极治疗基础疾病的基础上，重点对患者进行康复训练和指导，其目标在于增强呼吸功能储备，避免导致呼吸功能恶化的诱因，减少 CRF 急性恶化的次数，提高患者生活及工作能力。

急性呼吸衰竭使用呼吸机患者的康复目标为，增加整体的功能性能力以及修复其呼吸生理功能，使其能够脱离呼吸机。物理治疗介入主要分为活动、胸腔物理治疗和肌肉再训练三种形式，依据患者情况设计治疗活动，过程中需多加注意患者的情况；目前研究也证实越早地介入可以反转因为不活动或长期卧床所带的伤害，实证医学对这类型的研究较少，长期的效果仍需要再研究，物理治疗的介入也面临了一些障碍，但是对于患者的短期效果却是不容置疑的。

（一）物理治疗

物理治疗对于在 ICU 使用人工呼吸机的急性呼吸衰竭患者的治疗目标为：增进其整体功能性，并修复其呼吸功能、降低卧床所产生的并发症。戒断呼吸机和物理治疗为两个主要加速患者复原的介入方法。

物理治疗介入的方式主要分为活动、胸腔物理治疗和肌肉再训练。胸腔物理治疗对于成功戒除呼吸机相当重要；肌肉再训练则越早介入对于卧床所引起的肌肉无力及生活功能下降的治疗效果越好，以下将逐一说明。

1. **体位引流** 是利用身体位置（body position）作为治疗的技巧；治疗的目标为增进换气和肺灌注：①比例（V/Q matching）；②增加肺容积；③增进痰液排出；④减少呼吸功；⑤减少心脏做功。

特定身体位置效益如下：①直立姿势：增加肺容积、减少呼吸功，对于戒除呼吸机的训练有相当帮助；②趴姿：增进换气和肺灌注的比例、重新分配水肿等，目前研究发现可以短期增加呼吸衰竭患者的氧合能力 57%~92%；③半卧姿，受伤害的肺部在上方：增进肺功能，增进单边肺功能受损患者的换气和肺灌注的比例。

目前研究的结果显示长期处于卧姿，会增加吸入性肺炎的可能，若摆位在半卧姿下（头抬高45°）能够降低吸入性肺炎的可能，对于使用鼻胃管患者能减少胃食管反流。

另外可以配合不同姿位，将小支气管的痰液引流到较大的支气管，即体位引流，可参考表 3-3。

2. **超短波治疗** 可控制肺部炎症，减少痰液分泌。大功率超短波治疗仪，电极胸部对置，无热 ~ 微热量，每次 10~15 分钟，1~2 次 / 日，两次之间间隔 8 小时以上，15~20 次 1 个疗程。

3. **超声雾化** 可湿化气道，稀释痰液使其易于排出。常用 4% 碳酸氢钠，α- 糜蛋白酶，加生理盐水，每次 20~30 分钟，每日 1~2 次，7~10 天 1 个疗程。雾化吸入时，做膈肌深呼吸，可使药物微粒更广泛地分布在肺底部。吸入数分钟后鼓励患者咳嗽，有助于排痰。如配合体位引流，效果更好。

4. **膈肌电刺激** 使用通电装置，非刺激电极放在胸壁，刺激电极放在胸锁乳突肌外侧锁骨上2~3cm 处（膈神经部位），先用短时间低强度刺激，当找到可产生强力吸气的位置后，即可用脉冲波进行刺激治疗。此法适用于呼吸训练后膈肌运动仍不满意的患者。开始时每日 6~15 次，逐渐增加到每日 100 次左右。

5. 持续式旋转治疗（continuous rotational therapy，CRT） 此治疗为使用特定设计的治疗床，沿着纵轴可以每一边旋转至 60°，可以设定角度和速度，治疗的目标为：①预防依赖的呼吸道关闭、肺扩张不全；②使肺部淤积的痰液聚集，因此预防长期不动而易感染的可能。

6. 徒手过度充气（manual hyperinflation，MH） 为了避免血氧过低以及肺扩张不全，徒手过度充气介入时机在吸痰之前或是吸痰期间；而徒手过度氧合为给予高浓度氧气时使用徒手复苏袋以增加潮气容积。MH 包含经由复苏袋给予大的潮气容积使肺充气膨胀而和换气机器失去连接，治疗的目标为：①预防肺塌陷；②使已经塌陷的肺泡再扩张；③增进氧合和肺顺应性；④增进肺部痰液向中心呼吸道移动。

7. 扣击和振动

（1）扣击：将手弓成杯状，手指并拢，在患者肺受影响区域的胸腔扣击，不应该使患者有不舒服或疼痛感。

（2）振动：可以利用徒手或是机器在患者呼气时使用，方向与痰液流动方向相同，可以配合体位引流一起进行，骨折处和血小板数目小于 5 万时不宜使用，治疗的目标是增加气道清除痰液。目前研究显示对于 ICU 病人没有增加动脉血氧和和肺顺应性，但可以增加气道清除痰液以及减少呼吸机引起的肺炎。

8. 电刺激（electrical stimulation，ES） 神经肌肉电刺激能够增进肌肉表现，刺激的形式为对动作神经进行低伏特刺激造成收缩，目前为止能够增加健康肌肉的表现，也可以减缓因为去神经和不动所造成的肌肉流失，尽管这些研究结果都不是针对 ICU 的患者，但是 ES 对于已经受伤或无力的肌肉有其治疗效果，因此可以推论对 ICU 的患者亦有其效果，ES 可以训练特定的肌群，比起全身运动，患者更能接受；在 COPD 末期依赖呼吸机且伴随周边肌肉萎缩低张的患者进行 ES，发现可以增加肌力、呼吸速率，减少卧位至坐位、床至椅转移的天数，但是目前对于 ES 的参数设定存在争议。

9. 经颅磁刺激（transcranial magnetic stimulation，TMS） 近年来，大量研究表明经颅磁刺激可以通过刺激脊髓改善其通气功能。促进吸气容量增加。可使用高频刺激颈 6~7 棘突，增加呼气可刺激胸 9~10 棘突。

（二）运动疗法

1. 运动 肢体运动包含主动运动、被动运动、协助式主动运动，另外也包含转位和移位的训练，治疗的目标为：①活动的生理效益能增加氧气传送的效能，另外重力的刺激能够使体内液体分配均匀；②维持关节活动度；③增加软组织长度、肌力和肌肉功能；④降低血栓性栓塞症；⑤被动运动能够增加代谢和血液动力的变化，增加 15% 氧气消耗量，肢体运动介入的设定可以参照 Peter E. Morris 2008 年的介入计划，分为四个阶段，整理如下（表 13-1）。

整体而言，物理治疗的肢体运动介入可以使患者下床时间较早、住院时间较短，减少并发症和经济消耗等优势，是安全、可实行、不多增加经济消耗的方法。

2. 离床而坐 坐在床上、床沿和离床而坐可使膈肌下降，因此，可增加功能产气量和促进气体有效交换。坐姿可提高患者的觉醒状态，也可增进医患交流。

3. 电动起立床 长期卧床患者肌力下降导致患者不能站立，可选择把患者放在起立床上。在欧洲和澳洲的大多数重症监护室里起立床使用得很普遍，当患者被放置在倾斜台上，每分通气量增加且没有不利的血流动力学改变。

表 13-1　肢体运动介入时机及康复方案设定

项目	阶段 I	阶段 II	阶段 III	阶段 IV
意识情况	无意识	下列指令中，能达到 3 个以上：睁闭眼睛、看看我张嘴伸出舌头、点头、数到五时抬高眉毛	与阶段 II 相同	与阶段 II 相同
进入下一阶段	意识状况的进步	当上肢肌力可以抗重力活动。肱二头肌肌力 3 级以上	当下肢肌力可以抗重力活动。股四头肌肌力 3 级以上	
介入	每天三次，被动关节运动，肩膀和髋关节伸直动作因躺姿而延迟；每两小时翻身	除与 I 相同外，主动或协助式主动运动，每天三次，坐在床上 30 分钟	除和阶段 II 相同外，每天三次，坐在床边 30 分钟	除和阶段 III 相同外，主动由床边转移至座椅

注：当患者在阶段 IV，能力逐渐增加时，介入的重点在功能性活动，有床上坐起来，转移至床边；床边至座椅；坐姿平衡训练；坐到站；原地踏步；移位训练。

4. 呼吸肌训练　呼吸肌为骨骼肌，会因为卧床休息或是疾病本身而受到重大的影响，ICU 病人因为使用人工呼吸机而造成快速的横膈肌选择性萎缩，特别是肌力和负荷之间的不平衡，也是造成戒断呼吸机失败的主因。目前对于 ICU 患者，呼吸肌训练介入的原理仍有争议，而对于严重慢性阻塞型肺疾病（COPD）的患者，吸气肌训练（inspiratory muscle training，IMT）可以避免类固醇药物引起的肌萎缩，对于因为 COPD 而使用呼吸器的患者能增加戒断呼吸机的效果。

① 腹式呼吸：锻炼应以呼吸为主，它是一种最省力且有效的呼吸模式，能协调吸气与呼气腹肌活动，增加膈肌活动的幅度，因此也称膈呼吸。膈肌每下降 1cm，肺通气量可增加 250~300ml，从而增加潮气量，减少功能残气量。如患者为气管切开状态，可在病情允许下进行。

② 缩唇呼吸：主要是在患者呼气过程中通过缩嘴，限制呼气气流，保持气道一定压力，防止肺泡、气管迅速塌陷，促使更多残留气体的排出，改善通气量，强调撅嘴呼气（O 形）。

5. 周边肌肉训练　研究显示在身体不活动的第一周肌力最多会下降 40%，而健康状况下降会使得 II 型（type II a）肌纤维转变为 II b 型（type II b）肌纤维而使有氧活动限变差；选择性的肌肉萎缩依照位置和功能而不同，抗重力的肌肉会萎缩得更快；另外心肺功能对于运动的反应也改变，容易有姿势性低血压，在 ICU，多重的神经病变和肌病变相当常见，也会影响到脱离呼吸机的能力。因此，周边肌肉训练的目标为恢复正常肌肉肌力并且可以从事基本的日常活动，训练包括上下肢的主动和被动运动，包含阻力式运动，一旦患者可以行走，即开始再行走训练，逐渐增加其运动强度。

6. 站立和行走训练　只要危重患者能胜任，站立和活动是理想的干预方法。起初需要医疗设备辅助患者活动，如行走架、氧气或便携式呼吸机。因为不活动可能损害直立反射，因此，监测血流动力学的改变也非常重要。而站立可使插管、机械通气和腹部手术患者的潮气量、吸气流量和分钟通气量在短时间内得到改善。

在重症监护下缺乏主动活动（如倾斜、行走或离床而坐）的患者再次进入 ICU 的危险增大。有研究表明长期以来使用呼吸机的患者每日进行康复运动可减少机械通气时间和改善患者功能状态。

注：站立 / 活动的条件：①血流动力学稳定；②可靠的气道（气管切开术）；③3 级抗重力及肌力；④警觉；⑤患者愿意尝试活动；⑥稳定的气道。临床上要选择何种物理治疗介入方式需依照患者不同的情况去制订，将 ICU 中可能呼吸障碍问题及管理总结如下（表 13-2）。

表 13-2　ICU 中的问题管理

问题	原因	物理治疗管理	进一步处理
痰液潴留	咳嗽效力减弱，疼痛，脱水，乏力	痰液廓清技术	减少镇静剂，确保适度的镇痛；增加呼吸支持，如压力支持
支气管痉挛	既往呼吸系统疾病，痰液潴留，液体超负荷，肾衰竭，焦虑	痰液廓清技术 体位改变缓解呼吸困难 安慰患者	支气管扩张剂，利尿剂，血液透析
肺叶不张	痰液阻塞，气管内插管移位，长期卧床	痰液廓清技术 活动，如离床坐起	重新插管，纤维支气管镜检查，补液
肺水肿	心力衰竭或肾衰竭	肺水肿并不是物理治疗的适应证	强心剂，如肾上腺素；利尿剂：呋塞米；限制补液；血液透析
肺栓塞		肺栓塞并不是物理治疗的适应证。在医生未预处理之前，禁止移动患者	抗凝治疗；防血栓弹力袜穿戴
胸腔积液	心力衰竭 / 肾衰竭，液体超负荷，恶性肿瘤	胸腔积液并不是物理治疗的适应证。尽管患者症状明显，改变体位可能缓解呼吸困难	利尿、肋间胸腔引流
气胸	自发性：马方综合征 创伤性：刀刺伤	鼓励活动	镇痛。假如症状明显，可行肋间胸腔引流
乏力及呼吸肌无力	乏力，呼吸肌无力：如重症肌无力、高位脊髓损伤等	痰液廓清技术、体位改变可缓解呼吸困难，安慰患者。并可给予膈肌电刺激及呼吸中枢磁刺激治疗	治疗潜在病因。无创通气，插管和机械通气，增加呼吸支持

五、　功能结局

　　呼吸衰竭的功能结局与患者心肺运动功能、气道炎症等密切相关。若病情控制不好而反复急性加重，患者的运动性呼吸困难将呈进行性加重，最终只能终身依靠机械通气维持呼吸。由此导致的运动障碍也逐渐加重，最终完全丧失运动能力，终日卧床，生活质量极低，最终只能依靠机器维持生命，给患者及其家庭造成极大的经济及精神负担。晚期合并的肝、肾、心、脑等重要脏器的功能障碍也呈进行性加重，并将成为呼吸衰竭患者死亡的直接原因。

六、　健康教育

　　1. 心理指导　告诉病人或其家属急性呼吸衰竭若处理及时、恰当，可以完全康复，相当一部分慢性呼吸衰竭病人经积极抢救可以度过危险期，病情稳定后从医疗、护理和预防等方面及时处理呼吸道感染，可延缓肺功能恶化，保持较长时间生活自理，增加病人及家属的治疗信心，促进病人与家属及单位的沟通，减轻病人的身心负担。

　　2. 饮食指导　急性期予鼻饲流质饮食，病情稳定后可逐步过渡到半流、软食；急性呼吸衰竭病人康复后可普食，半流饮食，如蛋羹、肉末面食、饺子、馄饨等。

　　3. 作息指导　急性期绝对卧床休息，可在床上活动四肢，定时翻身以防止皮肤受损，保证充足的睡眠；缓解期可坐起并在床边活动，逐渐增大活动范围。

　　4. 用药指导　应在医护人员指导下遵医嘱用药，使用药物过程中如出现恶心、呕吐、颜面潮红，烦躁，肌肉抽搐、心律失常、皮肤瘙痒、皮疹等应立即报告医护人员。

5. 特殊指导

（1）配合接受氧疗，应注意：Ⅰ型呼吸衰竭可予高流量吸氧，当 PaO$_2$ 达到 70mmHg（9.3kPa），既能纠正缺氧，又能防止二氧化碳潴留加重。室内严禁明火及防油、防震、防热。

（2）配合接受血气分析。

（3）必要时气管插管或呼吸机辅助呼吸，并谨防脱管：头部的转动应轻柔及逐步进行，同时应调整呼吸机管道位置，注意勿用手拔管，这是非常危险的事，拔管后重新插管更痛苦，且可能使病情加重。

6. 出院指导 慢性呼吸衰竭病人应注意继续家庭氧疗，遵医嘱用药，预防和及时处理呼吸道感染，戒烟、酒及刺激性食物。定时专科门诊复查，如出现发热、气促、发绀等及时就医。

思考题

1. 呼吸衰竭的临床特点和主要功能障碍是什么？
2. 急性呼吸衰竭包括哪几类？试简述？
3. 康复评定内容有哪些？
4. 康复治疗有哪些？适应证及禁忌证是什么？

（牟　翔）

第四节　多器官功能障碍综合征康复

多器官功能障碍综合征（multiple organ dysfunction syndrome，MODS）是指机体在受到严重的脓毒症、创伤、休克、烧伤、大手术或严重炎性损伤等急性损伤因素的打击下 24 小时后同时或序贯出现 2 个或 2 个以上与原发病损有或无直接关系的系统或器官的可逆性功能性障碍，从而导致机体内环境破坏，并必须采取临床干预才能维持的一种综合征。MODS 最终导致多器官功能衰竭（multiple organ failure，MOF），MOF 是 ICU 病房患者的主要死亡原因，其病死率随功能障碍器官数目的增加而显著升高。近年来，MOF 的概念已发生了巨大变化：MOF 强调的是结果，而 MODS 被认为是器官功能不同衰竭程度的持续过程，而不是一个全有或全无的事件。

MODS 的特征性表现：①发病前器官功能正常或器官功能受损但处于相对稳定的生理状态；②从初次打击到器官功能障碍有一定间隔时间，常超过 24 小时；③衰竭的器官往往不是原发致病因素直接损害的器官，而是发生在原发损害的远离器官；④器官功能障碍的发生呈序贯性，最先受累的器官常见于肺和消化器官；⑤病理变化缺乏特异性，以细胞组织水肿、炎症细胞浸润和微血栓形成为主，在 MODS 死亡患者中，30% 以上无病理改变，器官病理损伤和功能障碍程度不相一致；⑥感染、创伤、休克、急性脑功能障碍（心搏呼吸骤停复苏后、急性大面积脑出血）等是其主要病因；⑦器官功能障碍和病理损害是可逆的，一旦阻断其发病机制，及时救治器官功能可望恢复到病前状态，不遗留并发症，不复发；⑧在临床表现上，各器官功能障碍的严重程度不同步，有的器官已呈现完全衰竭（如无尿性肾衰竭），有的器官则可为临床不明显的"化学性"衰竭（如血转氨酶增高）。

MODS 的发病机理非常复杂，多数观点认为，尽管病因多种多样，导致 MODS 发生发展的机制是相同的。当机体经受打击后，发生全身性自我破坏性炎性反应过程，称为全身性炎性反应综合征（systemic inflammatory response syndrome，SIRS）及代偿性抗炎反应综合征（compensatory anti-inflammatory response syndrome，CARS）。在感染或无感染的情况下均可发生 SIRS。SIRS 是多器官功能障碍综合征发生的基础，最终导致多器官功能障碍综合征出现：即发生微循环障碍、严重感染。MODS 的主要病理生理基础是应激反应、氧代谢障碍、代谢紊乱及凝血机制障碍。

流行病学调查发现，15% 的 ICU 患者会发生 MODS；多发伤患者 MODS 发生率是 20%~47%，其中感染是创伤后 MODS 的主要原因；80% ICU 患者死亡原因是 MODS；MODS 的死亡率高达 70%~80%，并随衰竭器官的数目增加而增加，累及 1 个器官者的死亡率为 30%，若两个器官发生功能障碍，其死亡率约 50%~60%，若受累器官达 4 个及 4 个以上，死亡率几乎是 100%，当然，死亡率还与患者的年龄、病因和基础病变等因素有关。

MODS 患者首先以抢救生命、控制感染、促进疾病转归为前提。但早期康复不容忽视，MODS 患者存在一系列的躯体、心理和认知问题，经常出现生理功能下降，骨骼肌蛋白质分解异化和萎缩，足下垂畸形、静脉血栓、机械通气时间延长等，这些神经肌肉功能、认知功能、呼吸功能障碍会导致 MODS 患者生活质量受到严重影响，导致住院时间延长，发病率和死亡率增加，给患者及家属带来沉重负担。因此 MODS 患者应该实施科学的、循序渐进的康复治疗，尽可能减少危重病后的功能障碍，重建患者功能，让患者尽快回归社会和家庭。

一、 康复评定

（一）功能评定

1. 认知功能评定　MODS 患者的疾病负担、疾病过程中发生的缺氧、低血压和贫血、入住 ICU 发生的睡眠剥夺及适度镇痛、镇静及抗焦虑药物治疗，都可以导致患者认知功能损害。MODS 患者镇静、镇痛不足，可导致患者痛苦、自行拔管，机械通气人机对抗、心肌缺血等；镇痛、镇静过度，可导致患者谵妄，使医护人员难以判断患者意识状态，增加病死率，延长机械通气时间、导致活动受限或延迟、延长 ICU 停留时间和住院时间，并可引起患者长期的认知障碍等。对于谵妄的评定，第一步可应用 Richmond 躁动 - 镇静量表（Richmond agitation-sedation scale，RASS）（表 13-3）进行评定，当 RASS 评分在 –4 分以上（–3~+4），继续第二步应用 ICU 患者意识模糊评定法（CAM-ICU）评定。

（1）Richmond 躁动 - 镇静量表（RASS）：RASS 评分过程：

① 观察病人：病人清醒，烦躁不安或焦虑不安（得分为 0~4 分）.

② 如果不清醒：呼叫病人的名字，并请病人"张开眼睛，看着我"；非完全清醒状态，但声音刺激能够维持清醒状态（持续睁眼并有目光接触 ≥10 秒）（–1 分）；声音刺激能维持短清醒状态（睁眼和目光接触 ≤10 秒）（–2 分）；声音刺激后有活动或睁眼反应（但无目光接触）（–3 分）。

③ 如果对声音刺激没有反应：就给予身体刺激，摇动病人肩膀或者按压胸骨，对声音刺激无反应，但身体刺激后有活动或睁眼（–4 分）；对声音及身体刺激都无反应（–5 分）。

④ 如果 SASS 评分 ≥–3 分，则进一步进行 ICU 谵妄评定（CAM-ICU 评定）。

⑤ 如果 SASS 评分为 –4 或 –5 分，停止评定（患者无意识），过一会再评定。

表 13-3　Richmond 躁动—镇静量表（RASS）

评分	名称	描述
+4	有攻击性	有暴力行为
+3	非常躁动	试着拔出呼吸管，胃管或静脉点滴
+2	躁动焦虑	频繁无目的的动作，与呼吸机抵抗
+1	不安焦虑	焦虑紧张但身体只有轻微的移动
0	清醒平静	清醒自然状态
−1	嗜睡	非完全清醒状态，但声音刺激能够维持清醒状态（持续睁眼并有目光接触≥10 秒）
−2	轻度镇静	声音刺激能维持短清醒状态（睁眼和目光接触≤10 秒）
−3	中度镇静	声音刺激后有活动或睁眼反应（但无目光接触）
−4	重度镇静	对声音刺激无反应，但身体刺激后有活动或睁眼
−5	昏迷	对声音及身体刺激都无反应

（2）ICU 意识模糊评定法（CAM-ICU）评定：是目前 ICU 医生护士使用最广泛的谵妄评定工具，通常被认为是诊断 ICU 谵妄的"金标准"，具有应用快速、方便、准确等特点。其诊断谵妄的灵敏度和特异度分别为 89%~100%、93%~100%。若患者有特征 1+ 特征 2+ 特征 3 或特征 4 即为 CAM-ICU 阳性，就可诊断为谵妄（表 13-4）。

表 13-4　CAM-ICU 评定表

特征	评价标准	评价结果
特征 1：意识状态急性改变或波动	1A：与基线状况相比，患者的意识状态是否发生急性改变？ 1B：在过去的 24 小时内，患者的意识状态是否还有波动？表现为镇静量表（RASS）、GCS、或既往谵妄评定得分的波动	1A 或 1B 回答"是"为阳性
特征 2：注意力障碍	先做数字法，如果患者不能做数字法检查，或得分不明确，就做图片法。若两种方法都做了，图片法的得分为本特征的得分。 2A 数字法：记录得分（如果没有测试，标上 NT） 指导语：跟患者说，"我要给你读 10 个数字，任何时候当你听到数字 8，就捏一下我的手表示。"然后用正常的语调朗读下列数字，每个间隔 3 秒。 6 8 5 9 8 3 8 8 4 7 评分：当读到数字 8，患者没有捏或读其他数字时患者做出捏手动作均为错误。 2B 图片法：将日常用物的图片制成两册，一册 5 张另一册 10 张，若反复评定，每天需更换图片。记录得分（如果没有测试，标上 NT）。 第 1 步：5 张图片 指导语：对患者说"我要给你看一些日常用物的图片，请你要仔细看并记住每张图片，因为我一会儿会问你哪些图片你已经看过"。患者边看边说出物品名称，每张展示 3 秒。 第 2 步：10 张图片 指导语：对患者说"现在我要给你看更多一些的图片，一些是刚才看过的，一些是新加进去的，你要告诉我每张图片之前是否看过，点头表示看过，摇头表示没看过"。每张图片展示 3 秒。 评分：根据第 2 步错误回答的次数计算。	2A 或 2B 错误次数大于 2 次为阳性

续表

特征	评价标准	评价结果
特征3：意识水平改变	当前 RASS 得分	如果 RASS 得分不是"0"即为阳性
特征4：思维混乱	4A：是非题（回答是或不是） （应用 A 组或 B 组进行测试，必要时，每天可以交替使用） A 组：1. 石头是否能浮在水面上？ 2. 海里是否有鱼？ 　　　3. 1 斤是否比 2 斤重？ 4. 您是否能用榔头钉钉子？ B 组：1. 叶子是否浮在水面上？ 2. 海里是否有大象？ 　　　3. 2 斤是否比 1 斤重？ 4. 你是否能用榔头割木头？ 评分：回答正确 1 个得 1 分。 4B：执行指令 指导语：对患者说"伸出这几根手指"（检查者在患者面前伸出 2 根手指），然后"现在用另一只手伸出同样多的手指"（这次检查者不做示范），或"再增加一根手指"（如果患者只有一只手能动）" 评分：能够完成全部指令得 1 分。	4A+4B 得分小于 4 分为阳性

CAM-ICU 总体评定　若患者有特征 1+ 特征 2+ 特征 3 或特征 4 即为 CAM-ICU 阳性。就可诊断为谵妄。

2. 运动功能评定　包括关节活动、肌力、转移、步行、疲劳程度、手握力测量，DEMMI 评定方法等。

（1）关节活动范围测定：患者可因为病情复杂存在关节的灵活性降低或关节挛缩。具体的关节活动度的测量参见教材《康复功能评定学》。

（2）肌力评定：MODS 患者长时间制动与全身炎症反应能够协同促进患者肌肉损耗，对于患者肌力的评定主要包括 Lovett 分级法（表 13-5）、MRC（medical research council）评分法（表 13-6）。

表 13-5　Lovett 分级法

分级	表现
0	无可见或可感觉到的肌肉收缩
1	可扪及肌肉轻微收缩，但无关节活动
2	在消除重力姿势下能全关节活动范围地运动
3	能抗重力做全关节活动范围的运动，但不能抗阻力
4	能抗重力和一定的阻力运动
5	能抗重力和充分阻力地运动

表 13-6　MRC 评分法

级别	英文简写	特征
5	N	能对抗与正常相应肌肉相同的阻力，且能做全范围的活动
5⁻	N⁻	能对抗与 5 级相同的阻力，但活动范围在 50%~100% 之间
4⁺	G⁺	在活动的初、中期能对抗的阻力与 4 级相同，但在末期能对抗 5 级阻力
4	G	能对抗阻力，且能完成全范围的活动，但阻力达不到 5 级水平
4⁻	G⁻	能对抗的阻力与 4 级同，但活动范围在 50%~100% 之间
3⁺	F⁺	情况与 3 级相仿，但在运动末期能对抗一定的阻力

级别	英文简写	特征
3	F	能对抗重力运动，且能完成全范围的活动，但不能对抗任何阻力
3⁻	F⁻	能对抗重力运动，但活动范围在 50%~100% 之间
2⁺	P⁺	能对抗重力运动，但运动范围小于 50%
2	P	不能抗重力，但在消除重力影响后能做全范围运动
2⁻	P⁻	消除重力影响时能活动，但活动范围在 50%~100% 之间
1	T	触诊能发现有肌肉收缩，但不引起任何关节运动
0	Z	无任何肌肉收缩

1）Lovett 方法将肌力检查分为 6 级，即 0 级、1 级、2 级、3 级、4 级、5 级。其中 3 级是手法检查的中心，即恰能抵抗该段肢体的重力，完成全关节活动范围，但不能抵抗阻力。

2）MRC 分级法：该项测试需要病人合作，因此应选择患者在清醒状态时进行。这一方法在 Lovett 分级法的基础上，运动幅度的程度和施加阻力的程度等进一步细分，若被测肌力比某级稍强时，可在此级右上角加"+"，稍差则在右上角加"−"，以弥补 Lovett 分级法评分标准的不足。

（3）肌张力评定：对于 MODS 患者采用改良的 Ashworth 分级评定量表（modified Ashworth scale，MAS）进行肌张力评定（表 13-7）。

表 13-7 MAS 分级评定量表

级别	检查所见
0	无肌张力的增加
I	肌张力轻度增加：受累部分被动屈曲时，在关节范围活动之末呈现最小的阻力或出现突然卡住
I⁺	肌张力轻度增加：在关节活动范围的后 50% 范围内出现突然卡住，然后出现较小的阻力
II	肌张力较明显的增加：在关节活动范围的大部分范围内，肌张力均较明显地增加，但受累部分仍能比较容易地进行被动运动
III	肌张力严重增高：被动运动困难
IV	受累部分被动屈曲时呈现僵直状态而不能完成被动运动

（4）自觉运动强度评分：采用 Borg 自觉运动强度评定量表（详见本书第二章第一节）。

3. **感觉功能评定** MODS 患者无论休息或接受日常治疗护理时，经常经历疼痛。因此，推荐对多器官功能衰竭患者常规进行疼痛评定。最有效和可靠的疼痛行为检测工具是行为疼痛量表（behavioral pain scale，BPS）（表 13-8）和重症疼痛观察工具（critical-care pain observation tool，CPOT）（表 13-9）。不提倡采用单独生命体征（或含生命体征的观察性疼痛尺度）用作多器官衰竭患者的疼痛评定。提倡生命体征可提示作进一步的疼痛评定。

（1）行为疼痛量表（BPS）：所有评分项目相加总分即为疼痛总分。采用该表评分得分范围为 3~12 分，分值越高，表明疼痛程度越严重。

（2）重症疼痛观察工具（CPOT）：CPOT 评分大于 2 分，即认为存在疼痛，分值越高，表明疼痛程度越严重。

表 13-8　疼痛行为量表（BPS）

项目	描述	分值
面部表情	自然放松	1
	面部肌肉部分收缩（如皱眉）	2
	面部肌肉全部收缩（如紧闭双眼）	3
	面部扭曲变形、怪相	4
上臂运动	无活动	1
	部分屈曲	2
	上臂和手指均屈曲	3
	强直收缩	4
人机同步性	同步性良好	1
	偶有咳嗽，大部分时间人机同步	2
	人机对抗	3
	严重人机对抗，机械通气无法进行	4

表 13-9　重症监护疼痛观察工具（CPOT）

指标	描述	评分	
面部表情	未观察到肌肉紧张	自然、放松	0
	表现出皱眉、眉毛放低、眼眶紧绷和提肌收缩	紧张	1
	以上所有的面部变化加上眼睑轻度闭合	扮怪相	2
肢体活动	不动（并不代表不存在疼痛）	无体动	0
	缓慢、谨慎地运动，触碰或抚摸疼痛部位，通过运动寻求关注	保护性体动	1
	拉拽管道，试图坐起来，运动肢体/猛烈摆动，不遵从指挥，攻击工作人员，试图从床上爬出来	烦乱不安	2
肌张力（通过被动的弯曲和伸展来评定）	对被动的运动不作抵抗	放松	0
	对被动的运动动作抵抗	紧张和肌肉僵硬	1
	对被动的运动动作剧烈抵抗，无法将其完成	非常紧张或僵硬	2
对呼吸机的顺应性（气管插管患者）	无警报发生，舒适地接受机械通气	耐受呼吸机或机械通气	0
	警报自动停止	咳嗽但是耐受	1
	不同步：机械通气阻断，频繁报警	对抗呼吸机	2
或发声（拔管后的患者）	用正常腔调讲话或不发声	正常腔调讲话或不发声	0
	叹息，呻吟	叹息，呻吟	1
	喊叫，啜泣	喊叫，啜泣	2
	总分范围		0-8

4. **呼吸功能评定**　评定患者的氧合、自主通气/机械通气情况。详见本书第十三章第三节。

5. **心功能评定**　详见本书第二章第一节。

6. **心理功能评定**　MODS 患者由于受到严重疾病而导致的疾病负担、疾病过程中发生的缺氧等以及入住 ICU 期间发生的睡眠剥夺及镇静药物的使用，在 ICU 缺乏亲人陪护等因素影响，容易产生焦虑、恐惧、抑郁及创伤后应激障碍，心灵脆弱、悲观，严重者甚至有自杀倾向，心理状态极不健康，心理功能评定非常重要，采用焦虑自评量表（SAS）抑郁自评量表（SDS）、创伤后应激障碍自评量表（PCL-C）进行评定。详见教材《康复功能评定学》。

（二）结构评定

1. **神经系统**　多器官功能衰竭患者在谵妄状态时 MRI 影像表现为脑血流量的减少，研究发现这些 MRI 表现与谵妄后长期认知功能受损之间有一定的联系。

2. **呼吸系统**　X 线胸片可见双侧肺浸润，肺动脉嵌顿压 ≤18mmHg，或无左心房压力升高的证据。

3. **循环系统**　心电图可发现多器官障碍综合征患者由心率增快发展到心动过速甚至室性心律失常、Ⅱ 至 Ⅲ 度房室传导阻滞、室颤、心跳停止。

4. **代谢**　骨骼肌萎缩，肌无力等。

5. **消化系统**　内镜检查胃肠黏膜表浅溃疡。

（三）活动评定

1. **莫尔顿移动指数测定**　以往的 Barthel 指数不适合多器官功能衰竭病人，因其中"上下楼梯"项以及"轮椅转移"项在重症病人身上很难实现。因此可以采用莫尔顿移动指数（De Morton mobility index，DEMMI）（表 13-10）。该量表原始分总分为 19 分，转化为标准分为 100 分（表 13-11）。得分越高，活动能力越好。

表 13-10　莫尔顿移动指数（DEMMI）

项目	活动水平	评分		
		0	1	2
床	弯曲膝盖身体抬离床面	不能	能	
	翻身	不能	能	
	躺着坐起	不能	辅助坐起或监督下坐起	独立完成
椅	独立坐椅子上	不能	10 秒	
	从椅子上站起来	不能	辅助站立或监督下站立	独立完成
	从坐位到站位不用手臂支撑	不能	能	
静态平衡	独立站立	不能	10 秒	
	双脚站立	不能	10 秒	
	一只脚站立	不能	10 秒	
	闭着眼睛持续站立	不能	10 秒	
步行	步行距离（无辅具）	不能	10 米	50 米
	步行距离（需要辅具）	5 米	20 米	
	独立行走	在帮助及监管下不能	辅具下独立行走	不需要辅具独立行走
动态平衡	从地板上捡起笔	不能	能	
	向后走 4 步	不能	能	
	跳跃	不能	能	

表 13-11　DEMMI 标准化得分

项目	得分																		
原始分	0	1	2	3	4	5	6	7	8	9	10	11	12	13	14	15	16	17	18	19
标准分	0	8	15	20	24	27	30	33	36	39	41	44	48	53	57	62	67	74	85	100

2. ICU 体力功能测试（physical function ICU test，PFIT）　包含辅助力量水平（从坐到站立）、原地行走、上肢力量、下肢力量测试。该测试总分为 12 分（表 13-12），尤其适用于不能够从床边步行的 MODS 患者，能够评定 MODS 患者核心肌力和平衡能力（核心肌力控制重心运动并且能够传递上下肢力量；平衡能力包括坐位、立位和移动平衡 3 个方面，即静态的稳定性和动态的平衡性）。该测试从坐到站所需要辅助不同、原地踏步（考察步数）、肩关节和膝关节肌力（采用 Lovett 分级法评定）四方面进行评分，得分范围从 0（完全不能）~3（不需援助）分。其得分分为顺序量表和等距量表，顺序量表供临床使用，对患者的体力功能进度进行监测，等距量表供科学研究或患者与患者之间比较应用。MODS 患者体力功能测试结果参考 PFIT-S 分数中顺序量表得分进行监测，提供重要活动功能的信息，如坐立到站立的能力，保持平衡的能力和姿势控制能力。分数越高，体力功能越好，即可进入下一步康复运动（表 13-13）。

表 13-12　ICU 体力功能测试（PFIT）

PFIT 评分	0	1	2	3	积分
坐到站辅助程度	完全不能	2 人辅助	1 人辅助	独立进行	
原地踏步	完全不能	0~49 脚离地	50~80	80+	
肩关节肌群肌力（左/右）	0，1 或 2	3	4	5	
膝关节肌群肌力（左/右）	0，1 或 2	3	4	5	

表 13-13　PFIT-S 分数

量表	得分												
顺序量表	0	1	2	3	4	5	6	7	8	9	10	11	12
等距量表	0	2	3.2	3.9	4.4	4.9	5.4	5.9	6.4	7.1	7.9	8.8	10

3. FAC（functional ambulation scale）　功能性步行能力量表，由 Holden 等于 1986 年发表，简单、实用，可用于 MODS 患者实际行走能力的评定，即独行、有条件独行、需要帮助、需要怎样的帮助等。FAC 共分为 0~5 共 6 个等级。0 级提示不能行走或需要大量的帮助，5 级则提示可独立行走（表 13-14）。

表 13-14　FAC 功能性步行能力量表

分级	特征描述
0 级	病人不能行走或仅能在平行杠内行走，或在平行杠以外行走时需 2 人监护或帮助以确保安全
1 级	在平地上行走时需要 2 人双手扶助以防摔倒，辅助者双手要持续地支撑病人身体重量，以维持身体平衡和协调
2 级	在平地行走时需 1 人帮助，辅助者的手持续或间断地轻触病人身体以维持身体平衡和协调
3 级	病人不需要他人接触身体的帮助就能平地行走，但为了安全起见，需 1 人在场监视保护和口头提示
4 级	患者能够在平地上独立行走，但在上下楼梯、斜坡或非平地上行走时，需要监视或身体接触
5 级	患者能够在平地和非平地、楼梯和斜坡上独立行走，允许使用辅助具、矫形器和假肢

（四）参与评定

对 MODS 患者采用 RASS 评分、CAM-ICU 评分、觉醒评定判断其参与程度与理解能力。采用 Barthel 指数等方法对患者的 ADL 进行评定。患者及家属对康复治疗的积极或消极态度及理解能力、接受程度等均影响患者参与度。详见教材《康复功能评定学》。

二、康复诊断

（一）谵妄和认知功能障碍

谵妄是 ICU 急性认知功能障碍的常见表现形式之一，是一种急性脑功能障碍的临床综合征，表现为基本精神状态变化、注意力不集中、思维混乱及意识水平改变等。在 ICU 中有一定的发病率，并增高患者的死亡率，还会导致重症患者远期的认知功能障碍。认知障碍在 MODS 患者危重期间以及以后的很长一段时间内都很常见，持续而严重的记忆力下降、注意力不集中、执行功能障碍等。

（二）生理功能障碍

MODS 常常累及多个脏器，循环极不稳定，几乎所有病例至少在病程的早、中期会出现"高排低阻"的高动力型的循环状态，导致心功能受限；最易累及肺部，出现低氧血症或 ARDS 引起肺功能受限；常常伴有"高代谢"，即"自噬代谢"；会出现严重的组织细胞缺氧，即常见的"氧供依赖"和"乳酸性酸中毒"。

（三）活动功能障碍

MODS 患者因疼痛、呼吸机的使用、多条管路（ICU 连续注入药物）以及床上休息或制动等导致活动障碍；因严重脓毒症、脱机困难、长时间使用机械通气及高代谢、严重的组织细胞缺氧等因素更容易发生 ICU 获得性肌无力，均可导致患者活动障碍。

（四）活动参与受限

MODS 患者因镇静状态、疼痛、运动、神经系统功能受损、运动系统结构改变、营养状态改变、损伤、精神心理因素以及机械通气等某些医护措施的执行使参与计划性活动的能力受限。

（五）心理功能障碍

MODS 患者大多在机体受到严重创伤后患病，出现焦虑、抑郁及创伤后应激障碍（posttraumatic stress disorder，PTSD）的比例较高。PTSD 患者往往沉浸在损害活动的回忆中，处于应激立即回应状态，表现出强烈的恐惧、无助和恐怖情绪。其过度反应的症状以及对损害事件的回避行为往往超过 1 个月，同时伴随着情绪低落和功能障碍，持续症状超过 3 个月的出院患者，自行缓解的可能性小。一项有关 PTSD 危险因素的系统性综述揭示：ICU 内巨大的压力和恐惧的经历使得出院后这些可怕的记忆尤为突出。诸如痛苦、焦虑、无法言语、无法控制自己、噩梦、紧张和孤独，日后在独处、睡眠不佳时，如同魔法伴随患者。近一半的患者无法回忆 ICU 经历，出院后有更低的健康相关生活质量，同时认知障碍的后遗症更为显著。

三、 康复治疗

早期康复治疗在国外已经得到广泛重视，在美国康复治疗已经成为 MODS 患者管理中的常规治疗手段。

传统的 MODS 患者强调长时间制动、卧床休息和镇静，较多关注患者的救治率而不是远期康复状况，并且考虑患者安全问题，通常认为生命体征相对不稳定的患者只有转出 ICU 后或者转至康复科才能进行康复治疗。随着重症医学的发展，MODS 患者的抢救成功率也有了明显的提高，然而 MODS 患者在 ICU 治疗期间容易并发 ICU 获得性衰弱（ICU-AW）、谵妄及认知功能障碍等并发症，甚至出现长时间遗留下的躯体功能障碍，严重影响着患者的预后及生存质量。早期康复治疗的安全性、可行性及有效性目前已得到专家共识，在 MODS 患者的治疗中发挥重要作用，可以减少上述并发症的发生，缩短 ICU 停留时间及住院时间，改善患者预后。

MODS 患者康复治疗的近期目标为改善患者的神经 - 肌肉功能状态，增加肌肉力量，减少肌肉萎缩，增加关节灵活性，提高患者的肌力和耐力；减少氧化应激和炎症反应；减少谵妄的发生及持续时间；机械通气的病人更需要早期活动来增强肺功能，缩短机械通气时间；预防深静脉血栓发生；缩短 ICU 住院时间及总住院时间。远期目标为促进患者躯体功能、心理功能及日常生活能力，提高患者长期生存质量。具体的方法包括治疗性运动、维持 / 改善患者肺功能（呼吸道分泌物清除、呼吸肌训练和呼吸训练）、维持 / 改善心血管系统功能、经皮神经肌肉电刺激、功能性电刺激等。

MODS 患者在实施康复治疗前应先进行评定，符合以下情况即可考虑行康复治疗：①呼吸系统：首先要确认人工气道的位置，气囊压力是否正确；吸入氧浓度（FiO_2）≤60%，呼气末正压（PEEP）<10cmH$_2$O；②心血管系统：至少 2 小时未增加血管升压药输注量；无活动性心肌缺血；不需要抗心律失常药物控制的心律失常；③神经系统：患者对言语刺激有反应（RASS>–3 分）；④未接受需要严格控制活动的治疗措施〔体外膜肺氧合（extra-corporeal membrane oxygenation，ECMO）、腹腔敞开、颅内压监测 / 引流、股动脉置管〕；⑤无活动禁忌证（如不稳定骨折）；⑥在开始实施康复前需检查患者是否有深静脉血栓形成。

患者出现下列情况应终止康复治疗：①血压：收缩压 >200mmHg 或 <90mmHg；直立性低血压；平均动脉压 <60mmHg 或 >110mmHg，新增加了血管升压药种类或剂量；②心率：超过年龄允许的最高心率的 70%；在静息心率的基础上下降 >20%；心率 <40 次 / 分或 >130 次 / 分；出现新的心律失常；应用新的抗心律失常药物；出现新的心肌梗死；③血氧饱和度：下降 >4% 或 <90%；④呼吸频率：>40 次 / 分或 <5 次 / 分；⑤机械通气：吸入氧浓度（FiO_2）>60%；呼气终末正压（PEEP）>10cmH$_2$O；人机对抗；通气模式为辅助控制通气；血氧饱和度 <90%；⑥其他情况：疼痛不能耐受，已知的未经控制的活动性出血，镇静或昏迷（RASS≤–3 分），病人明显烦躁，需要增加镇静剂剂量，RASS>2 分，病人不能耐受活动方案，病人拒绝活动。在康复活动进行时，若出现以上情况，需要停止。其他需要停止的情况还包括：患者感到呼吸费力，出现胸痛、眩晕、出汗、Brog score 评分出现疲乏以及严重呼吸困难等。

（一）物理治疗

1. **谵妄康复疗法** 研究表明，早期运动和康复治疗可以使患者谵妄持续时间降低 50%。除早期活动外，及时佩戴眼镜、助听器等，给予舒适体位、尽早结束约束和拔出导管、睡眠指导、减少噪声等。

2. **运动疗法** MODS 患者提倡早期活动。早期活动有多种可以选择的活动方式以及辅助运动的器材，主要包括教育、体位、床上移动训练、行走训练以及主动、被动、阻力训练。被动的关节活动、早期床边站立、坐到床边的椅子上、床边站立、辅助病人行走等，只有完成了上一阶段的训练，才能进入下一阶段。可分为 10 级早期活动（表 13-15）。

表 13-15　10 级早期活动

分级	运动处方	分级	运动处方
0 级	没有主动活动，可以被动锻炼	6 级	局部的小范围活动（至少 4 步，两脚交替进行）
1 级	床上主动活动	7 级	两人以上的帮助下行走（至少 5 米）
2 级	被动坐轮椅（中间没有站的动作）	8 级	一个人帮助下行走（至少 5 米）
3 级	独立或辅助下坐床沿	9 级	依赖于工具的行走（至少 5 米）
4 级	独立或辅助站立	10 级	独立行走（至少 5 米）
5 级	主动坐轮椅		

（1）关节被动活动：当患者处于镇静状态、病危或因神经系统疾病而不能进行主动康复训练时，开始进行床头的抬高、被动 ROM 训练，保持关节的灵活性和防止关节挛缩。

（2）关节主动运动：随着病情好转，逐渐进行主动的治疗性活动，主动活动一般选择在每日中断镇静剂期间，患者处于清醒状态时（指患者能够根据要求完成至少 3~4 个指令：睁眼、眼球运动、点头、皱眉、遵医嘱伸舌）。包括主动的 ROM 训练、肌力/阻力训练、下床、负重、站立及行走。

（3）互动视频游戏：训练包括模拟视频中出现的拳击、网球、棒球、平衡板等全身活动。

（4）脚踏车测力计：可用于患者进行床旁主动、被动活动。

3. **维持或改善患者的肺功能**

（1）气道分泌物清除疗法：MODS 患者常有呼吸道分泌物增多和分泌物气道滞留，妨碍其气道功能和气体在肺内的交换，可采用下述方法协助清除。胸部物理疗法：包括手动的胸部拍击与振动；改变体位；机械性振动；高频胸壁振荡。手动辅助咳嗽：即一种无创的施加压力于腹部、胸部及气道以帮助增加咳嗽峰流速的方法。手动式高度充气扩肺术，即运用时间常数及吸气时间原理令肺泡回复。具体操作方法详见本章第三节。

（2）肋间肌训练和呼吸训练：详见本章第三节。

4. **优化氧转运（optimizing oxygen transport）**　主要是利用体位摆放与活动来优化氧转运。体位摆放指运用身体位置的摆放来优化氧的转运。活动和运动（mobilization and exercise）指运用渐进的运动训练来激发急性心肺和心血管反应以促进氧的转运。肺部通气（V）、血流（Q）和通气血流比值主要受重力的影响，因此也受体位的影响。在直立位时胸膜内负压值减少。因此，肺尖比肺底的初始容积大，顺应性小，因为在直立位肺底部的顺应性更好，在通气过程中有更大的容积改变。直立位时，肺下部的血流灌注增加，这就使肺尖部的通气血流比值相对肺底部增加。体位的改变同时改变了肺节段间和节段内关于通气、血流及其比值的决定因子。体位摆放和活动主要利用重力对心肺和心血管功能产生的效应来达到效果。优化氧的转运是体位摆放和活动的目的。

在健康状态下，静息时的氧输送（DO_2）大约比耗氧量（VO_2）多 4 倍，因此当代谢需要增加，如运动、应激、疾病或修复状态时，机体有相当大的氧储备来利用。然而，这种储备能力在急性和慢性病理状态下会降低。MODS 患者氧输送严重降低时，耗氧量可能会依赖于氧供给。氧从大气转运到组织的各步骤的效率决定了氧转运的总效率。在静息状态下，氧的需求反映了代谢需求。代谢需求通常在重力（体位）、运动和心理应激源作出反应时会有改变。当氧转运的一个或多个步骤继发于心肺功能障碍而受损时，静息需氧量和应激状态的需氧量就会显著增加。MODS 患者病症早期，呼吸系统衰竭外加绝对卧床和制动以及插管、疼痛、机械通气、焦虑等因素，导致心肺功能障碍。物理治疗的目的是要优化氧输送。血红蛋白是理想的氧输送的根本，因此，贫血也是物理治疗师要考虑的问题。

体位摆放和活动的三个显著效用：①提高 MODS 患者急性期的氧转运；②提高 MODS 患者慢性心肺功能障碍时的氧转运；③预防卧床和制动引起的负面作用，尤其是对氧转运有负面性影响的作用。

（1）提高 MODS 患者急性呼吸系统和心血管系统功能障碍的氧转运：体位摆放和活动对心血管和心肺功能有很重要的急性效用，因此对氧的运输能力有正性调节作用（表 13-16）。常规体位摆放和活动的目的主要是减少制动所带来的不良后果，包括：肺部并发症、褥疮以及挛缩。处理急性的心肺功能障碍，体位摆放和活动是作为首要的治疗方式来促进氧的运输，同时也是贯穿各种治疗间的一种干预方式。而在处理急性的心肺功能障碍上，物理治疗师的角色就是制订治疗计划，来从整体上优化气体的交换和氧的传输，与常规的体位摆放，如良肢位摆放，是有所区别的。MODS 患者发生 ARDS 时，患者肺泡的水肿与塌陷以靠近背部的区域为重，当患者采取仰卧位时，受重力的影响，血流也较多分布于该区域，从而使通气血流比例失调，而当患者采取俯卧位时血流将重新分布于病变较轻的腹侧区域使氧合改善。俯卧位宜在 ARDS 病变的早期实施，当 ARDS 病理改变进入晚期的肺组织纤维化显著时，俯卧位改善氧合的效果并不明显，因此在临床上，一旦 ARDS 患者需要较高吸入氧浓度或 PEEP 水平过高时，应尽早考虑俯卧位通气。为模拟正常的"生理性"体位，物理治疗的主要目的是要让患者直立并活动。MODS 患者在停止机械通气时要优先介入，停止机械通气失败通常会让患者的情况更严重，因此必须要保证慎重考虑，帮助患者脱机成功。

表 13-16 直立体位和活动对呼吸及心血管系统氧转运的急性影响

系统反应	刺激性体位		
	仰卧位到直立		活动
呼吸系统	↑肺总容量	↑潮气量	↑肺泡通气
	↑肺活量	↑功能残气量	↑潮气量
	↑残气量	↑补呼气量	↑呼吸频率
	↑用力呼气量	↑肺顺应性	↑动静脉氧压差
	↓用力呼气量		↑肺动静脉分流
	↑动脉血氧分压		↑通气/血流比值
	↑肋缘和腹部的横径		↑低通气和低灌注时肺单元的膨胀和复原
	↑膈肌运动	↑分泌物移除	↑分泌物的移除
	↓呼吸运动		↑肺淋巴引流
	↓气道阻力	↓气道塌陷	↑肺表面活性物质的产生和分布
	肺血流分布改变		
心血管系统	↑总血容量		↑心输出量
	↓中心血容量		↑每搏输出量和心率
	↓中心静脉压		↑血中氧的结合
	↓肺血管充血		↑氧在组织水平的解离和萃取
	↑淋巴引流		
	↓心脏做功		

（2）提高 MODS 患者慢性心肺功能障碍时的氧转运：MODS 患者心肺功能障碍急性期后，即转变为慢性心肺功能障碍期，这一时期氧转运障碍的主要后果是功能性做功能力的下降，即完成某项功能性活动的能力，做功能力可以通过长期的训练来提高。为了让患者有最好的治疗反应，可以选择最有利于氧转运的体位来进行运动训练。体位摆放可用于运动训练后，能有助于在休息时优化氧转运（表 13-17）。

表 13-17　体位和活动对慢性心肺功能障碍的氧转运的影响

系统反应	效应	
呼吸系统	↑气体交换能力	
	↑心肺效能	
	↓次最大每分钟通气量	
	↓呼吸做功	
心血管系统	运动诱发心动过缓	心脏肥大
	↓次最大心率、血压、心脏需氧量、每搏输出量、心输出量	
	↓心脏做功	↓自感疲劳度
	↑血浆容量	↑心肌血管供应
	↑最大 VO_2	
组织水平	↑做功肌肉的血液供应	
	↑肌肉中肌红蛋白和氧化酶的含量	
	↑氧摄取量	

（3）预防卧床和制动引起的不良后果：MODS 患者制动和卧床最严重的后果就是作用于心肺和心血管系统的后果，也就是作用于氧转运过程的后果。其他后果还包括：增加感染的风险、皮肤破损和畸形，这些可能不会造成对氧转运和组织氧合作用的直接威胁，但是它们会显著影响发病率和死亡率。因此应当尽量让患者多活动和处在直立位。可以通过让患者频繁地改变体位和活动来预防。

5. 神经肌肉电刺激疗法（nerve muscle electrical stimulation，NMES）　是通过表面电极把低功率电脉冲传导至皮肤及肌肉，能够促进骨骼肌生长，增强肌肉力量及耐力，可增加进行机械通气的 MODS 患者接受刺激肌肉的肌力；治疗失用性肌肉萎缩；增加和维持关节活动度（ROM）；起到肌肉再学习和易化作用。此外，NMES 还有生理治疗作用：减轻肌肉痉挛；促进失神经支配肌肉的恢复；强壮健康肌肉。

（二）作业治疗

对 MODS 患者开展日常生活活动（ADL）训练也是必要的，在使用呼吸机期间，在病情允许下进行 ADL 锻炼，包括指导患者自行穿衣、进食、洗漱、床上直立位坐姿、床边站立等。

（三）康复辅具

患者进行神经肌肉电刺激疗法时，需要神经肌肉电刺激仪；在进行坐床边椅时，可使用专用起重仪将患者转移到床边椅上。初始进行床边站立时，可以选择两种器械设备支持，一种是提供上臂支持的仪器，用于躯干和下肢肌力使其能够在一定程度上耐受站立、但是不能行走的情况。另外一种辅具为"站立床"，用于具有广泛严重神经肌肉功能障碍、不能自行站立的情况，患者需要被固定在器械台上面以保证安全。在协助行走阶段，使用行走辅助器进行行走，行走过程中需要一辆轮椅跟在患者背后，以备患者疲劳和（或）呼吸困难而需要暂停活动时。

（四）心理治疗

MODS 患者出现焦虑、抑郁及创伤后应激障碍的比例比较高，因此心理干预也是 MODS 患者康复治疗的重要内容。心理治疗采用心理安慰、支持和疏导的治疗方法以改善或消除患者的心理问题。要安慰患者、疏导心理，鼓励患者正确认识疾病，树立战胜疾病的信心，积极配合治疗，使 MODS 患者消除紧张状态，减轻因焦虑引起的应激反应。物理治疗师可以通过头戴式降噪耳机、肌肉放松、中医气功等技术来完成放松训练。选择一些放松精神和心灵的音乐让患者消除紧张状态。同时要保障患者睡眠，虽然没有明确的推荐意见，但各种促进睡眠的干预依旧值得提倡，包括耳塞、眼罩、放松治疗及保持白天清醒的睡眠觉醒周期（适当活动，营造安静氛围、合理使用扰乱睡眠的药物）。

（五）其他治疗

MODS 的治疗原则是及早消除引起 MODS 的病因和诱因，积极治疗原发病；给予各器官功能支持，改善和维持组织的充分氧合；保护重要器官功能；营养支持和代谢的调理；及时、足量应用抗生素；给予免疫调理治疗以及持续性肾替代治疗（continuous renal replacement therapy，CRRT）。

1. 强调及早消除引起 MODS 的病因和诱因，积极治疗原发病。

2. 免疫功能紊乱的纠正是早期防治的基础　在 MODS 发展的病理生理过程中，最大的威胁常来自于免疫功能紊乱。近年来，不少学者尝试对严重脓毒症患者进行免疫调理治疗。根据不同的治疗措施，可将免疫调理治疗分为直接干预治疗和间接干预治疗。直接干预治疗包括激素、免疫球蛋白的使用和 CRRT 等。间接干预治疗包括抗生素、肝素及镇痛、镇静治疗等。

3. 早期血流动力学与微循环障碍的治疗　静脉液体复苏是 MODS 患者救治的重要组成部分，及时有效的液体复苏对于最终治疗结果有决定性作用，其治疗目标是纠正有效血容量不足。对严重脓毒症或脓毒症引起的组织低灌注综合征，一经诊断应立即开始液体复苏，而不应等到器官功能衰竭后才开始治疗，一旦出现器官功能衰竭后，器官微循环已处于一种麻痹的无反应状态，治疗往往是失败的。

4. 组织缺氧的纠正　急性呼吸窘迫综合征（acute respiratory distress syndrome，ARDS）往往是 MODS 的前奏和重要组成部分，积极地治疗 ARDS 也就是对 MODS 的救治。治疗重点是纠正低氧血症，因此对 MODS 患者进行呼吸支持具有重要意义。目前对 ARDS 进行保护性机械通气策略已达成共识，国内学者正在试用一些新的技术和药物治疗 ARDS，例如肺泡表面活性物质、吸入血管扩张剂、中性粒细胞弹性蛋白酶抑制剂等药物治疗及体外膜肺氧合（extra-corporeal membrane oxygenation，ECMO）技术的运用。

5. 强调营养支持　营养代谢支持是 MODS 治疗的重要措施，早期积极的代谢调理和营养支持能够遏制炎症反应和高代谢引起的组织"自噬现象"。

6. 控制血糖　重症患者常伴随应激性高血糖，且血糖水平随病情及治疗变化而波动。应激性高血糖增加患者的病死率，强化胰岛素治疗可通过防治高血糖的毒性作用，改善机体能量代谢和高凝状态，降低感染的发生，促进疾病的恢复。

7. 做好早期各器官功能监测，保护重要器官功能。

8. 合理使用抗生素，先"重拳猛击"选择覆盖面广的抗生素，后针对性选择相应窄谱抗生素。

9. 中医中药治疗　血必治具有抗炎性递质和内毒素的作用；丹参、川芎嗪能够抑制氧合 TXA2 的生成和释放；大黄可保护胃肠黏膜屏障，防治 SIRS 和 MODS。

四、 功能结局

（一）认知功能

大约有 50% MODS 患者伴有轻度痴呆（尤其是脑外伤引发的 MODS 患者），患者多伴有注意力、记忆力下降，执行能力明显下降。

（二）生理功能

MODS 患者心肺功能均不同程度下降，肌力不同程度下降，运动耐力下降；54% 的患者伴有躯体功能受限，步行能力明显降低，活动后易疲劳。

（三）心理功能

患者出院后 15%~60% 仍有焦虑、抑郁，20%~60% 的患者伴有创伤应激障碍。

（四）回归社会

大多患者不能全面回归工作及生活，低于 50% 的患者能够重返工作。患者生活质量降低，家庭收入减少。

（五）生存质量

患者的远期生存质量损害严重。

（六）死亡

MODS 患者大多病情危重，预后差，死亡率较高。

五、 康复教育

1. 对清醒患者，讲解病情及目前自身情况，鼓励患者以积极的态度治疗，提高患者治疗依从性。并向患者及时反馈生命体征的信息，转移患者注意力。

2. 告知患者各种插管的重要性，争取患者的理解与配合，经人工气道吸痰时如何配合，各种康复治疗的必要性，如何保障安全等。

3. 适当增加患者家属经常性短时间探视，每次探视时与家属交流，指导家属社会支持可以减少 PTSD 的症状，有预见性地解决患者的心理障碍，消除恐惧感。

思考题

1. MODS 的临床特点和主要功能障碍是什么？
2. MODS 患者的康复评定包括哪些？
3. MODS 患者的运动疗法有哪些？

4. MODS 的功能结局如何？具体包括哪几方面？

（刘国杰）

第五节　ICU 获得性肌无力康复

ICU 获得性肌无力（intensive care unit-acquired weakness，ICU-AW）是指重症监护病房中的重症患者除危重疾病外无明确原因而继发出现的肌无力，是危重症患者常见的并发症，由脓毒症和多器官功能衰竭、长期卧床、高血糖、糖皮质激素和镇静药物等多种不同但又相互关联的病理生理因素引起，其发病机制目前尚未完全清楚。

ICU-AW 患者大多数表现为急性肌病和轴突性感觉运动多发性神经病，可进一步分为危重病性肌病（critical illness myopathy，CIM）、危重病多发性神经病（critical illness polyneuropathy，CIP）以及二者并存的危重病性神经肌肉病（critical illness polyneuromyopathy，CINM 或 CIPNM）。CIM 是在危重症基础上出现的原发性肌病，临床表现为近端肢体弛缓性肌无力，常累及四肢肌肉、颈肌、躯干肌、面部肌肉和膈肌，表现为四肢和呼吸肌的肌无力而感觉功能正常，大多数患者会出现呼吸机的撤离困难。电生理检查可发现神经传导速度不变，肌纤维兴奋性减低，复合肌肉动作电位和感觉神经动作电位的幅度降低。肌肉活检可见原发性肌肉损害，根据骨骼肌病理改变可分为粗肌丝肌球蛋白缺失、急性坏死性肌病、横纹肌溶解和恶病质肌病等亚型。CIP 是在重症基础上发生的影响肢体和呼吸肌远端轴突的感觉多发性神经病，临床表现为对称肢体肌无力，通常远端比近端更明显，呼吸肌受累患者可出现呼吸机撤离困难。电生理检查呈运动和感觉神经轴索病变的表现，其特征为原发性轴突变性不伴脱髓鞘，运动神经受累较感觉神经更多。CINM 结合了 CIM 和 CIP 的临床特征，是 ICU 最常见的神经肌肉无力类型。

一、康复评定

（一）功能评定

1. **肌力评定**　采用 medical research council 分级（MRC 分级）进行床边肌肉力量评定。MRC 量表范围为 0~5 分，评分较高提示肌力较强，总分 60 分。超过两次的 MRC 总评分 <48 分或平均 MRC 评分 <4 分，提示肌肉无力。具体评定参照教材《康复功能评定学》。

2. **握力测试**　手持测力或握力计，用于评定 ICU 患者前臂和手部肌肉的力量，反映肌肉总体力量。

3. **呼吸肌定量测定**　采用最大吸气压力（maximum inspiratory pressure，MIP）和最大呼气压力（maximum expiratory pressure，MEP）评定呼吸肌功能。

4. **心理功能评定**　参见教材《康复功能评定学》。

（二）结构评定

1. **肌肉活检**　目前被认为是诊断 ICU-AW 的金标准。标本光镜下可见到不同时期的肌纤维变性、坏死、肥大、萎缩以及再生；间质、肌纤维内及小血管周围均无炎细胞浸润。

2. **超声检查** 可发现重症患者肌纤维坏死、筋膜炎。

3. **神经电生理学检查** 包括重复电刺激试验、神经传导速度测定、针刺肌电图和直接肌肉刺激等，其中直接肌肉刺激能鉴别肌无力的原因是肌源性还是神经源性。

（三）活动评定

参见教材《康复功能评定学》。

（四）参与评定

参见教材《康复功能评定学》。

二、 康复诊断

（一）生理功能障碍

1. **运动功能障碍** ICU-AW 患者主要表现为轻瘫或四肢瘫痪、反射减少和肌肉萎缩，故影响行走、关节活动等运动功能。

2. **呼吸功能障碍** 累及呼吸肌会导致呼吸肌无力，妨碍机械通气的撤机过程。

3. **多器官功能障碍** 原发重症疾病导致的心血管、消化系统等多器官功能障碍。

（二）心理功能障碍

多存在严重的心理功能障碍，主要表现为恐惧、紧张、不安全感、急躁、孤独、生气、焦虑、心烦、担心、抑郁、绝望等心理不适，病情恶化可导致患者心理状况明显波动和恶化，严重削弱重症患者解决问题的能力。

（三）ADL 能力障碍

ICU-AW 患者存在轻瘫或四肢瘫痪、肌肉萎缩，不同程度地影响患者的各项日常生活能力，且患者住院时间长、病死率增加，存活的患者中大多数不能完全恢复肌力，常遗留不同程度的功能障碍，严重降低患者日常生活能力。

（四）社会功能障碍

患者的生活质量、劳动、就业和社会交往等能力明显受限，随着病情进一步加重，患者将不能回归家庭及社会。

三、 康复治疗

ICU-AW 患者多由于严重炎症反应常伴有多器官功能损害，病情变化突然。在患者氧合稳定的情况下应尽早进行康复干预。符合以下情况即可考虑行康复治疗：①对刺激保持反应，具有一定的认知功能，听懂一定指令如能睁眼、闭眼、看人、张嘴伸舌、点头、皱眉等；②吸入氧浓度（inspired concentration of oxygen，FiO_2）≤60%，呼气末正压（positive end-expiratory pressure，PEEP）≤10cmH$_2$O 和（或）患者准备撤机；③无直立性低血压或无需泵入血管活性药物；无深静脉血栓形成。

患者出现以下情况应终止康复治疗：①呼吸系统：SaO_2<88%或安静状态下 SaO_2 下降 10% 以上，呼吸频率（respiratory rate，RR）>35 次/分，FiO_2>60%，PEEP>10cmH_2O，需要压力控制通气或使用神经肌肉阻滞剂；②循环系统：平均动脉压 <65mmHg 或 >120mmHg 或肾透析患者低于正常收缩压或舒张压 10mmHg；安静状态下心率 <50 或 >140 次/分；收缩压 <90mmHg 或 >200mmHg；新出现的心律失常（包括频发的室性期前收缩或新发的房颤），需要抗心律失常药物，需要使用血管活性药物；有活动性出血；使用了主动脉球囊反搏；留有股动脉鞘或股动脉导管；急性心肌梗死；③神经系统：急性颅内或蛛网膜下腔出血；颅脑损伤；缺血性卒中；不稳定的颈椎骨折和脊髓损伤；神经功能恶化，需要颅内压监测及脑室引流；④实验室检查：血细胞比容 <25%，血红蛋白 <80g/L，血小板计数 <20×10^9/L，凝血指标中国际标准化比值≥2.5~3.0，血糖 <3.9mmol/L 或 >11mmol/L；⑤其他：患者感到费力、出现胸痛、眩晕、出汗、疲乏及严重的呼吸困难等。

（一）物理治疗

1. **神经肌肉电刺激** 刺激神经纤维激活运动神经元、增加肌肉的血流量与收缩力，从而阻止肌肉萎缩并发展成 CINM，降低 ICU-AW 的发生率，减少机械通气的时间。

2. **功能性电刺激脚踏车训练系统** 用于偏瘫、截瘫的患者，可有效促进 ICU-AW 患者瘫痪侧及健侧肌肉功能的恢复。

3. **关节活动度训练** 早期肌力和关节活动度训练可以改善肢体循环，部分肌力恢复时应鼓励患者主动活动，主动训练能增强肌力。肌力训练时要选择阻力原则和超量负荷原则。随着病情的好转，逐渐进行主动治疗性活动。根据现有肌力水平选择肌力训练方式，包括被动、主动、辅助主动、抗阻关节活动度训练和本体感受性神经肌肉促进技术。

4. **肢体功能锻炼** 根据患者情况选择床旁坐位训练、立位训练、身体转移训练、行走训练和爬楼梯锻炼。清醒的患者可采用床边坐立→坐床边椅上→床边站立的方式循序渐进康复训练。当患者下肢肌力恢复到可以站立时，可使用"站立床"帮助患者站立。当肌力≥4 级时，患者可使用助行器或推着轮椅在室内步行以锻炼下肢的功能。

5. **呼吸功能锻炼** 使呼吸肌尤其是膈肌强壮有力，改善呼吸，提高呼吸效率，促进排痰。主要包括有效咳嗽、缩唇呼吸、腹式呼吸和主动呼吸循环技术。

康复治疗的最佳强度、时间、频次根据患者情况选择。量力而行、循序渐进，强度由弱到强，时间由短到长，一般以患者不感到疲劳为宜。对于最大强度推荐每次 15~30 分钟，每天 1~2 次。一旦患者转至普通病房，就能够耐受较强的康复治疗强度和时间较久的康复治疗，可延长至每次 30~60 分钟康复治疗，每周 5~7 天。

（二）作业治疗

主要包括功能性作业疗法、日常生活活动作业训练。

（三）康复辅具

可根据患者病情，给予自助具、矫形器等辅具，部分患者需要使用拐杖或轮椅帮助身体转移和行走。

（四）心理治疗

ICU-AW 患者由于 ICU 环境、管理、设备等的特殊性以及病情的严重性，很容易出现紧张、焦虑、恐惧、郁闷、依赖、无奈、幻觉和绝望等情绪。在早期康复治疗的同时开展心理干预，不但能帮助患者改善运动功能状态，还能提高日常自理能力。

（五）其他治疗

重症患者由于长期不能正常进食、胃肠道应激等原因普遍存在营养不良。营养不良发生率可达50% 以上。机械通气后 ICU-AW 患者营养不良情况更加严重，不利于肌力的恢复。肠内营养乳剂可有效改善机械通气患者的营养状况，可缩短机械通气时间，促进肌力的恢复。

四、 功能结局

ICU-AW 是危重患者常见并发症，延长患者机械通气、ICU 监护和住院时间，恶化患者远期功能状态，增加死亡率，增加医疗费用。存活的轻度患者几周内可自行恢复，预后良好，严重者可能需要数月恢复。部分患者因持续运动功能障碍，将终身无法恢复，28% 的患者存在严重的后遗症，严重影响患者的身体功能和生活质量。康复治疗可改善 ICU-AW 患者的生理功能、心理功能、社会功能，提高其生活质量，应早期介入。

五、 康复教育

1. **正确认识疾病**　医务人员需帮助患者及家属认清疾病的严重性及预后，促进家庭参与护理，以减少 ICU-AW 的发生。

2. **预防**　在积极去除危重病的根本病因的同时，应尽可能避免 ICU-AW 发生的潜在危险因素。避免使用肌松药、皮质醇和其他影响神经肌肉功能的药物，如病情需要应低剂量安全使用；避免营养摄入不足或过量，预防和监测静脉血栓栓塞症；监测电解质，补充电解质不足，首选肠内营养，由于危重病患者病情严重或手术部位影响，也可考虑肠外营养；保持良好的睡眠；鼓励患者早期活动；多数患者存在呼吸机撤离困难的情况，应采取计划性脱机，以免增加患者的疲劳和损伤。

思考题

1. ICU 获得性肌无力的常见危险因素有哪些？
2. ICU 获得性肌无力的康复评定内容有哪些？
3. ICU 获得性肌无力的康复治疗方法有哪些？

（胥方元）

第六节　重症患者吞咽障碍康复

重症患者吞咽障碍是指重症脑卒中、颅脑损伤、ICU 重症患者发生食物等从口腔到胃的功能障碍。不同疾病导致的吞咽障碍机制不同，重症脑卒中、颅脑损伤多因吞咽的神经支配受损所致，脑卒中后吞咽障碍发病率为51%~78%，多数患者7天内可恢复，然而，11%~13%的患者可能经历大于6个月的持续性吞咽困难；ICU重症患者吞咽障碍又称为ICU获得性吞咽障碍，与气管插管或气管切开破坏了正常解剖结构导致的炎症、局部神经病变及肌肉失用性萎缩有关，发病率约为3%~62%，显著高于其他科室住院患者，同时，随着危重患者救治成功率的增高，人口老龄化的加剧，ICU获得性吞咽障碍患病率逐年增高。

目前由于对重症患者吞咽障碍认识不足，患者最终多出现吸入性肺炎、营养不良等并发症。因此，早期吞咽功能评定尤为重要，重症吞咽障碍者及时留置胃管补充营养，减少误吸和吸入性肺炎。同时加强对患者的心理护理，能增强患者治疗的信心，充分调动患者治疗的积极性。

一、康复评定

（一）功能评定

1. 吞咽功能评定

（1）触摸吞咽动作：检查者将手放于患者下颌下方，手指张开，示指轻放于下颌骨下方的前部，中指放于舌骨上，环指放于甲状软骨下缘，嘱患者吞咽，以甲状软骨上缘能否接触到中指来判断喉上抬的能力，正常人吞咽时，甲状软骨能触及中指。

（2）反复唾液吞咽试验：是评定由吞咽反射诱发吞咽功能的方法。患者坐位，检查者将手指放在患者的喉结及舌骨处，观察在30秒内患者吞咽的次数和活动。

（3）饮水试验：患者取端坐位，像平常一样喝下30ml的温水，检查者观察和记录饮水时间、有无呛咳、饮水状况等，进行分级与判断（表13-18）。

表13-18　饮水试验分级及判断标准

分级	Ⅰ级：可一次喝完，无噎呛	判断	正常：Ⅰ级，5秒内完成
	Ⅱ级：分两次以上喝完，无噎呛		可疑：Ⅰ级，5秒以上完成；Ⅱ级
	Ⅲ级：能一次喝完，但有噎呛		异常：Ⅲ、Ⅳ、Ⅴ级
	Ⅳ级：分两次以上喝完，且有噎呛		
	Ⅴ级：常常噎呛，难以全部喝完		

2. 运动功能评定　参见教材《康复功能评定学》。

3. 呼吸功能评定　参见教材《康复功能评定学》。

4. 心理功能评定　参见教材《康复功能评定学》。

（二）结构评定

1. 超声　通过放置在颏下的超声波探头（换能器）对口腔期、咽部期吞咽对口咽软组织的结构和动力及舌、舌骨、喉的运动、食团的转运、咽腔的食物残留情况进行定性分析。

2. X线透视吞咽功能检查　是吞咽功能评定的金标准，是唯一能直接观察误吸的方法，但缺点是检查时间短，不能对咽部收缩力进行定量分析。

3. 电子喉镜吞咽功能检查　通过鼻部进入口咽部的弹性内镜检查，可观察到吞咽时表现，观察是否有渗透或误吸。缺点是观察口咽部活动的不全面，包括咽部咽下阶段，舌底部推进等。

4. 压力计　将压力计经鼻放入咽部，其内部含有微传感器，可同时记录口咽、喉入口、咽食管中段、颈部食管的压力。用于测量咽肌收缩力量、咽部压力和食管上括约肌放松是否完全，以及是否能配合咽部压力协调放松。缺点是只能提供相关指标的间接证据，而且在某一给定时刻不能确定传感器与咽结构的相对位置，不能区别所记录的数值是食团内压力还是腔内压力；而且受吞咽时的运动、不对称的咽腔结构及快速变化的咽部压力等因素影响。

5. 磁共振成像　高速 MRI 如快速小角度激发（FAST）或平面回波快速成像技术能动态分析吞咽在咽阶段的情况，对口咽、喉管／腔和肌肉组织的情况在运动中进行评价。

6. 表面肌电图　可以无创记录静息状态下和吞咽运动时肌肉活动的生物电信号。通过时域、频域分析等方法评定表浅肌肉的功能。

（三）活动评定

参见教材《康复功能评定学》。

（四）参与评定

参见教材《康复功能评定学》。

二、康复诊断

（一）生理功能障碍

1. 吞咽功能障碍。

2. 运动功能障碍　重症脑卒中、颅脑损伤、ICU 患者多存在单／双侧肢体运动功能障碍，或因长期卧床制动，导致肢体运动能力下降，进而影响关节活动、步行等运动功能。

3. 呼吸功能障碍　重症患者吞咽障碍容易误吸并发吸入性肺炎，出现刺激性咳嗽，咳痰，甚至呼吸困难或呼吸衰竭。

（二）心理功能障碍

患者由于基础疾病危重，病程长，生活质量低下，常产生焦虑、无助、惊恐等心理障碍，情绪常不稳定、烦躁、易怒、不易合作。

（三）ADL 能力障碍

影响患者进食等日常生活能力，如患者合并单侧或双侧肢体运动功能障碍，还会影响行走、转移等日常生活能力。

（四）社会功能障碍

重症患者吞咽障碍会影响患者的生活质量，如存在严重身体功能运动障碍、认知障碍，社会参与、社会交往等均有不同程度的受限。

三、康复治疗

重症患者吞咽障碍治疗分两部分：一为决定患者采用哪种进食途径，如经口饮食、管喂饮食、胃肠外营养；二为患者需采取哪种治疗方法进行吞咽功能训练。但无论患者经口喂养还是经导管喂养，必须对吞咽肌进行训练以避免肌肉萎缩。康复治疗旨在通过吞咽功能训练与治疗改善吞咽功能，指导患者、家庭成员、看护者、护理人员以及饮食工作人员进行食物和液体的改进，指导安全吞咽，改善患者脱水、营养障碍，预防患者误吸和窒息，提高患者生存质量。

（一）物理治疗

可促进局部肌肉收缩、血液循环和淋巴回流，提高局部肌肉力量和防止肌肉萎缩。

1. **神经肌肉电刺激疗法**　通过加强肌肉组织进行康复治疗。将治疗用的电极放在咽喉部表面，当电流刺激咽喉部肌肉时，迫使患者完成吞咽动作。

2. **非侵入性脑刺激**　包括重复经颅磁刺激（rTMS）和经颅直流电刺激（tDCS）。

3. **摄食训练**　是重症患者吞咽障碍的基础治疗，目的在于促进吞咽功能恢复。

（1）进食体位：患者生命体征平稳，床头抬高时无体位性低血压反应，取半坐卧位或坐位，将有利于食团向咽部运送及引起吞咽反射。

（2）食物性状：根据患者吞咽功能情况进行饮食调配，先由半固体糊状食物开始，逐渐增加液体在食物中的比例；所选择食物的温度、质地、体积和口味要能够激活吞咽，避免黏性、干燥、难以咀嚼或容易分散的食物。

（3）进食速度：主要是小口慢咽，防止食物从口中漏出或引起咽部食物残留导致误吸，然后酌情增加。

（4）强化吞咽动作训练：引导患者进行摄食、咀嚼、吞咽等一系列吞咽动作训练，促进运动传导通路的重新建立。

4. **吞咽肌群康复训练**　早期、科学及合理的吞咽肌群康复训练，可防止口腔和咽部肌群失用性萎缩。

（1）增强口面部肌群运动、舌体运动和下颌骨的张合运动，让患者空咀嚼、皱眉、闭眼、鼓腮、吹气、微笑、张颌、闭颌运动，伸舌作左右、前后、舌背抬高运动或阻力运动。

（2）咽部冷刺激：用冰冻的棉棒轻轻刺激患者软腭、腭弓、舌根及咽后壁，提高其敏感性。

（3）空吞咽训练：让患者作空吞咽口水或小冰块训练，有利于患者吞咽模式的恢复。

（4）语言训练：通过发音、数数及说字、词、句等训练，提高患者口唇、声带及喉头的运动能力。

（二）作业治疗

可根据患者病情，在ADL训练中给予自助餐具或加用辅具装置，训练使用各种餐具的能力。必要时进行认知及知觉功能训练。参见教材《作业治疗学》。

（三）康复辅具

口腔辅具适用于舌、下颌、软腭等器质性病变的手术治疗，以及口腔器官有缺损或双侧舌下神经麻痹导致软腭上抬无力、影响进食吞咽功能的患者。可应用腭托等代偿，这些辅具需要口腔科合作制作。

（四）注意力与心理治疗

整个吞咽治疗过程中，要吸引患者注意力。因重症吞咽障碍患者注意力常不集中，或集中注意力时间很短。可采用强烈、简短、夸张性语言刺激，待注意力集中时，抓紧治疗。另外，此类患者情绪常不稳定、烦躁、易怒、不易合作，要给患者尽可能讲清事实、病情、治疗过程和转归，针对性疏导，较多地争取患者配合，同时应帮助患者树立信心，鼓励患者。

（五）其他治疗

1. **针灸治疗** 常取腧穴有天突、廉泉、丰隆。操作：天突穴在胸骨上窝正中直刺后转向下方，沿胸骨后缘气管前缘向下进针，捻转泻法，使针感沿任脉下行至上腹部；廉泉穴向舌根斜刺；丰隆穴施提插捻转，予强刺激，使针感上行至下腹部。

2. **肉毒毒素注射** 肉毒杆菌毒素可阻止运动终板释放乙酰胆碱，广泛应用于治疗肌张力障碍。肉毒毒素注射可缓解环咽肌高张患者的吞咽障碍症状。但要注意观察声门闭合不良及吞咽不适等副作用。

3. **通气吞咽说话瓣膜** 可改善咳嗽反射、提高嗅觉和味觉功能、提高呼吸功能等。即在气管切开患者中，在气管套管口安放1个单向通气阀，吸气时瓣膜开放，吸气末瓣膜关闭，呼气时气流经声带、口鼻而出。用于患者清醒，有恢复语言交流的愿望，需要吞咽治疗的患者。但在下列情况下禁用或慎用：意识障碍、严重误吸危险、肺顺应性严重下降、严重的气道梗阻、分泌物较多等。

4. **球囊扩张术、手术治疗也可用于吞咽障碍的治疗**

四、 功能结局

重症吞咽障碍的患者，大多数需要长期靠鼻饲或静脉输液维持生命。后期患者多发生吸入性肺炎、营养不良等并发症，生活质量低。大部分患者放弃治疗，带鼻饲管回家。康复治疗可能改善吞咽障碍患者的生理功能、心理功能、社会功能，提高其生活质量，应早期介入。

五、 康复教育

1. 告知家属及陪护人员重症患者吞咽障碍的进食要求，安全吞咽所需的必要措施，以及患者发生误吸、窒息时所需采取的措施。

2. 培养患者良好的进食习惯，最好定时、定量，能坐起来就不要躺着，能在餐桌上就不要在床边。

3. 加强口腔护理 重症患者吞咽困难将导致口腔内细菌繁殖、牙菌斑聚积和感染的机会增加，进行口腔护理的目的是保持口腔处于一种舒适、洁净、湿润及没有感染的状态。对于口腔感觉减退、意识障碍、非经口进食或者进食饮水非常少的患者，要求对口腔黏膜、牙齿、舌、齿颊沟、咽喉部等进行彻底有效的护理。

思考题

1. 重症患者吞咽障碍的康复评定包括哪些？
2. 重症患者吞咽障碍的康复治疗包括哪些？
3. 重症患者吞咽障碍的康复教育包括哪些？

（胥方元）

第七节 重症患者认知障碍康复

重症患者的认知障碍发生于患者疾病的早期，但却会对患者的远期生存质量造成严重损害，已愈来愈引起重视。重症患者发生认知障碍的危险因素不仅仅在于临床，还与社会因素、患者本身的精神状态等很多因素相关。目前已证实的明确的临床危险因素包括先前存在的疾病负担、疾病过程中发生的缺氧、低血压和贫血、睡眠剥夺及镇静药物的使用等。人口/社会经济因素也是重要影响因素，如老年慢性病患者在重症疾病后更易罹患认知功能损害，精神因素如患者对待疾病的态度与重症患者认知障碍的发生密切相关。

重症患者的认知障碍可表现在认知功能的各个方面。可表现为注意力障碍，包括注意力分散、思维缓慢以及注意力难以集中等，临床特征为反应时间减慢，但反应往往是正确的；在完成复杂任务时，特别是在竞争性刺激的情况下，可观察到隐匿性损伤；通常可无意识完成的活动，现在可能需要努力集中注意力。还可表现为定向力和记忆力障碍，往往会影响发病早期的初始记忆以及恢复期的前瞻性记忆。也可表现为定向力障碍，患者没有时间概念，不知道自己和家人的姓名，不知道自己所处的地点等。

一、 康复评定

（一）生理功能评定

1. 认知功能评定 可采用 Rancho Los Amigos 分级来对重症患者的认知功能进行评定，见表 13-19。

表 13-19 Rancho Los Amigos 认知功能分级

Ⅰ级	没有反应：完全帮助	Ⅵ级	意识错乱，恰当的行为：中度帮助
Ⅱ级	一般反应：完全帮助	Ⅶ级	自主的、恰当的行为：给予每日生活活动最小的帮助
Ⅲ级	局部反应：完全帮助	Ⅷ级	有目的的、恰当的行为：可能需要帮助
Ⅳ级	意识错乱/躁动：最大帮助	Ⅸ级	有目的的、恰当的行为：有要求时可能需要帮助
Ⅴ级	意识错乱，不恰当的非躁动行为：最大帮助	Ⅹ级	有目的的、恰当的行为：基本独立

2. 注意力评定 可采用 Moss 注意力分级量表进行注意力的评定，该量表由 22 个项目构成，是一个观察性分级量表，可评定重症患者的注意力相关行为。每个项目均评分为 0~4 分，总分被转换为 0~100 分的最终分数，可用于监测治疗的进展和对干预措施的反应（表 13-20）。

3. 定向力和记忆力评定 可采用 Galveston 定向力和遗忘测试来评定重症患者的定向力和记忆力（表 13-21）。

4. 注意力评定 可采用 Moss 注意力分级量表进行注意力的评定，该量表由 22 个项目构成，是一个观察性分级量表，可评定重症患者的注意力相关行为。每个项目均评分为 0~4 分，总分被转换为 0~100 分的最终分数，可用于监测治疗的进展和对干预措施的反应。

5. 心理功能评定 参见本套教材《康复功能评定学》相关内容。

表 13-20　Moss 注意力分级量表
请不要留下任何空项。如果你不确定该如何回答，填上你认为最可能的答案。
1= 完全不正确
2= 大部分不正确
3= 中立
4= 大部分正确
5= 完全正确
1. 闲暇时不安或烦躁
2. 在没有插入不相关或偏离主题的话题时可持续进行对话
3. 持续进行任务或谈话数分钟，不会中间停止或偏离主题
4. 当有别的事情要做或思考时会停止正在进行的工作
5. 即使在视线之内并触手可及，也会遗漏工作所需要的材料
6. 一天开始的时候或休息后工作表现最佳
7. 发起与他人的沟通
8. 除非提示如何做，否则在中断后难以回到任务中
9. 朝着正在走近的人的方向看过去
10. 在被告知停止后仍坚持活动或反应
11. 停止一项工作或按步骤开始下一项工作没有困难
12. 加入邻近的其他谈话，而不是现有的任务或谈话
13. 不愿意启动能力范围内的任务
14. 一项工作超过数分钟，速度或精度会变差，但休息后会提高
15. 在当天和第二天进行类似的活动，表现不一致
16. 未能注意影响当前表现的状况，如轮椅撞到桌子
17. 继续以前的对话主题或以前的活动
18. 发现自己行为的错误
19. 在没有提示的情况下开始活动（无论合适与否）
20. 对指向自己的物体做出反应
21. 当缓慢给予指示时，任务执行得更好
22. 开始接触或操作与任务不相关的附近的物体
分数

表 13-21　Galveston 定向力和遗忘测试
1. 你叫什么名字？（2 分）
2. 你的出生日期？（4 分）
3. 你住在哪里？（4 分）
4. 你现在在哪里？ 　　a. 城市（5 分） 　　b. 医院（不需要确切的医院名称，5 分）
5. 你是什么时候住院的？（5 分）
6. 你是怎么去医院的？（5 分）
7. 你受伤后记得的第一件事是什么？（5 分）
8. 你可以详细描述（日期，时间，同伴）你受伤后记得的第一件事吗？（5 分）
9. 你可以描述你受伤前记得的最后一件事吗？（5 分）
10. 你可以详细描述你受伤前记得的最后一件事吗？（5 分）
11. 现在是几点？（5 分，每错误 30 分钟扣 1 分）
12. 今天是星期几？（5 分，每错误一天扣 1 分）
13. 今天是几号？（5 分，每错误一天扣 1 分）
14. 现在是几月？（15 分，每错误一个月扣 5 分）
15. 今年是哪一年？（30 分，每错误一年扣 10 分）
总分

（二）结构评定

头颅 CT 或 MRI 可以用于监测重症患者的脑部损伤情况。

（三）活动评定

可以采用改良 Barthel 指数评定表等方法对患者的日常生活活动能力进行评定。具体参照本套教材《康复功能评定学》

（四）参与评定

主要进行生活质量评定和职业能力评定。方法参见教材《康复功能评定学》。

二、 康复诊断

（一）功能障碍

1. **注意力障碍**　可有不同程度的注意力障碍。
2. **定向力障碍**　部分重症患者会出现定向力障碍。
3. **记忆力障碍**　部分重症患者会表现出记忆力障碍。
4. **认知功能障碍**　综合的认知评定会显示重症患者存在认知功能障碍。

（二）结构异常

头颅 CT 或 MRI 会显示重症患者的颅脑损伤情况，可能有脑积水等表现。

（三）活动受限

患者日常生活活动多受限。

（四）参与受限

患者的生活质量多受到影响，社会参与严重受限。

三、 康复治疗

（一）认知训练

1. **注意力训练**　通过划消练习、连线练习、打地鼠等训练来增强注意的警觉和维持成分；选择能够使患者注意力集中的作业活动；使用外界辅助或环境改变来减轻患者的注意力负担（避免嘈杂的地方、消除环境的干扰、药盒提醒等）；通过心理支持来减轻可能加重注意力障碍的社会因素（支持性倾听、放松训练等）。

2. **定向力训练**　可以请家属、朋友与之交谈，让患者练习根据其相貌和衣着、声音来识别人物、与患者的血缘关系或社会关系、称谓等。

3. **记忆力训练**
（1）朗读法：反复朗诵需要记住的信息，在朗诵完后，大脑回忆与朗诵相一致的图示印象。
（2）提示法：用活动信息的第一个字母或首个词句来提醒记忆。
（3）叙述法：将需要记住的信息融合到一个故事里，当患者在表达故事情节时，记忆信息被不断地叙述出来，提示患者从事已安排好的工作。
（4）印象法：在患者的大脑中产生一个影像帮助记忆。
（5）建立常规的日常生活活动程序：如同样的吃饭时间。
（6）辅助法：让患者利用写日记、填写表格等记录活动安排。

4. **解决问题能力训练**　选择一项功能活动，如用卫生间，与患者一起讨论，决定活动步骤和方法，然后让患者自己确定另一项活动计划，治疗师给予补充、纠正，得到患者同意后再执行。也可以提出一些难题、问题，问患者如何解决。如"小孩走失怎样处理？"让患者分析判断，提出解决问题的方法和步骤。还可以治疗师完成一项工作任务，让患者看到操作的全部过程及取得的过程，再问患者采用什么方法更好，并尝试做一次。或者进行推理训练，如讲一段故事，让患者设想几种结局。

（二）心理治疗

重症患者往往存在精神心理异常，可采用心理支持、疏导的治疗方法来帮助患者缓解焦虑和悲观的情绪，鼓励患者正确认识疾病，树立战胜疾病的信心。

（三）其他治疗

1. 浅镇静策略　镇静治疗对于重症患者而言是一把双刃剑，在降低应激和氧耗的同时，会存在增加认知障碍发生的风险。

2. 非药物干预减少焦虑　也值得推荐，包括头戴式降噪耳机、辅助患者导向性音乐疗法等可减少镇静药物的使用，并达到镇静的作用。

3. 保证睡眠　虽然没有明确的推荐意见，但各种促进睡眠的干预依旧值得提倡，包括耳塞、眼罩、放松治疗及保持白天清醒的睡眠觉醒周期。

四、　功能结局

（一）生理功能方面

患者以认知功能损害为结局，可有不同程度恢复。

（二）心理功能方面

大多数患者有不同程度的焦虑、抑郁等心理障碍。

（三）社会参与能力方面

患者可有生活质量下降，社会交往能力严重受限。

五、　健康教育

1. 对患者进行相关教育，让患者了解情绪对认知功能的影响，重视自我调整。
2. 对患者家属进行健康教育，进行重症康复理念宣教，给家属提供心理支持。

思考题

1. 重症患者的认知功能障碍有哪些表现？
2. 重症患者的认知评定方法有哪些？
3. 怎样对重症患者进行注意力训练？

（吴　毅）

第八节　重症患者嗜睡谵妄康复

谵妄是一种急性的脑高级功能障碍，患者对周围环境的认识及反应能力均下降，表现为认知、注意力、定向、记忆功能受损，思维推理迟钝，语言功能障碍，错觉、幻觉，睡眠觉醒周期紊乱等，是多种原因引起的一过性意识混乱状态。短时间内出现意识障碍和认知功能改变是谵妄的临床特征，意识清晰度下降或觉醒程度降低是诊断的关键。谵妄的诊断主要依据临床检查及病史。重症患者发生谵妄后可使医源性肺炎的危险性增加近10倍，误吸、肺栓塞、褥疮等并发症的发生率大大增加，且大部分发生过谵妄的重症患者会遗留有严重的认知障碍。因而及时地识别谵妄的危险因素，有效地预防和干预重症患者谵妄的发生十分重要。

一、康复评定

（一）生理功能评定

1. 意识状态评定　对于谵妄的评定常采用重症患者谵妄诊断的意识状态评定法（the confusion assessment method for the diagnosis of delirium in the ICU，CAM-ICU）来进行，见表 13-22。

表 13-22　重症患者谵妄诊断的意识状态评定法（CAM-ICU）

临床特征	评价指标
1. 精神状态突然改变或起伏不定	患者是否出现精神状态的突然改变 过去 24h 是否有反常行为（如时有时无或者时而加重时而减轻） 过去 24h 镇静评分或昏迷评分是否有波动
2. 注意力散漫	患者是否有注意力集中困难 患者是否有保持或转移注意力的能力下降 患者注意力筛查得分多少（如对 10 个画面的回忆准确度，对一连串随机字母读音中出现"A"时点头或捏手示意）
3. 思维无序	若患者已经脱机拔管，需要判断其是否存在思维无序或不连贯，常表现为对话散漫离题、思维逻辑不清或主题变化无常 若患者在戴呼吸机状态下，检查其能否正确回答以下问题： （1）石头会浮在水面上吗 （2）海里有鱼吗 （3）1 斤比 2 斤重吗 （4）你能用锤子砸烂 1 颗钉子吗 在整个评估过程中，检查患者能否跟得上回答问题和执行指令 （1）你是否有一些不太清楚的想法 （2）举这几个手指头（检查者在患者面前举两个手指头） （3）换只手做同样的动作（检查者不用再重复动作）

续表

临床特征	评价指标
4. 意识程度变化（指清醒以外的任何意识状态，如警醒、嗜睡、木僵或昏迷）	清醒：正常、自主的感知周围环境，反应适度
	警醒：过于兴奋
	嗜睡：瞌睡但易于唤醒，对某些事物没有意识，不能自主、适当地交谈，给予轻微刺激就能完全觉醒并应答适当
	昏睡：难以唤醒，对外界部分或完全无感知，对交谈无自主、适当的应答。当予强烈刺激时，有不完全清醒和不适当的应答，强刺激一旦停止，又重新进入无反应状态
	昏迷：不可唤醒，对外界完全无意识，给予强烈刺激也无法进行交流

注：若患者有特征 1 和 2，或者特征 3，或者特征 4，就可诊断为谵妄

2. **谵妄筛查和检查评价表** 该评价表是目前推荐使用的用于谵妄评定的量表之一（表 13-23）。

表 13-23 谵妄筛查和检查评价表

项目及评判标准	项目及评判标准
1. 意识变化水平（如果为 A 或者 B，该期间暂时终止评价）	2. 注意力不集中（评分：0 或者 1 分）
无反应（评分：0 分）	3. 定向力障碍（评分：0 或者 1 分）
对于加强的和有重复的刺激有反应（评分：0 分）	4. 幻觉 - 幻想性精神病状态（评分：0 或者 1 分）
对于轻度或者中度刺激有反应（评分：1 分）	5. 精神运动型激越或者阻滞（评分：0 或者 1 分）
正常清醒（评分：0 分）	6. 不恰当的言语和情绪（评分：0 或者 1 分）
对正常刺激产生夸大的反应（评分：1 分）	7. 睡眠 - 觉醒周期失调（评分：0 或者 1 分）
	8. 症状波动（评分：0 或者 1 分）

总分（0~8 分）

3. **心理功能评定** 参见本套教材《康复功能评定学》相关内容。

（二）结构评定

1. 头颅 CT 或头颅 MRI 等影像学检查有助于了解患者脑部的情况。

2. 急性生理与慢性健康评分（acute physiology and chronic health evaluation Ⅱ，APACHE Ⅱ 评分）中的急性生理评分，包括 12 项生理指标（体温、平均动脉压、心率、呼吸频率、氧合、动脉血 pH、血钠、血钾、血肌酐、血细胞比容、白细胞计数、格拉斯哥昏迷评分），这些生理指标可以帮助了解重症患者病情的危重程度并监测病情发展。

（三）活动评定

可以采用改良 Barthel 指数评定表等方法对患者的日常生活活动能力进行评定。具体参照本套教材《康复功能评定学》。

（四）参与评定

主要进行生活质量评定和职业能力评定。方法参见教材《康复功能评定学》。

二、 康复诊断

（一）功能障碍

1. **意识障碍** 采用重症患者的意识状态评定法可发现患者存在精神状态突然改变或起伏不定和

注意力散漫，或思维无序，或意识程度变化等意识障碍。

2. **心理功能障碍**　主要表现为沮丧、焦虑、抑郁等心理改变。

（二）结构异常

APACHE Ⅱ评分可能分值较高，分值越高代表病情越严重。其中所包含的12项生理参数会出现不同程度的异常值。

（三）活动受限

患者日常生活活动一般严重受限。

（四）参与受限

患者的参与能力严重受限。

三、 康复治疗

预防重症患者谵妄可改善重症患者预后，因此及时识别重症患者谵妄的危险因素非常重要。但谵妄的危险因素众多，且各种危险因素在谵妄发生发展中的权重各不相同，仅仅识别是不够的，需要明确其中重要的和可干预的危险因素，并及时实施干预，以防止或减缓谵妄的发生。

（一）谵妄危险因素的分类和干预

1. **依据研究证据级别分类**　2015年Zaal等发表的一项纳入33项研究的系统综述，归纳了与谵妄的发生发展密切相关的11项危险因素，包括年龄、痴呆、高血压、入重症监护病房前急诊手术、多发伤、APACHE Ⅱ评分、机械通气、代谢性酸中毒、入重症监护病房前谵妄、昏迷和器官功能衰竭。又将这11项危险因素依据证据级别的不同分为两个等级，高等级证据包括年龄、痴呆、高血压、入重症监护病房前急诊手术、创伤、APACHE Ⅱ评分、机械通气、代谢性酸中毒、入重症监护病房前谵妄和昏迷，中等级证据只有器官功能衰竭一项。

2. **依据能否实施干预分类**　重症患者谵妄的危险因素并不是都能实施干预的，根据能否实施干预可划分为不可干预的危险因素和可干预的危险因素。不可干预的危险因素包括年龄、痴呆、昏迷和急诊手术，可干预的危险因素包括镇静药物的使用、APACHE Ⅱ评分、机械通气、环境因素、高血压、器官功能衰竭、创伤和代谢性酸中毒等。在识别危险因素的基础上，应更多针对可干预的危险因素并及时处置。

3. **谵妄危险因素的干预**　在可干预的危险因素中，有部分是针对病因和病程的处理，如血压控制、纠正酸中毒、维护器官功能等，随着病情的好转危险因素也会去除；有部分与医疗行为相关，如镇静、机械通气和医疗环境，需要针对患者进行选择和优化。

（1）镇静药物的选择：镇静药物的应用是诱发重症患者谵妄的危险因素之一。研究表明应尽量避免持续应用苯二氮䓬类药物。一项关于泰国外科重症监护病房患者谵妄的发病率和危险因素的多中心前瞻性队列研究结果显示，镇静药物是外科重症监护病房患者谵妄的独立危险因素。2015年发表的关于重症监护病房患者苯二氮䓬与谵妄相关性的一项大样本队列研究结果表明，持续应用苯二氮䓬可增加清醒重症患者的谵妄发生风险。昏迷患者应用苯二氮䓬不会增加第二天谵妄的发生风险。这提示，应尽量避免对清醒患者持续应用苯二氮䓬类药物，条件允许下尽早转换成间断应用方式。对于确实需要持续镇静的患者，应尽量选择非苯二氮䓬类药物。

（2）机械通气：是重症患者谵妄的主要危险因素之一，应尽量缩短机械通气时间以减缓谵妄的发生。机械通气的重症患者常常需要镇静及身体约束，但镇静所致的意识不清和机械通气过程中的身体约束正是患者谵妄的危险因素。因此对于机械通气患者，合理镇静，减少镇静药物所导致的昏迷持续时间，减少身体约束是可能有效的干预措施。

（3）环境因素：谵妄的发生与环境因素相关。2015 年 Caruso 等发表的一项回顾性研究结果显示，与入住多人间的重症患者相比，入住单人间的重症患者谵妄发病率显著降低。多人间是重症患者谵妄的危险因素。多人间有更高的噪音水平及睡眠障碍，而睡眠障碍增加谵妄发生率。单人间隐私度更高，可降低患者的焦虑与紧张度，可能有助于降低谵妄的发生。

（二）药物治疗

在药物治疗方面，目前暂无随机对照试验证实确切有效的药物。2010 年英国的 NICE（National Institute of Clinical Excellence）指南建议，可低剂量、短疗程使用氟哌啶醇及新型抗精神病药如利培酮、奥氮平等。对于运动减少型的谵妄，部分专家认为可能从神经兴奋类药物中获益。

（三）心理治疗

重症患者往往存在精神心理异常，一般采用心理支持、疏导的治疗方法，鼓励患者正确认识疾病，树立战胜疾病的信心，积极配合治疗。

四、 功能结局

（一）生理功能方面

重症患者出现谵妄后，近期危害是死亡率非常高，远期危害是可导致长期的认知功能障碍。

（二）心理功能方面

大多数患者有不同程度的焦虑、抑郁等心理障碍。

（三）社会参与能力方面

患者可有生活质量下降，社会参与能力严重受限。

五、 健康教育

1. 对家属进行重症患者康复理念宣教，告知其谵妄的危险因素及临床表现，让家属协助医护人员预防和早期干预谵妄。

2. 对已经发生谵妄的患者和家属，进行认知康复的宣教，指导其坚持长期认知康复训练。

3. 注意对重症患者家属的心理功能进行评定和及时给予支持。

思考题

1. 谵妄的评定方法有哪些？
2. 谵妄的危险因素有哪些？
3. 如何预防谵妄的发生？

（吴　毅）

第九节　重症患者气道管理

气道管理是重症患者早期急救和康复治疗过程中经常面对的重要问题之一，最常见于重症神经系统或呼吸系统疾病患者，这些患者在早期的救治过程中为了保证气道畅通、维持有效通气、保障心肺脑等重要脏器功能，往往采取气管插管或气管切开术，病情平稳后常常会转入康复医学科进一步进行系统的康复治疗，再根据病情发展情况，尽可能早地拔除气管插管或气切套管，恢复正常生理性呼吸。

人工气道主要指气管插管和气管切开，也包括口咽通气管和喉罩等临时气道保护措施。气管插管一直作为建立人工气道的金标准，具有快速、可靠、安全等特点，尤其是在紧急情况下及需要较长时间内的气道管理时。气管插管有经口和经鼻两种方式，推荐首选经口气管插管。康复医学科对气管切开或极少数气管插管的患者进行气道管理的目的：通过各种康复医学治疗方法综合应用，有效控制和预防肺部感染，改善呼吸功能，早日拔除气切套管或气管插管，改善患者生活质量。

一、康复评定

（一）呼吸功能评定

1. **呼吸功能基本状况评估**　主要围绕与呼吸功能相关的病史、症状、体格检查3个方面进行评估，重点是致病原因、急性期呼吸系统症状（如咳嗽、咳痰、气急、胸闷等）、呼吸系统气道管理方式、心脏功能检查、神经学检查等。

2. **呼吸功能专科评估**　主要包括呼吸系统体格检查和辅助检查，呼吸系统体格检查包括双肺的视、触、叩、听，以及咳嗽反射是否保留和强度；同时还包括对人工气道的评估，这其中包括人工气道的通畅程度、固定是否妥善、气囊压力情况；专科辅助检查常用的方法包括：痰细菌培养和药敏检查、血气检查、胸部X线及CT检查、肺部血管CTA、纤维支气管镜检查。

3. **意识状态和认知功能评定**　参见教材《康复功能评定学》，意识状态可以根据RLA量表进行评定。

4. **吞咽功能评估**　参见教材《康复功能评定学》，常用方法包括洼田饮水实验、电视荧光透视吞钡检查。

5. **肢体运动功能评定**　参见教材《康复功能评定学》。

（二）活动评定

评估原发病和气管插管或切开对患者日常生活能力的影响，可以采用改良 Barthel 指数评定表等方法对患者的日常生活活动能力进行评定。具体参照本套教材《康复功能评定学》。

（三）参与评定

评估原发病和气管插管或切开对患者社会参与能力的影响，主要进行生活质量评定和职业能力评定。方法参见教材《康复功能评定学》。

二、 康复诊断

（一）生理功能障碍

1. **呼吸功能障碍**　气管切开和插管患者较多存在肺部感染，故临床上常表现咳嗽、咳痰、发热、肺通气和换气功能障碍等临床表现。

2. **意识障碍**　气管切开和插管患者中部分为脑病患者，故可能会存在意识障碍，表现为昏迷、植物状态或微弱意识状态。

3. **吞咽和构音功能障碍**　气管切开术或气管插管后患者绝大部分也存在吞咽和发音方面障碍，表现为需要鼻饲或胃造瘘进食，同时也存在构音不能或需要辅助的说话瓣膜。

4. **运动功能障碍**　气管切开和插管患者中部分为脑、脊髓或周围神经损伤患者，故可能会存在单／双侧肢体运动功能障碍。

（二）心理功能障碍

气管切开或极少数气管插管患者由于存在呼吸、吞咽及运动等多方面功能障碍，以及原发病的原因，常产生焦虑、抑郁等心理障碍。

（三）ADL 能力障碍

气管切开或极少数气管插管患者由于存在呼吸、意识、吞咽及运动等多方面功能障碍，患者常会交流沟通不能、卧床不起或移动不便，日常生活能力会受到显著影响，会重度或完全依赖他人的帮助。

（四）社会功能障碍

气管切开或极少数气管插管患者由于存在呼吸、意识、吞咽及运动等多方面功能障碍，社会参与会受到极大程度的影响，几乎不能参与社会活动。

三、 康复治疗

针对气管切开或气管插管患者，康复治疗主要包括以下内容：

（一）定期监测带气囊的人工气道的气囊压力。

对于使用带气囊和气管套管或气管插管患者，应定期监测气囊压力，使气囊压力控制在

25~30cmH$_2$O（1cmH$_2$O=0.098kPa），这样可以封闭人工气道与气管壁之间的空隙，一定程度上防止误吸和机械通气气道内压力过低，同时也不至于因压力过高，压迫气管壁引起气道痉挛、缺血、坏死和穿孔。

（二）气道湿化和温化

气管切开术后或气管插管后，由于空气未经鼻腔黏膜湿化过滤而直接与下呼吸道相通，由此造成呼吸道分泌物干燥结痂不易吸出，从而影响通气效果；加之气管切开术后气道自身湿化作用明显降低甚至消失，造成管腔内分泌物黏结阻塞管腔，影响正常的呼吸功能，同时还容易导致细菌侵入增加下呼吸道感染机会，可引起支气管炎、肺炎等。为此需要通过医疗措施来进行湿化和温化，临床上常采用雾化、持续湿化、气道内滴入湿化液等方法。人工鼻也有对气道加湿加温的作用，但是人工鼻在临床上的使用还不多。

（三）预防肺部感染策略的实施

误吸和痰液引流不畅是导致肺部感染的重要因素。

由于意识障碍导致的咳嗽能力下降和上气道自我保护能力丧失，口鼻腔分泌物和消化道反流物积聚在口腔很容易进入下呼吸道造成肺部感染。防止误吸的方法主要有：①每天用灭菌用水或漱口液进行口腔护理5次以上；②人工气道的气囊可以减少分泌物的向下流入，而不能完全阻断；③应用气囊上方吸引功能的导管可以更有效避免误吸。

充分引流气道及肺内分泌物的方法：①在对吸入气体进行适当温化和湿化；②进行个体化、目标导向的肺部综合物理治疗，具体包括定时更换体位、拍背和辅助排痰装置等；③不推荐常规使用抗生素预防肺部感染。

为了彻底防止误吸和痰液引流不畅，应该强化患者的吞咽功能训练，促进患者保护性咳嗽反射的恢复，提高患者口咽部分泌物或反流物清除能力。具体方法有：口咽部低频电刺激、吞咽动作训练等。

（四）气道廓清技术

主要用于提高黏液纤毛系统的清除功能。正常情况下，黏液纤毛系统的清除功能是非常有效而且高效的，但是在疾病状态下，或麻醉和手术后，可能需要应用气道廓清技术以加强黏液纤毛的清除能力。现有的气道廓清技术主要包括：体位引流、叩击、主动循环呼吸技术、自发引流、呼气正压、振荡呼气正压及高频胸壁振荡等，目前尚缺乏相应的证据支持哪一种气道廓清技术更有效。

（五）其他功能障碍的康复治疗

针对气管切开或气管插管患者存在的其他功能障碍，如意识障碍、言语吞咽障碍、肢体瘫痪等，也应积极地行综合康复治疗，如：吞咽训练、运动疗法、站立床、外周神经肌肉电刺激、经颅磁电刺激、针灸、推拿等。这些康复治疗在促进其他功能障碍恢复的同时，也会直接或间接地促进肺部痰液的排出、促进肺部功能的恢复。

（六）药物治疗

主要根据患者的临床症状（发热、咳嗽、咳痰等）和相关辅助检查（如肺部X线检查和CT、痰细菌培养和药敏检查），确定患者是否需要抗生素治疗，以及选择敏感的抗菌药物，同时还需要使用一些稀释痰液的药物。

（七）床旁纤维支气管镜灌洗、吸痰

对于肺部感染较重、痰液较多难以咳出的气管切开或气管插管患者，在无禁忌证的情况下，可行床旁纤维支气管镜检查，并进行气道内灌洗、吸痰。纤支镜能够达段或段以下支气管，对黏稠痰液及痰栓进行灌洗稀释，然后再抽吸，能够彻底吸净细支气管和肺泡内的分泌物，改善通气和换气功能。

（八）心理支持

气管切开或气管插管的重症患者常常由于原发病病情较重、口咽部插管所带来的不适等原因，常会使患者产生恐惧、烦躁、焦虑等心理。针对这些情况，应及时向患者及家属做好解释工作，稳定患者情绪，帮助他们逐渐认识病情，对新的生活燃起希望，尽早投入康复训练中。

经过上述康复治疗后，对于气管切开患者，当患者病情恢复至能满足一定条件时，可考虑拔除气切套管。具体条件如下：①吸入氧浓度<0.3时，血气分析正常；②咳嗽力量较大，能自行排痰；③咽反射恢复，饮水无呛咳；④肺部感染控制、痰量较少，复查胸片无肺内炎症表现；⑤喉镜和支气管镜检查提示无喉头水肿，套管远端无肉芽和瘢痕增生导致明显气道狭窄。拔管前可以考虑先行堵管24小时，如无明显不适后即可拔除气管套管。对于极少数气管插管患者，如果患者意识恢复、咳嗽反射存在、肺部感染已控制及各项生命体征平稳时，可考虑尝试拔除气管插管，如果拔管失败，可以行气管切开术，再按上述方案进行管理。

四、康复结局

气管切开和极少数气管插管的重症患者经过原发病治疗和上述综合康复治疗后，患者病情平稳后，即使患者仍存在意识障碍，只要存在保护性咳嗽反射，大部分患者是能够拔除气管套管的。对于那些反复出现吸入性肺炎、咳嗽反射减弱或消失的气管切开或气管插管的患者，可能存在拔管困难，需要长期带管生存；针对这一部分患者，仍需要加强吞咽功能训练，以期望患者保护性咳嗽反射的重现，进而为拔除气管套管或插管创造条件。

五、康复教育

对气管切开或气管插管患者和患者亲属或照料者进行康复教育十分重要，使他们知晓疾病的恢复过程、各项康复治疗措施的作用机制，使他们对各项康复治疗具有好的依从性；另外还需教会他们一些基本的康复护理技巧（如：口腔卫生的清理、翻身拍背、更换尿布湿等技巧）及日常康复护理中的注意事项（防止患者私自扯拉气管套管和导尿管等，而引发损伤）；最后，通过康复教育使他们获得心理上的支持，减轻他们的心理负担。

思考题

1. 气管切开或气管插管患者的康复治疗有哪些常用方法？
2. 气管切开患者符合哪些条件时可以考虑拔取气切套管？

（吴　毅）

第十节　重症患者营养管理

研究表明，30%~50% 住院病人存在不同程度的营养不良，重症患者则普遍存在营养不良。良好的营养管理对改善重症患者临床预后具有重要意义，包括缩短机械通气时间、缩短住院时间、减少并发症及降低死亡率。规范的营养管理一般包括患者营养风险评定、营养状态监测、营养途径与时机的选择、合理的能量与营养素供给。

一、重症患者营养状况的临床特点

重症患者由于摄入量减少、食欲较差、消化道功能降低等原因导致患者机体营养供求量严重不足。外加上患者常常存在创伤、感染、应激、内分泌失调等代谢紊乱状况，导致患者所需能量增加，分解代谢大于合成代谢。所有重症患者发生营养和代谢失衡后，如果不予以及时纠正，会降低机体抵抗力，影响疾病的恢复。规范化的营养管理对重症患者的康复至关重要。

二、康复评定

（一）营养风险评定

营养风险评定是营养管理的第一步，能快速判断患者是否需要接受营养管理及评定患者营养风险程度。重症患者的营养风险评定需考虑患者应激状态的营养代谢特点、激素水平、不同的营养素需求等，进行综合的分析。常用评分法如下：

1. 主观全面评定（SGA 评分）　由体重变化，饮食摄入量变化，活动能力，胃肠道症状，肌肉、脂肪消耗及水肿、腹水等参数组成。患者的营养情况分为 A 级：营养良好；B 级：轻、中度的营养不良；C 级：严重的营养不良。这种分类有利于医生和营养师对患者的营养不良情况进行初步的评定，并协助确定营养目标。

2. 欧洲营养风险筛查 2002（Nutritional Risk Screening，NRS2002）　是欧洲肠外肠内营养学会（European Society of Parenteral Enteral Nutrition，ESPEN）于 2002 年推出的住院患者营养评定指南，是目前临床最常用的一种营养风险筛查工具。NRS2002 评分由三个部分构成：营养状况评分（体质指数、近期质量丢失及摄食量变化）、疾病严重程度评分和年龄调整评分（若病人 >70 岁，加 1 分），三部分评分之和为总评分。评分≥3 分有营养风险，评分 <3 分为营养正常。

3. 2016 年美国肠外肠内营养学会（ASPEN）推荐的危重症营养风险评分（NUTRIC score）　其评定内容包括：年龄、APACHE Ⅱ 评分、SOFA 评分、合并症数量、入 ICU 前住院时间及白细胞介素 -6（IL-6）水平 6 个项目，每个项目根据其损伤水平赋予 0~2 分，当 IL-6 不能常规获得时，NUTRIC 评分也可以接受。NUTRIC 评分 0~4 分时营养风险低；5~9 分时营养风险高。

（二）营养状态监测

营养状态监测，可以判断患者的营养状态，并可以直观地评定营养管理的前后效果。患者营养状态监测包括体格检查和实验室检查。

1. **体格检查** 临床检查是通过病史采集及体格检查发现营养素缺乏的体征。目的在于发现下述情况，判定其严重程度并与其他疾病鉴别：①恶病质；②肌肉萎缩；③毛发脱落；④肝大；⑤水肿或腹水；⑥皮肤改变；⑦维生素缺乏体征；⑧必需脂肪酸缺乏体征；⑨微量元素缺乏症等。若发现患者有这些营养不良表现时，应进一步找出这些表现与饮食等因素的关系。

2. **体重指标** 临床上常用体重（body weight，BW）与体重指数（body mass index，BMI）来判断患者的营养状况。BMI 指数即身体质量指数，简称体质指数又称体重，简称 BMI，是用体重公斤数除以身高米数平方得出的数字，BMI =体重／身高 2（kg/m²），是目前国际上常用的衡量人体胖瘦程度以及是否健康的一个标准。当我们需要比较及分析一个人的体重对于不同高度的人所带来的健康影响时，BMI 值是一个中立而可靠的指标，BMI 与营养状况关系见表 13-24。对于危重患者，短期内的体重变化往往反映了体内水钠潴留的情况、体腔大量积液以及严重应激反应，因而常不能准确地反映患者的实际体重，体重测量过程中应考虑到快速的液体平衡改变对其的影响。

表 13-24 BMI 与营养状况

BMI（kg/m²）	营养状况	BMI（kg/m²）	营养状况
<18	营养不良	25~30	超重
18~20	潜在营养不良	>30	肥胖
20~25	正常		

注：BMI= 体重（kg）／身高 ²（m²）

3. **肱三头肌皮肤折褶厚度（triceps skin fold thickness，TSF）** 反映机体脂肪储存的指标，可应用卡尺或千分尺测量。测量部位选择肩胛骨喙突和尺骨鹰嘴突终点处，左右臂均可，上肢自然放松下垂，检测者用拇指和示指捏起皮肤和皮下组织，以卡尺进行测量。正常参考值男性为 8.3mm，女性为 15.3mm。达到 90% 以上为正常，80%~90% 为轻度体脂消耗，60%~80% 为中度体脂消耗，60% 以下为重度体脂消耗，以此分别表示不同程度的热量摄入不足。

4. **上臂中点肌肉周径（midarm circumference，AMC）** 反映骨骼肌储存的情况，指肩峰和尺骨鹰嘴中点的臂围，测量简单。与 TSF 结合，可对机体肌肉和脂肪的比例进行初步分析，其计算公式为：

$$AMC= 上臂中点周径 AC（cm）-0.34TSF（cm）$$

正常参考值男性为 24.8cm，女性为 21.0cm，达到 90% 以上为正常，80%~90% 为轻度降低，60%~80% 中度降低，小于 60% 为重度降低。

以上测量均应测量 3 次，取其平均值以减少测量误差。

（三）实验室检查

1. **血浆蛋白水平** 可反映机体蛋白质营养状况。常用指标包括血清白蛋白、转铁蛋白、甲状腺结合前清蛋白和视黄醇结合蛋白，其中血清白蛋白应用最广，持续的低白蛋白血症被认为是判定营养不良的可靠指标。正常值为 35~45g/L，若 <35g/L 为营养不良，<20g/L 为重度营养不良。由于白蛋白半衰期长达 20 天，故不能迅速反映短期营养变化。转铁蛋白（正常值 >2g/L）和甲状腺结合前清蛋白（正常 0.2~0.3g/L）的半衰期分别为 8 天和 1.3 天，对了解近期的营养变化更有价值。

2. **免疫功能评定** 细胞免疫功能在人体抗感染中起重要作用。蛋白质热量营养不良常伴有细胞免疫功能损害，进而增加病人术后感染率和死亡率。总淋巴细胞计数（total lymphocyte count，TLC）

是评定细胞免疫功能的简易方法。计算公式为：TLC=淋巴细胞占白细胞总数百分比 × 白细胞计数。TLC>20×10^8/L 者为正常，（12~20）× 10^8/L 者为轻度营养不良，（8~12）× 10^8/L 者为中度营养不良，<8×10^8/L 者为重度营养不良。

三、 重症患者营养管理

（一）营养管理基本原则

急性应激期营养支持应遵循"允许性低热卡"原则〔20~25kcal/（kg·d）〕。"允许性低热卡"其目的在于：避免营养支持相关的并发症，如高血糖、高碳酸血症、淤胆与脂肪沉积等。在应急与代谢状态稳定后，能量供给量需要适当的增加〔30~35kcal/（kg·d）〕。

（二）常用营养素及分配比例

1. **蛋白质（4kcal/g）** 供给量一般为 1.2~1.5g/（kg·d），约相当于氮 0.20~0.25g/（kg·d）；热氮比 100~150kcal：1g N。

2. **脂肪（9kcal/g）** 补充量一般为非蛋白质热卡的 40%~50%；摄入量可达 1~1.5g/（kg·d），应根据血脂廓清能力进行调整，脂肪乳剂应匀速缓慢输注。

3. **葡萄糖（4kcal/g）** 是肠外营养中主要的碳水化合物来源，一般占非蛋白质热卡的 50%~60%，应根据糖代谢状态进行调整。

4. **维生素与微量元素** 应作为重症病人营养支持的组成成分。创伤、感染及 ARDS 的病人，应适当增加抗氧化微生物（如维生素 C）及硒的补充量。但目前对于维生素与微量元素在重症患者的需要量、生物利用度及补充后的效果尚未明确。

（三）营养补充途径

1. **肠内营养** 营养补充途径优先考虑给予肠内营养，其适用于胃肠道功能存在或部分存在的重症患者，只有肠内营养不可实施时才考虑肠外营养。当重症患者出现急性消化道出血、肠梗阻、肠道缺血、严重腹胀或腹腔间隔室综合征时应避免使用肠内营养。对于严重腹泻经一般处理无改善的患者，建议暂停使用肠内营养。

肠内营养途径根据患者的情况可采用经口进食、鼻胃管、鼻空肠管、经皮内镜下胃造口术、经皮内镜下空肠造口术中等途径进行肠内营养。具体如下：

（1）经口进食：一般情况下，重症患者可以自主摄食自身所需营养，且对包括基础疾病，胃肠道功能，反流误吸风险的评定为正常者，早期可以考虑由口进食。

（2）鼻胃管：经鼻胃管途径：常于胃肠功能正常，非昏迷以及经短时间鼻饲即可过渡到口服饮食的患者。优点是简单、易行。缺点是胃食管反流、误吸、鼻窦炎、上呼吸道感染的发生率增加。

（3）鼻空肠管：经鼻空肠管喂养优点在于因导管通过幽门进入十二指肠或空肠，使反流与误吸的发生率降低，患者的耐受性增加。但要求在喂养的开始阶段，营养液的渗透压不宜过高。

（4）经皮内镜下胃造口术：是指在纤维胃镜引导下行经皮胃造口，将营养管置入胃腔。优点是去除了鼻管，减少了鼻咽与上呼吸道的感染并发症，可长期留置营养管。经皮内镜下胃造口术适用于昏迷、食管梗阻等长时间不能进食，但胃排空良好的重症患者。

另外，重症患者往往存在胃肠动力障碍，肠内营养时容易导致胃潴留、呕吐和误吸。与经胃喂养相比，经空肠喂养能减少上述情况与肺炎的发生、提高重症患者的热卡和蛋白的摄取量，同时缩短达到目标 EN 量的时间，但留置小肠营养管需要一定的设备和技术条件。因此，有条件的单位可常规经空肠营养，在条件受限的单位，建议对不耐受经胃营养或有反流和误吸高风险的重症患者，可考虑选择经空肠营养。

2. **肠外营养** 适用于不能耐受肠内营养和肠内营养禁忌的重症患者，如胃肠道功能障碍的重症患者，由于手术或解剖问题禁止使用胃肠道的重症患者，存在有尚未控制的腹部情况者，如腹部感染、肠梗阻、肠瘘等。以下情况存在时，不宜给予肠外营养：早期复苏阶段、血流动力学尚未稳定或存在严重水电解质与酸碱失衡；严重肝衰竭、肝性脑病；急性肾衰竭存在严重氮质血症；严重高血糖未控制。肠外营养途径包括经中心静脉和经外周静脉营养支持。

3. **肠内营养与肠外营养的比较** 重症患者损伤早期即给予肠内营养有利于刺激胃肠道的激素和消化液分泌，有利于改善胃肠黏膜血液循环，保护胃肠黏膜屏障，减少应激性溃疡的发生率。早期肠内营养加肠外营养治疗的患者大多数肠道功能恢复快，并能够促进胆汁酸的肠肝循环。危重症患者进行肠内外联合营养支持的效果明显优于单独进行肠内营养支持或单独进行肠外营养支持的效果。肠内外联合营养支持可有效改善患者自身营养状况，降低并发症的发生率，对治疗重症患者效果显著。

（四）特殊情况的营养管理

1. **消化道应激性溃疡/出血** 当重症患者考虑消化道溃疡时，进餐原则为少量多餐定时定量（每天 5~7 餐），避免刺激性食物，且应多食碳水化物（每天可供给 300~350g）。若出现消化道出血时患者应禁食水并进行肠外营养。出血停止后，可以进食流质，24 小时后半流质饮食，48 小时正常饮食，但要避免硬的食物而选择细软易消化食物（营养素比例：半流质期为碳水化物 55%，蛋白质 15%，脂肪 30%；流质期为碳水化物 60%，蛋白质 20%，脂肪 20%）。

2. **肝功能不全** 一般情况下，肝硬化患者代偿期能量供给可为 25~35kcal/（kg·d），合并营养不良时可酌情增加，合并肝性脑病时应降低能量供给。有研究认为，肝功能不全早期患者补充蛋白质（氨基酸）能促进正氮平衡，可根据肝功能代偿情况给予蛋白质 1.3~1.5g/（kg·d）。肝功能不全晚期，因增加蛋白的摄取可能导致血氨增加，可加速肝性脑病的发生，故应减少蛋白摄入量。肝功能不全合并大量腹水时，需限制钠盐摄入及提高摄入热卡的密度以减少机体水分潴留。需特别注意补充脂溶性维生素及微量元素。

3. **肾功能不全** 目前基本认为肾功能不全本身对能量代谢没有直接影响，热卡需要量更多决定于基础疾病和患者当前状态。

4. **心功能不全** 心功能不全患者的营养支持应兼顾心脏负荷能力和营养状态两者的平衡。避免因限制水钠摄入和过度利尿引起的低钠、低钾、低镁血症等电解质紊乱；应经常监测血清电解质（钠、钾、氯、碳酸氢盐）直至稳定。由于心功能不全时发生肝脏淤血易致肝功能损害，应密切监测肝功能指标，避免因营养底物过多造成肝功能进一步损害，尤其在完全胃肠外营养实施时更应重视。另外营养支持过程中应严密监测与心功能相关的临床指标，包括心率、血压、中心静脉压、24 小时出入液体量等。

5. **高糖血症** 应激性高血糖是重症患者中普遍存在的一种临床现象，并成为一种独立因素直接影响各类重症患者的预后。对于重症患者来说任何形式的营养支持均应包括强化胰岛素治疗，严格将血糖控制在理想范围。在强化胰岛素治疗中应注意控制葡萄糖的输入量（<200g/d），营养液输入时应当注意持续、匀速输注，避免血糖波动，监测血糖防止低血糖发生。有研究表明重症患者目标血糖控制在 4.4~6.1mmol/L 之间时，死亡率和并发症的发生率明显降低。

思考题

1. 重症患者早期肠内营养的优点有哪些？
2. 营养风险评定的常用方法包括哪些？
3. 营养补充途径有哪些？
4. 消化道出血患者营养支持原则有哪些？

（吴　毅）

第十一节　重症患者的膀胱管理与肠道管理

一、重症患者的膀胱管理

重症患者常常由于疾病、麻醉或排尿体位的改变等原因导致膀胱排尿功能障碍，表现为尿失禁、尿潴留或混合型。脑损伤、脊髓损伤、周围神经病变及麻醉药应用是临床上膀胱和尿道神经控制出现障碍的常见原因，这一类可以归为神经源性膀胱范畴；泌尿系统本身疾病及手术也可致排尿障碍，如前列腺增生和膀胱肿瘤手术后早期；重症疾病后由于体位转移困难导致排尿体位的变化，也可能引发排尿障碍，如心脏或骨科等手术后早期不能下床；后两类并非属于神经源性膀胱范畴，故重症患者的膀胱管理并不完全等同于神经源性膀胱的康复管理。

无论上述何种原因，针对重症患者膀胱管理的目的均应为：在保持生命体征稳定的前提下，及时有效地排空膀胱，预防膀胱过度膨胀、泌尿系感染、结石形成以及尿道损伤，并最终以改善患者的生活质量和社会参与为目的。

（一）康复评定

1. 功能评定

（1）泌尿系功能评定

1）泌尿功能基本状况评估：主要围绕与排尿功能相关的病史、症状、体格检查3个方面进行评估，重点是致病原因、急性期泌尿生殖系统症状（如尿频、尿急、尿失禁、尿潴留，以及膀胱有无充盈感和尿意等）、泌尿系管理方式、神经学检查、体位转移方式等。

2）泌尿功能专科评估：主要包括泌尿系统体格检查和辅助检查，专科辅助检查常用的方法包括：尿液细菌学检查、泌尿系 X 线及 CT、核素检查、膀胱尿道造影、膀胱镜检查及尿流动力学检查。

目前，针对非膀胱尿道神经控制受损的重症患者，通常采用基础评估的方法来进行评估；对于膀胱尿道神经控制受损的患者，则需在基础评估和专科评估相结合的方法进行评估，临床上多采用根据尿流动力学检查结果而采用 Krane 分类法及 Wein 功能分类法来进行评定。

① Krane 分类法：不仅显示了逼尿肌、尿道内外括约肌功能障碍情况，还反映了它们相互之间的协调关系，更有利于治疗方案的制订（表 13-25）。

表 13-25　尿流动力学分类（Krane 分类）

逼尿肌反射亢进	逼尿肌无反射	逼尿肌反射亢进	逼尿肌无反射
括约肌协调正常	括约肌协调正常	内括约肌协同失调	内括约肌痉挛 外括约肌去神经
外括约肌协同失调	外括约肌痉挛		

② Wein 分类法：作为一种以尿流动力学为基础的功能分类方法，是一种较实用的方法，在临床上得以广泛的应用（表 13-26）。

表 13-26　尿流动力学和功能分类（Wein 分类）

失禁	A.	由膀胱引起
		无抑制性收缩
		容量减少
		顺应性低
		正常（因认知、运动等原因引起）
	B.	由流出道引起
		膀胱颈压下降
		外括约肌压下降
潴留	A.	由膀胱引起
		逼尿肌反射消失
		容量大/顺应性高
		正常（因认知、运动等原因引起）
	B.	由流出道引起
		高排出压，伴低尿流率
		内括约肌协调不良
		外括约肌协调不良
		括约肌过度活跃（括约肌或假性括约肌协调不良）
潴留和失禁		由膀胱引起，无抑制性收缩合并逼尿肌活动下降

（2）运动功能评定：参见教材《康复功能评定学》。

（3）疼痛程度评定：参见教材《康复功能评定学》。

（4）心理功能评定：参见教材《康复功能评定学》。

2. **活动评定**　参见教材《康复功能评定学》。

3. **参与评定**　参见教材《康复功能评定学》。

（二）康复诊断

1. 生理功能障碍

（1）排尿功能障碍：非膀胱尿道神经控制受损的重症患者多表现为尿频、尿急、尿痛或尿潴留，膀胱尿道神经控制受损的重症患者多存在尿失禁或尿潴留。同时可合并排便障碍。

（2）疼痛：外伤或重大手术后的患者早期可能会出现损伤处或手术切口处的疼痛。

（3）运动功能障碍：脑损伤、脊髓损伤多存在单/双侧肢体运动功能障碍，或因长期卧床制动，导致肢体运动能力下降，进而影响关节活动、步行等运动功能。

2. **心理功能障碍**　患者由于排尿障碍、疼痛及运动障碍以及原发病的原因，常产生焦虑、抑郁等心理障碍，情绪常不稳定、烦躁、易怒、不易合作。

3. **ADL 能力障碍**　影响患者小便和大便控制等日常生活能力，如患者合并肢体运动功能障碍，还会影响行走、转移等日常生活能力。

4. **社会功能障碍**　重症患者排尿排便功能障碍会显著影响患者的生活质量，如存在严重身体功能运动障碍、疼痛等，则患者的社会参与会受到不同程度的影响。

（三）康复治疗

1. **非神经源性的重症患者膀胱康复治疗**　对于这一部分患者，为了便于早期的各项救治，避免排尿时体位改变引发的疼痛或生命体征的变化，多采取留置导尿方法，来排空膀胱尿液。留置导尿一方面便于计算 24 小时尿量，同时能对尿道损伤修复术后的患者起到支撑、防止尿道狭窄的出现。急性期可以持续开放留置导尿管，待患者病情稳定后可以间断开放留置导尿管，以训练膀胱排尿功能的恢复。由于留置的导尿管破坏了膀胱尿道的无菌状态，易引起尿路的感染，病情允许情况下，应尽早拔除导尿管。

2. **神经源性膀胱的重症患者康复治疗**

（1）留置导尿：早期患者病情危重时，应留置导尿，待病情平稳后可以根据病情变换为其他尿道管理方法，如拔除导尿管自行排尿、外接尿袋、间歇性导尿等。

（2）间歇性导尿（intermittent catheterization，IC）：是指定时将尿管经尿道插入膀胱内，使膀胱能够有规律地排空尿液的方法，根据操作时是否采用无菌操作，分为间歇性无菌导尿和间歇性清洁导尿两种，目前临床上多采用间歇性清洁导尿。

对于膀胱残余尿量增多或尿潴留的患者多对其进行导尿。1947 年，Cuttmann 提出对脊髓损伤患者采用无菌性间歇导尿技术，使得膀胱周期性扩张与排空，接近生理状态，大大减少了感染的发生机会。1971 年，Lapides 提出的间歇性清洁导尿技术更是一重大的进展。间歇性清洁导尿术目前已为临床所采用。

开始间歇性导尿的时机多为 SCI 后 1~2 周左右。在开始导尿前，要向患者详细说明导尿目的，消除患者的顾虑。住院患者先由医护人员进行示范操作。患者取仰卧位或侧卧位。手法要轻柔，当导尿管前端到达括约肌处时要稍做停顿，了解尿道括约肌部位的阻力，再继续插入。导尿完毕，拔管要慢，到达膀胱颈部时，稍做停顿，同时屏气增加腹压或用手轻压膀胱区，使全部尿液引出，达到真正的膀胱排空。在操作时，成年人用 10~14 号导尿管，每隔 4~6 小时 1 次，每日不超过 6 次。每次导尿量控制在 300~500ml。对进行 IC 治疗的患者，每日的液体摄入量应严格控制在 2000ml 以内，约为1500~1800ml，具体方案如下：早、中、晚入液量各 400ml，另可在上午、下午和晚上睡前再各饮水200ml，睡后到次日起床前不再饮水。要求逐步做到均匀摄入，并避免短时间内大量饮水，以防止膀胱过度充盈。在每次导尿前，可配合各种辅助方法进行膀胱训练，诱导出现反射性排尿。出现反射排尿后，可根据排尿恢复情况及排出尿量多少作出相应的导尿次数的调整，如每天导尿减少为 1~3 次。

目前，常使用膀胱容量测定仪来测量膀胱容量，指导间歇导尿。一般说来，成人残余尿量少于100ml 即认为膀胱功能达到平衡，可停止导尿。

在间歇性导尿开始阶段，需每周检查尿常规、定期尿培养。若出现尿路感染征象，应及时应用抗生素，并根据具体情况，酌情进行膀胱冲洗。

对膀胱逼尿肌无力，残余尿量保持 100ml 以上或更多的患者，需要长期使用间歇性导尿术。此时，医护人员可耐心教会家属或患者本人行间歇清洁导尿术，并定期复查。尿管经抗菌溶液消毒或沸水进行清洁后可以反复使用几周甚至几月。

尽管间歇性导尿术是绝大多数神经源性膀胱患者愿意接受的膀胱管理方法，但对于肥胖的患者、内收肌痉挛的女性患者、不能依从患者或不能获得持久帮助的患者可能仍不适用，需要使用留置导尿。间歇性清洁导尿术继发膀胱结石和尿路感染的几率低于留置导尿术，对于反复出现尿路感染的患者，可使用间歇性无菌导尿术或无接触的一次性导尿管。

（3）膀胱训练：是恢复膀胱功能，达到自行排尿的常用方法。对神经源性膀胱尿道功能障碍的患者应争取及早进行训练，但对尿道括约肌不能舒张引起膀胱内压急剧增高，进而引发膀胱输尿管反流、肾积水、肾盂肾炎患者禁用，所以在膀胱训练前应行尿流动力学检查，排除因膀胱功能训练引发的膀胱内压急剧增高情况的存在；泌尿系感染、结石、高血压病、糖尿病和冠心病患者慎用。训练时应采取循序渐进、逐渐增加的方法，每 2~5 小时训练 1 次，每次 10~15 分钟。常用的膀胱训练方法如下：

1）耻骨上区轻叩法：常用于逼尿肌反射亢进患者，通过逼尿肌对牵张反射的反应，经骶髓排尿中枢引起逼尿肌收缩。用手指轻叩耻骨上区，引起逼尿肌收缩而不伴有尿道括约肌的同时收缩，产生排尿。

2）屏气法（Vasalval 法）：用增加腹内压的方法增加膀胱压力，使膀胱颈开放而引起排尿的方法。患者身体前倾，快速呼吸 3~4 次，以延长屏气增加腹压的时间。作 1 次深吸气，然后屏住呼吸，向下用力做排便动作。这样反复间断数次，直到没有尿液排出为止。痔疮、疝气患者慎用此法。膀胱输尿管反流患者禁用此法。

3）扳机点法（triggering voiding）：常用于骶髓以上神经病变。在腰骶神经节段区找扳机点，通过反复挤捏阴茎、牵拉阴毛、耻骨上区持续有节奏地轻敲、肛门指检形成的刺激或牵张肛门括约肌的刺激等，诱导反射排尿。

4）电刺激法：需经外科手术将电极植入体内，通过电极直接刺激逼尿肌，诱导逼尿肌收缩。电刺激还可以对骶神经根（S_{2-4}）进行刺激，使骶神经兴奋，促使逼尿肌收缩，引起排尿。

5）磁刺激法：为近年来实验用的方法。也是通过刺激骶神经达到排尿的目的，但它较电刺激具有无创伤、相对无痛等优点。

（4）集尿器的使用：外部集尿器主要是男用阴茎套型集尿装置；女用集尿装置还很不理想，往往仍需使用尿垫。集尿器适用于各种类型的尿失禁患者。尚需解决的问题是不易固定而滑脱，若使用不当可引起感染、溃疡、坏死及皮肤过敏等并发症。

（5）药物治疗：根据不同情况选用抗胆碱能类药物、肾上腺素能药物、平滑肌松弛剂和骨骼肌松弛剂等药物。对于膀胱逼尿肌、尿道括约肌过度兴奋和的患者，可予局部肉毒素注射治疗，来分别改善尿失禁、尿潴留。

（6）外科手术：经以上治疗无效者，可考虑外科手术治疗。如膀胱功能重建术、经尿道膀胱颈切开术、经尿道外括约肌切开术等。

（四）功能结局

对于非神经源性膀胱的重症患者，通过早期留置导尿管，待原发病病情平稳后，可以顺利拔除导尿管，实现自主排尿。对于存在神经源性膀胱的重症患者，则可能需要上述多种方法进行综合的管理，尽可能实现有效排空膀胱，防止出现泌尿系统并发症，最大程度提高患者的生活质量和社会参与程度。

（五）康复教育

1. 告知家属及陪护人员对于留置导尿的重症患者，翻身或其他体位改变时，一定不能过度拉扯导尿管，对于男性患者留置导尿管体外部分应向头向弯曲，以避免尿道内褥疮的出现。

2. 待患者病情平稳后，告知家属及陪护人员及患者间歇导尿的概念和方法，以及膀胱功能训练的方法，务必使他们了解膀胱管理最重要是避免膀胱内高压的出现，从而导致膀胱输尿管反流。

3. 同时对患者加强重症患者膀胱管理的流程方面的教育，使他们对整个恢复过程有一个全面的了解，从而能减轻他们的心理上的焦虑和不安。并加强心理上的支持。

二、 重症患者的肠道管理

正如重症患者常常由于疾病、麻醉及排尿体位的改变可以造成排尿障碍一样，上述因素同样也会造成肠道功能紊乱，出现排便功能障碍，常表现为大便失禁、大便排空困难等。除了常见于脊髓损伤、脑卒中、脑外伤、糖尿病及手术麻醉等可引起支配肠道的神经结构受损或功能紊乱导致的病理情况下导致排便功能障碍，即神经源性肠道（neurogenic bowel）。尚可由于重症患者体位转移障碍导致排便体位的改变，进而导致排便困难。这些会显著增加患者心理负担，影响饮食和户外活动等日常生活活动，严重影响患者的生活质量。

对于脑损伤、脊髓损伤及周围神经病变后的重症患者，临床上可根据骶髓反射是否存在而将排便障碍分为两种类型：上运动神经元病变导致的肠道功能障碍（upper motor neuron bowel dysfunction，UMNBD），下运动神经元病变导致的肠道功能障碍（lower motor neuron bowel dysfunction，LMNBD）。具体如下：

1. 上运动神经元病变导致的肠道功能障碍　该型肠道功能障碍是由圆锥以上的中枢神经病变引起，多见于脊髓损伤患者。由于脊髓与结肠之间的反射弧没有中断，因此保留了神经反射调节功能。主要表现为：机械性刺激结肠或者直肠可以诱发脊髓排便反射，但患者感受便意的能力下降；肛门括约肌的静息张力增加，直肠肛门协调性运动受损，结肠通过时间延长，从而常常导致患者便秘和腹胀。然而当病变发生在 L_{2-4} 节段，排便抑制受损，肛门内、外括约肌均舒张，由结肠集团运动产生排便即大便失禁。

2. 下运动神经元病变导致的肠道功能障碍　该型肠道功能障碍是由支配肛门括约肌的下运动神经元或外周神经病变引起，多见于圆锥或者马尾神经病变、多发神经病、盆腔手术等。主要表现为：脊髓排便反射消失，无便意；肛门括约肌静息张力降低；结肠运转时间显著延长，从而出现排便困难。直肠肛门协调运动受损，当腹压增加时会出现"漏粪"现象。

（一）康复评定

1. 功能评估

（1）排便功能基本状况评估

1）精神状态：了解患者的神志及精神状态，评估患者的认知能力、语言表达能力等。

2）应全面了解患者此前是否有神经系统疾病、胃肠道疾病等影响胃肠道功能的疾病病史。

3）了解发病前及发病后的肠道功能和排便模式，如完成排便所需时间、排便频率、大便的性状；另外需了解有无使用直肠刺激、有无计划外排便、有无使用诱发排便的食物及影响肠道功能的药物史等。

（2）排便功能相关的专科评估：主要包括专科体检和辅助检查两部分

1）专科体检：腹部检查明确有无异常肠型、粪块滞留及肠鸣音情况。检查肛门外括约肌的形态及张力及球海绵体积反射是否存在；检查肛门周围皮肤的触觉、针刺觉及肛门皮肤反射；通过直肠指检，评估外扩约肌的张力等。

2）专科辅助检查：可以通过直肠动力学检查中的肛管直肠测压了解肛管直肠内的压力以及结肠运动，肛门外括约肌肌电图检查可了解支配该肌肉的运动神经有无失神经现象，盐水灌肠试验可了解直肠对液体的控制情况。另外可以通过腹部平片、结肠镜或肛镜等内镜检查了解有无肠道结构性异常等。

（3）运动功能检查：评估患者的肌力及肌张力，明确原发病对患者运动功能和移动能力的影响。

（4）感觉功能检查：评定脊髓损伤、脑卒中、脑外伤及周围神经损伤导致的感觉障碍范围和程度。对于脊髓损伤的患者要确定感觉损伤的平面。

（5）疼痛程度评定：参见教材《康复功能评定学》。

（6）心理功能评定：参见教材《康复功能评定学》。

2. **活动评定**　评估肠道症状对患者日常生活能力的影响，可以采用改良 Barthel 指数评定表等方法对患者的日常生活活动能力进行评定。具体参照本套教材《康复功能评定学》。

3. **参与评定**　评估肠道症状对患者社会参与能力的影响，主要进行生活质量评定和职业能力评定。方法参见教材《康复功能评定学》。

（二）康复诊断

1. 生理功能障碍

（1）排便功能障碍：重症患者由于疾病、麻醉、排便体位的改变及卧床后肠道蠕动减弱等可造成肠道功能紊乱，出现排便功能障碍，常表现为大便排空困难、大便失禁等。脊髓损伤患者也可能同时会合并排尿障碍。

（2）疼痛：外伤或重大手术后的患者早期可能会出现损伤处或手术切口处的疼痛，另外脊髓损伤和脑损伤患者可能会合并难治性神经痛。

（3）运动功能障碍：脑损伤、脊髓损伤及周围神经病变多存在单/双侧肢体运动功能障碍，或因长期卧床制动，导致肢体运动能力下降，进而影响关节活动、步行等运动功能。

2. **心理功能障碍**　患者由于排便障碍、疼痛及运动障碍以及原发病的原因，常产生焦虑、抑郁等心理障碍，情绪常不稳定、烦躁、易怒、不易合作。

3. **ADL 能力障碍**　患者存在大便控制障碍，同时还可能出现小便控制障碍。如患者合并肢体运动功能障碍，还会影响行走、转移等日常生活能力。

4. **社会功能障碍**　重症患者排便功能障碍会显著影响患者的生活质量，并会不同程度地影响患者的社会参与。

（三）康复治疗

根据重症患者肠道功能评定结果及早制订一个综合性的、个体化的肠道管理方案。目标是降低重症患者便秘或者大便失禁的发生率，尽早恢复正常的排便功能，降低对药物的依赖性，帮助患者建立胃结肠反射、直结肠反射、直肠肛门反射，使大部分患者在厕所、便器上利用重力和自然排便的机制独立完成排便，在社会活动时间内能控制排便。具体方法如下：

1. **重症患者非神经源性肠道的管理方法**

（1）饮食管理：粗纤维饮食（如糙米、全麦食品、蔬菜等），通过改变粪团性状以降低直肠排空阻力，但近年很多研究显示，高纤维饮食可能引起脊髓损伤患者结肠通过时间延长，与健康人相比并不能改善直肠功能。因此，单纯增加膳食纤维对提高直肠管理的疗效意义不大。饮食需避免刺激性食物，可适量摄入亲水性食物，从而增加粪便容积和流动次性，缩短结肠通过时间，也可摄入适量的液体（不含酒精、咖啡、利尿剂等）。

（2）定时排便制度：参照患者既往的习惯安排排便时间，养成每日定时排便的习惯，通过训练逐步建立排便反射；也可每日早餐后进行排便，因为此时胃结肠反射最强。

（3）腹部按摩：能增强直肠蠕动动力，缩短结肠通过时间，促进感觉反馈传入和传出，减轻腹胀，增加每周的大便次数。腹部按摩可从盲肠部位开始，顺着结肠的走行，沿顺时针方向走行，每天至少15分钟。

（4）排便体位：排便常采用可以使肛门直肠角增大的体位即蹲位或者坐位，此时可借助重力作用使大便易于通过，也易于增加腹压，有益于提高患者自尊、减少护理工作量、减轻心脏负担；若不能取蹲、坐位，则以左侧卧位较好。对于脊髓损伤的患者也可使用辅助装置协助排便。辅助装置常包括一个站立台和一个改良的马桶，有研究发现：站立台可减轻脊髓损伤患者的便秘；如果使用具有视觉反馈装置的改良冲水马桶装置可以显著减少排便的护理时间。

（5）促进直结肠反射的建立：手指直肠刺激（digital rectal stimulation，DRS）可缓解神经肌肉痉挛，诱发直肠肛门反射，促进结肠尤其是降结肠的蠕动。具体操作为把示指或中指戴指套，涂润滑油，缓缓插入直肠，在不损伤直肠黏膜的前提下，沿直肠壁做环形运动并缓慢牵伸肛管，诱导排便反射。每次刺激时间持续1分钟，间隔2分钟后可以再次进行。

（6）药物治疗：新斯的明（neostigmine）有望成为有效促进神经源性肠道患者的促排空剂，该药主要作用于副交感神经而增加对结肠的副交感神经冲动的传入。另外西沙必利等促排空药物也可减少神经源性肠道的便秘，缩短传输时间。口服缓泻剂可软化粪便，刺激肠蠕动，如：车前子、硫酸镁、乳果糖、酚酞、番泻叶、麻仁丸等，但长期应用接触性泻剂可以引起结肠壁神经丛的病理改变，可诱发或加重便秘，并对泻剂产生依赖。常用的直肠栓剂有甘油栓剂及开塞露等，可润滑直肠，刺激肠蠕动，引发直肠肛门反射促进排便。

（7）其他治疗措施：大便失禁需注意局部清洁卫生，加强盆底肌训练。可适当给予直肠收敛性药物、直肠动力控制药物，对于合并直肠炎症的患者需注意抗感染治疗。

2. 重症患者神经源性肠道的管理方法　针对重症患者的神经源性肠道，在采用上述康复治疗方法的基础上，如果疗效欠佳，还可以采用以下方法进行治疗：

（1）灌肠：小剂量药物灌肠15分钟后即会出现肠蠕动，可减少自主神经过反射的发生，适用于T_6以上的脊髓损伤者。但灌肠后痔的发生率较高，经常灌肠还可导致灌肠依赖、肠穿孔、结肠炎、电解质紊乱等不良反应。但Christensen等发现利用具有节制功能的导管装置进行灌肠，可增强排便控制能力，提高患者生活质量。具体操作为：将导管插入直肠，给药时在肛门附近利用气囊固定导管使其不易脱出，给药结束后放气囊，将导管拔出。

（2）Brindley型骶神经前根（S_{1-4}）刺激：该刺激器除了可以诱发排尿反射外，尚可用于诱发排便，刺激时直肠和括约肌同时收缩，刺激停止后，肛门外括约肌立即舒张，而直肠则缓慢松弛，引起自发性排便。

（3）外科治疗：手术治疗使神经源性肠道患者肠道功能达到最佳的能力有限，最常用的术式是结肠造口术或回肠造口术。选择何种术式取决于结肠运输试验的结果。但造口术可出现改道性结肠炎、肠梗阻、造口局部缺血、造口回缩、造口脱垂等并发症。

（四）功能结局

对于非神经源性肠道的重症患者，通过上述饮食、行为和药物治疗，绝大部分患者能够早期恢复正常排便功能。对于有神经源性肠道的重症患者经上述多种方法进行综合的管理，大部分患者也能够实现规律地排空肠道，最大程度提高患者的生活质量和社会参与程度。

（五）康复教育

住院康复期间需加强患者及陪护的直肠管理健康教育，帮助患者初步建立适宜的直肠管理方案，为患者出院后的自我直肠管理提供支持；随访期需及时发现患者直肠管理的问题，为患者找到解决问题的最合理化方案，改善患者的生活质量。

思考题

1. 重症患者膀胱管理的目的是什么？
2. 重症患者膀胱功能的评定方法有哪些？
3. 重症患者膀胱功能障碍的康复治疗方法有哪些？
4. 简述神经源性肠道的分类及特征。
5. 简述重症患者神经源性肠道管理的具体方法。

（吴　毅）

第十四章
急诊康复

凡是疾病急性发作、创伤或中毒、过敏等意外对机体造成伤害，甚至生命处于危险状态的情况，均属于急诊范围，应予紧急处理。一般来说，急诊范围包括：①心脑血管意外：如心肌梗死、脑梗死、脑出血等，以及心源性休克、心力衰竭、神经源性休克、颅内高压、脑疝、呼吸心搏骤停等危重情况；②创伤：可由外伤、车祸等原因导致颅脑、胸腹部、脊柱、四肢等部位损伤，甚至发生脑挫裂伤、硬膜下血肿、硬膜外血肿、脑出血、内脏出血、多发骨折、脊髓损伤、失血性休克等危重情况；③疾病急性发作：如慢性阻塞性肺病急性加重、急性心左衰、急性腹痛、突发高热等；④意外损害：如中毒、急性过敏、中暑、触电、溺水、气管内异物、食管内异物、眼内异物等情况；⑤其他：如病因不明，但生命体征不平稳的患者，均需积极进行救治。

急诊康复就是在上述这些急、危、重患者的抢救过程中和各种疾病的急性期尽早介入康复的理念，积极急性康复宣教、康复评定，在生命体征平稳后尽早行康复治疗，以防止残损、残疾和残障发生的康复亚专科。急诊康复在医学领域也是一个比较新的概念，需要不断地补充和完善。

随着当代医学的不断发展，抢救技术水平的不断提高，急诊抢救成功率逐年升高，大部分急诊病人经抢救后可保住性命，但仍有部分病人遗留严重的后遗症，如昏迷、瘫痪等，严重影响病人的生活质量，增加家庭负担，增加社会医疗支出。我国人口众多，每年约有 8000 万急诊患者到各级各类医院就诊，其中 7% 的急、危、重患者需要立即给予有效救治，如在急诊早期即介入康复治疗，一方面有助于降低疾病死亡率，另一方面可以大大减少上述后遗症及其所导致的功能障碍，提高患者自理能力和生活质量，减少残疾、残障的发生。

作为一个即将走向工作岗位的大学生，无论将来成为哪一科的医务工作者都需要有急诊意识，诊病人之未患，救病人于未急；此外，在新的生物-心理-社会医学模式指导下，还需要有急诊康复意识，做到防患于未然。在抢救患者生命的同时也要评定病人潜在的功能障碍风险，着眼于功能障碍的预防及治疗，既要对患者的生命负责，又要对患者的功能负责，做到急诊和康复的完美结合。试想一下，一个抢救成功但处于植物状态的病人，能有什么生活质量可言呢？能对家庭和社会有什么贡献呢？急诊康复的目的就是要减少急危重病人致残率、致障率，降低病死率，避免"急诊悲剧"的发生。

一、 临床特点

急诊患者多为意外伤害、突然发病或病情恶化者，发病急骤、时间性强。急诊患者就诊时间、人数、病种及危重程度均难以预料，所以随机性大、可控性小。如遇多发伤、复合伤伤员、疑难病症病员的抢救，常需要多个科室的医师参加，因此，急诊病种广、病情复杂，可涉及临床各科。

1. 呼吸系统急症 主要表现为高热、呼吸困难、咳嗽、咳痰、咯血和胸痛。常见于慢性阻塞性肺病急性发作、肺源性心脏病、支气管哮喘、肺炎、肺脓肿、肺结核、支气管扩张、气胸、急性胸膜炎、肋软骨炎、气道异物等疾病。

2. 循环系统急症 主要表现为心前区疼痛、头晕、眼花、耳鸣、晕厥、心悸等症状，常见于心绞痛、心肌梗死、急性冠脉综合征、心肌炎、心包炎、心脏压塞、主动脉夹层、动脉瘤、原发性高血压、心源性休克、阿-斯综合征、急性左心竭、呼吸-心搏骤停、心律失常（病态窦房结综合征、心房纤颤、房室传导阻滞、阵发性室上性心动过速、室性期前收缩、室性心动过速）等疾病。

3. 消化系统急症 表现为急性的恶心、呕吐、腹痛、腹泻、呕血、便血、黑便、昏迷等症状。常见于胃、十二指肠溃疡及穿孔、急性胰腺炎、胆囊炎、胆石症、急性阑尾炎、急性腹膜炎、各种肠炎、肠梗阻、腹腔脏器破裂（肝、脾破裂）、异位妊娠破裂、肝硬化致食管-胃底静脉曲张破裂出血、肝性脑病等疾病。

4. 泌尿系统急症 表现为少尿或无尿、血尿、尿频、排尿困难综合征、腹痛、腰痛等症状。常见于急慢性肾小球肾炎、急性肾盂肾炎、膀胱炎、急性尿潴留、泌尿系结石、肾结核、肾肿瘤、急性肾衰竭等疾病。

5. 血液系统急症 主要表现为贫血貌，常伴有严重的感染、发热、寒战及皮肤黏膜淤点或淤斑、内脏出血、齿龈出血、鼻出血等；偶有胸骨压痛，伴全身淋巴结肿大，严重者可发生昏迷、休克、心功能不全和急性肾衰竭。常见于急性再生障碍性贫血、急性白血病、急性溶血性贫血、急性原发性血小板减少性紫癜，急性弥散性血管内凝血（DIC）。

6. 内分泌及代谢系统急症 主要表现为突发的高热或低温、血压增高或降低，心悸、气短、胸闷、呼吸困难等循环呼吸功能衰竭症状，严重者可出现休克、昏迷、抽搐等症状。常见于内分泌危象如甲亢危象，糖代谢障碍如低血糖昏迷、高渗性昏迷、酮症酸中毒、低钙血症、低钾血症、高钾血症等疾病。

7. 感染及传染病急症 主要表现为畏寒、高热、恶心、呕吐、意识障碍、呼吸困难、皮疹等症状。发热伴皮疹常见于水痘、风疹、猩红热、伤寒等；发热伴咽痛常见于普通感冒、急性扁桃体炎、流感、急性咽喉炎等；发热伴头痛、呕吐和脑膜刺激征常见于病毒性、细菌性脑炎或脑膜炎等疾病；发热伴腹痛、腹泻见于各种原因引起的肠炎、食物中毒、细菌性痢疾、霍乱等；发热伴黄疸常见于各种病毒性肝炎、中毒性肝炎、急性梗阻性化脓性胆囊炎等疾病。另外风湿热、药物热、结缔组织病、急性白血病、恶性淋巴瘤等都可引起发热和局部症状。

8. 神经系统-精神障碍急症 主要表现为头痛、眩晕、抽搐、瘫痪、昏迷等症状。常见于蛛网膜下腔出血、颅内血肿、颅内肿瘤、颅内感染、三叉神经痛、偏头痛、颈椎病、眼、耳、鼻、喉疾病、中毒、代谢性疾病、癫痫、脑卒中、脊髓损伤、重症肌无力、周期性瘫痪、癔症、抑郁症、焦虑症等疾病。

9. 皮肤急症 主要表现为各种急性皮疹、皮肤感染。常见于急性过敏性皮炎、荨麻疹、药疹、天疱疮、带状疱疹、急性蜂窝织炎、丹毒、皮肤感染性坏死性疾病等。

10. 急性中毒 主要表现为恶心、呕吐、脏器功能急性衰竭、意识障碍、皮肤发绀、口唇苍白、樱桃红或发绀等。常见于急性化学性毒物中毒、药用植物中毒、植物类毒物中毒、动物类毒物中毒等。

11. 物理因素所致急症 主要表现为神经系统的症状，轻者意识清楚，有心悸、胸闷、呼吸困难、头痛、恶心、呕吐等症状，严重时出现意识障碍或昏迷、心肺功能衰竭的症状。常见于中暑、冻伤、溺水、晕动病、勒缢、电击伤等物理因素所致损伤。

12. 创伤所致急症 主要表现为出血、失血性休克、骨折、意识不清、多脏器功能衰竭等。常见于颅脑损伤、胸部创伤、腹部外伤、骨盆损伤、脊柱损伤、四肢骨折和关节损伤、周围神经及血管损伤、烧伤、爆震伤等。

二、 康复评定

急症的康复评定主要是针对上述急症所致的多种功能障碍作出迅速评定，为康复治疗提供依据。

（一）生理功能评定

1. 意识障碍的评定　意识障碍是急诊患者常见的首诊原因。意识的内容包括"觉醒状态"及"意识内容与行为"。觉醒状态有赖于脑干网状结构上行激活系统的完整，意识内容与行为有赖于大脑皮质的高级神经活动的完整。当脑干网状结构上行激活系统抑制或两侧大脑皮质广泛性损害时，使觉醒状态减弱，意识内容减少或改变，即可造成意识障碍。以意识内容为主的意识障碍包括谵妄、醒状昏迷（去皮层综合征、无动性缄默、持续性植物状态）；以觉醒状态改变为主的意识障碍（嗜睡、昏睡、昏迷、脑死亡）；觉醒和内容均有改变的意识障碍（意识模糊）；特殊类型的意识障碍（闭锁综合征）。临床常用的是格拉斯哥昏迷评分（Glasgow coma score，GCS）来评定患者的昏迷程度（表 14-1）。

表 14-1　格拉斯哥评分（GCS）表

检查项目	临床表现	评分（总分 15 分）	检查项目	临床表现	评分（总分 15 分）
睁眼（E）	自发睁眼	4	运动（M）	按吩咐动作	6
	语言吩咐睁眼	3		对疼痛刺激定位反应	5
	疼痛刺激睁眼	2		对疼痛刺激躲避反应	4
	无睁眼	1		异常屈曲（去皮层状态）	3
语言（V）	正常交谈	5		异常伸展（去脑状态）	2
	言语错乱	4		无反应	1
	只能说出（不适当）单词	3			
	只能发音	2			
	无发音	1			

选评定时的最好反应计分，将三类得分相加，即得到 GCS 评分。最高分为 15 分，表示意识清楚；12~14 分为轻度意识障碍；9~11 分为中度意识障碍；8 分以下为昏迷；分数越低则意识障碍越重。

2. 疼痛评定　疼痛是急诊的常见症状，一方面临床医生必须对疼痛产生的原因作出迅速的分析，另一方面可应用视觉模拟评分法（VAS）评定疼痛程度，具体方法如下：在纸上或尺上划 10cm 长的直线，按厘米划格即将其十等分，直线左端 0 处表示无痛，右端 10 处表示极痛，让病人目测后在直线上用手指、笔标记以表示疼痛程度或移动评分尺上的游标，在尺上直线定点表示疼痛程度。VAS 评分可以协助临床医生明确其疼痛程度，同时对比治疗前后 VAS 评分有助于评定治疗效果。

3. 运动功能评定　急诊涉及的运动功能障碍的疾病很多，因此对运动功能的准确评价有利于对患者预后做出正确判断，常见评定内容如下：

（1）肌力的评定：用徒手肌力评定。具体参见本套教材《康复功能评定学》。

（2）ROM 评定：对受损的关节进行评定。具体参见本套教材《康复功能评定学》。

（3）肌张力评定：具体参见本套教材《康复功能评定学》。

（4）瘫痪的评定：偏瘫和脊髓损伤引起的截瘫具体评定方法参见本套教材《康复功能评定学》。

4. **感觉功能评定** 具体参见本套教材《康复功能评定学》。

5. **心肺功能评定** 具体参见本套教材《康复功能评定学》。

6. **平衡协调功能评定** 具体参见本套教材《康复功能评定学》。

7. **言语功能评定** 具体参见本套教材《康复功能评定学》。

8. **营养状态评定** 临床上，急危重症病人在疾病急性期，在病程中存在长期或短期营养素摄入减少、能量及各种营养素需求增加、利用各种营养素的能力发生病理生理学变化等情况，将最终导致病人营养不良、消瘦、恶病质甚至功能衰竭。根据病人的病因学构成特点，营养不良可分为如下三类：与饥饿相关的营养不良（在急危重症病人，特别是营养支持欠佳的病人中，饥饿相关的营养不良较为常见）、与创伤或急性疾病相关的营养不良（由急性期的炎症反应及应激性代谢变化，引起应激性高血糖、脂肪动员及分解加速、骨骼肌及内脏蛋白分解、肝脏合成蛋白功能下降、能量消耗增加，从而增大营养不良风险，甚至发生重度营养不良）、与慢性疾病相关的营养不良（一般由慢性疾病的慢性炎症反应引起机体的代谢功能变化及能量消耗，从而导致轻中度营养不良）。因此，评定急危重症病人的营养状态对于进一步营养支持、康复治疗实施至关重要。临床上对病人营养状态的评定指标非常多，但简单易行的主要包括以下方面：

（1）体重：是临床最常用的评价病人营养状态、估算营养需求量的重要指标，短期内体重变化反映了饥饿与严重应激的变化、体内水合状态。一般病人 3 个月内体重减轻小于 5% 为轻度，体重减轻 5%~10% 为中度。但临床中尤其是创伤、严重感染状态下，机体组织水肿、水钠潴留、第三间隙液体量增加等，病人体重变化较大，在估算实际营养需要量时往往应考虑理想体重和患病前体重。体重指数 20~25 为正常，大于 30 为肥胖，18~20 为潜在营养不良，小于 18 为营养不良（老年人小于 22 提示营养不良），BMI 与本人近期值比较意义较大。

（2）握力测试：主要反映上肢肌肉力量，判断握力强度应考虑本人年龄、性别、体质、从事工作性质等，需动态观察。

（3）实验室指标：常用的反映营养状态的实验室指标包括：血清蛋白水平、免疫功能等。血清蛋白主要有白蛋白、前白蛋白、转铁蛋白等，营养不良时其合成减少，其中前白蛋白半衰期 2 天、转铁蛋白半衰期 8 天，可反映病人近期营养摄入情况。反映免疫功能的指标主要包括淋巴细胞计数、免疫球蛋白水平、补体 C3 水平，其中应激、药物、感染均可影响淋巴细胞计数，当淋巴细胞计数 $<1.5 \times 10^9/L$ 时往往提示营养不良；营养不良、感染、肿瘤等状态下免疫球蛋白合成减少，应答能力下降；补体 C3 是一种急性期反应物，急性感染时水平升高，但营养不良病人 C3 水平减低，感染时甚至下降。

（二）心理功能评定

当疾病突然来临时，病人心理上往往处于一种休克、恐慌的状态，随着疾病发展及救治过程的实施，病人的心理、情绪发生着潜移默化的变化，若自我调整不良、陪护人员疏导不及时会产生各种各样的心理障碍。另外，焦虑、抑郁、躯体化症状也是急诊的常见就诊主诉。急诊的焦虑评价推荐"90秒4问题询问法"和广泛性焦虑筛查量表（GAD-7）等，用于综合医院焦虑快速筛查与评定；抑郁的筛查与评定推荐使用2个条目的患者健康问卷抑郁量表（PHQ-2）、"90秒4问题询问法"、PHQ-9等，用于综合医院抑郁快速筛查与评定。躯体化的快速筛查与评定推荐使用15项患者健康问卷（PHQ-15）快速筛查躯体化症状及评定严重程度。国内学者自编躯体化症状自评量表（SSS）也可用于评定躯体化症状。急诊病人心理功能评定其他方法可参见本套教材《康复功能评定学》。

（三）ADL 评定

最常用的标准化 PADL 评定是 Barthel 指数，具体评定方法参照本套教材《康复功能评定学》相关内容。

（四）参与能力评定

参见本套教材《康复功能评定学》。

三、康复诊断

功能是指组织、器官、肢体的特征性活动，当本应具有的功能不能正常发挥时即称为功能障碍。根据 WHO 的国际病损、失能残障的分类（international classification of impairments disabilities and handicaps，ICIDH），功能障碍多属病损的范畴，属组织、器官水平的障碍。而失能是个体水平的能力障碍，残障是社会水平的障碍。下面就急症常见功能障碍做一简单概述。

（一）生理功能障碍

1. **骨骼肌肉运动系统功能障碍** 如躯干、肢体瘫痪或感觉功能障碍、肢体机械性损伤、肢体痉挛、肢体缺失等，常见于脊椎骨折、脊髓损伤所致的四肢瘫、截瘫、单瘫等。这是急症最常见的功能障碍，常导致病人日常生活能力（ADL）的减退，也是致残、致障的常见原因。

2. **神经系统功能障碍** 脑卒中、颅脑外伤、脑及脊髓肿瘤、颅内及脊髓感染所致的意识、运动功能、感觉功能、认知功能、言语功能、吞咽功能、听觉功能、视力障碍等，其中言语功能障碍包括言语交流、言语的理解与使用、发声、学习、言语的形成、内容等功能障碍，听觉功能障碍包括听觉敏感度病损、听力丧失、言语辨别能力病损、前庭及平衡功能病损，视力功能障碍包括视敏度病损、眼缺失、视野障碍，也常见于眼外伤、高血压、糖尿病所致的视网膜病变、青光眼、白内障、视网膜脱离等疾病。

3. **心功能障碍** 急性心肌梗死、心律失常、其他系统疾病合并的心功能障碍，如慢性阻塞性肺气肿所致的肺源性心脏病、肺炎所致心力衰竭、尿毒症合并心力衰竭等。

4. **呼吸功能障碍** 所有呼吸系统的疾病都可能导致呼吸功能障碍，其他系统疾病合并呼吸功能衰竭者也可致呼吸功能障碍如风湿病合并肺纤维化、呼吸衰竭。

5. **其他内脏功能障碍** 创伤、炎症、肿瘤等各种原因引起肝、胆、胰腺、肾及泌尿系统、生殖系统功能障碍等。

（二）心理功能障碍

包括意识与觉醒病损、感知认识病损、注意力病损、动机病损、情绪情感与心境病损、意志力病损、心理能力病损、行为模式病损等。失眠、疼痛、乏力、全身不适、异常感觉及心血管、消化、呼吸、泌尿生殖系统自主神经功能失调症状是焦虑、抑郁与躯体化患者的常见躯体症状和主要就诊原因，情感症状往往被躯体症状掩盖，难以引起重视。综合医院医生若不能正确识别处理，会造成患者病情迁延，辗转各处就诊，大量消耗医疗资源，损害社会功能，甚至加剧医患矛盾。如何快速识别焦虑、抑郁与躯体化症状并运用有效手段进行干预成为综合医院医生必须面对和迫切需要解决的问题。心理功能障碍是急诊患者常见的却不被重视的功能障碍，往往被医生和家属忽略。病人主要的临床表现为忧郁、焦虑，沮丧甚至绝望。

（三）日常生活活动受限

主要表现为坐、站、行走和个人卫生等日常生活活动功能障碍，绝大多数急危重症病人需要长期卧床，其 ADL 能力明显受限，生活依赖。

（四）社会参与能力受限

主要表现为社会交往、社区活动的参与能力和就业能力的下降，以及由于以上的原因导致生活质量的下降，绝大多数急危重症病人住院救治过程中，无法参与到社会活动中，若因疾病致残、致障者将无法实现真正意义上的回归家庭、回归社会，更谈不上社会参与及就业了。

四、康复治疗

急诊中心为患有急性、短暂问题和病情加重的慢性病的急诊患者提供诊断、医疗、手术的干预治疗。急诊病人的康复治疗重点应放在残疾、残障的预防上，这是由于一旦出现了残疾、残障，家庭、社会往往需要花费大量人力、物力、财力才有可能康复，且往往达不到原来的健康水平。因此，在急症的早期我们要有预见性地针对患者潜在的、将来可能出现的功能障碍进行早期干预。同时，对不能逆转的功能障碍采取积极措施，防止其演变为残疾、残障。因此，急诊康复应在防范风险的同时，预防失用综合征的出现，促进患者早期日常生活自理，预防急性期合并症，如吸入性肺炎和坠积性肺炎等。急诊病人的早期治疗措施主要包括抢救生命、缓解症状，主要应用一些药物治疗、手术治疗和监护抢救设备，所有这些内容都是保证患者存活的基础，也是进行急诊康复的前提。只有生命存在，才能谈得上康复，因此说抢救生命是第一位的，一定要争分夺秒。在保住生命的同时，早期地介入一些康复理念，通过康复宣教、康复护理、康复治疗等方法可以预防残损、残疾及残障碍的发生。这样既能保证患者的生命，又能提高患者的生活质量，这就是急诊康复在康复三级预防中的意义。长期以来，在原有的生物医学模式下，人们（包括医务人员本身）一直存在急诊康复的误区，认为"病人病情比较急、重，恐怕不能承受康复锻炼吧"，一方面是临床医师对康复医学的不了解，另一方面是传统的医学教育思想根深蒂固。下面主要介绍一下在急诊患者急性期可以采取的一些康复治疗措施，以便急诊治疗师在以后的工作中加以应用。

（一）物理治疗

物理治疗对急诊患者急性期的治疗往往会起到事半功倍的作用。物理因子具有较好的消炎、止痛、改善局部血液循环的效果，因此在急诊康复中有选择性地运用各种物理因子可以对急性炎症、疼痛有很好的治疗作用。其次，物理运动治疗还能减少组织粘连、增强肌力、防止肌肉萎缩、促进骨折愈合、预防深静脉血栓形成、预防 ICU 获得性无力和继发性骨质疏松，因此对急性期卧床患者有治疗和预防作用。此外，物理因子具有促进神经功能修复以及改善肢体功能活动的作用，可以运用各种物理因子对昏迷的患者进行促醒和瘫痪肢体功能恢复的治疗，具体方法如下。

1. 物理因子治疗

（1）高频电疗（超短波、短波、微波）：采用无热量的高频治疗对于各种原因引起的感染性疾病有很好的治疗作用，尤其对急性肺炎、妇科盆腔炎、局部脓肿、皮肤破溃等感染性疾病是首选的治疗方法，可以促进炎症的吸收。

（2）中频电疗（调制中频、干扰电）：在神经、脊髓、肌肉、内脏系统急诊患者中，中频电疗可起到镇痛、解除痉挛、松解粘连、预防肌肉萎缩、促进神经功能恢复的作用。如对早期不完全性肠梗阻病人采用调制中频治疗可免去手术的痛苦，对脊髓损伤的患者，早期应用此疗法可减轻痉挛、减少肌肉萎缩、促进神经功能恢复。

（3）低频电疗：包括神经肌肉电刺激疗法（NMES）、功能性电刺激疗法（FES）、经皮神经电刺激疗法（TENS）、电兴奋疗法、直流电及离子导入疗法。在神经系统的急诊患者中早期使用 NMES 和 FES 可刺激神经肌肉，使肌肉收缩、预防肌萎缩和促进神经功能恢复；在以疼痛为首发症状的急诊患者中使用 TENS 可起到即时止痛的作用，同时能促进局部的血液循环；在开放性损伤或骨折的急诊患者中早期应用直流电及离子导入疗法可起到促进骨折伤口愈合、减轻感染的作用。

（4）超声波疗法：对于呼吸系统疾病所致的咳嗽、咳痰急诊患者，采用超声雾化吸入，用庆大霉素 16 万 U、α-糜蛋白酶 2000 单位，地塞米松 5 毫克，可起到消炎、化痰、促进痰液排出、减轻感染的作用。对于创伤、骨折术后患者，可应用超声波治疗达到消肿、镇痛、防治粘连、增强骨质等作用。

（5）光疗：包括可见光、非可见光治疗，临床上常用红光、红外线、紫外线、激光疗法，在各种原因所致开放性损伤、出血、疼痛、急性炎症的病人早期治疗中起着关键的作用。各种开放性感染的伤口早期应用无热量红光治疗，可促进炎症的吸收；紫外线有灭菌消毒的作用，大剂量紫外线可促进伤口坏死组织的脱落，小剂量可促进肉芽增长，促进伤口愈合，另外强红斑量的紫外线有止痛作用，可治疗肋软骨炎，一次性治愈率可达 95.6%；对于鼻出血、眼底出血可用激光疗法止血。

2. 运动疗法 急诊患者急性期的运动疗法应注意风险管理（主要是对病情的把握和病情的控制）、预防失用综合征和合并症。

（1）控制体位：对于不同急诊患者应采取不同的治疗体位。骨骼系统疾病的患者应采取功能性体位；神经系统疾病的患者应采取良肢位；呼吸系统疾病的患者应采取坐位，身体前屈，上肢和头部置于体前的高枕上或治疗桌上的放松体位，同时要注意结合排痰的治疗体位（见本节排痰训练）；心血管系统疾病的患者应采端坐位和抬高床头的治疗体位，对于合并有下肢水肿的患者应采取抬高床脚的治疗体位；对于伴有呕吐、昏迷的患者应采取头偏向一侧、舌头拉出口外的体位。

（2）预防失用综合征和合并症：对急诊患者我们一定要着眼于未来，由于大部分急诊患者需要卧床较久或长期被迫采取坐位，不活动或很少活动，就会出现以生理功能衰弱为主要特征的综合征，常见的有失用性肌肉萎缩、关节挛缩、体位性低血压等。另外，急诊患者卧床较久容易引起褥疮、坠积性肺炎、深静脉血栓形成以及各种原因引起的疼痛等，此类综合征和合并症的预防措施包括：加强营养，不能进食者用鼻饲；勤翻身，用褥疮气垫；做肌肉的按摩，电体操，减少肌肉的萎缩；早期应用起立床或体位治疗；早期的关节的主、被动训练等。在此重点介绍一下深静脉血栓（deep venous thrombosis，DVT）形成的预防和治疗。

很多急诊情况，如创伤、骨折、脑卒中、心功能衰竭、产后、长时间制动、卧床等都是深静脉血栓的诱发因素，应积极预防。患者一旦出现深静脉血栓，康复治疗方案要做相应的调整，

1）DVT 的临床分期：急性期指发病后 7 天以内；亚急性期指发病第 8~30 天；慢性期指发病 30 天以后。临床指南中所指的早期，包括急性期和亚急性期。

2）预防 DVT 形成的训练：治疗师通常需要采取体位训练。直立体位是最常用和最有效的措施。对于可以独立坐站的患者，要鼓励患者每天有多次采取坐和站立的体位；如果患者因为病情的因素不能独立坐和站，也可采取摇高床头，靠坐在床上的方式。平卧时采取下肢抬高的体位。一般抬高患肢在心脏平面 20~30 厘米之上，以促进静脉回流。远端肢体的不抗阻力主动收缩活动，特别是等长收缩

运动，有利于通过肌肉泵的作用，促进静脉回流。常用的运动有：踝关节屈伸运动、股四头肌等长收缩运动（绷紧大腿）、握拳运动、不抗阻力的踏车或者手摇车运动等。进行肌肉收缩时，强调缓慢持续的动作，以增加运动的安全性。

3）早期 DVT 的治疗：患者在进行抗凝治疗的同时推荐进行一段时间严格的卧床休息以防止血栓脱落造成肺栓塞。

4）慢性 DVT 的治疗：运动和腿部加压的患者比卧床休息的患者其疼痛和肿胀的消除速率显著要快。因此并不严格要求患者卧床休息，对于因静脉血栓形成后综合征（PTS）导致下肢轻度水肿的患者，建议使用弹力袜，对于因 PTS 导致下肢严重水肿的患者，建议使用间歇性加压治疗。

5）手法治疗：可以采用淋巴按摩的手法，即由远端到近端的向心性按摩。手法必须轻柔和表浅，禁忌发力和深部的手法。

（3）口腔护理：急诊患者大部分不经口进食，即使经口进食口腔卫生也很少受到医护人员和家属的重视。良好的口腔护理可以保持口腔清洁、湿润、预防口臭、促进食欲、使患者舒适、预防口腔感染及其他并发症、观察口腔黏膜和舌苔变化及特殊的口腔气味、提供病情的动态信息。具体操作要点：①向患者解释以取得配合；②患者头侧向操作者，取治疗巾围颈下，置弯盘于口角旁；③观察口腔黏膜有无出血点、溃疡、真菌感染及舌苔性质，如有活动性义齿，取下妥善保管；④将漱口液倒入药碗，用小镊子挤干棉球内的水分，以弯止血钳夹棉球，由内至外擦净牙齿各面及颊部、舌面、软腭。擦洗完毕，给予漱口，擦干面颊部；⑤酌情处理口腔疾患，口唇干裂者，可涂润唇剂。同时要注意以下几点：①擦洗动作要轻柔，避免损伤口腔黏膜及牙龈；擦洗舌面及软腭勿过深，以防恶心；牙缝、牙面应纵向擦洗；②昏迷患者禁漱口，需用张口器时，应从磨牙处放入，牙关紧闭者不可用暴力使其张口，血管钳需夹紧棉球，每次 1 只，棉球不能过湿，以免漱口液吸入呼吸道，防止棉球遗留在患者口腔内；③有活动义齿者，应清洗后给患者戴上或浸于清水中备用，不可浸泡在乙醇或热水中。

3. 下面以嗜睡谵妄病人的康复为例系统介绍物理治疗在急诊康复中的应用

（1）促觉醒治疗：嘱咐家属及陪护人员进行声、光、肢体等外界多渠道刺激以促醒，具体做法包括声音刺激（呼唤病人姓名、勤言语交流、播放病人喜欢的音乐、故事、节目等）、光刺激（通过窗帘早开晚闭，保持病人生物钟刺激；此外通过间断手电光源照射瞳孔刺激）、肢体刺激（间断轻敲病人大关节位置、勤翻身叩背、变换体位）等，通过精心的呼唤治疗可以让病人意识障碍有所改善。

（2）电动起立床：在生命体征稳定情况下，定时让病人在电动起立床上进行循序渐进（逐渐增加起立角度、逐渐延长站立时间）的站立训练，刺激上行网状激活系统，利于促醒。

（3）物理因子治疗：对于存在意识障碍的病人，常用中频脉冲电治疗作用于四肢大肌群、颈胸腰骶椎，低频脉冲电治疗作用于穴位（如涌泉穴），穴位电针等，通过电刺激以促醒。

（4）坠积性肺炎的预防：可通过系统肺康复治疗以改善病人呼吸功能、痰液廓清能力、保持心肺耐力及机体运动能力。包括如下内容：

1）排痰呼吸训练：任何急诊疾病都会不同程度地引起心肺功能障碍，胸腹部大手术后也可引起通气障碍，患者卧床咳嗽减少，极易引起肺内感染，导致肺泡通气量减少，低氧血症和呼吸衰竭。因此教会意识清醒患者有效地咳嗽，辅助排痰，进行呼吸训练是急性期患者必备的功能训练。排痰是保证让呼吸道通畅、减少肺内感染的重要手段。

2）超声雾化吸入：在排痰之前最好做超声雾化吸入（前面已述）。

3）体位引流：引流频率视分泌物多少而定，分泌物少者，每天上、下午各引流 1 次，痰量多者每天引流 3~4 次，餐前进行为宜，每次引流一个部位，时间 5~10 分钟，具体引流方法见表 14-2。

表 14-2　各肺段引流排痰体位

肺叶	肺段	引流体位
右上叶	尖段	直坐
	前段	仰卧，右侧垫高
	后段	左侧卧位，面部向下转 45°，以枕支持体位
左上叶	尖后段	直坐，微向前或右倾斜，或俯卧，床头抬高 30cm
	舌段	仰卧，向右转体 45°，床尾抬高 40cm，呈头低足高位
右中叶		仰卧，向左转体 45°
肺下叶（左、右）	背段	俯卧，腹部垫枕
	前基底段	仰卧，大腿下方垫枕，双膝屈曲，床尾抬高 50~60cm，呈头低足高位
	外侧基底段	侧卧，患侧在上，腰部垫枕，床尾抬高 50~60cm，呈头低足高位

4）胸部叩击、震颤：此项属于手法治疗，治疗时手指呈并拢弯曲状，双手轮流叩击拍打 30~45 秒，叩击拍打后手按住胸壁部加压，治疗者整个上肢用力，此时嘱患者做深呼吸，在深呼气时做震颤抖动，连续做 3~5 次。

5）有效咳嗽训练：第一步先进行深吸气，第二步吸气后要有短暂闭气，第三步关闭声门，第四步通过增加腹内压来增加胸内压，使呼气时产生高速气流，第五步声门开放，当肺泡内压力明显增高时，突然将声门打开，即可形成由肺内冲出的高速气流，促使分泌物移动，随咳嗽排出体外；另外还有一种有效排痰的方法是哈气法，大多数情况下，哈气是通过一个吸入中等肺容积的空气，然后用力呼气的过程，能够有效地使得痰移动至口腔，从而把痰液清除。此方法用于呼吸道在咳嗽时受压的情况会特别有效。当呼气时有明显的喘息声，这表明呼气时过于用力，告知患者需要缓慢地呼气。喘息声代表着呼吸道的紧闭反而可能引起痰液无法清除。

6）腹式呼吸训练：该法可以重建生理性呼吸模式：

① 双手置上腹部法：患者仰卧位或坐位，双手置于上腹部（剑突下、脐上方），吸气时腹部缓缓隆起，双手加压做对抗练习，呼气时腹部下陷，两手随之下沉，在呼气末，稍用力加压，以增加腹内压，使横膈进一步抬高，如此反复练习，可增加膈肌活动。

② 两手分置胸腹法：患者仰卧位或坐位，一手置于胸部（通常置于两乳间胸骨处）、一手置于上腹部，位置与上法同，呼气时腹部的手随之下沉，并稍加压，吸气时腹部对抗此加压的手，使之缓缓隆起。呼吸过程中胸部的手基本不动。此法可用以纠正不正确的腹式呼吸。

③ 下胸季肋部布带束胸法：患者取坐位，用一宽布带交叉束于下胸季肋部，患者两手抓住布带两头，呼气时收紧布带（约束下胸廓，同时增高腹内压），吸气时对抗此加压的布带而扩展下胸部，同时徐徐放松束带，反复进行。

④ 抬臀呼气法：仰卧位，双下肢屈曲，两足置于床上，类似于桥式运动，呼气时抬高臀部，利用腹内脏器的重量将膈肌向胸腔推压，迫使横膈上抬，吸气时还原，以增加潮气量。

（5）关节活动度（ROM）维持及训练：急诊患者卧床较久或长期被迫采取某种体位，限制活动和很少活动，尤其是骨科、神经内外科的急诊患者及存在意识障碍的病人，为了预防肌肉萎缩和日后的关节活动障碍，需做 ROM 维持训练。ROM 训练原则上早期开始，采取舒适的体位，先健侧后患侧，近端关节固定，手法轻柔，避免疼痛。在无痛的前提下做关节全范围的运动，脑卒中所致偏瘫的患者在迟缓期肩关节只做 1/2 ROM，因为盂肱关节与肩胛胸廓关节的比为 2∶1。各关节、各方向运动 3~5 次，一个动作 3~5 秒。若疼痛，先做理疗缓解疼痛后再进行训练。

（6）营养支持管理：脑血管病、颅脑损伤发病初期往往伴有意识障碍，在疾病的急危重阶段，可导致全身性代谢紊乱、能量消耗增加，下丘脑 - 垂体等自主神经受累导致全身性代谢改变，基础代谢率异常增高，即高消耗、高代谢状态，合并中枢性高热、躁动、肌肉抽搐时更为明显；合并感染时代谢率增高，加之昏迷、躁动等精神症状使许多病人不能进食造成入量不足，出现负氮平衡及蛋白质 - 能量营养不良，低蛋白血症加重脑水肿。由于脑细胞水肿、颅内高压，病人在一定时间内需接受脱水治疗，甘露醇与呋塞米的应用会引起水、电解质紊乱。因此，此类病人早期进行营养支持有利于减轻负氮平衡、改善蛋白质合成。

在应用肠内营养过程中，需要掌握肠内营养的管理方案：首先强调早期肠内营养，疾病 48 小时内开始喂养（20~25ml/h）。其次，每 4 小时检查一次胃残余量（gastric residual volume，GRV），若胃内残余量或小肠残余量大于 200ml，需要控制速度或暂停输注、增加胃肠动力药物或物理因子、手法康复治疗，每 2~4 小时再评价；若残余量小于 200ml，则可以增加喂养量（一般每 4~8 小时增加 20ml/h）直到喂养量，也需要 2~4 小时再评价。再次，肠内营养期间应动态观察肠鸣音变化及腹胀、排气、排便情况，必要时加用物理因子、针灸、手法等康复治疗措施促进胃肠功能恢复。最后，肠内营养期间还应监测病人误吸情况，加强医护管理及陪护人员培训，同时胃肠动力药物及腹部康复治疗对于防治食管反流及误吸具有重要意义。

急危重症病人常合并胃肠功能障碍，早期肠内营养不耐受发生率较高，而存在吞咽障碍的重症病人，喂养不足、营养不良的发生就愈发普遍，为了减少喂养不足导致的营养不良发生，给予补充性肠外营养。此外，对于原有营养不良或因疾病丢失营养过多者也可以进行补充性肠外营养。一般营养液容量、浓度不高和接受部分肠外营养的病人，可采取经外周静脉途径进行营养支持。

总之，此类病人营养支持原则如下：应尽早给予营养支持，首选肠内营养，重症病人可出现胃动力障碍，难以耐受肠内营养，特别是经胃喂养时，可尝试小肠喂养或给予全肠外营养，长时间需要管饲者，应考虑胃镜引导下经皮胃造口，以免长期留置鼻胃 / 肠管；糖脂双能源提供能量有助于避免进一步加重高血糖程度，蛋白质补充量 2.0g~2.5g/kg·d；脑水肿高峰期应控制液体入量，尿量异常增多时应注意水与电解质的补充；对于昏迷、躁动的急危重症病人，应注意监测胃残余量和选择小肠喂养方式，减少反流误吸及肺炎发生。

4. 快速康复外科"康复团队"建立　很多外科急诊的患者会涉及急诊手术治疗。外科医生、麻醉师、护士和物理治疗师的沟通合作是快速康复外科（fast track surgery，FTS）成功的关键，而且这种合作要贯穿治疗始终。"康复团队"要进行术前评定并改善病人状态（如营养、心肺功能等），并随之制订快速康复方案。在术中及术后，"康复团队"还要根据病人状态对方案进行适时调整。FTS 利用现有手段对围术期各种常规治疗措施加以改良、优化和组合，如微创技术的应用、术前常规肠道准备简化、优化麻醉与术后镇痛、术中的保温措施的应用、术前无需长期禁食、鼓励病人术后早期经口进食、目标指导的液体治疗（避免过度输液）、控制恶心、呕吐和肠麻痹、引流管的合理使用（尽早拔除导尿管、引流管、胃管）旨在减少外科应激，维持病人内环境稳定，加快术后康复，缩短住院时间。尤其提倡术前的康复宣教，由于 FTS 的一些围术期处理与传统方法有很大不同，因此，告知病人和家属围术期的治疗方案十分必要。可以帮助减轻病人的恐惧和焦虑，使病人更好地配合医护人员。FTS 鼓励病人在无痛情况下术后第 1 天即可下床活动。早期下床活动可以防止静脉血栓和肺感染，缓解术后疲劳和睡眠障碍，利于胃肠功能和精神心理恢复，另外要常规进行术后早期的心肺康复、早期的肌力和耐力训练等。

（二）作业治疗

一般的急诊中心会有从出生到死亡的不同年龄段的患者，为患有急性、短暂问题和病情加重的慢性病的急诊患者提供诊断、医疗、手术的干预治疗，因此在急诊康复中工作的作业治疗师，需要有诊断、临床治疗、作业治疗干预、社区资源的广泛知识。医院的急诊中心的环境是让人困惑和恐惧的，尤其是对那些面对严重疾病的患者和家属，这样的环境设置通常是紧急和混乱的，因为高科技在医疗行业的应用，患者的心理需求往往被忽视。在急诊中心工作的作业治疗师最重要的是具有非常强的人际关系技巧和治疗技术。作业治疗师需要给患者及其家属提供心理支持和积极的应对机制。在有限的时间内完成完整的评定和制订治疗计划对作业治疗师是一个很大的挑战。由于这个原因，在收集评定数据的同时必须进行干预治疗。作业治疗师一般需要进行以下几个方面的工作：人口学信息的采集、病情的评定、独立生活和日常生活技术能力的评定、职业评定、感觉运动能力、认知和表现、社会心理和表现、治疗的适应、治疗目标的预见、作业治疗计划、出院指导计划和家庭评定、重症监护病房（ICU）内作业治疗的处理技术等。无论是什么样的急诊患者，经过抢救治疗保住生命后，大部分人经过一段康复治疗后，都要重新回归家庭、回归社会，承担其家庭及社会角色。因此作业治疗师一定要有整体观念，心里永存作业治疗的人 - 环境 - 作业（person-environment-occupation，P-E-O）模式，即 P-E-O 模式。P 即是指 person，也就是个人因素，它包括患者的个人信息、社会角色、职业等内容；O 即 occupation（作业活动），是个体所从事的一切活动，包括日常生活活动、工作活动、家庭活动、社会活动等；E 即我们说的 environment（环境），包括物理环境、社会环境、自然环境。E 还可以进一步分为辅助技术设备，环境中的物体，结构环境。因此 P-E-O 模式实质上是一个分析个体与环境以及作业间相互关系的一种模式，其宗旨在于帮助患者和治疗师了解个案的活动表现与周围环境因素之间的和谐统一，以便促进患者日常生活的早期自理，对于提高患者的生活质量、回归社会有着重要的意义。

1. ADL 作业治疗　早期的 ADL 作业治疗对于急性期后的患者的生活自理和生活质量的提高都有着重要意义。早期就要按被动、主动助力、监护主动到完全主动独立的训练原则进行 ADL 治疗。

（1）离床：早期离床活动，无论对哪一类的急性期的患者来说都是非常必要的，因为长期的卧床制动会导致循环、呼吸、内分泌等系统的功能障碍，早期活动可减少褥疮、肌肉萎缩、关节挛缩、肺内感染、深静脉血栓等合并症的发生。同时，早期离床活动可起到促进下肢的早期负重、减少骨质疏松、促进骨折愈合、促进胃肠蠕动、增加食欲的作用。尤其是对患者的本体感觉的恢复有着重要的意义。

（2）床上移动：对于急性期的患者在病情稳定的前提下按上述的治疗原则做横向的床上移动，比如从床的左侧移向右侧，做体位的转换移动，为起坐训练打好基础，如：从仰卧位至左侧卧，仰卧位至右侧卧，同时可做桥式运动。

（3）起坐：待床上移动能力增强后试着从仰卧位到坐位的训练，根据病情可每日重复多次。同时要注意呼吸的调整，避免憋气。

（4）坐位：待患者体力恢复后，可让患者在床上采取长坐位。胸前放一平行剑突的治疗桌或枕头，将上肢放置其上，开始可从 5 分钟开始，以后根据体力的增强增加坐位的时间。待能力增强后，可将下肢移到床沿下端坐。同时训练患者的平衡反应，此时可训练患者的上肢向不同方向运动或取物。

（5）转移：待病情稳定和能力增强后，患者可在家属的帮助或监护下离床，利用助力器离床到室内如厕等活动。

（6）更衣：为了增强患者的自理的能力，应尽早教会患者穿脱衣裤，尤其是偏瘫或截瘫的患者，这样可以增加患者的自信心。

（7）就餐原则：能经口的不下鼻饲，能自己吃的不用别人喂，能坐着吃的就别躺着吃，能到桌前的就不在床上吃。对于一些上肢功能障碍的患者可采用自助具来帮助患者进食，如：万能袖带、长柄匙、成角匙等，增加患者的自理能力。

（8）个人卫生：每天至少整理打扮两次，最好自己进行洗脸、刷牙、洗头、洗脚、梳头、化妆等活动，以增加自信心，二便最好在床下进行，以上的个人卫生训练都可以应用一些康复工程辅助器具，提高患者的自理能力。

（9）移动：待患者坐位平衡可独立维持后，先进行从坐位到立位的训练，然后才能做移动的训练。根据患者的情况采用不同的助行具，如拐杖、助行车、轮椅等在治疗室内走动，距离不要太长，以免发生意外。

2. 职前作业 关于患者以前或者是现在的职业，这样的数据都应该被收集。特定的教育和训练，工作需求和责任也应该进行记录。对于患者改变工作的潜在需求，急诊的作业治疗师也应该进行记录。这些信息对于患者以后的转介是非常必要的。根据患者的职业，早期有预见性地进行职业的作业训练，有这种意识是非常重要的。

（三）康复工程

1. 自助具 对于一些瘫痪的患者可用一些自助具帮助患者提高日常生活活动能力，如用吞咽杯、Mony 碟、长柄勺、万能袖带、穿裤器、穿袜器、拐杖、轮椅、步行器等，对于急性期行动不便的患者有较大的作用。

2. 矫形器 对于急性骨折、脊柱损伤、手外伤、烧伤和急性脑卒中的患者为治疗和预防后遗症经常用到各种工具和矫形器，如骨折患者经常打夹板，脑卒中的患者经常用到分指板和踝足矫形器、膝踝足矫形器预防将来的手指痉挛和足下垂等。

（四）心理治疗

急诊科就诊病人多为意外、病情急性发作，往往缺乏心理准备。急诊科医务人员首先接触患者，医务人员的语言、行动都会对患者的心理状态产生很大影响。因此，应该做好如下几点：

1. 做好说服开导工作，消除患者急躁、焦虑情绪，对需要急诊手术的患者，要向患者及家属说明手术的紧迫性和必要性。说明手术的目的、一般步骤及手术过程中可能出现的情况，增强患者和家属的信心。对有些病情不宜向患者交代的，切勿在患者面前交代和议论，以免影响患者的情绪。

2. 热情对待患者，尽可能多地接触患者，多与患者交谈，解除患者的孤独感，尤其是伤残患者生活能力下降，饮食、起居需要妥善安排，使患者感到医院及医护人员的温暖。在不影响治疗、监护的情况下，鼓励家属和亲友探视，以解除患者的孤独感。

总之，急诊科医务人员应不断提高思想和业务素质，方法要妥当，内容要科学，态度要和蔼，情感要真诚，委屈要克制，善于忍耐。对患者的过激言行切勿计较，不能与患者争吵。要充满同情心，耐心劝导，语言要艺术，待患者如亲人，调动患者战胜疾病的积极因素，帮助其树立信心，从而有利于患者的治疗和康复。

五、 功能结局

不同的急诊患者会有不同的功能结局。有的仅是器官水平上的病损，有的可能是个体水平上的失能，有的则可能为严重的社会功能的残障。病损不影响患者 ADL，残疾可影响患者的日常生活活动能力，严重的残疾可能导致社会参与功能障碍。

六、 健康教育

健康教育是以患者及其家属为教育对象的，通过有计划、有目的的教育过程，使他们了解增进健康的知识，改变患者的健康行为或问题，使其行为向有利于康复方向发展的教育活动。对于急诊患者，我们主要进行如下的健康教育形式：

（一）对患者的健康教育

清醒的患者面对生疏的环境以及床旁复杂的各种抢救、监护设备，会产生沉重的思想负担，同时看到医务人员紧张地忙碌，患者会存在不同的心理障碍。因此对于清醒的患者，我们医务人员要经常到他的床边与其交谈，告诉他对病情有利的信息，解除思想负担，增强患者战胜疾病的信心。同时要告诉患者早期的床上主动活动，必要时布置适合病人本身的运动治疗处方，如定期呼吸训练、咳嗽训练、背肌锻炼等，使其思想放松，有利于病情的恢复。

（二）对患者家属的健康教育

首先在抢救治疗之前要向患者家属交待病情，让家属做好心理上的准备。交待病情要有技巧，既要让家属高度重视，同时又不能掉以轻心，避免完全依赖于医疗技术而给医务人员造成不必要的麻烦。要家属与医务人员共同参与，取得家属的信任，抢救过程中，及时向家属交待病情的发展和预后情况。在生命指征稳定后，还要向家属交待病情，此时要考虑到患者的日后康复问题，同时向家属交待清楚，以取得家属的信任和支持，让其督促患者及时完成康复训练任务、纠正自我康复训练中存在的错误，尤其对于意识障碍病人的家属，需要教会其翻身、叩背、肢体活动、大关节轻敲等技能，还需要积极鼓励其加强多渠道刺激以促醒、积极鼓励其正确合理的进行膳食调配、观察误吸反流等。始终保持医务人员和家属的和谐相处，减少医疗纠纷。

（三）对医务人员的健康教育

经常巡视患者，对于病情重、意识清醒的患者要经常做心理治疗，因为此时的患者对医务人员的依赖性很强。医务人员的每一个眼神和动作都会对患者产生深刻的影响。因此，医务人员要加强自身的素质建设，态度和蔼、表情镇静又不失温暖，给患者一种自信的心理；感觉到有这样的医务人员在我身边，我就有救治的希望。同时要根据患者的不同抢救时期，适时地加入一些心理治疗方法。早期指导患者的床上活动和生活自理能力，减少日后的各种功能障碍。

（四）健康教育的内容与形式

急诊患者病情危重，身体状况差，一般不宜多交谈，有的甚至还处于昏迷、休克、手术后麻醉未醒状态，无法按常规实施教育。此时我们要有针对性地采取特殊的形式让患者了解有关的教育内容。对于昏迷未醒的患者我们采用物理因子如声（音乐）、光、电的方法促醒治疗，待患者清醒后，我们可以在病房内通过多媒体的方式播放各种疾病不同时期应该采取的体位姿势、自我锻炼方式、活动范围、饮食起居等知识，指导患者积极进行康复训练。同时我们也可以把有关的健康教育内容做成交流手册，图文并茂，挂在患者床头，有利于患者的翻阅，从而有利于医务人员指导患者模仿执行，提高患者的日常生活能力，早日康复。

思考题

1. 急诊患者急性期的康复主要包括哪些内容？
2. 如何做好急诊意识障碍患者排痰呼吸训练？
3. 如何做好急诊患者的心理治疗？
4. 如何做好急诊意识障碍患者的促醒治疗？
5. 急诊患者的作业治疗包括哪些内容？

（刘忠良）

第十五章
精神心理疾病康复

本章主要简介精神系统疾病的康复治疗。

第一节　精神活性物质依赖

国际医学界将精神活性物质依赖界定为一种"慢性复发性脑病"，属于精神疾病的范畴，是精神活性物质而导致的精神障碍，分为精神依赖和躯体依赖两类。精神依赖是指患者渴求精神活性物质，并通过服用该类物质获得特殊的快感；躯体依赖是指患者因为反复用药而使中枢神经系统发生生理生化改变，需要持续用药以避免出现戒断综合征。可以产生药物依赖的精神活性物质很多，分为酒类、阿片类、大麻类、镇静催眠剂、可卡因类、其他兴奋剂、致幻剂、烟草、挥发性溶剂、其他精神活性物质等共十类。

精神活性物质依赖危害性很大，具有不计后果地强迫性取得精神活性物质和复发率高两个重要特征。导致精神活性物质依赖的因素包括了药物的可获得性、遗传素质、人格的易感性以及社会文化因素。形成机制目前未能完全阐明，一般认为依赖与精神活性物质的奖赏作用有关，而介导这一作用的关键系统是中脑边缘多巴胺系统（MLDS）。

精神活性物质依赖日益严重，目前已成为全球的公共卫生与社会问题。截至 2001 年底，全球吸毒人数为 24 570 万人，是 40 年前的 27 倍；截至 2005 年底，我国公布的吸毒人员为 116 万。催眠镇静剂依赖问题也逐渐严重。据北京市对 3000 户 65 671 人的流行病学调查显示，其年内对苯二氮䓬类的使用率为 61.82%，成瘾率为 17.07%。酒滥用和成瘾问题近年来也逐渐上升。1989 年我国的 10 城市 4 种职业的流行病学调查发现慢性酒精中毒患病率平均为 37%，而国外，酒精所致的精神障碍已成为最常见的精神障碍。

一、康复评定

（一）功能评定

1. **疼痛**　可以采用视觉模拟测痛法（VAS）。具体方法参见《康复功能评定学》。

2. **营养状态的评定**　精神活性物质依赖患者多伴有营养不良，进行营养状态的评定很重要，包括肱三头肌部位皮肤皱褶厚度、上臂中段臂围、体重指数、血细胞容积、血白蛋白、血清转铁蛋白、淋巴细胞、血脂等测量。

3. **运动功能评定**　包括肌力、肌张力、肌耐力等评定。具体方法参见《康复功能评定学》相关章节。

4. **性功能评定**　参见本书第六章第五节。

5. 心理功能评定　包括成瘾严重程度指数量表、人格障碍评定、智力评定等。

成瘾严重程度指数量表是半结构式访谈问卷，由美国宾夕法尼亚州立大学医学院成瘾研究中心的 McLellan 等在 1980 年开发，包括药物依赖者的医疗、就业、毒品使用、酒精滥用、违法犯罪、家庭社会关系和精神状况 7 个分量表。每个分量表包含了严重程度评分和综合分数两部分。调查员根据每一分量表中获得的客观信息（如存在问题的数量、严重程度、持续存在的时间等）以及自我评价等，对其每一方面的严重程度作出评判。评分从 0~9 分为 10 个等级。分数越高，药物依赖者的问题越严重。7 个分量表分别都有相应的综合分数。其范围在 0~1 之间，越接近 0，表明药物依赖者这一部分的问题越小。反之，越接近 1，问题越大。综合分数主要用于评价治疗前后药物依赖者各方面的改变，从而判断治疗有无效果。

人格障碍评定可采用五大人格问卷（NEO）、气质和特性因素问卷（TCI）、Zuckerman-Kuhlman 人格问卷（ZKPQ）、明尼苏达多相人格检查表（MMPI）等。可参阅相关书籍。

智力障碍的评定参见《康复功能评定学》。

（二）活动评定

ADL 评定采用改良巴氏指数评定表。具体评定参照《康复功能评定学》相关章节。

（三）参与评定

主要进行生活质量评定、劳动力评定和职业评定。方法参见《康复功能评定学》相关章节。

二、 康复诊断

（一）功能障碍

1. 疼痛　药物依赖患者在停药后可能出现全身疼痛。
2. 运动功能障碍　一般不影响运动功能。患者可因为营养差导致肌力和肌耐力减退，运动功能障碍。
3. 性功能障碍　大多数药物依赖患者出现性功能低下或丧失。
4. 心理功能障碍　不同的药物依赖患者心理功能障碍表现不同，但均出现不同程度的智能障碍、人格变化、对药物的精神依赖。

（二）活动受限

一般患者其日常生活活动不会受限。如果出现严重的戒断症状、智能障碍时会影响患者的进食、穿衣、行走、个人卫生及购物等日常生活能力。

（三）参与受限

患者的智能障碍、人格变化等会明显影响患者的生活质量、劳动、就业和社会交往等能力。

三、 康复治疗

精神活性物质依赖是日渐严重的社会公共卫生与社会问题。采取综合治疗、积极康复的治疗措施有可能降低其复吸率。康复治疗目标是改善精神活性物质依赖的精神和躯体症状，缓解停止药物后的戒断症状，帮助患者脱瘾，降低复吸率，改善 ADL 能力，提高劳动力及生活质量。所有精神活性物质依赖患者都适合康复治疗。康复治疗方法主要包括物理治疗、作业治疗、心理治疗、其他康复方法等。

（一）物理治疗

1. **低频脉冲电治疗**　有研究证明，低频电流能激活中枢阿片肽系统，使之释放内源性阿片肽，能有效地治疗海洛因依赖，并具有安全性强、不成瘾、不依赖的特点，易为患者所接受。治疗可采用 2Hz 和 100Hz 交替的疏密波，能有效缓解停药后的戒断症状。

2. **运动疗法**　包括肌耐力的训练和放松训练。

肌耐力训练能改善机体整体耐力的作用，同时可能减轻药物依赖患者的精神和躯体症状。根据病情选择有氧运动项目，如步行、跑步等，以改善肌力、肌耐力和整体体能。运动每周 3~5 次，每次 30~40 分钟。

放松训练，包括肌肉放松和精神放松训练，达到缓解疼痛，改善睡眠，减轻焦虑、紧张与易激惹。可采用对比法、交替法、暗示法、肌肉生物反馈机制以及放松体操等形式。

（二）作业治疗

包括 ADL 能力训练；学习行为的训练：包括家务活动的训练和一般性教育活动的训练；职业能力的训练：患者学习或再学习工作技能；文娱治疗：鼓励患者参加各种文体活动，转移对药物的注意力。通过作业训练，帮助患者建立重返社会之路。具体方法见《作业治疗学》。

（三）心理治疗

心理治疗以支持性心理治疗和行为治疗为主。

药物依赖患者大多数意志薄弱，缺乏信心，应经常鼓励和支持患者坚持治疗，树立战胜疾病的信心，积极配合治疗。社会、家庭的支持对患者完成治疗与治疗后疗效的巩固有关键作用，康复期必须得到家庭与社会的支持与监督，防止患者重蹈覆辙。

行为治疗的方法很多，其核心是奖赏与惩罚。例如厌恶疗法，使患者在使用药物时给予不愉快刺激，如疼痛。

（四）其他治疗

1. **传统医学康复**　有研究证明，针灸可以应用于药物依赖治疗的所有阶段。在脱瘾期，针灸用于缓解停药后的戒断症状；在康复期，针灸可以减轻焦虑与紧张，使患者全面放松；在防止复发期，针灸可以降低渴求。

2. **社区康复**　对药物依赖患者，家庭与社会的支持是其完成脱瘾治疗和防止复吸的关键。建立稳定的社会环境、家人有效的监督、结交新朋友、加入精神互助小组等都有利于重建患者的信心，回归社会。

3. **药物治疗**　可以缓解戒断症状，或采用成瘾性较弱的药物替代治疗药物成瘾。

4. **支持治疗**　可以改善患者的营养状况，减轻戒药时的痛苦。包括使用维生素 B 族、维生素 C、烟酸、能量合剂等。

四、功能结局

精神活性物质依赖可引起精神和躯体的损害。使用精神活性物质可带来个人、家庭和社会等不良问题，造成意外伤害与违法犯罪。患者一旦出现依赖，一般难以自动戒除，需要住院进行治疗。康复治疗的介入，可能改善症状，降低复吸率。

五、 健康教育

（一）精神活性物质依赖以预防为主

帮助患者加深对精神活性物质的认识，宣传用药不当的危害及后果，让患者意识到精神活性物质依赖的危害性。

（二）教会患者树立自我保护免受伤害的意识

事实上，很多人之所以产生精神活性物质依赖，原因在于他们受到同伴的引诱时，不能或不会拒绝。教会患者学会抵制同伴压力与如何拒绝的方式很重要。同时增强患者自尊心理等。

（三）放松训练

教会患者如何进行放松训练，缓解没有药物时的紧张情绪；帮助患者了解自己，教会患者用积极健康的方式来宣泄情绪。

（四）取得患者家庭的支持

教育家庭成员给予患者支持和监督，家庭成员之间建立良好的沟通，解决家庭问题，而这些问题可能就是促使患者使用药物的原因。

思考题

1. 何谓精神活性物质依赖？
2. 精神活性物质依赖的康复治疗包括哪些？
3. 精神活性物质依赖的健康教育的主要内容是什么？

（谢　薇）

第二节　分离性障碍

在 ICD-10 中，分离性障碍的诊断取代了癔症（hysteria）。分离性障碍是由于明显的心理因素，如生活事件、内心冲突或强烈的情绪体验，暗示或自我暗示等引起的一组病症。临床表现为感觉障碍、运动障碍或意识状态改变等，但缺乏相应的器质性基础，有时可由暗示发生，也可由暗示而消失，有反复发生的倾向。分离性障碍的发病率各地报道不一。发病年龄多在 16~35 岁之间。心理因素在分离性障碍的发病中有很重要的作用，患者可因对家庭、社会、人际关系的创伤性体验而发病。某些性格特征如：情感丰富、暗示性高、自我中心、富于幻想等，在精神因素作用下，易发生分离性障碍。

一、康复评定

（一）功能评定

根据患者表现出的生理功能和心理功能障碍来进行相应的运动、感觉、意识等的评定。具体评定参照《康复功能评定学》。

（二）临床症状评定

分离性障碍的临床症状多样，临床表现分为分离（转换）性障碍和特殊表现形式。

分离型障碍是一种精神障碍，指不同精神活动之间的分离。其共同特点是部分或全部遗忘过去的记忆或身份，患者可以出现遗忘、漫游、人格改变等。

1. **意识障碍**　表现为意识活动狭窄、意识蒙眬状态或昏睡、癔症性木僵。

2. **分离性遗忘**　表现为对某一生活经历、甚至既往的生活与身份的遗忘。

3. **分离性漫游**　患者不仅记忆力丧失，且从原地出走，当发现时否认全部经历，甚至否认其身份。

4. **出神与附体**　患者表现为丧失对自身身份和周围环境的认识，举动被另一种人格、神、鬼等力量替代，常有局限并重复的运动、发音、姿势。如中国农村的所谓"走阴间"，认为鬼神附体，患者以死人的口气说话，称为附体状态。

5. **分离性运动和感觉障碍**　临床上主要表现为各种形式的运动和感觉障碍，而体格检查和实验室检查均不能发现器质性损害。症状可随着患者的焦虑增加而加重。

（1）分离性感觉障碍：可表现为躯体感觉异常和特殊感觉异常。

感觉缺失：局部或全身的感觉缺乏、丧失。

感觉过敏：患者局部皮肤对触摸敏感，轻微地触摸可引发剧烈疼痛。有的患者出现头痛，但无神经解剖的基础。

感觉异常：常见有偏侧感觉麻木，诉从头到足的偏侧身体麻木，以正中为界限。不同情况下检查分界线可发生改变，均不符合正常的神经解剖分布。

视觉障碍：可表现为突然双目失明或弱视，但无眼器质性疾病证据。有的患者视野呈同心型缩小，称管视。

听觉障碍：在强烈的精神因素影响下，突然失去听力，缺乏器质性耳聋的证据。如声音来自背后可引起瞬目反应，可在睡眠中被叫醒，听诱发电位正常，对暗示治疗有效。

（2）分离性运动障碍：可以表现为肢体瘫痪、肢体震颤、抽搐及言语障碍等。

分离性抽搐：常因心理因素引起，发作时突然倒地、全身僵直，呈角弓反张，四肢不规则抖动，呼吸急促，呼之不应，有时扯头发，撕胸衣，表情痛苦，双目流泪，一般发作可达10~20分钟或1~2小时，随周围的暗示而变化，发作结束后呈昏睡，双目紧闭，如强行睁开眼睛，可见眼球向上或左右转动，发作可一日多次，但发作时无咬伤唇舌，无跌伤，无大小便失禁。

肢体瘫痪：以单肢瘫、偏瘫和截瘫多见。常有明显的躯体诱因，如外伤、术后、躯体疾病后等。瘫痪程度可轻可重，呈迟缓性。轻者可活动但无力，重者则完全不能活动。有的患者卧床并无明显瘫痪，但不能站立和行走，称癔症性立行不能症。客观检查不符合神经损害的体征，无病理反射，电变性反应正常，除慢性病例，一般肌肉显著萎缩者则要疑为器质性病变。

失音：并不伴有唇、舌、腭或声带的任何器质性障碍。患者保持不语，常用手势或书写表达自己的思想。但可以正常咳嗽，检查声带正常。

肢体震颤、抽动和肌痉挛：震颤表现为粗大的、不规则的全身抖动。注意力集中时，或别人看到时明显加剧，相反分散注意时则减轻。

特殊表现形式包括多重人格障碍、情感爆发、群体性癔症。

1. **多重人格障碍** 患者有时在不同时间以不同身份出现。此时患者一反常态，变成另一个人，当一种身份出现时，另一种身份则被忘记。每种"人格"或"身份"均具有独特的个性，行为和态度，且新身份的人常与患者原有身份形成鲜明的对照。这种表现也称双重人格。有时同一患者先后表现两种以上的身份则称多重人格。

2. **情感爆发** 表现为精神刺激后尽情发泄的特点，如声嘶力竭，哭笑不止，捶胸顿足等。

3. **集体性癔症** 可发生在一组人群中，呈集体发作。多发生在女性，男性少见。发生前常因该地有某种带有威胁性疾病的讹传，由某位暗示性高的人首先发病，患者表现可能富于表演色彩，而后人群中易注意患者的人，或担心害怕易感者，陆续发病。这些人大多文化程度不高，症状可表现多样。

（三）活动评定

ADL 评定采用改良巴氏指数评定表。具体评定参照《康复功能评定学》。

（四）参与评定

主要进行生活质量评定和职业评定。方法参见《康复功能评定学》。

二、 康复诊断

（一）功能障碍

1. 分离性障碍症状复杂多样，其生理功能障碍也根据患者症状的表现各异而有所不同。其生理功能障碍可以表现在：

（1）分离型障碍患者可表现出意识障碍、智力障碍等。

（2）分离性感觉运动障碍患者可表现出感觉障碍、视力障碍、听力障碍、肢体运动功能障碍、失语等。

2. **心理功能障碍** 分离性障碍患者常常坚信自己患有严重疾病或会像精神病那样，因而疑虑重重，情绪不稳定。患者会因为家属或医务人员的言行不当而加重病情。

（二）活动受限

由于心理与生理功能受限，大多数患者日常生活活动能力减退。严重患者生活不能自理。

（三）参与受限

患者一般社会适应能力良好。发病期间社会参与、社会活动常常受到部分或全部限制，参与能力受限，甚至完全不能参加工作。

三、 康复治疗

分离性障碍是一种精神障碍，其治疗以心理治疗为主，在此基础上进行康复治疗、药物治疗与暗示治疗等。康复治疗的目标是消除分离性障碍症状，提高生活质量。其治疗的原则是在有效的心理治疗基础上进行康复治疗。治疗的方法主要包括物理治疗、作业治疗、健康教育等。

（一）物理治疗

选用相应的物理治疗对患者所表现的症状进行针对性地暗示，改善分离性障碍症状。尤其对分离性感觉和运动功能障碍有良好的疗效，甚至可以立竿见影。如失语患者，可采用直流电离子导入法，实施过程中，患者出现咽喉部轻微刺激感，得到暗示信号，治疗师同时用言语引导患者，促进患者发声。对运动障碍患者，可针对其功能障碍，进行相应的运动治疗，使患者情绪放松，逐渐恢复其患肢功能。

（二）作业治疗

可以根据患者相应的功能受限制订符合患者的作业治疗，改善患者的 ADL 能力和社会功能受限。

（三）心理治疗

是治疗分离性障碍的首要方法。首先，在消除患者疑虑的基础上，让患者了解其所患疾病是功能性的而非器质性的，是能治愈的；其次，引导患者明确病因，分析病因与治疗的关系，让患者尽情发泄其不满情绪，间中给予安慰与鼓励。告知患者在疾病的发生发展过程中，精神因素与性格弱点所起的作用，加强患者的自我锻炼，促进患者的身心健康。

四、 功能结局

多数分离性障碍初发者恢复迅速。病程超过一年者其症状可持续多年。分离性癔症持续时间短但易复发。癔症患者一般预后良好。

五、 康复教育

1. 让患者了解何谓分离性障碍，其发病因素与诱因。
2. 了解分离性障碍与其他精神障碍的区别。
3. 学会对创伤性事件与不满、愤懑等不良情绪的宣泄。

思考题

1. 分离性障碍的临床表现是什么？
2. 分离性障碍的康复评定内容有哪些？

（谢　薇）

参考文献

1. 余振球，赵连友，刘国仗，等．高血压科疾病诊疗规范．2 版．北京：科学出版社，2006

2. 张培华，蒋米尔．临床血管外科学．2 版．北京：科学出版社，2007

3. 崔公让，谭鸿雁．动脉硬化闭塞症．北京：人民军医出版社，2000

4. 吴在德，吴肇汉．外科学．6 版．北京：人民卫生出版社，2004

5. 中华医学会．临床技术操作规范 - 物理医学与康复学分册．北京：人民军医出版社，2004

6. 李振有，王惠中．临床心脏康复指导．天津：天津科技翻译出版公司，2000

7. 叶任高，陆再英．内科学．北京：人民卫生出版社，2006

8. 南登昆．康复医学．3 版．北京：人民卫生出版社，2006

9. 李忠泰．疾病康复学．北京：人民卫生出版社，2002

10. 陈在贤．实用男科学．北京：人民军医出版社

11. 张理义．临床心理学．北京：人民军医出版社

12. Randall L. Braddom. Physical Medicine and Rehabilitation. 2nd ed. Philadelphia：Saunders，2000

13. 张学军．皮肤性病学．北京：人民卫生出版社，2006

14. 戴红．康复医学．北京：北京大学医学出版社，2004

15. 纪树荣．康复医学．北京：高等教育出版社，2004

16. 郭万学．理疗学．北京：人民卫生出版社，1984

17. 宋诗铎．传染病学．北京：北京大学医学出版社，2003

18. 中华医学会．临床诊疗指南 - 皮肤病与性病分册．北京：人民卫生出版社，2006

19. Joel A. DeLisa. 康复医学——理论与实践．南登昆，郭正成，译．3 版．西安：北京上海世界用书出版公司，2005

20. 王新华，傅强．疼痛治疗学手册．北京：人民卫生出版社，2005

21. Lewin RJ，Ingleton R，Newtris AS，et al. Adherence to cardiac rehabilitation guidelines：a survey of cardiac rehabilitation guidelines in the United Kingdom. BMJ，1998，316：1354-1355

22. 张波．慢性呼吸衰竭的康复期治疗．中华医学杂志，2004，84（16）：1399-1402

23. Ince G，Sarpel T，Durgum B. Effects of a multimodal exercise program for people with ankylosing spondylitis. Physical therapy，2006，86（7）：924-935

24. 罗爱华，潘翠环，伍丽珊．综合康复治疗对糖尿病足疗效的影响．中国康复，2005，20（4）：212-214

25. Hamdy O，Goodyear LJ，Horton ES. Diet and exercise in type 2 diabetes mellitus. Endocrinol Metab Clin Norch Am，2001，30（4）：883-907

26. 郑则广．COPD 患者运动康复治疗的研究进展．中国实用内科杂志，2007，27（4）：318-322

27. 刘永平，郑兴．康复锻炼对冠心病二级预防的作用．中国老年学杂志，2007，27（4）：398-399

28. Chipkin SR，Klugh SA，Chasan-Taber L. Exercise and diabetes. Cardiol Clin，2001，19

29. 糜迅，陈建斌，邵银进．癌症康复的研究进展．中国伤残医学，2012，20（10）：154-156

30. 叶颖，陈娇花，王杰宁．癌症康复研究现状．医学研究杂志，2016，45（4）：14-16

31. 王雅丽，李雅玲，王文霞．肿瘤患者的康复治疗与保健．临床合理用药，2011，11（4）：142-143

32. 谈宇龙，陈晓峰．肺癌术后肺康复研究进展．外科研究与新技术，2015，4（3）：208-211

33. 任晓冉，史瑞洁，彭晶．骨科康复期患者自我效能感的研究进展．上海护理，2015，15（5）：70-73

34. 单萍，石瑞新，李秀翠．全程康复护理对恶性骨肿瘤保肢治疗下肢功能的疗效分析．中国肿瘤临床与康复，

2015，22（2）：211-214

35. 吕静，陈似霞，李佳梅.认知功能障碍对肝癌患者生命质量的影响及护理对策.中国临床新医学，2015，8（4）：319-320

36. 周扬，张晟.乳腺癌术后康复的研究进展.中国现代医学，2014，17（18）：2051-2055

37. 陈翠，宗卫华，程木带.手术前后呼吸功能锻炼对胸外科患者肺功能康复的影响.中国医疗前沿，2011，6（8）：79-80

38. 王萍，冯晓东.术后早期综合护理对胃癌手术患者术后康复的影响.实用临床医药，2015，19（16）：70-72

39. 何成奇.内外科疾病康复学.2版.北京：人民卫生出版社，2013

40. 陈孝平，汪建平.外科学.8版.北京：人民卫生出版社，2014

41. 葛均波，徐永健.内科学.8版.北京：人民卫生出版社，2015

42. 赵平，张宗九.恶性肿瘤规范化标准化诊治丛书.北京：人民卫生出版社，2012

43. 艾莉森·科里.肺癌-多学科综合治疗.天津：天津科技翻译出版有限公司，2014

44. 王冠军，赫捷.肿瘤学概论.北京：人民卫生出版社，2013

45. 中华医学会.重症医学-2016.北京：人民卫生出版社，2016

46. 吴欣娟，孙红，朱力.重症医学科护理工作指南.北京：人民卫生出版社，2016

47. 郭铁成，黄晓琳，尤春景.康复医学临床指南.3版.北京：科学出版社，2013

48. 邱海波，杨毅.ICU速查手册.北京：科学出版社，2015

49. 恽晓平.康复疗法评定学.2版.北京：华夏出版社，2014

50. 邱海波，杨毅.重症医学：规范 流程 实践.北京：人民卫生出版社，2016

51. David X. Cifu，Deborah Caruso.颅脑损伤.周谋望，李筱雯，刘楠，译.济南：山东科学技术出版社，2015